U0210763

中西医眼科学

主　编　张仁俊　钟兴武　张铭连

科学出版社
北　京

内 容 简 介

本书以临床实用为主，阐述了中西医眼病的病因、病机、病理、临床诊断、鉴别诊断及分型；对中西医结合治疗眼病新思路、新观点进行了介绍；同时对中西医防治眼病药物、物理疗法、食疗法在临床应用按病种进行了较详细的介绍。本书汇集了我国当代中西医眼科学新疗法、新技术、新理念、新进展及其发展新趋势，内容丰富、深入浅出、精练扼要、图文并茂、分类规范，并且具有独特学术观点，是一部学术水平高、实用性强、有特色、有创新的中西医结合眼科专著。

本书适用于中级和高级眼科医师阅读参考。也可供研究生参考学习。

图书在版编目（CIP）数据

中西医眼科学 / 张仁俊，钟兴武，张铭连主编 . — 北京 : 科学出版社，2019.3
ISBN 978-7-03-060612-9

Ⅰ . ①中…　Ⅱ . ①张…　②钟…　③张…　Ⅲ . ①眼病 – 中西医结合疗法
Ⅳ . ① R770.5

中国版本图书馆 CIP 数据核字 (2019) 第 033480 号

责任编辑：郝文娜 / 责任校对：郑金红
责任印制：肖　兴 / 封面设计：吴朝洪

版权所有，违者必究，未经本社许可，数字图书馆不得使用

科 学 出 版 社出版
北京东黄城根北街 16 号
邮政编码：100717
http://www.sciencep.com

三河市春园印刷有限公司 印刷

科学出版社发行　各地新华书店经销

*

2019 年 3 月第　一　版　开本：889 × 1194　1/16
2019 年 3 月第一次印刷　印张：42
字数：1 235 000

定价：298.00 元

（如有印装质量问题，我社负责调换）

主编简介

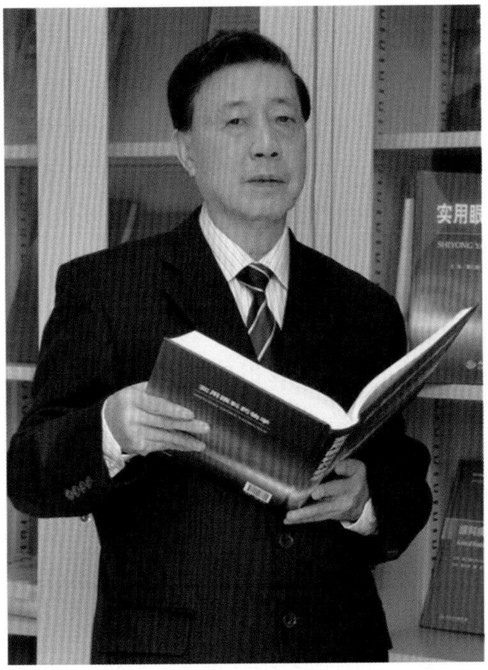

张仁俊　主任医师，教授，硕士研究生导师，中山大学中山眼科中心海南省眼科医院眼科主任，从事中西医结合眼科临床、科研、教学工作38年。

兼任九三学社海南省眼科医院支社主任委员，中国医师协会中西医结合医师分会第一届眼科专业委员会常务委员，中国中西医结合学会第五届和第六届眼科专业委员会委员；第一届中国中西医结合学会眼科专业委员会玻璃体视网膜协作组委员、中华医学会眼科分会会员，海南医学会眼科专业委员会委员，《国际眼科杂志》《临床眼科杂志》编委等。

主编及合著眼科专著12部，其中主编《中西医角膜病学》《常见眼病食疗》《实用眼科药物学》《实用近视眼学》等眼科专著5部，副主编《中国中西医专科专病临床大系》分册《眼病诊疗全书》眼科专著1部，发表眼科科研论文50余篇；主持省部级科研课题2项；获省厅级科技成果奖5项。

主编简介

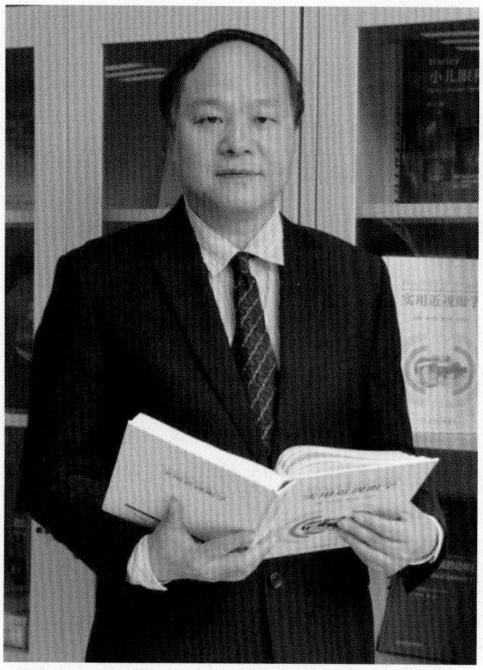

钟兴武 主任医师，医学博士，中山大学中山眼科中心教授、博士研究生导师。

兼任中华医学会眼科分会委员，中国医师协会中西医结合医师分会第一届眼科专业委员会常务委员，中国医师协会眼科医师分会委员，海南省医学会眼科分会主任委员，中国中西医结合学会眼科专业委员会委员，海南省眼科质控中心主任委员。

从事眼科临床、科研、教学近30年，专长近视眼防治和眼表、角膜病防治。获发明专利2项；先后主持国家级、省部级研究课题20余项；近视眼防治、角膜病防治等4项研究成果以第一完成人或主要完成人获省部级医学科技进步奖，被评为教育部“新世纪优秀人才”；发表专业论文100余篇，其中SCI收录近40篇；主编《实用近视眼学》《实用隐形眼镜学》和《临床眼科彩色图谱》，副主编《现代眼视光学》和《实用眼科药物学》；是高等院校视光学教材《角膜接触镜学》等12部专著编委。

主编简介

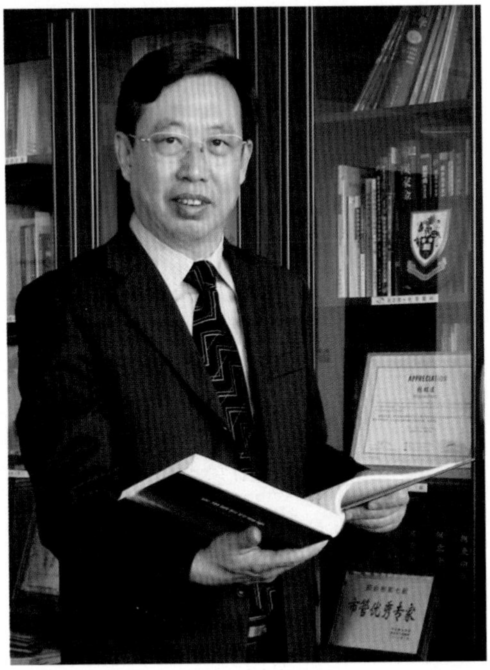

张铭连　眼科主任医师，硕士研究生导师，享受国务院特殊津贴专家，全国劳动模范（先进工作者），中国共产党第十九次全国代表大会代表，全国优秀科技工作者，河北省首届名中医。现任河北省眼科医院院长、党委书记，河北省眼科学重点实验室主任，邢台市科学技术协会副主席；兼任中华中医药学会眼科分会副主任委员、中国中西医结合学会眼科专业委员会副主委、河北省中西结合学会眼科分会主任委员。

在中医、中西医结合诊治疑难危重眼病方面有较高的学术造诣，特别是在治疗疑难眼底病、葡萄膜炎、干眼症等复杂眼病方面有丰富的临床经验，创立了“目络瘀阻”论点，研制了“活血通络颗粒”“玄麦润目颗粒”等6种治疗疑难眼病的中药制剂。获国家发明专利3项，省部级科技进步奖7项（其中二等奖3项）；承担国家自然科学基金、省基金等项目13项（其中国家自然科学基金2项）；发表学术论文102篇（其中SCI收录11篇），主编、参编著作12部。

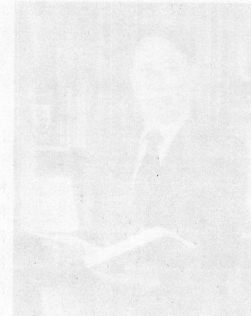

编者名单

主　编　张仁俊　钟兴武　张铭连

副主编　刘红山　喻京生　张武林　谢　青　赵永旺

吴彦超　杨　军

编　者（以姓氏笔画为序）

丁　辉　中山大学中山眼科中心海南眼科医院

王　东　河北省眼科医院

王　宇　湖南省长沙市第一医院

王莉菲　河北省眼科医院

王萌萌　河北省眼科医院

王聪颖　河北省眼科医院

龙　辉　湖南中医药大学第一附属医院

申　华　河北省眼科医院

刘红山　中山大学中山眼科中心海南眼科医院

刘家琪　中山大学中山眼科中心海南眼科医院

刘彩霞　海南省海口市人民医院

汤　中　永州职业技术学院附属医院

孙卫锋　河北省眼科医院

劳　伟　中山大学中山眼科中心海南眼科医院

李　芳　中山大学中山眼科中心海南眼科医院

李雅琳　河北省眼科医院

杨　军　中山大学中山眼科中心海南眼科医院

吴彦超　河北省眼科医院

吴佩佩　海南省海口市人民医院

张　越　河北省眼科医院

张仁俊　中山大学中山眼科中心海南眼科医院

张武林　河北省眼科医院

张培成　河北省眼科医院

张铭连　河北省眼科医院

陈　惠　海南省海口市人民医院

陈彦婷　中山大学中山眼科中心海南眼科医院
易　妙　湖南中医药大学第一附属医院
周　炜　湖南中医药大学附属宁乡县人民医院
周祝春　永州职业技术学院附属医院
庞　午　河北省眼科医院
赵永旺　湖南中医药大学
钟兴武　中山大学中山眼科中心海南眼科医院
贺　莉　湖南中医药大学第一附属医院
高占国　河北省眼科医院
唐云骢　永州职业技术学院附属医院
常永业　河北省眼科医院
喻京生　湖南中医药大学第一附属医院
谢　青　海南省海口市人民医院
解世朋　河北省眼科医院
颜家朝　湖南中医药大学第一附属医院
戴雅南　海南省海口市人民医院

序　一

随着医学科学技术的飞速发展，临床诊疗技术不断创新，眼科疾病的诊治水平也得到快速的提升，中西医结合诊治眼科疾病在取得良好疗效上更具优势。

中医以其悠久的历史、丰富的内涵，以及对人体和疾病的独特认识而自成体系。其重要理论医著《黄帝内经》认为人体是一个有机的整体，脏与腑之间、人与自然之间都有着相互联系。同时在整体观念的原则下阐明人体解剖、生理、病因病理、诊断、治疗、预防等一系列问题。西医学对人体健康和疾病的认识更注重人体形态结构、生理功能、病理改变、实验诊断、药物治疗等。中西医在临床实践中都取得了巨大的成就，都充分发挥着各自的优势，但随着时代的变化和发展、疾病谱的改变，仅中医或西医治疗都有其不足之处，中西结合治疗已成为了重要的发展方向。在眼科疾病诊治中通过中西医结合将优势互补，寻找最佳的诊治方案，正是现代医学发展的需要。

欣闻由张仁俊、钟兴武、张铭连三位教授主编的《中西医眼科学》即将问世，感到由衷的高兴。这本书不仅内容全面，更是突出临床实用性，围绕中西医基础理论阐述常见眼科疾病的病因病理、中西医药物治疗、中西医物理治疗、饮食疗法，以及手术治疗等。对于从事中医临床或西医临床医师、中西医结合医师都有很好的指导作用和实际帮助，相信大家通过掌握这些知识，并很好地运用于临床实践中，为患者解决病痛。特此推荐本书，希望本书的出版能得到读者的喜爱。

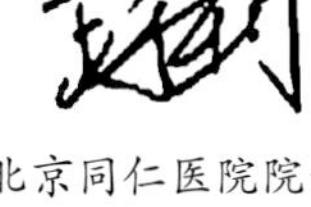

首都医科大学附属北京同仁医院院长
中华医学会眼科分会前任主任委员
亚太眼科学会候任主任委员
2018年8月

序　二

随着社会的发展，时代的变革，特别是改革开放40年来我国发生了日新月异变化，中西结合眼科医学也呈现出逢勃发展的趋势。经临床证实中西医结合在防治眼表、角膜、葡萄膜、玻璃体、视网膜等眼部疾病确实具有独到的临床疗效。

为了适应医学发展的需要，张仁俊、钟兴武、张铭连三位眼科医学知名专家，组织了5所高等院校教学医院的39名一线眼科精英，历时2个春秋，撰写这部《中西医眼科学》。本书阐述了中西医基础理论知识，并结合临床实践，讲述中西医结合治疗眼病的思路和方法，对中西医临床常见的200多种眼科疾病的病因病理、临床分型、中西药物、方剂、饮食疗法、各种眼病的中西医物理疗法（应用机械力、热、冷、光、电、激光、针刺等物理因素）及50多种较新的手术等做了较详尽的介绍。为读者呈现了中西医结合治疗眼病的精华内容。

当然，中西医有着不同的理论体系，要做到更有效的结合诊治疾病仍需要广大中、西医工作者的共同努力。《中西医眼科学》问世也将会推动我国中西医结合眼科医学的蓬勃发展。特推荐本书，望读者喜欢。同时祝愿中西医眼科医学有志之士，不断悉心研究，继续策马前进！

中国中西医结合学会眼科专业委员会主任委员
山东中医药大学附属眼科医院院长、博士生导师
2018年8月

前　言

中医历史悠久，源远流长，眼科是其重要的分支。在应用中医药与眼病做斗争中人类积累了非常宝贵的经验，根据近代河南安阳殷墟中发掘出的公元前14世纪殷武丁时代遗物，甲骨文中就有关于眼病（目疾）的记载。《史记·扁鹊仓公列传》中记载，扁鹊过洛阳，闻周爱老人，遂为耳、目、痹医。扁鹊生于约公元前4世纪，是我国最早的五官科医师，可以说他是我国眼科学的开山鼻祖，从而也可以证明早在公元前，我国已经开始用药物治疗眼病。春秋战国时期《淮南子》中有梣木（梣木即今之秦皮）治疗眼病的记载。秦汉时期用中草药治疗眼病相当广泛，如现存最早药物学专著《神农本草经》，有目赤痛以石胆、黄连、白蔹治之，蒺藜明目，瞿麦明目去翳，枸杞补肝明目等记载，并且疗效明显，至今仍为临床所用。用针灸治疗眼病古已有之，早在公元前722年～前221年《灵枢·热病》中就有“目中赤痛，自内眦始，取之阴跷”的记载。公元前221～前220年先秦两汉针灸学和皇甫谧《针灸甲乙经》中就有30多个穴位是治疗眼病的，至今仍然沿用。宋代就发现了用配镜来矫正屈光不正，公元6～10世纪我国最早眼科书籍《陶氏疗目方》“宋代史沆断狱，于案牍之故暗者，以水晶承目照之则见”，以赵希鹄所著《洞天清录》为证。公元1644年傅仁宇著《审视瑶函》又名《眼科大全》，是较全面论述药物、手术、物理疗法治疗108种眼科疾病的专著。在1936年由陈滋编著的《中西眼科汇通》中可以看出在鸦片战争前我国中西医结合眼科事业已经进入了萌芽时期。1949年中华人民共和国成立后，随着新中国医学事业的发展，眼科学也出现了一派新景象。改革开放的40年祖国医学日新月异，中西医结合眼科事业蓬勃发展。经临床证实中西医结合在防治眼表、角膜、葡萄膜、玻璃体和视网膜等疾病方面确实具有独到的临床疗效。中西医眼科学随着细胞生物学、分子生物学、免疫组织化学的研究和发展突飞猛进。新的中西药物、新的治疗方法层出不穷，基因疗法在眼科疾病中已有应用，最近的研究表明，抗血管内皮生长因子药，配合中药对新生血管所致眼底出血治疗有较好疗效。所以编写一本涵盖现代医学和中医药学相结合的《中西医眼科学》专著实属十分必要，这也是新时代的呼唤！

为了认真贯彻中国共产党第十九次全国代表大会“坚持中西医并重”的号召，我们组织了全国5所高等院校、教学医院41位专家、教授，吸收了国内外中西医眼科学新的进展，历时2个春秋，共同撰写而成《中西医眼科学》。本书共分六篇47章，以临床实用为主，对中西医眼科基本理论、基本知识做了论述，对中西医临床常见的200多种眼病的病因、病机、病理、临床分型新观点进行了阐述。介绍了中西药物、方剂、食疗治疗各种眼病，现代中西医物理疗法（应用机械力、热、冷、光、电、激光、针刺等物理因素）及50多种较新的手术，能够让读者领略到中西医结合现代医学新疗法治疗眼病的博大精深。

《中西医眼科学》汇集了我国当代中西医眼科学新疗法、新技术、新理念、新进展及其发展新趋势。本书是一本有特色、内容丰富，深入浅出，精练扼要，图文并茂、分类规范，并有独特学术观点的中西医结合眼科学专著。本书适用于广大中西医本科生、研究生、教师，以及中级和高级眼科医师阅读参考。

本书在编写过程中得到了中山大学中山眼科中心海南省眼科医院、河北省眼科医院、湖南中医药大学第一附属医院、海口市人民医院、永州职业技术学院附属医院等高等院校、教学医院各级领导的大力支持，同时中华医学会眼科分会前任主任委员王宁利教授、中国中西医结合学会眼科专业委员会主任委员毕宏生教授鼓励并作序，在此一并表示感谢！

本书的编著是一项庞大的工程，由于参编专家、教授较多，各自笔调、学术观点很难达到完全统一，书中可能存在一些疏漏，恳请诸位读者提出宝贵意见，以便后续修正及更新。

张仁俊　钟兴武　张铭连

2018年6月

目 录

第一篇 总 论

第二篇 眼科基础知识、检查及诊断

第三篇　常用中西药

第四篇　眼科疾病物理疗法

第五篇 眼科疾病各论

第六篇　眼科常用手术

第一篇 总论

第1章

中西医眼科医学发展简史

我国医药学有着悠久的历史，它是我国各族人民在生产、生活及同疾病斗争实践中的经验总结，尤其有着独特的理论体系和丰富的内容。其经历了南北朝以前的萌芽阶段、隋唐时期的奠基阶段、宋金元时期的独立发展阶段、明清时期的兴盛阶段、鸦片战争后的衰落阶段，以及自新中国成立以来的蓬勃发展阶段。

一、南北朝以前之萌芽阶段

这一时期远自上古至南北朝为止，经历了我国历史上夏、商、周、秦、汉诸代。据河南安阳殷墟出土的公元前14世纪殷武丁时期遗物——甲骨文字，在当时王室祭祀祖先的祈祷辞或卜辞中载有对殷贞王眼病的描述："贞王弗疾目""疾目不征""大目不丧明""其丧明"等。可见当时已将眼病称为"疾目"，眼命名为"目"，眼疾失明称为"丧明"。这是我国有关眼病的最早记载。这一时期，尚无专治眼疾的医师。《史记·扁鹊仓公列传》载："扁鹊过雒阳，闻周人爱老人，遂为耳、目、痹医"，可以说扁鹊是我国最早的五官科医师。

二、隋唐时期之奠基阶段

公元6～10世纪的隋唐时期，社会稳定，经济文化繁荣，促进了中医眼科学的发展。中医眼科从基础理论到临床实践各方面都有了很大进展。

这一时期，重要医籍对眼病的认识与研究均取得了较大进展。《隋书·经籍志》中所载《陶氏疗目方》和甘浚之《疗耳目方》，可谓我国最早的眼科方书，以上两本书均已失传。除此之外，涉及眼疾的医著众多，如《诸病源候论》《备急千金要方》《刘皓眼论准的歌》，其中《千金翼方》《外台秘要》等书中已有集中记载眼科证治的文献。《龙树眼论》的出现，标志着我国第一部眼科专著形成。这一时期，涌现了王叔和、皇甫谧、葛洪、巢元方、孙思邈、王焘等一大批著名医家。王叔和所著的《脉经》是最早记载从脉象鉴别眼病的医书，其中，涉及对眼病的论述，如谓目视𥉂𥉂有肾实、胆虚、肝伤3种；目痛有肾与膀胱俱实、肝与胆经气逆之别，对眼疾的诊治有着重要意义。如用治"肝虚，目睛疼，冷泪不止，筋脉痛，羞明怕日"的补肝散（夏枯草、香附），就是其中的代表方。

公元610年巢元方著《诸病源候论》是我国现存的第一部病因病理专书，有关目病者凡38论。公元652年孙思邈著有《备急千金要方》，内容丰富，载有关于预防医学、诊断、治疗及营养等各方面知识，孙氏还观察到老视现象，以为"凡人年四十五以后，渐觉眼暗，至六十以后还渐自明。"公元752年，王焘著《外台秘要》，在眼科部分介绍了印度理论的四原质学说，并介绍了金针拨白内障手术方法。

唐代时期不仅创行多种眼科手术，而且可配制义眼。据载："崔嘏失一目，以珠代之。"又"唐立武选，以击球较其能否，置铁钩于球杖以相击，周宝（841～846年）尝以此选，为铁钩摘一目，睛失，宝取睛吞之，复击球，获头筹，遂授泾原，敕赐木睛以代之。"就以上记载，我国在9世纪就已有义眼，世界上安置义眼实以我国为最早。

三、金宋元时期之独立发展阶段

金宋元时期，历经400余年（公元960～1368

年），眼科的生理解剖、病机学说等基础理论又得到了进一步的发展，在理论与临床方面都具备了成立专科的条件。在北宋元丰年间（公元1076～1085年），太医署设有九科，眼科为其中之一，当时将《龙树眼论》作为教材之一，学生3000余人，其中20余人专习眼科，自此，眼科成为独立专科。

这个时期，涌现了大量的医学论著，对中医眼科的发展影响深远。如《太平圣惠方》《圣济总录》《幼幼新书》《普济本事方》《太平惠民和剂局方》《仁斋直指方》《儒门事亲》《刘河间伤寒六书》《东垣十书》《丹溪心法》《世医得效方》等，其中有专论、专卷眼科文献，在眼病的病机、辨证和治疗方面，各具创见。这时期的眼科专著，有《秘传眼科龙木论》《银海精微》《原机启微》等。

宋元时期比较重视脏腑病机。如《太平圣惠方》中有22条关于肝脏虚实寒热所致目病的病机，另有15条涉及胆、脾、胃、肺、肾等脏腑功能失调所致目病的病机。《仁斋直指方》强调内障以肝肾虚弱为主的病机。谓："目者，肝之外候也，肝取木，肾取水，水能生木，子肝，母肾，焉有子母能相离者哉？故肝肾之精气充，则精采光明，肝肾之气乏，则昏蒙晕眩。"另外，这时期也认识到，病因与病机难以截然分开，故《原机启微》按病因与病机分类，论述了18类眼病。

五轮学说在北宋初期开始被引用，如《太平圣惠方》将《黄帝内经》有关五脏、五色、五味、五方、五行、天干等理论引入五轮学说之中。署名孙思邈编辑的《银海精微》实为元末的医人所辑。书中首先叙述五轮八廓学说和中医眼科的一些基本知识，接着列叙81种眼病的病因和证治，并附有眼病简图。其中66种眼病，已见于唐宋文献，另外新增的有胞肿如桃、眵泪净明、蝇翅黑花等15种，在眼科临床上有重要的实用价值。

《秘传眼科龙木论》是由宋元医家辑集前人眼科著述而成的眼科名著，由《龙木总论》与《葆光道人眼科龙木集》等部分组成，前者载列"七十二证方论""诸家秘要名方""针灸经""诸方辨论药性"。金元四大家刘完素、张从正、李东垣、朱丹溪的学术思想对眼科影响很大。刘完素主火论，他在《素问玄机原病式》提出："目昧不明，目赤肿痛，翳膜眦疡皆为热也，及目瞑，俗为之眼黑，亦为热也。"李东垣主脾胃，他在《兰室秘藏》中言："夫五脏六腑之精气皆禀受于脾，上贯于目。脾者诸阴之首也，目者血脉之宗也，故脾虚则五脏之精气皆失所司，不能归明于目矣。""男子六十四岁而精绝，女子四十九岁而经断，夫以阴气之成，止供得三十年之视听言动"，所以力举滋阴。这些学术思想，对眼科的病机学、治疗学均有发展，影响深远，至今仍有临床意义。

金宋元时期，眼镜也已发明和使用。如南宋赵希鹄《洞天清录》说："叆叇，老人不辨细书，以此掩目则明"。《正字通》释为叆叇即眼镜也。所以配制眼镜，实以我国为最早。

四、明清时期之兴盛阶段

从明代到清代鸦片战争以前，历时470余年。这个时期，对中医眼科有较大贡献的医书主要有《普济本事方》《医方类聚》《薛氏医案》《古今医统大全》《医学入门》《本草纲目》《证治准绳》《古今医鉴》《景岳全书》《张氏医通》《古今图书集成·医部全录》《医宗金鉴》等，主要的眼科著作有《一草亭目科全书》《审视瑶函》《目经大成》《眼科阐微》《眼科纂要》《眼科百问》《异授眼科》《银海指南》等。在医学教育方面，明设太医院，内设大方脉科、小方脉科、妇人科、疮疡科、针灸科、眼科、口齿科、接骨科、伤寒科、咽喉科、按摩科等13科。眼科仍为其中之一，可见当时眼科受到国家及人们的重视，促进了眼科的发展兴旺。

《审视瑶函》在此基础上又进一步强调："夫目之有轮，各应乎脏，脏有所病，必现于轮，势必然也……木青金白水黑火赤土黄，此五色之自知者，轮也色也。已灼然而现证，医犹不知为目病之验，又况亢则乘，胜则侮，并病合病，自病传病，生克制化，变通之妙，岂能知之乎？"这些理论对于解释眼的生理与病理、指导眼病的诊断与治疗有着深远的影响。同时，对五轮学说的存废也有争议。傅仁宇著《审视瑶函》，认为前人载160症失之滥，著72症则失之简，故摘要删繁，定为108症。全书从理论到临床证治的内容丰富，图文并茂，实用价值较高，因而流传极广。黄庭镜著《目经大成》，共3卷，卷1阐述基本理论；卷2包括12类病因、81症及似因非症8条；卷3则载方220余首。名医张璐著有《张氏医通》，其中"七窍门"专辑眼科资料，对金针拨内障手法记述颇详，并附病案以资参考。

这个时期，对眼科治疗有了进一步完善和发展。如《眼科纂要》在眼科药要项下，立有心经药、肝经药、脾胃经药、肺经药、肾经药、祛风药、凉血药、散血药、退肿药、止泪药、退翳膜药、镇痛药、细料药等，比较充分地体现了眼科之用药特点。著名医药学家李时珍撰集的《本草纲目》影响甚大，收载药物1892种，附方11 000余个，是我国历史上收载药物最多的专著，其中收录了大量的眼科用药。

五、近代之衰落、复兴阶段

自1840年鸦片战争爆发至1949年中华人民共和国诞生，历时109年之久。由于晚清政府政治腐败，帝国主义入侵，我国逐渐沦为半殖民地半封建社会。此期间的眼科著作，也只有《眼科金镜》《眼科菁华录》《中西医眼科汇通》等寥寥数本。

中华人民共和国成立后，政府对中医事业十分重视，1955年在北京成立了中国中医研究院，1956年先后在多数省、市创建中医学院，此后又在各市、县普遍设立中医院，使中医事业得以蓬勃发展，中医眼科重获新生，祖国医学的宝贵遗产也得以继承和发扬。

20世纪90年代初，中国中医研究院创建了眼科医院。1987年湖南中医学院首次开办中医五官大专班，1988年成都中医学院、广州中医学院开办中医五官本科专业，以后又相继有一些中医院校开设了中医五官专业，专门培养中医眼科、中医耳鼻喉科或中医口腔科医师。从此，后继人才的培养纳入了正常轨道，中医眼科队伍也日益壮大。同时，全国有些高等院校和研究机构还培养了一批获得眼科硕士或博士学位的高层次人才。

新中国成立以来，中医眼科著作不但质量高，数量也超过历史上任何朝代。1960年由广州中医学院等五所院校出版了我国第一部高等中医院校通用的中医眼科教材《中医眼科学讲义》，并先后4次修订再版。各种中医眼科专著也不断涌现，如唐由之、肖国士主编的《中医眼科全书》，李传课主编的《中医眼科学》，陆南山《眼科临证录》《韦文贵眼科经验选》，陈达夫《中医眼科六经法要》《张皆春眼科证治》，庞赞襄《中医眼科临床实践》《陈南溪眼科经验》，姚和清《眼科证治经验》，姚芳蔚《眼底病的中医治疗》，李传课《角膜炎证治经验》，杨维周《中医眼科历代方剂汇编》，张仁俊《中西医角膜病学》，黄叔仁《眼病的辨证论治》，彭清华《中西医结合眼科学》，张仁俊《实用眼科药物学》等，均各具特色，对继承发扬中医眼科事业起到了很大的作用。与此同时，有关基础理论、临床经验、科研成果等数以万计的学术论文被发表公布。20世纪80年代先后创办了《中西医结合眼科杂志》《中国中医眼科杂志》。1988年在北京市成立了中国中西医结合学会眼科分会（全国中西医结合眼科专业委员会）。

六、西医眼科学在我国的发展

现代西医眼科最早传入我国是在公元17世纪，西方传教士Terrenz、Rho翻译西医解剖学后出版了《人身说概》和《人身图说》。在《人身说概》“目司”一章中，介绍了眼的解剖生理。1807年英国Morrison来广州传教，1820年他与英国船医在澳门开设诊所，兼治眼病。1834年美国Parker医师（1804～1888年）到广州传教，次年开设“广东眼科医院”，后更名“博济医院”，1866年在此院内设立医校，这是美国及最早在华的传教医师设立的第一所医院和医校。关阿铎（Kwan A-To）是我国第一位西医眼科医师，能进行翼状胬肉、睑内翻倒睫、白内障等手术。随着鸦片战争后的一系列不平等条约和口岸的开放，在厦门、宁波、上海、广州、福州等地，教会医院、西医诊所相继进入并建立，如宁波华美医院（1843），上海仁清医院（1845）、汉口协和医院（1864）、天津马大夫医院（1868）。之后美国教会美籍贺庆医师在北京创办同仁医院（1903），1886年法国籍天主教传教士包儒略（Jules Bruguière）在顺德府天主教堂进行眼病诊治，1904年建“道济眼科诊所”。1910年，道济眼科诊所扩建为顺德府仁慈医院。1931年波兰籍神父宣蔚仁（Szuniewicz）受罗马教皇之命到院主持眼科医疗工作。1945年12月邢台解放，该医院收归为国有，更名为“邢台眼科医院”。2013年10月升级为“河北省眼科医院”。从19世纪下半叶到20世纪早期，随着西方侵华，我国开始建立医学院校，并设有眼科课程，但多与耳鼻喉科在一起，内容简陋。直到1921年，北京协和医学院将眼科与耳鼻喉科分开。1916年学者李青茂（1884～1946年）由美归国，任该院眼科代主任及助教授，1924年他开办中文授课的眼科进修班，翻译《梅氏眼科学》作为教材，大多数学生成为我国现代眼科学的骨干。北京协和医学院聘请国外眼科专家任教或讲学，如1922～1923年维也纳大学Fuchs父子，1928～1932年Pillat、lzmann、Kronfeld等，他们都起了积极作用。除李清茂外，林文秉、陈耀真、罗宗贤、毕华德、周诚浒、刘亦华、郭秉宽、刘以祥、石荣、张锡祺等相继回国投入我国眼科事业，成为我国西医眼科发展的中坚力量。在我国不少大城市，先后也建立起了眼科医院或眼科学重点医院。20世纪30年代，先后在北京、上海、成都成立了眼科或眼耳鼻喉科学会，开展学术交流活动。1937年中华医学会召开第四次全国代表大会，选举周诚浒为第一任眼科学会会长。不久因抗日战争而停顿，1947年复会，林文秉当选为会长。眼科学术交流开始于1887年创刊的《博医会报》，以英文刊出眼科论文，1915年创刊中文《中华医学杂志》发表眼科稿件。1929年毕华德等在《中华医学杂志》（英文版）组刊眼科专号。后又发刊专号于《中华医学杂志》中文版，至1937年抗日战争爆发，前后共刊出10期。

1949年中华人民共和国成立后，特别是改革开放以来，随着我国经济的高速增长和科教兴国政策指引，更有力地促进了我国现代眼科学的发展，尤其表现在眼科专业医师队伍迅速壮大，并得到较好的培养。据调查1950年全国眼科医师不过101人，但到2010年，全国（包括香港、澳门和台湾）已有眼科医师近3万人。全国各省、市、自治区的县以上医院都设置了眼科。1952年创刊了《中华眼科杂志》，还有先后出刊《眼科研究》《实用眼科杂志》《眼科新进展》《眼科学报》《眼外伤与职业性眼病》等10多种眼科学术期刊。眼科专著和参考书也不断增加，其中以《眼科全书》（现《中华眼科学》）为代表，不仅恢复了20世纪60年代被中断之后重组新版，而且已多次修订，成为最有参考价值的眼科著作。其他各系统眼病学、手术学、诊断学、应用基础学、检测技术、护理学等中文专著纷纷出版。这些都丰富了知识更新和信息交流，对我国眼科学的发展和指导临床实践不断进步有重要意义，也让我国眼科与国际信息时代同步，与时俱进。眼科学诊疗技术的革命性进展催生了眼科诊疗仪器设备的更新换代，新技术、新设备层出不穷。如眼科影像学、整合图像技术，则可涵盖眼用超声、CT、NMR（磁共振波谱法）、彩色多普勒超声、超声生物显微镜、视网膜血管造影仪、HRT（高分辨力定时器）、GDX、OCT（光学相干断层扫描）、RTA（实时分析器）、角膜内皮镜、角膜地形图、角膜共聚焦显微镜、全角膜地形图等，眼科检查将向无创、简便、快捷、精细、定量的方向发展。中华人民共和国成立初期，沙眼是最严重的致盲眼病，曾在全国范围开展大规模的群防群治。经普及防治后，沙眼致盲率迅速下降。

在学术交流上，中华医学会眼科学分会已成立11个专业学组：防盲治盲、白内障、青光眼、角膜病、眼底病、眼肌病、眼屈光、眼外伤整形与眼眶病、眼免疫、眼病理、视觉生理。全国眼科大会每年召开一次，还穿插有各学组学术会议或各种类型专题研讨会，还与国际学术组织协办会议等。我国眼科界对国际眼科界的贡献越来越大，1956年汤非凡与张晓楼教授在世界上首次成功分离出沙眼衣原体；2002年，复旦大学附属眼耳鼻喉科医院褚仁远教授及其弟子与他人合作研究先天性白内障家系，明确热休克蛋白转录因子4（HSF4）可能是该家系Marner白内障发生机制之一，论文发表在*Nature Genetics*杂志上，为我国眼科学界又一标志性成果。

七、中西医眼科学术发展概况

19世纪，西医学的渗透和传入，引起了中医界有关人士的关注，人们开始对西医眼科学尤其是眼科解剖学倍加关注，并逐渐萌生了中西眼科汇通比较的意向。如1892年唐容川就在其所著的《中西汇通医经精义》中记载了有关西医眼科学的大体解剖知识，对中西眼科解剖做了比较说明，并绘图示之，但较粗糙；19世纪中期，日本人本庄俊笃在其所撰的《续眼科锦囊》（汉文版）中以荷兰医（也称欧医或西医）的眼睛解剖和病理学理论代替中医眼科基础理论，但是治疗采用中医眼科方药，病名绝大多数仍采用中医眼科病名，在其续卷序中指出："拔汉人之精粹，取西说之详审，而折中之。"1924年徐遮遥在其所著的《中医眼科学》一书中加入了一些西医眼科学知识，试图通过比较以汇通中西医眼科，但内容仍较简单。对中西医结合眼科学最有影响的是陈滋（1879～1927年），1912年他从日本回国后在当时的上海眼科医院工作，在诊务稍有余暇之时常读中医眼科书籍，1917年他在其所著《陈氏评批·银海精微》一书"序言"前一部分，新增中医眼科与西医眼科解剖部位名称对照，如胞睑——眼睑、瞳人或金井——瞳孔、黄仁或睛帘——虹彩（虹膜）、睛珠或黄精——水晶体（晶状体）、神膏——玻璃体、白膜（白睛）——巩膜、视衣——网膜（视网膜）、目系——视神经等，一直沿用至今。当然，他在该书中全面否认中医眼科的五轮、八廓、阴阳盛衰、五行生克、六淫、七情、内伤等基础理论的观点是不可取的。陈滋对中西医结合眼科最有影响的著作是《中西眼科汇通》，由其子陈任在1936年出版，可以说该书是我国第一部中西医结合眼科专著，是中西医汇通学派的代表性著作，该书按西医眼科解剖部位分类（或称章节），眼病病名仍以中医眼科病名为主，每一病名附以西医病名对照，其治疗无论内治、外治均以中药方剂为主；该书是对中西眼科病名对照的研究，如偷针为睑腺炎、胞生痰核为睑板腺囊肿、椒疮为沙眼、漏睛为慢性泪囊炎、漏睛疮为急性泪囊炎、凝脂翳为匐行性角膜溃疡、青盲为视神经萎缩、暴盲为视网膜中央动脉栓塞或静脉栓塞等学术观点一直沿用至今，对中西医结合眼科学的建立和发展具有历史性贡献。可见，此期中西医结合诊治眼病已进入萌芽状态。

中华人民共和国成立以后，中西医的广泛交流促进了眼科解剖、生理、诊断及治疗等方面的中西医结合。陈达夫（1909～1979年）较早提出内眼各部位的脏腑分属，对内眼结构与脏腑经络的关系进行了大胆的探讨，于1959年写成《西医学眼球内部组织与内经脏象的结合》一文，1962年又写成《中西串通眼球内容观察论》，他主要根据《黄帝内经》的有关理论，将传统中医理论与现代医学知识相结合，建立了内眼结构与六经相属的学说，认为虹膜、睫状体、睫状体小带、前房角、视网膜属于足厥阴肝经，房水属于足少阴胆经，玻璃体属于手太阴肺经，脉络膜属于手少阴心经，视网膜的黄斑区应属足太阴脾经，眼内一切色素属足少阴肾经，这些学术观点对中西医结合眼科学建立内眼辨证学说具有重要的指导意义。

1958年唐由之根据《目经大成》关于金针拨内障的相关记载，通过大量的动物实验、临床研究观察及组织病理学研究等充分证明了中医金针拨障术进针入口（睫状体扁平部）在内眼手术中应用的安全性和可靠性，为中西医眼科领域中眼科内眼手术安全切口提供了科学依据。20世纪60～70年代，唐由之等为解决针拨术后晶状体留于眼内的缺点，又设计了白内障套器和粉碎器，创立了白内障针拨套出术，这在中西医结合眼科史上具有重要的意义。

1976年陆绵绵出版了《中西医结合治疗眼病》，1980年修订再版，同期翻译成日文出版。该书的总论系统介绍了西医眼科解剖，以及中医眼科疾病病因病理、预防、治法、辨证、内治与常用药物（中药）等；各论按西医眼科解剖部位，采用西医病名，内容简述与中医眼科病名相对应（对照），分别概述中医病因病机、临床表现，采用西医术语描述，用西医眼病症状代替中医证型，但治则（治法）及药物（处方）均采用中医眼科系统理论，即提出中西医结合辨证分类方法与内容，这可谓是我国较早的一部中西医结合眼科专著。

在学术交流方面，1979～2001年姚芳蔚主编的《中西医结合眼科杂志》在普及中西医结合眼科学方面起了较大作用；1991年出版的《中国中医眼科杂志》较好地反映了我国当代中西医结合眼科的水平；1989年在北京成立中国中西医结合学会眼科专业委员会，当时的名称为“中国中西医结合研究会”，挂靠在中国中医研究院。1990年经中国科学技术协会批准，更名为“中国中西医结合学会”，挂靠在中国中医科学院（原中国中医研究院）。10多年来，不少省市相继成立了历史上从未有过的中西医结合眼科学会，这对于促进中西医结合眼科学术交流与发展起到积极的推动作用。

远在公元前3000年末到公元前2000年初，在底格里斯和幼发拉底两河流域，当时医学中已有对眼病治疗的记载。根据发掘出土的Hammurabi法典可以看出，法典第215条规定：“凡医生用青铜刀割治人之极重剑伤而痊愈者，或割开眼脓肿并能保存其目力者，收费10银币（Shekels）。”第218条规定“如医生用青铜针治上等人之重剑伤因而使其死亡，或切眼之脓肿而使失明，则处以切断双手之罪。”第220条规定：“如医生用青铜针切开奴隶之眼，而致失明，则罚以身价之半”。约公元前1500年埃及眼病很流行，已有专门眼科医师，书中所载处方约1/10是治疗眼病的。当时眼科疾病是以症状分类的，曾有睑缘炎、沙眼等病名，是否确为沙眼，虽不一定，但很可能包括沙眼在内。所用药物有蓝铜矿、硝酸银、硫酸铜、蜂蜜等。并已用硫化铅或硫化锑作为当时女性化妆眉毛及眼睑之用。公元前1000年印度《阿输吠陀经》(*Ayurveda*)中记载了各种疾病和治疗方法。印度名医苏斯拉他(或译为妙闻)(公元前600～556年)所著《妙闻集》对眼科影响较大。书中把眼病按局部解剖基础排列,共计76症。我国汉代张骞2次出使西域,从东汉到唐代,法显、玄奘等高僧又相继前往印度,于是印度医学随着交往传入我国。这对我国当时眼科发展起一定作用。

眼科学"ophthalmology"一词,是关于眼的学问之意,起源于希腊。它吸收了巴比伦、亚述和埃及的医学成就,成为后来罗马及全欧医学的开端。直至现在所用医学符号,多为古希腊医学名词的沿用,要特别提出的是罗马著名医师和自然科学家Galen(130～200年),他继承了Hippocrates的成就,在眼解剖方面发现了视神经、巩膜、角膜、结膜、脉络膜、睫状体、虹膜、视网膜和晶状体等,并记述了泪腺的排出口、睫状体悬韧带等。此外,他还最早记载了前房积脓,并称青光眼为晶状体干涸所致的不治之症,而白内障为晶状体前面液体混浊,可用手术除去。由于当时教会严禁人体解剖,他的解剖知识是从动物而来,因而难免存在一些错误,如他认为眼外肌是7条,上、下睑各有一泪腺等。

古希腊文化除传播到罗马外,还传播到阿拉伯。欧洲医学自Galen以后进入中世纪黑暗时代,而与之相反的阿拉伯医学发出了光芒。阿拉伯医学或称为回教医学。公元7～8世纪伊斯兰教强国阿拉伯哈利发王国,一方面吸收了希腊、罗马的医学,另一方面也吸收了中国、印度的医学,因此有了很大成就。当时最有名的医师如Er-Razi(欧洲称为Rhezes,850～923年)曾被誉为阿拉伯的Galen,著有《医学全书》,他最早认为瞳孔的缩小是因光线刺激的结果。眼科名医Aliibn-Isa中(公元940～1010年)著有眼科教科书三卷,分别讲解眼的解剖生理、外眼病和内眼病,共记载了120种眼病,还详细记述了白内障坠下法及术前、术后的处理。Alhazen(公元965～1038年),在眼科发展上起了很大作用,他是数学家、物理学家和光学家,曾记述使用球形玻璃片可以使物体变大,从生理上解释了光线在眼内的屈折现象;记述了眼的解剖,描写了角膜、葡萄膜、晶状体等,后世尊其为眼镜及光学放大器的先声。还有Al-Mausili医师,发明了一种针管来做白内障吸取法,这是阿拉伯医学的最盛时期。其后13世纪下半叶有Halita、Salah ad din等眼科大家,Salah ad din在1348年曾记述了颇似青光眼的病例。公元14世纪在巴格达、开罗、大马士革等地已陆续有医院建立,其中眼科已成为独立的专科。另外还有专门的眼科医院,而西欧至18世纪尚无此盛况。

中世纪的欧洲处在经济文化衰落时期,科学和文化几乎全由教会所统辖,成了所谓的"寺院医学",保存了一些由古代流传下来的医药知识,但又掺入宗教迷信,严重阻碍了医学科学的发展,眼科学方面也无重大进展。12世纪Graphens著《实用眼科学》三卷,多为汇集前人的成就。13世纪末在意大利威尼斯城开始制造眼镜,14世纪时眼镜因价格昂贵,还只有富人、僧侣佩戴。14～16世纪欧洲逐渐不为神学所影响控制,医学才蓬勃发展起来。17世纪Kepler和Scheiner等建立了光学以后才开始正确记载眼球构造。1600年前Platter(1536～1614年)说明晶状体是屈折光线的棱镜,视网膜才是视功能的主要器官。1610年Kepler(1571～1630年)证明光线经过屈折到达眼底形成倒像。Scheiner(1575～1650年)做了多项实验,证明了晶状体和玻璃体的屈光,测定了角膜的屈折度,观察并记述了晶状体弯曲及瞳孔缩小等。德国解剖学家Meibom(1638～1700年)于1666年详细记述了眼睑分泌腺,即现在所谓的睑板腺;法国物理学家Mariotte(1620～1684年)同年发现了人眼视野中的生理盲点;Bartish(1535～1606年)在1588年首行眼球摘除术,并用白内障针对许多患者进行了手术;1745年法国Daviel(1696～1762年)施行了划时代的白内障摘除术,不过当时手术采取坐位,方法为用镰状刀切开角膜周围下方2/3;1784年Pamard(1728～1793年)开始从上方切开角膜,并对患者采取仰卧位进行手术。

18世纪眼的解剖学研究达到新高峰,如Haller(1707～1777年)于1749年发现了筛板;Zinn(1727～1759年)于1755年写出最早的眼科专著,记载睫状小带;Descemet(1732～1810年)在1758年记述了角膜后面的后弹力层;Soemmering(1755～1830年)最早记述了黄斑。在18世纪以前欧洲医学校中眼科学的课程都由其他科教师兼任讲授。1765年巴黎外科学院的Gendron首次被任命为眼科专任教师,他在1770年写出眼科学教科书。不久蒙彼利埃大学也设立了眼科讲座。

直至19世纪西方眼科学才真正脱离外科而独立起来。19世纪初维也纳大学在其新设的附属医院内开设了独立的眼科讲座，1812年Beer（1763～1821年）任该院眼科主任，1818年被授予眼科正教授职位，他是世界上第一位眼科专任教授，曾研究白内障刀和最早施行虹膜切除术。在1839年德国Diffenbach第一次对斜视施行了手术。1830年英国Mackenzie编写了《眼病论》一书，认为青光眼是由于液性脉络膜炎引起眼球液体增加所致的眼压增高，并说明可行玻璃体穿刺以解救，首次较详细地描了交感性眼炎。1830年后法国也出现了不少眼科名医，Cunier（1812～1852年）创办眼科杂志《眼科年鉴》，可算是世界上历史最悠久的眼科杂志。至于世界上最早的眼科杂志是1802年Himly和Schmidt所创《眼科文库》。最大的眼科医院是1805年成立的英国伦敦皇家眼科医院，进入19世纪眼解剖方面继续取得进展，法国Cloquet（1790～1882年）于1818年描述了玻璃体管；爱尔兰Jacob（1790～1874年）于1819年描述了视网膜的神经上皮层-视网膜视杆细胞视锥细胞层。

在19世纪中叶眼科学界发生了一个划时代进步，那就是德国医学家、生理学家和物理学家von Helmholtz（1821～1894年）在1851年发明了检眼镜，次年秋他发表了《用检眼镜在活人眼检查视网膜的描述》，文章内容虽不多，但对眼科学的发展贡献很大。检眼镜器械虽简单，但可直接观察在活体人眼视网膜、视网膜上的血管及视神经等，这不仅是对眼科的贡献，对整个医学各科也有深远影响，它启发了喉镜、气管镜、胃肠镜、膀胱镜等的创造。此外他还在1855年用视力计测定了角膜弯曲，发现了晶状体前后面的变化，并阐明了其调节机制，1856～1857年他写成了《眼科生理光学手册》一书。荷兰眼科学家、生理学家Donders（1818～1889年）研究了眼科的调节和屈光，并研究了近视和远视，指出近视应当用凹透镜矫正，远视用凸透镜矫正；他还提出了眼的正常视力的概念和界限，并提出老视和远视的区别。英国Young（1773～1829年）首先记述了散光，并对色觉机制做过重要观察，提出了三色学说。这一时期可谓是近代眼科学快速发展的时期。

19世纪中叶以后，医学的进步发现了多种病原体，更新了发病概念。如Koch-Weeks杆菌、Morax-Axenfeld杆菌等。奥地利眼科学家Fuchs（1851～1930年）对现代眼科临床和眼病理学的贡献颇多，如以他的名字命名的Fuchs点状表层角膜炎、Fuchs眼罩等。德国Weber（1829～1915年）于1876年提倡用毛果芸香碱治疗青光眼，德国医师Crede（1819～1892年）于1884年提出用硝酸银滴眼，以预防新生儿脓漏眼。德国von Hippel（1841～1917年）于1888年开始了现代角膜移植术等。

20世纪以来眼科学进展突飞猛进，眼科领域内的器械制作越来越精细、亚专业分类越来越细、手术技术全面向显微技术发展，各种新药、新术式不断涌现，使得过去许多不治之症获得了治疗的机会。20世纪初，眼压计、裂隙灯显微镜、色盲检查图等出现，促使眼科飞跃发展。1909年第11届国际眼科学术会议制定出国际通用视力表。1910年Smith（1859～1948年）对白内障施行了白内障囊内摘除术。1927年Gonin（1870～1935年）成功地进行了视网膜脱离的手术疗法。1949年英国Ridley行白内障摘除术后成功植入人工晶状体。1961年Novotny和Alvis创造荧光素眼底血管造影术，对眼底病的诊断、治疗提出新的依据。1971年Machemer设计制造了玻璃体注吸切割器，开创了闭合式玻璃体切割术的新时代。

随着抗生素的出现，许多过去认为难治疗的各种传染性眼病能够得到很好的治疗康复。随着肾上腺皮质激素类药物的广泛应用，过去眼科难治的疾病如葡萄膜炎、角膜实质炎等也有了治疗方法。但随着抗生素、激素的滥用，临床上出现了许多新的并发症，如皮质类固醇性青光眼等，给患者造成很大痛苦，这就需要改善使用方法，创制新药来克服。

随着新技术革命浪潮的冲击，在世界范围内呈现数学、物理学和化学向生命科学渗透，极大促进了生命科学的发展，眼科也不例外。如玻璃体切割器的创制，玻璃体代用品和稀有气体、硅油等的应用，以及激光的广泛使用等，这些现代技术手段使得眼科疾病的治疗取得划时代的进展。同时，世界上越来越多的眼科医师认识到眼不是孤立的结构，眼病不仅涉及眼组织局部，还涉及全身多个系统、多个器官，提出利用整合眼科学思维解决眼科学发展的瓶颈问题。而眼病遗传学、眼免疫学、眼组织病理、眼微循环、眼电生理、视功能测定、超声、CT及磁共振等的研究和诊断应用也都是促使近代眼科学重大进展的因素。

（喻京生　颜家朝　易　妙　张仁俊）

第2章

流行病学

一、我国眼病流行病学

流行病学是公共卫生学的基础，是建立在观察、推理和计算基础上的一门学科。数十年来，随着危害人数健康的疾病谱的变化，医学模式从单纯生物学向着生物学、心理学和社会医学相结合的模式转变，流行病学的概念也在发展，研究范围不断扩大。我国曾是盲和视力损伤十分严重的国家之一。新中国成立之前，人民生活贫困，卫生条件极差，眼病非常普遍，以沙眼为主的传染性眼病、维生素A缺乏、外伤和青光眼是致盲的主要原因。1984年国家成立全国防盲指导组，统筹全国防盲治盲工作，制定了《1991～2000年全国防盲和初级眼保健工作规划》。20世纪80年代全国各地进行眼病流行病学调查，明确了白内障为致盲主要原因。有学者对我国眼病流行病学调查及防盲治盲工作文献进行了计量学分析，发现对我国流行病学研究的文献数量呈直线上升趋势，《中华眼科杂志》《国际眼科杂志》是刊载此类文献数量较多的期刊。所有研究中盲和低视力的研究最多，眼底病中糖尿病视网膜病变的流行病学研究也占有较大比例。因此眼病流行病学调查及防盲治盲工作是眼科科研工作者研究的重点。

1987年我国进行了包括视力残疾在内的全国残疾人抽样调查，所得的资料对了解我国盲与低视力患病率分布状况有重要的参考价值。之后我国又开展了2次大规模的眼病流行病学及视力残疾人调查研究，掌握了我国眼病的发生和发展情况及视力残疾人的基础资料，为今后进一步开展防盲与眼病流行病学研究工作奠定了坚实的基础。

1.全国九省眼病流行病学调查　为了解我国盲和视力损伤的发病情况，以及白内障手术复明的效果，2006年国家卫生部开始实施全国眼病调查的流行病学研究项目，得到了WHO和美国国家眼科研究所支持。这一项目在我国社会经济发展状况不同的东部、中部和西部地区各抽取了3个省（市、自治区）（东部：北京、江苏、广东；中部：黑龙江、河北、江西；西部：云南、重庆、新疆维吾尔自治区），每个省选取了社会经济发展中等的县作为调查地。在每个县采用随机整群的方法确定调查人群，以50岁及以上的人群作为对象，根据户籍资料检录受检者。受检者就近在检查站进行视力和眼部检查，通过认真检录、培训工作人员、严格施行预试验等控制措施，保证调查的质量。结果显示在50 395名检录合格者中，45 747名完成了检查，受检率达90.8%。根据日常生活视力，9省（市、自治区）中盲（视力＜0.05）的患病率为2.29%（最低为1.27%，最高为5.40%），低视力即中、重度视力损伤（0.05≤视力＜0.3）的患病率为10.8%（最低为6.89%，最高为15.8%）。根据最佳矫正视力，9省（市、自治区）中盲的患病率为1.93%（最低为0.74%，最高为4.95%），低视力患病率为5.31%（最低为3.13%，最高为9.51%）。根据最佳矫正视力推算，全国50岁及以上盲人约有500万人（其中白内障盲人291万人），低视力患者有1400万人。致盲的主要原因为白内障（54.70%），白内障手术覆盖率（即最好矫正视力小于0.1的白内障患病者中接受白内障手术的比例）为36.26%，白内障术后视力＞0.3占57.5%。其他主要的致盲原因有角膜混浊（7.50%）、视网膜疾病（7.40%）、高度近视眼（7.30%）、眼球缺失/萎缩（6.00%）、青光眼（5.30%）等。这些结果提示盲和视力损伤仍然是中国农村地区重要的公共卫生问题，其患病率存在着显著的地区差异。应当在农村地区大力开展防盲工作，尤其是在那些眼保健服务差，尚不易获得及负担不起的地区，特别要注意在妇女受教育程度低的人群中实施防盲项目。

2.第二次全国残疾人抽样调查 2006年，国家16个部委联合开展了第二次全国残疾人抽样调查，在全国31个省（市、自治区）、734个县（市、区）的2980个乡（街道），5964个调查小区（每小区420人左右）中进行。调查采用分层、多阶段、整群概率比例抽样方法。现场工作于2006年4月1日至5月31日集中进行。2006年12月1日国家统计局公布的主要数据为：计划调查2 526 145人（抽样比为1.93%），实际调查2 108 410人，受检率为83.46%。所采用视力残疾标准为：较好眼的最好矫正视力为无光感至＜0.02，或以注视点为中心，视野半径＜50者为一级视力残疾；较好眼的最好矫正视力为0.02至＜0.05，或以注视点为中心，视野半径＜100者为二级视力残疾；较好眼的最好矫正视力为0.05至＜0.1时为三级视力残疾；较好眼的最好矫正视力为0.1至＜0.3时为四级视力残疾。一级和二级视力残疾者为盲人，三级和四级视力残疾者为低视力者。这一标准与WHO 1973年的盲和视力损伤的分类标准相类似。该调查结果表明，单纯视力残疾的患病率为0.94%，其中，一级和二级视力残疾的患病率为0.31%，三级和四级视力残疾的患病率为0.63%。此外，多重残疾中视力残疾的患病率为0.58%，因此视力残疾的总患病率为1.53%。根据这一结果，推算我国视力残疾的总人数为2003.5万人，其中单纯视力残疾人数达1230.9万人。男性单纯视力残疾的患病率为0.75%，而女性为1.14%。随着年龄的增长，单纯视力残疾的患病率也在增加，0～19岁的人群中患病率为0.10%，而40～44岁则为0.41%，60～64岁为2.65%，70～74岁为6.49%，而80～84岁则升高到9.83%。引起视力残疾的主要原因为白内障（46.9%）、视网膜和葡萄膜疾病（12.7%）、角膜病（8.5%）、屈光不正（6.4%）、青光眼（5.6%）、视神经病变（4.8%）、遗传性先天异常或发育障碍（4.4%）、眼外伤（3.1%）、弱视（2.2%）、沙眼（1.2%）。

1987年我国开展的第一次全国残疾人抽样调查，共调查1 579 316人，其中查出视力残疾15 923人，盲及低视的患病率为1.01%。导致视力残疾的眼病依次为白内障（46.07%）、角膜病（11.44%）、沙眼（10.12%）、屈光不正及弱视（9.73%）、视网膜和葡萄膜病变（5.89%）、青光眼（5.11%）。在2次全国残疾人调查间的18年，盲的人数增加了40%，低视力人数增加了380%，视力残疾人数增加了165%。这种变化趋势与WHO对全球和我国盲和视力损伤的估计是一致的。结果表明，盲和视力损伤在我国仍然是一个重要的公共卫生问题，白内障盲依然是防盲治盲最优先需要解决的问题。

近年来我国眼科工作者结合我国国情，也进行了一系列的地区流行病学调查，如国家重点基础研究发展计划（973计划）资助的《邯郸眼病研究》《浙江省永康市常见致盲眼病流行病学调查研究》《广州市50岁以上老年人眼病流行病学调查》等。其中邯郸眼病研究对2006～2007年经随机整群抽样在河北省邯郸市永年县13个村的30岁以上人群选取7557人。所有入选人员进行既定的眼部和全身检查，以及进行标准问卷调查，主要内容包括自动验光、主观验光、自动血压计测量血压、身高、体质量、标准心电图、压平式眼压计测量眼压、裂隙灯检查、散瞳后眼底照相，并抽取空腹血样进行血糖、血脂、肾功能等生化检查。7557人中共完成6830例受试者的检查，应答率为90.4%，对研究人群中盲、视力损害、屈光不正、糖尿病视网膜病变、视网膜前膜及正常人光学相干断层成像测量黄斑厚度值等的数据有意义。邯郸眼病研究的数据为我国北方农村地区人群的主要致盲性眼病的患病情况提供重要信息，从而为我国公共卫生领域防盲政策的制定提供了参考依据。

二、国际眼病流行病学

不同眼科疾病在不同地区、不同国家和不同人群间的发病趋势有所不同。全球各地的盲和视力损伤的构成比中，非洲地区、东地中海地区、东南亚地区（印度除外）的盲人占全球盲人构成比均大于人口占全球人口的构成比，西太平洋地区（中国除外）的盲人占全球盲人构成比与人口占全球人口构成比相当，而美洲地区、欧洲地区盲和视力损伤的患病率均低于人口占全球人口的构成比，这表明盲和视力损伤与社会经济发展状况密切相关。作为全球最大的两个发展中国家，中国和印度视力损伤的构成比均高于人口占全球人口的构成比，视力损伤人数为全球视力损伤的总人数的48.4%，表明在这两个国家开展防盲治盲对于提高全球防盲治盲的水平的重要性。一般地说，在社会经济发展状况差的地区，由于卫生条件差、营养缺乏及一些寄生虫病的流行，使沙眼、维生素A缺乏和盲等眼病大量发生，导致盲和视力损伤的患病率明显增高。同时由于社会经济发展的限制，眼保健设施缺乏，眼保健服务质量不高，许多贫穷的人得不到及时的医疗服务，导致一些眼病不能及时治疗。即使在同一个国家，由于社会经济发展状况不同，不同地区盲和视力损伤的发生情况也有相当大的差别，因此用平均数来表示一个国家的盲和视力损伤的患病率，有可能难以反映这个国家的实际状况。不同经济地区盲和视力损伤的主要原因明显不同，经济发达地区为年龄相关性黄斑变性、糖尿病视网膜病变等，而发展中国家仍然以年龄相关性白内障和感染性眼病为主。

盲和视力损伤是世界范围内严重公共卫生、社会和经济问题。虽然不可能精确地估计全球盲的人数，但是WHO为此做了大量工作，多次报道了全球盲的人数。1972年WHO报道全球盲的人数为1000万～1500万，但意识到这是一个被低估的数字。1984年估计为3100万。1990年估计为3800万。1978～1990年的12年间，全球盲的人数增加了1000万。2002年WHO估计全球视力损伤的人群为1.61亿，其中3700万是盲人，1.24亿为低视力者。2012年WHO公布了全球2010年视力损伤的资料，全球盲人总数为3936.5万，患病率为0.58%；低视力人数为2.460 24亿，患病率为3.65%，视力损伤（即盲和低视力合计）人数为2.853 89亿，患病率为4.24%。在全世界，导致盲的眼病及其占盲人总数的百分比为白内障（51%）、青光眼（8%）、年龄相关性黄斑变性（5%）、角膜混浊（4%）、儿童盲（4%）、屈光不正（3%）、沙眼（3%）、糖尿病视网膜病变（1%）；导致视力损伤的眼病及其视力损伤总数的百分比为屈光不正（42%）、白内障（33%）、青光眼（2%）、年龄相关性黄斑变性（1%）、角膜混浊（1%）、儿童盲（1%）、沙眼（1%）、糖尿病视网膜病变（1%）。就上述致盲或导致视力损伤的原因来说，绝大多数是可避免的。所谓可避免盲是指通过及时应用现有的知识和恰当的措施，一些致盲性眼病就能得到预防或控制，如沙眼；一些致盲性眼病能通过成功的治疗而恢复视力，如白内障。根据WHO估计，通过眼保健教育和加强眼保健工作，全球80%的盲人是可以避免的，只有20%的盲和视力损伤目前尚无有效的预防和治疗方法，但是通过低视力康复可以使他们得到程度不等的帮助，以便提高生活质量，适应社会发展的需要。

国际眼科疾病流行病学研究对于世界范围内眼病预防、病因研究、诊断和治疗具有重要指导意义，同时也为各国行政部门制定有关眼病预防和控制的政策提供理论依据。

（喻京生　张仁俊　颜家朝　易　妙）

第3章

眼科常用疗法

第一节　西药的应用

一、概　　述

（一）西药的基本作用

1.药物作用（drug action）　是指药物对机体细胞的初始作用，是动因，是分子反应机制，有特异性。药理效应实际是机体器官原有功能水平的改变，功能的提高为兴奋、亢进，反之为抑制、麻痹。如毛果芸香碱兴奋睫状肌而使其收缩，阿托品抑制睫状肌而使其松弛。

2.药物的生化作用　药物作用是通过生物化学作用改变机体新陈代谢而发生的。如乙酰唑胺通过抑制碳酸酐酶来影响房水的正常代谢过程，使房水生成减少，降低眼压，从而起到治疗青光眼的作用。

3.药物对病原微生物的作用　一些药物对宿主无明显毒性，通过干扰病原体的代谢而抑制其生长和繁殖，从而有利于机体发挥抗病功能，以达到消灭或排除病原体的目的。如细菌、真菌、衣原体、病毒等感染性眼病的药物治疗过程。

（二）药物作用的基本规律

1.药物作用的选择性　不同组织器官对药物的敏感性是不同的，一定剂量的药物对某些组织器官可以产生明显的效应，而对另一些组织器官则无明显效应，这就是药物作用的选择性。

2.药物的治疗作用与不良反应　用药目的在于防治疾病，凡符合用药目的、能达到防治效果的统称为治疗作用。由于药物作用的广泛性，其余不符合用药目的，甚至给患者带来痛苦的反应统称为不良反应。在某些情况下，这两种结果会同时出现，这就是药物的二重性。

3.药物量效关系　在一定范围内，药物的剂量（或浓度）增加或减少时，药物效应也相应增强或减弱即量效关系，它包括效价与效能、安全范围、个体差异等。药物效应按性质分为量反应和质反应两种。量反应的强弱呈连续性量的变化，通过药量逐渐增加或减少测得，如眼压的变化等；质反应的强弱随药物剂量增减表现为性质的变化，以阳性或阴性、全或无的方式表现，而不是连续性量的变化。

4.药物的时效关系　药物效应不一定会立即发生，也不是永久不变的。给药后随时间不同，药物效应也会不同。这种时间与效应的关系称为时效关系。因此，在某一瞬间药物效应的大小不仅取决于剂量的大小，也和药物与组织接触的时间有关，它包括潜伏期、高峰期、半衰期、残留期。

二、药物的分布与代谢

（一）药物的分布

通过各种给药方式进入眼部的药物，其最终目的是为了作用于病变部位，故理论上理想药物应该进入并分布于病变区，以期达到最佳治疗效果和最小毒性反应。一般来说，局部用药或结膜下注射，眼前均能获得较好的治疗效果，而眼后段疾病需球后或球周注射、全身给药甚至眼内注射方能达到治疗目的。

1.结膜　结膜囊给药（滴眼液、眼膏等）与结膜下注射给药，均能达到很好的结膜药物浓度。如疾病主要在眼表面，药物无须渗透进入深部组织，则这两种给药方式为最佳给药方式，但应注意，部分药物即使仅结膜囊给药，也可进入房水，接触小梁网，长时间结膜囊给药也会损害小梁网，导致皮质类固醇性青光眼。

2.角膜　与结膜相比，药物更容易渗透入角膜，局部滴眼或结膜下注射给药，角膜即可获得较高药物浓度。如泼尼松、毛果芸香碱、阿托品、氯霉素等药物，比较容易经过角膜渗透入前房，在房水中达到较高浓度；另有部分药物如肾上腺素、抗真菌药、大部分抗生素、β受体拮抗药等，在角膜上皮完整时很难渗透入眼内，这部分药物通过去除角膜上皮、在药物配方中添加表面活性剂或增加局部给药频率及给药浓度，才能使有效浓度的药物通过角膜进入眼内。

3.前后房水　通过结膜下给药或多次局部滴眼，多数药物在前房水中能达到有效浓度，并通过弥散及房水循环进入后房水，故绝大部分眼前节病变可通过局部给药治疗。有时眼前节疾病也可联合全身给药，如较严重的角膜、结膜炎症，反复发作、症状严重的前部葡萄膜炎等可联合全身应用抗生素及激素类药物。前房内注射能够在前后房水内产生非常高的药物浓度，但由于房水的循环更新、药物扩散进玻璃体和邻近组织，其维持时间相对较短，目前已经有前房水内缓释药物的报道。玻璃体给药后，前房水内药物浓度的变化，主要取决于药物种类及眼本身结构，如是否有晶状体、人工晶状体或无晶状体。在无晶状体眼，房水浓度可与玻璃体浓度相等，而在有晶状体眼或人工晶状体眼，前房水内药物浓度低。

4.虹膜　药物在虹膜中的浓度常与房水相平衡。结膜下注射在注射部位附近的虹膜1/4象限内，药物浓度较高，这种现象可由结膜下注射散瞳药后，引起偏中心散瞳得到证实。虹膜中由于毛细血管丰富，血流量相对较大，故全身给药在虹膜中也能达到较高的药物浓度。另外虹膜中含有丰富的黑色素细胞，某些药物进入眼内后易与黑色素结合而浓集于这些组织中，形成药物黑色素复合物，暂时失去活性，但同时也有有效的游离型药物又可从结合状态不断游离出来。

5.玻璃体　结膜囊给药、球周注射给药等方法到达玻璃体的药物浓度极低，即使采取全身给药，由于血-眼屏障的影响，在玻璃体内也很难达到有效药物浓度。如果发生眼内感染，则血-眼屏障遭到破坏，高浓度全身给药，玻璃体内可达到较高药物浓度。直接玻璃体腔注射是最有效、快捷的方法，但要注意严格调整药物剂量，以免引起视网膜毒性反应。

6.视网膜、脉络膜　血-视网膜屏障能够有效防止药物与视网膜接触，玻璃体腔注射是最有效、直接的方法，浓集于玻璃体的药物可直接向后扩散至视网膜。由于视网膜、脉络膜组织血流量丰富，故全身给药和球后注射时也可在视网膜、脉络膜获得较高的药物浓度，由于视网膜对药物极为敏感，聚集于此处的药物容易对视网膜产生毒性。另外视网膜也含有丰富的色素细胞，与虹膜一样，药物易与这些色素细胞结合而浓度集中。

7.全身吸收　全身用药存在局部吸收的问题，即使滴眼液点眼后，也只有约10%药物进入眼内，其余大部分经结膜和鼻腔黏膜吸收入血液系统。滴眼液点眼后因吸收导致全身不良反应问题已引起广泛关注，故对眼局部用药后的全身吸收应引起足够的重视。

（二）药物的代谢

药物的代谢需要酶的促进，主要是肝微粒体酶，加上辅酶Ⅱ形成一个氧化还原酶系统，这个酶系统称为“肝药酶”，存在于肝的药物代谢酶系统也同样存在于包括眼组织在内的其他非肝脏组织。眼组织存在细胞色素P450，所有眼组织都具有一定程度的酶活性，而以虹膜-睫状体、角膜、视网膜色素上皮细胞的酶活性更为丰富。药物在体内的代谢具有重要意义。绝大多数药物经过代谢后失去药理活性，并提高极性与水溶性，有利于排出眼外及体外。

（三）药物的排出

药物的消除方式主要靠体内的代谢及最后的排出。滴眼剂进入结膜囊后即与泪液混合，并被稀释而排出。排出的原理：泪液与泪小管接触处形成一弯月面，由于泪液的表面张力，使弯月面与泪小管间造成一种压力差而产生虹吸作用，结膜囊内液体随瞬目运动和虹吸作用被泪小管吸收，一次瞬目动作使约2μl泪液从泪小管排出。药液滴入结膜囊后，弯月面曲度变小，因而压力加大，与泪小管间压力差扩大，促使排出增加。此外，由于药物的刺激作用使泪液分泌量增加，对药液的稀释作用也增加。测定转移率约为0.3μl/min，比泪液生理转移率大。滴眼剂滴眼还可造成结膜囊内液体增多，通过瞬目运动等动作，使液体排出加速，短时间结膜囊内液量即恢复至滴药前水平。随着泪液的分泌和排出，药液不断被稀释。

进入眼内的药物大部分随房水循环经巩膜静脉窦进入血液循环；存在于房水的药物还可通过虹膜根部和脉络膜上间隙经葡萄膜-巩膜途径排出；少数药物在睫状体、视网膜、脉络膜组织经主动转运返回血液循环。

三、抗菌药物的应用

（一）抗菌药物的选择

1.常见眼病的病原微生物　对于眼部感染性疾病药物治疗成功的首要因素在于对感染性质的准确诊断、分离病原菌、做药敏测定然后选用最敏感的抗菌药进行治疗。但在临床实践中往往不易做到，治疗须凭经验进行。

（1）结膜炎：是轻度眼部感染，在实验室结果出来之前感染就已痊愈，故无须做细菌培养和药敏测定，一般凭临床经验给予抗菌药物治疗。

（2）角膜溃疡：首先进行共聚焦显微镜检查，如果细菌培养为阴性结果，可凭临床经验进行治疗，有树枝等植物类损伤多考虑真菌感染。

（3）睑缘炎：睑腺炎、眼睑脓肿、泪囊炎大多是金黄色葡萄球菌引起。

（4）眼内炎：在眼部细菌感染的病原菌中，革兰氏阳性菌以葡萄球菌为主，其次是链球菌、肺炎球菌等。

（5）眶蜂窝织炎：常见致病菌有溶血性乙型链球菌和金黄色葡萄球菌等，多选择广谱抗生素治疗。

2.药物的抗菌作用

（1）抗生素后效应：在抗生素被清除后，细菌生长仍受抑制。各种抗生素对多数细菌产生抗生素后效应。抗生素后效应的临床意义：各种抗生素的抗生素后效应呈浓度依赖性，即药物浓度越大抗生素后效应越长。同时，抗生素后效应也与细菌暴露于抗菌药的时间成正比。减少给药次数，增大单次给药剂量，取代传统给药方案，可获得相同甚至更佳的疗效，减少毒性反应，同时降低患者费用。

（2）细菌对抗菌药的耐药性：随着临床上抗菌药的广泛应用，细菌常会出现耐药性，造成临床治疗疗效不佳或无效。因此，在选择用药时应充分考虑所用药物对细菌的敏感性和耐药性。

3.药物的眼内通透性及给药途径

（1）眼内通透性：选用的药物应能在感染部位达到有效治疗浓度，并存留一定时间，才能发挥药效功能。血-眼屏障和角膜上皮使抗菌药物在眼内低通透性。临床中必须熟悉各种药物的眼内通透性，以便准确选用有效的药物和恰当的给药途径，从而保证在感染局部达到有效的治疗浓度。

（2）给药途径：外眼感染对通透性较差的药物，配成溶液或眼膏点眼，即可达到治疗目的；对眼内感染则需选用通透性较好的药物点眼，并配合结膜下注。严重感染患者更需用多种给药途径，如全身用药、结膜下注射和局部滴眼同时应用，必要时需做前房水内注射或玻璃体内注射。

4.抗菌药的不良反应　选用抗菌药物治疗眼部感染性疾病时，应充分考虑到各种药物可能出现的各种不良反应。应该清醒地认识到，由于滥用抗菌药物而产生不良反应的结果，有时甚至比眼部感染本身更严重。常见的不良反应主要分为全身反应和局部反应。

（1）全身反应：全身应用抗菌药物所致的主要不良反应如下所述。

第一，肾毒性：大多数抗菌药物自肾排泄，药物可在肾积聚，因此对肾的毒性最常见。其中肾毒性抗菌药（氨基糖苷类、万古霉素与去甲万古霉素、多黏菌素、两性霉素B等）虽然已引起人们的重视，但如何早期发现还是问题。通常肾毒性的最早表现为蛋白尿和管型尿，继而尿中出现红细胞、尿量改变、酸性尿转为碱性尿、氮质血症、血肌酐增高、内生肌酐清除率下降、尿钾增高，直至出现肾衰竭、尿毒症。一般在用药3～6天或以后发生，受损程度与剂量、疗程成正比。相比之下，氨基糖苷类的肾毒性大致为新霉素＞庆大霉素≥妥布霉素≥阿米卡星≥奈替米星＞链霉素。由于万古霉素类的纯度已明显提高，故肾毒性远低于以往的制剂。同样，两性霉素的脂质体的肾毒性也明显低于两性霉素B。

第二，神经精神系统毒性：青霉素剂量过大或静脉给药速度过快时可引起青霉素脑病，肾功能不全者，小儿、老年人、脑膜有炎症者，或颅脑外伤、手术后血-脑屏障破坏，或鞘内、脑室内给药时更易发生，此时脑脊液中药物浓度常大于8U/min。这类反应表现为头痛、颈强、呕吐、感觉过敏、尿频、背与下肢疼痛、发热，以及脑脊液中蛋白质、细胞增加等，甚者出现高热、惊厥、昏迷、呼吸循环衰竭，临床易与原发病的表现混淆，必须引起重视，除对症处理外，应停用或减量应用青霉素，加快药物排泄。

氟喹诺酮类静脉给药时偶可发生兴奋、失眠、眼球震颤，甚至惊厥、癫痫，脑膜炎症时易发。

氨基糖苷类的耳毒性已广为认识，但滥用于一般感染很普遍，故不容疏忽，特别是对老年人、儿童及其他耳毒性药物合用时更应注意。耳蜗毒性以新霉素、卡那霉素为强，表现为耳饱满感、头晕、耳鸣，继以重听、耳聋。必要时做电测定。其实，万古霉素、多黏菌素类、米诺环素、氯霉素也可能引起听力损害。与此同时，第Ⅷ对脑神经损害表现为前庭功能紊乱却常忽视，链霉素、庆大霉素为著，其次为妥布霉素、阿米卡星、奈替米星等，多表现为眩晕、呕吐、眼球震颤、平衡失调、步态不稳等。大剂量氨基糖苷类所致的神经肌肉阻滞，引起呼吸麻痹现已很少报道，钙剂和新斯的明能改善症状，而多黏菌素所致者，主要依赖人工呼吸抢救。重症肌无力和肌营养不良应用这些药物应特别引起注意。近年来林可霉素类产生的呼吸麻痹陆续发生，与应用广泛有关。

乙胺丁醇、氯霉素、异烟肼可引起视神经炎、视神经萎缩易漏诊。伏立康唑也会致视觉异常。

普鲁卡因青霉素肌内注射时误入血管，其制剂的微粒阻塞肺、脑血管引起气促、幻觉、躁狂等精神症状，其血压大多正常，并非青霉素过敏反应。

第三，肝毒性：抗结核药、红霉素酯化物、四环素类、磺胺药等的肝毒性临床上予以重视，而β-内酰胺类、氟喹诺酮类、林可霉素类、大环内酯类引起的短暂性血清转氨酶增高容易误诊。β-内酰胺类、呋喃类抗菌药所致不良反应多为变态反应，常伴嗜酸性粒细胞增高。林可霉素类所致的转氨酶和高胆红素血症多因药物干扰比色测定结果而致。

第四，血液系统毒性反应：氯霉素致再生障碍性贫血已众所周知，其发生与剂量无关，多见于女性儿童，大多有过敏性疾病，其病死率高达50%。有资料称，氯霉素的骨髓抑制作用主要因其乙酰化代谢产物所致，因此若需选用，应静脉滴注，药物直接入血到感染部位发挥抗菌作用；而口服给药，药物先达肝脏代谢易表达毒性反应。两性霉素B、β-内酰胺类、某些氟喹诺酮类可引起溶血性贫血。许多抗菌药会致白细胞和血小板减少，如氯霉素、磺胺类、β-内酰胺类、大环内酯类、氨基糖苷类、四环素类、两性霉素B、氟胞嘧啶等。由于骨髓受抑、免疫反应所致，抗菌药血液系统毒性反应大多可逆。

第五，消化道毒性反应：多数抗菌药口服，或注射给药后胆汁中浓度高者均可引起恶心、呕吐、腹胀、腹泻等消化道反应，其中以四环素类、大环内酯类较突出。林可霉素类、氨苄西林、四环素等引起的假膜性肠炎在临床大多无条件获得培养艰难梭菌的病原学依据，但大便镜检有时却可见致病菌，即使见大量革兰氏阳性球菌，菌群失调的表现也可提示为假膜性肠炎的可能。

（2）局部反应：①变态反应，局部应用青霉素类和磺胺类等易引起局部的变态反应。②二重感染，长期应用广谱抗菌药物滴眼能导致角膜真菌或病毒感染。③角膜毒性，现有的抗菌滴眼液大多浓度较高，一方面具有高度的抗菌活性，另一方面则不同程度地对角膜产生毒性，造成角膜上皮点状着色，延缓角膜创伤愈合等。④视网膜毒性，氨基糖苷类抗生素玻璃体内注射可引起不同程度的视网膜毒性。⑤全身毒性，氯霉素滴眼液（或眼膏）点眼可引起造血系统损害。

（二）四类抗菌药物合理联合应用

1.抗菌药的分类

（1）第一类：繁殖期杀菌药如青霉素类的青霉素、氨苄西林、羧苄西林。头孢菌素类的头孢唑林、头孢噻肟。喹诺酮类的诺氟沙星、氧氟沙星等。

（2）第二类：静止期杀菌药如氨基糖苷类、多黏菌素类等含庆大霉素、链霉素、卡那霉素等。

（3）第三类：速效抑菌药如大环内酯类的红霉素、四环素、氯霉素、螺旋霉素、阿奇霉素等。

（4）第四类：慢效抑菌药如磺胺类的磺胺嘧啶、柳氮磺吡啶等。

2.联合用药的目的

（1）治疗多重细菌感染：对于含有2种或2种以上的致病菌的感染患者，应加强疗效。

（2）防止耐药菌株的产生。

（3）用于治疗病原菌不明的急性重症感染：如术后眼内炎等，此时抗菌药物联合应用最普遍。

3.联合用药的结果

（1）第一类和第二类都是杀菌药，合用常可获得增强作用，如青霉素和链霉素合用、多黏菌素类和青霉素类或氨基糖苷类合用，均可增强它们的疗效。

（2）第一类和第三类合用则可能使抗菌活性降低，如青霉素类与氯霉素或四环素类合用，由于第三类药物使蛋白质合成迅速被抑制，细菌处于静止状态，致使青霉素（繁殖期杀菌药）干扰细胞壁合成，导致壁缺损的作用不能充分发挥，故有降低其抗菌活性的作用。

（3）第一类中的喹诺酮类药与第三类药合用，第一类中的喹诺酮类药如诺氟沙星为细菌繁殖期杀菌药，对生长繁殖阶段的细菌杀菌力最强；第三类如红霉素为速效抑菌药，其抑制了细菌的代谢后，能明显影响诺氟沙星的杀菌作用，故一般不宜配伍使用。第一类繁殖期杀菌药与第四类慢效抑菌药联用呈无关作用。

（4）第二类和第三类合用常可获得增强或相加作用，一般不产生拮抗作用。

（5）第三类和第四类合用，由于都是抑菌药，一般可获相加作用；第四类慢效抑菌药与第一类速效杀菌药合用一般无重大影响。

（三）抗菌药与糖皮质激素有机联合

对于细菌感染性眼病，如严重的细菌性角膜炎和眼内感染，若在高效抗菌药物应用的同时，适当配合皮质激素治疗，有利于限制炎症反应所致的眼组织损伤，对加速治愈过程、保护残余视力十分有益；对于手术清除感染病原菌，手术前后应用激素（同时配合有效抗菌药物治疗）的目的为减轻术后的炎症反应，有利于手术的成功，因此抗菌药物与糖皮质激素有机联合是有必要的。

临床上抗菌药物与糖皮质激素配伍的复方滴眼剂有妥布霉素＋地塞米松（商品名为典必殊），新霉素＋地塞米松（商品名为的确当、科恒），新霉素＋多黏菌素B＋泼尼松龙（商品名为帕利百）等。但是联合应用能诱发感染，延缓创伤愈合，升高眼压和引起晶状体混浊等。因此，必须权衡利弊、谨慎使用，更不能长期滥用，必须在抗感染的同时少量应用。一般在应用1～2周或以后即应逐渐减量停用。

（四）抗菌药物在眼科临床合理应用的新概念

1.*药动学、药效学用药原则* 将药物体外生物学活性与体内药动学过程结合起来，将宿主、病原体、药物三者联系在一起，用来预测临床中微生物治疗效果及预防耐药性的产生，使临床用药更加科学合理。

2.*防突变浓度和突变选择窗* 抗菌药浓度低于最低抑菌浓度时，耐药突变菌株易被诱导产生，从而导致细菌耐药。因而，大于最低抑菌浓度的药物治疗剂量时，可以达到抑制大部分敏感细菌生长的目的，这在临床上取得了明显的疗效。

3.*根据突变选择窗理论提出的治疗策略选择更理想的药物* 药物的眼内通透性好，药物的防突变浓度低，药物的突变选择窗窄，可选择恰当的给药途径，联合用药等。

第二节 物理疗法

一、物理疗法的分类

物理疗法是应用自然界人工制造的各种物理因子，作用于人体以治疗和预防疾病的一种方法。物理疗法简称“理疗”，是康复医学的重要手段之一，物理疗法是一种既古老又崭新的治疗方法，在各种疾病治疗中发挥了巨大的作用，物理疗法又是康复医学的重要组成部分。当前，物理疗法受到来自各方面的冲击，发展相对缓慢。

各种物理治疗的方法和对机体产生的作用是多种多样的。大体上可以分为一般性的治疗作用和特异性的治疗作用两种，一般性的作用是针对多种物理因子可产生的作用，如充血、消炎、镇痛、解痉、兴奋加热和调节机体各系统及器官功能；特异性作用是针对各种物理因子所具有的独特作用，如直流电的电解、电泳低频电引起的肌肉萎缩、高频电的内生热、超声波的微细按摩等。

1.*消炎作用* 理疗可以促使炎症的吸收和消散，主要适用于组织器官的急性、慢性炎症，根据炎症的性质和部位的深浅选用理疗方法，对于急性的炎症可选用紫外线、超短波电疗法，对于慢性的可选用红外线、频谱等。

2.*镇痛作用* 红外线等具有温热作用的物理因子，对内脏痉挛引起的疼痛有解痉镇痛的作用。

3.*兴奋作用* 低中频电疗可以兴奋神经肌肉，可用于肌肉萎缩、神经麻痹和面部感觉障碍。

4.*改善血液循环* 所有的物理疗法均可引起机体组织产生充血反应，以温热疗法引起充血反应最为明显，高频电疗引起的充血反应较为持久，可以到达机体的深部组织，由于充血改善了组织的营养，增强了网状内皮系统的功能，故有消炎，消肿作用。

5.松解粘连及软化瘢痕 音频超声波，离子导入法等效果较为显著。

二、物理疗法在临床中应注意的事项

物理疗法有广泛适应证也有一定的禁忌证，治疗前必须明确疾病诊断，排除禁忌证。

1.排除禁忌证 有些物理治疗仪的说明书罗列了许多适应证，却没有指出禁忌证、慎用的疾病和注意事项，会起误导作用，使人们认为其可以治疗百病也无一害。不熟悉该种物理治疗时，应向专业人员咨询、了解清楚后方可应用，以免误用。一般物理治疗的禁忌证是恶性肿瘤、高热、心肺肝肾功能不全、活动性出血、活动性结核、妊娠。有些物理治疗有各自的禁忌证和慎用的情况，务必注意。如脉冲电流和磁场对心脏起搏器的工作有干扰作用，因此植有心脏起搏器者应禁用电疗、磁疗。中频交流电禁用于心区。红外线、紫外线禁用眼部。微波、超声波慎用于眼部、睾丸、小儿骨骺部。体内有金属异物时，局部禁用电疗。

2.明确疾病诊断 排除禁忌证后，还要明确疾病的诊断、病因、性质、病期、部位、深度，方可有针对性地选择恰当的物理疗法。如急性扭伤和急性软组织感染的平移期，肿痛较重，宜行冷疗，如此时进行温热治疗，则可能促使肿痛加重，存在恢复期进行温熟治疗则可促使水肿和炎症消散，损伤修复。又如炎症浸润表浅者，在急性期可行紫外照射，在慢性期可行红外线照射，炎症病灶深者则可用超短波治疗。常有人认为。“烤电”能镇痛，疼痛性质尚不明确时即进打电光疗，这是存在潜在危险的。诊断未明时盲目进行物理治疗，事后发现为肿瘤者不是没有先例。医师和患者务必提高警惕。

3.强度应适当 各种物理治疗的强度均有一定的要求。拟进行的物理治疗种类确定后就要掌握好适当的强度。电疗的电流强度多按电极面积计算。温热治疗的强度多参照患者的感觉而定，但不是越热越好，治疗时间也不是越长越好，要谨防过热引起烫伤或加重水肿，尤其是老年人、感觉障碍、血液循环较差者进行热疗、电疗都不能过强，不能以患者的感觉为准。紫外线的照射剂量非常严格，以最小红斑量（生物剂量）为度，以秒为计量单位，不同剂量的治疗作用大不相同，而且几乎每次治疗时都要改变剂量，因此只有经过培训的医务人员才能使用。牵引的力量应参考患者的年龄、体重和病情而定，牵引力与牵引时间应成反比，过强过长时间的牵引可能引起损伤。运动疗法每次都应先有一定的热身运动，然后参照患病的年龄、体质和疾病的具体情况，以及医师所规定的运动方式、强度、时间和靶心率等进行运动，运动结束前应整理放松活动，以后随着对运动的适应、体力增强，可循序渐进增加运动强度和时间。按摩、手法治疗等徒手治疗也应有恰当的治疗适应证和强度，尤其是进行颈腰部疾病或严重损伤的治疗时更应由经专业培训的人员来操作，以保证安全有效，避免意外损伤。各种物理治疗过程中出现全身疲劳不适、心律失常、血压显著波动、局部肿痛加重、烫伤等不良反应时，应暂停治疗或调整治疗强度、治疗方案。

4.正确操作，注意防护 严格遵守操作要求使用物理治疗时应参照说明书和专业书籍所规定的操作规程和程序进行操作。开始治疗前，仪器的输出应在零位，开始治疗（尤其是电疗）时应缓慢调节输出，不得突增突变，以免引起患者不适感、电击感、不安全感。患者进行治疗时不要聊天或入睡，应保持安静，注意力集中于治疗部位的感觉，一旦出现不应有的疼痛，异常感觉，应立即停止治疗，查找原因，对症处理注意应有的防护物理治疗时应注意对敏感器官的防护，如红外线照射时，一切勿使灯头对着眼部，以免引起白内障-视网膜损伤。紫外线照射时患者与操作者都应保护眼部，戴墨镜，或用布巾浸湿盖住患者眼部，以免引起电光性眼炎、白内障、视网膜损伤，紫外线照射时还要保护皮肤，操作者等长袖衣、长裤，患者的非照射部位均用衣被或布巾盖严，避免不必要的照射引起皮肤红斑与色系沉着。对日光过敏者禁用紫外线。眼、睾丸对微波、超声波敏感，容易损伤，应慎用。进行微波凝固的体表或腔内治疗时操作者应戴专用的微波防护眼镜，注意不要直视辐射源，避免治疗野内金属器械将微波反射至眼部。有人怀疑电光疗对人体有危害。如有人担心超短波作用于人体会出现血象降低或有致癌作用。超短波是高频电磁波，属于非电离辐射，不同于放射线电离辐射，没有破坏骨髓或致癌作用，还有人担心紫外线照射有致癌作用。小量紫外线照射可刺激DNA合成、细胞分裂，大剂量紫外线照射可破坏DNA合成、抑制细胞分裂，这些作用可用以治疗伤口、炎症。除了患有着色性干皮症等患者外，一般人体都有修复DNA的能力，正规紫外线治疗有致癌作用。这些疑虑是没有必要的。

在人们普遍要求增进身体健康、提高生活质量的今天，物理治疗是一种重要的手段。只要注意仪器的安全性，充分了解仪器的性能，并做到恰当应用、正确操作，注意防护，一定能使物理疗法得到安全、有效的应用。

三、物理疗法在眼科治疗学中的应用前景

（一）弱视的物理疗法

1.矫正屈光不正　临床资料显示，弱视多由于屈光不正、屈光参差、斜视引起，所以佩戴合适的眼镜是治疗弱视的基础。目前对于屈光矫正的研究正在进行，Moseley等认为对于各型弱视，规范的屈光矫正后视力均能得到提高，并认为规范的屈光矫正能在各种治疗方法中脱颖而出，成为新的治疗指南。

2.遮盖治疗　是迄今为止治疗弱视的最主要、最有效的方法，主要适用于斜视性、屈光参差性及双眼视力相差2行以上的弱视。通过遮盖优势眼以减缓或消除优势眼对弱视眼的抑制作用，增加弱视眼的使用机会。从而提高弱视眼的视力。对于遮盖疗法，弱视的轻重程度、年龄及类型都是影响其治疗效果的关键。对于程度较重的患者治疗后视力提高较明显。在患者年龄方面，目前认为，患儿开始治疗的年龄越小，对治疗的反应越敏感，预后也越好，而7岁以下是弱视治疗的最佳时期。关于弱视类型对遮盖疗法疗效的影响，大多数研究根据初次就诊的视力和治疗后的结果，从最好到最坏的排序是屈光参差性弱视，屈光参差斜视复合型弱视到斜视性弱视，治疗后长期随访的排序也是相同的。但目前也有学者提出不同意见，证实成功遮盖治疗的这3种类型的弱视者的视力提高是相近的。

3.精细目力训练法　有意识地强迫弱视眼专注细小目标，使弱视眼中被抑制的感光细胞受到刺激，解除抑制，提高视觉中枢的感受性，如穿珠、描画、刻纸等。

4.压抑疗法　利用过矫或欠矫镜片及每天点阿托品眼水或眼膏压抑优势眼。选用阿托品进行压抑治疗时采用每周1次的给药方法，弱视眼戴矫正眼镜看远处或戴过矫眼镜以利于看近处，强迫弱视眼注视，而提高弱视眼的视力，最终实现双眼视力平衡。此法的优点是无须遮盖，患儿容易接受，也能自觉坚持戴镜，但疗程长，疗效不如常规遮盖。药物压抑再加遮盖，称为光学药物压抑疗法，又称完全压抑疗法，是各种压抑疗法中效果最好的，再辅以精细训练，效果更好，能保证周边视野，保留双眼视觉，特别适用于年龄稍大的幼儿或学龄儿童，以及合并隐性眼球震颤的患儿。

5.增视疗法　又名后像疗法，利用后像镜的强光刺激黄斑周围视网膜产生后像，使旁中心注视点受到抑制同时训练提高中心凹视力，用于治疗旁中心注视弱视。

6.激光疗法　激光照射后，黄斑部锥体细胞可产生热效应和生物化学效应等，改善局部血液循环和新陈代谢，增强视锥细胞活力，从而使视力提高。激光治疗儿童弱视时，一般用1.2～1.5mW的输出功率，光源距眼球1.5cm，每次照射时间为3～5分钟，每天1次，连续照射15次。

7.红色滤光片疗法　是利用视网膜的解剖和生理特点进行的。在偏心注视时，在弱视眼前加一个红色滤光片，这样可促使偏心注视眼逐渐变为黄斑中心凹注视。当注视点转变为中心凹注视时，就可取下红色滤光片，再继续用遮盖治疗。旁中心注视性弱视儿童可采用此法，游走性和远离黄斑中心凹的旁中心注视眼采用此法尤为适宜。但戴上红色滤光片后可见光线减少，视力一般减低1～2行，视力极度低下的儿童，戴红色滤光片后，视力进一步下降，故不易合作，可试用短暂戴红色滤光片，即平日仅盖健眼，做精细作业时，弱视眼前再加上红色滤光片，待视力提高后，再改为经常戴用。

8.光学仪器协助的治疗方法　近几年来，随着科技的发展，除了传统的遮盖和压抑疗法，也相应出现很多光学仪器协助的治疗方法，如各类增视仪、视功能治疗仪、视刺激疗法（采用CAM治疗仪，主要用于屈光不正引起的弱视）、光刷疗法等，但尚缺乏科学合理的实验设计，对其疗效难以做客观评价。

9.综合治疗　国内采用2种或3种方法进行综合治疗，其效果比单一疗法更加显著。王勇对379例3～14岁患儿进行1年的对照研究发现，进行综合治疗的治疗组基本痊愈率为71.57%，而仅进行单一弱视治疗的对照组为55.06%，两者间具有

明显的差异，因而得出结论，综合治疗法在短时间内顺序进行视觉刺激，显现出明显的治疗优势，其治疗效果优于单一的后像治疗。在国内，有许多类似的研究，也得到相似的结果和结论，但是我们仍然在不断地探索更新的治疗方法，而且对于不同的患儿也因人而异，采取不同的治疗方法，争取得到最佳的治疗效果。

（二）青少年近视的物理疗法

随着视频终端的普及及学习压力的增加，合并遗传和用眼习惯等因素，青少年近视发病率在亚洲国家，如中国、印度等，是备受关注的问题，在欧洲也同样越来越受到重视。世界上屈光不正的发生率已相当高。高度近视患者的眼轴由于比普通人的显著增长，罹患视网膜脱落、玻璃体后脱离、青光眼、黄斑变性等眼部疾病的风险也大大增加。因此，进一步了解近视发生的机制对控制近视发展尤为重要。Zhu等指出，近视调节滞后、晶状体和睫状体的机械张力、周边视网膜信号支配等是导致眼轴非正常增长的主要因素。临床上也一直在寻找基于这些猜想的有效治疗方式，但事实证明仍然没有非常理想的治疗结果。角膜塑形镜（orthokeratology，OK镜）作为控制近视发展的一种特殊的角膜接触镜，越来越受重视。它是一种夜间佩戴的高透氧性硬性角膜接触镜。多项研究证实，佩戴夜戴型角膜塑形镜对控制近视发展有效。非随机对照研究已证实，佩戴角膜塑形镜的患者眼轴增长速度要比佩戴单光眼镜患者慢36%～56%。本回顾性研究的目的在于评估我国不同年龄段、不同度数近视青少年佩戴角膜塑形镜的有效性，进一步探讨影响其有效性的因素。

OK镜是一种很有前景的控制青少年中低度近视发展的治疗方式。详细来讲，OK镜可以降低小年龄儿近视发展较快者的比例，对控制较高近视度数患儿的眼轴增长很有效。虽然，OK镜不能完全阻止近视患者眼轴的发展，但可以在某种程度上减缓近视进展。所以，对于适合佩戴OK镜的近视青少年来说，OK镜是控制近视的一个较好选择。

（三）睑板腺炎物理疗法

睑板腺炎是由于睑板腺功能障碍（GMD）、睑板腺分泌或者排出障碍引起的化脓性炎症。其主要临床症状为眼分泌物增多、视物模糊、眼痛、眼胀、眼沉、眼痒，形成眼结石等。所有患者均在常规用药治疗基础上，应用超短波治疗，治疗前协助患者取坐位或仰卧位并交代注意事项，用清洁双手，检查患者的睑缘有无溃疡和糜烂，用生理盐水冲洗眼部，将分泌物擦拭干净，打开机器预热，用无菌纱布包住圆形电极板，用适当力度将电极板放置在患者眼部，将超短波波长调到1～10m波段，功率为40 W，频率为50 MHz，每次15～20分钟，每天1～2次。撤去超短波治疗仪后，开始手法按摩，指导患者放松身体配合按摩。手法按摩疏通联合超短波治疗眼睑板腺炎效果显著，减少了患者的住院时间，降低了住院花费，降低了复发率，提高了护理满意度，改善了护患关系，值得在临床推广应用。

（四）玻璃体混浊物理疗法

玻璃体混浊病情进展缓慢，病程长是眼科眼病中最常见的疾病之一，是老年人常见的致盲性疾病之一。临床常伴有眼前随眼球飘动的黑影、不同程度的视力下降及视物模糊等症状。临床上需要用有效的治疗方法快速、及时、准确降低其患病率和并发症的发生率。现对玻璃体混浊患者采用超声波疗法的临床疗效和常见并发症及治疗措施进行评价和分析，发现物理疗法有促进病灶吸收、改善循环的作用，可有效减轻患者临床症状、减缓疾病的发展并降低疾病恶化的可能。

正常人的玻璃体为胶质样黏液性的透明物质，其内部不存在神经，也无血管等成分。玻璃体所需要的营养成分和代谢产物均是通过扩散的方式与邻近的组织摄取与排放的。玻璃体混浊一般指透明的物质内部出现了一些无法通过自身代谢而排出的不透明物体。玻璃体混浊在我国的患病率及发病率均较高，其急性发病期长，起病隐匿、症状严重、进展迅速，严重的损害患者正常的视力功能，若未能及时的诊断和治疗其致残率极高。超声波疗法是现今临床上常用的解玻璃体混浊的方法，此手术方法有促进病灶吸收、改善循环的作用，是现今治疗玻璃体混浊首选的方法。超声波物理疗法治疗玻璃体混浊可有效减轻患者临床症状、减缓疾病的发展并降低疾病恶化的可能。

（五）病毒性角膜炎的物理疗法

角膜炎是眼科临床常见的眼表疾病，其特点为病程迁延不愈，易反复发作，对于视功能的损害严重，是我国常见的致盲眼病之一。近年来，随着药物的不断升级，耐药性不断增加，角膜炎的治疗效果不令人满意。

病毒性角膜炎属中医“聚星障”范畴，是眼科临床治疗中较为棘手的疾病之一，是临床中常见的也是较严重的感染性角膜病之一，占角膜病致盲的63.2%。近年来，有逐年上升和加剧的趋势。实验和临床研究证明，患者机体细胞免疫功能低下是诱使病毒活化、产生复发的重要原因。中医学认为黑睛直接与外界接触，易感六淫之邪，其中以风热多见。我们所用中药熏眼剂中蒲公英、金银花等均具有清热解毒、凉血敛疮、祛风清热退翳之功效。此外，熏洗法是祖国传统的外治法之一，具有以下功效：促进损伤局部血管再生，促进吞噬细胞功能恢复；具有兴奋机体作用，对机体产生刺激，增强神经系统兴奋的过程；可减少胶原纤维的形成和玻璃样变过程或减少纤维素渗出和排泄过程，从而减少瘢痕与粘连的形成；可改善局部组织循环改善营养，可提高痛阈；蒸汽微热的刺激作用加速眼部的循环，使这些清热解毒的药物更容易渗透进局部组织，使局部药物吸收加快。局部血液循环的加速，提高了局部营养和物质的代谢，从而利于病理产物、致病物质（缓激肽、组胺、5-羟色胺）的排除。有报道应用中药熏蒸的方法治疗春季结膜炎收到了良好的疗效。在本临床观察中，治疗病毒性角膜炎联合应用中药熏蒸的办法提高了病毒性角膜炎的治愈率，并有效地缩短了疗程，收到了相对理想的效果。对于此种方法能否减少角膜炎的复发，将在今后的临床实践中继续观察。联合中药熏蒸的局部治疗方法对于角膜炎的治疗有很大的帮助，值得临床推广借鉴。

（六）干眼症的物理疗法

干眼症是眼表疾病的常见病之一，它是因为患者泪液量或泪液质，或者泪液的动力学出现异常而造成泪膜不稳定及眼表损害，最终出现畏光、干涩、刺痛、模糊及异物感等眼不适的临床症状。近年来，干眼症发病率呈上升趋势，而因睑板腺功能障碍所致的干眼症往往被忽略。研究发现，蒸发过强型干眼（evaporative dry eye，EDE）是干眼症主要类型，而睑板腺功能障碍（meibomian gland dysfunction，MGD）是蒸发过强型干眼主要病因，所以改善睑板腺功能是提高治疗蒸发过强型干眼疗效的关键因素。

睑板腺功能障碍是指因为各种原因所致睑板腺相关性疾病及其功能上的损害，尤以腺管阻塞及异常分泌脂质为主要原因。睑板腺位于上下睑结膜处，为特殊分化的管状型腺体，其开口在睑缘处。睑板腺分泌的脂质部分构成了泪膜的最表层，起到稳定泪膜，阻止水样泪液过度蒸发的作用。睑脂在常温时为液体状态，熔点在19.5～32.9℃。研究表明，MGD与睑板腺受到细菌感染相关。如果睑板腺受到炎症感染后，大量的细菌会产生酯酶，酶作用于脂质并产生各种类型的脂肪酸，这类脂肪酸具有很强的表面活性，导致泪膜不稳定并破裂。因此本文中选择适当的滴眼液药物能够取得较好的效果。眼睑热敷为物理疗法的其中一种，它利用热力升高患者眼睑的温度，局部温度可高过睑脂的熔点，有利于脂质流动，帮助清除局部脂质及促进血液循环，可有效改善刺激症状。同时，由于睑板腺脂质在晚上的分泌居多，因此选择早上晨起后热敷，能够排尽夜间分泌物。睑板腺按摩是利用机械力方法来排出睑板腺内的异常分泌物，确保脂质的正常分泌，保持睑板腺管的畅通。眼睑的清洗工作能有效提高睫毛根部的一些油性分泌物、各种菌落及碎屑的清除率，并防止阻塞睑板腺的开口。眼睑热敷及睑板腺按摩能够有效扩张睑板腺的开口，促进异常脂质的排出和正常脂质的分泌，并配合眼睑的清洗工作，可以确保改善患者泪膜脂质层的缺乏，延长泪膜的破裂时间，改善局部位置的微循环及代谢活动，实现干眼症的有效治疗。在实施物理疗法时务必要防止交叉感染的发生，治疗前确保双手干净、卫生，治疗时要注意手法正确，治疗要坚持，尽可能发挥物理疗法的功效。物理疗法（热敷眼睑、按摩睑板腺及擦洗眼睑和睫毛）是一种安全的、有效的、简便的方法，值得在临床上治疗睑板腺引起的干眼症中广泛推广。

（七）眼睑黄色瘤的物理疗法

黄色瘤（xanthoma）是一种脂质代谢障碍性疾病，由于吞噬脂质的巨噬细胞（泡沫细胞，又名黄色瘤细胞）在真皮或皮下组织内聚集所致，以在皮肤表面形成黄色的瘤状损害为突出表现。黄色瘤类型多样，但组织病理学表现基本相同。临床上根据瘤体大小、形态、发生部位等将其分为结节性黄色瘤、发疹性黄色瘤、扁平黄色瘤、睑黄色瘤。黄色瘤还可分为不伴有高脂血症的黄色瘤和伴有高脂血症的黄色瘤两类。前者以眼睑黄色瘤最为多见，后者多见于糖尿病黄色瘤、多发结节性黄色瘤等。

1.激光治疗　目前国内外文献报道针对该病最常用的激光分为CO_2激光、YAG激光。主要用其热效应、压强效应及光化作用使病灶细胞失去活性，表面组织发生收缩、脱水，蛋白质变性、凝固、坏死、炭化，病变脱落。该治疗中手术部位不出血，痛苦小，烧灼边缘清楚，不损伤健康组织，还可以利用激光封闭毛细血管和淋巴作用，起到止血抗感染的作用，大大提高了治愈率。有学者将两种激光作临床分析，提出CO_2激光治疗后创口修复慢，但止血效果好；YAG激光对于表浅病变尤其是靠近睑缘的病变有突出的疗效。但过深可致术中渗血及术后瘢痕明显。若面积超过1cm，需2次激光汽化，瘢痕面积扩大。除此之外，还要充分考虑到激光对眼的影响。总体而言，激光技术更适合表浅病变。

2.*高频电离子治疗* 有报道称该疗法应用高频电离子电场瞬间产生2000～3000℃高温使组织凝固、炭化、汽化，浅层烧灼治疗眼睑黄色瘤，由于其下面还有一层薄凝固层，能阻止创面渗血且具有创面保护功能，所以创面不包盖而很快愈合。

3.*液氮冷冻* 冷冻治疗是利用液氮的－196℃低温使黄色瘤组织冰晶形成，脱水坏死脱落。相对于手术、激光等治疗方法，具有操作方便、不需要局部麻醉、痛苦小、对正常皮肤损伤少、患者乐于接受等优点。缺点为：①一次治疗率低；②治疗后局部有暂时性肿胀、灼热性疼痛、充血、水肿、渗出，甚至起水疱等冷冻反应；③皮损消退后，个别患者有暂时性的色素减退或沉着；④有复发可能。治疗中需注意：①治疗中根据皮损严格掌握适宜的治疗范围、深度；②术后避免强光照射；③保持治疗创面干燥，防止继发感染；④结痂后应让其自行脱落，勿强行剥去痂皮；⑤对较大的瘤体应做分次治疗。

4.*化学性烧灼* 三氯醋酸为一卤代酸，具有很强的酸腐蚀性。另有国外报道应用70%三氯乙酸进行治疗。还有文献提出利用高浓度苯酚对皮肤的化学剥脱作用治疗黄色瘤，其剥脱深度约为0.06m，致使局部角质蛋白凝固，结痂脱落，皮损随之消失。

5.*其他* 此外，此病与全身性疾病有关，应当查找脂类代谢障碍的原因，如饮食、遗传、糖尿病等，针对病因予以矫治，调节膳食，进低脂肪、低热能、低胆固醇饮食，应用降血脂药物，并加强体育锻炼。

（八）眼底出血性疾病的物理疗法

眼底出血性疾病在中医学古籍中根据对视力影响的缓急程度分别称为“暴盲”和“视瞻昏渺”，根据病因辨证类型又属“血证”范畴。临床上大多分阶段而治，本次临床观察，以辨证论治理论为指导，重在眼底出血在后期瘀血阶段眼局部的治疗。辨证类型属气滞血瘀证，根据“久病必虚”“久病必瘀”“气滞血必瘀”的理论，运用中医“气为血帅”“气行则血行”的观点，采用理气和血、疏通经络的治则，加强局部行气祛瘀生新之力。丹参味苦，微寒，归心、肝、心包经，具有活血化瘀、开窍明目等作用。丹参素与丹参酮为中药丹参提取的有效成分，具有抗凝、抗纤溶活性、抑制血栓形成、清除氧自由基、改善微循环障碍等功效。直流电加丹参注射液离子导入疗法是利用直流电的电场作用和直流电同性相斥、异性相吸的特性来进行的，起到改善眼局部血液循环的作用。直流电和药物离子的综合作用，是集药物和物理疗法于一体的治疗方法，是中医辨证论治与局部对症治疗的有机结合。通过直流电，将活血化瘀的药物直接导入眼部皮肤、黏膜及眼内组织，并在眼内保持较高的浓度和时间，同时给予热疗促进局部血液循环，改善局部的营养代谢使有效药物离子发挥最佳效应，对改善视盘缺血，提高组织缺氧耐受性，减轻组织水肿，增强视神经、视网膜、脉络膜组织的新陈代谢，提高视力，减轻视野损害等起到良好的作用。

（劳　伟　张仁俊　杨　军）

第三节　眼科常用手术及中西医配合治疗

一、精准微创眼科手术的临床意义

微创手术的核心内涵是以对眼球最小的侵袭或损伤达到最佳的手术疗效。虽然目前对微创手术的评价标准尚缺乏明确的共识，但基本包括组织破坏程度低、患者舒适度高、术后恢复时间短、手术并发症少四个方面。精准化的眼科手术发展很重要的部分聚焦在减小手术切口、降低手术过程创伤的技术发展与应用。手术器械、内镜技术、手术视频乃至AI机器人手术系统的不断革新为眼科手术向精准、微创方向不断进展提供了强劲动力。

（一）青光眼手术

小梁切除术和青光眼引流阀植入术目前仍是治疗青光眼最常用、最有效的手术方式。虽然这两种手术方式降眼压效果明确，但由于术中及术后并发症多，且有些并发症对眼部损伤大，如恶性青光眼等，视力预后极差。并且由于其均为滤过泡依赖性手术，即使术后眼压得到控制，患者仍将长期受到滤过泡相关并发症的困扰。因此新的降眼压效果良好、术中创伤小、术后并发症少的手术方式成为不断探索的目标。新型青光眼微创手术（minimally invasive glaucoma surgery，MICS）成为青光眼治疗研究和发展的热点之一。

青光眼微创手术应满足以下几个特点。①和传统手术相比，手术切口有功能学和生理学意义；②术中可利用眼本身潜在的腔隙作为手术通道，主要包括结膜下间隙，以及巩膜静脉窦的管道系统、前房和睫状体上腔等；③在内镜和房角镜等光学照明仪器的辅助下，可直视下完成手术；④手术造成的组织损伤有功能学和生理学意义的减轻；⑤手术并发症大幅度下降，而手术效果大幅度提高；⑥术后康复时间显著缩短。

青光眼超微手术均为内路微小切口手术，手术仅采用角膜切口，避免结膜切口，创伤小，降眼压效果良好、安全性高、术后恢复快。术者能够直观地观察到房角各解剖结构，准确地选择房角操作部位及房水引流物的植入部位，更有利于术者同时完成白内障手术等操作。同时青光眼超微手术采用微小切口，能够更好地维持术中前房形态，减少手术损伤，提高手术的安全性，患者术后恢复较快。一些病例对照研究显示，青光眼超微手术可以使眼压中等程度下降，但是其降眼压的有效性最终需要多中心随机对照研究加以证实。

微创性青光眼手术包括一系列内引流植入物的使用将房水经巩膜静脉窦排入集液管和房水静脉，或经脉络膜上腔引流来加强传统的生理流出通道引流。按照手术操作可分为以下几种。

1.经内路操作手术

（1）准分子小梁切开术（excimerlasertrabeculotomy，ELT）：利用准分子激光将小梁网伤消融微孔，降低房水外流的阻力，降压效果恒定、持久且手术时间短，不损伤结膜，为小梁切除术留有余地。术中透明角膜切口小，术中严重并发症的发生减少。手术操作可重复进行，可在滤过手术失败的患眼上进行，也可联合药物及滤过性手术治疗。

（2）iStent植入术：将肝素包被的非磁性钛支架经小梁网植入巩膜静脉窦，使房水经前房引流入巩膜静脉窦而降低眼压，适用于靶眼压在16～19mmHg的开角型青光眼患者。手术可保存完整的结膜，也可与白内障摘除手术结合，但通道孔径受限于支架的大小，且因支架体积小，增加了手术操作的难度和微支架脱落的风险。

（3）小梁消融术（Trabectome）：利用高频电流产生的电火花烧蚀小梁网和巩膜静脉窦内壁，从而消除房水外流的主要阻力，适用于靶眼压为14～16mmHg的原发性开角型青光眼患者。已接受小梁成形术或小梁切除术失败的患者再行Trabectome并不影响其降眼压的效果，先接受Trabectome术失败不影响再行小梁切除术的成功率。Trabectome烧灼小梁组织碎片并将其吸除，减少了炎症反应和瘢痕化的概率，无结膜损伤，无滤过泡形成，并且可与白内障手术良好的匹配。

（4）Cypass支架置入术：通过将聚酰胺材料制成的青光眼支架置入脉络膜上腔，人为制成微型睫状体分离，是房水避开小梁网引流入睫状体和脉络膜上腔，通常与白内障超声乳化联合使用治疗开角型青光眼，减少治疗药物种类。

（5）Hydrus Schlemm管支架置入术：Hydrus Schlemm管支架又称小管内支架，由镍钛诺合金制成，支撑巩膜静脉窦，置入过程不会对巩膜或结膜组织产生干扰，主要用于轻度至中度开角型青光眼，并与白内障超声乳化术相联合。

2.经外路操作手术　一般为黏小管成形术（canaloplasty），应用iTrackTM 250A软导管穿入巩膜静脉窦，扩张管壁，增加房水内引流。手术的先决条件是远端流出系统的完整性良好，适用于开角型青光眼，在白内障合并闭角型青光眼的患者也可实施。相对禁忌证是慢性闭角型青光眼、窄房角、房角后退和新生血管性青光眼。

3.非传统途径手术　Solx金质分流器（SOLX goldshunt，SOLXLtd.，Boston，MA）置入物，将房水从前房分流至脉络膜上腔，增加房水经葡萄膜巩膜途径的排出。不同于传统房水引流途径，该术式是人为制作可控的睫状体解离术，可于术后经激光调整引流。应用于成人难治性青光眼的多中心试验尚在进行中，还没有试验数据公布。

在我国，目前已经开展的此类手术主要有：①巩膜静脉窦切开及扩张术；②非穿透性小梁手术；③EX-PRESS引活钉置入术；④巩膜静脉窦成形术；⑤房角镜引导下经前房小梁网高频电刀消融术；⑥内镜下激光睫状体光凝术。

微创青光眼手术能很大程度地提高疗效，减少损伤，其优势在于引流原理更符合眼部的生理情况，且无滤过泡形成，具有较高的安全性，但不足之处在于无法将眼压降至巩膜上静脉压（8～12mmHg）以下，而小梁切除术是目前唯一可以将眼压降至10mmHg以下的滤过性手术，这也是其目前仍不能被完全取代的原因。对于早、中期的青光眼患者，MIGS技术可以阻止视神经进一步损伤，虽然远期疗效有待大规模、长期的临床评估，但青光眼手术的研究已经进入微创的新时代。

（二）角膜屈光手术

屈光手术20余年的历程，由以准分子激光角膜切削为主导的手术方式，包括屈光性角膜切削术（PRK）、准分子激光原位角膜磨镶术（LASIK）、准分子激光角膜上皮瓣下磨镶术（LASEK）、准分子激光前弹力层下角膜磨镶术（SBK）、机械刀制上皮瓣的LASIK（Epi-LASIK），到飞秒激光技术的全面应用，再到近年来的全准分子激光经角膜上皮准分子激光治疗性角膜切削术（TransPRK）的出现，使得角膜屈光手术在保证有效性前提下不断地向安全性更高的手术方式拓展。

1.屈光手术的主要衡量指标　为手术的安全性、有效性、可预测性及稳定性。“全飞秒激光技术”特别是SMILE技术已显示较好的临床优势：不仅可以治疗中低度近视，对高度近视的治疗也显示了其一定的优势，表现出良好的可预测性和稳定性。而且，从生物力学角度及对角膜表面完整性的保持等方面，SMILE手术还显示出了越来越多的优势。目前，国内、外对SMILE手术与其他手术方式也进行了许多对照性研究，试图用更科学、更严谨的方式证实其在角膜组织等方面的优势，并试图发现其存在的价值和潜在优势。SMILE手术精准的临床矫正效果和良好的可预测性可能与手术原理不同有关，最主要体现在以下几点。①与以往的准分子激光LASIK手术原理不同，SMILE手术是取出透镜，飞秒激光仅进行2层脉冲扫描。而LASIK手术是准分子激光对角膜组织的消融，飞秒激光制作角膜瓣，而真正的屈光性矫正是靠准分子激光多次扫描角膜基质组织，将角膜基质消融掉，是多次脉冲的线性扫描，对组织影响可能会相对较大。②SMILE手术无瓣膜，手术过程相对密闭，手术过程不暴露于外界环境，因此，在激光扫描过程中，较少受温度、湿度等外界因素干扰，较少或不存在角膜表面组织脱水等。③SMILE手术因无瓣膜，以往因制作角膜瓣引起的一系列术中和术后并发症完全可以避免。

2.手术并发症　SMILE手术并发症相对较少。首先，因术中无须制作角膜瓣膜，术后不存在角膜瓣膜，因此可以避免一系列由于角膜瓣引起的术中和术后并发症。因无瓣膜，伤口相对较小，术后反应相对较轻，感染概率减低，术后并发角膜上皮植入等的可能性也明显减少。此外，手术中可能会因各种原因造成负压吸引脱失影响即刻的正常手术等。有报道称在手术后早期出现角膜水肿，部分患者可能会导致视力恢复延迟，但随着时间的延长，水肿会消退，视力会恢复至正常。一般认为严重影响视力的并发症极少出现。而且，相信随着手术技巧的不断熟练和手术技术的不断提高，此类并发症会显著减少甚至完全避免。在生物力学理论上，SMILE手术由于无角膜瓣，相对更微创，更大程度地保持了角膜形态结构和功能的完整性，生物力学性能更好。因为角膜基质的前40%的抵抗力最强，不切开角膜的前部纤维可以使生物力学性能更好。我们曾对SMILE手术和Femto-LASIK手术的生物力学变化特性应用眼反应生物力学测量仪进行分析，主要观察代表角膜生物力学特性的2个指标，即角膜滞后量（CH）和角膜阻力因子（CRF），发现这2种手术方式虽然在手术后1周CH、CRF均明显下降，但SMILE手术后生物力学参数恢复较Femto-LASIK快，手术后3个月、6个月时CH、CRF已明显高于Femto-LASIK，从而反映出SMILE手术具有较好的生物力学稳定性。另一研究也显示SMILE手术后角膜的抗张强度与PRK、LASIK比较均较好，说明SMILE手术后角膜生物力学性能较好，推测其可能会明显减少其他瓣膜手术可能引起的角膜扩张等并发症的发生。

3.角膜表面神经及干眼　以往传统的LASIK手术对角膜表面神经的破坏及引起术后干眼的发生曾引起广泛关注。角膜是人体内神经敏感性最

强的组织。角膜神经来源于三叉神经的眼神经，眼神经的睫状长神经在脉络膜上腔前行，由角膜缘进入角膜基质，脱髓鞘的神经呈放射状分布在角膜基质层的前1/3，发出分支形成一个表层丛并穿透前弹力层，进入角膜上皮之间，在角膜上皮基底膜与前弹力层之间形成上皮下神经丛。当神经纤维发生断裂时就会引起一些眼表疾病的发生，如干眼症等。眼角膜上皮下的神经丛对角膜也具有营养作用，一些角膜神经纤维分泌的神经肽如P物质等在维持角膜表面规则性、上皮的增生、完整性和伤口的愈合中起重要的作用。SMILE手术只制作一个小切口，保留了大部分角膜神经，飞秒激光可以制作出较薄、均匀一致的角膜瓣，从而对浅基质层的角膜神经纤维的损害较少，并且角膜瓣的侧切角度为90°，在一定程度上节省了一部分角膜上皮下神经丛，因此对角膜神经的破坏较少，有利于术后角膜知觉的恢复及在一定程度上减少了干眼症的发生。

4.其他　在其他方面SMILE手术也初步显示出其潜在的优势。Ang等的研究显示：SMILE手术与传统的LASIK手术相比引入的高阶像差较少，使术后视觉质量更好。即使是全飞秒的FLEx手术与波前像差引导的LASIK手术相比，虽然就总高阶像差和三阶像差而言，两者间的差别并不显著，但FLEx引起四阶球差的增加相对较少，或许对视觉质量影响较少，此外随着认识的不断深入，可能还存在其他尚未被认识到的潜在优势，需要进一步研究和发现。

总之，“全飞秒激光技术”，特别是以SMILE手术为代表的角膜屈光手术为屈光不正的矫治乃至视觉质量的提高提供了一个崭新的技术平台，是近年来科技进步在眼科领域的重要突破和体现，也是屈光手术的革命性成果的体现，但技术需要不断完善，并进行更深入的相关临床及基础研究和探讨。

（三）内镜技术应用

传统眼科手术显微镜很难直观地观察房角、虹膜背面、睫状体及周边视网膜等隐蔽区域，为手术操作带来极大的难度，也大大增加了手术风险，眼用内镜技术的出现使这些难题迎刃而解，并且其推广应用进一步拓展了微创技术在眼科手术的应用范围。

1.泪道手术应用　泪道阻塞的传统治疗方法以外路鼻腔泪囊吻合术为主，重建并恢复泪液引流通道，但手术方式损伤大、并发症多。在内镜应用后，可直观地观察泪道黏膜、泪道内壁的细节，在直视下进行手术操作，配合激光和微型电钻使用使泪道疾病的诊治取得划时代的进步。

2.青光眼手术应用　目前抗青光眼的内镜手术主要有两种类型，即内镜前房角切开术及内镜睫状体光凝术。前者不受混浊角膜的影响，使房角切开可以控制在精确的水平，后者更是避免了传统经巩膜热透、冷凝及激光破坏睫状体的“盲目性”，极大程度地减少了睫状体周围虹膜、视网膜、邻近肌肉、神经和血管的受累程度，降低破坏性及炎症反应，提高手术成功率。

3.晶状体手术应用　对先天性、外伤性、手术并发症等因素导致的晶状体后囊破裂、晶状体脱位及人工晶状体脱位等，内镜技术能更好地观察病变细节，联合晶状体切割和玻璃体切割精确治疗，减少手术并发症的发生。

4.玻璃体视网膜手术应用　内镜技术克服了角膜混浊、前房积血、小瞳孔、晶状体混浊等眼前节情况对手术操作的影响，拓宽手术视野，详细显示周边视网膜、玻璃体基底部等隐蔽部位，可同时进行的眼内激光避免了手术器械反复进出眼球产生的不良反应，减少手术并发症。

5.眼眶手术应用　眼眶的锥体形狭小空间决定了内镜技术的巨大用途，如内镜下眼眶肿物摘除、眶内异物取出、眼眶减压、内直肌修复、眼眶骨折修复、视神经眼压等手术的实施，极大地避免了治疗的被动性和盲目性。

内镜技术在眼科手术中的应用，扫除了手术盲区，改变了传统治疗模式，极大地降低了手术创伤，提高手术安全性。

以上微创技术应用的长足进展使得眼科手术模式发生巨大转变，同时，“微创意识”的提出也使得微创手术的概念由微创口向微创伤深化。先进技术的应用使得手术创口的缩小不再是瓶颈，然而手术方案个性化设计及手术技术的演进为疾病治疗的精准化带来希望。

时代在发展，科技在进步，随着微创意识的深入人心，在微创意识引领下的手术技术会进一步发展，除了手术切口越来越小以外，更多的微创技术也将不断推出。未来的微创手术一定是在微创意识引领下的微创技术与微创器械的完美结合。

（钟兴武　丁　辉）

二、眼底疾病手术配合中药治疗及物理疗法

（一）视网膜脱离复位术

术后辨证论治主要分为以下三型。

1.肝肾亏虚证　方药用杞菊地黄汤加减（枸杞子、菊花、生地黄、熟地黄、女贞子、山茱萸、五味子、茯苓、泽泻、丹参、茺蔚子、夜交藤、毛冬青）。

2.脾虚湿犯证　方药用补中益气汤加减（黄芪、人参、当归、白术、茯苓、泽泻、葛根、柴胡、桔梗、蒺藜、红花、陈皮）。

3.肝经瘀滞证　方药用逍遥散加减（柴胡、当归、芍药、茯苓、白术、香附、茺蔚子、夏枯草、蒺藜、炙甘草）。

（二）玻璃体切割术

术后辨证论治主要分为以下两型。

1.肝肾亏损证　方药用软坚散结扶正汤（《中医治疑难杂病秘药》）加减（枸杞子、菊花、泽泻、茯苓、牡丹皮、楮实子、菟丝子、赤芍、郁金）。

2.气滞血瘀证　方药用血府逐瘀汤（《医林改错》）加减（桃仁、红花、生地黄、当归、牛膝、赤芍、川芎、枳壳、桔梗、柴胡、枸杞子、五味子、菟丝子、黄芪、三棱、莪术、牡蛎、鳖甲、甘草）。

（三）黄斑前膜剥离术

术后辨证论治主要分为以下两型。

1.气血瘀滞证　方药用石决明散（成都中医药大学《中医眼科学》）加减（石决明、草决明、赤芍、青葙子、麦冬、山栀子、木贼、荆芥、丹参、三七、红花）。

2.痰瘀互结证　方药用消瘀软坚汤（《中医治疗眼底病》）加减（珍珠母、炙鳖甲、夏枯草、半夏、玄参、当归尾、丹参、郁金、橘红、蝉蜕、炒桃仁、红花、川芎、赤芍）。

眼底疾病手术术后适当地使用物理疗法可以减少术后并发症的发生，常用的物理疗法有电疗法、直流电药物离子透入疗法等。

三、眼表疾病手术配合中药治疗及物理疗法

（一）眼内屈光手术

眼内屈光手术术后按其辨证论治可分为下列两证。

1.肝经实热证　方药用龙胆泻肝汤（《医方集解》）加减（龙胆草、炒栀子、黄芩、木通、车前子、泽泻、生地黄、当归、柴胡、甘草）。

2.肝经风热证　方药用新制柴连汤（《眼科纂要》）加减（柴胡、黄连、黄芩、川芎、蔓荆子、栀子、龙胆草、木通、泽泻、茺蔚子、车前子、荆芥、防风、生地黄、甘草）。

（二）后巩膜加固术

后巩膜加固术术后辨证论治可分为下列三证。

1.清阳不升证　方药用后巩膜加固基本方（《中国中医眼科杂志》2006年第3期）加减（党参、当归、黄芪、柴胡、黄精、怀山药、茯苓、山茱萸、葛根、生地黄、熟地黄、三七粉、茺蔚子）。

2.肝血不足证　方药用后巩膜加固基本方加减（党参、当归、黄芪、泽泻、柴胡、黄精、怀山药、山茱萸、金银花、黄连、三七粉、甘草）。

3.肾精不足证　方药用后巩膜加固基本方加减（党参、黄芪、当归、黄精、柴胡、怀山药、山茱萸、泽泻、牡丹皮、熟地黄、枸杞子、楮实子、肉苁蓉、菟丝子）。

（三）角膜移植、翼状胬肉切除术

1.角膜移植术后排斥反应　按其辨证论治可分为下列两证。

（1）肝胆火炽证：方药用龙胆泻肝汤（《医方集解》）加减（龙胆草、栀子、当归、生石膏、蒲公英、金银花）。

（2）阴虚火旺证：方药用知柏地黄汤（《医宗金鉴》）加减（知母、黄柏、熟地黄、山茱萸、怀山药、泽泻、茯苓、牡丹皮、酸枣仁、首乌藤、沙参、麦冬）。

2.翼状胬肉切除术加羊膜移植术后复发　按其本手术后并发症辨证论治可分为下列两证。

（1）肝胆实热证：方药用龙胆泻肝汤（《医方集解》）加减（生地黄、车前子、泽泻、龙胆草、栀子、黄芩、柴胡、当归、木通、黄连、金银花、青葙子、木贼草、赤芍、桃仁）。

（2）心火上炎症：方药用清睛粉汤加减（石斛、麦冬、玄参、熟地黄、桂枝、谷精草、赤芍、当归、桃仁、蝉蜕、全蝎、煅龙骨、煅牡蛎）。

（四）眼科激光手术

1.激光小梁成形术　按其本手术后并发症辨证论治可分为下列两证。

（1）肝胆湿热证：方药用龙胆泻肝汤（《医方集解》）加减（生地黄、车前子、泽泻、龙胆草、栀子、黄芩、柴胡、当归、木通、川芎、白芷）。

（2）肝经风热证：方药用新制柴连汤（《眼科纂要》）加减（柴胡、蔓荆子、荆芥、防风、黄连、黄芩、栀子、龙胆草、赤芍、木通、川芎、丹参、郁金、红花、茺蔚子、青葙子）。

2.激光后囊膜切开术　按其本手术后并发症辨证论治可分为下列两证。

（1）气滞血瘀证：方药用活血减压汤（《眼科疾病效方》）加减（地龙、红花、赤芍、茯苓、益母草、车前子、丹参、泽泻）。

（2）心脾两虚证：方药用归脾汤（《济生方》）加减（党参、黄芪、茯苓、炒酸枣仁、龙眼肉、白术、莲子肉、阿胶、白茅根、车前子、泽泻、泽兰、茺蔚子、青葙子）。

3.眼底激光光凝术　按其激光光凝后并发症辨证论治可分为下列两证。

（1）血热妄行证：方药用生蒲黄汤（《中医眼科六经法要》）加减（生蒲黄、墨旱莲、丹参、荆芥炭、郁金、生地黄、川芎、牡丹皮、大黄、夏枯草、栀子）。

（2）气滞血瘀证：方药用血府逐瘀汤（《医林改错》）加减（桃仁、红花、川芎、生地黄、赤芍、柴胡、枳壳、桔梗、牛膝、牡丹皮、夏枯草、陈皮、车前子、猪苓）。

眼表疾病手术术后适当地使用物理疗法对于减少术后并发症的发生、提高疗效有促进作用，可采用的物理疗法有直流电药物离子透入疗法，光疗法，高频、中频电流疗法，低频脉冲电疗法等。

四、眼部肿瘤手术配合中西药及物理疗法

中西医治疗相配合治疗眼部肿瘤，可调补手术损伤，促进康复；可辅助术后治疗，以期防止或减少复发、转移，延长生存时间；术前使用中药，可改善机体状况，增强体力，以利于手术；可减轻放射治疗的不良反应；可提高化疗的效果；减轻胃肠道反应、骨髓抑制、心肌损伤、肝肾功能损伤等不良反应。应该坚持中西医结合，在明确诊断的基础上，选择适应于每个患者的治疗手段；遵循中医的传统理论的指导，四诊八纲，辨证论治，遣方用药；在接受中医治疗的过程中必须定期复查，了解病情，调整治疗方案。

眼部肿瘤包括外眼肿瘤和内眼肿瘤。西医主要采用手术及放、化疗，内服中药可减轻部分症状，多用于手术及放、化疗后。

1.手术前中医药治疗　术前予以中医药扶正祛邪、调理阴阳，以增加手术切除成功率，减少手术并发症、后遗症。常用方剂为四物汤、四君子汤、八珍汤、归脾汤、十全大补汤等。

2.手术后中医药治疗　术后多气血受损，正气不足，或余邪未尽，治疗可益气养血兼清余邪，从而达到扶正祛邪，预防复发、转移，巩固手术疗效的目的。方药：黄芪、鸡血藤、茯苓、白术、夏枯草、草河车、党参、白芍、麦冬、玄参、当归、赤芍、枸杞子。加减：术后头痛、眼部疼痛较甚者，加延胡索、白芷、干蟾皮；伤口有渗血者，加仙鹤草、血余炭、三七粉、白及；自汗、盗汗者，加防风、煅龙骨（先煎）、煅牡蛎（先煎）；胃纳欠佳、神疲乏力者，加山药、芡实、山楂、谷芽；舌红少苔者，加天花粉、玉竹。

3.放、化疗时期的中医药治疗　中医学认为放、化疗的毒性反应都属于毒热伤阴，耗损正气，气血失调，脾胃不运，肝肾俱伤。治疗必须扶正培本、补法当先，佐以清热解毒、凉血滋阴。因而在放、化疗前需根据患者全身情况辨证施治，以健脾和胃、滋补肝肾、补益气血、滋阴清热为主要治疗法则。放、化疗后易耗伤阴血、添毒助热，宜配合中药养阴清热解毒之法，可减轻反应，增强疗效，预防复发。

（喻京生　颜家朝　易　妙）

第四节　基因疗法

一、基因疗法的临床应用现状与前景

基因疗法是指利用DNA重组技术将目的基因转染至靶细胞内，包括基因改建、修饰和置换，干预异常基因表达，纠正遗传病的基因缺陷达到治疗疾病的目的的方法。

1.基因治疗的作用机制、途径及技术

（1）常用基因治疗：包括以下几种作用机制。①基因替代；②基因失活；③基因抑制；④“自杀基因”治疗。

（2）基因治疗途径：分为体外途径和体内途径，体外途径指将含外源基因的载体在体外导入生物体自身或异体细胞，经体外细胞扩增后，输回生物体；体内途径指外源基因装配于特定的真核细胞表达载体，直接导入体内。

（3）常用的基因技术：①核糖核酸干扰（siRNA）技术；②反义核糖核酸（RNA）技术；③核酶技术；④重组DNA技术；⑤单克隆抗体技术。

2.基因治疗的载体选择　眼部基因治疗载体主要有非病毒载体和病毒载体两种。

（1）非病毒载体：基因转导是借助现代物理化学的方法将基因导入靶细胞，主要包括脂质体、受体介导、纳米微粒及超声微泡造影剂等。

（2）病毒载体：病毒具有良好的将遗传物质插入人体细胞并独立转录、复制和表达的能力，具有结构简单、易于改造和操作等特点。目前常用的载体主要包括腺病毒（Ad）、腺相关病毒（AAV）、反转录病毒（RV）、慢病毒（LV）等。

3.基因治疗存在的问题与前景

（1）可用于治疗的基因较少：目前已用于临床试验的治疗基因仅集中于少数基因，而大多数疾病的致病基因尚有待阐明。技术应用受限于致病基因的发现，同时受限于对已知和未知功能基因表达调控序列的确定，以及起相互作用规律的阐明，有赖于功能基因组学的发展。

（2）缺乏靶向性：是基因治疗的关键，从而达到靶细胞的高效表达。

（3）转移基因的表达效率：目的基因的不持续表达和低水平表达是基因治疗的影响因素，构建高效载体是基因治疗的重要手段。

（4）受体细胞研究：目前应用于临床的受体细胞种类很多，但长期体外培养和繁殖的体细胞的生物行为改变是值得关注的问题。

（5）导入基因表达缺乏可控性：使导入的外源基因在人体特异组织和细胞中长期有效的表达，并受胜利信号的调控是基因治疗的目标。

尽管基因治疗存在诸多亟待解决的问题，但其在遗传性疾病或系统性疾病的治疗上，基因治疗具有深远的意义和无限的前景。

二、基因疗法在眼科疾病中的应用进展

眼的特殊生理及解剖学特点使其成为基因治疗的理想器官：①眼部遗传性疾病多为单基因病，治疗相对简单；②眼球是相对独立的器官，体积小，所需治疗基因及细胞数量较少；③眼球属于相对免疫赦免器官，由视网膜血管和视网膜色素上皮细胞共同组成血-视网膜屏障，外来药物、基因和细胞较少引起免疫应答；④可以实现双眼间的自身对照；⑤眼的屈光介质透明性使得操作在可视下进行；⑥可借助眼科特殊检查仪器直接观察眼部各组织的结构并评价视网膜神经细胞和视功能改变。

眼部疾病的基因治疗尚处于起始阶段，还需要完成由动物实验向临床试验的长期过渡，目前进行的眼部疾病基因治疗取得一定的进展。

1. Leber先天性黑矇　基因治疗的基础与临床治疗效果显著，目前已发现多个与其相关的致病基因在RPE细胞中特异性表达，编码蛋白参与光信号物质代谢循环。临床试验的相继开展使部分患者的视功能明显改善。

2.无脉络膜症　为性染色体连锁隐性遗传病，主要为编码基因突变所致。MacLaren等研究发现基因治疗后视杆细胞和视锥细胞功能恢复，为进一步研究视网膜疾病基因治疗提供证据支持。

3.视网膜色素变性　相关致病基因繁多，其产生机制主要包括光感受器表达基因的突变和炎症的影响。Zhao等研究表明通过基因敲除的方法消除小胶质细胞可使视杆细胞变性得到改善。

4.年龄相关性黄斑变性　是发达国家50岁以上人群不可逆盲的主要原因。Rakoczy等通过视网膜下注射的方法证实了基因治疗的安全性和耐受性，单次基因治疗可达到长期抗新生血管形成的作用。

5.青光眼　视网膜神经节细胞的损伤是青光眼致盲的主要原因，通过转基因的方法补给外源性神经营养因子、凋亡抑制剂和存活因子或其重组蛋白对阻止和减少进展期青光眼神经节细胞的凋亡具有重要意义。

基因治疗的发展是漫长的发展过程，随着科学工作者对疾病发生、发展机制的深入研究，对基因及载体的特性、细胞生物学及体内免疫反应的逐步了解，设计有效的载体及基因传送策略，严谨地进行临床研究，基因治疗将会更安全、有效地成为疾病治疗的理想手段。

（钟兴武　丁　辉）

第4章

中西医结合治疗的眼科优势病种

一、眼表疾病

眼表疾病是指角膜上皮、结膜上皮及泪膜三部分的疾病。眼表是指从睑缘的唇间灰线向后，经眼睑内面至穹窿再返折回来越过眼球前方，覆盖在角膜和结膜表面的整个上皮层。从广义的角度来说，眼表疾病应包括睑缘、角膜及结膜浅层疾病和可导致泪膜功能异常的疾病。而从狭义的角度来说，眼表疾病仅指由于泪液量或质的异常引起的泪膜不稳定和眼表面损害而导致眼不适症状的一类疾病，即“干眼”，近期研究发现睑板腺功能障碍是干眼症的主要原因之一。

干眼又称角结膜干燥症，是指任何原因引起的泪液质或量的异常，或动力学异常导致的泪膜稳定性下降，并伴有眼部不适和（或）眼表组织损害为特征的多种疾病的总称。2007年，国际干眼病专题研究会强调了泪液渗透压升高和眼表炎症在干眼发病中的作用及干眼对视觉功能的影响，调整了干眼的定义，干眼是泪液和眼球表面的多因素疾病，能引起不适、视力障碍和泪膜不稳定，可能损害眼表，伴有泪液渗透压升高和眼表炎症。

目前临床上治疗干眼症最常见的是局部点用人工泪液以缓解不适症状，必要时还会联合抗感染治疗，然而由于症状轻重及个体对眼药敏感性差异，故疗效也不尽相同。并且一旦停用，症状往往又会复发。对于较为严重的干眼症，一般予以手术治疗，如泪小点栓塞、颌下腺移植等。这些方法虽然在一定程度上能够缓解患者的不适症状，但并不能改善自身泪液的质和量，无法从根本上治疗本病。

中医眼科对眼表病的疗法种类丰富，除全身辨证用药外，还包括针灸、中药雾化、中药熏蒸、中药湿敷、中药滴眼液等，对一些病种疗效确切，值得大力推广。其中干眼症是中医眼科的优势病种，在治疗方面运用辨证论治具有较好的疗效；针刺可提高神经反射的敏感度，降低角膜-泪腺反射弧阈值，对增加泪液分泌有一定疗效；眼部中药熏蒸、睑板按摩治疗可有效治疗睑板腺功能障碍。此外，局部中药雾化及离子导入治疗也有一定的优势。

二、葡萄膜疾病

（一）葡萄膜炎

葡萄膜由虹膜、睫状体、脉络膜三部分组成，三者相互连接，且属于相同血源，故发生病变时，常相互影响。葡萄膜组织内血管密集，色素丰富，为眼内组织提供必要的营养，在保证生理光学效能中起着重要作用，但同时也易遭受各种疾病的损害，引起葡萄膜病变。在诸多葡萄膜疾病中，以葡萄膜炎最为多见，其次为肿瘤及先天异常等。

葡萄膜炎是一类由多种原因引起的葡萄膜炎症，目前认为视网膜、视网膜血管及玻璃体等的炎症也属此病，角膜炎和巩膜炎也常引发葡萄膜炎。本病多发生于20～50岁的人群，男女所占比例大致相等，常累及双眼，反复发作，可产生严重的并发症及后遗症，4%～10%的盲是由葡萄膜炎所致，占致盲眼病的第5～7位。

葡萄膜炎按发病部位可分为前葡萄膜炎、中间葡萄膜炎、后葡萄膜炎、全葡萄膜炎；按病因可分为感染性葡萄膜炎、非感染性葡萄膜炎；按临床病理可分为肉芽肿性葡萄膜炎、非肉芽肿性葡萄膜炎。葡萄膜炎按其发病的部位及病症特点，分别属于中医学“瞳神紧小”（《证治准绳》）、“瞳神干缺”（《秘传眼科龙木论》）、“云雾移睛”（《证治准绳》）、“视瞻昏渺”（《证治准绳》）、“狐惑病”（《伤寒杂病论》）等范畴。因急性虹膜睫状体炎出现瞳孔缩小体征，中医称为瞳神紧小；因虹膜睫状体炎反复发作可致虹膜后粘连而见瞳孔不圆，中医称为瞳神干缺；因中间葡萄膜炎或后葡萄膜炎可见眼前黑影飘动及视物昏矇，中医分别称为云雾移睛和视瞻昏渺；因白塞综合征可见眼赤及口腔、生殖器溃疡，中医称为狐惑病。

葡萄膜炎病因复杂，是眼科难治病之一。对于急性前葡萄炎，西医治疗早期宜迅速滴散瞳剂，防止虹膜后粘连，同时使用适量的糖皮质激素，并结合病因治疗；中医则以辨证论治为主，重在祛风清热、清肝泻火，配合清开灵注射液、双黄连注射液等中药针剂治疗。若治疗及时，病情大多可有效控制。对于慢性前葡萄膜炎、中间葡萄膜炎、后葡萄膜炎，西医治疗以糖皮质激素为主，甚者使用免疫抑制剂，但若激素用量不够，炎症常难以控制而迁延不愈，过早停用激素常导致炎症反复，若使用时间过长又会引起许多不良反应。因此，必须合理使用激素，有规律递减。中医辨治则重在清热利湿，滋阴降火。中西医结合治疗，不仅可取长补短，提高效率，缩短病程，还可以减少并发症的发生。

（二）交感性眼炎

交感性眼炎是一眼穿通伤或内眼手术后出现双眼肉芽肿性全葡萄膜炎，受伤眼称为诱发眼，另一只眼为交感眼。本病多发生在受伤后2周至2个月，也可在数月或数年后发病。本病属中医学“物损真睛”（《证治准绳》）、“瞳神紧小”（《证治准绳》）范畴。

交感性眼炎是一种严重的致盲性眼病。对于眼球穿通伤及内眼手术者，一旦健眼发生赤痛、视力下降，应引起高度重视。西医对本病的治疗，首选药物是糖皮质激素，起始量要大要足，病情好转后逐渐减量，并维持较长时间，同时配合抗生素及散瞳剂。西医以糖皮质激素与免疫抑制剂为主，但长期使用会使患者产生依赖性，不良反应也较大，结合中医辨证论治及专方专药治疗，既可增强机体免疫调节，又可减少糖皮质激素依赖性及不良反应。

（三）急性视网膜坏死综合征

急性视网膜坏死综合征是由疱疹病毒感染引起的以急性坏死性视网膜炎、脉络膜炎、玻璃体炎、视网膜动脉炎和后期视网膜脱离为特征的眼病。本病起病急骤，发展迅速，预后极差，可发生于任何年龄，以15～75岁多见。发生在年轻患者的多为单纯疱疹病毒Ⅰ型所引起，发生于年龄较大患者的多为水痘-带状疱疹病毒引起。约1/3的患者双眼发病，多数患者在第一只眼发病后的6周内第二只眼发病。本病属中医学“暴盲”（《证治准绳》）、“视瞻昏渺”（《证治准绳》）、“云雾移睛”（《证治准绳》）等范畴。

急性视网膜坏死综合征与疱疹病毒感染有关，西医治疗早期以抗炎为主，阿昔洛韦是目前公认治疗本病的首选药物，由于能有效抑制病毒的合成，减轻病毒对视神经和视网膜的损害，故能否早期足量地应用阿昔洛韦则对本病起着关键作用。中医治疗以辨证论治为主，早期重在清肝解毒、凉血散瘀，后期则宜化痰祛瘀、养肝明目。由于本病发病急，变化快，预后差，故宜早期发现，早期治疗，迅速控制病情，抢救视力。

三、玻璃体及眼底疾病

（一）玻璃体病

玻璃体是特殊的透明胶状结构，具有透明性、黏弹性和渗透性三大特征，是重要的屈光间质，位于玻璃体腔内，对维持眼球形状，缓冲外力对视网膜的震荡和对眼组织代谢、物质交换等起重要作用。正常玻璃体无血管，代谢产物清除缓慢，一旦感染，易致病原体繁殖。

中医学称玻璃体为神膏，对玻璃体病的命名主要是根据自觉症状和视力损害程度而定，分属于中医学“云雾移睛”“暴盲”等范畴。其病位在瞳神，瞳神属水轮，内应于肾，与肝同源，故玻璃体病与肝肾密切相关；病因病机多为外感六淫、内伤七情，导致脏腑功能失调，精、气、血、津液失和；病性有虚有实，或虚实相兼。

本病治疗主要是病因治疗。现代中医学认为，炎性病变多以清利为治法，出血性病变多以活血祛瘀为治法，退行性病变多以补益为治法。近20年开展的玻璃体显微手术，丰富了玻璃体病变的治疗方法，提高了临床疗效。

玻璃体积血是指由眼内组织疾病或眼外伤所致眼内血管破裂出血，使血液进入玻璃体腔内，导致视功能障碍的常见疾病。本病属中医学“云雾移睛”（《证治准绳》）、“暴盲”（《证治准绳》）、“血灌瞳神”（《证治准绳》）等范畴。

玻璃体积血的病因病机复杂，出血稳定后，则以中药活血祛瘀为主要治法。临床根据病因、病程和体质的不同，注意掌握气与血、止与行、血与痰等辨证关系，兼用行气、补气、化痰、祛瘀、软坚散结等药物，选择中药注射液通过静脉滴注、球后或球周注射、药物眼部电离子导入等多种具有吸收快、作用迅速的现代给药方式，疗效更佳。如非手术治疗3个月无效者，当选择玻璃体手术治疗，术后配合中药治疗，以期减少手术反应，巩固疗效。玻璃体的液化与变性，目前尚无确切疗效的方法，部分患者以滋养肝肾、健脾渗湿的方药治疗可减轻症状，但需要治疗相当长时间方能收到效果。增生性玻璃体视网膜病变以手术治疗为主。

（二）视网膜病

视网膜为眼球后部最内层组织，结构精细复杂，其前界为锯齿缘，后界止于视盘。视网膜由神经感觉层与色素上皮层组成。神经感觉层有三级神经元：视网膜光感受器（视锥细胞和视杆细胞）、双极细胞和神经节细胞。神经节细胞的轴突构成神经纤维层，汇集组成视神经，是形成各种视功能的基础。神经感觉层除神经元和神经胶质细胞外，还包含有视网膜血管系统。

视网膜外五层的营养来自脉络膜毛细血管，由色素上皮层传递，同时由色素上皮吞噬降解脱落的视细胞外节盘膜，并向脉络膜排泄。视网膜色素上皮层与脉络膜毛细血管、玻璃膜共同组成重要的功能体，称为色素上皮-玻璃膜-脉络膜毛细血管复合体，对维持光感受器微环境有重要作用。色素上皮细胞之间连接紧密，并有完整的封闭小带存在，形成视网膜的外屏障，也称脉络膜-视网膜屏障，具有阻止脉络膜血管的正常漏出液进入视网膜的功能。

视网膜内五层的营养来自视网膜中央动脉。其毛细血管壁内皮细胞之间完整的封闭小带和壁上周细胞形成视网膜内屏障，也称血-视网膜屏障，可阻止血浆等物质渗漏到视网膜神经上皮内。

视网膜生理功能的正常有赖以上2个屏障的完整，任意一个屏障受损，均可引起水肿、出血等病变。视网膜的动、静脉血管交叉处有一共同的外膜包绕，是视网膜静脉阻塞的解剖基础。视网膜疾病复杂，其病理改变与视网膜结构与功能特点密切相关。

视网膜病是近年来眼科研究的热点领域。随着白内障复明技术的发展、感染性眼病的有效控制和人类寿命的增加，眼科疾病谱发生了很大的变化，糖尿病视网膜病变、年龄相关性黄斑变性等视网膜疾病已成为主要致盲眼病。由于科学技术的进步，OCT、FFA＋ICG、mfERG、HRT、HRA、计算机视野等检测技术的发明和临床应用，视网膜病的诊断水平显著提高，对发病机制的认识更加深入，但针对视网膜病的治疗手段仍显不足。激光光凝对视网膜静脉阻塞、糖尿病视网膜病变、年龄相关性黄斑变性等眼病的某些病变阶段或类型的视力保存有一定作用，对一些疑难、复杂的玻璃体视网膜病已广泛开展玻璃体切割手术治疗。目前，抗VEGF类药物对脉络膜新生血管、视网膜新生血管及黄斑水肿显示有一定近期疗效。但这些治疗主要是对症治疗及局部治疗，总体上不能取得满意效果。中医药治疗以视网膜为代表的白内障眼病有其独特的理论和方法，其治病求本、注重整体、辨证论治与西医疗法有很强的互补性，从20世纪80年代活血化瘀治疗RVO到21世纪初虚瘀并治糖尿病视网膜病变（diabetic retinopathy，DR）的随机对照多中心临床试验（RCT）所获得的临床证据可以说明中医药对视网膜病安全有效，今后中医药对年龄相关性黄斑变性等视网膜病的研究也将会取得明确的结论。中医药对视网膜病的有效性是肯定的，中西医的互补性是毋庸置疑的。有研究表明，中医药治疗配合激光对多种眼病能提高疗效，减少失明。未来视网膜病的中西医结合应主要加强基础理论研究，从中西医手段的并用发展为中西医理论的结合。通过国际规范的临床试验方法评价研究使中西医结合治疗视网膜病不再是个案效果，而是整体循证医学证据，中西医结合治疗视网膜病必将开创现代眼科学的新篇章。

（三）视神经及视路疾病

视路在解剖学上包括起自视网膜光感受器，止于大脑视觉中枢（枕叶皮质）的全部视觉传导路径。临床上习惯所称的“视神经”是指视交叉以前的部分，而“视路”则是指视交叉以后的部分。中医学早在《黄帝内经》时代即认识到眼与大脑的密切关联，《灵枢·大惑论》中明确记述：“裹撷筋骨血气之精而与脉并为系，上属于脑，后出于项中。”其中“系”即相当于视神经和（或）视路。《外台秘要》认识到视觉的产生除眼器官正常外，尚需具备“内因神识”，即大脑的作用，也间接表明了古人对视路作用的朦胧认识。

视神经与视路病变病因复杂，视功能损害多较严重，临床常需借助多种检查手段与方法才能确诊。治疗上，在针对原发病或病因基础上，辨证应用中药及针刺是改善症状、提高视力、缩短病程的有效方法，应积极应用。近年研究证实，中药和针刺对改善视神经供血、促进代谢、提高其感受刺激的敏感性及传导性均有帮助。因此，对缺血性、慢性退行性病变，不能囿于“神经损伤不能恢复”的认识而消极对待，应积极进行中西医结合治疗。关于视神经炎，近年有学者认为，本病与“炎症”并无关系，实为多发性硬化所致。从长远视力恢复情况看，治疗与不治疗者差异不大，即本病有自愈倾向。但临床上当患者突然丧失视力后，只做检查而不予以治疗，无论从患者或医师角度都难以接受，且我国多发性硬化发病率大大低于西方国家，因此发病后积极治疗、尽快恢复视力是必要的。

四、眼科疑难杂症

眼科中许多疑难重症的治疗，只有靠中西医结合才能解除患者的痛苦，尤其在一些疑难眼病领域，如视神经萎缩、视网膜色素变性、角膜溃疡、视网膜静脉阻塞等方面具有一定优势。现部分论述如下。

1.青盲（视神经萎缩）　是眼科疑难眼底病之一。青盲者患眼外观正常，不红不肿，瞳神内无任何翳障气色可寻，仔细辨认，仅可见患眼瞳孔对光反射迟钝或消失。其临床表现为单眼或双眼视力逐渐下降，直至完全失明；色觉障碍或丧失；视野周边向心性缩小或不同象限的缺损。西医治疗针对不同病因及时给予合理的治疗至关重要，如属颅内肿物压迫或炎症引发的视神经萎缩，应尽早切除肿瘤或消除炎症；额部外伤后引起视神经损伤，若能发现有视神经管骨折压迫视神经或视神经鞘膜有血肿压迫视神经，应立即行视神经管减压术，有时能挽救部分患者的视功能；对青光眼眼压高造成视神经损害者应尽快降低眼压或激光、手术控制眼压；属药物中毒者，立即停用有关药物。药物治疗包括川芎嗪、灯盏花素、丹参、三七等血管扩张或改善微循环药物的应用；维生素类等营养视神经促进眼组织代谢药物的应用等。其他尚有自血疗法、体外反搏疗法、高压氧疗法等。

青盲是诸多内障眼病拖延演变而成，病情严重，病机复杂，甚难速效。内障多虚，久病多瘀，久病多郁，余邪未清，是青盲症情的基本特点。中医论治时着重补养精、气、血，兼以化瘀通络、疏肝解郁、祛湿清热等。此外，近代大量临床实践表明针灸治疗视神经萎缩有一定的疗效，可以和药物治疗媲美。

2.高风雀目（原发性视网膜色素变性）　是指眼外观端好，早期以夜盲和视野缩小为主要症状，慢慢导致视力严重障碍乃至失明的一种眼病，是由先天禀赋不足、脉络细涩、神光衰微所致，为眼科难治之症。中医药治疗高风雀目有其特色与优势，以药物治疗为主，还可配合针灸、离子导入、穴位注射及饮食调护等。本病总以虚为主，虚中夹瘀兼郁，治宜从调理肝脾肾着手，在补虚同时，兼以活血化瘀、理气解郁，可望改善视功能或延缓病程。西医学在视网膜色素变性治疗方面进行了许多研究，包括视网膜细胞移植、促细胞生成因子治疗、基因治疗，以及有关分子生物学的研究。由于本病由遗传缺陷而致细胞凋亡或死亡、基因缺陷、自身免疫、生化代谢异常等，使视网膜脉络膜血管硬化，所以预后不良。

3.凝脂翳（匐行性角膜溃疡）　黑睛生翳，其翳肥浮脆嫩如脂，其色或黄或白，善变而速长，多伴有黄液上冲的急重眼病，称为凝脂翳。本病类似于西医学的匐行性角膜溃疡，多由角膜外伤后细菌感染引起。在任何年龄、任何季节均可发病，但以夏秋收割季节多见，年老体弱者易发病。若治疗不及时或处理不当，可造成角膜穿孔，虹膜脱出，甚至形成粘连性角膜白斑，严重影响视力甚至失明。本病治疗关键在于迅速抑制炎症，控制溃疡的发展。治疗时应依据病灶形态，做细菌培养和药敏试验，明确致病菌，选择敏感抗生素，提高疗效。同时配合散瞳、清创、局部应用胶原酶抑制剂、角膜上皮生长因子、手术治疗等。

凝脂翳是因外邪侵袭而引起，主要病变阶段为里实热证，中医总的治则是“实者泻之”。但临床还应细辨，常用的治法有：祛风清热法、泻火解毒法、清肝泻火法、退翳明目法等。其他中医疗法有清热解毒之中药煎汤外洗、中药电离子导入疗法等。本病极易出现变证、恶证，处理是否得当则直接关系预后，必须积极稳妥处置。

4.暴盲（视网膜中央静脉阻塞）　发病急骤，一眼或双眼视力迅速下降，可在数天甚至数分钟丧失视力，而眼球外观眼球端好，不红不肿，瞳神内并无任何气色可察。眼底表现为血管呈暗红色腊肠状，视网膜呈红色或淡红色、片状出血，严重者以乳头为中心呈放射状、火焰状出血，融合成片，满布眼底，伴有出血、水肿、渗出等，由于本病发病原因复杂，因此临床上为了预防患眼阻塞进一步发展或另一只眼发病，需要做系统的全身检查及适当的处理。如治疗全身动脉硬化、高血压、高血脂、糖尿病、血液情况及感染病灶等，可采用纤溶疗法、抗血小板聚集治疗、血液稀释疗法、皮质类固醇治疗、血管扩张药及强化剂、激光治疗、抗VEGF药物治疗等。

本病的病因多与七情、饮食、劳累、热病、痰火有关。其病机根据临床所见，多因肝郁气滞，血行瘀滞；肝火亢盛，上攻于目；肝阳上亢，肝气上逆；或痰热内生，上壅目窍；或阴虚火旺，上扰清窍，致目中脉络阻塞而发病。当代医家根据前人的经验，依据临床证候辨证施治，认为本病以“虚”“瘀”为根本，以攻补为治疗大法。除在活血化瘀，软坚散结方面有较多发挥外，也对气血同病，血水同病的病机进行了探讨，还对益气活血、活血利水等治法在视网膜静脉阻塞中的应用进行了研究。

（喻京生　颜家朝　易　妙）

第二篇　眼科基础知识、检查及诊断

第5章

眼的解剖与生理

第一节　眼　　球

成人的眼球（eye ball）近似球形（图5-1-1）。其前后径约为24mm，垂直径约为23mm，水平径约为23.5mm。眼球前面顶点称为前极，后面顶点称为后极。在前后极之间绕眼球一周称为赤道。眼球位于眼眶的前半部，借筋膜与眶壁、周围脂肪、结缔组织和眼肌等包绕以维持其正常位置，减少眼球的震动。眼球前面的角膜和部分巩膜暴露在眼眶之外，眼球前面有上下眼睑保护。

一、眼　球　壁

眼球壁分为外、中、内三层。

（一）外层

眼球壁外层质地坚韧，主要由纤维结缔组织构成，起到保护眼球内组织和维护眼球形状的作用。由角膜、巩膜及两者移行区的角巩膜缘组成。

1. 角膜（cornea）　位于眼球最前端，完全透明，约占纤维膜的前1/6，从后面看角膜为正圆形，从前面看为横椭圆形。成年男性角膜横径平均值为11.04mm，女性为10.05mm，竖径平均值男性为10.13mm，女性为10.08mm，3岁以上儿童的角膜直径已接近成人。如直径小于9mm则认为是病理性小角膜，大于13mm则认为是病理性大

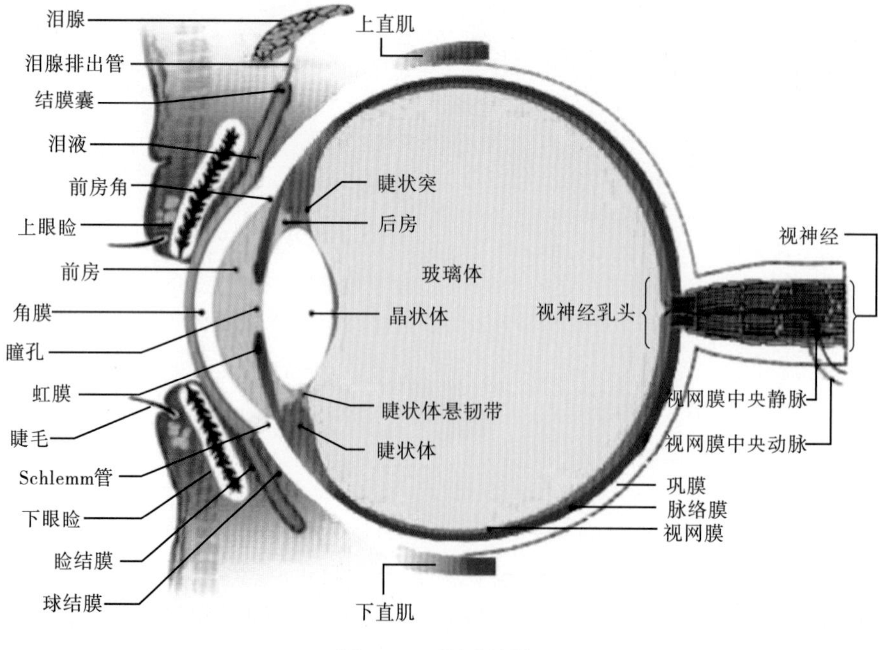

图5-1-1　眼球结构

角膜。中央瞳孔区约4mm直径的圆形区内近似球形，其各点的曲率半径基本相等，而中央区以外的中间区和边缘部角膜较为扁平，各点曲率半径也不相等。从角膜前面测量，水平方向曲率半径为7.8mm，垂直方向为7.7mm，后部表面的曲率半径为6.22～6.80mm。

角膜厚度各部分不同，中央部最薄，平均约为0.5mm，周边部较厚，平均约为1mm。角膜厚度随年龄的增加有变薄的趋势，即儿童较成人厚，成年人较老年人厚。

组织学上角膜由外向内分为五层，即上皮层、前弹力层、基质层、后弹力层和内皮层（图5-1-2）。

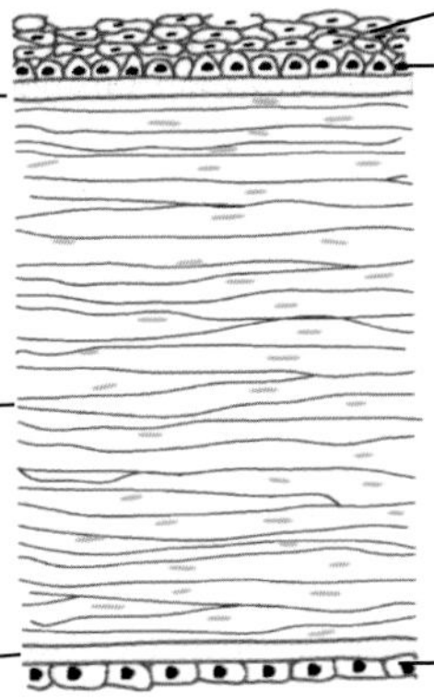

图5-1-2　角膜组织结构

（1）上皮层：与球结膜上皮相延续，厚为40～50μm，占整个角膜厚度的10%，由5～6层细胞所组成，角膜周边部上皮增厚，细胞增加到8～10层。上皮层细胞无角化，排列特别整齐，易与其内面的前弹力层分离。其对细菌抵抗力强，损伤后再生较快，不遗留瘢痕。

（2）前弹力层：为一层透明带膜，主要由无细胞的胶原纤维所构成，位于角膜上皮基底膜下，厚为8～14μm，损伤后不能再生，而留下薄翳。

前弹力层对机械性损伤的抵抗力较强，而对化学性损害的抵抗力较弱。

（3）基质层（实质层）：占角膜厚度的90%，厚约为500μm，是人体组织中结构最为规整，最透明的一种组织。基质层约由200层排列整齐的胶原纤维束薄板构成，其间有角膜细胞和少数游走细胞，以及丰富的透明质酸和一定含量的黏多糖。板层间相互交错排列，与角膜表面平行，极有规则，具有相同的屈光指数。基质层延伸至周围的巩膜组织中。此层损伤后不能完全再生，而由不透明的瘢痕组织所代替。

角膜基质中除了角膜细胞外，还有少许朗格汉斯细胞及树突状细胞，这些细胞可能与角膜相对的免疫赦免有关。

（4）后弹力层：是角膜内皮细胞的基底膜，由角膜内皮细胞分泌而来，成人厚8～10μm，很容易与相邻的基质层及内皮细胞分离。其坚韧、对化学物质和病理损害的抵抗力强，但对机械性损伤的抵抗力较差。损伤后可迅速再生。

（5）内皮层：由一单层的六角形扁平细胞构成，与虹膜表面内皮相连，具有角膜-房水屏障功能，受损后依靠邻近细胞扩展和移行而覆盖缺损区。这层细胞的再生是受限制的，内皮细胞的密度随年龄增长而减低，出生时内皮细胞密度约为3000/mm^2，随年龄的增长其密度逐渐下降，至成人阶段细胞密度降为1400～2500/mm^2，同时，其细胞构型也失去规则的六角形布局。角膜内皮细胞的屏障和主动液泵功能对于角膜保持正常厚度和透明性是极其重要的，内皮细胞层不断地将基质层中的水分子排入前房，使基质处在脱水状态而保持透明，因此它的功能是否正常，关系到整个角膜能否透明，也是如何保存角膜移植供体材料的重要研究方向。眼球手术、创伤、药物毒性、炎症、高眼压和其他各种病理性刺激均可以使角膜内皮细胞大量死亡。一旦角膜内皮细胞密度低于维持内皮细胞生理功能的临界密度（400～700/mm^2），角膜将出现不可逆的病理性改变。

正常角膜无血管。角膜缘的血供来源于睫状前动脉的直肌分支及睑缘动脉弓的结膜后动脉分支。静脉网则与巩膜表层及筋膜囊的小静脉汇合，加入眶静脉系统。

角膜主要有两种神经支配，一是感觉神经纤维，即三叉神经眼支，眼神经的睫状神经穿过角膜基质的中1/3后向前形成密集的上皮下神经丛，再进入角膜上皮层。二是交感及副交感神经。

角膜的生理特点是：①透明性，无角化层，无血管，细胞无色素，保证外界光线的透入。②屈光性，角膜的屈光指数为1.337，与空气的屈光指数（为1）相差大，其前后面有一定的曲率半径，一般具有＋43D的屈光力，占全眼屈光力的70%。③无血管，其营养主要来源于角膜缘血管网和房水。代谢所需的氧80%来自空气，15%来自角膜缘血管网，5%来自房水。④角膜的胶原纤维具有一定的弹性和韧性，对维持眼球的完整及对眼内容物的保护起到重要的作用。角膜感觉神经丰富，第Ⅴ对脑神经的眼支密布于上皮细胞之间，无髓鞘，感觉灵敏，对保护角膜及眼球具有十分重要的意义。⑤角膜与结膜、巩膜、虹膜在组织学上有密切联系。一些疾病常互相影响。

2. 角巩膜缘（limbus）为角膜与结膜、巩膜的移行区，是指从透明的角膜到不透明的巩膜之间的灰白色连接区，宽平均约为1mm，角膜前弹力层的止端是球结膜的附着缘，后弹力层的止端是小梁网组织的前附着缘。在切面上，此两缘的连线就是角、巩膜的分界线。在角巩膜缘交界处内外均可见一浅沟，称为外巩膜沟和内巩膜沟，其中内巩膜沟处是巩膜静脉窦与房角所在之处，内巩膜沟后缘隆起，形成巩膜突，为睫状肌的附着处。

角巩膜缘结构与角膜不同，无弹力层，基质层逐渐失去透明，富含毛细血管、淋巴管、成纤维细胞等。特别是在其外2/3处可见放射状排列的乳头样突起，呈栅栏样，称为Vogt栅，研究证实，Vogt栅中的一些细胞是角膜缘干细胞。角膜缘干细胞对维持角膜上皮的再生具有十分重要的作用。

临床上角巩膜缘是内眼手术切口的重要进路；此处组织结构薄弱，眼球受外伤时，容易破裂。

3. 巩膜（sclera）由坚韧而致密的胶原纤维组织构成，质地坚韧、不透明呈瓷白色。其外面由眼球筋膜覆盖包裹，两者之间的腔隙为巩膜上腔；四周有眼外肌肌腱附着，前面被结膜覆盖。内层紧靠脉络膜，两者之间的潜在间隙为脉络膜上腔，外伤或炎症时的出血、渗出可积聚在此间隙。前部与角膜相连，后部稍偏内有视神经穿出，形成多孔的筛板。巩膜表面因血管、神经出入而形成许多小孔。后部的小孔在视神经周围，为睫状后动脉及睫状神经所通过。中部在眼赤道后4～6mm处，有涡静脉的出口。前部距角膜缘2～4mm处，有睫状前血管通过，此处巩膜常有色素细胞聚集成堆，呈青灰色斑点状，数量多时称为先天性色素沉着症。巩膜的厚度随部位、年龄等不同而不同，后部最厚，约为1mm，赤道部为0.4～0.6mm，肌肉附着点处最薄，约为0.3mm。

组织学上，巩膜分为三层。①表层：由疏松结缔组织构成，与眼球筋膜相连。此层血管、神经较丰富。发炎时充血明显，有疼痛、压痛。②基质层：由致密结缔组织和弹性纤维构成，纤维合成束，互相交叉，排列不整齐，不透明，血管极少。③棕黑板层：结缔组织纤维束细小、弹性纤维显著增多，有大量色素细胞，使巩膜内面呈棕色外观。此层内面是脉络膜上腔。

巩膜基质层除了穿行的血管外，基本上无血管，但巩膜表层及视神经筛板处却含有丰富的血管。动脉来源主要包括：眼动脉、睫状后动脉、睫状后短动脉、视神经动脉环及巩膜动脉血管丛，主要供给眼后部；眼动脉、睫状前动脉、巩膜深层血管丛及表层血管网，主要供给表层及前部。当靠近角膜缘的毛细血管充血时，临床上称为睫状充血。

巩膜的感觉神经来自三叉神经眼支，眼神经的睫状神经分出睫状短神经和睫状长神经，睫状短神经支配巩膜后部，睫状长神经前行，在睫状体平坦部发出分支，分别支配睫状体和表层巩膜。巩膜表层的知觉警觉，炎症时疼痛症状明显。

巩膜的生理特点有：①除表层富有血管外，深层血管、神经极少，代谢缓慢，故炎症不如其他组织急剧，但病程迁延。②巩膜各处厚度不同。视神经周围最厚约为1mm，但视神经穿过的筛板处最薄弱，易受眼内压影响，青光眼患者形成特异性凹陷，称青光眼杯。③由于巩膜致密、坚韧、不透明，故对维护眼球形状、保护眼球不受损伤及遮光等具有重要作用。④所有眼外肌都附着在巩膜壁上，当改变肌肉的附着点时可以改变眼球的位置和运动的方向。

（二）中层

由于此层颜色近似紫色葡萄故称葡萄膜。此层具有遮光、供给眼球营养和调节屈光的功能。自前向后由互相衔接的虹膜、睫状体和脉络膜三部分组成，因含有丰富的血管和色素，故又称血管膜或眼球血管膜。在巩膜突、涡静脉出口和视盘三个部位与巩膜牢固附着，其余处均为潜在腔隙，称为睫状体脉络膜上腔。

1. 虹膜（iris）是葡萄膜最前部分（图5-1-3），位于晶状体前，周边与睫状体相连续。形如圆盘状，中央有一直径为2.5～4mm的圆孔，称为瞳孔。虹膜表面不平坦，有凹陷的隐窝和辐射状条纹皱褶称为虹膜纹理。距瞳孔缘约1.5mm处，有一环形锯齿状隆起，称为虹膜卷缩轮，是虹膜小动脉环所在之处。由此轮将虹膜分为虹膜瞳孔部和虹膜睫状体部。虹膜与睫状体相连处称为虹膜根部，此部很薄，当眼球受挫伤时，易从睫状体上离断。由于虹膜位于晶状体前面，当晶状体脱位或手术摘除后，虹膜失去依托，在眼球转动时可发生虹膜震颤。组织学上虹膜主要由前面的基质层和后面的色素上皮层构成。

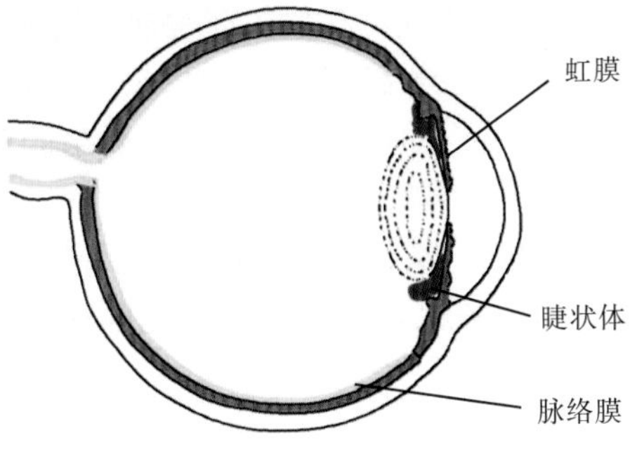

图 5-1-3　葡萄膜概况

（1）基质层：由富含血管的疏松结缔组织构成，内含黑色素细胞、血管和神经。瞳孔括约肌和瞳孔开大肌也分布于此层。基质层内的胶原纤维排列较疏松，没有弹性纤维，但形成结缔组织修补缺损的能力很低。基质层内色素细胞内的色素含量因年龄和种族不同而有所差异，并决定虹膜的颜色。瞳孔括约肌属于平滑肌，位于虹膜实质深层近瞳孔缘处，肌纤维呈环形走向，收缩时可使瞳孔缩小，受动眼神经的副交感纤维支配。瞳孔开大肌则位于虹膜深层紧贴色素上皮层处，肌纤维呈放射状排列，从虹膜根部一直延伸到瞳孔缘，收缩时瞳孔变大，受交感神经支配。

（2）色素上皮层：位于虹膜的内面，向后与睫状体的色素上皮层相连续。此层包括两层上皮细胞，两层细胞均含有致密黑色素，故虹膜后面呈现黑色。前层色素上皮与虹膜基质层相接，并分化出平滑肌纤维，汇成瞳孔开大肌后层色素上皮面向后房，可在瞳孔缘处向前延伸使瞳孔缘出现一条黑边，称为葡萄膜外翻或瞳孔领，可为生理性或病理性改变。

虹膜的动脉位于基质层内，呈放射状排列。虹膜根部和睫状体前部有一粗大的血管环，称为虹膜动脉大环，该血管环由睫状后长动脉和来自四条眼外直肌的睫状前动脉交汇而成。虹膜大环从虹膜周边发出放射状分支走向中央，在瞳孔卷缩轮处发出许多小支并改变方向呈环形走行，形成虹膜动脉小环。

虹膜受睫状长、短神经的支配。睫状长神经含有来自三叉神经眼支的感觉神经纤维，还含有来自上颈交感神经节的节后交感神经纤维，后者支配瞳孔开大肌和血管的舒缩运动。睫状短神经含有来自动眼神经的副交感神经节后纤维，支配瞳孔括约肌。

虹膜的生理特点为：①根据外界光线的强弱，通过瞳孔反射路径，使瞳孔缩小或扩大，以调节进入眼内的光线，保证视网膜成像的清晰。②由于密布第Ⅴ对脑神经纤维网，在炎症时反应重，有剧烈的眼痛；因血管网丰富，炎症时以渗出反应为主。

2. 睫状体（ciliary body）　贴附于巩膜内面，前接虹膜根部，后与脉络膜相连，是葡萄膜中间部分。宽为6～6.5mm。睫状体分为两部分：前1/3宽约2mm，较肥厚，称为睫状冠，其内侧面有70～80个纵行放射状突起称为睫状突，主要功能是产生房水；后2/3宽4～4.5mm，薄而平坦，称为睫状体平坦部（或称睫状环），此部与脉络膜连续处称为锯齿缘，位于角膜缘后8.5mm。从睫状体至晶状体赤道部有纤细的晶体悬韧带与晶体联系。睫状体含有丰富的血管和三叉神经末梢，实质内有纵形、环形与辐射形的平滑肌，称为睫状肌，受副交感神经支配，与虹膜中的瞳孔括约肌、瞳孔扩大肌统称为眼内肌。

组织学上睫状体从外向内主要由睫状体棕黑板、睫状肌、睫状上皮细胞等构成。睫状肌含有三种平滑肌纤维，即纵行肌纤维、放射状肌纤维和环行肌纤维，受副交感神经支配。

睫状体的动脉起自虹膜动脉大环及睫状后长动脉，睫状前动脉尚未吻合成动脉大环段。睫状肌的动脉由很多动脉组合而成，这些动脉呈叉性分支后形成致密的毛细血管网。每个睫状突皆有2～4支小动脉，睫状突的毛细血管管径粗，所以血流量大，有利于房水的产生。平坦部的血管层由脉络膜延续而来，血管较细，动脉很少。睫肌的静脉大部分向后加入到来自睫状突的平行静脉，还有少部分向前穿出巩膜，引入睫状静脉。睫状突静脉向后于睫状体平坦部到达脉络膜，加入涡状静脉。

支配睫状体的神经有交感神经、副交感神经及感觉神经。交感受神经来源于与睫状动脉相伴行的交感神经，主要分布于睫状突区；副交感神经起源于动眼神经副核并随动眼神经前行，至睫状神经节，再发出纤维经睫状短神经到达睫状肌纤维周围，主要司睫状肌的调节作用。感觉神经发自三叉神经第一支，其生理功能尚未清楚。

睫状体的生理特点为：①睫状突的上皮细胞产生房水，与眼压及眼球内部组织营养代谢有关。②调节晶状体的屈光力。当睫状肌收缩时（主要是环行肌），悬韧带松弛，晶状体借助于本身的弹性变凸，屈光力增加，可看清近处的物体。③睫状体也富有三叉神经末梢，在炎症发生时，眼痛明显。

3.脉络膜（choroid） 包围整个眼球的后部，在视网膜和巩膜之间，前起于锯齿缘，和睫状体扁平部相连，后止于视盘周围。脉络膜和巩膜联系疏松，两者之间存有潜在性间隙称为脉络膜上腔；但和视网膜色素上皮层则连接紧密。脉络膜有丰富的血管和色素细胞，血容量约占眼球血液总量的65%（图5-1-4）。

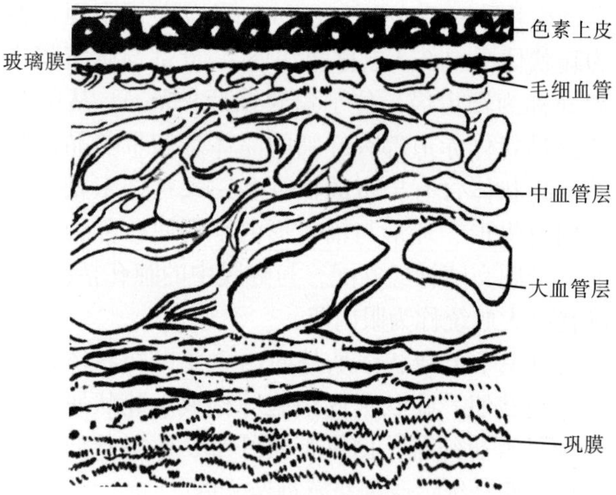

图5-1-4 脉络膜组织结构

脉络膜组织结构上由外向内主要分为以下3个。

（1）脉络膜上组织（构成脉络膜上腔）：由结缔组织细束和巩膜连接，含有弹性纤维、色素细胞和平滑肌纤维等。睫状后长动脉、睫状后短动脉及睫状神经均由此穿过。

（2）血管层，包括：①大血管层，由动脉和互相吻合的静脉构成，各血管之间有色素细胞和少量平滑肌纤维，这层的动脉主要有睫状后动脉分支。②中血管层，与大血管层间无明显分界，仅血管逐渐变细。黄斑部无大血管层，仅有排列较紧密的中血管层。本层色素较少。③毛细血管层，为一层毛细血管，无色素。

（3）玻璃膜（Bruch膜）：在视盘附近厚2～4μm，向周边部变薄，仅厚1～2μm，位于视网膜和脉络膜之间。光镜观察可分为内外两层：内为表皮层，即色素上皮基底膜，外为弹力层。电镜观察可分为5层：自内而外依次为色素上皮基底膜、内胶原带、弹力层、外胶原带、脉络膜毛细血管基底膜。

脉络膜的血液供应主要来自睫状后短动脉，其分出10～20小支，在后极部视神经周围穿过巩膜后形成密集的脉络膜血管。此外，睫状后长动脉还发出返回支供应前部脉络膜。脉络膜的静脉血流最终汇集于涡状静脉，排出眼球外。

脉络膜的感觉神经、交感神经、副交感神经纤维均来源于睫状神经，主要支配脉络膜血管的功能。

脉络膜生理特点为：①富有血管，起着营养视网膜外层、晶状体和玻璃体等的作用，同时有眼部温度调节作用。由于流量大、流速较慢、病原体在此处易滞留，造成脉络膜疾病。脉络膜毛细血管壁有许多小孔，眼底血管造影时，小分子的荧光素可以从其管壁漏出，而大分子的吲哚菁绿造影剂不容易渗漏，能较好显示脉络血管造影。②含有丰富的色素，有遮光和暗房的作用。③炎症时有淋巴细胞、浆细胞渗出。

（三）内层

内层为视网膜（retina），是一层透明的薄膜，外邻脉络膜，内触玻璃体，前起锯齿缘，后止视盘周围。其重要标志有黄斑和视盘。

1.视盘（optic disc） 视网膜上视神经纤维汇集于眼球后部穿出眼球，该处为境界清晰的淡红色圆形结构，称为视盘，又称视乳头，是视神经的始端。因为该处仅有神经纤维无感光细胞，所以无光的感受作用在视野中形成生理盲点。但正常时由于用两眼看物，一侧眼视野中的盲点可被对侧眼的视野所补偿，因此人们并不会感觉到自己的视野中有盲点存在。

2.黄斑部 视网膜后极部有一浅漏斗状小凹陷区，称为黄斑（macular lutea），位于视网膜上下血管弓之间，这是由于该区含有丰富的叶黄素而得名。黄斑区无血管，但因色素上皮细胞中含有较多色素，因此在检眼镜下颜色较暗。

黄斑包括一个边缘、斜坡和底。由凹部、中心小凹、中心凹、旁中心凹和中心凹周围组成。黄斑的凹部是黄斑中心凹陷的底，为150～200μm；底周围的中央小凹直径为350μm，中心凹处可见反光点，称为中心凹反射，此处只有大量的视锥细胞，是视网膜最薄处，也是视网膜上视觉最敏锐的部位；中心凹，直径为1.5 mm，相当于视盘大小；旁中心凹，是环绕黄斑边缘的一条宽0.5mm的条带；中心凹周围位于旁中心凹外围1.5mm的条带区域。黄斑的边界与颞侧血管弓相吻合，直径约为5.5mm。

3.视网膜分层　视网膜是由胚胎时期神经外胚叶形成的视杯发育而来，视杯外层形成单一的视网膜色素上皮层，视杯内层则分化为视网膜神经感觉层，两者间有一潜在间隙，临床上视网膜脱离即由此处分离。

4.周围视网膜（peripheral retina）分为近、中、远和极周边部视网膜。近周边部是黄斑区外1.5mm宽的带；中周边是赤道部，宽3mm；远周边部从赤道延伸到锯齿缘，这条带的宽度取决于眼球的大小和屈光状态。赤道部到锯齿缘是玻璃体基底部的一部分，大部分周边部的病理改变都发生在这一区域。锯齿缘和睫状体平坦部是极周边部。

5.视网膜组织结构　自外向内又分为10层（图5-1-5）。①色素上皮层：是神经视网膜和脉络膜之间含有黑色素的上皮层；②视锥、视杆细胞层（光感受器细胞层）：由光感受器的内外节组成；③外界膜：为一薄网状膜，由邻近光感受器和放射状胶质细胞结合处组成；④外颗粒层：由光感受器细胞核组成；⑤外丛状层：由视锥、视杆细胞的终球与双极细胞的树突及水平细胞的突起相连接的突触部位；⑥内颗粒层：主要由双极细胞、水平细胞、无长突细胞及放射状胶质细胞的细胞核组成；⑦内丛状层：主要由双极细胞、无长突细胞与神经节细胞相互接触形成突触的部位；⑧神经节细胞层：由神经节细胞核组成；⑨神经纤维层：由神经节细胞轴突构成；⑩内界膜：是视网膜和玻璃体间的一层薄膜，是放射状胶质细胞的基底膜。它们构成了一个复杂的细胞网络，具有初步的信息处理功能。

视网膜光感受器的组织结构包括外节、连接纤毛、内节、体部和突触五部分。每个外节由约700个扁平的膜盘堆积组成。视杆细胞的外节为圆柱形，视锥细胞的外节呈圆锥形，膜盘不断脱落和更新。全部视网膜有视杆细胞1.1亿～1.25亿个，视锥细胞630万～680万个。

由神经节细胞发出的神经纤维（轴突）向视盘汇集。黄斑区纤维以水平缝为界，呈上下弧形排列到达视盘颞侧，此纤维束称为视盘黄斑纤维束。颞侧周边部纤维也分成上下部分，分别在盘斑束上下进入视盘。视网膜鼻侧上下部的纤维直接向视盘汇集。

6.视网膜的生理功能　视网膜的功能是既要捕捉外界的光，又要对光所引起的刺激进行处理。尽管视网膜体很薄，但结构紧凑，反映了功能的复杂性。捕捉光子并将其转换为电刺激称为光的转换，这个过程是在光感受器-锥杆细胞的外节

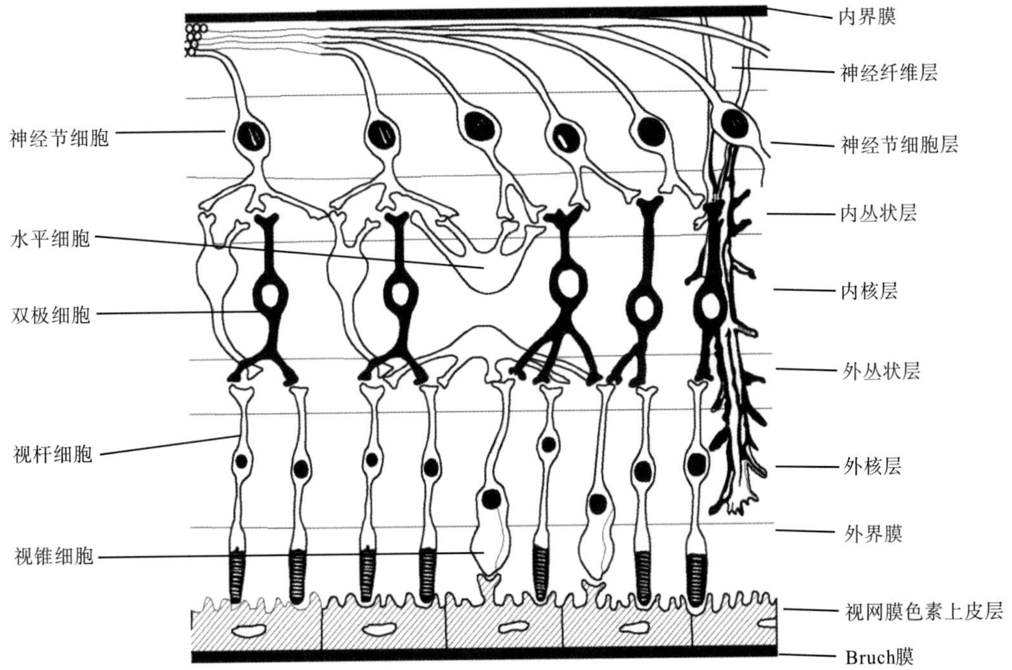

图5-1-5　视网膜组织结构模式

完成的。视色素分子是光电转换的生化基础，位于光感受器外节膜盘上。光感受器的神经冲动，经双极细胞传至神经节细胞。神经节细胞是唯一能将视网膜处理后的视觉信息编码传输到大脑的细胞。

视锥细胞对亮光敏感（明视觉），而且可以分辨颜色。视杆细胞可以感觉暗淡的光（暗视觉），其分辨率比较低，而且不能分辨颜色。有的人缺乏红色、蓝色或绿色的视锥细胞，导致不同的色盲。

视网膜色素上皮具有吸收散射光线；控制视网膜下腔的液体和营养物质（血-视网膜屏障的功能）；视色素再生和合成；合成生长因子和其他代谢物；维持视网膜的贴附；胞饮和消化光感受器的代谢废物；维持电稳定；创伤和手术后的再生和修复等功能。视网膜色素上皮对维持光感受器的功能非常重要。它也会受到许多视网膜和脉络膜疾病的影响。实际上，临床上许多视网膜疾病所发生的色素改变都发生在色素上皮层，而不是在视网膜。

虽然视网膜上约有1.3亿个感光细胞，但是视神经只有约120万轴突，因此大量前处理在视网膜上就完成了。黄斑的信息是最精确的，虽然黄斑只占整个视觉面的0.01%，但是视神经里10%的信息是由这里的轴突传递。

7.视网膜和脉络膜的循环

（1）动脉：视网膜从2个不连续的系统接受营养，视网膜血管和脉络膜血管。因此很多视网膜的疾病都与视网膜和脉络膜的血管改变有关。两个系统都是从眼动脉分化出来的，眼动脉是颈内动脉的第一分支。眼动脉的主要分支有视网膜中央动脉、后睫状动脉和眼肌的分支。代表性的是2条后睫状动脉，内侧支和外侧支，但有时可以看到第三支上方的后睫状动脉。后睫状动脉进一步分为2条睫状后长动脉和大量睫状后短动脉。睫状后短动脉分支供应后脉络膜，它们从视盘旁和黄斑下进入脉络膜。而睫状长动脉分支和睫状前动脉分支供应前部脉络膜。前后脉络膜循环的分水带在赤道部。

（2）静脉：脉络膜通过涡状静脉系统回流，涡状静脉常有4～7支主要血管（常有6支），每个象限1～2支，位于赤道部。在病理情况下，如高度近视，可能看到后涡状静脉从视盘引流。涡状静脉引流入上下眶静脉，再分别进入颈静脉窦和翼丛。上下眶静脉之间常有交通支。中央视网膜静脉引流视网膜和视神经的前段进入颈静脉窦。因此视网膜和脉络膜的循环系统都与颈静脉窦有交流。

（3）血-视网膜屏障（blood-retina barrier）：由视网膜血管和视网膜色素上皮共同组成。视网膜毛细血管内皮形成血视网膜内屏障（blood-retina inner barrier），视网膜色素上皮形成血视网膜外屏障（blood-retina outer barrier）。屏障功能依赖于紧密连接，限制细胞间水溶性分子的运动，防止这些分子进入视网膜。

二、眼球内容物

（一）眼内腔

眼内腔包括前房、后房和玻璃体腔。

1.前房（anterior chamber）　由角膜、虹膜、瞳孔区晶状体、睫状体前部共同围成的腔隙。前房内充满房水，容积约为0.25ml。前房在瞳孔处最深，正常成人约为3.0mm，周边部渐浅，最周边处称为前房角（angle of anterior chamber）。前房的深度随年龄、屈光状态等改变，年轻人、近视者前房较深，老年人、远视者前房较浅。

2.前房角（angle of anterior chamber）　位于周边角膜与虹膜根部的连接处。由角膜缘、睫状体及虹膜根部围绕而成，其前壁为角膜缘，后壁为虹膜根部，两壁在睫状体前面相遇，构成房角隐窝。前房角内有以下结构。

（1）前房角前壁的前界线：称为Schwalbe线，在前房角镜下呈一条灰白色发亮略成突起的线，为角膜后弹力层的终止部。

（2）巩膜突：是巩膜内沟的后缘，向前房突起，为睫状肌纵行纤维的附着部。

（3）巩膜静脉窦：即Schlemm管，是一个围绕前房角一周的环行管，位于巩膜突稍前的巩膜内沟中，表面由小梁网所覆盖，向外通过巩膜内静脉网或直接经房水静脉将房水运出球外，向内与前房交通。

（4）小梁网：为位于巩膜静脉窦内侧、Schwalbe线和巩膜突之间的结构。房角镜下是一条宽约0.5mm的浅灰色透明带，随年龄增长呈黄色或棕色，常附有色素颗粒，是房水排出的主要区域。根据与巩膜静脉窦的关系，将小梁从后向前分为两部分，巩膜静脉窦位于小梁网后2/3的外侧，此区有引流房水的作用，故称为功能小梁；而前1/3不能引流房水，称为非功能小梁。组织学上是以胶原纤维为核心、围以弹性纤维及玻璃样物质，最外层是内皮细胞。

（5）前房角后壁：为虹膜根部，它的形态与房角的宽窄有密切关系。

（6）房角隐窝：由睫状体前端构成，房角镜下为一条灰黑色的条带称睫状体带。

3.*后房*（posterior chamber）为虹膜后面、晶状体前面、晶状体赤道部、玻璃体前面、睫状体内面之间形成的一个不规则的腔隙。此腔内充满房水。

4.*玻璃体腔*（vitreous cavity）为被晶状体、晶状体悬韧带、睫状体和视网膜包绕的空腔。腔内充满玻璃体。占眼球容积的4/5，约为4.5ml。

（二）眼内容

眼球内容物包括房水、晶状体和玻璃体，均为无血管无神经的透明体，具有屈光作用，与角膜共同构成屈光系统。

1.*房水*（aqueous humor）为眼内透明液体，由睫状体的睫状突上皮细胞产生，充满前房与后房，总量为0.15～0.3ml，主要成分是水，约占98.5%，还含有少量的氯化物、蛋白质、维生素C及无机盐等。

房水不断循环更新（图5-1-6），以保持眼内压的稳定，并将眼内代谢产物运输到眼外。房水除有屈光作用外，还有营养角膜、晶状体和玻璃体的作用。

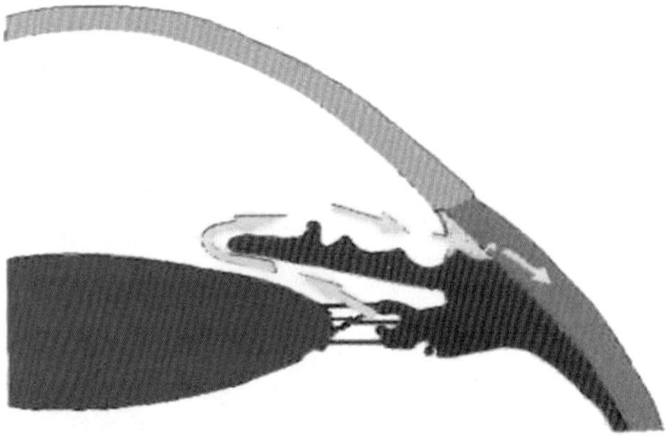

图5-1-6　房水循环模式

2.*晶状体*（lens）是一个双凸透镜状的富于弹性的透明体，位于虹膜、瞳孔之后，玻璃体之前，借晶体悬韧带与睫状体联系。晶体后表面的凸度大于前表面，前面的曲率半径约为10mm，后面约为6mm，是重要的屈光间质之一。后表面中央称为后极，前表面中央称为前极，显露于瞳孔中央。前后两面交界处称为赤道。成人晶体直径为9～10mm，厚度随年龄增长而缓慢增厚，一般为4～5mm。

（1）晶状体组织结构

1）晶状体囊膜：是一层富于弹性无细胞的透明薄膜，完整地包绕在晶体周围。前面的称为前囊，后面的称为后囊，各部位囊膜厚度不一致，后囊较前囊薄，周边部比中央区厚。

2）上皮细胞：位于前囊内面直到赤道部附近，为一单层细胞，能不断分裂增殖推向赤道部，在赤道部逐渐延长，最后变成晶体纤维。而后囊膜下没有上皮细胞。

3）晶状体纤维：是构成晶状体的主要成分。其结构层次颇类似洋葱头，可分为两部分。①晶体皮质，新形成的晶体纤维位于囊膜下，居于外层，质软，构成晶体皮质。随纤维的老化，旧的纤维被挤向中央、脱水、硬化而形成晶状体核。②晶状体核，自外向内可为成人核、婴儿核、胎儿核、胚胎核。

4）晶状体悬韧带：又称睫状小带，由一系列无弹性的坚韧纤维组成。从视网膜边缘、睫状体到达晶体赤道部附近，将晶状体悬挂在生理位置上，同时协助睫状肌作用于晶状体而起到调节作用。

（2）晶状体的生理特点

1）晶状体透明、无血管，是重要的屈光间质，其屈光力约为19D。其营养主要来自房水，新陈代谢复杂。当代谢障碍或囊膜受损时，晶状体就变混浊，形成白内障而影响视力。

2）晶状体具有弹性，借助于睫状肌收缩或松弛作用改变其屈光度，使看远或看近时眼球聚光的焦点都能准确地落在视网膜上（图5-1-7）。

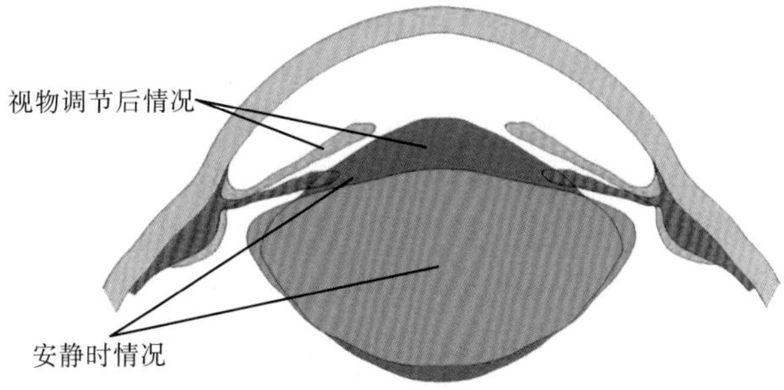

图5-1-7　眼调节前后睫状体位置和晶状体形状的改变（示意图）

3）晶状体纤维在人一生中不断生长，并将旧的纤维挤向晶状体的中心，并逐渐硬化而成为晶状体核，晶状体弹性也会逐渐减弱。晶状体核外较新的纤维称为晶状体皮质。因此随着年龄的增长，晶状体核逐渐浓缩、扩大，并失去弹性，这时眼的调节能力就会变差，出现老视。

4）晶状体内没有血管，它所需的营养来自房水，如果房水的代谢出了问题，或晶状体囊受损时，晶状体因缺乏营养而发生混浊，原本透明的晶状体就成为乳白色，而变得不透明，最终影响视力，这就是白内障。现在治疗白内障的方法很多，有一种方法就是干脆把已变得不透明的晶状体拿掉，换上一个人造的晶体，这就是人工晶状体植入术。

3.玻璃体（vitreous body） 为透明、无血管、无神经具有一定弹性的胶体。充满在晶状体后的空腔即玻璃体腔内，占眼内容积的4/5，约为4.5ml。前面有一凹面称玻璃体凹，晶体后面坐落其内，其他部分与视网膜和睫状体相贴，其间以视盘边缘、黄斑中心凹周围和玻璃体基底部（即锯齿缘前2mm和后4mm区域）结合最紧密。在玻璃体中央可见密度较低的狭长漏斗状管，称为玻璃体管，从晶状体后极至视盘前，为原始玻璃体的遗留，在胚胎时有玻璃体动脉通过。

玻璃体主要成分是水（占99%）、胶原纤维及酸性黏多糖，其表层致密，形成玻璃样膜。

玻璃体的生理特点为：①玻璃体无血管、无神经、透明，具有屈光作用。其营养来自脉络膜和房水，本身代谢极低，无再生能力，脱失后留下的空隙由房水填充。当玻璃体周围组织发生病变时，玻璃体代谢也受到影响而发生液化、变性和混浊。②玻璃体充满眼球后的玻璃体腔内，起着支撑晶状体、视网膜等周围组织和维持眼内压等作用。如果玻璃体脱失、液化、变性或形成机化条带，不但影响其透明度，而且易导致视网膜脱离。③年轻时，晶状体与玻璃体能较好地紧密粘连，随着年龄的逐渐增长，晶状体与玻璃体的粘连性也逐渐变差，因此在老年性白内障手术时很容易将它们分开。

第二节　视路及瞳孔反射路

一、视　　路

我们为什么能看到景物?景物在视网膜上成像，视网膜上的神经细胞在受到光刺激后，产生神经冲动，通过神经系统传至大脑中的视觉中枢。这种视觉信息的传导路径称为视路（visual pathway），它从视网膜光感受器起，至大脑枕叶皮质纹状区的视觉中枢为止，包括视神经、视交叉、视束、外侧膝状体、视放射和枕叶皮质视中枢（图5-2-1）。

1.视神经（optic nerve） 是中枢神经系统的一部分。它从视盘起，至视交叉前脚止，这段神经全长42～50mm。按其部位可分为眼内段、眶内段、管内段和颅内段四部分。

（1）眼内段：是从视盘开始，神经纤维穿过巩膜筛板为止的一段，这一段神经纤维处于眼球之内，故名眼内段。它长约1mm，可分为四部分：神经纤维层、筛板前层、筛板和筛板后区。临床上可从眼底看到神经纤维层（橙红色）、筛板前层中央部分（杯凹），有时可见到杯底部的小灰点状筛孔，即筛板。此段神经无髓鞘，自此起即有髓鞘包绕。

眼内段视神经的血液供应：视盘表面的神经纤维层来自视网膜中央动脉分支供应，筛板和筛板前则由来自睫状后短动脉的分支供应。

（2）眶内段：是从巩膜筛板之处起，至颅骨视神经管，长约为30mm，较眼球后部至视神经

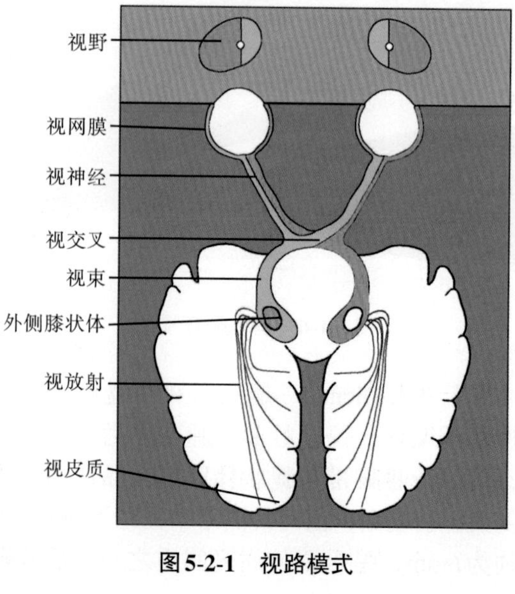

图5-2-1　视路模式

孔的距离（18mm）要长，呈“S”形，以利于眼球的转动。因位于眼眶肌锥内而得名。在距眼球10～15mm处，盘斑束逐渐转入视神经的中轴部，来自视网膜其他部位的纤维，仍位于视神经的相应部位。眶内段视神经的血液供应主要来自眼动脉分支和视网膜中央动脉分支。

（3）管内段：则是神经纤维通过颅骨视神经管的部分，长为6～10mm。鞘膜与骨膜紧密相连，以固定视神经。此段与眼动脉伴行和供血，神经纤维排列不变。

（4）颅内段：是指视神经出视神经管后进入颅内至视交叉前脚的部分，长约为10mm。直径为4～7mm。颅内段血液供给来自颈内动脉和眼动脉。

包绕视神经的髓鞘可分为3层，由外至内为硬膜、蛛网膜及软膜。硬膜与蛛网膜之间的空隙，称为硬膜下腔；蛛网膜与软膜之间的空隙，称为蛛网膜下腔。硬膜、蛛网膜和软膜均与脑的同名腔相通，向前终止于眼球而形成盲管，腔内充满着脑脊液，所以当颅内压增高时，常见视盘水肿。眼眶深部组织的感染，也能沿视神经周围的脑膜间隙扩散至颅内。视神经髓鞘上富有感觉神经纤维，故当炎症发生时球后常有疼痛感。

2.视交叉（optic chiasm）　是两侧视神经交汇处，呈长方形，其横径、前后径及厚度分别为12mm×8mm×（2～5）mm的神经组织，位于蝶鞍上方。在这里来自双眼视网膜鼻侧部的神经纤维经交叉后至对侧，即来自左眼的神经纤维转至右侧，而右侧的神经纤维转至左侧。来自颞侧的神经纤维则不交叉。黄斑部纤维占据视神经和神交叉中轴部的80%～90%，也分成交叉纤维和不交叉纤维。当邻近组织病变影响视交叉部位时，可出现视野缺损，最常见的是双颞侧偏盲。

3.视束（optic tract）　为神经纤维经过视交叉后重新排列的一段视神经束，长为4～5cm，开始时视束呈圆形束，以后逐渐成为扁圆柱状。因视神经纤维已进行了部分交叉，故每一侧视束包括来自同侧视网膜不交叉纤维和对侧视网膜鼻侧的交叉纤维。不交叉的纤维居视束的背外侧，交叉的纤维居腹内侧，黄斑部纤维居中央，后渐移至背部。视束交叉与不交叉纤维的汇集仅发生在开始阶段，两眼视网膜对应点纤维的汇集并不精确，因此视束的病变产生两眼的视野缺损并不完全对称，当一侧视束有病变时，可出现同侧偏盲。视束病变晚期还可引起视神经萎缩。

视束的血液供应来自前脉络膜动脉。前端除前脉络膜动脉外还有颈内动脉、大脑前动脉及后交通动脉的分支参与供给。

4.外侧膝状体（lateral geniculate body）　属于间脑的一部分，位于大脑脚外侧，外观呈卵圆形。每一个外侧膝状体约有100万个膝神经细胞，与视神经和视束内的神经纤维数目大致相同。由视网膜神经节细胞发出的神经纤维约70%在此与外侧膝状体的节细胞形成突触，换神经元（视路的第四级神经元）后再进入视放射。在外侧膝状体中，灰质和白质交替排列，白质将灰质细胞分为六层，由对侧视网膜而来的交叉纤维止于一、四、六层，由同侧视网膜而来的不交叉纤维止于第二、三、五层。

5.视放射（optic radiation）　是外侧膝状体至枕叶皮质之间的一段，因神经纤维呈扇形散开，故称为视放射，是由外侧膝状体交换神经元后的新神经纤维组成。

6.视皮质（visual cortex）　位于两侧大脑半球枕叶皮质后部内侧，每侧与双眼同侧一半的视网膜相关联，右侧的视皮质与右眼颞侧及左眼鼻侧视网膜相关，左侧的视皮质与左眼颞侧及右眼鼻侧视网膜相关。视神经纤维最终终止于此，视觉信息在此再现。

视中枢位于大脑枕叶皮质纹状区，全部视放射均终止于纹状区，为人类视觉的最高中枢。由于视觉纤维在视路各段排列不同，所以在神经系统某部分发生病变或损害时对视觉纤维损害各异，表现为特殊的视野异常。对中枢神经系统病变的定位诊断具有重要意义。

二、瞳孔反射径路

1.光反射（light reflex）　光线入眼引起瞳孔缩小，称为光反射，分直接光反射和间接光反射两种。光照一只眼，引起被照眼瞳孔缩小称为直接光反射。光照一只眼，引起另一只眼瞳孔同时缩小称为间接光反射。瞳孔光反射径路分传入和传出经路（图5-2-2）。

（1）传入径路：光照一只眼后，除引起视觉冲动外，也同时引起光反射传入纤维冲动。开始光反射纤维和视觉纤维伴行入颅，经视交叉时一部分纤维交叉到对侧视束，另一部分纤维不交叉进入同侧视束。当接近外侧膝状体时，光反射传

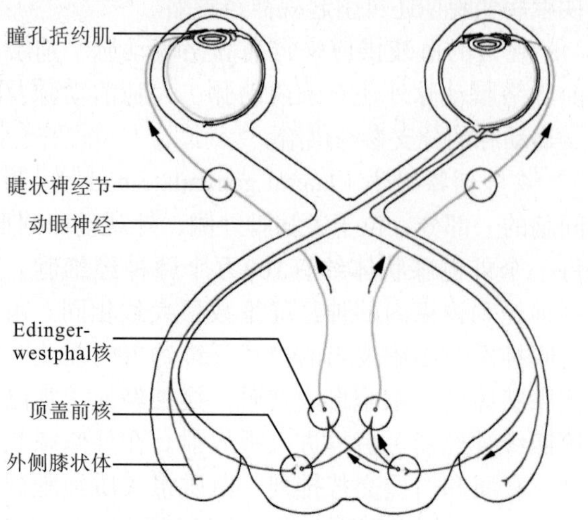

图5-2-2　瞳孔对光反射弧

入纤维离开视束，经四叠体上丘臂进入中脑顶盖前区，终止于顶盖前核。在核内交换神经元后，一部分纤维绕过大脑导水管，与同侧缩瞳核（动眼神经副核，简称E-W核）相联系；另一部分纤维经后联合交叉到对侧，与对侧的缩瞳核联系。

（2）传出径路：光反射的传出纤维由两侧的E-W核发出，随同动眼神经入眶，终止于睫状神经节。在节内交换神经元后，发出节后纤维，经睫状短神经进入眼球，止于瞳孔括约肌，引起两眼同时缩瞳。间接光反射得以完成，是由于传入纤维在后联合处有纤维互相交叉，使每侧的E-W核包含有两眼传入的冲动之故。

2. 近反射（near reflex）　当两眼同时注视一个近处目标时，两眼同时产生瞳孔缩小，晶状体变凸（调节）及两眼向内侧集合运动，这三种联合反射称为近反射。其目的是使外界物体成像清晰并投射在两眼的黄斑上。近反射的管辖为中枢性，主要由大脑皮质的协调作用来完成。婴儿无近反射现象。

近反射的传入途径，尚未确切肯定，一般认为有以下2种。

（1）调节作用是通过大脑皮质来完成的，其传入途径与视路相同。传出纤维发自纹状周围区，经枕叶-中脑束分别到达两侧动眼神经缩瞳核和两侧动眼神经的内直肌核。经睫状短神经到达瞳孔括约肌和睫状肌，司瞳孔缩小和晶体的调节作用。由内直肌核发出的纤维到达双眼内直肌，使两眼产生集合作用（辐辏作用）。

（2）集合反应：有学者认为集合反应与调节作用不同，并不经过大脑皮质。传入途径：神经冲动可能起于两眼内直肌的本体感受，纤维经动眼神经到达脑干，止于三叉神经中脑核，再发出短联系纤维至动眼神经核。传出途径：自动眼神经核群中的内直肌核发出，分布于两眼内直肌，引起集合反应。

近反射中的三种反应分别为缩瞳、调节、集合，虽经常是同时发生，关系密切，但各自有其一定的独立性，因此三者也可能各自有其不同的反射通路。

第三节　眼附属器的解剖与生理

眼附属器包括眼睑、结膜、泪器、眼外肌和眼眶。

一、眼　　睑

眼睑（eye lids）位于眼眶前部，覆盖于眼球表面的软组织，分上睑和下睑两部分，有保护眼球的作用。上、下眼睑间的裂隙称为睑裂。正常睁眼时，平视睑裂高度约为8.0mm，上睑缘可达角膜上缘下2mm。上下眼睑相连处为眦。靠近鼻侧为内眦，靠近颞侧为外眦。内眦处有肉状隆起为泪阜，是变态的皮肤组织。泪阜周围的浅窝为泪湖；泪阜外侧有一淡红色纵行皱褶，称为半月皱襞。在上下睑缘的内侧端（内1/6和外5/6交界处）各有一乳头状突起，其上有一小孔称为泪点，与眼球紧贴，为泪道的开口。眼睑的边缘称睑缘，睑缘有前后唇，前唇圆钝，有2～3行排列整齐的睫毛，毛囊周围有皮脂腺（Zeis腺）及变态汗腺（Moll腺），开口于毛囊。后唇呈直角，与眼球表面紧密接触。前、后唇之间称为唇间线或灰白线，是皮肤与结膜的交界处。灰线与后唇之间有一排细孔，为睑板腺开口。

眼睑的组织结构由外向内分为皮肤、皮下组织、肌肉、睑板、睑结膜五层（图5-3-1）。

1. 皮肤　为全身皮肤最薄处，血管分布丰富，易形成皱褶。

2. 皮下组织　为疏松的结缔组织和少量脂肪，有炎症和外伤时，易发生水肿和淤血。

3. 肌肉　主要有两种肌肉。①眼轮匝肌：属横纹肌，大部分属于随意肌，由面神经支配其肌纤维走行，与睑缘基本平行，其收缩使眼睑轻微闭合，主要在睡眠、瞬目及反射性闭睑时起作用；但也有反射性收缩作用。②上睑提肌：受动眼神经支配，具有提上睑、开启睑裂的作用，沿眶上壁向前至眶缘呈扇形伸展又分成前、中、后三部分。前部为薄宽的腱膜，穿过眶隔，止于睑板前面，部分纤维穿过眼轮匝肌，止于上睑皮肤下，形成重睑，位于眼轮匝肌深面，起自眶尖总腱环（图5-3-1）。从眶上壁和眼球之间，上直肌的上方沿眶顶前行，经睑板缘进入眼睑，形成白色腱膜组织，向下呈扇状散开于上睑，中央纤维垂直向下至睑板下部，向下的延续过程中分出许多细支，向前下穿过眼轮匝肌纤维，止于眼睑皮肤。外侧腱膜形成肌腱附着于外侧颧结节和睑外侧韧带，构成肌腱腱膜的外角；内侧附着于内眦韧带，构成肌腱腱膜的内角。其中内角后上方与上斜肌腱的反折部分相连。外角后上方与泪腺相邻。在眶缘以内上睑提肌分散成腱膜之前，肌肉层表面的筋膜增厚，形成一束横形腱膜，内侧止于滑车及其后眶骨，外侧止于泪腺及外侧眶缘，称为节制韧带韧带，对上睑提肌的收缩有一定的节制作用，同时它也是眶隔与上睑提肌肌鞘的融合处。另外，上睑提肌还有小部分肌腱筋膜在深面与上直肌鞘膜相融合，止于结膜的上穹窿部，故它的收缩可以牵拉穹窿结膜，使之可以随眼睑和眼球的活动而移动。

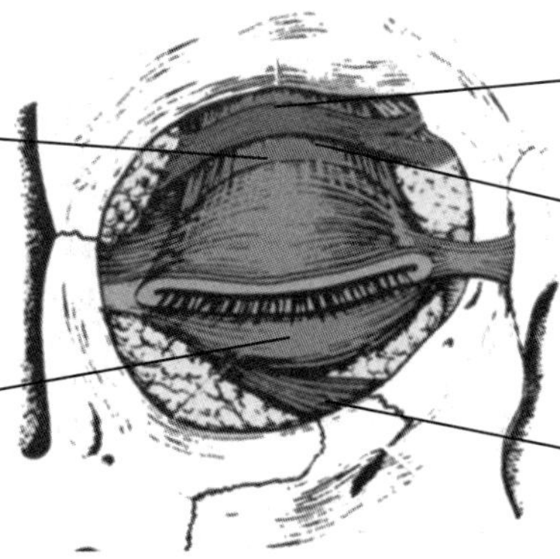

图5-3-1　上睑提肌腱膜及内外眦韧带

临床上常行上睑提肌缩短术以矫正上睑下垂。在行上睑提肌缩短术时，应充分认识上睑提肌与相邻组织的解剖关系，如节制韧带、内外眦韧带、上睑提肌腱筋膜的内外角，以及内角与上斜肌反转腱的关系等，以免造成手术失败，或误伤邻近组织引起并发症。

4.睑板（tarsal plate）　为致密的结缔组织，质硬似软骨，是眼睑的支架。睑板内外两端各连一带状结缔组织，即内眦韧带和睑外侧韧带。睑板内有垂直排列的睑板腺，是全身最大的皮脂腺，开口于睑缘，它分泌脂质，构成泪膜的最表层，它可稳定泪膜并阻止水分的蒸发，且对眼表面起润滑及防止泪液外溢的作用（图5-3-2）。

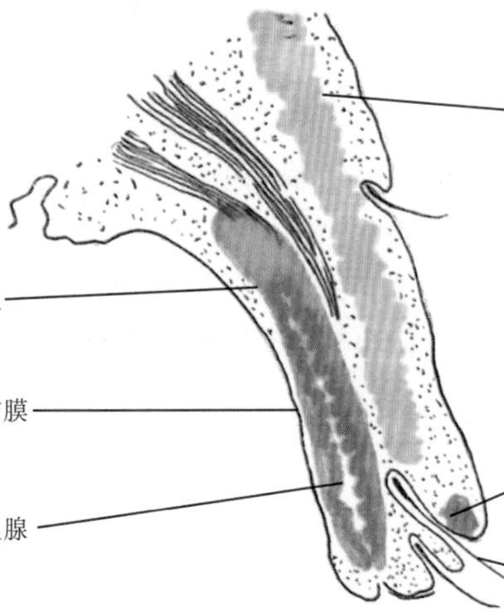

图5-3-2　眼睑组织结构

5.睑结膜　是紧贴在睑板后面的黏膜组织，不能移动，透明而光滑，有清晰的微细血管分布。在睑缘内2mm处，有一与睑缘平行的浅沟，称为睑板下沟，是异物最易存留的地方。

眼睑的血管：眼睑血液供应丰富。动脉血供有两个来源，一是来自颈外动脉的分支，包括面动脉、颞浅动脉和眶下动脉；二是来自颈内动脉的眼动脉分支，包括鼻背动脉、眶上动脉、泪腺动脉和额动脉。眼睑的浅部组织由这些动脉分支吻合形成的动脉网供应。深部组织则由这些动脉形成的眼睑动脉弓供应。一般上睑有两个动脉弓，即睑缘动脉弓及周围动脉弓；下睑只有一个下睑缘动脉弓。

眼睑静脉也分为两个系统。浅层位于睑板之前，回流到面前静脉和颞浅静脉；深层位于睑板之后，汇入眼眶静脉回流到海绵窦或经面深部静脉，经翼状丛再回流到海绵窦。深、浅静脉系统之间有吻合，在面静脉处相遇，成为整个眼睑静脉系统的汇合点。眼睑静脉无瓣膜，因此炎症化脓时有可能蔓延到海绵窦及颅内而引起严重后果。

眼睑的淋巴管：分为内外两组引流。下睑内侧2/3和上睑内侧1/3由内侧淋巴组引流汇入颌下淋巴结；上下睑的共作部分则分深浅两组，分别由外侧淋巴组引流汇入耳前淋巴结和腮腺淋巴结。

眼睑的神经包括运动神经、感觉神经和交感神经三种。

1.运动神经 ①面神经的分支（颞支和颧支）支配眼轮匝肌，司眼睑闭合。②动眼神经的分支（上支）支配上睑提肌，司上睑的提升。

2.感觉神经 ①眼神经：由此支发出的泪腺神经，司外眦附近感觉；眶上神经为上睑的主要感觉神经。滑车上、下神经支配内眦部上下睑。②上颌神经（三叉神经的第二支）：由此支发出的眶下神经，是主要的下睑感觉神经。

3.交感神经 来自颈交感神经的分支，主要支配上睑板肌，并分布于血管及皮肤腺体。

二、结 膜

结膜（conjunctiva）为一连续眼睑与眼球间的透明的薄层黏膜，覆盖于眼睑后面和眼球前面。

1.睑结膜（palpebral conjunctiva） 覆贴于睑板之后，在距眼睑后缘2mm处，有一与睑缘平行的浅沟，称为睑板下沟，常为细小异物存留之处。

2.球结膜（bulbar conjunctiva） 覆盖于眼球前部的巩膜表面与巩膜表面的球筋膜疏松相连，富于弹性，易推动。球结膜下注射即在此部位进行。在角膜缘处结膜上皮细胞移行为角膜上皮细胞，因而结膜病可累及角膜。

3.穹窿结膜（fornical conjunctiva） 为球结膜和睑结膜的移行部分，多皱襞，便于眼球转动。穹窿结膜是结膜中最厚、最松弛的部分。上穹窿部较深，下穹窿部较浅。穹窿部上皮细胞为复层柱状上皮细胞，上皮细胞下含有多量的淋巴细胞，有时形成滤泡，该部血管丰富。

结膜是一黏膜，分上皮层和固有层，上皮层为2～5层，各部位的厚度和细胞形态不尽相同。睑缘部及球结膜为扁平上皮，睑板到穹窿部为立方上皮逐渐过渡成圆柱上皮，角膜缘部演变为复层扁平上皮。固有层又分为腺样层和纤维层，固有层的腺样层在穹窿部发育较好，由纤细的结缔组织网构成，其间有淋巴细胞、组织细胞和肥大细胞；纤维层由胶原纤维和弹性纤维交织而成。

结膜的分泌腺有以下2个。①副泪腺：结构与泪腺相似，但较小，分泌泪液。在睑板上缘者称为Wolfring腺，在穹窿结膜下者称为Krause腺。②杯状细胞：位于结膜上皮细胞层，以穹窿结膜最多，分泌黏液，为黏液性分泌物的来源。

结膜的血管：来自眼睑的动脉弓和睫状前动脉。睑动脉弓穿过睑板分布于睑结膜、穹窿结膜和距角结膜缘4mm以外的球结膜，充血时称为结膜充血。睫状前动脉在角膜缘3～5mm处分出细小的巩膜上支组成角膜缘周围血管网并分布于球结膜，充血时称为睫状充血。

结膜的神经支配有感觉神经和交感神经两种。感觉神经来自三叉神经的第一、二分支。交感神经纤维来自眼动脉的交感神经丛。

三、泪 器

泪器包括泪腺和泪道两部分。

（一）泪腺

泪腺（lacrimal gland）位于眼眶外上方的泪腺窝内，分泌泪液。上睑提肌肌腱将其分成较大的眶部泪腺和较小的睑部泪腺。泪腺的排出管有10～12根，开口于上穹窿外侧结膜。

（二）泪道

泪道（lacrimal passages）由泪点、泪小管、泪囊和鼻泪管构成，为泪液排泄的通道（图5-3-3）。泪腺产生泪液后，在结膜囊内随瞬目运动分布于眼球的前表面，并逐渐汇集于内眦，随泪点和泪小管的虹吸作用而进入泪道。

1.泪点 是位于上、下睑缘内侧端的小孔，分别称为上泪点和下泪点，是泪液进入泪道的起始处。

2.泪小管 上、下泪小管分别起自上、下泪点，先与睑缘成垂直方向走行向上、下，继而转行向内侧，上、下泪小管汇合开口于泪囊。

3.泪囊 是位于眼眶内侧壁前下方泪囊窝内的一个膜性囊，其上端在内眦水平以上，为膨大的盲端，其下端移行为鼻泪管。泪囊和鼻泪管分别贴附于泪囊窝和骨性鼻泪管的骨膜。眼轮匝肌的部分肌纤维分布于泪囊的浅、深面。收缩时，可扩大泪囊，使囊内呈负压，有利于将结膜囊的泪液引流至泪囊内。

4.鼻泪管 为泪囊下端的膜性管道，上段大部分包埋于骨性鼻泪管中，与骨膜紧密相贴；下段位于鼻腔外侧壁黏膜的深面，向下开口于下鼻

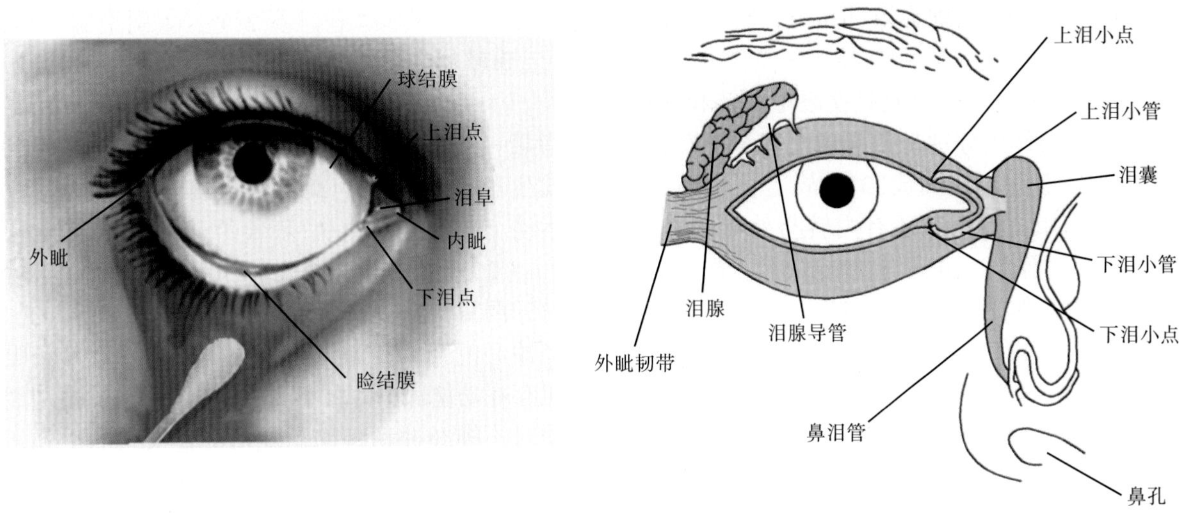

图5-3-3　泪器结构

道外侧壁的前壁。

泪道的组织结构：泪囊和鼻泪管均衬有两层上皮细胞，浅层为柱状上皮，深层为扁平上皮。上皮可见丰富的杯状细胞，泪囊和鼻泪管上皮下固有层可分为腺样层与纤维层，腺样层内有淋巴细胞，纤维层含大量弹性纤维，纤维与泪小管四周的弹性纤维相连续。

来自眼动脉分支的上睑内侧动脉供应泪囊，下睑内侧动脉供应鼻泪管；来自面动脉分支的内眦动脉也供应泪囊及鼻泪管；来自颌内动脉分支的眶下动脉供应泪囊下部，蝶腭动脉的鼻支供应鼻泪管下部。

来自面神经的运动神经分支支配眼轮匝肌；感觉神经由来自三叉神经眼支的分支鼻睫状神经的滑车下神经分出分支支配泪小管、泪囊和鼻泪管上部，三叉神经上颌支的前上齿槽神经支配鼻泪管下部。

泪液排到结膜囊后，经瞬目运动分布于眼球表面，并向内眦汇集于泪湖，再由泪点、泪小管的虹吸作用进入泪道。

由于眼眶借泪道与鼻腔相通，当泪点变位或炎症阻塞泪道时，均会致泪液引流不畅，而使泪液溢于眶外，临床上称为“溢泪症”，多见于老年人。针对泪道阻塞造成的溢泪症，可行泪道冲洗术来疏通阻塞的泪道，以达到泪道畅通，使泪液能顺利地引流入鼻腔。

四、眼 外 肌

眼外肌（extraocular muscle）是司眼球运动的横纹肌，每眼有4条直肌和2条斜肌，共6条，4条直肌为上直肌（superior rectus muscle，SR）、下直肌（inferior rectus muscle，IR）、内直肌（medial rectus muscle，MR）和外直肌（lateral rectus muscle，LR）；2条斜肌是上斜肌（superior oblique muscle，SO）和下斜肌（inferior oblique muscle，IO）。4条直肌均起始于眶尖部视神经孔周围的总腱环（图5-3-4）。各肌肉的肌纤维自成一束，包围视神经分别向前展开，附着在眼球赤道前方，距角膜缘不同距离的巩膜表面上。内、下、外、上直肌分别附着于角膜缘后5.5mm、6.5mm、6.9mm、7.7mm处。上斜肌也起始于总腱环，沿眶上壁与眶内壁交角处前行，在接近眶内上缘处变为肌腱，穿过滑车的纤维环，然后转向后外方，经过上直肌的下面，到眼球赤道部后方，附着于眼球后外上部。下斜肌起源于眶壁的内下侧，然后经下直肌与眶下壁

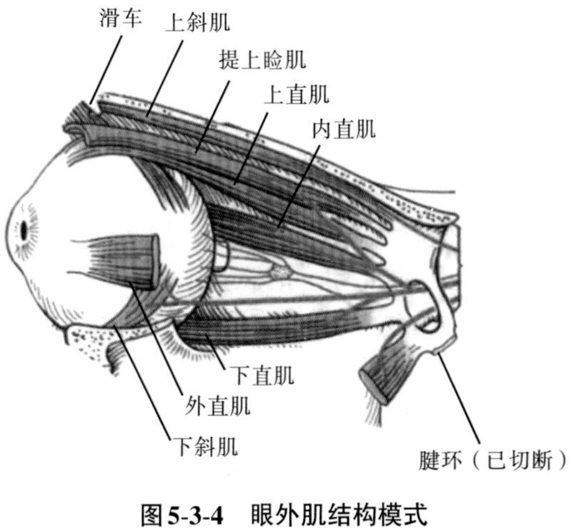

图5-3-4　眼外肌结构模式

之间，向外伸展至眼球赤道部后方，附着于眼球的下后外侧。

内、外直肌的作用分别是使眼球内转和外转，上、下直肌的作用分别是使眼球上转和下转，因上、下直肌走向与视轴成23°，故上直肌还有内转与内旋作用，下直肌还有内转与外旋的作用。上、下斜肌的作用力方向与视轴成51°，故收缩时上斜肌的主要作用是使眼球内旋，其次下转、外转，下斜肌主要作用是使眼球外旋，其次是上转、外转。

（一）眼外肌的动脉血液供应

眼外肌动脉血液供应主要来自眼动脉的眼肌支的内外两个分支，外侧支供应上直肌、外直肌、上斜肌和上睑提肌。内侧支供应内直肌、下直肌和下斜肌。供给眼外肌的动脉分成7支睫状前动脉进入4条直肌，除外直肌只有1支外，其余直肌均有2支。所以一次斜视手术只限做2条直肌，以免造成眼球前节缺血。

（二）眼外肌的神经支配

外直肌受第Ⅵ对脑神经（展神经）支配，上斜肌受第Ⅳ对脑神经支配，其余4条肌肉均受第Ⅲ对脑神经（动眼神经）支配。其中动眼神经上支支配上直肌，下支支配内直肌、下直肌和下斜肌。

（三）眼外肌的生理特点

1.眼球运动及眼位　眼球运动可分为单眼运动（外内转、上下转、旋转和斜方向运动）和双眼运动（同向运动和异向运动）；从眼球运动性质考虑可分为扫视运动、追随运动和注视微动。眼球旋转运动的中心点称为旋转中心。眼位分为：第一眼位又称原在位，是指头位正直时，两眼注视正前方目标时的眼位。第二眼位是指当眼球转向正上方、正下方、左侧或右侧时的眼位。第三眼位是指四个斜方向即右上、右下、左上和左下时的眼位。

2.主动肌、拮抗肌、协同肌和配偶肌　①主动肌：指一条眼外肌收缩时使眼球向一特定方向运动的主要肌肉。②拮抗肌：指同一眼产生与主动肌相反方向运动的肌肉，如内直肌和外直肌。③协同肌：指同一眼使眼球向相同方向运动的两条肌肉，如上斜肌和下直肌。④配偶肌：指两眼产生相同方向运动互相合作的肌肉，如右眼外直肌与左眼内直肌、右眼上直肌与左眼下斜肌等。

3.眼球运动定律

（1）交互神经支配定律（Sherrington定律）：指某一条眼外肌收缩时，其直接拮抗肌必定同时发生相应的松弛。此定律适用于一只眼的眼球运动。

（2）偶肌定律（Hering定律）：指眼球运动时，两只眼接受的神经冲动是等时和等量的。神经冲动的强弱是由注视眼决定的。一旦某条眼外肌存在功能障碍（如麻痹），在该肌肉发生神经冲动时，神经冲动将比正常情况下发出的更强，此强度的冲动也必将到达其配偶肌，使配偶肌功能过强，表现为临床上麻痹性斜视，第二斜视角大于第一斜视角。

双眼在视觉活动中，为保持双眼单视，两眼无论是在看远、看近中行使的异向运动（分开、集合）；还是在为寻找目标进行快速扫视或在对感兴趣的视标进行缓慢追随运动的同向运动，都离不开大脑眼球运动中枢遵循上述法则，支配两眼眼外肌的平衡和协调运动。

任何眼球运动均不是单独某条眼外肌的作用，而是通过所有眼外肌共同完成。双眼能维持正常眼位，各主动肌、拮抗肌、协同肌和配偶肌间能如此默契、协调地工作是因为在左额叶眼球运动中枢支配下，眼外肌可保持自身的紧张力，以及来自小脑及其他平衡器官的兴奋性。

临床上任何原因导致的功能性眼外肌肌力不平衡，或由于中枢神经、外周神经、眼外肌肌肉或肌肉接头异常导致眼外肌器质性病变，引起一条或多条眼外肌麻痹不能协调运动，不能保持正常眼位，均可造成双眼单视功能异常。

五、眼　眶

眼眶（orbit）是容纳眼球等组织的类似四边锥形的骨腔，左、右各一，互相对称（图5-3-5）。成人眶深4～5cm，容积为25～28ml。眶尖部有一孔二裂，即视神经孔、眶上裂及眶下裂。眼眶除外侧壁比较坚固外，其他三壁骨质均菲薄。上壁与前颅凹、额窦；下壁与上颌窦；内侧壁与筛窦、鼻腔，后方与蝶窦相邻。

眼眶内容物有眼球、视神经、眼外肌、泪腺、脂肪、血管、神经等。眼眶壁上有许多孔、裂、缝隙、窝，重要的有以下几处。

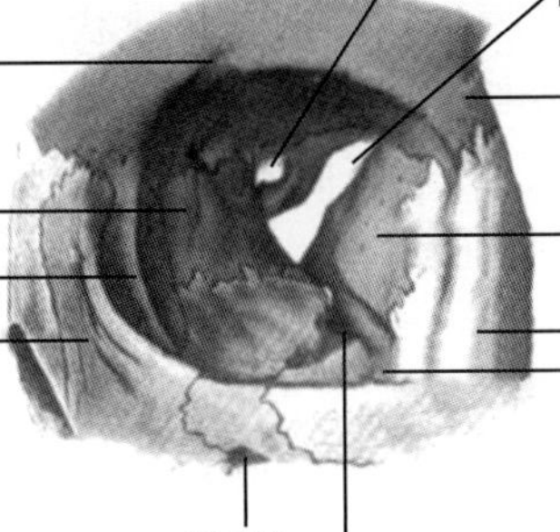

图5-3-5　眼眶正面观

1.视神经孔（optic foramen）　位于眶尖部，为视神经管之眶内开口，呈垂直椭圆形，为（6～6.5）mm×（4.5～5）mm，视神经管由蝶骨小翼的两根形成，长为6～8mm。视神经由此通过进入颅中窝，视神经肿瘤常可使此管扩大，并有眼动脉自颅内经此管入眶，视神经管为眶与颅中窝的通道，视神经、眼动脉和沿颈内动脉的交感神经纤维经此管通过。视神经挫伤引起的出血或水肿，由于受到骨性管壁的限制，导致自身的压迫，可使视力丧失。早期开放此管可有助于视力的恢复。视神经管在其内侧与蝶窦和后组筛窦关系密切，有时筛窦入蝶骨小翼，视神经管可被窦房所包围，两者之间仅有很薄的骨板隔开，因此球后视神经炎与鼻旁窦（特别是后组筛窦）的炎症有关。筛窦开放减压术，用以治疗球后视神经炎，也是基于这一解剖因素。在视神经管前端的4条直肌起点处，由肌腱形成的Zimi环和视神经的硬脑膜相融合。因此当视神经发炎时，眼球转动牵拉此处脑膜，引起球后疼痛。

2.眶上裂（superior orbital fissure）　位于视神经孔外侧，眶外壁与眶上壁分界处，与颅中窝相通。动眼神经、滑车神经、展神经、三叉神经第一支（眼神经）、眼静脉及交感神经纤维等由此裂通过。此处受损伤则出现眶上裂综合征。

3.眶下裂（inferior orbital fissure）　在眶外壁与眶上壁之间，有眶下神经，三叉神经第二分支，眶下动脉及眶下静脉与翼腭静脉丛的吻合支等通过。

4.眶上孔　在眶上缘外2/3和内1/3交界处，可触及，是眶上神经和眶上静脉通过处。

5.眶下孔　在眶下缘中部，缘下4～8mm处，有眶下神经、眶下动脉通过。

6.眼眶的窝　眼眶外上角处有泪腺窝，容纳泪腺。在眼眶内上角处有滑车窝，此处有滑车，供上斜肌通过；眼眶内侧壁前方有泪囊窝，泪囊位于窝内；泪囊窝前缘为泪前嵴，后缘为泪后嵴，下方接骨性鼻泪管，为泪囊手术时重要解剖标志。

眼眶的动脉血液来自颈内动脉分出的眼动脉，来自上颌动脉的眶下动脉和脑膜中动脉的眶支。眼眶静脉主要向三个方向回流，向后由眼上、下静脉回流于海绵窦及颅静脉系统；向前通过眼静脉与内眦静脉的吻合注入面静脉系统；向下经过眶下裂，回流到翼静脉丛。

眼眶的神经：包括视神经；第Ⅲ、Ⅳ、Ⅵ对脑神经，支配眼外肌和上睑提肌的运动；第Ⅴ对脑神经的第一支及第二支，支配眼球、泪腺、眶平滑肌等；第Ⅶ对脑神经支配泪腺。

临床上眼眶病变可能损害眼球和视神经，还可引起付鼻窦和颅内病变。同样，各鼻窦及颅内的病变时也可波及眶内组织。

第四节　眼球与眼眶的血管分布

一、动　　脉

眼部的血液供给主要来自颈内动脉和颈外动脉。眼动脉来自颈内动脉与视神经一起经视神经管入眶，先在视神经的外侧，然后在上直肌的下方越至眼眶的内侧前行，终于滑车上动脉，在行程中发出多条分支供应眼球、眼外肌、泪腺和上眼睑等。其分支主要有（图5-4-1）以下5支。

1.视网膜中央动脉（central retinal artery）由眼动脉发出，在视神经下方前行，在眼球后方约1cm处穿入视神经内，穿经视神经盘入视网膜，先分为上、下两支，随后再分为视网膜鼻侧上、下动脉和视网膜颞侧上、下动脉走行于眼球内，分别营养相应区域的视网膜内层。临床上，利用检眼镜可清晰地观察到这些结构，对某些疾病的诊断和判断及其预后，有重要意义。同时，可见黄斑中央凹周围0.5mm的范围内无血管分布。

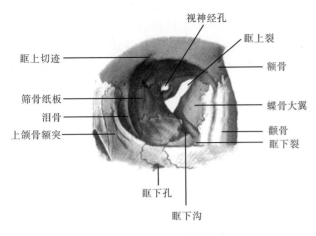

2.睫状后长动脉（long posterior ciliary artery）

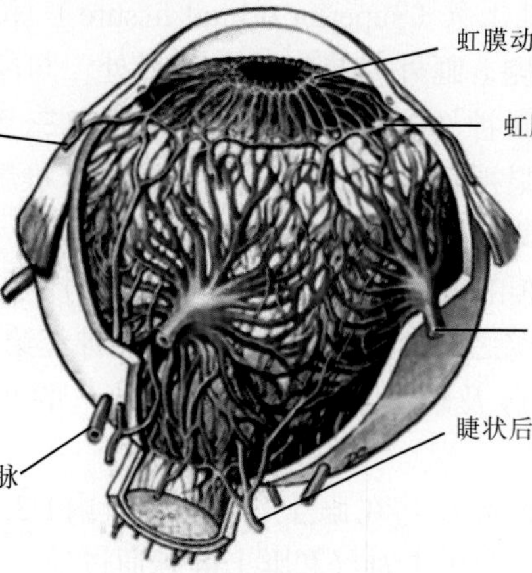

图5-4-1　眼球血管分布模式

又称为虹膜动脉，由眼动脉分出2支，在视神经的内、外侧穿入巩膜，于巩膜与脉络膜之间向前行达睫状体后部，开始发出分支。少数分支返回脉络膜前部，大多数分支到睫状体前、虹膜根部后面，与睫前动脉的小支吻合形成虹膜大动脉环，由此环再分支，呈辐射状走向瞳孔游离缘吻合形成虹膜小动脉环。睫状后长动脉血流主要供应虹膜、睫状体。

3.睫状后短动脉（short posterior ciliary artery）又称为脉络膜动脉，在视神经周围穿入巩膜前约分为20支，进入脉络膜内再逐级分支直至毛细血管，呈小叶分布，营养脉络膜及视网膜外5层。

睫状后短动脉系统在眼球内与视网膜中央动脉系统不吻合，但有时从睫状后短动脉分出到达视盘或视盘颞侧视网膜的小分支——视盘睫状动脉。此动脉自视盘颞侧起，分布在黄斑附近。这种解剖结构具有临床意义：在视网膜中央动脉阻塞时，可以保证视网膜相应部位的血液供应。

4.泪腺动脉（lacrimal artery）在眼动脉刚刚形成弓形后即发出，较大，在上直肌和外直肌之间的眼眶外上侧行进，向泪腺、上直肌、外直肌、外眦的睑部发出多条分支。

5.睫前动脉（anterior ciliary artery）由眼动脉的肌支发出，是4条直肌肌动脉的延续，从巩膜前部肌腱止端处穿入巩膜，穿入前发出细支分布于球结膜；穿入后，走行于巩膜表层与巩膜实质内，并再分为巩膜上支、巩膜支和穿通支，巩膜上支前行至角膜缘组成角膜缘血管网；巩膜支较小，穿过巩膜终止于巩膜静脉窦周围；穿通支较大，穿过巩膜到睫状体，与睫状后长动脉的分支相吻合并参与形成虹膜大动脉环。睫前动脉一般总数为7支，除外直肌发出1条外，其余3条直肌各发出2条睫前动脉。

二、静　脉

眼球及眼眶的静脉回流主要以下几个。

1.视网膜中央静脉（central retinal vein）与同名动脉伴行，经眼上静脉或直接汇入海绵窦。

2.涡静脉（vortex veins）在眼球赤道后方有4～6条涡静脉，每个象限有1～2支条，在直肌之间距角膜缘14～25mm处斜穿出巩膜，收集脉络膜及部分虹膜睫状体的血，经眼上、下静脉，汇流到海绵窦。

3.睫状前静脉（ciliary veins）收集前葡萄膜的血液，上半部静脉血流入眼上静脉，下半部血流入眼下静脉，大部分经眶上裂流入海绵窦，一部分部经眶下裂注入面静脉及翼腭静脉丛，进入颈外静脉。

4.眼上静脉（superior ophthalmic vein）与眼动脉伴行由前向后，穿过总腱环上部及眶上裂，并在眶上裂附近与眼下静脉吻合后入颅，进入海绵窦前部。眼上静脉的汇流支静脉有筛前、筛后静脉、肌支、泪腺静脉、视网膜中央静脉、睫状前静脉及上涡状静脉。

5.眼下静脉（inferior ophthalmic vein）来源于眶下壁前部的静脉丛。与眼上静脉吻合或单独进入海绵窦。其汇流支静脉包括来自下部和外侧的眼外肌支、下睑、结膜、泪囊的静脉支及下方的两条涡静脉。

眼眶的静脉通过大量的吻合支与面部的静脉、筛窦的静脉、鼻腔的静脉、翼状静脉丛相通，而且这个系统的静脉没有静脉瓣。这造成了眼眶部位的静脉血可能流向3个方向：向后到颅腔内的海绵窦、向下经眶下裂进入翼状静脉丛、向前经内眦静脉注入面前静脉。这种解剖特点可以使感染从面部皮肤或鼻窦扩散到眼眶，进而进入海绵窦，再到脑部。

第五节　眼球与眼眶的神经分布

眼部的神经支配丰富，包括视神经、动眼神经、滑车神经、展神经、三叉神经分支眼神经及上颌神经，以及重要的睫状神经节等（图5-5-1）。

1.视神经（optic nerve）　传导视觉神经冲动。从视盘开始后穿过脉络膜及巩膜筛板出眼球，经视神经管进入颅内至视交叉前角止。

2.动眼神经（oculomotor nerve）　自脚间窝出脑，紧贴小脑幕缘及后床突侧方前行，进入海绵窦侧壁上部，再经眶上裂眶，立即分为上、下两支。上支细小，支配上直肌和上睑提肌。下支粗大，支配下直肌、内直肌和下斜肌。由下斜肌支分出一个小支称为睫状神经节副交感根，它由内脏运动纤维（副交感）组成，进入睫状神经节交换神经元后，分布于睫状肌和瞳孔括约肌，参与瞳孔对光反射和调节反射。

3.滑车神经（trochlear nerve）　为运动性神经，起于中脑下丘平面对侧滑车神经核，自中脑背侧下丘方出脑；自脑发出后，绕过大脑脚外侧前行，穿经海绵窦外侧壁向前，经眶上裂入眶，越过上直肌和上睑提肌向前内侧行，进入并支配上斜肌。

4.展神经（abducens nerve）　属于运动神经，纤维起自脑桥外展神经核，在桥延沟中线两旁出脑，向前行经眶上裂入眼眶，支配眼的外直肌。此神经受损时，患眼不能向外转动，出现内斜视。

5.眼神经（ophthalmic nerve）　是三叉神经分出最小的第一支，为一般躯体感觉神经，自三叉神经半月节发出后，穿入海绵窦外侧壁，在动眼和滑车神经下方经眶上裂入眶，分支有泪腺神经、额神经和鼻睫状神经，分布于硬脑膜、眼眶、眼球、泪腺、结膜和部分鼻腔黏膜，以及额顶部、上睑和鼻背的皮肤。

6.上颌神经（maxillary nerve）　自圆孔出颅至翼腭窝，再经眶下裂入眶区，经眶下沟、眶下管，出眶下孔称为眶下神经，分布于下眼睑、鼻外侧部、上唇和颊部皮肤等部位，支配相应区域皮肤感觉。

7.睫状神经节（ciliary ganglion）　位于神视神经外侧视神经孔前1.0cm左右。节前纤维由三个根组成：①长根为感觉根，由鼻睫状神经发出，分布于眼球、眼睑、泪囊、鼻腔前部的黏膜和鼻下部的皮肤。②短根为运动根，较长根短而粗，由第Ⅲ对脑神经发出，含副交感神经纤维。③交感根，由颈内动脉丛发出，支配眼血管舒缩。由神经节发出6～10条睫状短神经，向前进入眼球。其副交感纤维支配睫状肌和瞳孔括约肌；交感纤维支配瞳孔开大肌和眼血管；感觉纤维接受眼球的一般感觉，经三叉神经入脑。眼内手术施行球后麻醉，即阻断此神经节。

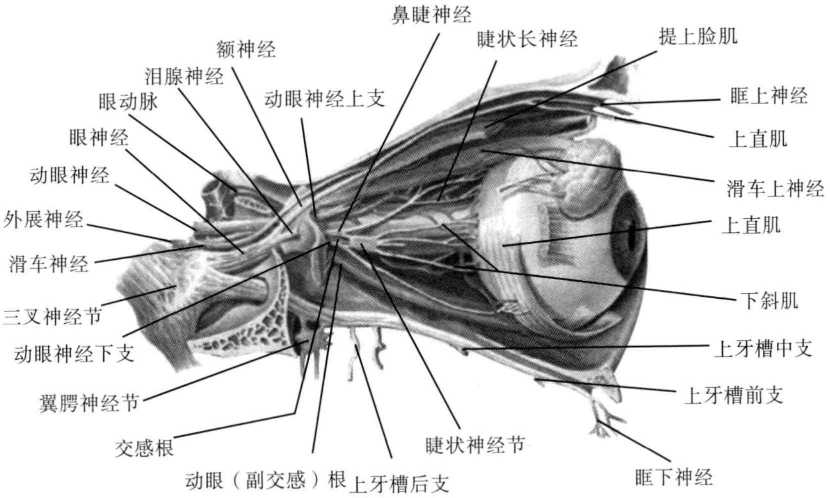

图5-5-1　眼球及眼眶神经分布模式

（陈　惠　谢　青　张仁俊　王　宇）

第6章

中医眼科基础理论

第一节 中医学说

一、眼与五脏六腑的关系

（一）眼与肝的关系

1.肝开窍于目，目为肝之外候 《素问·金匮真言论》在论述五脏应四时、同气相求、各有所归时说："东方青色，入通于肝，开窍于目，藏精于肝。"其意是深藏于体内的肝脏通向体外的窍道为目。《灵枢·五阅五使》谓："五官者，五脏之阅也。"其中"目者，肝之官也。"即言五官为五脏的外候，而肝外候于目。据此可为眼科诊治疾病，特别是为从肝治目疾奠定了理论基础，也为其他临床科室提供了极为重要的望诊内容。

2.肝气通于目，肝和则能辨色视物 目为肝窍，肝气可直接通达于目，故肝气调和与否直接影响到眼的视觉功能。一是肝可调畅气机，使气机升降出入有序，有利于气血津液上输至目，目得所养而能辨色视物。故《灵枢·脉度》说："肝气通于目，肝和则目能辨五色矣。"二是肝气能条达情志，肝和则条达有度，七情平和，气血均衡，眼才能明视不衰。故《灵枢·本神》指出："和喜怒而安居处……如是则僻邪不至，长生久视。"说明保持情志舒畅是保健眼目、防止眼病发生的重要举措。

3.肝主藏血，肝受血而目能视 肝藏血有助于目视之需。虽然五脏六腑之精气血皆上注于目，但其中肝与目有窍道相通，故以肝藏血对视觉功能的影响最大，因而《素问·五藏生成》有"肝受血而能视"之论。肝藏血含有眼目所需的各种精微物质，故称为"真血"。《审视瑶函·目为至宝论》阐释说："真血者，即肝中升运于目，轻清之血，乃滋目经络之血也。"现代医学研究发现，肝有根据视觉需要而调节血量及血质之功，虽然中医学所言的肝与现代解剖的肝有异，但提示了肝血可直接影响眼的功能状态。

4.肝之经脉，上连目系 《灵枢·经脉》说，足厥阴肝脉"连目系"。通观十二经脉，唯独肝脉是本经直接上连目系的。肝脉在眼与肝之间起着沟通表里、联系眼与肝及为其运行气血的作用，从而保证了眼与肝在物质和功能上的密切联系。

5.肝主泪液，润泽目珠 五脏化生五液，肝化液为泪。故《素问·宣明五气》说："五脏化液……肝为泪。"泪液有润泽目珠的作用，《灵枢·口问》说："液者，所以灌精濡空窍者也。"泪液的生成和排泄与肝的功能有关，泪液运行有序而不外溢，也正是肝气的制约作用使然。

（二）眼与心的关系

1.心主血液，血养目珠 《审视瑶函·开导之后宜补论》说："夫目之有血，为养目之源，充和则有发生长养之功，而目不病。少有亏滞，目病生焉。"可见血液充盈及运行有序是目视睛明的重要条件。循环至目的血液均始发于心，又归于心。《素问·五藏生成》说："诸血者，皆属于心。"与此同时，眼中神水源于目之血液，神水透明而又富含营养，以濡养神膏、晶珠等，从而保证眼产生正常的视觉功能。正如《审视瑶函·目为至宝论》中所说："血养水，水养膏，膏护瞳神。"

2.心合血脉，诸脉属目 《素问·调经论》说："五脏之道，皆出于经隧，以行气血。"血从心上达于目，也必须以经脉为通道。而"心主身之血脉"（《素问·痿论》），即言全身的血脉均与心相连而沟通。遍布全身各组织器官的经脉以分布于眼的脉络最为丰富，故《素问・五藏生成》说："诸脉者，皆属于目。"脉络在目的广泛分布，保证了气血上养于目有足够的通道。

3.心舍神明，目为心使　《素问・灵兰秘典论》说："心者，君主之官，神明出焉。"指人的精神、意识、思维乃至人的整个生命活动均由心主宰。《灵枢・本神》说："所以任物者谓之心。"说明接受外来事物或刺激并做出相应反应是由心来完成的，包括眼接受光线刺激而产生的视觉。故《灵枢・大惑论》指出："目者，心之使也；心者，神之舍也。"由于心主神明，为五脏六腑之大主，目赖脏腑精气所养，又受心神支配。因此，人体脏腑精气的盛衰及精神活动状态均可反映于目，故目又为心之外窍。有鉴于此，望目察神也是中医诊断学中望诊的重要内容。

（三）眼与脾的关系

1.脾主运化，输精于目　脾主运化水谷精微，为后天之本。脾运健旺，气血生化有源，目得精气营血之养则目光敏锐。若脾失健运，精微化生不足，目失所养则视物不明。《兰室秘藏・眼耳鼻门》中更明确指出："夫五脏六腑之精气，皆禀受于脾，上贯于目……故脾虚则五脏之精气皆失所司，不能归明于目矣。"此突出了脾之精气对视觉功能的重要性。

2.脾主肌肉，司睑开合　《素问・痿论》说："脾主身之肌肉。"《素问集注・五藏生成》说："脾主运化水谷之精，以生养肌肉，故合肉。"脾运化水谷之精，有滋养肌肉的作用，眼睑肌肉及眼带（眼外肌）得脾之精气充养，则眼睑开合自如，眼珠转动灵活。

3.脾升清阳，通至目窍　目为清阳之窍，位于人体上部，脉道细微，唯清阳之气易达之。《素问・阴阳应象大论》说："清阳出上窍。"《脾胃论・五脏之气交变论》进一步提出："耳、口、鼻为清气所奉于天。"说明清阳之气上达目窍是眼维持辨色视物之功能不可缺少的要素。只有脾气上升，清阳之气方可升运于目，目得清阳之气温煦才能通窍明目。

4.脾气统血，循行目络　《兰室秘藏・眼耳鼻门》说："脾者，诸阴之首也；目者，血脉之宗也。"血属阴，脉为血府，血液能在目络中运行而不外溢，有赖于脾气的统摄。《难经・四十二难》谓，脾"主裹血"。由于目为宗脉所汇聚之处，若脾气虚弱，失去统摄之力，则可致眼部尤其是眼内发生出血病症。

（四）眼与肺的关系

1.肺为气本，气和目明　《素问・六节藏象论》指出："肺者，气之本""肺主气，气调则营卫脏腑无所不治"。肺主气，司呼吸，不但与大自然之气进行交换，还与体内水谷之气相结合而敷布全身，温煦充养各组织器官。肺气旺盛，全身气机调畅，五脏六腑之精气顺达于目，目得其养则明视万物；若肺气不足，脏腑之气不充，目失所养则视物昏暗，正如《灵枢・决气》所说："气脱者，目不明。"

2.肺主宣降，眼络通畅　宣即宣布散发，指肺能布散气血津液至全身；降即清肃下降，指肺能通调水道，维持正常的水液代谢。宣发与肃降相互制约，互济协调，使全身血脉通利，眼络通畅。一方面使目得到气血津液的濡养，另一方面避免多余体液留存于目。此外，肺主表，肺宣降有序，将卫气与津液输布至体表，使体表及眼周的脉络得其温煦濡养，卫外有权，可阻止外邪对眼的伤害。

（五）眼与肾的关系

1.肾主藏精，精充目明　《灵枢・大惑论》说："目者，五脏六腑之精也。"寓含眼的形成有赖于精；眼之能视，凭借于精。而肾主藏精，《素问・上古天真论》谓："肾者主水，受五脏六腑之精而藏之。"肾既藏先天之精，又藏后天之精。肾精的盛衰直接影响到眼的视觉功能，正如《素问・脉要精微论》所言："夫精明者，所以视万物、别白黑、审短长；以长为短、以白为黑，如是则精衰矣。"

2.肾生脑髓，目系属脑　肾主骨生髓，《素问・阴阳应象大论》说："肾生骨髓"；《灵枢・海论》说："脑为髓之海"。由于脑与髓均为肾精所化生，肾精充足，髓海丰满，则目视睛明；若肾精不足，髓海空虚，则头晕目眩、视物昏花。故《灵枢・海论》明言："髓海不足，则脑转耳鸣……目无所见。"王清任结合当时所认识到的解剖知识，进一步阐述了肾、脑、眼之间密切的内在联系，明确地将眼的视觉归结于肾精所生之脑，其在《医林改错・脑髓说》中指出："精汁之清者，化而为髓，由脊骨上行人脑，名曰脑髓……两目即脑汁所生，两目系如线，长于脑，所见之物归于脑。"

3.肾主津液，润养目珠　《素问·逆调论》说："肾者水脏，主津液。"明示肾对体内水液的代谢与分布起着重要作用。《灵枢·五癃津液别》指出："五脏六腑之津液，尽上渗于目。"津液在肾的调节下，不断输送至目，为目外润泽之水及充养目内之液提供了物质保障。目内充满津液，除具有养目功能之外，还可维持眼圆润如珠的形状。

4.肾寓阴阳，涵养瞳神　肾寓真阴真阳，为水火之脏，水为真阴所化，火为真阳所生，为全身阴阳之根本。五脏之阳由此升发，五脏之阴靠此滋养。肾之精华化生以供养瞳神，《审视瑶函·目为至宝论》说："肾之精腾，结而为水轮。"水轮位于瞳神，而神光藏于瞳神。《证治准绳·七窍门》认为瞳神"乃先天之气所生，后天之气所成，阴阳之妙用，水火之精华。"说明瞳神内含阴阳是产生视觉的基础，肾精的滋养、命门之火的温煦是视觉产生的条件。

（六）眼与六腑的关系

关于眼与六腑的关系，其基础主要为五脏与六腑具有相互依赖、相互协调的内在联系。六腑除三焦为孤腑外，其他的与五脏互为表里。在生理上，脏行气于腑，腑输精于脏，故眼不仅与五脏有密切关系，与六腑也有着不可分割的联系。此外，六腑的功能是主受纳、司腐熟、分清浊、传糟粕，将消化吸收的精微物质传送到周身，以供养全身包括眼在内的组织器官。《灵枢·本藏》说："六腑者，所以化水谷而行津液者也。"《素问·六节藏象论》明确指出："脾、胃、大肠、小肠、三焦、膀胱者，仓廪之本，营之居也，名曰器，能化糟粕，转味而入出者也。"六腑的功能正常，目得所养，才能维持正常的视功能。在眼与六腑的关系中，尤与胆和胃的关系较为密切。

在眼与五脏的关系中，肝排在首位。肝与胆脏腑相合，肝之余气溢入于胆，聚而成精，乃为胆汁。胆汁的分泌与排泄均受到肝疏泄功能的影响。胆汁有助于脾胃消化水谷、化生气血以营养于目之功，所以胆汁的分泌与排泄与视力状况密切相关，故《灵枢·天年》说："五十岁，肝气始衰，肝叶始薄，胆汁始灭，目始不明。"《证治准绳·七窍门》在前人有关胆汁与眼，关系论述的基础上指出："神膏者，目内包涵膏液……此膏由胆中渗润精汁积而成者，能涵养瞳神，衰则有损。"指出胆汁在神膏的生成及养护瞳神方面起着重要作用。

胃为水谷之海，食物中的精微物质经过脾的运化以供养全身。脾胃密切配合，完成气血的生化，故合称为"后天之本"。其中对眼有温煦濡养作用的清阳之气主要源于胃气。《内外伤辨惑论·辨阴证阳证》说："夫元气、谷气、荣气、清气、卫气、生发诸阳上升之气，此六者，皆饮食入胃，谷气上行，胃气之异名，其实一也。"李东垣进一步指出了胃气对眼的重要性，在《脾胃论·脾胃虚实传变论》中说："九窍者，五脏主之，五脏皆得胃气乃能通利。"若"胃气一虚，耳、目、口、鼻俱为之病"。脾胃居于中焦，既是清阳之气生发之所，又是清阳之气升降之枢，脾胃功能正常与否直接关系到眼的功能状态。

小肠上端与胃的下口幽门相接，下端与大肠相连。饮食水谷由胃腐熟后传入小肠，并经过小肠进一步消化，分清别浊，其清者由脾输布至全身，从而使目得到滋养。大肠主司传导之责，是食物消化、吸收、排泄的最后阶段，为从食物中摄取目的营养物质发挥着重要作用。膀胱在脏腑中居于最下层，为水液汇聚之处，在肾中命门真火的蒸化作用下，将其中清澈者气化升腾为津液，以濡润包括目窍在内的脏腑官窍。三焦为孤腑，主通行元气、运化水谷和疏利水道。《难经·三十一难》说："三焦者，水谷之道路，气之所终始也。"脏腑的精气、津液均须通过三焦而上行灌注，使目得到滋养。

总之，眼之所以能辨色视物，有赖于脏腑化生和收藏的精、气、血、津液的濡养及神的整合。《灵枢·本藏》说："人之血气精神者，所以奉生而周于性命者也。"然而，由于古代医家所处的时代不同及临证经验与水平的差异，产生了对眼与脏腑关系的不同看法。隋代巢元方认为眼病多与肝有关，在其所著的《诸病源候论》中，列举目病56候，其中27候论及肝。宋代杨士瀛注重眼与肝、肾、心的关系，其在《仁斋直指方·眼目》中指出："目者，肝之外候也。肝取木，肾取水，水能生木，子母相合，故肝肾之气充，则精彩光明；肝肾之气乏，则昏蒙晕眩。""心者，神之舍，又所以为肝肾之副焉。"其后李东垣认为眼与脾、胃及心的关系最为密切，其在《兰室秘藏·眼耳鼻门》中强调，医者治疗目病，"不理脾胃及养血安神，治标不治本，是不明正理也"。明代楼英在《医学纲目·目疾门》中说："脏腑主目有二，一曰肝……二曰心……至东垣又推之而及于脾。”可见其比较重视眼与肝、心、脾的关系。而赵献可则偏重于眼与肾的关系，其在《医贯·眼目论》中说：“五脏六腑之精气皆上注于目而为之精，肾藏精，故治目者，以肾为主。”

综上所述，每个脏腑的各种功能对眼均起着重要的生理作用，但在眼与五脏六腑的关系中各有侧重，正如《审视瑶函·目为至宝论》所说：“大抵目窍于肝，生于肾，用于心，润于肺，藏于脾。”人体是一个有机整体，无论脏与脏、脏与腑，还是腑与腑之间均有经络相互联系，它们在生理上相互协调、相互依存。因此，临床上诊察眼病时，应以整体观为基点，从实际出发，具体病症具体分析，制订出治疗疾病的最佳方案。

二、“天人合一”的思想对中医眼科的影响

中国传统哲学强调宇宙万物的相通、相合与统一。因此，天人合一思想是中国长期占主导地位的思想。“天人合一”思想起源于商代，经春秋时期孔孟及汉代董仲舒等思想家的发展，成熟于宋明理学。中国哲学中的“天人合一”思想，一是认为人与天地之基本规律相同，二是认为人要顺合自然的规律。“天人合一”哲学思想对中医眼科的影响主要表现为以下几个方面。

（一）四时六气（淫）对眼的影响

人生活在自然界中，每时每刻都在与自然界进行着物质和信息的交换，眼由于与外界环境直接接触，所以四时六气（淫）的变化对眼的影响是显而易见的。

风、寒、暑、湿、燥、火，在正常情况下，是自然界四季气候的正常变化，一般不会伤人致病，称为六气。当六气变化异常，如太过、不及、当至不至、不当至而至时，就可成为致病因素，这时就称为六淫，六淫不仅直接影响眼的生理、病理，还是眼病的常见病因。由于六淫的性质和致病特点不同，反映眼部的表现，也有区别。

1.风　春季气候温暖多风，所以风乃春令主气。春季易形成风邪。风为阳邪，易于犯上，眼位最高，故易受之。因风性开泄，善行数变而主动。故其在眼部表现为恶风、流泪、沙涩、迎风作痒、眼球震颤或目珠偏斜等。再者，风为百病之长，乃致病先导，每夹杂其他外邪侵犯眼部；风夹热邪则肿赤痛甚，眵多黏结，夹寒则流冷泪，或紫赤肿胀；夹湿则痒甚湿烂，病势缠绵；夹燥则眵硬干涩，眼皮紧急。

2.寒　冬季气候寒冷，易形成寒邪。寒为阴邪，易伤阳气。若素体阳虚，复感寒邪，可见冷泪翳障、视物昏花。寒性凝滞收引，若客于经络筋肉之间，则可致筋脉挛急而口眼㖞斜；寒邪凝滞气血则可致赤脉紫胀、紧涩疼痛。

3.暑　为阳邪，为夏令主气，易伤津耗气，及若每多夹湿，侵犯眼部则见目赤、肿痛、视物昏矇、眵多黏滞等。

4.湿　为阴邪，乃长夏主气，其性重浊，而黏滞，易困伤阳气。若湿阻中焦，清阳不升，则见头重视昏；湿伤脾阳，水湿上犯可致胞睑水肿；湿邪秽浊伤目则睑弦湿烂、眵泪胶黏、湿痒、糜烂，且缠绵难愈。

5.燥　为秋季主气，其性燥烈，易于伤津，犯目则可见目内干涩不适、眼眵干结、视物不爽、眼睑皮肤红赤干燥等。严重者，可致黑睛失泽或变生翳障。

6.火　为阳邪，其性上炎，易于上犯失目，且其他外邪日久亦可化火，相应火邪所致眼病较多。火邪上犯，壅滞气血，多表现为眵多黄稠、目赤焮热、肿痛生疮，甚至溃脓、黄液上冲等。若火邪迫血妄行，则可致眼部各种出血之证。

总之，由于六淫的性质不同，所造成眼部病变也有区别，就临症所见，因于风者、火者居多，因湿者次之。并且大多是2种或2种以上的邪气兼夹致病。再者，六淫致病，多出现全身症状，故在临床辨证时，除去诊察局部外，还要结合全身症状方能周全。

（二）晨昏昼夜对眼的影响

晨昏昼夜的阴阳变化，对人体的生理病理有较大的影响，如《素问·生气通天论》所说：“故阳气者，一日而主外。平旦人气生、日中阳气隆，日西而阳气已虚，气门乃闭”。随着晨昏、昼夜、阴阳的变化，眼的生理、病理也随之变化。如白昼阳气旺，目睛视物清晰；夜晚阴气盛，则目睛视物昏暗。一般而言，眼病在白昼疼痛者，多属阳；在夜间疼痛者多属阴。入暮目暗或视野缩小者，多属肾阳不足，或肝肾精血亏虚。夜盲者，也属肾阳虚损或肝肾阴虚。瞳神紧小及绿风内障等，其疼痛常在夜间发作或加重。

（三）地区方域对眼的影响

眼病的地区分布各有特征，有些眼病可遍及世界各地，而有些眼病则只局限于某些地区。

研究眼病的地区分布规律，不仅可为研究病因提供线索，还可为制订眼病防治对策提供依据。形成眼病地区分布差异的原因是复杂的，地理环境、气候条件、物理、化学、生物环境、当地人民的风俗习惯、经济状况及文化和卫生水平等因素都可影响眼病的地区分布。

如年龄相关性白内障的发病率与地区分布有关。我国南方各省（自治区、直辖市），如福建、广东、广西壮族自治区则比北方各省（自治区、直辖市）发病率明显增高。根据现代医学研究，年龄相关性白内障的发病与太阳光中的紫外线有关。沙眼病农村发病率远比城市高，其发病与个人卫生习惯及环境卫生条件有很大关系。胬肉病多见于户外劳动者，农民与渔民发病率很高，与经常受风沙侵袭有关。而位于气候比较炎热、经济条件较差的亚非国家和地区，以沙眼、白内障、角膜软化症和眼寄生虫病为主；而欧美及日本等发达国家和地区，则以青光眼、糖尿病性眼底病变、工业眼外伤为主。在我国，由于地域广阔，眼病的种类也因地区不同而有很大差异。在农村和边远地区，沙眼和角膜病仍占重要地位；在城市，青光眼、视网膜脱离、眼外伤等占主导地位；白内障则在西藏高原和华南各省的发病率较高。

三、眼与经络气血的关系

经络内属于脏腑，外络于肢节头面，在人体有沟通表里上下、联络脏腑器官，并借以行气血、营阴阳之功，将人体脏腑组织器官连接成一个有机的整体。而《灵枢·邪气藏府病形》曰：“十二经脉，三百六十五络，其血气皆上于面而走空窍，其精阳气上走于目而为之睛。”《灵枢·口问》云：“目者，宗脉之所聚也。”正是说明经络与眼有着密切联系，眼的正常视觉功能的实现也离不开经络不断输送的脏腑气血濡养。

（一）眼与十二经脉的关系

十二经脉，又名十二正经，是经络系统的主体。三阴三阳表里相合，首尾相贯，其旁支别络纵横交错，承载营血运行于周身，始于手太阴，终于足厥阴，周而复始，如环无端，运行不息。从经络循行的路径来看，十二经脉直接或间接地与眼发生着联系，密布于眼周，源源不断地将脏腑气血输送至眼中。其中，手足三阳经及手少阴心经、足厥阴肝经均直接与眼有着联系，而足少阴肾经、足太阴脾经、手太阴肺经及手厥阴心包经则间接与眼发生联系。兹将与眼有直接联系的8条经脉分述如下。

1.手阳明大肠经　《灵枢·经脉》曰：“大肠手阳明之脉……其支者，从缺盆上颈，贯颊，入下齿中，还出挟口，交人中，左之右、右之左，上挟鼻孔。”其义为：该经有支脉上走颈部，过面颊，入下齿，左右脉交叉于人中，左脉向右，右脉向左，分布于鼻孔两侧（眼下鼻旁之迎香穴），与足阳明胃经相接，说明手阳明大肠经的支脉止于目眶下部。

2.足阳明胃经　《灵枢·经脉》曰：“胃足阳明之脉，起于鼻之交頞中，旁约太阳之脉，下循鼻外……”頞，指鼻根。其义为：该经起于鼻旁迎香穴，上行鼻根部，与足太阳膀胱经交会，后循鼻外侧、眼下方下行。由此可知，足阳明胃经起于目眶下部，循经目内眦、眶下缘及目眶下部。

3.手太阳小肠经　《灵枢·经脉》曰：“小肠手太阳之脉……其支者，从缺盆循颈上颊，至目锐眦，却入耳中；其支者，别颊上䪼，抵鼻，至目内眦，斜络于颧。”其义为：该经缺盆支脉，沿颈部上面颊，至目外眦，转入耳中；而颊部支脉，上行目眶下，抵于鼻旁，至目内眦（睛明穴）。由此可知，手太阳小肠经有支脉循经目外眦、目眶下部及目内眦。

4.足太阳膀胱经　《灵枢·经脉》曰：“膀胱足太阳之脉，起于目内眦，上额交巅”由此可知，足太阳膀胱经起于目内眦（睛明穴），上循攒竹，与督脉交会于巅顶（百会穴）。另《灵枢·寒热病》曰：“足太阳有通项入于脑者，正属目本，名曰眼系。”眼系，即目系，指眼球连系脑的部位。指出本经从巅入脑者，连属目系。

5.手少阳三焦经　《灵枢·经脉》曰：“三焦手少阳之脉……其支者，从膻中上出缺盆，上项，系耳后直上，出耳上角，以屈下颊至䪼；其支者，从耳后入耳中，出走耳前，过客主人前，交颊，至目锐眦。”其义为：本经胸中支脉出缺盆上项，沿耳后上行，出耳上额角，再屈而下行至面颊，达眶下部；耳部支脉从耳后入耳中，走耳前，与前一条支脉交于面颊部，到达目外眦（丝竹空之下），与足少阳胆经相接。由此可知，手少阳三焦经有两条支脉分别止于眶下部和目外眦。

6.足少阳胆经　《灵枢·经脉》说：“胆足少阳之脉，起于目锐眦，上抵头角，下耳后……其支者，从耳后入耳中，出走耳前，至目锐眦后……

其支者，别目锐眦，下大迎，合于手少阳抵于颇”。由此可知，足少阳胆经起于目外眦，其耳部支脉行止于目外眦后，而另有支脉起于目外眦，循经眶下。

7.足厥阴肝经　《灵枢·经脉》曰：“肝足厥阴之经脉……循喉咙之后，上入颃颡，连目系，上出额，与督脉会于巅；其支者，从目系下颊里，环唇内”。“颃颡”，指拾鼻咽部。其义为：本经上行沿喉咙之后，上入鼻咽部，连接于目系；其支脉沿眶下部下行绕唇。由此可知，足厥阴肝经直接与目系相连，其支脉循经眶下部。

8.手少阴心经　《灵枢·经脉》曰：“心手少阴之脉……其支者，从心系，上挟咽，系目系。”由此可知，手少阴心经的支脉与目系相连。综上所述，足三阳经之本经均起于或循行于眼周，手三阳经及足厥阴肝经则皆以支脉止于或循行于眼周，而足厥阴肝经、手少阴心经及足太阳膀胱经分别与目系相连。

（二）眼与十二经别的关系

十二经别是十二正经离入出合的别行部分，是正经别行深入体腔的支脉。经别离正经、入胸腹、出体表、合于阳经经脉的循行分布，加强了脏腑之间的联系，也使十二经脉与人体各部分的联系更趋周密。如阴经经别在头项部合于其相表里的阳经经脉，就加强了阴经经脉同头面部的联系。与眼发生直接联系的经别如下所述。

1.手少阴心经和手太阳小肠经　《灵枢·经别》曰：“手太阳之正……入腋，走心，系小肠也。手少阴之正……属于心，上走喉咙，出于面，合目内眦。”指出手太阳、手少阴经别，从腋部别出，入走心与小肠，上出目内眦，合于手太阳小肠经。由此可知，手太阳、手少阴经别循经目内眦。

2.足太阴脾经和足阳明胃经　《灵枢·经别》曰：“足阳明之正……頞䪼，还系目系，合于阳明也。足太阴之正，上至髀，合于阳明”。指出足阳明、足太阴经别，从髀部分出，入走脾胃，上出鼻頞，联系目系，合于足阳明胃经。由此可知，足阳明、足太阴经别循行于眶下部，与目系相连。

3.足厥阴肝经和足少阳胆经　《灵枢·经别》曰：“足少阳之正，绕髀，入毛际，合于厥阴；别者，人季胁之间，循胸里属胆，散之，上肝，贯心……散于面，系目系，合少阳于外眦也。之正，别跗上”。指出足少阳与足厥阴经别从下肢分出，行至毛际，入走肝胆，上连于目系，至目外眦合于足少阳胆经。由此可知，足少阳、足厥阴经别与目系相连，行至目外眦。

（三）眼与十二经筋的关系

十二经筋是十二经脉之气结聚于筋肉关节的体系，行于体表，不入内脏，是十二经脉的外周连属部分，其分布与十二经脉的体表通路基本一致。经筋的作用主要是约束骨骼，利于关节活动，以保持人体正常的运动功能。其分布于眼及眼周的经筋有手足三阳之筋。

1.足太阳之筋　《灵枢·经筋》曰：“足太阳之筋……其支者，为目上网，下结于頄……其支者，出缺盆，邪（斜）上出于頄。”指足太阳经筋的一条分支在目上方形成网状，行约束目睫，司开合之功，并向下结聚于颧骨处；另有分支出缺盆，斜上结于颧骨处。

2.足阳明之筋　《灵枢·经筋》曰：“足阳明之筋……其直者……合千頄，下结于鼻，上合于太阳，太阳为目上网，阳明为目下网。”指足阳明经筋经颧骨，结聚于鼻，并上行与太阳经筋相合。其中，太阳经筋散布于目上，而阳明经筋散布于目下，两筋协同作用，统管胞睑之开合。

3.足少阳之筋　《灵枢·经筋》曰：“足少阳之筋………支者，结于目眦为外维。”指足少阳经筋的一条分支结聚于目外眦，其收缩令人能左右盼视。

4.手太阳之筋　《灵枢·经筋》曰：“手太阳之筋……直者，出耳上。下结于颔，上属目外眦。”指手太阳经筋，出耳上，前行而下行结聚于颔，并上行连属于目外眦，与手足少阳之筋会合。

5.手少阳之筋　《灵枢·经筋》曰：“手少阳之筋……其支者，上曲牙，循耳前，属目外眦，上乘颔，结于角。”指手少阳经筋的一条分支，上颊车，循耳前上行连属于目外眦，后结聚于额角。

6.手阳明之筋　《灵枢·经筋》曰：“手阳明之筋……其支者，上颊，结于頄；直者，上出手太阳之前，上左角，络头，下右颔。”指手阳明经筋的一支，上面颊，结聚于颧部；另有直行分支，出于手太阳之前，上左额角者，络于头部向下行右颔部。而右侧之筋则上右额角，下至左侧颔部。

综上所述，足三阳之筋均至眼周，手三阳之筋则经过头面至额角。手足三阳之筋，网维结聚于眼及其周围，共同作用，支配着胞睑的开合和眼珠的转动。足厥阴肝经之筋虽未直接分布至眼，但肝为罢极之本，主全身之筋，故其经筋与眼仍有重要关系。

（四）眼与奇经八脉的关系

奇经八脉是十二正经之外的八条经脉，与脏腑无直接络属关系，彼此间无表里配合关系。它们循行分布于十二经脉之间，具有沟通十二正经之间的联系，调节十二经气血的作用。其中督脉、任脉、阳跷脉、阴跷脉及阳维脉与眼有直接联系。

1.督脉　总督一身之阳经，为“阳脉之海”。《素问·骨空论》曰：“督脉者，起于少腹以下骨中央……贯脊属肾，与太阳起于目内眦，上额交巅上，入络脑………其少腹直上者，贯脐中央，上贯心，入喉，上颐环唇，上系两目之下中央。”指出督脉有分支绕臀而上，与足太阳膀胱经交会于目内眦，上行前额，交会于巅顶，入络于脑；另有分支从少腹直上，终系于两目下正中。

2.任脉　总督一身之阴经，为“阴脉之海”。《素问·骨空论》曰：“任脉者，起于中极之下，以上毛际，循腹里，上关元，至咽喉，上颐，循面入目。”指出任脉始于中极下的会阴部，向上环口，终分左右两支沿面部至眶下。

3.阴跷脉、阳跷脉　《灵枢·脉度》曰：“跷脉者，少阴之别，起于然骨之后……上循胸里，入缺盆，上出人迎之前，入頄，属目内眦，合于太阳。阳跷而上行，气并相还，则为濡目，气不荣则不合。”又《奇经八脉考》曰：“阳跷者……至目内眦与手足太阳、足阳明、阴跷五脉会于睛明穴。”《灵枢·寒热病》曰：“足太阳有通项入于脑者……入脑乃别阴跷、阳跷，阴阳相交，阳入阴，阴出阳，交于目锐（内）眦。阳气盛则瞋目，阴气盛则瞑目。”

阴跷脉为足少阴之别，起于足舟骨后方，向上沿胸部内侧，入锁骨上窝，经人迎之前，过颧部，至目内眦，与足太阳膀胱经会合。阳跷脉起于足跟外侧，向上沿股部外侧和胁后上肩，过颈部上夹口角，进入目内眦，与手足太阳、足阳明、阴跷脉会合，再沿足太阳经上额。此外，足太阳经的支脉经项入脑，别络阴跷、阳跷二脉，而阴跷、阳跷相互交会于目内眦，脉气并行回还而濡养眼目。

4.阳维脉　《十四经发挥·奇经八脉》曰：“阳维，维于阳。其脉起于诸阳之会……其在头也，与足少阳会于阳白……其与督脉会。”可见阳维脉循经目上方，同时此脉联系诸阳经，包括督脉，而诸阳经皆与目直接相连。

（五）眼与气血的关系

气血是构成人体的基本物质，是脏腑、经络等组织器官进行生理活动的物质基础。故眼之所以能视，有赖于气血的濡养。

1.眼与气的关系　气是构成人体和维持生命活动的最基本物质，具有温养、推动、固摄和防御作用。《河间六书》“气贯五轮”之说是眼与气密切关系的体现。而眼位至高，脉道细微，非精微轻清之气难以上达于眼，故《灵枢·大惑论》曰：“五脏六腑之精气，皆上注于目而为之精。”精气，即有营养作用的精微物质。古人常将能升腾上达于眼之气，称为真气。如《审视瑶函》所言：“真气者，即目经络中往来生用之气，乃先天真一发生之元阳也。”因此，气的正常与否，常可直接或间接地借由眼部症状表现出来。

2.眼与血的关系　《河间六书》曰：“目得血而能视。”《审视瑶函》亦云：“夫目之有血，为养目之源，充和则有生发长养之功，而目不病，少有亏滞，目病生矣。”但主要为营养、滋润的作用。眼中之血，称为真血，与肌肉间清浊相干之血不同，为轻清上承之血。《审视瑶函》说：“真血者，即肝中升运于目，轻清之血，乃滋目经络之血也。此血非比肌肉间混浊易行之血，因其轻清上行于高而难得，故谓之真也。”若血的功能失常，则可引起眼病。

四、五轮学说

眼能视万物、察秋毫、辨形状、别颜色，是凭借五脏六腑精气的充养。精气是人体生命活动，包括视觉产生的物质基础。故《审视瑶函·内外二障论》指出：“眼乃五脏六腑之精华，上注于目而为明。”若脏腑功能失调，既不能化生精气，也不能输送精气至目，致使目失精气的充养而影响视觉功能。《太平圣惠方》谓：“明孔遍通五脏，脏气若乱，目患即生；诸脏既安，何辄有损。”明确地提出了眼与脏腑，尤其是与五脏的密切关系。由于目与脏腑的密切相关性，产生了以脏腑之精为基础的五轮学说。

五轮学说起源于《黄帝内经》，《灵枢·大惑论》曰：“五脏六腑之精气，皆上注于目而为之精。精之窠为眼，骨之精为瞳子，筋之精为黑眼，血之精为络，其窠气之精为白眼，肌肉之精为约束，裹撷筋骨血气之精，而与脉并为系，上属于脑，后出于项中。”为五轮学说的形成奠定了基础。该学说在我国现存医籍中以《太平圣惠方·眼论》记载为最早。五轮中的“轮”是比喻眼珠形圆而转动灵活如车轮之意。正如《审视瑶函》所说：“五轮者，皆五脏之精华所发，名之曰轮，其像如车轮圆转，运动之意也。”五轮学说是根据眼与脏腑密切相关的理论，将眼局部由外至内分为眼睑、两眦、白睛、黑睛和瞳神5个部分，分属于五脏，分别命名为肉轮、血轮、气轮、风轮、水轮，借以说明眼的解剖、生理、病理及其与脏腑的关系，并用于指导临床辨证的一种学说。

五轮的解剖部位及脏腑分属如下所述。

1. 肉轮　部位在胞睑，包括眼睑皮肤、皮下组织、肌肉、睑板和睑结膜。眼睑分上、下两部分，主司眼之开合，可起到保护眼珠的作用。胞睑在脏属脾，脾主肌肉，故称肉轮。脾与胃相表里，所以胞睑病变常与脾、胃有关。

2. 血轮　部位在内、外两眦，包括内、外眦部的皮肤、结膜、血管及内眦的泪阜、半月皱襞和上下泪点、泪器。两眦在脏属心，心主血，故称血轮。心与小肠相表里，所以两眦病变常与心、小肠有关。

3. 气轮　部位在白睛，包括球结膜、球筋膜和前部巩膜。其表层无色，薄而透明；里层色白，质地坚韧，具有保护眼珠内部组织的作用。白睛在脏属肺，肺主气，故称气轮。肺与大肠相表里，所以白睛疾病常与肺、大肠有关。

4. 风轮　部位在黑睛，即角膜；位于眼珠前部的正中央，质地坚韧而清澈透明，是光线进入眼内的必经之路，有保护眼内组织的作用。黑睛在脏属肝，肝主风，故称风轮。肝与胆相表里，所以黑睛疾病常与肝、胆有关。

5. 水轮　部位在瞳神，狭义概念指瞳子，即瞳孔。广义概念包括黄仁、神水、晶珠、神膏、视衣、目系等，即眼球壁的中层与内层，以及眼球内容物。水轮是眼能明视万物的主要部分。瞳神在脏属肾，肾主水，故称水轮。因肾与膀胱相表里，所以水轮病变常与肾、膀胱有关。但由于瞳神包括多种不同组织，且结构复杂，故除与肾、膀胱有关外，与其他脏腑也密切相关。

此外，眼外肌相当于约束，为肉轮所属；黄仁位居黑睛之后，而瞳神又位于黄仁中央，瞳神的功能直接与黄仁有关，因此黄仁与风轮、水轮皆有关系；而黄仁色黄，五色之中，黄色为脾所主，故黄仁病变常与肝、脾、肾相关。

五、八廓及八纲学说

（一）八廓学说

八廓学说是将外眼划分为八个部位或方位（也称廓位），分属于脏腑，在病理情况下，借验廓位脉络变化来测定眼与机体内在的某些生理病理关系，从而指导临床辨证的理论。名之为“廓”，取其匡廓卫御之意，正如《证治准绳·七窍门》说：“八廓应乎八卦，脉络经纬于脑，贯通脏腑，以达血气，往来以滋于目。廓如城郭然，各有行路往来，而匡廓卫御之意也。”由于历代医家对八廓的名称、定位、所属脏腑及临床意义，见解各异，众说纷纭，故在眼科临床上应用较少。

1. 简要沿革　在我国现有医籍中，关于“八廓”的记载最早见于《三因极一病证方论》,《世医得效方》最早给八廓配上了眼位，并对每廓的病因和病候做了相应的论述。《审视瑶函·勿以八廓为无用论》进一步指出：“八廓有位有形”，不仅阐述了八廓的位置和内应脏腑，还说：“验廓之病与轮不同，轮以通部形色为证，而廓惟以轮上血脉丝络为凭，或粗细连断，或乱直赤紫，起于何位，侵犯何部，以辨何脏何腑之受病，浅深轻重，血气虚实，衰旺邪正之不同，察其自病传病，经络之生克逆顺而调治之耳。”《医宗金鉴·眼科心法要诀》所载八廓，位置多与五轮相重合，但主张八廓分属六腑与包络、命门。此后诸家关于八廓的具体位置和内应脏腑的认识有较大出入。一些医家不用八廓或不赞成八廓理论，如《医学纲目·目总论》说：“八廓之说，于义无据，今删之不入焉。”《张氏医通·七窍门》又认为：“八廓有名无位……此虽眼目之源流，而实无关于治疗也。”正由于历代医家对八廓众说纷纭。后学者也莫衷一是，因而它在临床的应用远不如五轮广泛。现代中医眼科专家陈达夫则十分重视八廓理论。他在充分研究古代文献和结合临床进行认真观察之后，于《中医眼科六经法要·开卷明义》中指出：“八廓，是说某种眼病发生的表现，并非每个病员都有廓病，更不是一般正常的人也分八廓。”并说明八廓有相应的定位，位于白睛上四正四隅八个方位，其代表名称就是我们如今流行的八卦。八个方位分别内应六腑及包络、命门。当气轮出现异常赤脉时，可以通过观察赤脉的起止方位、粗细、色泽等进行辨证。

2.八廓学说的主要内容

（1）八廓的名称：八廓的名称繁多，一廓常有数种名称，一般有以下几种命名法。①用自然界八种物质现象命名：以《世医得效方》为代表，将八廓分别命名为天廓、水廓、山廓、雷廓、风廓、火廓、地廓、泽廓。②用八卦命名：以《银海精微》为代表，将各廓分别命名为乾廓、坎廓、艮廓、震廓、巽廓、离廓、坤廓、兑廓。③用相应脏腑功能命名：以《秘传眼科龙木论》为代表，分为传导廓、会阴廓、抱阳廓、关泉廓、津液廓、养化廓、水谷廓、清净廓等。《目经大成》则命名为行健廓、宣化廓、镇靖廓、虚灵廓、资生廓、育德廓、定光廓、成能廓。④用自然界八种物质现象结合八卦命名：以《医宗金鉴》为代表，将八廓分别称为为乾天廓、坎水廓、艮山廓、震雷廓、巽风廓、离火廓、坤地廓、兑泽廓。

（2）八廓定位：关于八廓在眼部的定位，历代医家意见略有分歧。可概括为以下几种情况。①八廓有名无位：此种观点见于《葆光道人眼科龙木集》《张氏医通》《类证治裁》《眼科百问》等，这些医籍记载有廓名，但没有指出具体的定位。②八廓与五轮重复定位：《世医得效方》《银海精微》《医学入门》《医宗金鉴》《秘传眼科纂要》《目经大成》《眼科捷径》等医著八廓的定位与五轮重复。③八廓的八方配位：《证治准绳》《审视瑶函》《银海指南》《眼科入门》《中医眼科六经法要》等医著按眼部的八个方位进行八廓定位。如《审视瑶函》说："八廓之经络乃验病之要领……盖验廓之病与轮不同，轮以通部形色为证，而廓惟以轮上血脉丝络为凭。"《中医眼科六经法要》明确将八廓定位为白睛上四正四隅八个方位。

（3）八廓所属脏腑：八廓与脏腑相应，但何廓属何脏何腑则各医家认识混乱。有的一廓既属脏又属腑，有的八廓属脏或属腑，有的将八廓归属六腑、包络和命门。

3.八廓学说的临床应用　由于八廓的定位和所属脏腑历代争议较大，因而其临床应用不甚广泛。一些医籍对八廓主病有所记载，如《世医得效方》述："天廓……其候视物生烟，眦疼难开，不能辨认。""地廓……其候眼弦紧急，瘀血生疮。""水廓……其候常多昏暗，睛弦泪多。""风廓……其候黑睛多痒，两眦常烂，或昏多泪。""雷廓……其候眦头赤肿，睑内生疮，倒睫拳毛，遮睛胬肉。"《证治准绳》和《审视瑶函》在"黄膜上冲"最早运用了八廓学说。如《审视瑶函》说："于风轮下际，坎位之间，神膏内，初起而色黄者……此经络塞极，三焦关格，火土诸邪之盛实者。《目经大成》所记载"地倾""火天夺日""天旋"也是八廓临床应用的实例。在《中医眼科六经法要》中八廓学说的应用较为普遍。白睛发生赤脉，该书主以八廓进行辨证。如在"少阴目病举要篇"记载有："突然目赤，坎离两廓血丝较多，不畏光，无眵，而头痛如锥，就是少阴表虚伤风……若目不全赤，坎离两廓仅现血丝一二缕，则属于虚，治不同法。"

总之八廓辨证是一种局部辨证方法，由于历代医家对八廓的名称、定位、所属脏腑、主病等有较大分歧，故古代对八廓的临床应用实例较少。八廓学说在临床上的应用，有待于今后加以充实。

4.八廓学说的现代研究概况　陈明举在编写《高等中医院校教学参考丛 · 中医眼科学》时，做了细致的文献整理。由于现代医学研究发现许多疾病在结膜微循环上有病灶反应点，故姚芳蔚认为八廓学说存在科学依据。程世明采用裂隙灯显微镜检查的方法，观察八廓特定方位上的球结膜微循环情况，结果表明中医辨证与八廓辨证相符合者占74.3%，认为八廓学说有位有形，血脉病变明现于外，八廓辨证能较客观地反映机体对疾病的应激指标及眼与脉络、经络之间的关系。目前对八廓的研究工作做得较少，因此对八廓学说的临床应用价值还不甚清楚。随着现代科学技术的发展，相信今后能通过多学科研究对八廓学说做出科学的论断。

（二）八纲学说

八纲，是指表、里、寒、热、虚、实、阴、阳八个辨证纲领。医师对通过四诊所获得的各种病情资料，运用八纲进行分析综合，从而辨别病变位置的浅深、病情性质的寒热、邪正斗争的盛衰和病证类别的阴阳，以作为辨证纲领的方法，称为八纲辨证。八纲辨证通过对病情进行辨别归类，执简驭繁，是一切辨证的总纲，也是各种辨证方法的基础。

眼科的八纲辨证，是以眼的局部症状结合全身表现综合分析来进行的。早在《审视瑶函》中就有"八要"之说，认为"八要者，表里虚实寒热邪正也"，并以此作为临床辨证的指导原则，可以说八纲辨证早已受到眼科医家的重视。现将八纲辨证的内容介绍如下。

1.*表里辨证*　表里是辨别疾病部位内外深浅的一对纲领。表和里是相对的概念，不可作绝对的理解。一般而言，若从病位来区分，病在皮毛、肌肤，部位表浅的，为表证；病在脏腑、血脉、骨髓，部位深的，为里证。如《素问病机气宜保命集·眼目论》说："眼之为病，在腑则为表，当除风散热；在脏则为里，宜养血安神。暴发者为表而易治，久病者在里而难愈。"若从病因而论，六淫之邪从外而侵入者，多属表证；七情过伤，脏腑内损，病自内生者，多属里证。如《审视瑶函》曰："按目病有外感，有内伤。外感者风寒暑湿燥火，此标症也，患者致目暴发疼痛，白睛红肿，眵泪赤烂，其势虽急，易治。内伤者喜怒忧思悲恐惊，此七情也，患者致黑珠下陷，或起蟹睛，翳膜障朦，或白珠不红，瞳神大小，视物昏花，内障不一，其势虽缓，难治。"如按病势、病程来区分，则表证发病多急，病程短而易治，但若治不及时，又有病邪由表入里、病情逐渐加重之势；里证发病多缓，病程长而难治，里证治疗得法，则病邪可由里出表，病渐减轻。眼科疾病的表里辨证可归纳为以下几种。

（1）表证：为风、寒、暑、湿、燥、火六淫之邪（常见外感风寒或风热）侵犯眼的浅表组织所反映出来的证候。以病位浅、起病急、多暴病、病程较短为病变特点。常见于胞睑、两眦、白睛、黑睛等发生于眼前部的病变，尤多见于急性外障眼病的早期。其辨证依据为：突然起病，胞睑微肿或赤烂，目赤，或黑睛星翳骤起，伴有眼部沙涩、眼痒、刺痛、畏光、流泪、生眵，全身可伴有头痛、恶寒发热、舌苔薄白或薄黄、脉浮等。

（2）里证：是七情等各种内因引起脏腑本身的阴阳偏盛，功能失调；或因感受六淫之邪失治，邪气深入，由表传里等，引起眼部特别是眼深部组织病变所反映出来的证候。其病变表现是多种多样的，有实证也有虚证，或虚实夹杂证，而病至后期，多为虚证；有寒证也有热证；多病程较长。其常见于各种内障眼病，或外障眼病的极期、后期。

里证的辨证依据为：里实热证者多来势迅速，眼部症状严重，常见自觉眼痛难忍，眼胀如裂，热泪如汤，眵黄黏稠，胞睑红赤焮痛，白睛红赤水肿，抱轮红赤，或白睛混赤，黑睛生翳如圆盘、如地图或凝脂状，神水混浊，或黄液上冲，或血灌瞳神，或瞳神紧小，或突起睛高；或眼外观端好，视力急剧下降，眼底出现充血、水肿、渗出或出血，或见玻璃体积血等。全身多伴有口苦、口干欲饮、舌红苔黄、脉数等里热症状。

里虚证者多来势较缓，眼部症状相对较轻，如见视力逐渐下降，或眼前黑花飞舞，或萤星满目，或视物变形，眼酸胀隐痛，晶珠逐渐混浊，瞳神紧小或干缺，或瞳神散大，神膏为点状、絮状混浊，眼底散在点状或小片状出血，或水肿、渗出，视盘颜色变淡或苍白等。全身多伴有头晕耳鸣、腰膝酸软、五心烦热、夜间口干、舌红少苔、脉细；或面色㿠白、神疲懒言；或畏寒肢冷、食少便溏、舌淡苔白等里虚症状。

（3）表里同病：是既有表证又有里证的证候。有些外障眼病的开始，即可出现表里同病，如暴风客热、天行赤眼暴翳等。也可在由表入里时发生表证未罢而里证已出现的情况，如黑睛疾病向瞳神发展时，表里症状可同时存在，即是例证。

（4）表里转化：表证和里证之间可相互转化。眼科由表入里的多，由里出表的少。凡眼珠表浅病变向深层发展，或外障眼病由早期进入中、后期，或白睛、黑睛病变影响至瞳神等，均是病变由表入里之象，是病情加重的表现。

2.*寒热辨证*　寒与热是鉴别疾病性质的两个纲领。《景岳全书·传忠录》说："寒热者阴阳之化也。"寒证与热证是脏腑阴阳偏盛偏衰的表现。《素问·阴阳应象大论》说："阳盛则热，阴盛则寒。"《素问·调经论》指出："阳虚则外寒，阴虚则内热。"是对寒证与热证病理机制的高度概括。

（1）寒证：是阴寒之邪外侵；或素体阳虚，复感寒邪；或阳虚阴寒内盛等所出现的病理现象。

1）表寒证：是外感寒邪侵犯眼的浅表组织所出现的证候，多见于外障眼病的早期，多为实证。临床上，寒邪常与风邪同时犯眼，而出现风寒表证，如黑睛起翳如星，畏光多泪，眼痛头痛，清涕自出，畏寒发热，寒重热轻，舌质淡红，苔薄白，脉浮紧等。

2）里寒证：为脏腑功能减退，阳虚阴寒内盛所表现的证候。多为虚证。眼部症状有诸如冷泪长流，翳膜渐侵黑睛而不红痛，视物模糊，视网膜水肿、渗出，眼睫乏力而常欲垂闭等，并伴有恶寒喜温、头晕、口淡不渴、常泛清水、食欲不振、肢冷、溲长便溏、舌质淡、苔白滑、脉沉迟等寒性症状。

（2）热证：是阳热之邪外侵，或机体阳气偏盛，或阴液亏损阳气偏亢所出现的病理现象，眼科较为常见。

1）表热证，为外感阳热之邪侵犯眼前部的浅表组织所出现的证候。本证多为实证，多见于胞睑、白睛、黑睛等外障眼病的早期。临床上，热邪常与风邪同时侵犯眼部引起风热表证。表现为胞睑红肿，白睛红赤，黑睛生翳，眼痛难睁，羞明流泪，眵多胶黏，恶寒发热，热重寒轻，咽痛口干，溲黄，舌质红，苔薄黄，脉浮数等表热症状。

2）里热证：为脏腑功能亢进，或热毒内侵、火热在里引起的证候。本证多为实证，多见于急性外障眼病的中期或高峰期，以眼部红肿热痛为特点，多伴有发热口渴、面色红赤、溲黄便秘、舌红苔黄、脉数有力等实热症状。

3）虚热证：为脏腑功能失调、阴虚不足、阳气偏亢引起的证候。本证为虚证，多见于热性眼病的后期及慢性眼病的反复发作期，外障、内障均可见，但以内障多见。其表现为眼干涩不适，微觉涩痛，两眦或白睛深红，眵稀不结，或见瞳神干缺，或瞳神变白或淡绿，眼底可见视网膜出血，或见毛细血管瘤等，可伴有午后潮热、五心烦热、口燥咽干、舌红少苔或无苔、脉细数等虚热性症状。

3.虚实辨证　虚与实是辨别病邪与人体正气之间盛衰的两个纲领，也是判断病势顺逆的依据。一般虚是指正气亏虚，实是指邪气亢盛。正如《素问·通评虚实论》所指出的："邪气盛则实，精气夺则虚。"对于眼病虚实的辨别，《眼科纂要》曰："凡治眼，只要识得部位，辨得虚实，无难事也，除内障昏矇，有虚无实外，其余外障，则有虚有实。何谓实，红肿且痛，涩泪且痒，眼难开，坐卧不安，小便赤，大便闭是也；何谓虚，有红有泪，有痒，无肿无痛，无涩是也。"该书在"论虚实"中还指出："宜辨其虚实可矣。盖凡病红肿赤痛及少壮暂得之病，或因积热而发者，皆属之有余（实），其间有已无红肿，又无热痛，但或昏或涩，或眩晕，或无光，或年及中衰，或酒色过度，以致羞明黑暗，瞪视无力，珠痛如抠等症，皆属不足（虚）……然实中有兼虚者，此于肿痛中亦当察其不足；虚中亦有兼实者，又于衰弱内，亦当辨其有余。总之虚实殊途，自有形色脉症可辨。知斯二者，目症可辨；知斯二者，目症虽多，断灭难治也。"一般认为新病多实，久病多虚；暴病多实，缓病多虚；外障多实，内障多虚；年轻体壮者多实，年老体弱者多虚等。

（1）实证：为邪气亢盛，正气不虚，正邪斗争激烈所反映出来的证候。其有外感风热或外感风寒等所致的外感眼病；也有阳明腑实或肝火上炎、三焦热盛、风火相煽、风痰阻络等脏腑阳盛所致的眼病；另外，还有气滞血瘀、痰湿郁积所引起的眼病。实证多见于急性外障眼病的初、中期，也可见于急性内障眼病。

实证的特点是发病急，反应剧烈，变化快。如突发眼部红肿刺痛，或白昼疼痛明显，眼睑难睁，羞明多泪，眵稠黏结，视力骤降，或视物易色，或视物变形，或眼前红光满目；黑睛生翳如星、如凝脂，或黑睛溃破，蟹睛疼痛；或黄液上冲，或血灌瞳神，或瞳神紧缩，或瞳散眼胀；眼底大片水肿、渗出、出血，或血管充血怒张，或血管阻塞；或伴有头部剧痛，恶寒发热，面红气粗，口渴便秘，或口苦咽干，胸闷烦躁，小便短赤，舌红，苔黄，脉洪数有力等全身症状。

（2）虚证：为人体正气不足，脏腑功能衰退所表现出来的证候。其病因有正虚感邪，或外感眼病后期伤正所致者；也常见肝肾两亏、脾虚湿泛、气血不足等脏腑亏损、功能衰退所引起的眼病。虚证多见于慢性内外障眼病及眼底组织退变的眼病，或由急性眼病拖延失治转化而来。

虚证的特点是发病缓慢，反应轻微，变化亦慢。如眼部轻度红肿，干涩隐痛，或轻度胀痛，冷泪长流；睁眼乏力，不耐久视，病变时发时止；眼痛喜按，或夜间痛甚；视力缓降，或黑夜睛明，眼前黑花飞舞，或神光自现；黑睛生翳溃久不收，或瞳神干缺，瞳神变色；眼底视盘色泽变淡或苍白，视网膜少量出血或轻度水肿，或弥漫性水肿经久不吸收，视网膜、黄斑变性或退变；或伴有头晕，神疲乏力，面色萎黄或㿠白，心悸气短，自汗盗汗，腰膝酸软，或四肢不温，舌淡，脉细弱等虚象。

（3）虚实夹杂证：虚实夹杂在眼科较为多见，其中又有虚中夹实和实中夹虚之分。虚中夹实以虚为主，实为次，如某些眼底病的后期，既有气血亏虚为主的症状，又有气滞血瘀或痰湿郁积的现象。实中夹虚则以实为主，虚为次，如某些眼病既有风热之邪，又兼有血虚或阴虚之征。

4.阴阳辨证　阴与阳是鉴别疾病类别的两个纲领，是其他六纲的总纲。表里、寒热、虚实可用阴阳再概括，表证、热证、实证属于阳，里证、寒证、虚证属于阴。

（1）阳证：主要是指实热证。如眼部红肿热痛，视力急速下降，发热口渴，尿黄便结，舌红苔黄，脉实等急性、亢奋性、进行性证候，均属于阳证。

（2）阴证：主要是指虚寒证。如眼部不红不肿不痛，视力缓慢下降，恶寒喜暖，精神萎靡，尿清便溏，舌淡苔白，脉虚弱等慢性、虚性、退行性证候，均属于阴证。

第二节　中药药性、归经、配伍与眼科临床用药

中药药性是指药物与疗效有关的性质与性能，经历代医家不断充实，其基本内容包括四气五味、归经、升降浮沉、配伍、禁忌等。药性理论是以中药理论的基础为核心，是联系中医基本理论与中药组方治病的桥梁，也是指导临床遣方用药的主要依据。

一、四气五味与眼科临床用药

四气五味始见于《神农本草经》："药有酸咸甘苦辛五味，又有寒热温凉四气"，是中医赖以处方遣药的依据。历代本草书籍在论述药物功用时都首先标明其"气"与"味"，以描述中药的基本性质与特征，如在《神农本草经》中道"黄连味苦性寒以疗目赤热痛""细辛味辛性温久服明目"。

四气也称四性，指中药的寒、热、温、凉四种特性。药物寒凉、温热属性均是针对临床所治疾病的性质相对而言，即《神农本草经》所谓"疗寒以热药，疗热以寒凉"。寒热药性是中药的首要药性，这是相应于寒热辨证是中医的首要辨证。论治目病当首先辨别疾病的虚实寒热，遵从"寒者热之、热者寒之"的治疗原则。如目病红赤属风寒外闭者，当以防风、荆芥、升麻、白芷、细辛、川芎、羌活之类辛温散寒；若属内火上炎所致，则当用黄芩、黄连、栀子、黄柏之类清降内热，若反而用之，则外感之邪得清降而闭固愈甚，内生之火得升散而燔燎何当。

五味是指中药酸、咸、甘、苦、辛五种味道，五味的确定基于药物的真实滋味及药物功效的反推。《素问·至真要大论》说"辛甘发散为阳，酸苦涌泄为阴，咸味涌泄为阴，淡味渗泄为阳"。《素问·藏气法时论》记载的"辛散、酸收、甘缓、苦坚、咸软"是对五味作用的最早概括。辛味药具有发散、行气、行血的作用，多用于治疗目病表证及气血阻滞之证。甘味药则具有补益、和中、调和药性的作用，常用于治疗虚损性的眼病。苦味药具有泻火、燥湿等作用，常用于治疗目病火热或湿热为患。咸能泻下、软坚散结，可用于治疗痰核、渗出等目病。五味还可以与五行配合从而与五脏相关联。如《素问·宣明五气》说"酸入肝、苦入心、甘入脾，辛入肺、咸入肾"。常用肝脏苦欲补泻之法，即"肝苦急，急食甘以缓之"。张元素进一步发挥《黄帝内经》之旨，倡导五脏苦欲补泻用药。李东垣师从张元素在论治目病上常用肝脏苦欲补泻之法，即"肝苦急，急食甘以缓之，甘草"；"肝欲散，急食辛以散之，川芎、川椒；以辛补之，细辛；以酸泻之，白芍"，甘草、川芎、细辛、白芍均是其治疗眼病常用的药物。"物有味必有气，有气斯有性"，药物的性与味相互联系，两者必须综合起来看才能进一步明确药物的作用与功效。如味辛性温的防风、荆芥、羌活，功能发散风寒，故常用于治疗风寒风湿目病。味辛性凉的菊花、桑叶、柴胡，功能为祛风清热，常用于治疗风热犯目所致的目赤肿痛、羞明流泪、痒涩不适等症。又如性味苦寒的栀子、黄芩、黄连，功能为清热泻火，故用于治疗火热犯目所致的眼睑红肿、目赤眵多、黄液上冲等。甘温的党参、甘草、黄芪之类，功能为益气补中，而常用于气虚所致的眼睫无力、久视睛痛等内外障眼病。又有咸寒的石决明、珍珠母等，功能为平肝潜阳、清肝明目。临床用药当注意性味合参，方能准确用药。

二、升降浮沉与眼科临床用药

升降浮沉指药物对人体作用的趋向性。升是上升提举，降是下达降逆，浮是向外发散，沉即向内收敛。中药的升降浮沉由药物的气味厚薄与质地等因素决定，同时亦受炮制、配伍等因素的影响。升降浮沉理论是中药药性理论的重要组成部分，也是临床用药的重要原则。

应用药物升降浮沉性能，结合目病的病势与病位，在具体用药上有以下几种形式。

（1）审势择药：即根据疾病的部位、病理趋

势，选择用药以祛邪却病。如目居高位，张子和据“凡在上者皆可吐式”，以瓜蒂散涌吐之治疗目暴发目赤，吐后目赤即退。

（2）顺性选药：即根据脏腑生理特性，利用药物升降浮沉之性而调节脏腑升降功能失常，这在临床最为常用。张元素、李东垣是中药升降浮沉理论的奠基人，在《药类法象》中记载了药物的升浮降沉属性。李东垣立足于脾胃论治目病，其“脾虚五脏精气皆失所司，不能归明于目”“脾胃虚则九窍不通”的学术思想在眼科倡导了益气升阳明目之法。“高巅之上，惟风可到”，其善用辛甘质轻味薄的风药，目为肝之外候，肝主疏泄，胆主升发，风药辛散，属性相同，故常用。诸风药升发阳气，使胃气上腾而复其本位，亦有利于少阳春升之气的升发。所制方剂益气聪明汤、冲和养胃汤等广泛被后世眼科采用。运用药物升降浮沉性能，还可以调整脏腑气机的紊乱，使之升降恢复有度有序以祛除疾病，基于眼科玄府学说的临床用药即是很好的例证。刘完素认为“人之眼耳鼻舌身意神识能为用者，皆由升降出入之通利也。有所闭塞者，不能为用也”。在此基础上阐述了玄府的概念及应用，认为目无所见悉由热气佛郁，玄府闭密，而致气液血脉营卫精神不能升降出入之故，并且病情随郁结的程度而加重。其治眼暴赤、暴肿用散热饮子（防风、羌活、黄芩、黄连），升散与清降并用，终使玄府通利。

（3）适时用药：即按照自然界四时、昼夜阴阳消长变化规律，适时运用药物，这也有利于脏腑气机升降的调整，增加药物的治疗效果。如辛甘温之剂相应于春夏升发之气，在人有助于肝气之升发与心阳的发越；酸苦寒凉之剂相应于秋冬沉降之气，在人有助于肺气的肃降与肾气的收藏。

（4）舟楫载药：指利用某些具有升降浮沉特性的药物作舟楫，以载药直达病所，可取事半功倍之效。

三、归经与眼科临床用药

归经是指药物对于机体某部分的选择性作用，即某药对某些脏腑经络有特殊的亲和作用，因而对这些部位的病变起着主要或特殊的治疗作用。中药归经理论的形成是在中医基本理论指导下以脏腑经络学说为基础，以药物所治疗的具体病症为依据，经过长期临床实践总结出来的用药理论。金元时期，张元素正式将归经作为药性的主要内容加以论述，他认为取各药性之所长，使之各归其经，药有专司，而使药专力宏。在《珍珠囊》用药心法中提出：“黄连泻心火，黄芩泻肺火，白芍药泻肝火”，在归经理论基础上又倡引经报使论，即该药不但自己归属某经，还能引导其他药物进入该经，发挥整体作用，并明确给出十二经引经药。

李东垣、王好古师承张元素，撰《珍珠囊补遗药性赋》《汤液本草》，全面汇集了金元时期对归经、引经报使理论的理解，标志着系统归经理论的确立。在目病的治疗上，历代医家均重视归经用药。如李东垣治疗眼病提出：“凡眼暴发赤肿，以防风、黄芩为君以泻火，以黄连、当归身和血为佐，兼以各经药用之。”《审视瑶函》提出“症侯不明，愚人迷路，经络不明，盲子夜行”。《秘传眼科纂要》认为眼科辨证施药与脏腑有着紧密联系，将药物按脏腑分经条列，不同脏腑使用不同的药物，如“肾经药，夫滋肾水、补真阴、填骨髓、生血精、聪耳明日，则熟地黄是清虚热养血之上珍也，泻肾火、凉肾心、平血逆、清燥金，则生地黄是消瘀通经之仙灵”。

掌握归经理论有利于提高临床治疗水平。具体体现在以下三个方面。

（1）有利于临床辨证用药，即根据疾病表现，通过审证求因，确定病变所在脏腑经络的部位，按照归经来选择适当的药物进行治疗。在眼科，基于轮脏标本理论，可结合五轮学说，运用归经理论论治目病。如《明目至宝》根据五轮证治列出治眼五脏补泻用药：泻心，大青叶、黄连；补心，乌梅、当归；泻肝，菊花、龙胆草；补肝，熟地黄、当归；补脾，陈皮、青皮；泻肺，桑白皮、地骨皮；补肺，白术、天冬；泻肾，当归、郁李仁；补肾，菟丝子、熟地黄等。

（2）掌握归经理论有助于区别功效相似的药物。《原机启微》中羌活胜风汤根据黑睛生翳的部位，按经络加药治疗，如“翳自内眦而出，为手太阳、足太阳受邪，治在小肠、膀胱经，加蔓荆子、苍术”“自目系而下者，为足厥阴、手少阴受邪，治在肝经、心经，加黄连，倍加柴胡”。除风益损汤也根据眼外伤的不同部位加药治疗。以上按发病部位分经用药的方法，虽然各家选用药物或有出入，却一直为后世推崇沿用。

（3）运用归经理论，依据脏腑经络相关学说，注重脏腑病变间的相互影响，利于恰当选择用药。

《眼科阐微·辨五轮病源用药论》所道："夫两眼角红丝穿入白珠如线者，乃心火克肺金也，当用柴胡、黄连、菊花以泻心火，肺金自得其平。白珠红赤灌入黑睛，乃肺金克肝木也，当用桑白皮、枳壳、黄芩以泻肺火。肝木自得其平。黑珠凸出胀痛，两胞红肿难开，乃肝木克脾土也，当用赤芍、胆草、地黄、麦冬以泻肝火，脾土自得其平。两胞肿，黑珠下陷难开，是脾土克肾水也，当用栀子、石膏以泻脾土，肾水自得其平。"综上，重视药物归经是眼科组方用药的一大特色。需要注意的是，脏腑经络各部病症有寒热虚实的不同，归经学说必须与药物四气五味相结合起来，明确温、清、补、泻，才更符合辨证论治的精髓。

四、中医配伍与眼科临床用药

按照病情不同需要与药物的不同特点，有选择地将2种以上的药物合在一起应用即为配伍。中药配伍的主要目的是发挥药物的协同或制约作用起到增效减毒的效果。在眼科，相须药物常联合使用发挥协同作用，如秦艽、秦皮合用治疗黑睛疾病；女贞子、墨旱莲相须为用补益肝肾明目；又如黄连、黄芩、大黄三药相须为用，即为《银海精微》三黄丸，可治心经火盛、赤脉传睛。药物相须为用，可起到药专效宏的作用。在药物配伍中异类相使最有临床意义，也最难掌握。如黄连配车前子，黄连苦寒泻火解毒以泻心经实火见长，主热气目痛，眦伤泪出；车前子甘寒，清肝明目，治肝热目赤肿痛。两药相使，心肝同治，清热明目止痛，治目受风热，干涩隐痛。相制作用的相杀相畏则是对有毒或作用较峻药物采用的配伍方法。诸如大黄配苍术，大黄有很好的凉血逐瘀的作用，用于眼底出血病症，配伍苍术可减缓其泻下功用，即去性存用，同时扩大了适用人群。相恶相反之药根据配伍原则应当避免同用。

第三节　中医对眼的认识

一、概　　述

自古以来，对眼的生成、解剖、生理功能及眼与脏腑经络的关系，中医有明确的描述。如在《灵枢·大惑论》云："五脏六腑之精气，皆上注于目而为之精。精之窠为眼，骨之精为瞳子，筋之精为黑眼，血之精为络，其窠气之精为白眼，肌肉之精为约束，裹撷筋骨血气之精，而与脉并为系，上属于脑，后出于项中。"其中包含了眼的生成及其物质基础、眼的解剖及生理、眼与气血津液及眼与脏腑经络的关系等。

至明代《审视瑶函》曰："大概目圆而长，外有坚壳数重，中则清脆，内包黑稠神膏一函，膏外则白稠神水。水以滋膏，水外则皆血，血以滋水。膏中一点黑莹，乃是肾胆所聚之精华。惟此一点，烛照鉴视，空阔无穷者，是曰瞳神，此水轮也。"又十分准确地指出："五轮之中，四轮不能视物，惟瞳神乃照物者。"进一步对眼球的解剖及生理有了更详尽的认识和理解。

眼病的致病因素较为广泛，且十分复杂，历代医家对其均有论述。其常见病因包括外感六淫、疠气、七情内伤、外伤、饮食失调、劳倦过度、先天因素、衰老因素及药物因素等。而眼病的发生发展，则取决于正邪双方相互斗争、相互博弈的结果。由于受致病因素、感邪轻重、发病部位、体质强弱等多方面的影响，其病理变化也是多种多样，但主要不外乎脏腑、经络、气血、津液等的功能失调。

二、中西医对眼的解剖与生理的描述

经历代医家的不断充实与提高，中医眼科的解剖生理等理论日臻完善，并用以指导临床实践。现将相关对眼的解剖和生理中西医的认识及描述对照如下，以供参考。

眼睑：出自《秘传眼科龙木论》。《黄帝内经》中称为约束，《银海精微》中称为胞睑、睑胞，《证治准绳·七窍门》中称为睥、目睥，即西医的眼睑。

上胞：出自《银海精微》。《论治准绳·七窍门》中称为上睥，《审视瑶函》中称为上睑，即西医的上眼睑。

下睑：出自《银海精微》。《疡医大全》中称为下胞，《银海指南》中称为下睥，即西医的下眼睑。

内睑：出自《原机启微》。《证治准绳·七窍门》中称为睥内，相当于西医的睑结膜。

睑弦：出自《银海精微》。《秘传眼科龙木论》中称为胞沿，《证治准绳·七窍门》，中称为睥沿，

《沈氏尊生书》中称为胞弦，即西医的睑缘。

睫毛：出自《秘传眼科龙木论》，即西医的睫毛。

睑裂：见《中医眼科学》第五版教材。《古代疾病名候疏义·释名病疏》中称为目缝，即西医的睑裂。

内眦：出自《灵枢·癫狂》。《银海精微》中称为大眦，即西医的内眦。

外眦：出自《灵枢·癫狂》。《银海精微》中称为小眦，《医宗金鉴·刺灸心法要诀》中称为锐眦，即西医的外眦。

泪泉：出自《眼科临症笔记》，即西医的泪腺。

泪窍：出自《血证论》。《银海精微》中称为泪堂，《秘传眼科龙木论》中称为泪膛，《普剂方》中称为泪孔，相当于西医的泪点，或泛指泪道。

白睛：出自《诸病源候论》。《灵枢·大惑论》中称为白眼，《银海精微》中称为白仁，《一草亭目科全书》中称为白珠，《证治准绳·七窍门》中称为白轮，即西医的球结膜、前部眼球筋膜及巩膜。

黑睛：出自《诸病源候论》。《灵枢·大惑论》中称为黑眼，《外台秘要·出眼疾候》中称为水膜，《银海精微》中称为乌睛、乌轮，《秘传眼科龙木论》中称为乌珠、黑珠，《证治准绳·七窍门》中称为青睛，《目经大成·五轮》中称为神珠，即西医的角膜。

黄仁：出自《银海精微》。《中西医汇通医经精义》中称为眼帘，《眼科易知》中称为虹彩，即西医的虹膜。

神水：出自《证治准绳·七窍门》。即西医内眼之房水，外眼之泪液两部分。

瞳神：出自《证治准绳·七窍门》。《灵枢·大惑论》中称为瞳子，《银海精微》中称为金井，《秘传眼科龙木论》中称为瞳人，《葆光道人龙木集》中称为瞳仁，即西医的瞳孔，或泛指瞳孔及其后的眼内组织。

睛珠：出自《中西医汇通医经精义》。《目经大成》中称为黄精。当今中医眼科教材称晶珠，即西医的晶体。

神膏：出自《证治准绳·七窍门》。《审视瑶函》中称为护睛水，即西医的玻璃体。

视衣：见《中医眼科学》第五版教材，即西医的视网膜、脉络膜。

眼珠：出自《外台秘要》。《诸病源候论》中称为目珠子，《银海精微》中称为睛珠，《证治准绳·七窍门》中称为目珠，即西医的眼球。

目系：出自《灵枢·大惑论》。《灵枢·寒热病》中称为眼系、目本。即西医的视神经、视路及其同行血管。

眼带：出自《杂病源流犀烛》。《秘传眼科龙木论》中称为睛带，即西医的眼外肌。

眼眶：出自《秘传眼科龙木论》。《医宗金鉴·刺灸心法要诀》中称为目眶骨，《伤科汇纂》中称为睛明骨，即西医的眼眶。

三、主要病证

眼睑病：为外障眼病。外障眼病以外邪居多，其中以风热侵袭眼睑最为常见。风热壅滞，又可形成毒邪，毒邪蕴积，还可蓄腐成脓，形成眼睑脓毒疾病。眼睑在五轮中属肉轮，内应于脾，脾与胃相表里，故其脏腑病机常与脾胃有关。如脾胃湿热，可致睑肤红赤糜烂，或睑内椒粟颗粒丛生；脾胃虚弱，清气不升，可致眼睑无力提举，常欲垂闭。

两眦病：根据五轮学说，两眦为血轮，为心所主。即两眦的功能正常有赖心血的濡养和心火的温煦。并且心与小肠相表里，故心和小肠与两眦关系密切。两眦疾病与心和小肠的病机有关。心主火，主血脉，心火上炎则血脉逆行，经络壅滞，郁于眦部，可表现为两眦红赤疼痛、眵多干结、疮肿脓漏；小肠实热，可兼有小溲黄赤；心阴暗耗，心血不足，虚火上炎，可表现为眦部微赤不肿、痒痛干涩、虚烦失眠。由于眦部暴露于外，易受外邪侵袭，故外邪热毒，常搏结于两眦而表现为局部红赤痒痛，或迎风赤烂，或泪溢无时。如内有心火，内外合邪，则症情更重。此外，两眦近邻胞睑与白睛，故其病变可以互相影响。故胞睑疾病、白睛疾病可引起眦部疾病，如椒疮进一步发展，可引起流泪症、漏睛等。

结膜病：球结膜因大部分暴露于外，易受外邪侵袭，如风热、疫毒等，也易受物理、化学等理化因素的刺激，因此球结膜的发病机会多，是临床上的常见病、多发病。球结膜病的内在脏腑病机，主要与肺有关。因肺主白睛，若肺气失调，卫表不固，腠理疏松，易受外邪侵袭，出现暴风客热、天行赤眼等病症；若肺阴不足，目失濡养，则不仅易形成慢性疾病，且常出现眼内干涩，目珠干燥等症。因此，治疗白睛疾病首先要从肺着手，如肺经风热，治宜祛风清热；肺经风寒，治宜祛风散寒；肺经燥热，治宜润燥清热；肺阴不足，治宜滋养肺阴。此外，局部治疗相当重要，不可忽视。

巩膜病：巩膜为中医学白睛的主要部分，在古代医籍里所论及的白珠、白仁、白眼等都包括巩膜在内。巩膜血络稀少，血液循环不旺盛，营养供应相对较差，故一旦发病，则病程长，缠绵难愈。

角膜病：黑睛在五轮中属风轮，内应于肝，肝胆相表里，故黑睛疾病与肝胆功能失常关系密切，辨证也常从肝胆病机着手，病程阶段不同，证候不一。病之初起，翳障浮嫩，病位表浅，多为肝胆风热；病之中期，溃陷深大，翳障色黄，多为肝胆实火；病之后期，或反复发作，热毒伤阴，多为肝阴不足。当然黑睛生翳也与其他脏腑病机有关，如有黄液上冲者，多兼阳明胃热，若翳障溃陷，久不愈复，多属气血不足。必须全面认识，不能专责之于肝胆。

葡萄膜病：是以黄仁病变为中心的水轮疾病，属内障范畴。此类疾病，病因病机复杂，故病在黄仁，但症状在瞳孔反映最为明显，因其缩小或参差不圆，故称“瞳神紧小”或“瞳神干缺”症，病邪内传，波及神膏、视衣，患者自觉眼前黑花、黑点飞舞，视物昏花，故与“云雾移睛”“萤星满目”“视瞻昏渺”症也有相似之处。若神水失清，继而成脓，则症同“黄液上冲”。若病势急猛，波及整个目珠，而见胞睑极度肿胀，白睛混赤水肿，目珠固定，运转失灵，则与“突起睛高”症相似。由此可见，这类疾病，病变虽起于黄仁，但可内传、外犯，出现一些其他内障疾病或外障疾病的症状，但究其根源，都与黄仁病变有着密切联系，临证不可不详。

青光眼：属中医的“五风内障”（青风、绿风、黄风、乌风、黑风）“雷头风”“偏头风”的范畴。古人以风命名，说明病势急剧，疼痛剧烈，变化迅速，危害严重。肝火可以生风，肝阳可以化风，肝开窍于目，所以本病的发生发展与肝关系最大。又因瞳神属肾，肝肾同源，故肝胆风火上攻，肝肾阴阳偏盛，肝脾气机郁滞，痰浊内生，皆可引起气血失和，目窍不利，神水瘀积而发生本病。

玻璃体病：是以神膏混浊为基本特征的水轮疾病，属内障范畴。玻璃体是眼内容物的一部分，为无色透明，不含血管神经的凝胶，古籍称为神膏。《证治准绳·七窍门》也有：“大概目圆而长，外有坚壳数重，中有清脆，内包黑稠神膏一函”的记载。神膏本身代谢作用极低，无再生能力，损失后其空间由神水填充，其营养也来自神水和脉络膜、睫状体。而神膏清纯透明特征与正常形态的维持对光线进入眼内、神光发越于外的视功能发挥着至关重要的作用。但由于脏腑功能失常，精不上承，神膏失养，或因睫状体、脉络膜视衣渗出，出血的侵入，以及机化物的牵拉和眼内液流失造成的神膏回缩，都可影响到神膏透明质酸酶的活跃和正常结构的破坏，从而出现飞蚊症、云雾移睛、蝇影飞越、视力下降等症状和液化改变，严重者可造成视衣脱离，严重影响视力。

眼底病：眼底是神光发越之处所，属广义瞳神的范畴，为水轮的主要结构部位，属肾所主。因目为至宝，素有金珠玉液之美誉，瞳子清莹幽深，结构精巧难察，内渗神水，能发越神光，明视万物，为心神之外候，而称为瞳神，也称为金井。眼底病的症状，自觉视力下降，有急有缓，轻者视物微昏，重者盲无所见，还有视物易色、视物变形、眼前闪光等。眼底表现有视网膜的水肿、出血、渗出、血管阻塞、怒张、变细、痉挛、机化、增生、色素沉着、新生血管及视盘水肿充血、苍白萎缩等，病变形态多种多样，诊断较难。由于历史原因，条件所限，古代眼科对眼底病的描述多局限于主观症状，较为抽象。现代由于检眼镜及其他检测仪器的广泛运用，为中医眼科对眼底病的诊治研究注入了新的活力，提高了眼底病的证治水平。

（喻京生　颜家朝　易　妙）

第7章

西医眼科检查

第一节　眼科疾病常见症状和体征

症状是指患者主观感受到不适或痛苦的异常感觉或病态改变，是患者对机体生理功能异常的自身体验和主观感受。体征是指医师或其他人能客观检查到的改变。症状和体征可单独出现或同时存在，广义上均可视为症状，即广义的症状，也包括了体征。

疾病的症状很多，从眼部症状中可得到丰富的信息，但同一疾病可有不同的症状；不同的疾病又可有某些相同的症状；全身病可表现眼部症状，如颅内肿瘤所致的复视、视野缺损；眼病也可表现全身症状，如急性闭角型青光眼所致的偏头痛、恶心、呕吐等。因此，快速、正确的诊断，不仅需要有对疾病认识的系统知识，还需要横向联系、综合分析。本章仅对眼科临床上较为常见的部分症状加以阐述。

一、视功能障碍

获得正常视功能必须同时具备以下条件：①屈光间质必须透明；②屈光力和调节正常，使物象落在视网膜上；③网膜感光细胞（视锥和视杆细胞）能正常感受光刺激；④网膜的双极细胞，神经节细胞及视路传导功能正常；⑤大脑高级视觉中枢功能正常；⑥正常协调运动的眼外肌。以上任何条件不具备或不完善都会出现视功能障碍。视功能障碍是眼科疾病最重要也是最常见的症状，可以根据不同的表现症状去推测病变侵袭的部位。

（一）视力减退

因屈光不正或眼球疾病引起的视力减退最为常见，其次是视路传导异常引起的视力低下。

1. *屈光性疾病*　多因近视、远视及散光。其表现为以下几点。

（1）视远不清，视近清晰。5m以外平行光线在视网膜前形成焦点，当把物体移近时光线分散射入眼内，焦点可移至视网膜，故视远不清，视近正常。其多见于近视、调节紧张、调节痉挛。如突然发现近视者，应考虑糖尿病的可能。糖尿病患者血糖升高，血液内无机盐含量减少，房水渗透压降低，房水渗入晶状体，使其变凸致屈光力增加，称为指数性近视。眼球钝挫伤，晶状体悬韧带断裂，晶状体凭其自身弹性表面弯曲度增加，也可表现为近视。

（2）视近不清，视远正常。5m以外平行光线可在视网膜上形成焦点，而近处物体发出的分散光线则在视网膜后形成焦点，且不能通过调节作用使焦点移至视网膜上，故视远正常，视近不清。常见于：①调节麻痹，可见于各种原因所致的动眼神经麻痹，E-W核或该核上纤维因中毒等原因发生麻痹，或患眼点了睫状肌麻痹剂（如阿托品）。②远视，低度远视如患者有足够的调节力则远近视力均可正常；如高度远视超过了患者的调节力，则可远近视力均不正常；只有当视远时尚可被调节克服，而视近时则调节力不足，方可出现视远正常，视近不清。

（3）视近不清，视远也不清，可见于高度远视、散光、调节麻痹。

2. *老视*　40～45岁以上，近视力下降者多由于老视所致。

3. *各种眼球疾病*　可表现为突发性视力障碍，即一眼或双眼视力急剧下降以至失明，见于视网膜血管阻塞、眼内出血、急性葡萄膜炎、视网膜脱离、急性青光眼及眼外伤，也可表现渐进性视力障碍即视力逐渐减低以至完全丧失，如角膜病、晶状体病、玻璃体病。

4.视神经、视路疾病　视神经炎、缺血性视神经病变、视交叉病变、视交叉以上的视路病变等。常伴有视野和色觉的改变。病变在视交叉以前可引起单眼视力异常；在视交叉或视交叉后的病变可引起双眼视力减退；而视觉中枢异常则引起奇异形态的视觉缺欠，不能正确识别物体。所以可根据症状来推测病变的位置是在周围还是在中枢。这一类疾病病因复杂，轻者视力减退，重者失明甚至危及生命。

单眼发病时，应先观察眼表和眼前节，突发视力下降可能是角膜炎、虹膜炎。渐进性视力下降可能是角膜混浊、白内障等。如果眼表和眼前节正常，则考虑为内眼疾病，如玻璃体积血、视网膜脱离等。如内眼正常，则考虑球后视神经炎、中毒性或肿瘤所致神经病变、弱视，甚至癔症、伪盲。双眼发病时，应注意发病时间的先后。

（1）一过性视力下降或丧失：突然发作，单眼视力减退，表现为间断性、一过性轻度模糊、眼前发黑、发暗，如一黑纱遮住眼前，持续数秒至数分钟，通常发作后视力恢复正常。

1）急性闭角型青光眼的前驱期。

2）视盘水肿：早期一般视力影响不明显，一旦水肿波及黄斑或已造成继发性视神经萎缩，则会引起视力减退。一过性黑矇常见于视盘水肿持续久、程度重，可持续数秒。对于频发的一过性黑矇，提示视功能可能处于濒危阶段。

3）视网膜中央动脉痉挛：轻度痉挛可造成视力短暂模糊，强烈阵发性痉挛可致血流中断，引起一过性黑矇。发作频率及持续时间因病情程度而异，多次反复发作可影响视功能。

4）直立性低血压：体位发生改变，如蹲起时突然站起，可引起脑缺血，常表现为双眼一过性黑矇，休息后即可缓解。

5）脑缺血：凡可引起短暂脑血供障碍的疾病均可发生，如颈动脉阻塞、心脏病、高血压、妊娠高血压综合征、特发性低血压、短暂性脑缺血发作、动静脉瘘、无脉症、急性大量排尿（泌尿性黑矇）等。该症状有时是颈动脉狭窄相关眼部表现中最为常见的症状，常首诊于眼科。其眼部表现主要为无痛性的单眼或双眼受累，出现视功能急剧减退，暂时性视力丧失。

6）精神刺激性晕厥或黑矇：突然而强烈的精神创伤或恶性刺激，均可导致瞬间发生黑矇，还可伴有大汗淋漓。

7）精神神经性反应：见于癔症、神经衰弱、伪盲。无器质性病变。

8）其他：饥饿、过度疲劳、身体负荷过重、潜水病、体弱、营养不良（尤其是维生素缺乏）、内分泌紊乱、停药综合征等。

（2）突然视力下降无眼痛

1）视网膜中央动脉阻塞：阻塞部位不同，症状各异，分为完全性和不完全性。完全性症状严重，发作迅速，视力急剧下降至指数甚至无光感。部分患者（24%）有先兆症状，即突然出现单眼一过性黑矇，数秒或数分钟后视力恢复的病史。反复发作，直至视力突然丧失。

2）视网膜中央静脉阻塞：表现突然视力减退，程度常较视网膜中央动脉阻塞者轻。眼底广泛火焰状出血和絮状斑，也可仅见于某一分支静脉分布范围。

3）视网膜出血与玻璃体积血：玻璃体本身无血管，不发生出血。玻璃体积血多因内眼血管疾病和损伤引起。自发性出血常突然发作。大的出血，或进入玻璃体内的大量出血，可致严重的视力障碍，常降至数指、手动或光感，甚至无光感；如视网膜出血量少、范围小、程度轻，则视力影响小；但如位于黄斑部，即使少量的出血对视力影响也较大，中心视力严重减退，并常伴随有视物变形、中心暗点等其他视觉障碍。

4）视网膜脱离和黄斑裂孔：视网膜脱离视力下降的程度与视网膜脱离的范围，以及对黄斑区的影响有直接关系。初期视网膜脱离的区域对应的视野缺损，当累及黄斑区时，视力可骤然下降。黄斑裂孔患者视力显著下降，中心注视点为暗点。

5）视神经病变或损伤：外伤、颅内病变累及视神经时，视力可急性下降。全身性的大出血，所引起的缺血性视神经损害是严重的，引起失血性视力减退，导致视神经萎缩的结局。

6）药物中毒：有用药史，如奎宁中毒、酒精中毒、一氧化碳中毒。

（3）突然视力下降合并眼痛

1）急性闭角型青光眼：急性大发作时，出现眼红、眼痛、头痛，甚至恶心呕吐。视力迅速减退，可仅存光感，角膜雾状水肿，瞳孔固定散大，对光反应消失。

2）视神经炎：视盘炎和球后视神经炎均可表现为视力突然下降，国外研究报道90%以上的患者存在眼痛、眼球转痛或眶周疼痛，先于或与视力下降同时发生，一般持续几天。国内研究提示伴随眼痛的发生率较国外低。

3）葡萄膜炎：急性前葡萄膜炎多表现为眼部急剧疼痛，这是因前部三叉神经末梢受到炎性毒素的刺激、肿胀组织的压迫、睫状肌痉挛所造成。急性期视力可明显下降，由角膜水肿、房水混浊、瞳孔区前房渗出物聚集等影响光线进入所致，炎症引起黄斑及视盘水肿也会致视力明显下降。睫状肌痉挛可致暂时性近视。

（4）渐进性视力下降

1）角膜炎：各类角膜炎几乎均不同程度影响视力，仅某些轻的炎症，痊愈后视力可恢复正常。

2）其他角膜病：①各种角膜营养不良，此为一系列与家族遗传有关的原发性进行性角膜病变。多数均影响视力，仅个别轻型，如遗传性青少年性角膜上皮营养不良、前部镶嵌状角膜营养不良、斑点状角膜营养不良不影响或轻微影响视力。②角膜变性。③角膜代谢性疾病。

3）巩膜炎与巩膜外层炎：开始可不影响视力，病程久者，多发生视力障碍。尤其是巩膜炎并发虹膜炎或舌状角膜炎（硬化性角膜炎）或后巩膜炎者。

4）葡萄膜炎症：炎性房水混浊、角膜后沉着物、虹膜粘连、瞳孔变形、瞳孔渗出物膜、晶状体表面渗出物或色素沉着、玻璃体混浊，以及波及视网膜黄斑区的损害都可引起视力下降。

5）青光眼：各种类型的青光眼视功能障碍以视野改变为特征，也常有逐渐的视力下降，急性发作者还可表现严重的突然视力减退。但有些患者到病程晚期仍保持较好的中心视力。

6）晶状体混浊：随晶状体混浊范围的增大，视力渐降；位于前后极的混浊则早期即有明显的视力障碍，如极性白内障。

7）玻璃体混浊与机化、增生性玻璃体视网膜病变。

8）视网膜炎、视网膜血管病、视网膜变性、黄斑变性。

9）慢性球后视神经炎、视神经萎缩。

10）眼内炎、全眼球炎。

11）屈光不正与调节障碍。

12）眼外伤的并发症交感性眼炎、外伤性白内障等。

13）眼眶内炎症与肿瘤、颅内炎症与肿瘤、颅脑外伤。

14）遗传性疾病很多遗传性疾病在出生后逐渐发展，随着年龄增长视力渐减。如视网膜色素变性、视网膜母细胞瘤、先天性青光眼、莱伯病、克鲁宗综合征（颅面骨畸形）、劳-穆-比综合征等。

（5）静止性视力低下：所谓“静止”是相对而言，病变相对静止或已经发展到终末期，视力低下处于稳定状态，无大的波动变化。在特定条件下，也可能改善或进一步下降。

1）先天性眼发育异常

A.眼球畸形：小眼球、大眼球、无眼球及隐眼畸形。

B.角膜畸形：圆锥角膜、扁平角膜、球形角膜、先天性角膜混浊及角膜葡萄肿。

C.虹膜与瞳孔异常：无虹膜、虹膜部分缺损、多瞳症、瞳孔膜闭等。

D.晶状体异常：无晶状体、晶状体部分缺损、小晶状体、大晶状体、球形晶状体、圆锥晶状体、膜样晶状体、晶状体异位及各种形态的晶状体混浊（先天性白内障）。

E.玻璃体混浊：玻璃体结构紊乱、动脉残余、玻璃体混浊及囊肿。

F.视网膜异常：视网膜皱襞、视网膜劈裂症、视网膜变性、血管瘤、色素变性与白化病。

G.视神经异常：视神经萎缩、视神经缺损及视盘膜。

2）眼病与外伤的后遗症

A.角膜结膜炎症或外伤后遗症：眼干燥症、角膜混浊（薄翳、斑翳、白斑、粘连性白斑、新生血管及葡萄肿）。

B.瞳孔异常：瞳孔变形、瞳孔移位、瞳孔膜闭或瞳孔缺失。

C.晶状体混浊与移位，晶状体囊色素沉着。

D.玻璃体混浊：可源于周围组织出血或炎症。

E.视网膜病变：瘢痕、结缔组织增生、组织萎缩、视网膜脱离、黄斑裂孔或变性。

F.视神经萎缩。

G.眼球萎缩、眼球痨及眼球脱位。

H.眼肌麻痹。

I.无眼球：眼球摘除或眼内容摘除术后。

（6）其他

1）弱视：即眼部检查未发现器质性改变，但是视力低下且不能矫正至该年龄段所达到的视力。其常见于屈光不正，尤其以远视及远视散光较为多见。

2）外伤后屈光间质损伤、视网膜损伤、眼邻近组织损伤，均可对视力有不同程度影响。

3）某些患者单眼视力较差甚至丧失，平日因另一只眼视力良好，并未发觉。偶然时遮住健眼发现病眼视力不佳紧急就医。检查后可发现病变为陈旧性。

4）癔症：是由精神因素，如生活事件、内心冲突、暗示或自我暗示，作用于易患个体引起的精神障碍。其表现为突然的视力减退或丧失，眼科检查常阴性，可有精神异常表现。

5）伪盲：伪盲者声称单眼或双眼视力减退，实际上并没有视力减退。有些甚至表现比真正的盲人视力低下程度更加严重，排除眼部器质性疾病后，可进行伪盲试验。

分析时需注意以下几个问题。

（1）视力下降的缓急：血管、循环异常引起的视力下降常是突然发生的，如视网膜中央动脉阻塞、视网膜静脉周围炎致玻璃体大出血、缺血性视神经病变等；有些疾病如急性闭角型青光眼、急性虹膜炎、急性视神经炎等，虽非瞬间视力下降，但呈急性进行性下降。一过性视力下降是可恢复的，持续数秒至数分钟，多属功能性改变或某些疾病的早期。缓慢发生的视力下降，多见于炎症、变性、年龄相关性疾病和某些遗传性疾病等。静止性视力低下见于相对静止的病变，如先天性眼发育异常、外伤后遗症及各种影响视力的疾病发展到终末期。

（2）单眼还是双眼：视力下降的患者以单眼发病居多，其次为双眼先后发病。真正的双眼同时视力下降并不多（有时常是一眼先有视力低下，当另一眼突然失明时才发现两眼均不正常），可见于视盘炎、角膜营养不良、葡萄膜大脑炎、药物中毒、辐射性眼外伤等。

（3）视力下降的性质：以远视力减退为主的多见于近视、近视散光。以近视力减退为主的多见于远视、睫状肌麻痹、老视。远近视力均减退最多，见于高度远视、高度远视散光、各种眼球、视神经、视路疾病。

（4）真实性：因偶然机会遮盖健眼或健眼突然失明始发现患眼视力极差或失明，造成单眼或双眼视力突降的假象。癔症的视力下降常无阳性发现。伪盲者检查不配合，甚至表现相互矛盾的检查结果。另一方面虽然视力在“正常”范围，但也许是真正的视力下降缓慢，原来视力超过1.5，而病变轻微，所以视力仍在正常范围。中心性浆液性视网膜病变的患者常有此种现象，视神经炎的早期也可出现类似情况。

（二）视野缺损

当注视眼（单眼或双眼）固视时所能看见的空间范围称为视野。

在一条等视线所包围的范围内，给予一个超阈值检测光标，该范围内的每一个位点都应当能分辨出并做出应答，而暗点是指在这一范围内对给予的光标不能辨认出来，敏感性减弱的部位，需要更强的光标才能分辨（阈值较高，对光的敏感性较低）。如仅仅是对刺激强度较弱的白色或某种颜色的光标辨别不清，为相对暗点；如对最大刺激强度的光标均看不见，为绝对暗点。视盘本身无感光功能，相应在视野颞侧旁中心区有一绝对性暗点，即生理盲点。除了生理盲点外任何暗点都是异常视野的表现，暗点按照它们的位置，范围或形状来描述。

视野的改变主要是周边视野改变和视野中暗点的出现。单眼或双眼视野缺损：视网膜疾病、视神经疾病、脉络膜疾病、青光眼侵犯单眼时，可表现为单眼视野缺损。患者常感到如幕帘遮住部分视野。双眼视野缺损时表明视交叉或视路有病变，如血管疾病或占位病变等。双眼受累早期常不自觉。常见概念及病因如下所述。

1.暗点　视野内的异常视觉减退区或视觉消失区，即该区域与四周相邻区域比较，光敏感度下降。除了生理盲点和血管暗点以外，视野中所有暗点都属异常。

（1）中心暗点：位于中央注视区的相对或绝对暗点，一般指中心10°视野范围内的暗点，同时伴有中心视力的减退。中心暗点多半是黄斑区受损或是盘斑束神经纤维受损所致，多见于黄斑区的疾病，如老年黄斑变性的湿性型，黄斑区出现出血、渗出、瘢痕形成等；中心性浆液性脉络膜视网膜病变；黄斑裂孔；黄斑缺损等。某些青光眼患者，也可出现这种类型的视野缺损。视神经末端的病变不仅会引起一眼的中心暗点，还会引起另一眼的颞上方视野缺损，这是因为来自鼻下方视网膜的神经纤维在横过视交叉之后即突入对侧的视神经末端。

（2）哑铃状暗点：位于中央固视区的暗点，与生理盲点相连接呈哑铃状。这可能是盘斑束神经纤维的损害导致的视野改变。其多见于青光眼的视野损害，有时也可见于烟或酒精中毒患者的视野改变。

（3）鼻侧阶梯：鼻侧水平径线处上下方的视野损害程度不同，表现为缺损错位或缺损深度不一致。鼻侧阶梯是视网膜神经纤维束损害的特殊表现，相当于颞侧水平合缝处的神经纤维束受损，是青光眼早期视野改变的典型表现，在青光眼的早期诊断和普查中具有重要意义。据报道，鼻侧阶梯样改变占青光眼早期视野改变的20%～75%，而且其中50%以上与旁中央暗点同时存在。

（4）旁中心暗点：指位于中央视野5°～25°的Bjerrum区内视野缺损，直径大于5°，深度大于5dB，一般最早出现在颞侧近生理盲点的上方，不与生理盲点相连，多见于各种类型的青光眼早期。

（5）弓形暗点：即比耶鲁姆暗点，位于固视点上或下，与生理盲点相连，并向周边呈弧形扩展，鼻侧宽于颞侧，与视网膜颞侧弓形神经纤维束的排列及行径相似。可由旁中心暗点发展而来，是视网膜神经纤维束损害的典型视野改变。其常见于青光眼，但在某些原因引起血压下降后的视神经供血不足、任何位于视神经与视交叉间的神经纤维的病变，某些视盘的病变也可产生弓形暗点。

（6）环形暗点：①起自生理盲点上下方，上下弓形暗点环绕中央固视区在鼻侧周边水平合缝相连接而形成。其常见于青光眼，进一步发展将会导致青光眼晚期的典型视野改变，仅残留中心管状视野和（或）颞侧新月形视野。②另一种环形暗点为大环形，环形在视野的40°～50°区域，见于视网膜色素变性的早期。因为视网膜色素变性早期多起自赤道部，故在40°～50°处出现环形暗点，这是一种视网膜感光上皮损害的视野，不同于神经纤维束形视野，也见于花毯样视网膜变性及无晶状体眼佩戴高度凸透镜后的假性环形暗点。

2.局限性视野缺损

（1）不规则的视野缺损：与生理盲点相连的扇形缺损或上半或下半缺损常为网膜血管病变所致，如中央动脉、静脉的上支或下支阻塞；与生理盲点相连的舌状缺损见于视网膜睫状动脉阻塞；视网膜脱离常出现相应部位的不规则形视野缺损，如颞上方网膜脱离表现鼻下方视野缺损；视网膜出血、渗出或瘢痕在相应视野内示不定形暗点；螺旋状视野缺损见于视网膜色素变性；高度近视有后巩膜葡萄肿及佩戴高度矫正镜的无晶状体眼都可出现不规则暗点。

（2）象限性缺损：即视野中缺损的部分占了一个象限，又称象限性偏盲。其表现为双眼同侧视野的上半或下半视野缺损，病变多位于外膝状体及其以后，因为该处来自网膜上半和下半纤维被盘斑束纤维所分开。

（3）偏盲性视野改变：视野缺损一半称为偏盲，多为直切，也可为横切。偏盲可分为同向（右侧或左侧）和异向（双颞侧或双鼻侧）、对称和不对称。①双颞侧偏盲，是视交叉的交叉纤维受损所致，多见于垂体瘤。②同侧偏盲，为视交叉以后视路受损所致，病变多位于视束。右侧视束受损表现为左同侧偏盲，左侧视束受损表现为右同侧偏盲。③双眼鼻侧偏盲，临床极为少见，可为对称性颈内畸形或颅底蛛网膜炎等所引起。④上半部或下半部的视野缺损称为半盲，多见于上半部或下半部视网膜的损害，最多的原因是视网膜动脉上支或下支阻塞。

3.向心性视野收缩　即视野周边部呈均一的缩小，并有向心性发展的趋势。严重者向心性极度缩小至10°以内，呈管状视野。向心性视野收缩是周边网膜功能受损的结果，常伴有夜盲，多见于青光眼、视网膜色素变性、药物中毒性视网膜病变、视神经萎缩、球后视神经炎等。要注意排除因年龄、不合作、反应迟钝、瞳孔缩小、屈光间质混浊等原因造成的这种视野的改变。癔症也可出现向心性视野收缩，表现为管状视野、螺旋形视野、色视野颠倒。

4.普遍敏感性下降　指整个视野呈现较低的敏感性，通常是与正常的视野阈值进行比较。虽然已知正常值及其范围，但如今还没有一个尺度来划分普遍敏感性下降的程度，因此，对于普遍敏感性下降4～5dB仅从数字图上是很难判断的，而采用视野指数平均丢失（MD）与其正常值比较则是很有帮助的。变化很大则可说明是由于长期波动的影响。普遍敏感性下降虽然最常见于青光眼的视野改变，但也要排除因年龄、瞳孔缩小、屈光间质混浊等原因造成的这种视野的改变。

5.生理盲点扩大　生理盲点的纵径大于9.5°，横径大于7.5°时应考虑为生理盲点的扩大。一般各个方向均扩大，有时仅向上下方做翼状突出。常见于视盘边缘的有髓神经纤维、高度近视眼视盘周围脉络膜视网膜萎缩斑、视盘视网膜炎和视盘水肿、视盘先天异常等疾病。

（三）色觉异常

辨色力与视功能并无直接联系，是一种独立的功能。视锥细胞内有三种不同的感光物质，可识辨自然光谱中的各种颜色，产生完整的颜色视觉，除了视网膜锥细胞的作用，还要经过视神经的传导和大脑的信息加工处理。若分辨颜色的能力发生障碍则为色觉异常（color vision abnormalities）。色觉异常轻者为色弱（color weakness），重者为色盲（color blindness）。倘若对不应有色泽的物质看成各种颜色，则称为色视症（chromatopsia）。色觉异常多为先天性，属于遗传性眼病。后天症状性色觉异常为视锥细胞因病受损所致。

1.先天性色觉异常　红、绿色盲在临床上最常见，黄蓝色盲甚少见，全色盲则极为罕见。

（1）先天性全色盲：即单色视（monochromatic vision），非常少见。无辨色能力，仅能辨别物体的形态及其明暗度，看任何物体犹如看黑白电影，只有明暗之分，而无颜色之别。

1）杆细胞性单色视（rod monochromatism）：是锥细胞的色素异常，属完全性锥细胞性功能障碍。其与夜盲（杆细胞功能障碍）恰恰相反，喜暗、畏光，表现昼盲。此外，还有视力差、弱视、羞明、中心性暗点、摆动性眼球震颤等。这是典型的杆细胞性单色视者的表现，非典型的杆细胞性单色视者几乎也是一样，但不同处是非典型的杆细胞性单色视者稍稍有辨色力。

2）感蓝锥细胞性单色视（blue-cone monochromatism）：为一种不完全型的杆细胞性单色视，除有杆细胞功能外，还有感蓝色锥细胞的功能。患者仍有一定的辨别蓝色的能力，但视力很差。

3）锥细胞性单色视（cone monochromatism）：有正常的锥细胞色素存在，可能是锥细胞遗传性病损造成色觉障碍。其特点是仅有全色盲，但视力正常，无畏光和眼球震颤，暗适应曲线亦正常。若不进行色觉检查，可能不会发现。发病率很低，为1∶1 000 000～1∶100 000。

（2）二色视（dichromatic vision）：仅有2种色觉，只能用两种原色光配出各种颜色。二色视可分为三类。①红色盲：又称第一色盲，看光谱时感到红色一端显著缩短。红色光波带比绿色盲者暗5倍。其主要是对红色不辨，对红色与深绿色、青蓝色与紫红色及紫色不能分辨，常将绿色视为黄色、紫色看成蓝色，将绿色与蓝色相混为白色。②绿色盲：又称第二色盲，对绿色光波带的敏感度降低50%。③蓝黄色盲：又称第三色盲，在光谱中不能看出蓝、紫色段，将光谱中蓝、紫色段缩短。对光波带的短波末段辨别力弱，黄蓝色混淆不辨。对蓝色和紫色、黄绿色和蓝紫色、紫红色和橙红色不能分辨；对红绿色可辨。本病较少见。

（3）先天性全色弱：是一种少见的病，辨色能力近于单色视。生理上属于异常三色视，因此杆细胞性视觉患者常伴随的弱视、昼盲、羞明、眼球震颤等证候都不存在。

（4）异常三色视（anomalous trichromatic vision）：即色弱，可用三种原色光配出各种颜色，但所用的三原色光的量却与正常人不同。他们看颜色虽与正常人相近，对颜色的辨别能力却较正常人为差，对颜色深而鲜明的可以分辨，在视角较小、光线较暗，颜色浅而不饱和时，辨色力几乎和色盲相同，很容易发生差错。色弱包括红色弱、绿色弱、黄蓝色弱、红绿色弱、全色弱。视力无任何异常，也无全色盲的一些其他并发症。临床可见：①色视力疲劳，表现色觉正常，开始时能迅速辨识各种颜色，但继续检查，则逐渐表现犹豫，差错百出，情况与色盲一样。如果休息片刻，再重复检查，则色觉又恢复正常。②隐色盲能像正常人那样辨别所有颜色，但在差别较小的颜色面前就显得犹豫不决，只有经过反复考虑才做决定，也就是说对于各种颜色的敏感度比较迟钝，反应不够敏捷可靠，辨识颜色的过程由犹豫而逐渐正确（经过反复观察和考虑）。

2.后天性色觉异常

（1）色觉减弱

1）红绿色觉障碍几乎为视神经病所专有，这类疾病主要是传导异常，如烟酒中毒性弱视、铊（thallium）中毒、球后视神经炎，以及莱伯病的视神经萎缩、青光眼性视神经萎缩。还见于有遗传性基因的黄斑病变，其发生红绿色视力障碍是由于锥细胞受损，光谱红色端缩短，光谱长波段消失。

2）正常光感的蓝色障碍：视网膜色素上皮层的病变，见于中心性浆液性视网膜脉络膜病变、视网膜脱离、视网膜震荡、肾病性视网膜病变、糖尿病性视网膜病变、黄疸及肝硬化等。

（2）全色盲及全色弱：脉络膜疾病合并视路疾病时发生。先天性色觉异常合并后天性色觉异常时也可发生。先天性红绿色觉异常合并后天性黄蓝色觉异常、红色盲合并视网膜脱离、绿色盲合并视网膜炎、蓝色盲合并后天性红绿色觉异常时均可导致全色盲或全色弱的发生。

3.色视症（chromatopsia）　即将无色物体视为有色者。

（1）黄视症（xanthopsia）：发生于驱虫药山道年中毒，有时有紫色感，也可见于黄疸、流行性感冒。此外，洋地黄、链霉素、磺胺、巴比妥、水杨酸、米帕林、亚硝酸戊烷、DDT等中毒，均可引起黄视症。其他偶有引起黄视症的有绵马浸膏、苦味酸、铬酸及其盐类等。长期服用胺碘酮治疗心律失常，因角膜色素沉着而视物发黄色。

（2）蓝视症（cyanopsia）：白内障摘除术后最常见。洋地黄中毒或过敏、一氧化碳中毒、苦味酸与蘑菇中毒、食入仙人球或米帕林后都可发生。

（3）红视症（erythropsia）：发生于雪照、无晶状体、虹膜缺损、瞳孔散大、玻璃体积血、杂技飞腾（向前翻、倒置飞舞）、碘氰化物中毒、烟草中毒及白化病等。阳光斜照通过巩膜入眼内，也会有红视感。此外还有癔症、麻痹性痴呆、神经衰弱等。

（4）绿视症（chloropsia）：用洋地黄、巴比妥后，以及中心性浆液性脉络膜视网膜炎，闪辉性暗点均可有绿视。

（5）其他色视症：视网膜中央动脉栓塞的恢复期可有紫视。用抗癫痫药物后，可见眼前有白雾感。晶状体病变、药物（普鲁马嗪、安定类）中毒可出现棕视。

4.色觉加重　见于吸氧、吸大麻或印度大麻，服乙硫异烟胺（ethionamide）、仙人球毒碱等。

（四）夜盲与昼盲

1.昼盲（hemeralopia）　指光线强时的视力低于光线暗时的视力。

（1）先天性昼盲：为先天性视网膜锥细胞功能不良，而周边的杆细胞发育良好，夜视力反而较佳，故也称夜视眼，见于全色盲、黄斑变性和黄斑发育不良。

（2）后天性昼盲：见于黄斑部病变损害锥细胞功能者，以及轴性视神经炎有中心暗点者。

（3）假性昼盲：①屈光间质中心混浊，白昼强光下瞳孔收缩，影响中心视力，到亮处视力减低。如前极或核性白内障、角膜中央大白斑。②病理性瞳孔散大，白昼强光下畏光目眩。

2.夜盲（nyctalopia）　为夜视力差或根本不能看见，即使在白天到暗的环境，视功能也不佳。主要是视网膜的杆细胞功能不良，任何大量损害视杆细胞或影响其感光的眼病都可发生夜盲。有暗适应障碍，或眼底周边部病变的表现。凡极度向心收缩的管状视野，也表现夜盲。

（1）先天性夜盲：多见于网膜色素变性、白点状网膜炎、静止型白点状眼底。

（2）后天性夜盲：见于维生素A缺乏、视神经萎缩、晚期青光眼、中间葡萄膜炎、进行性高度近视、出血性视网膜病变、视网膜铁锈症及铜质沉着症、全视网膜光凝后。

（3）假性夜盲：由于病变影响周边部屈光间质的透光性，产生视野障碍，到暗的环境，则视力减低，去除病因后夜盲可消失。其多见于病变主要在周边部的角膜病、晶状体周边混浊、玻璃体混浊而中心区尚有视力者、瞳孔缩小、虹膜前后粘连引起的瞳孔变形等。

（五）视物变形

视物变形（distorted vision，metamorphopsia）主要发生于视网膜病变，是由于视网膜感光细胞排列紊乱所致，感光细胞堆积处视物变大，感光细胞稀少处视物则变小。屈光成像问题也可导致视物变形。还应与癔症、癫痫和精神分裂症所致的各种空间感知综合障碍鉴别。

1.视物形状改变　表现为看直线弯曲，或看成波浪状不平或歪斜的线条，看圆物不圆等。此是视细胞扭曲之故。这种主诉只见于对视力较为敏感的患者。其主要原因有中心性浆液性脉络膜视网膜病变、后极部视网膜扁平脱离、老年黄斑盘状变性、网脱术后、后部玻璃体视网膜牵引综合征、视网膜前膜收缩、后部脉络膜肿瘤等。无晶状体眼佩戴高度凸透镜片也有严重视物扭曲现象，甚至不能接受高度凸透镜。

2.视物显小症　所看见的物象比实物小。此因视网膜水肿、肿瘤、出血时，都可使该区视细胞疏松分散，单位面积中视细胞减少之故，见于中心性浆液性脉络膜视网膜病变、黄斑部水肿。过度负镜、调节麻痹和调节低于正常、老视等，因屈光成像改变也可发生视物变小。

3.视物显大症　所看见的物象较实物大。视网膜皱缩，视细胞拥挤集中，单位面积中视细胞增多之故。缩瞳药、调节痉挛、过度正镜也可发生视物变大。

（六）其他

1.视疲劳　是一种自觉症状，常见于远视、近视、散光、调节/集合异常、精神心理不稳定因素。

2.复视　双眼复视为双眼视物重影，为眼肌麻痹主要症状。单眼复视较少见，角膜或晶状体混浊分散光线，从而以致物体在视网膜成像两个或多个。患者一般不注意其中模糊影像。

3.闪光视觉　常见于玻璃体后脱离、视网膜脱离、视网膜脉络膜炎等。

4.立体视觉异常　常见于斜视、弱视、单眼抑制、视差角异常、异常视网膜对应等。

二、眼分泌物

（一）异常分泌物

1.结膜疾病　分泌物增多是结膜炎常见的征象，分泌物可为脓性、黏液性、黏脓性、浆液性、纤维素性、水样性等，性状依病因而异。其主要成分为泪液、睑板腺分泌物、黏液、脱落的上皮细胞、病原体及血管的渗出物。细菌性结膜炎的分泌物常为成片的、无定形的浆液、黏液或脓性。病毒性结膜炎的分泌物呈水样性或浆液性，常伴有耳前淋巴结肿大。过敏性结膜炎或眼干燥症者常呈黏稠线状或丝状。大量的脓性分泌物是淋球菌性结膜炎的特征性表现。晨起发现因分泌物较多将睫毛粘在一起，使眼睑黏着难以睁开，可能是细菌性或衣原体性结膜炎。白色泡沫状分泌物是由干燥杆菌杆起。黏丝状分泌物合并眼角糜烂是由Morax-Axenfeld杆菌引起的眦部睑缘炎。有时可根据分泌物的性质来诊断眼病。

2.眼睑疾病　其分泌物是由眼睑病变产生的脓性溢液、脂性排出物，或因眼睑病变导致的结膜充血而产生。睑缘炎因炎症产物或病变刺激结膜而产生黏液性、脓性或脂样分泌物。睑腺炎、睑脓肿皆因本身刺激结膜或化脓破溃后脓液外溢影响结膜而见分泌物。睑闭合不全、角膜结膜受刺激，也可有分泌物产生。

3.泪器疾病　早期因局部炎症影响结膜，可见黏液性分泌物；后期脓肿穿破排出脓性物质。泪腺结核可形成寒性脓肿，破溃排脓或形成瘘管。慢性泪囊炎经常有脓性、黏脓性或黏液性分泌物自泪点排出。

（二）干眼、流泪和溢泪

1.干眼　即任何原因引起的泪液质和量异常或动力学异常导致的泪膜稳定性下降，并伴有眼部不适，导致眼表组织病变为特征的多种疾病总称。干眼多见于史-约综合征、沙眼、化学伤、睑板腺功能障碍等。

2.流泪　即泪腺受到情感或外界因素刺激后，产生过多眼泪流出眼睑。内翻倒睫、角膜炎、结膜炎、眼化学伤均会刺激产生眼泪。

3.溢泪　泪道阻塞使眼泪不能通过正常途径排出而流出眼外，常见于炎性肿胀或组织增生、肿瘤压迫或阻塞、瘢痕粘连等。

三、眼球疼痛及眼球充血

（一）眼球疼痛

眼部的感觉受三叉神经第一支眼神经支配，许多眼病有明显的眼痛症状。眼病可以反射性引起偏头痛或全头痛。疾病不同，痛的部位和性质各异。闪辉性暗点是在闪辉过后发生剧烈的偏头痛，眶上神经痛于眶上切迹处有明显压痛点；青光眼为眼球剧烈胀痛伴同侧头痛，急性虹膜炎为明显睫状压痛，球后视神经炎为眼球深部钝痛，眼球运动痛；屈光不正、复视引起的头痛则与视物有关，闭目休息后症状消失；全眼球炎、眼蜂窝织炎、眼球筋膜炎则为全眼及眼眶胀痛，眼球运动痛且伴有剧烈头痛和全身急性感染症状。本节仅讨论常见原因。

1.巩膜炎：前部炎症有眼部疼痛、睫状压痛、患区局限压痛；后部炎症眼痛弥漫，向周围放射，难诉疼痛的确切部位。

2.巩膜外层炎：眼痛症状较巩膜炎轻，且多局限于眼，有局部压痛、充血、水肿。

3.眼球筋膜炎：眼球运动时眼痛显著，病变部位有压痛。

4.虹膜睫状体炎：虹膜炎和虹膜睫状体炎均有睫状压痛，轻症者疼痛仅限于眼部；重者痛甚，常放射到前额及后部，晚间尤甚。

5.角膜炎：角膜的神经纤维分布广泛，故角膜上的任何炎症伤害，均可引起局部的不适与疼痛，还伴有畏光、流泪。

6.电光性眼炎、角膜上皮损伤：表现为剧烈的刺痛，点表面麻醉剂后立竿见影，疼痛顿然消失马上缓解。

7.角膜异物。

8.眼球穿孔伤：角膜缘周围8mm的穿孔伤，疼痛剧烈，似重度虹膜睫状体炎；在角膜上穿孔，疼痛也较显著，似角膜溃疡；眼内异物存留并有炎症反应，则疼痛持久；异物本身无刺激或已被结缔组织包裹，则疼痛渐消。

9.眼内炎：表现为急性虹膜睫状体炎的征象，眼球疼痛有过之无不及。

10.全眼球炎：除葡萄膜炎症外，蔓延至整个眼球内外组织。除眼球剧烈疼痛外并表现头痛，可有发热及呕吐表现。

11.眼球萎缩：在萎缩过程中有时表现阵发性疼痛。

12.青光眼：疼痛轻重不等，由隐痛直至爆裂状痛。急性闭角型青光眼眼球剧烈胀痛伴同侧头痛，并伴有恶心呕吐等症状。

13.眼睑倒睫、内翻、外翻倒睫与内翻对角膜造成经常性的刺激；外翻使眼球失去正常保护，角膜发生干燥、刺激、上皮剥脱。由此产生眼痛症状。

14.结膜结石、异物。

15.视疲劳：眼球酸胀、轻度钝痛可伴眉弓痛、头痛，闭目休息后，疼痛可消失。

（二）眼球充血

眼球充血主要指的是眼前部充血，某些角膜、结膜经刺激产生的新生血管，也会给人一种眼球发红充血的感觉。某些局限组织增生，均可发生组织充血。某些结膜下出血并非充血，在此综合表述，便于临床鉴别。

1.眼前部充血　包括结膜充血、睫状充血和混合充血，结膜充血主要为结膜后动脉、结膜后静脉以及其间的毛细血管网充血，病变仅限结膜疾病或有关的表浅刺激；而睫状充血乃睫状前动脉、睫状前静脉、结膜前动脉、结膜前静脉，以及其有关联的毛细血管充血，病变包括角膜、巩膜、前部葡萄膜。严重病例可以2种充血同时存在，称为混合充血。明确区分结膜充血和睫状充血的重要性在于有划分病类的作用，两者鉴别见表7-1-1。

表7-1-1　结膜充血与睫状充血的鉴别

	结膜充血	睫状充血
颜色	鲜红	深红
充血部位	越近穹窿部越明显	越近角膜缘越明显
血管位置	表浅的结膜血管	角膜缘深层血管网
血管形态	粗大弯曲，呈分支或网状	微细直行，自角膜缘向外放射，少分支
推动结膜	充血血管随之移动	充血血管不移动
滴0.1%肾上腺素	消失	不消失
冷敷	加重	改善
热敷	减轻	加重
视力	不受影响	多有减退
分泌物	有	无
睫状压痛	无	可有
所属血管系统	结膜后动静脉	睫状前动静脉
临床意义	结膜疾病	角膜、巩膜、前葡萄膜、青光眼等

2.新生血管　角膜结膜经历损伤或炎症刺激后均可有新生血管形成，尤其是角膜，因本身透明，一旦有新生血管形成，极易被发现“黑眼珠发红”。沙眼可引起表浅且排列整齐的角膜血管翳；角结膜干燥症发生的新生血管弥漫而不规则；梅毒性角膜基质炎的新生血管位于深层排列整齐或成束状；新生血管性青光眼可见角膜后壁新生血管等。

3.局限性组织增生　可仅发生于结膜，也可同时累及角膜和结膜。如翼状胬肉、鲍恩病、角膜结膜上皮癌等，均可发生组织充血。睑裂斑炎、结膜浆细胞瘤、结膜淀粉样变性等也呈现轻重不一的局限性充血。

4.结膜下出血　出血可局限于某一区域，也可弥漫存在于整个球结膜范围。与充血不同，出血成片状，分不出血管的界线。新出血色鲜红，边界清；进而颜色变暗；当弥散时，边界不清，色渐淡；后期色泽渐趋橙黄，而后完全被吸收。出血的原因很多，如外伤、炎症、咳嗽。而大多数突然出血发生于全身性因素，如老年人毛细血管脆性增加、高血压、动脉硬化、糖尿病、白血病、败血病、血友病、恶性贫血、紫塞病、维生素C缺乏症、流行性出血热等。

四、角膜水肿混浊

角膜是位于眼球前部的无血管性透明组织，角膜的透明程度减低形成角膜混浊，一旦混浊则明显而易见，常见于角膜水肿和浸润、溃疡、角膜新生血管、角膜表面组织增殖、炎症、外伤、变性及营养不良等。其中角膜水肿最为常见，针对角膜不同部位水肿单独列表讨论。

（一）角膜水肿

角膜上皮、基质或两者中蓄积了过多的水分称为角膜水肿。角膜水肿发生于外伤、炎症、变性及眼内压显著增高时，临床症状为虹视、眼痛、视物模糊、角膜混浊、厚度增加等。角膜水肿按部位可分为角膜上皮水肿、基质水肿、内皮水肿（表7-1-2）。

表7-1-2　角膜上皮水肿、基质水肿、内皮水肿的鉴别

	上皮水肿	基质水肿	内皮水肿
致病因素	急性高眼压、炎症、外伤、角膜接触镜、角膜营养不良、药物	炎症、内眼术后免疫排斥反应、角膜营养不良	虹膜炎、内眼术后、角膜营养不良、黏液性水肿
水肿形态	弥散性或局限性细小透明状水疱，镜下露滴状湿润状，可相互融合	厚度增加，且向前房突起，水肿呈浅灰色局限性或弥散性半透明状混浊，可见交叉放射状水纹裂隙	内皮水肿区模糊可见较为规则的孤立的小水滴状
水肿特点	上皮光泽消失，呈玻璃哈气样混浊	多见角膜中央区弥散性，角膜透明度明显下降，伴上皮水肿，后弹力层皱褶	角膜厚度增加，伴基质层水肿，则有后弹力层皱褶
视力	轻度下降	显著下降	下降

（二）炎性角膜混浊

角膜由于感染或外伤等因素产生炎症反应，此时液体渗出和细胞浸润，都使角膜透明度减退，外观出现混浊。

1.角膜感染性疾病　可形成或表浅或深层或局限或弥漫的水肿浸润，呈现灰白色的无光泽区。如单纯疱疹病毒角膜炎，有树枝状角膜炎、地图状角膜炎、盘状角膜基质炎、坏死性角膜基质炎、变性疱疹等不同类型；也可形成溃疡，呈深浅、形态不一的凹陷，底部及边缘有灰白浸润，内有坏死组织，外观混浊。其常见于细菌性和真菌性角膜炎。

2.外伤　包括机械性损伤，如角膜挫伤、擦伤、异物、穿孔伤等；物理性损伤，如冻伤、热灼伤、紫外线等；化学性损伤，如酸碱烧伤。轻者角膜水肿混浊，重者深层呈不透明，遗留不同程度永久混浊。

（三）永久性角膜混浊

这里的“永久”是相对而言，多是各种角膜病变的结局和后遗症。

1.瘢痕性角膜混浊　角膜炎症和外伤痊愈后，组织修复而形成瘢痕，即瘢痕性角膜混浊。角膜上皮再生能力强，可完全修复而不留痕迹；前弹力层不能再生，瘢痕组织中缺乏此层。根据透明度分为以下几种。

（1）角膜薄翳：位于基质浅层，呈淡灰色，边界不清，有时肉眼不能发现。

（2）角膜斑翳：位置较深，灰白色，边界较清楚。

（3）角膜白斑：为角膜全层瘢痕，色白而有光泽，表田较平坦，完全不透明。

（4）粘连性角膜白斑：角膜白斑后部与虹膜粘连，是角膜溃疡（外伤）穿孔致虹膜脱出的后果，可合并瞳孔变形。

2.角膜新生血管　在角膜病变进展与修复的过程中，可有新生血管侵入，这也是组织修复的一种形式，但却可影响角膜的透明度。浅层者位于前弹力层下，与结膜血管相连续而为树枝状，附近有浸润。深层者在角膜基质层内，与球结膜血管不连接，血管排列成刷状或帚状。严重者可遍布全角膜。

3.角膜葡萄肿　角膜向前方突出，常有虹膜前粘连，由于病变角膜不能承受增高或正常的眼内压而向前膨出，表面高低不平。

（四）其他角膜病引起的角膜混浊

1.角膜代谢性疾病　有遗传性，伴有明显的全身病变，发病缓慢为渐进性。肝豆状核变性造成的凯-弗环最具特征性：铜沉积于角膜缘的后弹力层及其附近组织，形成以棕黄色为主略带绿色的色素环。角膜代谢性疾病还有痛风、黏多糖贮积病等，皆有各自的眼部表现。

2.角膜营养不良 有遗传性，原发于角膜，很少伴随其他眼部或全身病变，多双眼对称，病程缓慢，多无新生血管形成。角膜营养不良可分为角膜上皮营养不良、角膜前弹力层营养不良、角膜基质营养不良和角膜内皮营养不良四类。

3.角膜变性 无家族遗传，继发于眼或全身病，病程较快，常有新生血管。常见的有老年环、角膜带状变性、大泡性角膜病变等。

4.先天性角膜异常 如先天性角膜白斑、先天性前葡萄肿等。

5.急性闭角型青光眼 发作期可出现角膜弥漫性水肿，角膜全部呈雾状混浊，眼压下降后恢复透明。

五、瞳孔变形及白瞳征

（一）瞳孔变形

虹膜是葡萄膜最前部，中央有圆孔，称为瞳孔，瞳孔大小随光线的强弱而改变（1～8mm），它的平均直径为3mm。瞳孔周围虹膜的基质内，有环形排列的瞳孔括约肌，使瞳孔收缩；虹膜基质层后面有放射状排列的肌纤维，称为瞳孔开大肌，使瞳孔开大。因此正常的瞳孔为圆形。而瞳孔形态发生变化，有异于正常的圆形，称为瞳孔变形。

1.梨状瞳孔

（1）外伤：常见于眼钝挫伤，对光反射消失，常伴有眼睑淤血、结膜下出血。少数病变瞳孔在数周内恢复，大部分则为永久性。

（2）炎症：由虹膜前粘连引起，包括粘连性角膜白斑、角膜破裂或穿孔伴虹膜脱出、角膜瘘管、前房角粘连等。

（3）先天性虹膜缺损：下方的完全性虹膜缺损是其典型表现，其梨状瞳孔尖端向下，边缘为色素上皮所覆盖，常伴有其他眼部先天畸形如睫状体和脉络膜缺损等。

（4）手术：手术切除虹膜或术中造成。特点是其尖端多位于12点钟方位，包括虹膜切除术、青光眼手术、白内障人工晶状体植入术等。

（5）人工晶状体移位：原因是前房型人工晶状体太长或侵蚀到葡萄膜组织中、后房型人工晶状体襻支撑在周边虹膜中部等，导致人工晶状体移位，使得襻撑于虹膜上导致瞳孔变形。表现为尖端位于人工晶状体襻支持方向。

2.椭圆形瞳孔 瞳孔呈横的、竖的或斜的卵圆形，多见于急性原发性闭角型青光眼急性发作。

3.花瓣状瞳孔 虹膜炎性后粘连，使用扩瞳剂后呈现梅花样外观，多见于虹膜炎或眼外伤后瞳孔后粘连。

4.匙孔状瞳孔 多见于虹膜部分切除术后，也可见于先天性虹膜缺损。

5.肾形瞳孔 虹膜瞳孔缘一处后粘连，扩瞳后仍粘连，形似肾形，多见于虹膜炎火眼外伤后虹膜粘连。

6.针孔状瞳孔 瞳孔极度缩小似针孔般，多见于吗啡中毒、有机磷农药中毒的患者。

7. D形瞳孔 虹膜根部离断，失去固定牵引能力而向瞳孔中央区突出，边缘表现为一条直线，如字母“D”，常见于外伤或过宽的虹膜边缘切除。

8.多边形瞳孔 由于瞳孔扩大肌纤维麻痹不全所致瞳孔不圆，伴部分虹膜实质萎缩。多见于神经梅毒，尤其是脊髓痨患者。

（二）白瞳征

瞳孔区显现白色、黄白色反光称为白瞳征（leucocoria），常有严重的视力障碍。眼内体积较大而接近视轴的增殖膜、机化膜、渗出物、肿瘤等，若呈白色或黄白色，则可使瞳孔区出现相应颜色的反光，因其色浅，明显异于正常瞳孔区，容易被发现。当然，白色白内障也使瞳孔区变白。出现了白瞳征往往提示疾病已非早期。婴幼儿因无法提供视力障碍等主诉，至出现白瞳征才被家长发现而就医者并不少见。

1.先天性白内障 是白瞳征最常见的原因之一。皮质性白内障的膨胀期、成熟期；外伤性白内障；膜性白内障都可呈白瞳外观。

2.早产儿视网膜病变（retinopathy of prematurity） 发生于低体重早产儿，吸入高浓度的氧可能是致病原因。双眼发病。视网膜血管扩张迂曲，周边部视网膜有新生血管和水肿，在晶状体后面有纤维血管组织，将睫状体向中央部牵拉，因而发生白内障和视网膜脱离。

3.永存增生性原始玻璃体（persistent hyperplastic primary vitreous） 患儿为足月顺产，多单眼患病，患眼眼球小，前房浅，晶状体比较小，睫状突很长，可以达到晶状体的后极部，晶状体后有血管纤维膜，其上血管丰富。后极部晶状体混浊，虹膜-晶状体隔向前推移。

4.视网膜母细胞瘤 是儿童期最常见的眼内

恶性肿瘤，虽然多发生在2～3岁以前，但也可发病很早，在出生后数天即可见白瞳孔。由于肿瘤是乳白色或黄白色，当其生长到一定大时，进入眼内的光线即反射成黄白色。肿瘤继续生长引起视网膜脱离，表面有钙化点，眼压升高，最后继发青光眼及眼外转移。

5.外层渗出性视网膜病变（Coats disease）　多见于男性青少年视网膜下大块白黄色渗出及出血，网膜水肿，后期视网膜广泛脱离。有些病例可出现并发性白内障、虹膜新生血管，前葡萄膜炎等。

6.先天性弓形虫病　其特点是反复发生的眼内炎症，最后遗留脉络膜视网膜的色素性瘢痕，病灶多见于黄斑区，因而有白瞳孔的表现，并可有肝脾大、黄疸、脑积水和脑钙化。

引起白瞳征的病变较多，其他还有炎性假性胶质瘤、Norrie病、眼底后极部缺损、视网膜发育不良、视网膜镰状皱褶、先天性视网膜脱离、眼内炎、玻璃体积血机化、眼球穿孔伤后玻璃体机化、外伤性脉络膜视网膜炎、视神经萎缩，先天性视神经有髓神经纤维及增殖性眼底改变等。

六、视网膜水肿、出血、渗出物及脉络膜新生血管

视网膜由神经组织和血管组织构成。神经组织由神经外胚叶发育而来，与大脑相连接。血管组织由中胚叶发育而来，与全身大血管相同。在眼内，视网膜前邻玻璃体，后为脉络膜，故眼局部病变或全身性疾病均可引起视网膜病变，其病变和病理不同，但眼底的征象相似。血-视网膜屏障分为内屏障和外屏障，内屏障位于视网膜毛细血管，外屏障位于视网膜色素上皮。如果血-视网膜屏障受损，则可产生视网膜水肿、渗出和出血。

（一）视网膜水肿

视网膜水肿可分为细胞外水肿和细胞内水肿。前者通常可逆，后者有时可逆，有时不可逆。

1.浅层水肿　为细胞外水肿。由于浅层毛细血管受损所致。水肿一般位于后极部，视网膜呈白色弥漫丝光样水肿，可见神经纤维层漂浮在水肿之中。浅层水肿常见于视盘水肿、炎症、高血压视网膜病变等。其病因去除后水肿很快消退，留下硬性渗出。

2.深层水肿　为细胞外水肿。由深层毛细血管受损所致。水肿以后极部为重，可扩展至赤道部甚至周边。水肿主要位于外丛状层，也可位于其他各层。视网膜呈白色云雾状或水丝样反光。长期深层水肿可在黄斑区形成囊样空间排列称为蜂房样或花瓣样，称为黄斑囊样水肿。深层水肿常见于视网膜静脉阻塞、炎症或肿瘤。深层水肿吸收较慢，水肿消退后常留下色素紊乱。

3.细胞内水肿　又称雾样肿胀，多发生在视网膜动脉阻塞，由于缺氧和营养不足致视网膜内层细胞吸收水分而肿胀，使视网膜呈白色云雾状混浊。如果缺氧时间短暂，细胞肿胀可以缓解恢复。但大多数缺氧不能缓解，内层细胞很快死亡，虽然水肿2～3周后消退，视网膜恢复红色，但功能受损，视力和视野不易恢复。

（二）视网膜出血

视网膜出血是一动态过程，发生出血的血管部位（视网膜、脉络膜、深层、浅层）、性质（动脉、静脉、毛细血管、新生血管）和当时血管内的压力决定了出血波及的层次和范围。当我们进行眼底检查时所见的视网膜出血实际上为一结局的静态展现，此时视网膜内出血主要因所在部位的组织结构特征而表现为不同的形态。

1.视网膜浅层出血　出血来自视网膜表浅毛细血管丛，出血沿神经纤维层走向分布，故呈线状或火焰状，新鲜出血颜色较鲜红，日久则渐变为暗红。

2.视网膜深层出血　出血来自视网膜内颗粒层附近的深层毛细血管丛，出血沿细胞走向在垂直的空隙内延伸，视网膜表面所见呈现类圆点状，色暗红。

3.视网膜内界膜下出血　出血位于视网膜内界膜与视网膜神经纤维层之间，多在黄斑区，此处视网膜内界膜较厚可以承载积聚的血液，内界膜发生圆拱形脱离。通常在脱离区内红细胞下沉呈水平液面，其上方半透明液体为血清。

4.视网膜前出血　出血位于内界膜与玻璃体后界膜之间，形态与视网膜内界膜下出血相似，可以呈“舟状”，位于视网膜任何部位，通常缺乏内界膜脱离形成的圆拱状形态。位于黄斑区处视网膜内界膜下出血和视网膜前出血在检眼镜下常难以区分，需要行OCT鉴别。

5.视网膜神经上皮下出血　出血多来自于破裂的脉络膜血管或脉络膜新生血管。出血位于视网膜神经上皮与色素上皮之间，颜色常为鲜红，当出血量较大时也可呈暗红色，形态多伸展为不

同形态的片状，境界清楚。

6.视网膜色素上皮下出血　出血来自脉络膜，位于视网膜色素上皮下，呈黑灰色或黑红色。

7.玻璃体积血　玻璃体本身无血管，视网膜血管破裂或眼内新生血管破裂出血进入玻璃体内。新鲜出血呈鲜红色，弥散或凝集成块，渐变暗红，呈大量棕色尘埃颗粒浮于玻璃体内，后期形成乳白色乳糜状沉积于后方，可吸收或最终机化。

（三）视网膜渗出

血-视网膜屏障受损，血浆内的脂质或脂蛋白从视网膜血管溢出，沉积在视网膜内，称为渗出。但有的"渗出"并不是从血管溢出，而是神经轴索受损而成。

1.脂性渗出　多发生在慢性视网膜水肿之后，在视网膜外丛状层遗留下的脂质沉着。常位于后极部，围绕黄斑分布，位于Henle纤维层，呈黄白色小点，常聚集呈放射状线条，这些线条围绕黄斑形成星芒状渗出。渗出也可排列呈环状。脂性渗出吸收很慢，可数月甚至数年始完全吸收。其多见于多种血管病，包括全身血管病和视网膜血管病。

2.棉絮斑　又称软性渗出，实际上并不是真正的渗出。棉絮斑是由于毛细血管闭塞或血液病致组织缺氧，导致神经轴索断裂、肿胀，形成似细胞体而组成。大多数位于视盘周围3～4PD，单个或成簇，呈白色棉絮状，常在5～7周消退，不留痕迹。

3. Roth斑　1872年首先由Roth描述。其特征是出血中心有一白芯，白芯大小很少超过0.5PD，围绕以出血，呈环形不规则。Roth斑位于视网膜浅层，代表浅层毛细血管的损害。其经数周或数月可完全吸收。多种全身病或血液病可产生Roth斑。

（四）脉络膜新生血管

脉络膜新生血管（CNV）又称视网膜下新生血管，是脉络膜毛细血管异常生长，常通过玻璃膜与视网膜色素上皮之间，或突破视网膜色素上皮与神经上皮之间，或于神经上皮内，当病灶位于黄斑区可导致严重的视功能损害。由于针对新生血管的治疗方法有了新的突破和进展，早期发现和及时治疗对临床预后十分重要。

1.基本病理形态　CNV起源于脉络膜，其主要的病理过程为异常生长的脉络膜毛细血管，突破脉络膜毛细血管层的基底膜进入玻璃膜，继而增生和移行并穿透视网膜色素上层，生长于视网膜神经上皮下，CNV由于其管壁的高通透性，极易引起局部出血和渗出，继而形成机化瘢痕组织，严重影响视功能，甚至致盲。CNV常位于视网膜色素上皮下间隙或神经上皮下间隙，好发于黄斑部及其周围，其大小不等，形态各异。病理组织学研究表明，CNV为一膜样结构，光镜下此膜由单层色素上皮细胞及被覆盖的纤维基质和散在的一些小血管组成。其细胞成分主要有色素上皮细胞、类成纤维细胞及一些血管内皮细胞、淋巴细胞和巨噬细胞。

2.分类　临床分类尚无统一标准。

（1）病因：可分为变性疾病、炎性疾病、脉络膜肿瘤、外伤性病变及其他原因不明等。

（2）发生部位与中心凹位置关系：可分为中心凹下CNV、近中心凹CNV、中心凹外CNV。

（3）根据FFA：可分为典型CNV、隐匿型CNV、混合型CNV。典型CNV的特点是FFA早期表现为花边状、颗粒状、斑片状等血管荧光形态，进而荧光渗漏扩大，晚期不消退。临床上绝大部分CNV为隐匿型，因视网膜下出血、渗出、色素等压盖了部分CNV的典型表现，其中又分纤维血管性色素上皮脱离（隐匿型Ⅰ型）及造影晚期无源性荧光渗漏（隐匿型Ⅱ型）。

（谢　青　戴雅南）

第二节　眼功能检查

一、视力检查

视力（visual acuity），即视觉分辨力，就是眼睛所能够分辨的外界两个点间的最小距离的能力。正常眼能区分物体上的两个点的最小视角约为1分（1'）角。视力是视角的倒数，视角为1'时，视力＝1/1'＝1.0，视角为10'，视力＝1/10'＝0.1，视角越小，视力越好。

（一）视力表原理

视力表是测量视力最常用的工具，其目的在于将测得的视角以数字的形式表达出来，基本要求是具有最大黑白对比度和良好照明下的静态图标认知。

1.倒数视力表

（1）国际标准视力表采用“E”字形为视标，每一笔画的宽度和笔画间隙的宽度各相当于1’角，检查距离为5m。视力的换算为视角的倒数，视力＝1/视角，采用小数或分数记录。

（2）Snellen视力表采用Landolt环为视标，环粗及缺口宽度为外径的1/5，检查距离为6m（20in）。视力为视角的倒数。视力换算公式为V＝d/D，V为视力，d为实际看见某视标的距离，D为正常眼应当看见该视标的距离。

2.对数视力表

（1）logMAR视力表测得为最小分辨角的对数视力。视力的换算公式为视力＝log视角。即1’视角（正常视力）时，视力记为0，而10’视角时，视力记录为1.0。

（2）ETDRS视力表目前国内外临床试验中广泛使用，是对logMAR视力表的改进。视力可根据正确识别的一行视标所对应的视力记录，也可以根据正确识别的视标数量记录。采用英文大写字母为视标，共14行，每行5个字母，检查距离为4m，识别1字为1分。全部识别为100分，即视力2.0。如正确识别≥20个视标（视力＞0.2），记＋30分；若视力＜0.2，则1m处检查，记分＝4m处正确识别的视标数＋1m处正确识别的视标数。若在1m处仍看不清最大视标者，则测量患者是否有指数、手动、光感、光定位。与logMAR转换公式为logMAR视力＝1.10 － 0.02Tc，其中Tc为正确识别的视标数。

（3）5分制对数视力表由我国学者缪天荣提出。采用5分制记录法表示视力的各个等级，1分表示光感，2分表示手动，3分相当于指数，4分为0.1，5分为正常视力1.0，视力换算公式为，视力＝5 － log视角，在4.0～5.3分，应用“C”字或“E”字作为视标，分为14行，视标每增加1.258 9倍，视力就减少0.1log单位。视力记录是等差数列，对应的视角为等比数列。各行之间的视角差距的比例相等，因而就能直接用相差的行数进行视力对比。

（二）视力测定法

测量视力应先右后左，测量时遮盖对侧眼，但不要压迫眼球。

1.远视力检查　根据所选用的视力表确定检查距离。标准的照明，高度应使视力为1.0的视标与受检眼等高。由上而下指出视标，受检者能正确识别那一行的视标，即为受检者的视力。裸眼视力未能达到正常，可加用针孔片检查。如受检者已佩戴眼镜，需先检查裸眼视力，再检查戴镜视力并记录矫正度数。若最大视标（相当于0.1）仍不能正确识别，嘱受检者逐步向视力表走近，直到辨认出最大视标，以实际距离计算，换算公式为V＝0.1×d/D，V为视力，d为实际看见最大视标的距离，D为正常眼应当看见最大视标的距离。如受检者走到距离视力表1m处仍不能正确识别最大视标，则改测“指数”。嘱受检者背光，检查者伸出不同数目的手指，记录距离，为“指数/距离（cm）”。如距受检眼5cm处仍不能正确辨别指数，则改测“手动”。检查者在受检者眼前摆动手，记录能正确察觉手动的距离，为“手动/距离（cm）”。如受检者仍不能正确判断手动，则改测“光感”。检查者于暗室内用手电筒照射受检眼，受检者判断是否有光亮存在，如判断正确，则记录为“光感/距离（cm）”。同时，应检查其光定位能力。严密遮盖对侧眼，嘱受检眼注视前方，将光源置于受检眼1m处，通常以“米”字形9个方位进行测定，记录各方位光定位能力。当各方位光感均消失时，记录为“无光感”。

2.近视力检查　近视力表为远视力表的缩小版，检查应在充足的照明下进行。检查距离为30cm，若受检眼视力很差，可改变距离，并记录实测距离。记录方法为：视力/距离（cm）。

3.儿童视力检查

（1）根据婴幼儿对光源或物体的反应判断遮盖受检儿童一侧眼睛，观察其对光源或其他色泽鲜艳的物体的注视、追随反应。当视力较好的一侧眼睛被遮盖后，受检儿童表现拒绝，试图避开遮盖，或原本能较好地注视、追随目标，遮盖视力较好的一侧眼后无法进行。

（2）选择注视法通常使用的图形有均匀灰色图像和黑白相间的条纹图像，检查时将两种图像同时置于受检儿童前方两侧。当一个图像静止，而另一个图像作翻转变换或水平移动时，观察受检儿童对运动图形刺激有无跟踪注视，再由高到低或由低到高变换图形的空间频率。如受检儿童视力差，则只对低空间频率有反应，对高空间频率无兴趣；如视力较好，则对高空间频率也可能有兴趣。以此判断受检儿童大致的视力情况。

（3）图形视觉诱发电位：根据不同空间频率

下的图形视觉诱发电位反应，建立PVEP振幅-空间频率曲线及回归方程，进而判断其大致的视力情况，可能比直接测量视力获得更为准确的测定结果。图形视觉诱发电位也可用于了解婴幼儿视觉系统的发育。

二、对比敏感度及暗适应

（一）对比敏感度

对比敏感度是测定受检眼在某一特定空间频率下可分辨的最小对比度（对比度阈值）能力，是检测视觉功能的指标之一。从视敏度的角度看，影响物体识别的参数有两个：空间频率和对比度。在不同的空间频率下，可分辨的最小对比度是不同的，这两个变量之间是相互影响的。将不同的空间频率（即在一定的视角内黑白相间的条纹数目不同）作为横坐标，将条纹与背景之间灰度的对比度作为纵坐标，测定对于各种不同空间频率图形人眼所能分辨的对比度，可得出对比敏感度函数（contrast sensitivity function，CSF）。

1.检测方法

（1）主观检查法

1）Arden对比度卡：将不同空间频率、不同对比度的条栅印刷在6张卡片上，每张图片的对比度从上至下有0～25等分标尺，每一份的对比度从上至下递减0.88对数单位。同时准备一张高对比光栅的图片，对比度接近视力测试，作为补充时使用。测定时，检查者用一张与测试图片散射率大致相同的卡片将图片挡住，只露出对比度阈值以下的条纹，此时受检者看到的是一幅均匀灰色的图。然后移动遮挡卡片，使露出的条纹的对比度不断增高，直到受检者刚好辨认出条纹。再根据标尺读数，可得到该方向上正弦条纹的对比度值。综合6张图片的总分，判断受检者对比敏感度使否正常。检测时充分照明图片，矫正屈光不正状态。

2）对比敏感度仪：通过应用程序的控制，在监视器屏幕上出现按正弦规律变化的、不同空间频率的光栅条纹。检查时某一种空间频率图形是随机出现的。在同一种空间频率下，对比度从0开始由弱增强，当受检眼刚好能辨认出条纹应予以按键应答。每一种空间频率应多次测量取平均值，综合不同空间频率的对比敏感度函数曲线，即可判断受检眼是否正常。

（2）客观检查法主要是应用视觉诱发电位（visual evoked potentials，VEP）进行检查，能够客观地反映视觉系统的情况，适用于不能配合检查的老年人、婴幼儿等。

2.影响因素　随年龄增长，对比敏感度不断增高，40岁以后高空间频率段又有所下降，而低空间频率段下降不明显。随年龄增长CSF下降的机制尚未完全明确，有学者认为与老年性瞳孔缩小和晶状体颜色加深而导致视网膜照度下降有关，也有学者认为是老化引起的神经衰退现象，还有学者提出可能与视网膜内感光细胞和神经节细胞有关。性别是否对CSF有影响仍存在争议。

3.临床应用

（1）屈光不正：由于屈光不正导致裸眼视力损害，在未矫或过矫时，其CSC均有不同程度的下降。应用不同的方法矫正屈光不正、提高视力的同时，会引起眼球光学性能的改变，从而对视觉质量产生不同的影响，可能与CSF异常有关。研究显示准分子激光原位角膜磨镶手术后1个月，不同空间频率的CSF均有降低，术后3个月可能恢复。佩戴硬性角膜接触镜CSF高于佩戴框架眼镜。非球面人工晶状体植入眼球矫球面人工晶状体植入眼具有较好的CSF。

（2）弱视屈光：参差性弱视在各空间频率上的CSF均下降，其他弱视往往对低空间频率刺激仍具有良好反应。

（3）白内障早期：白内障由于晶状体混浊不均匀，患者通过混浊的缝隙视物，中心视力可能正常或轻度下降，而此时中、高频空间频率的CSF就已有下降，下降程度与晶状体混浊的类型、程度、部位、瞳孔大小有关。CSF能够比视力更准确、全面地反映患者的视功能状态。

（4）青光眼：患者在视力降低，视野受损之前即可出现CSF异常。视野出现损害的患者，CSF的异常程度和视野损害存在一定的关系。

（5）视神经病变：是导致视功能障碍的常见疾病，其CSF改变多表现为全空间频率敏感度下降，即使在视力正常的早期，也已有低频区的损害。

（6）视网膜病变：年龄相关性黄斑变性的早期，在视力仍然正常时，CSF曲线即可表现中频区下降。随着病变的发展，视力逐渐减低，CSF表现以高频区下降为主，同时可伴有中频区下降。视力严重损害时，则表现为低频区下降。对比敏感度可以检测出糖尿病患者早期微血管病变所导致的视功能损害，病变累及黄斑区时，表现为全频率CSF下降。

综上，对比敏感度能够敏感、准确、定量地全面检测视功能情况，对一些眼部疾病的早期诊断、手术时机的确定、治疗方式及疗效评价提供了一定的理论依据和临床价值。

（二）暗适应

当人长时间在明亮环境中突然进入暗处时，对周围物体辨认不清，经过一段时间后，可逐渐看清暗处，视觉敏感度逐渐增高，最后达到最佳状态，这种现象称为暗适应（dark adaptation）。以光阈值的对数值为纵轴，时间为横轴，绘出一条暗适应曲线，可以用来评估暗适应能力。正常人最初5分钟暗适应能力提高很快，这是视锥细胞的暗适应过程，以后对光敏感性提高缓慢，在8～10分钟后又再次加快，这是视杆细胞暗适应过程，到15～20分钟后又逐渐减慢，到50～60分钟时为稳定的高度。在8～10分钟时曲线有一个曲折，称为α曲（科尔劳施屈曲），该点以前的曲线，代表视锥细胞感光物质发生光化学变化后所增加的敏感度，该点以后的曲线，代表视杆细胞在暗适应条件下增加的敏感度，因此科尔劳施屈曲也是两种不同视细胞适应阶段相交叉的标志点。

1.检查方法

（1）对比法：具有正常暗适应功能的检查者与受检者同时进入暗室，在相同的距离和条件下分别记录下两者在暗室内可辨别出测试物体所需要的时间，以此判断受检者暗适应功能。

（2）暗适应仪：常用的有Goldmann-Weekers暗适应仪和Hartinger暗适应仪，它们能定量控制光线的昏暗程度，测定并记录下光阈值的对数值及时间，得到受检者的暗适应曲线。暗适应仪由刺激光源和记录装置两部分组成。受检者首先应在绝对暗室里暗适应20分钟，随后在刺激光源下明适应5分钟，撤掉所有光源，开始测定光阈值的对数值，并标上记号，根据记号将各点连线即可得到暗适应曲线。测试在30～50分钟完成。

2.影响因素

（1）主观因素：测试前向受检者耐心解释检测方法及注意事项，嘱其集中精神，保持固视。

（2）生理因素：随着年龄增长，晶状体的逐渐硬化，瞳孔缩小，光敏度等下降均可引起暗适应能力的减退。

（3）曝光因素：由明处进入暗室与在暗室停留一段时间后的受检者，其视细胞所处的适应阶段不同。因此在进行暗适应检测时，需先在绝对暗室里适应20分钟，再进行明适应，即可得到较为准确的测试结果。检查前也应避免强曝光，如眼底照相等检查。

（4）视标因素：暗适应仪的刺激视标的大小也同样会影响检测结果。

（5）刺激部位：与视细胞的分布有关，黄斑中心凹处主要为视锥细胞，中心凹外20°视杆细胞最多，光敏感度也较高。

3.临床应用

（1）眼部疾病：①屈光因素屈光不正、晶状体混浊等也可以出现暗适应功能下降。②病变范围较广的视网膜疾病如视网膜脱离、视网膜色素变性、视路疾病如视神经炎等，均可出现暗适应能力下降。而黄斑部的病变，只有在接近中心凹处，暗适应能力才会出现异常，距中心凹较远处的视网膜暗适应无明显异常。

（2）全身疾病：①糖尿病可引起暗适应功能障碍，随着视网膜病变程度加重，暗适应功能也会越差。②维生素A缺乏会使暗适应能力下降，导致夜盲症。肝炎、肝硬化、肠道疾病及由疟疾引起的继发性贫血等均可导致维生素A吸收下降、代谢不良。③其他先天性遗传性夜盲症、甲状腺功能亢进、缺氧等也可以引起暗适应能力下降。

三、色觉及立体视觉

（一）色觉

色觉（color vision）是对不同波长光线成分的感知能力，由视锥细胞决定。正常人眼能分辨波长为380～760nm的可见光，三种类型的视锥细胞分别对440nm、525～535nm及560nm波长的光敏感，因此也称为短波敏感视锥细胞（S-cone）、中波敏感视锥细胞（M-cone）及长波敏感视锥细胞（L-cone）。根据光线波长组成的不同，视锥细胞兴奋状态也不相同，由此产生不同的色觉信号。

1.检查方法

（1）假同色图（pseudoisochromatic plates）：又称色盲本，临床上常用于色盲的筛查。其原理是，在同一幅图中，有亮度相同、颜色不同的斑点构成的数字或图案及亮度不同、颜色相同的斑点构成的数字或图案。正常人很容易辨认出隐藏在图片背景中的数字或图案，而色觉障碍者只能以明、暗来判断，无法正确辨认。检查应在明亮弥散光下进行，色盲本距受检眼0.5m，色觉正常者一般可在5秒内正确辨认，色弱者则辨认时间延长，色盲者无法辨认。

（2）色相排列法：检查工具为一定数量的形状大小一致但颜色不同的物品，在固定照明下，令受检者将物品按照色调顺序依次排列，根据其排列的顺序与正常人对比，判断受检者有无色觉障碍，以及色觉障碍的程度与类型。

（3）色觉镜（anomaloscope）：是目前最为准确的色觉检查仪器，其利用原色混合形成的原理，即红光和绿光适当混合后形成黄光。令受检者调节红光及绿光的分配比例，判断受检者有无色觉障碍及色觉障碍的程度与类型。

2.影响因素 检查环境是否安静对不同波长光线的感色度影响不同。嗅觉、味觉及触觉对色觉有轻微的影响。身体长期处于某一体位，色觉也会有明显改变。

3.临床应用

（1）人们的生活离不开色觉，特别是对于从事交通运输、医学、化学、绘画等工作者，色觉正常尤为重要。因此色觉检查是就学、就业、服兵役等体格检查的必需项目。

（2）某些眼病、颅内病变、精神障碍、全身疾病及中毒性改变可导致获得性色觉异常。视神经萎缩、球后视神经炎等以红、绿色觉异常为主；青光眼、视网膜部位的病变等则以蓝、黄色觉异常为主。因此，色觉检查有利于一些眼病的早期诊断。

（二）立体视觉

立体视觉（stereoscopic vision）是人对三维空间各种物体的形状、距离、深度的感知能力，以双眼单视为基础。双眼视差（binocular disparity）是立体视觉形成的主要机制，由于两眼球之间存在一定距离，因而存在视差角，导致三维物体在双眼视网膜上的投影存在一定的差异。

1.检查方法 检查体力视觉可以用同视机、立体视觉检查图及计算机立体视觉检查系统等。

2.影响因素 视力减退、弱视、双眼视力不等、隐斜等均能直接影响力视觉功能。单眼视力下降较双眼视力对称性下降更能引起立体视力障碍。

3.临床应用 随着科学技术的高速发展，要求具有敏锐立体视功能的职业越来越多，如交通运输业、电子等高科技作业、建筑业、机械精细加工业等，立体视功能的正常与否直接影响其工作效率和安全。

四、视野及视觉电生理检查

（一）视野

视野（visual field）是指用单眼或双眼向前固视一点时所能感知到的全部空间范围，又称为周边视力。视野可分为中央视野或中心视野（central visual field），即围绕黄斑部25°～30°的区域，以及周边视野（peripheral visual field），即黄斑部25°～30°以外的区域。一般正常单眼视野的范围：上方60°，下方75°，鼻侧60°，颞侧100°。生理盲点位于颞侧旁中心区，呈边界规整的垂直椭圆形，其中心距注视点15.5°，水平线下1.5°，垂直径为8°，水平径为6°。除生理盲点以外，超阈值的光标在正常人等视线内的任何一点均能被看到，若某点看不到，则表示存在视野异常。

1.检查策略 根据检查原理可分为动态视野检查法和静态视野检查法。

（1）动态视野检查（kinetic perimetry）注视固视点，以固定亮度及大小的视标从周边视野部不可见区域向中心可见区域移动，记录受检者最先看到的视标的位置，该点即为等阈值点。再以同一刺激强度的视标沿几条子午线重复检查，将各等阈值点连线得到该视标的等视线，即不可见区域与可见区域的分界线，称为动态视野检查。

（2）静态视野检查（static perimetry）在视野的某一个点，予以视标刺激，视标位置固定不动，逐渐增加视标的刺激强度，确定该点光阈值的方法，称为静态视野检查。

2.检查方法

（1）面对面视野检查法（confrontation）：属于动态视野检查。检查者和受检者面对面，距离约0.5m。检查右眼时，受检者右眼与检查者左眼相互注视，眼球不能转动，并各自遮盖对侧眼。检查者伸出一个或多个手指，在检查者和受检者中间的同等距离处，分别在上、下、左上、左下、右上、右下各方向，由外周向中央缓慢移动，比较两人看到手指的位置，检查者根据自己正常的视野大致判断出受检者的视野。同样的方法检查左眼。此方法简单易行，但准确性较差，用于粗略了解视野范围有无异常。

（2）Amsler方格表（Amsler grid）：可检测10°范围内中心视野。在自然光照下，Amsler表距受检眼0.3m左右，整个表格相当于中央20°视野，每一个小方格对应着1°，详细询问受检者观察到的区域的具体情况，如线条是否扭曲、方格是否缺损等。检查者根据回答在表格上大概描绘出视野缺损区。此方法方便、灵敏，可用于筛查黄斑病变造成的中央视野缺损或中央区视物变形。

（3）弧形视野计（arc perimeter）：用于周边视野检查，属于动态视野检查。嘱受检者注视固视点，遮盖对侧眼，检查者选用适宜的视标作为刺激物，沿圆弧周边向中心缓慢移动，直到受检者发现视标，记录此时视标在弧上的位置。将圆弧旋转30°或45°后重复上述检查步骤，直至圆弧旋转一周，将各点连接即可得到该受检眼的视野范围。

（4）平面视野计（campimeter）：用于检查30°范围内中心视野，主要检查有无病理性的暗点，属于动态视野检查。视野屏一般使用表面无花纹的黑绒布或无反光黑布，并标出4条径线和6个相间5°的同心圆。受检者距视野屏1m处，嘱其注视固视点，遮盖对侧眼，检查者选用适宜的视标作为刺激物，检查出生理盲点的位置和大小。然后在各子午线上由周边向中心缓慢移动视标，直到受检者发现视标，记录此时视标在视野屏上的位置。

（5）Goldmann视野计：用于检查中央视野及周边视野，可进行动态视野检查和静态视野检查。视野计内壁为乳白色，背景照度均匀，视标为投射在背景上的光斑，视标的大小、亮度及在背景上的投射位置均能精确调控，从而提高了检查的准确性、量化性、敏感性及可重复性。它的出现为计算机自动视野计奠定了基础。

（6）自动视野计：是应用计算机编程控制的视野计检查仪，临床上常用Humphery视野计、Oculus视野计等。受检者头部固定于自动视野计支架上，遮盖一眼，嘱受检眼始终保持注视正前方固视点，每当察觉视野屏上出现闪光点，无论其大小、明暗、方位，均按下应答键，视野计自动记录检查结果。自动视野计可定量检测的每一个位点的实际敏感度，以不同的灰阶表示，绘出灰度图，可对视野缺损的程度做定量分析，提高了检查结果的可比性；应用“捕捉试验”程序，可自动监控受检者的固视情况，检测假阳性率及假阴性率，提高了检查结果的可信度；同时它也排除了操作者主观诱导的因素，提高了检查结果的可重复性。

3.影响因素

（1）受检者：年龄、身体和精神状态、屈光状态、瞳孔直径、睑裂大小、鼻梁高低、眶缘凹凸、对检查程序的熟悉程度等。

（2）检查者：对视野检查法的了解和熟练程度，对受检者的安置是否到位等。

（3）检查仪器：视标、背景光、刺激时间、系统误差等。

4.临床应用

（1）视野检查是诊断青光眼最基本的方法，在评估病变程、监测病变进展、指导治疗和判断预后等方面都具有重要的作用。

（2）视野检查可了解视功能是否存在缺损及缺损的程度和变化，有助于确定导致视功能缺损的病变位置。对于视网膜脉络膜病变、视路和视神经病变的诊断和鉴别诊断有重要的临床意义。

（二）视觉电生理检查

视觉系统如同神经组织一样，主要呈现生物电活动，视觉电生理已成为眼科临床检查的重要手段之一，包括视网膜电图（electroretinogram，ERG）、眼电图（electrooculogram，EOG）及视觉诱发电位（visual evoked potential，VEP）。

1.检查方法

（1）视网膜电图：记录由闪光或图形刺激视网膜后产生的动作电位。

1）闪光视网膜电图：由一个负相a波，紧接着一个正相b波和叠加在b波上的一组小波［称为震荡电位（oscillatory potentials，OPs）］组成。a波来自于视网膜感光细胞，b波来自于ON双极细胞，震荡电位可能来自于视网膜无长突细胞水平。在不同的视网膜病变中，ERG可以有不同类型的改变。①a波、b波均降低：反映视网膜内外层均受损伤，常见于药物中毒、视网膜脱离、视网膜色素变性、全视网膜光凝后等。②a波正常，b波下降：反映视网膜内层受损，常见于视网膜中央动脉或中央静脉阻塞、性连锁视网膜劈裂症、先天性遗传性夜盲症等。③震荡电位降低或消失：主要见于视网膜血管性病变，如糖尿病性视网膜病变、视网膜缺血状态、视网膜中央静脉阻塞的缺血型等。

2）图形视网膜电图：由起始的一个小负波（N_{35}），接着是一个较大的正波（P_{50}），然后是一个负的后电位（N_{95}）构成。闪光视网膜电图主要反映神经节细胞以前的视网膜细胞的状态，而图形视网膜电位主要反映视网膜神经节细胞层的状态，通常将两种刺激相结合以便更全面地了解视网膜各层细胞的功能状态。

3）多焦点视网膜电图（multifocal electroretinogram，mfERG）：通过对视网膜多个正六边形组成区域m-序列的刺激，再经系统处理分析，可了解后极部局部视网膜（25°）功能。

（2）眼电图（EOG）：是测量在明亮或黑暗的条件下，视网膜静息电位的振幅变化情况，它主要反映视网膜色素上皮层和光感受器复合体的功能，也可以用于测定眼球位置及眼球运动的变化。靠近眼的内、外眦部分别安置两个电机，使眼球按一定的角度转动，记录此时的静息电位。经暗适应后，眼的静息电位下降至最低值，称为暗谷，进入明适应后，眼的静息电位上升至最高值，称为光峰或光升，记录下这种电位的变化。EOG异常常见于药物引起的视网膜病变、视网膜色素变性、视网膜脱离等。

（3）视觉诱发电位（VEP）：是视网膜受闪光或图形刺激后，经过视路传递枕叶视皮质诱发出来的生物电，它主要反映视网膜、视路、视觉中枢的功能状态。按照刺激方式的不同可分为图形视觉诱发电位（pattern-VEP）和闪光视觉诱发电位（flash-VEP）。

图形刺激常使用黑白方格翻转，适用于屈光间质透明、具有良好矫正视力和配合检查者，主要包括3个三相复合波，其中第二个负正负复合波大而稳定，也称NPN复合波，第一个N波潜伏期为75毫秒，P波为100毫秒，第二个N波为135毫秒，即N_{75}、P_{100}、N_{135}，其中P_{100}波的波峰明显且稳定，是临床上观察和分析的主要波形：①视神经、视路病变表现为P_{100}波振幅降低、潜伏期延长；②脱髓鞘疾病的视神经炎表现为P_{100}振幅正常、潜伏期延长；③可用于检查弱视，表现为P_{100}振幅降低，潜伏期延长；④判断不合作受检者的视力及预测屈光间质混浊患者术后视功能等。

视皮质对闪光刺激也较敏感，适用于屈光间质混浊、无晶状体眼及不合作者。当闪光频率较低时呈瞬态反应，表现为5～7个小波组成的一组复合波，当闪光刺激的频率超过10Hz时，VEP则逐渐呈现正弦波形式。

2.影响因素　与检查者对于操作的了解和熟练程度有关。

3.临床应用

（1）适用于不配合视力检查的幼儿、智力低下的患者及伪盲者的视功能检测。

（2）可以对病变的视网膜至视皮层进行分层定位，具有客观性和无创性等特点。

（3）选用不同的刺激与记录条件，可了解黄斑部中心凹的局部病变。

第三节　眼形态检查

一、眼附属器检查

（一）眼睑

1.眼睑外观　眼睑松弛或紧张、形态、皮肤色泽、有无水肿、肥厚、皮疹、炎症、糜烂、溃疡、瘢痕或肿物等。睑缘是否充血、肥厚，睫毛数目、颜色、疏密程度及分布情况，有无倒睫、是否触及角膜，根部有无充血、鳞屑或其他异常堆积物。

2.眼睑位置及运动　睑裂大小是否两眼对称相等，有无上睑下垂或睑裂闭合不全，有无上睑退缩，有无内翻或外翻，眼球运动时眼睑大小是否发生改变。上睑提肌功能的测定方法为检查者用双手拇指按压住受检者眉弓处以限制额肌收缩，分别测定受检者向上、向下注视时上睑缘的位置，根据测得的数值判断受检者上睑提肌功能是否正常。

3.眼睑触诊　判断有无压痛、水肿、皮下有无结节、新生物等。

（二）泪器

应检查泪腺部有无红肿、压痛，泪囊区有无肿胀，上、下泪小点有无外翻或闭塞，大小、位置是否正常。用手指压迫泪囊区，有无分泌物自泪小点溢出。

如患者主诉流泪，应行泪道检查，主要检查方法有以下几种。

1.荧光素钠试验　在双眼结膜囊内滴入1%～2%的荧光素钠，2分钟后用棉签擦拭鼻道，如带有黄绿荧光素颜色，则表示可有泪液通过泪道，即泪道通畅或不完全阻塞；或滴入荧光素钠

5分钟后观察泪膜中荧光素钠消退情况，如双眼不对称，遗留较多荧光素钠的一侧眼可能存在相对性泪道阻塞。

2.泪道冲洗　使用冲洗针头缓慢向泪小点内注入生理盐水，根据冲洗液是否反流来判断泪道通畅与否，以及反流的具体情况来判断泪道阻塞的部位及程度，通常有以下几种情况：①冲洗无阻力，冲洗液顺利进入鼻腔或咽部，表面泪道通畅；②冲洗液完全自原点反流，则为泪小管阻塞；③冲洗液自上或下泪点注入，由另一泪小点反流者，则为泪总管/鼻泪管阻塞，若反流的同时伴有黏性或黏脓性分泌物者为鼻泪管阻塞合并慢性泪囊炎；④冲洗时有阻力，冲洗液部分进入鼻腔，部分由原泪小点反流，则提示泪总管/鼻泪管狭窄。

3.X线碘油造影　可了解泪道阻塞的部位、程度及泪囊的大小。

4.泪道探通　可根据探针受阻情况证实泪道阻塞部位，对于婴幼儿的泪道阻塞还有一定的治疗作用。

如怀疑患者为干眼症时，应行泪液检查，主要检查方法有以下几种。

1.泪液分泌试验（Schirmer试验）　检查者将一大小为5mm×35mm的滤纸一端弯折5mm，置于受检者下睑内侧1/3结膜囊处，另一端垂挂于眼睑外，嘱受检者轻闭双眼，5分钟后取下滤纸，测量被泪水浸湿的滤纸长度。若检查前未滴用表面麻醉药，则试验主要检测主泪腺的分泌功能，小于10mm为分泌不足。如滴用了表面麻醉药，则试验主要检测副泪腺的分泌功能（基础分泌），小于5mm为分泌不足。

2.泪膜破裂时间（tear break-up time，BUT）　将2%荧光素钠滴入受检者下穹窿部结膜囊内，嘱其眨眼数次使荧光素钠均匀分布在角膜表面，而后尽可能长的时间睁开双眼注视前方，检查者在裂隙灯显微镜钴蓝光下观察受检者表面泪膜，并开始计时，直到角膜上出现第一个黑斑即泪膜缺损区为止。若维持时短于10秒，则提示泪膜稳定性不佳。

（三）结膜

首先检查球结膜，观察其色泽、光滑度，有无水肿、皱褶，结膜血管及其走行情况，当有充血时特别注意区分睫状充血和结膜充血，观察有无出血、胬肉、睑裂斑或其他异物、新生物等。然后检查睑结膜，先检查下睑结膜，再检查上睑结膜，将眼睑向上下翻转，观察其色泽、光滑度，有无滤泡、乳头、结石、异物、瘢痕、膜和假膜等，有无睑球粘连。观察结膜囊内有无分泌物及其性质。

（四）眼球位置及其运动

双眼平视前方，观察视线是否一致，眼球大小、位置是否正常，眼球前后位置有无突出或凹陷，有无眼球震颤等。

1.临床常用的眼位检查的基本方法：遮盖-去遮盖法、交替遮盖法、角膜映光法、同视机检查法等。

2.眼球突出度常用的检查方法：将何特眼球突出计平放在受检者双眼前，并将两侧的小凹固定在其两侧眶缘凹陷处，嘱受检者平视前方，记录突出计上反射镜里角膜顶点影像在标尺上的位置，其对应的即为眼球的突出度数值。我国眼球的突出度一般为12～14mm，双眼差值不大于2mm。

3.嘱受检者眼球向水平方向左右转动，然后向右上、右下、左上、左下方向注视，观察眼球运动。

（五）眼眶

观察两侧眼眶形状、大小、是否对称，触诊检查眶壁及眶缘有无压痛、隆起及缺损，有无肿块及肿块形状、大小、硬度、移动程度及搏动等。

二、眼前节及眼后节检查

（一）眼前节

眼前节，又称眼前段，指位于晶状体以前的部分，包括角膜、巩膜、前房、虹膜、瞳孔和晶状体。检查眼前节有两种方法，一种是斜照法，检查者手持聚光手电筒，从侧方距眼约2cm处斜照于眼前节，另一手持13D放大镜聚焦于眼前节各检查部位。另一种是利用裂隙灯显微镜及其附件进行检查，目前临床上常用。

裂隙灯显微镜（slit lamp biomicroscope）主要由光路和电路两大部分构成，其中光路部分可分为照明系统和双目显微镜两部分。调节照明系统使光线呈不同长短宽窄的裂隙，也可调节光线强度及入射角度。光路中还装有滤光片，钴蓝片可用于眼表面荧光素染色的观察和压平眼压计的测量，无赤光片可用于毛细血管和出血点的检查。双目显微镜可以变换不同的倍率，通常为10～16倍。各种类型的显微镜还可附加前房角镜、前置镜、三面镜、压平眼压计、激光治疗仪、照相机摄像系统等，可供前房角、眼底的进一步检查及其他应用。

1. 角膜　检查角膜时应注意其大小、形状、曲度（扁平或圆锥形）等；观察角膜表面是否完整，有无上皮剥脱、缺损，有无破口，有无房水渗出等；观察角膜表面是否光滑，有无混浊（炎症、水肿、瘢痕）、溃疡、异物、新生血管，角膜后沉着物（keratic precipitates，KP）等；检查角膜曲度、感觉及中央厚度等。

角膜荧光素染色检查应在裂隙灯钴蓝光下进行，将2%荧光素钠滴入受检者下穹窿部结膜囊内，嘱其眨眼数次使荧光素钠均匀分布在角膜表面，1～2分钟后观察，若角膜上有黄绿色着色，其着色区域为上皮缺损区、异物的部分及范围，观察角膜伤口处有无房水渗出，可确定是否有角膜瘘存在。

角膜曲率检查常用Placido映照法，观察Placido板上的环圈在角膜上的映像有无扭曲。正常者映像为正圆形，规则散光者呈椭圆形，不规则散光者为扭曲形。还可用角膜曲率计或角膜地形图仪进行精确测定，临床上常用于人工晶状体植入术或角膜屈光手术的术前评估。

角膜感觉检查嘱受检者向正前方注视，将一无菌细棉条从受检眼侧面移近并用其尖端轻触角膜表面，注意避免使受检者看到细棉条。触到角膜后，若受检者出现瞬目反射，则角膜知觉正常，若瞬目反射迟钝，则表明知觉迟钝，若瞬目反射消失，则表示知觉麻痹。

角膜内皮检查一般采用角膜内皮显微镜（corneal specular microscopy）检查，通过对角膜内皮细胞大小、形态、数量的计算分析，临床上常用于角膜内皮病变的诊断和鉴别及内眼手术的术前评估等。

2. 巩膜　观察巩膜颜色，有无黄染或蓝色巩膜，有无充血、色素沉着，有无水肿、溃疡、结节或葡萄肿等。触诊有无压痛。

3. 前房　观察房水有无混浊、积血、积脓等；判断前房的深浅；检查房角。

前房深浅检查可利用聚光手电筒在外眦处平行于虹膜照向内眦部，根部虹膜被照亮的范围来初步判断前房的深浅。若受检者鼻侧虹膜全被照亮，则为深前房，若仅被照亮1mm，或更少，则为浅前房。临床上多采用裂隙光在颞侧角膜缘做光学切面，比较周边前房深度与周边角膜厚度（cornea thickness，CT），以此粗略判断前房深浅。

（1）前房角检查：前房角是房水排出的主要途径，位于周边角膜与虹膜根部的连接处，前外侧壁为角巩膜缘，后内侧壁为虹膜根部和睫状体前段。利用前房角镜（gonioscope）可观察前房各结构。前房角镜又可分为直接房角镜（通过光线折射观察）和间接房角镜（通过光线反射观察）。目前临床上广泛应用Goldmann前房角镜，其为一圆锥形反射镜，镜体倾斜64°，入射光线经镜体反射到达检查者眼内，可观察对侧前房角情况，将房角镜旋转360°，即可依次完成房角全周的检查。

Goldmann前房角镜检查法受检者取坐位，固定头部于裂隙灯前，表面麻醉后，检查者将已滴入甲基纤维素或生理盐水的前房角镜置于受检者角膜表面，检查者将前房角镜旋转360°，依次检查房角的全周。静态检查法可评价房角的宽窄及估计房角的角度。尽可能避免接触镜对眼球施加任何压力，并使接触镜保持在角膜中央，裂隙灯的光束应尽量窄短，以能辨别出房角结构为度，避免瞳孔收缩。动态检查法即改变眼球的位置或在对侧施加少许压力，可用来确定房角是否开放或检查房角深处的病变（如肿瘤、异物等）。

判断前房角的宽窄与开闭对青光眼的诊断、分类、治疗和预防具有重要的临床价值。前房角镜检查对前房角的异物或虹膜根部肿瘤、房角的新生血管、外伤等的诊断也有帮助。

（2）Scheie房角分类法：将前房角分宽、窄两型，窄房角又分四级。

1）宽房角（W）：虹膜周边部平坦，原位状态即静态时观察，可见房角全部结构。

2）窄房角（N）：窄Ⅰ（NⅠ），虹膜周边部不同程度隆起，房角略窄，静态下可见部分睫状体带。窄Ⅱ（NⅡ），房角较窄，静态下只能看见巩膜突，看不见睫状体带。窄Ⅲ（NⅢ），房角显著变窄，静态下只能看到小梁前半部。窄Ⅳ（NⅣ），房角极窄，静态下除Schwalbe线外，房角其他部位均看不见，动态下则可判断房角有无粘连闭合。

（3）Shaffer房角分类法：将房角分为5级。①4级角（35°～45°）：全部小梁结构可见，宽角开放。②3级角（20°～35°）：巩膜突以上结构可见，宽角开放。③2级角（20°）：小梁结构可见，窄角。④1级角（≤10°）：Schwalbe线及前部小梁可见，房角极其狭窄。⑤0级角（0°）：虹膜根部紧靠Schwalbe线邻近小梁，房角关闭。

改变眼球位置或施加少许压力时，若可见后部小梁则为房角开放，否则为房角关闭。

4.虹膜　观察虹膜的色泽、纹理隐窝，双眼是否一致；有无萎缩、结节、异物、新生血管，有无前后粘连，有无外伤穿孔或根部离断等。

5.瞳孔　在自然光线下观察瞳孔的大小、形状、位置，边缘是否整齐等。正常人在一般光线下瞳孔直径为2.5～4mm，儿童和老年人瞳孔均较小，青春期瞳孔最大。检查瞳孔反射，比较双眼是否对称。

（1）直接对光反射用光源直接照射一侧瞳孔，若其立即缩小，即为该眼直接对光反射灵敏。该反射由该眼瞳孔传入和传出通路共同参与。

（2）间接对光反射用手遮盖一眼使其不受光源照射，用光源直接照射对侧眼瞳孔，观察遮盖眼，若该眼瞳孔缩小，即为该眼间接对光反射存在。该反射由照射眼的瞳孔传入通路及遮盖眼的瞳孔传出通路共同参与。

（3）集合反射嘱受检者先注视1m以外的物体，而后嘱其迅速注视15cm处近距离物体，可见双眼向内集合，瞳孔立即缩小。

（4）颌动瞬目综合征：即相对性传入性瞳孔反应缺陷（relative afferent pupillary defect，RAPD）。检查应在暗室进行，嘱患者双眼平视前方，使用手电筒照射患者右眼，迅速移开光源照射患者左眼并观察其瞳孔反应（若瞳孔扩大则说明左眼RAPD阳性），迅速移开光源后再次照射右眼并观察其瞳孔反应（若瞳孔扩大则说明右眼RAPD阳性）。

（5）阿·罗瞳孔：表现为瞳孔直接及间接对光反射均迟钝而集合反射正常，即光反应和集合反应的分离，常见于神经梅毒、脑炎或其他中脑病变等。

6.晶状体　观察晶状体透明度，如有混浊应注意其部位（前囊下、皮质、核或后囊下）、颜色及形态。观察晶状体形态，是否为圆锥形、球形或小晶状体。观察晶状体位置，有无半脱位或全脱位，晶状体是否缺如。必要时散大瞳孔检查。

（二）眼后节

眼后节，通常是指晶状体后表面以后的结构，包括玻璃体、视网膜、脉络膜和视盘等重要部位。眼底检查应在暗室内进行，必要时需用药物散大瞳孔，散瞳前应注意患者有无散瞳禁忌证，用裂隙灯显微镜或手电筒照明法来估计前房深度，了解病史，测量眼压。

观察眼底要以一定的顺序进行，以免遗漏。首先观察视盘的大小、形状、颜色，注意边界是否清晰，有无隆起、充血，生理凹陷大小与视盘大小之比（杯盘比）是否正常等。再沿血管走行方向依次检查鼻上、鼻下、颞上及颞下象限的眼底区域，仔细检查血管走形、反光、动静脉管径之比，有无交叉征，有无血管搏动，有无异常血管等。同时应观察视网膜颜色是否正常，有无出血、渗出，有无变性、裂孔、脱离等，脉络膜有无萎缩、缺损等。最后检查黄斑部中心凹反光是否存在，有无出血、水肿、渗出、裂孔、前膜等。

1.检眼镜检查法　检眼镜（ophthalmoscope）按照成像原理可分为直接检眼镜和间接检眼镜，前者观察到的眼底是正像，后者则为倒像。

（1）直接检眼镜检查（direct ophthalmoscope）

1）检查方法：受检者取坐位，嘱其双眼注视正前方，对于卧位受检者，嘱其向正上方或天花板注视，对于注视不良者，可予以一标记物让其注视。检查者选择合适大小的光斑，检查右眼时，检查者右手持检眼镜站立于受检者右侧，用右眼观察，对侧眼同理。检查者以示指拨动转盘更换镜片度数，以达到看清眼底的最佳状态。检查者另一手可放置于受检者前额，必要时可拉开其眼睑。先用侧照法，依次观察角膜、前房、晶状体及玻璃体，了解屈光间质有无混浊。一般距受检眼10～15cm，以＋12～＋20D镜片观察角膜和晶状体，以＋8～＋10D镜片观察玻璃体。正常时，瞳孔区可见橘红色反光，若橘红色反光中出现黑影，则提示屈光间质混浊，嘱受检者转动眼球，若黑影移动方向与眼球一致则表明混浊位于晶状体前方，不一致则表明混浊位于晶状体后方，若黑影固定，则表明晶状体混浊。然后将直接检眼镜向前移动至受检眼约2cm处，拨动选取合适度数的镜片，观察清楚视盘后再沿血管走行方向依次检查各象限眼底。嘱受检者转动眼球以检查周边部位眼底，嘱其注视检眼镜灯光以检查黄斑部。

2）临床应用：直接检眼镜使用方便，容易掌握，且观察眼底为正向，放大倍数大，适用于观察微小病变。但容易受轻度屈光间质混浊影响，视野范围较小。

（2）间接检眼镜检查（direct ophthalmoscope）：有单目和双目两种，目前临床上多采用双目间接检眼镜（binocular direct ophthalmoscope）。

1）检查方法：检查前通常需充分散大瞳孔，受检者取坐位或平卧位。检查者位于受检者对面或其头部方位，戴好双目检眼镜后，调节目镜之间的距离及光线照射的方向。首先以较弱的光线直接对受检眼进行透照法检查，此时可看到红光反射，观察有无屈光间质混浊。然后检查者以一手拇指与示指持物镜置于受检眼前房约5cm处，弧度较小的一面朝向受检眼，中指和环指分别拨开受检眼上下睑并固定于眶缘上以保持稳定距离。检查者的视线与目镜、物镜及受检眼的瞳孔和检查部位应保持同一条直线上。依次检查周边部位、赤道部及后极部黄斑部。必要时使用辅助工具巩膜压陷器可看到锯齿缘，能更全面地观察眼底周边情况。

2）临床应用：双目间接检眼镜照明度强，不受轻度屈光间质混浊影响，视野宽阔，成像清晰，立体感强，是最常用的眼底检查工具，可用于玻璃体视网膜手术的术前、术中检查，以及其他眼底病变的诊断和鉴别等。但检查的物像是倒像，且放大倍数小，难以分辨微小病变。

2.裂隙灯显微镜联合特殊透镜检查法

（1）前置镜检查法目前临床上常用＋90D、＋78D、＋60D双凸透镜，用于后极部眼底病变的检查，所见影像为倒像。检查时将前置镜尽可能靠近受检眼，将其中心对准受检眼瞳孔，并保持受检眼瞳孔、前置镜中心、裂隙灯照明灯光位于同一直线上。可前后调节移动裂隙灯，直到眼底影像清晰可见。嘱患者向不同方向适当转动眼球，可观察到黄斑区周围较大的范围。

（2）三面镜检查法目前临床上常用Goldmann三面镜（Goldmann three-mirror lens），其外观呈圆锥形，中央为一平凹接触镜，成像为正面像，用于检查眼底后极部约30°的区域，圆周面有三个不同倾斜度的反射镜，成像为对面像。其中倾斜75°的梯形镜用于检查后极部到赤道部之间的区域，倾斜67°的长方形镜用于检查周边部眼底，倾斜59°的舌形镜可用于检查锯齿缘、睫状体及前房角部位。受检者取坐位，头部固定，受检眼应充分散瞳并表面麻醉，将放置生理盐水或1%甲基纤维素的三面镜与角膜接触，使角膜表面无残留气泡。调整裂隙灯入射光线及各镜面的位置，依次对眼底各部位进行详细全面的检查。

三、眼压检查

眼压即眼内压（intraocular pressure，IOP），是眼球内容物作用于眼球内壁及内容物之间相互作用的压力。眼压需稳定在一定的范围内以维持眼球的正常形态、恒定角膜曲率、保证眼内液体正常循环及维持屈光间质透明性，正常人眼压值为10～21mmHg，且双眼对称（双眼眼压差异≤5mmHg），昼夜眼压相对稳定（24小时眼压波动≤8mmHg）。

眼压测量分为指压法和眼压计测量法。

（一）指压法

嘱受检者双眼向下看，检查者双手示指尖置于受检眼上睑皮肤表面，交替轻压眼球，体会眼球波动的软硬度，估计眼压高低。记录法：眼压正常为Tn，眼压轻、中、重度升高用（T＋1）、（T＋2）、（T＋3）表示，眼压降低同理。指压法简便易行，可快速评估患者的眼压范围，但检查者需要一定的临床经验。此法禁用于眼球破裂伤后及内眼手术后早期等眼球极软状态。

（二）眼压计测量法分为压陷式和压平式眼压计

1.压陷式眼压计　目前临床上常用的是Schiotz眼压计，其原理为用一定重量的砝码通过放在角膜上的底板压陷角膜中央，由相连指针测量角膜压陷的深度，间接反映眼压。受检者取仰卧位，表面麻醉后，嘱其伸出左手示指作为注视点直视正上方，使角膜切面保持水平位。检查者一手持眼压计，另一手拇指和示指轻轻撑开眼睑，充分暴露角膜，但注意不要压迫眼球。将眼压计底板垂直放置于角膜中央，先用5.5g砝码测量，记录刻度，若读数小于3，则需更换7.5g砝码再进行测量，以此类推。根据眼压换算表得出对应的眼压值。但其测量值受眼球壁硬度的影响较大。

2.压平式眼压计　其原理为以可变的重量压平一定面积的角膜，根据所需的重量来测量眼压。其测量值基本不受眼球壁硬度和角膜弯曲度的影响。

（1）Goldmann眼压计：将眼压计附装在裂隙灯显微镜上，受检者取坐位，表面麻醉后，受检眼结膜囊内滴入荧光素钠。检查者将测压头置于受检眼正前方，缓慢调节裂隙灯向前移动，使测压头接触角膜，检查者先用肉眼从颞侧观察角巩膜缘出现蓝光时，即可从目镜中见到两个黄绿色半圆环。检查者调节裂隙灯操纵杆，使两个半圆环上下左右对称，位于视野中央。再转动测压螺旋至两个半圆环的内缘刚好相切，通过此时螺旋上的刻度得出眼压值。

（2）Perkins眼压计：是手持式压平眼压计，测量方法同Goldmann眼压计相似，但它不需要附装在裂隙灯显微镜上，受检者可取坐位或卧位。

（3）非接触式眼压计（non-contact tonometer）：受检者头部固定于支架上，嘱其睁大双眼注视测压头内绿色注视灯，检查者调整操纵杆使测压头对准受检眼至适当焦距时，系统自动喷出气体压平角膜，即可得到眼压值，多次测量取平均值。其优点在于操作简单，无须表面麻醉，且眼压计不直接接触眼球，避免交叉感染，但测量值不够准确，眼压小于8mmHg和大于40mmHg时存在较大误差。目前临床上常用于高眼压的筛查。

（4）Tono-pen眼压计：是一种新型便携式电子压平眼压计，外形类似于一支笔，临床应用广泛且方便携带，其原理是通过测压头中的微型张力传感器，将外力转换为波形从而完成眼压测量，测压头接触面积仅1.02mm，患者可取任何体位。Tono-pen受角膜上皮影响较小，可用于角膜水肿、大疱性角膜病变等角膜情况不理想的患者。适宜测量眼压范围为9～30mmHg，在眼压偏高或偏低时，反复测量误差也较大。因其价格昂贵，目前临床应用较少。

（谢　青　吴佩佩）

第四节　眼科影像学检查

一、计算机断层成像

计算机断层成像（computerized tomography，CT）是近代飞速发展的电子计算机控制技术和X线检查摄影技术相结合的产物。CT图像是断面成像，密度分辨率高，解剖关系明确，可直接显示X线片无法显示的器官和病变。同时可获得正常组织与病变组织的X线吸收系数，以用于定性分析。

（一）CT基本知识

1.密度、CT图像、CT值　人体不同结构的密度不同。X线在经过密度高的组织（如骨皮质），在CT灰阶图像中显示为高白区。经过密度低的组织（如脂肪组织），在CT灰阶图像显示为黑暗区。人为将人体各组织密度分级，可测得的CT值。

2.伪影　指扫描物体后在图像上出现一些并不存在的影像。患者头部及眼球任何移动均可形成运动伪影。某些眼眶及眼内的金属异物，因与周围组织密度差异过大，可产生以金属为中心向周围放射高或低密度伪影。CT机出现故障时，也可能出现低或高密度同心环状伪影。

（二）眼部CT检查

眼部CT检查分为平片和增强两种，后者需在静脉内注入高密度造影剂。对于一般眼部病变，CT平片足以达到目的。对血管性病变，病变破坏血-组织屏障，注射造影剂可显示异常血管增生、渗出。观察强化形态、程度和强化是否均匀，也具有鉴别意义。以下情况需行增强扫描：①平扫图像欠佳或病灶较小难以辨别；②视交叉和蝶鞍周围病变；③眼眶与颅脑交界处病变。此外，若怀疑眶内静脉曲张，采用压颈法CT扫描有助于诊断。

（三）正常眼部CT图像

1.眼眶　在CT图像中，眶骨壁显示为高密度。

2.视神经管　视神经管水平面CT扫描可以清晰显示其形态、管径及周围结构。

3.眶内容物

（1）眼球：在CT图像上，眼球壁影像呈环形中等密度，称为眼环，目前CT尚无法分辨眼球壁各层结构。晶状体位于玻璃体前方，CT值也是人体软组织中最高的，为120～140Hu，呈现较高密度影。白内障时，晶状体水分增多，蛋白质含量减低，CT值低于120Hu。玻璃体为完全透明无色的胶状质，CT值较低，为10～20Hu，呈低密度影。眼房内充满房水，CT值较低。

（2）眼外肌：在CT图像上，眼外肌呈中等密度。

（3）视神经：在CT图像上，视神经与肌肉密度相似，呈中等密度。

（4）眶内血管：CT平扫时，眶内血管不能分辨，增强扫描因血管明显强化而清晰显示。

（5）眶内脂肪：在CT图像上，脂肪组织显示为低密度，CT值在0Hu以下。

（6）泪腺：CT图像上呈中等密度，以冠状面显示较好。

（四）CT检查适应证

只要是眼部各种结构发生密度和形态改变或出现新生物，均是检查适应证。CT检查对于眼及其附属器损害较小，尚无禁忌证，但连续多次扫描有可能造成晶状体的放射性损伤。

（五）眼部异常CT图像

1.眼眶

（1）眶壁增厚：多个骨骼弥漫增厚，多为骨纤维异常增生症；一两个眶壁增厚，可发生扁平状脑膜瘤，局限性骨肿物多为骨瘤，骨嵴增生见于复发性泪腺、多形性腺瘤和皮样囊肿。

（2）骨破坏和骨孔形成：骨壁高密度影遭到不同程度破坏，见于骨肉瘤、骨内血管瘤、尤因肉瘤、转移瘤等骨肿瘤。眶内和邻近结构恶性肿瘤也常引起眶壁骨破坏，如鼻窦恶性肿瘤。皮样囊肿向颅内或颞窝发展，相应骨壁可形成骨孔。

（3）骨畸形和骨缺失：眶骨畸形多发生于神经纤维瘤病，或眼眶手术骨壁复位不佳。眶壁缺失多因先天性疾病或手术去除骨壁。眶壁邻近良性肿物压迫，迫使钙质吸收及老年性骨吸收，在CT片上也看不到骨壁。

（4）眶上裂扩大：多由于颅眶沟通病变所引起，如神经鞘瘤、静脉曲张等。

2.视神经管扩大　长期视神经增粗引起，见于视神经胶质瘤、脑膜瘤和视网膜母细胞瘤颅内蔓延。

3.眶内病变

（1）眼内高密度块影：多为眼内肿瘤常见CT征象。

1）视网膜母细胞瘤：有特殊的CT征，即单眼或双眼眼内有实体性肿物，其中有点状或片状钙化斑。肿瘤侵犯一眼或两眼，眼环大小正常或大于正常。CT图像可见玻璃体低密度区出现高密度块影或弥漫性密度增高。病灶内部分或全部被钙斑所占据。有视神经蔓延者，可见该视神经增粗、视神经管扩张及颅内肿瘤。增强扫描肿物可有轻度至中度强化。

2）脉络膜黑素瘤：表现为自眼球后部向玻璃体腔内呈球形、半球形肿块样突起，典型的呈蘑菇状，边界清楚。肿块密度接近眼环，与眼外肌密度相似且较均匀，一般无钙化；增强扫描为轻度至中度均匀强化。如眼外蔓延，可见眼环缺口，其周围有高密度块影，眼环压迫变形，并向一侧移位或突出。

3）脉络膜骨瘤：眼环后极部紧邻球壁新月形或椭圆形高密度钙化，病灶形态规则，眼环无改变，玻璃体内密度均匀。

4）眼环增厚：见于视网膜脱离、脉络膜脱离、巩膜炎（尤其是后巩膜炎）、炎性假瘤（包括淋巴瘤）和脉络膜转移瘤等。视网膜脱离随体位变化而变形，脉络膜脱离多位于眼前部，巩膜炎局部增厚，炎性假瘤常有更重要的CT征，如肿物、眼外肌肿大、泪腺肿大。脉络膜转移瘤表现为眼环较广泛扁平增厚，少数可为多发性较小结节状病灶、边界欠清晰、均匀等高密度。

（2）玻璃体弥漫性密度增高：见于玻璃体积血、机化物、混浊等，CT很难准确诊断。

（3）眶内高密度块影：常见于眶内肿瘤。良性肿瘤可伴眶扩大，恶性肿瘤可伴骨破坏。

1）海绵状血管瘤和神经鞘瘤：两者类似，前者多位于肌锥内，视神经的外侧，或眶内其他部位，类圆形或梨形，边界圆滑，CT值一般大于55Hu，绝大部分无钙化。后者多位于肌锥外，椭圆、锥形或串状，边缘清楚，可有囊性坏死区，CT值和增强值均低于前者。

2）泪腺良性多形性腺瘤：多位于泪腺窝，类圆形，局部骨壁变薄，眼球被压迫变形。

3）皮样囊肿：是一种错构瘤，多位于眶外上方的骨膜外，半圆形，囊肿内可包含不同成分，如牙齿、指甲和软骨样结构，故其密度高低不均有，负CT值区域或内容物均为脂肪样密度。局部骨壁凹陷或穿孔，可能与颞窝或颅腔沟通；注射造影剂后环形增强，囊内容物不被强化。

4）脑膜瘤：原发于眶内的脑膜瘤CT显示有4种形状：管状、块状、锥状和扁平状。前三者原发于视神经鞘，高密度影中央常有低密度条纹向后蔓延，视神经管扩大，视神经管内口或蝶鞍前上方有肿物。扁平状型脑膜瘤常有局部骨壁增厚。

5）恶性肿瘤：多为形状不规则、边界不清楚、不圆滑、不均质的高密度块影，与眼球接触呈铸造形，常有骨破坏，并向邻近组织蔓延。

（4）眶内钙斑：眶内和眼内病变均可含有钙斑。钙斑可能是血管内钙质沉着，如眶内最常见的钙斑是静脉石，形状如豆、大小不一，往往有多个，在纤维血管瘤、脑膜瘤、静脉曲张和静脉窦血管瘤内常见；也可能是病变内发生坏死，沉淀钙质，如钙化斑是视网膜母细胞瘤的典型CT征；也可见于脑膜瘤、良性肿瘤包膜、泪腺的良性和恶性肿瘤等。脑膜瘤内可含沙粒如袖套状钙斑。钙斑也可见于某些含骨病变，如脉络膜骨瘤、眶内骨瘤、眼球结合骨化，在图形上也如同钙斑。甲状旁腺功能亢进时血钙升高，眼球壁和眶内容物也可有钙质沉淀。

（5）眼外肌肿大：甲状腺相关眼病、肥大性肌炎、颈动脉海绵窦瘘、眼外肌内肿瘤、肌内寄生虫病和眶尖肿瘤压迫等，均可见眼外肌肿大。

（6）视神经肿大：多见于视神经鞘脑膜瘤、视神经胶质瘤、视神经炎、视神经挫伤、视盘水肿、压迫性视神经病变、炎性假瘤、肉样瘤和视网膜中央静脉血栓等。

（7）泪腺肿大：见于泪腺上皮瘤、炎性假瘤、肉样瘤等。良性上皮瘤呈类圆形，炎性假瘤呈杏核状。

（8）眼上静脉扩张：主要见于颈动脉海绵窦瘘及眶内动静脉血管瘤，前者用造影剂强化可见同侧或两侧海绵窦扩张，后者眶内有高密度块影。另外，甲状腺相关眼病眶尖肌肉肿大，压迫静脉回流，该血管也可扩张，但较少见。

4.眼外伤的CT表现

（1）软组织损伤：眼内软组织多表现为水肿、出血和正常结构变形断裂，CT显示眼内密度增高、晶状体脱臼和眼环增厚等。眶内软组织挫伤在CT片上可见脂肪内不规则片状高密度影，表示出血、水肿。如有血肿形成，则显示为占位病变样块影。睑皮下气肿源于眼部顿挫伤合并眼眶内侧壁（常为筛窦）骨折，筛窦内气体进入眼睑皮下造成图像显示为透明区。

（2）骨折：眶壁直接性骨折多发生在眶缘，粉碎性骨折更为多见，骨片散落在眶缘附近。间接性骨折多为爆裂性骨折，儿童爆裂性骨折多为眶下沟（管）裂开或眶下壁陷落，软组织疝入上颌窦，呈滴泪状，下直肌增粗，软组织向内侧移位，占据原筛窦位置。

（3）异物：性质不同，CT图像表现也不同。金属异物无论在眶内、眶脂肪、眼外肌还是眶骨内，均呈现高密度斑影，因与软组织密度差异太大常出现对比伪影，异物周围有放射状高密度线条，中央为透明区。植物性异物应为低密度影，若长时期在体内存留被炎性渗出物浸润，多显示为软组织影。其他如玻璃、塑料等与颞肌对比均为高密度影。

二、磁共振成像

磁共振成像（magnetic resonance imaging，MRI）较CT有更高的软组织对比度，成像参数多，对一些眼球、眼眶疾病可提供具有特征性影像依据。

（一）MRI成像原理和成像方法

1.射频脉冲及脉冲序列　MRI的能量是RF，RF是一种短波无线电波。RF倾斜度达90°时称为90°脉冲。临床上射频脉冲的序列有多种不同的排列形式。

2.弛豫现象和弛豫时间　施加RF时，磁场内质子吸收能量发生共振，RF终止后被激发的质子逐渐弛豫下来，把之前吸收的能量作为共振信号发射出去。终止RF后质子恢复原来的排列方向所需要的时间称为弛豫时间，弛豫时间T_1是指质子将能量释放到其周围晶格中所需要的时间，弛豫时间T_2是对应于垂直外磁场磁化的指数衰减时间。各种原子核的弛豫时间是一个常数。

3.图像形成和成像参数　从自旋原子核发出的共振信号为模拟信号，通过模拟/数字转换器转换为数字信号，最终以灰阶图像显示在屏幕上，即磁共振图像。以下介绍固有成像参数T_1、T_2。

（1）T_1：为一常数，T_1时间越短的原子核吸收的RF越多，释放的共振信号越高，在T_1加权像（T_1 weighted，T_1WI）上为明亮的高信号区。T_1值随场强而变，这也影响着磁共振图像的对比度，因此，不同场强的T_1不可以直接比较。

（2）T_2：为一常数，T_2时间越长的原子核吸收RF越多，释放磁共振信号越高，在T_2加权像（T_2WI）上显示为白亮的高信号区。

4.伪影　是影像上不能正确反映组织结构的位置和MRI特性，以及显示出不属于成像结构的假信息。眼部常见伪影如化学位移，常发生在视神经边缘，该神经一侧的信号叠加到另一侧，在图像上视神经一侧有一低信号条纹，而另一侧显示高信号条纹。又如磁化率效应，是指两种性质差别很大的组织存在磁化率缺陷，致信号丢失。眼部微小磁性异物都会引起大片的信号缺失。

（二）眼MRI检查

MRI扫描仪具有强大磁场，严禁将所有铁磁性的物品靠近、带入检查室。检查前应询问患者有无恐惧症、癫痫，女性有无妊娠。体内有心脏起搏器和金属异物者禁做此项检查。

（三）正常眼部MRI图像

1.眼球部　角膜和巩膜为低信号，虹膜睫状体、视网膜为中信号。晶状体外层呈现较高信号，中央呈现低信号。房水和玻璃体信号一致，在T_1WI呈现低信号，在T_2WI呈现高信号。

2.眼眶部　显示眼眶四壁，T_1WI、T_2WI上呈中等信号。眼部血管T_1WI、T_2WI表现出管状低信号，眼外肌T_1WI、T_2WI呈现中信号，而眶内脂肪呈现高信号。

（四）MRI检查适应证

除磁性异物外，凡B超和CT扫描的适应证也都是和MRI检查。

体内有磁性金属异物，如眼内异物、人工关节、骨钉及动脉瘤夹等，在强磁场内可能移位造成二次创伤，应禁用MRI检查。体内安有心脏起搏器，施加RF时，可干扰起搏器工作，引起心搏骤停，也禁用MRI。MRI很难显示骨变化，故检查骨折和钙化斑应选择CT扫描。

（五）眼部异常MRI图像

1.眼球部　眼内肿瘤、视网膜脱离和玻璃体积血等，均出现眼内异常信号。一般眼内肿瘤显示为T_1WI中信号，T_2WI高信号。如果肿瘤内含有影响弛豫时间的特殊物质，则信号强度发生改变。眼内晶状体、视网膜脉络膜等结构异位均可脱离原位，且伴随信号强度的改变。

（1）脉络膜黑素瘤：MRI表现为自球壁向球内隆起的肿块，肿瘤在T_1WI呈现中或高信号，而T_2WI却为低信号。这是因为肿瘤细胞内含较多黑素瘤，而黑素瘤的顺磁效应可以缩短弛豫时间，形成短T_1和短T_2。此特征性MRI可以与其他肿瘤相鉴别：脉络膜血管瘤T_1WI为中等低信号，T_2WI为高信号；乳腺癌眼内转移在T_1WI和T_2WI均为高信号。

（2）视网膜母细胞瘤：MRI表现为局限性肿块，肿块为低信号或中信号，在T_1WI上略高于玻璃体信号强度，而在T_2WI则略低于玻璃体信号。肿瘤内部强弱不等，主要取决于钙质沉着，钙质在T_1WI和T_2WI均为低信号或无信号。肿瘤伴发视网膜脱离时，T_2WI网膜下液均呈高信号，容易与肿瘤分开。

（3）视网膜脱离：在T_1WI脱离的视网膜呈弧形的中信号影，视网膜下液呈低信号，T_2WI视网膜下液呈高信号。MR能耗强度因视网膜下液蛋白质含量而异。若蛋白质含量增加，T_1WI信号也增强。

（4）外层渗出性视网膜病变：视网膜下充满蛋白渗出液和类脂质体结晶，呈短T_1高信号，若有反复出血者，其中游离的高铁血红蛋白也呈短T_1高信号。借此可与无钙化的视网膜母细胞瘤相鉴别。

2.眼眶部　眼眶内大部分容积被脂肪所占据，T_1WI和T_2WI均显示为高信号，而眶内病变一半显示为相对低信号，很容易被发现。

（1）眶内占位病变：眶内块状异常信号一般是占位病变。除个别类型肿物如皮样囊肿（含有脂肪）之外，一般实性软组织占位病变在T_1WI中均为中信号或低信号，明显低于眶内脂肪，而在T_2WI中呈中、高信号接近于甚至高于脂肪信号。MRI上骨骼为无信号区，适用于揭示视神经肿瘤的视神经管内和颅内蔓延。明显的视神经肿大多因肿瘤引起，如脑膜瘤和胶质瘤，在T_1WI中呈中低信号，T_2WI中呈高信号。眼外肌肿大在T_1WI和T_2WI中均为中信号，如水肿明显，T_2WI信号增高。

（2）颈动脉海绵窦瘘：MRI是本病较理想的检测方法，由于颈内动脉分支与海绵窦相交通，使动脉血逆流至眼上静脉，受流动效应影响，在T_1WI和T_2WI中均为特征性无信号。受累眼眶所有眼外肌可出现弥漫性不一致肿大，显示明显的长T_1和长T_2图像，T_1WI为低信号，T_2WI高于眶脂肪信号强度。

（3）眶内亚急性血肿：眶内血肿1周后，血红蛋白转为游离稀释的高铁血红蛋白，是一种顺磁样物质，使T_1缩短，因此在T_1WI和T_2WI都呈高信号，这也是具有特征性的MRI。

（4）眶骨爆裂性骨折：MRI不能直观显示眶骨，但可显露嵌入骨折线内或脱入鼻窦内的眶内软组织，如脂肪疝或肌肉疝，在水平或冠状切面均能显示。眶脂肪在T_1WI和T_2WI均呈高信号，与无信号黑影的骨皮质呈鲜明对比，经骨折突入到鼻窦的脂肪MRI显示十分清楚。

三、角膜及晶体和眼底图像分析

图像分析是将采用光扫描获取的形态信息转换成数字信息，经计算机处理，显示受检部位的形态图像及数据。

（一）角膜图像分析

1. Placido盘投射系统　基于同心圆环形视标在角膜上的投影。将25～34个同心圆环投射到角膜表面，检查者可直接观察投射在角膜上的Placido环形影像。环间距越小，说明轴向曲率越陡。不同系统投射环的数目、位置及宽窄度不尽相同。

Placido系统一般分为两种：一类为近距离的，又称小靶；另一类为远距离的，又称大靶。近距离目标系统成像采用低照明，覆盖角膜的范围大，但其对调焦敏感且面部解剖结构会影响检查结果。大靶系统要求更充足的照明，对聚焦不太敏感，但覆盖角膜的范围较小。

大多数Placido角膜地形图成像时是将照亮的角膜镜靶环的映像投射到角膜定点为中心、直径为4mm范围的角膜表面上，再经系统处理后显示出不同数字及不同色彩的伪色直观图像。

2.正常角膜地形图

（1）正常角膜地形图：目前临床上以Placido为基础，用计算机辅助的角膜地形图检查正常角膜，显示角膜中央区屈光力越大而越向角膜缘屈光力递减1～3D，如果在绝对刻度标码地形图上，则呈色彩的逐渐变化。有关正常角膜地形图的分类有不少研究，Knoll根据角膜中央不对称及周边部沿水平径线上变平坦的程度将其分为四种：①中央对称伴周边平坦区小于2mm；②中央对称伴周边平坦区超过2mm；③中央不对称伴周边平坦区小于2mm；④中央不对称伴周边平坦区超过2mm。由于测量结果来自水平径线上，很难得到来自放射径线和角膜其他区域的不对称资料。

目前根据角膜地形图上最暖颜色的形态可以将角膜前表面的屈光力划分为五种图形：圆形、椭圆形、对称领结形、非对称领结形和不规则形，每种图形占一定比例，其中非对称领结形最为常见，占总数中的32.1%。角膜中央的平均屈光力为（43.5±1.5）D，平均散光为（0.5±1.5）D。正常角膜是一种非球面、中央陡峭、向角膜缘逐渐变平坦的形态。某些病例，不规则领结形和不规则形可能代表早期圆锥角膜。另外，佩戴角膜接触镜会影响角膜地形图。

（2）角膜地形图的正常变异：人体生理功能具有周期性变化，角膜地形图也会随之产生周期性变异。多种因素会引起角膜地形图变异，包括眼睑的压迫、白昼时辰、眨眼、泪膜的稳定性及体质和激素水平等。

全面综合地理解角膜形态将有助于角膜疾病的诊断、角膜屈光手术的设计和评估。同时，正常角膜的形态并非一成不变，它会随生理周期，以及白昼和睡眠时间而变化。

3.常见角膜病的角膜地形图的表现　圆锥角膜的三大特征性改变分别为：屈光力增加的区域伴随周围屈光力减小的同心圆区域，上下方屈光力不对称，水平子午线上下方最陡半径轴的偏斜。大多数患者是周边圆锥，陡峭沿至周边部，这类变陡多局限在一个或两个象限；另一部分患者是中央部圆锥，其有着类似于散光中常见的领结样结构，圆锥角膜患者领结形不对称，通常情况下领结较大。与顺规散光不同的是，在圆锥角膜中位于水平子午线上下、陡的半径看起来有些偏斜，使领结呈现出一种松散的“8”字构型。在中央圆锥中见到的另一种类型是更对称的变陡而非领结装。双眼一般类型一致，但严重程度可能不同。周边圆锥和中央圆锥可能大致与椭圆形凹陷圆锥和乳头状圆锥对应。其他常见如干眼症常会在角膜地形图中表现为中央局灶性不规则。翼状胬肉的角膜地形图上，正常角膜常显示一些特征，如顺规性散光，在胬肉生长方向，其头端区域显得更平坦。随着更多组织覆盖角膜，地形图显示出更多平坦和不规则散光。

（二）晶状体图像分析

1.图像采集　裂隙照相法及动态摄像法。

2.定量分析　①输格法：将晶状体划分为面积相等的若干格子，判断混浊区所占格数的百分比；②阈值法：将晶状体图像分成面积相似的多个小扇面区，计算每个扇面的最高灰度、平均灰度、分布范围等指标；③数学频数分析法。

（三）眼底图像分析

1.眼底地形图　对视盘、黄斑部、神经纤维层的形态、量值拍摄并经计算机图像处理系统分析、测算。

2.视盘图像分析　对视盘形态及结构检测量化，仪器有视盘体层摄像、青光眼镜等。

3.视网膜体层摄像　采用He-Ne激光共焦光路系统，获取断层信息，进行三维扫描，计算机将图像信息自动进行数字转换，测出视盘形状及其参数。

4.扫描激光偏振仪　采用两束偏振激光扫描视盘周围的视网膜神经纤维层，平行于神经纤维层的光反射比垂直于神经纤维层的光反射快，两者的时间差称为偏振延迟值，反映了视网膜神经纤维层的厚度。

5.*激光扫描地形图*　利用共焦激光进行视盘32个层面的扫描，对视盘表面地形给予三维描绘，自动检测视盘、视杯、盘沿多方面参数。

四、眼超声检查

超声检查不仅是眼部屈光间质混浊时的诊断工具，也是揭示和鉴别眼内肿瘤、眶内病变极有价值的检测方法。

由于超声的物理特性、活组织的声学性质或检查方法不当，超声显示图像失真，产生假象，称为伪影，常遇到的有多次反射、侧壁失落效应、后壁增强效应、声影及部分容积效应等。

（一）超声检查

超声检查分为直接检查法和间接检查法。直接检查法指探头直接接触眼睑皮肤进行探查。由于皮肤纹理中存在空气，超声接触空气表面几乎被全部反射，因此检查前需涂抹耦合剂，使超声进入体内。间接检查法指探头不直接接触眼睑，在眼前置一水杯，将探头浸入水中进行扫描。

操作时动作要轻巧，对于刚发生眼外伤的患者，应注意无菌技术，防止感染，尽量避免压迫眼球，以免眼内容物外溢。

1. *A型超声检查*　患者取仰卧位，轻闭双眼，探头接触涂抹耦合剂的眼睑皮肤，移动探头，检查眼球和眼眶所有部位，监视器上即显示一维回声图像。检查中可调节增益以观察回声强度。如测量角膜厚度或眼轴长度，需表面麻醉角膜，使用特制探头接触角膜。患者注视探头中的指示灯，即可显示探测距离。探头表面有一乳胶水囊，可以避免眼球受压，不因测量而影响眼球形状。

2. *B型超声检查*　探头置于上眼睑中部，探头标记指向12点方向，监视器即显示二维图像，探头标记所指方向位于图像上方。探头稍向外移并向外侧倾斜，皆可显示晶状体后界面，玻璃体和视神经为轴向扫描。而后向左、右移动探头，变换接触位置，并转动探头握把角度，使全部眼球和眼眶经过一次纵向扫描，然后横向扫描，探头标记指向3点（右眼）或9点（左眼）方向，上下移动，再做一次全面横向扫描。然后在眼球-眶壁的各个部位都经过2次扫描，以免遗漏。发现病变后，在不同位置用不同角度进行详细检查。对于占位病变，应观察其位置、范围、形状、边界、内回声、声能衰减和硬度，以便鉴别诊断。对于眼球突出而未发现占位病变者，应注意观察眼外肌、视神经、球后脂肪垫和眼上静脉的形状和宽度，并进行两侧眼和眼眶的对比。对于眼球赤道部之前的检查，往往需要患者眼球转向探头对侧，使声束达到被检查部位。发现玻璃体内异常回声，应使患者眼球转动，进行动态观察，当眼球运动停止后，病变组织仍继续飘动称为后运动。探查过程中常需调节增益或图像冻结后进行处理，以便于观察回声强度，进行鉴别诊断。当急性眼外伤导致眼内异物是铁屑时，用特制的电磁棒石通电并接近眼球的睫状体扁平部，如观察到异物回声移动或颤动，即提示异物具有磁性。

3. *三维超声检查*　将探头置入旋转马达套管内，手持套管使探头接触眼睑皮肤，启动B型超声即开始采集二维像。旋转马达带动探头旋转180°，采集180°的二维像，计算机加以处理并重建为三维像。用鼠标旋转图像，可从不同角度进行观察；可切割任何部位、方向、角度的一维像和二维像。显示眼球和眼眶的冠状二维像，是三维超声的特殊功能。体积测量方法是将肿瘤切割成若干个0.1mm体层，用鼠标勾画出病变轮廓，计算机将轮廓内的面积乘以层厚，得到每一体层的体积，将所有体层的体积加在一起，便得到病变的总体积，测量3次，取平均值。

（二）正常超声图像

1. *A型超声图*　采用直接接触法，在监视器上显示为一维像或回声图。在基线开始断的杂波为初波，起始之后4～10mm可见晶状体前、后界面高峰波，以后平段表示无回声界面的玻璃体。始波后约23mm可见玻璃体-视网膜界面高波峰，其后高低不等的波峰表示球后脂肪及其他软组织界面回声，最后高波峰为眼眶骨面回声。自视网膜至眶骨波峰的间距一般不超过18mm。

2. *B型超声图*　是由光电组成的二维图像称声像图。正常声像图因显示不同部位而异。常规轴位检查，眼前段显示差，眼睑角膜均包括在左侧宽光带中，右侧的蝶形光斑为晶状体后界面回声及尾随回声。广阔的无回声暗区是玻璃体腔，之后的弧形光带为眼球后壁回声（包括视网膜、脉络膜和巩膜）。其后横置的“W”形光团，表示球后脂肪及其他软组织结构回声，中央锐三角无回声区表示视神经。非轴位检查，声束不经过晶状体，晶状体回声不出现，球后光团呈三角形。检查眼外肌需将探头向相反方向倾斜，是声束与被检查肌肉垂直入射，眼外肌为低回声光带。转动眼球可追查至眼外肌止点。眼上静脉在视神经和上直肌之间，正常情况下不能显示。

（三）适应证

大多数眼和眼眶病均适用于超声检查。超声检查对人体无害，一般来说无禁忌证，但对于新近眼外伤和侵入性手术应注意无菌处理，禁止加压眼球，以免眼内容物外溢。

1.屈光介质欠清、瞳孔闭锁、白瞳征、玻璃体混浊、出血等常规检查方法无法窥清眼内结构是否正常时，可行超声检查。

2.视网膜、脉络膜压纹、不能解释的视神经萎缩、无明显原因的视盘水肿等，均适用于B型超声检查。

3.单侧和双侧眼球突出包括肿瘤、炎症、血管病及假性眼球突出，可疑的眼球筋膜炎和眶内异物、原因不明的视力下降、眼球运动障碍、泪囊区、眼睑和眶缘肿物等，适用于超声检查。发生于眶尖的病变或肿瘤体积较小的病变有假阴性的可能，需CT和MRI弥补。

4.眼内肿物治疗前后可用三维超声测量体积，观察疗效。

5.介入型超声：超声引导针穿刺活检、眼球非磁性异物或手术台不能取出异物、手术台未发现肿瘤的眼球突出等，均可在手术台上进行B型超声检查。

（四）异常超声图像

正常超声图遭到破坏即异常超声图像，现仅就异常B型超声图像加以描述、分析。

1.*眼内异常病变* 正常玻璃体为一致性暗区，眼内异常均显示为光亮区，特别引人注意。

眼内异常光团，多见于视网膜和脉络膜肿瘤、玻璃体积血、原发性玻璃体增生症、早产儿视网膜病变和晶状体脱位等。眼内异常光带，指玻璃体暗区内出现光带且多个体层显示为连续性光带，一般为膜状回声，如视网膜脱离、脉络膜脱离、玻璃体积血、机化膜及玻璃体后脱离等，均可呈现此种回声图像。严重的视网膜脱离可呈现八字形、伞状或T形光带。

晶状体脱臼和猪囊尾蚴等在玻璃体腔暗区内显示环状回声，但环内往往有少许光点。做眼球冠状体层，全视网膜脱离也可呈环状回声，全脉络膜脱离呈花瓣状光环。

点状和斑状回声常见于玻璃体混浊、积血、异物和星形玻璃体病变，小则形成光点，大则形成光斑。

（1）视网膜母细胞瘤（图7-4-1）：自球壁向玻璃体腔隆起的一个或多个大小不等的肿块，小肿物呈结节状或半球形，大肿物多为不规则形甚至充满玻璃体腔。在超声图像中，这些肿物表现为异常光团，内部回声多且混乱，强弱不等。80%～90%的肿瘤内可见多个点状、斑块状不规则强回声为钙斑反射，其后可见声影。降低增益正常结构回声消失，钙斑回声仍可见。这是视网膜母细胞瘤特征性改变。玻璃体腔内由球后壁突起不均质强回声团块，约14mm×13mm，边界清，表面不整，实质内可见点团状强回声，肿块与球壁相连，并呈同步运动。

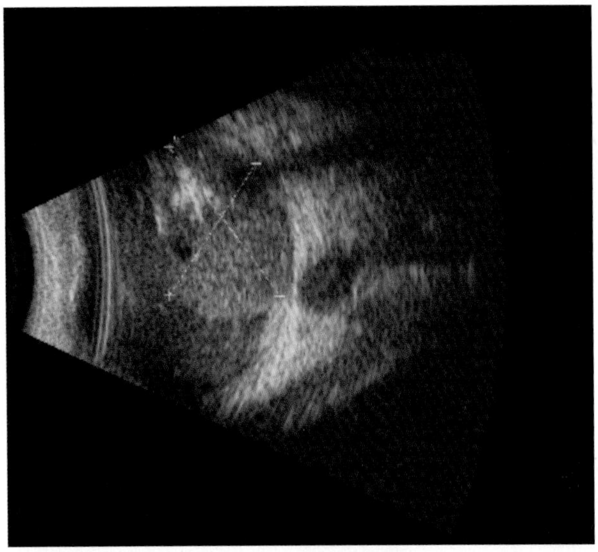

图7-4-1 视网膜母细胞瘤

（2）脉络膜黑素瘤：早期自巩膜内面局部隆起2～2.5mm即可显示为实性肿物，声像图有特征性改变。肿物呈半圆形或蘑菇形回声光团，自球壁向玻璃体腔隆起，其边缘清楚、锐利。肿瘤内回声均匀或肿瘤前部回声光点密集，回声强，因声能衰减，以及肿瘤出血坏死，后部回声减弱变暗甚至无回声，称为挖空征。肿瘤基底部脉络膜因被肿瘤细胞占据，也为弱回声，与周围趋避强回声对比呈挖掘状，称为脉络膜凹陷。肿物声衰较显著，其后可见声影，常伴渗出性视网膜脱离。

（3）视网膜脱离（图7-4-2）：当屈光介质混浊或疑为继发性视网膜脱离时，超声检查为首选。

1）孔源性视网膜脱离在B型超声扫描可明确诊断。部分视网膜脱离时，玻璃体暗区内出现一弧形强回声光带与视盘或球壁回声相连，逐渐与球壁回声融合。回声光带与后壁间的无回声区为视网膜下液。新鲜视网膜脱离光带纤细、光滑、多是凹面向眼球前房，若为波浪状光带，表明视网膜隆起高低不平，可存在后运动。而陈旧性视网膜脱离，光带厚薄不一，光带较厚有皱褶，提示已出现增生性玻璃体视网膜病变。眼球后壁可见一分离强回声带，呈"V"字形，尖端与视神经相连，凹向玻璃体，有轻飘动感，强回升带厚薄不一。

2）牵拉性视网膜脱离是指糖尿病、眼外伤等引起增生性玻璃体视网膜病变发生玻璃体积血或渗出质积存，形成增殖膜和条索，与视网膜粘连，由于眼球运动和纤维膜的皱缩产生牵拉，导致视网膜脱离。B型超声图中，除视网膜脱离光带外，尚有与其相连的不规则光带，这些为增殖膜的回声。

3）渗出性视网膜脱离因发病原因不同，声像图各有差异。如眼内肿物继发，则在声像图上视网膜脱离光带与后壁回声可见，有呈实性的肿物回声。

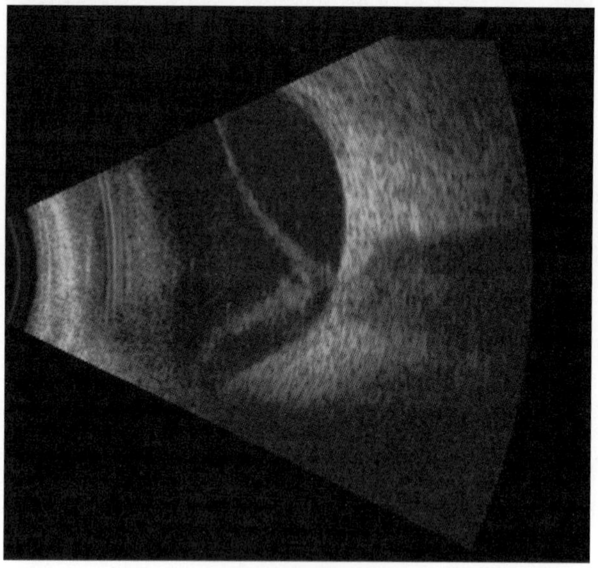

图7-4-2　视网膜脱离

（4）玻璃体积血：新鲜播散性出血在声学上是不可见的，有凝集的血与周围玻璃体间形成反射界面时，超声探查方能显示。在B型超声图中，轻度积血为小的点状、断线状回声，可局限在玻璃体的某一部位或呈播散分布，致密的积血可呈团块状回声。积血较多时，回声光点光团可以弥漫于整个玻璃体腔。积血有机化形成时，可见带状或膜样回声。玻璃体积血后运动活跃，积血机化程度、膜形成及与球壁的附着点，都可以在观察后运动中做出判断。降低增益，玻璃体积血及膜样回声提前消失。

2.眼眶内异常图像　球后脂肪垫为一强回声光团，眶内占位病变多显示为相对的弱回声区或无回声区。正常结构如视神经、眼外肌、脂肪垫和眼上静脉病变，均可显示其形状、大小和声学性质改变。

无回声暗区表现为眼眶强回声区内出现液性暗区，如单纯性囊肿、血肿、脓肿、黏液囊肿、脑膜膨出，以及淋巴浸润性炎性假瘤、横纹肌肉瘤等少间质肿物也可表现为暗区。衰减强的肿物虽也显示为暗区，但缺乏后界回声，灵敏度提高后出现内回声，称为衰减暗区。

弱回声区是指病变内有少许回声，多见于视神经胶质瘤、神经鞘瘤、肉瘤、炎性假瘤、婴儿血管瘤等。有囊肿物表现为边界锐利、圆滑，无囊肿物表现为边界不清或不整齐。

强回声区是指与眶脂肪比较虽属于较低回声区，但在占位病变中回声最强，如海绵窦血管瘤、异物、静脉石和皮样囊肿等。

正常结构异常，如眼外肌肿大，见于炎症、甲状腺相关眼病、颈动脉海绵窦瘘和肿瘤浸润或压迫。视神经肿大多为脑膜瘤、胶质瘤和炎症。眼上静脉增粗有搏动，见于颈动脉海绵窦瘘。眼球增大见于高度近视或先天性青光眼。

五、超声生物显微镜检查

超声生物显微镜（ultrasound biomicroscope，UBM）是利用超高频超声技术观察眼前节断面图像，是一种新的数字扫描超声诊断装置。

（一）检查方法

UBM检查过程常引起短暂而轻微的不适，应在检查前向患者解释操作过程，从而取得患者配合。患者通常采取仰卧位，注视天花板。检查者坐于患者的头侧，可根据情况调整患者的头位高低，也可使用支架来减少患者的头部活动。检查过程中应使患者保持良好的固视，通常让对侧眼注视一些固视装置，有助于使被检眼保持在一恒定位置以利于检查。

（1）眼杯：UBM检查采用水浴技术，需要使用特殊的眼杯。眼杯上口逐渐变大，深度较浅，适利于检查者观察探头与眼球的位置关系，增加了探头的活动范围。眼杯的另外两个主要作用是开睑暴露眼球和储存介质（液体）。眼杯直径为20～26mm，以适合不同的睑裂大小的成人和儿童。一般成人常用22mm直径眼杯，儿童常采用20mm眼杯。眼杯可用于大部分眼内结构和结膜的检查。将眼杯置于眼附属器上也可对这些部位进行检查。由于眼杯直接与眼球接触，在检查前应注意检查眼杯有无缺损以防止角膜和结膜的意外损伤，同时应注意消毒，避免交叉感染。

（2）液体介质：UBM采用液体作为耦合介质。由于超声波在空气中传播距离很短，所使用的接触液必须具备以下特点：衰减小，对眼组织安全，以及具有一定程度的黏弹性以防液体从眼杯中流出。通常采用1%～2.5%的甲基纤维素，它衰减小，有一定的黏弹性，安全无毒，刺激症状轻且容易去除。一般采用少量的甲基纤维素于基底部防止渗漏，然后用生理盐水填充整个眼杯。

（3）去除气泡：换能器表面凹陷，将探头放入液体中，经常由于表面张力的影响形成气泡，造成超声的衰减，使得超声波难以穿过气泡。检查前可用棉签将气泡轻轻拭去，注意不要损伤探头。

（4）保护性角膜接触镜的使用：尽管换能器的边缘光滑，但其高速震动时仍有可能擦伤角膜，尤其是对于角膜上皮水肿的患者，即使轻微的擦伤也有可能导致角膜上皮脱落。可以选择性使用保护性角膜接触镜。

检查过程：患者平卧，表面麻醉滴眼液麻醉角结膜，将眼杯置入结膜囊，倒满耦合介质形成水浴池，清除探头上气泡。将探头伸入眼杯的液体内距角膜2mm。探头与被检查界面垂直，即可对眼球各径线进行扫描。

（二）眼前节正常UBM表现

UBM的角膜图像与组织切片类似，各层均可清晰显示。角膜前表面与后表面反射光带较强，前两带代表角膜上皮层和前弹力层，后一带代表内皮层。中间较厚的低反射带代表基质层。扫描时应注意将探头垂直于角膜，判断是否垂直的标准是观察角膜的内皮层和上皮层的回声是否最亮、最清晰。若探头倾斜，角膜上皮层与内皮层的回声则不能同时清晰地显示出来。

角巩膜缘及巩膜反射强，回声变化并无清晰界线，角膜边界清楚。前房为暗区，无反射，虹膜前表面及后表面反射强，基质层反射弱，睫状体的表面和基质反射光带强度不同。前部悬韧带显示为从睫状突到晶状体表面的一连续的中强度回声线，后房为暗区，无反射。

调整探头和眼杯相对位置，可较好显示周边视网膜脉络膜，颞侧因受眼睑和眶壁限制少，扫描范围更广。周边视网膜较薄，表现为一线状中等回声带。周边脉络膜表现为高回声巩膜下的低回声区域，其内界可通过高回声的玻璃膜和色素上皮层而确定。

（三）适应证

与传统超声检查适应证类似，眼前节疾病如角膜病、虹膜病、前房及前房角改变、前部脉络膜检查更适于UBM检查。UBM也是唯一能在活体状态下显示后房与睫状体的检查方法。

（四）眼前节异常UBM表现

1.角膜疾病

（1）角膜上皮改变：角膜水肿时在UBM图像上可见上皮层回声增厚，严重时可见角膜上皮层隆起，与前弹力层分离。陈旧性眼化学伤和热烧伤后角膜纤维血管性混浊的疾病，在UBM图像上显示为角膜上皮层厚度增加，前弹力层清晰可见，角膜基质厚度正常。

（2）角膜基质病变：角膜基质水肿在UBM图像上，前弹力层和后弹力层仍是光滑高密度反射带，中间低反射带密度更低，厚度增加的即是角膜基质。厚度可精确测量。角膜基质营养不良在UBM图像上表现为角膜基质浅层内有大小不等的高密度反光点，角膜厚度正常。格子状角膜营养不良表现为角膜中央浅基质内白色而折光的网格状混浊，间以白色点状混浊，UBM图像为条形反光。

（3）角膜后弹力层脱离：UBM可显示角膜后弹力层脱离及脱离部位，还可了解角膜后弹力层脱离手术后复位情况。

（4）圆锥角膜：在UBM图像上可见角膜弯曲度增加，中央变薄，有时可见后弹力层反光增强。

（5）角膜白斑：UBM图像可见角膜白斑呈高密度反光，形态可各种各样。还可以定量测定角膜瘢痕厚度及变化范围，以及角膜厚度的变化。

UBM还可应用在板层角膜移植、穿透性角膜移植及术后植片和植床连接处的观察等。

2.巩膜疾病　正常巩膜组织结构致密，在UBM图像呈现均一高回声区，仅在一些血管穿过的地方出现相应的低回声区。单纯性巩膜外层炎在UBM图像中表现为局限或弥漫性表层巩膜组织增厚，而回声减低，无明显累及巩膜实质层。结

节性巩膜外层炎急性期表现为局限性表层巩膜组织回声减低，厚度增加，急性期过后为病变区变薄，呈凹陷状。深层前巩膜炎同理，表现为巩膜组织增厚，病变区巩膜呈散在的虫蚀状低回声影。

3.葡萄膜疾病　虹膜睫状体炎的UBM图像可发现前房暗区可见点状高回声，睫状体水肿增大。中部葡萄膜炎的UBM可发现睫状体肥大，表面覆盖一层较厚的块状中等回声的炎性渗出物，似雪堤状。

4.青光眼

（1）原发闭角型青光眼

1）瞳孔阻滞型：UBM示前房浅，晶状体位置靠前，瞳孔缘位相对位置偏前。生理性瞳孔阻滞会导致后房压力高于前房，瞳孔阻滞强度增加时，所产生的压力差使得周边虹膜向前膨隆，甚至中度至高度膨隆，造成房角狭窄或关闭。周边虹膜周切术后，UBM显示周边虹膜膨隆减轻，房角增宽或开放。

2）非瞳孔阻滞型：如高褶虹膜综合征，在UBM图像上有特征性表现。前房轴深大致正常，虹膜比较平坦，在房角入口处房角突然变窄，甚至关闭。UBM显示虹膜根部极厚，附着点偏前，在房角处不同程度的“高坪”样隆起，与小梁网同位。UBM扫描还可见这类闭角型青光眼睫状突位置前移，将虹膜根部推向房角方向，房角急转形成变窄的特殊形态。

3）混合机制型：见于虹膜膨隆型慢性闭角型青光眼。UBM显示前房浅，晶状体位置靠前，虹膜根部膨隆。提示瞳孔阻滞因素仍然存在。这些病例常伴虹膜根部肥厚，附着偏前，使虹膜根部易堆积在房角，睫状体前位又进一步推顶虹膜根部使房角变窄或关闭。

（2）恶性青光眼：UBM图像示晶状体虹膜隔前移，虹膜与角膜内皮接触，中央前房极浅或消失；虹膜与晶状体完全相贴；睫状体水肿，睫状突肿胀前旋，睫状体与晶状体紧密相贴，后房消失；部分病例出现睫状体浅脱离。

5.眼外伤　UBM探查可提供眼前端损伤的详细信息。如发现虹膜根部离断、房角后退、睫状体脱离、晶状体脱位等，对虹膜后面、睫状体部位的微小异物可以显示和定位。①房角后退虹膜根部后退，与巩膜突脱离，前房角加宽，巩膜突至房角隐窝距离加大，房角变深。②睫状体脱离睫状体与巩膜之间出现无回声暗区提示睫状体脱离。睫状体上腔无瓣膜结构，睫状体脱离一般为360°全周脱离，UBM图像常见楔形、条形无回声区。

六、彩色多普勒血流成像

彩色多普勒血流成像是利用多普勒原理即通过波的频率改变测量其传播速度，观测眼部血流动力学变化的技术。

（一）检查方法

受检者取仰卧位，轻闭双眼，嘱其眼球方向朝前，涂耦合剂后将探头置于眼睑上，常规扫查眼球、眼眶内组织结构，找到视神经长轴。先显示二维图像观察情况，然后开启彩色多普勒，显示红、蓝血流信号。眼球后15～20mm，视神经一侧红色血流为眼动脉血流二维像；眼球后10～15mm，视神经一侧红色血流为睫状后动脉图像，眼球后10mm以内，视神经中央部红、蓝血流为视网膜中央动静脉。重点观察病变内的血流信号，如血流数目、形状、来源等。根据血流数目可分为5级：多个体层未发现红蓝血流为无血流，如囊肿；多个体层偶见血流，为血流不丰富，如泪腺多形性腺瘤、视神经胶质瘤；一个体层可见1～2个血流，为中等丰富，如神经鞘瘤；一个体层显示3个以上血流，为血流丰富，如肉瘤、脑膜瘤；病变内到处是红蓝血流，为弥漫血流，如婴儿型血管瘤、动静脉血管瘤等。视网膜肿瘤由视网膜中央动脉供血，如视网膜母细胞瘤。脉络膜肿瘤由睫状后短动脉供血，如脉络膜黑素瘤。视网膜、脉络膜肿瘤多为分叉血流，原始玻璃体增生症多见红色血流。最后启动脉冲多普勒，将取样容积置于需要检测的血流里即显示血流频谱检测血流参数，如收缩期最大血流速度、舒张末期血流速度、平均血流速度、波动指数和阻力指数，这些血流参数说明病变的灌注状况。

（二）正常彩色多普勒血流成像

首先利用二维图像显示视神经，然后启动多普勒，在相应的位置找到眼动脉、睫状后动脉和视网膜中央动、静脉二维像。眶尖部视神经一侧闪烁的红色血流代表眼动脉。眶中端视神经一侧闪烁的红色血流表示睫状后动脉。邻近眼球壁视神经中央的柱状红、蓝血流表示视网膜中央动、静脉。然后启动脉冲多普勒，将取样容积分别置于各个动脉即描绘出频移图。眼动脉频谱呈三峰二谷形，视网膜中央动脉呈三角形，静脉无波峰，睫状后动脉频谱图的形状居于两者之间。测量各个动脉的血流参数，眼动脉收缩期最大速度为34.6～43.8cm/s，睫状后动脉为18.1～20.5cm/s，视网膜中央动脉为11.1～11.48cm/s，舒张末期流速：眼动脉为8.5～11.5cm/s，睫状后动脉为5.3～7.1cm/s，视网膜中央动脉为3.7～4.2cm/s。

（三）适应证

由于彩色多普勒血流成像可以检测血流参数，对于一些眼底病，特别是血管性疾病的研究，如高血压、糖尿病视网膜病变等有很大价值。

（四）异常彩色多普勒血流成像

1.*糖尿病性视网膜病变* 在频谱多普勒中，典型的糖尿病视网膜中央动脉表现为低速、低流量、高阻力型。即收缩期峰值流速、舒张末期流速及平均流速减低，阻力指数、脉动指数升高。出现第2峰高于第1峰且稍宽大的收缩期波型，舒张期血流频谱表现低平。

2.*视网膜母细胞瘤* 彩色多普勒可见肿瘤组织内血管含量多寡不等，因所在部位不同和肿瘤生长快慢有关，可出现红色点状及线状血流束，源于视网膜中央动脉分支及增生的交通支，有时可见绕行支，肿块坏死部位、钙化处表现为无血流信号显示。频谱多普勒显示为高流速，高阻力动脉血流。

3.*脉络膜黑素瘤* 彩色多普勒可见肿瘤基底部丰富的红色火焰样动脉血流信号，肿瘤内及肿瘤表面血供并不丰富。脉络膜黑素瘤的血供来自脉络膜循环，由睫状后动脉分支形成。以此为基数，在频谱多普勒中呈高速低阻型。

4.*海绵窦血管瘤* 彩色多普勒显示肿瘤内虽充满血窦，因血液流速低，导致血流显示率偏小，部分肿瘤内可出现点状静脉血流。频谱多普勒中，需调节仪器灵敏度，将取样容积置于已显示的血流上或置于肿瘤基底部横向移动弄，可测得低流速静脉血流。

5.*炎性假瘤* 由于炎性假瘤其内血供并不丰富，在彩色多普勒检查中可见瘤内零星点状静脉血供。肿块型炎性假瘤尤其是浆细胞瘤，血供较丰富，并可见粗大的基底血管自肿瘤的边缘穿入。频谱多普勒提示瘤内血流为高速低阻型静脉血流频谱。

6.*青光眼* 早期即产生血流动力学改变。由于血流速度减慢，在彩色多普勒中，视网膜中央动脉及静脉检出率低，血管连续性有时中断，通过视盘向视网膜延续的视网膜中央动脉分支显示不清。视网膜中央动脉频谱多普勒表现为低速高阻型。舒张期血流速度明显降低，收缩期峰值流速改变较小或稍圆钝，舒张期低平，舒张末期频谱可消失或仅见收缩期频谱。同时阻力指数、脉动指数升高。眼压越高，舒张末期血流速度越低。

七、荧光素眼底血管造影

常规眼底检查一般只能观察到诸如红（出血）、黄（黄白色渗出）、黑（色素）、白（灰白色水肿）等疾病的表象，不能深层次了解病变发生的原因。要在活体眼上深入认识眼底病变的病理生理改变，临床上常用的方法是施行眼底造影检查。本段重点介绍以荧光素钠为染料、波长为490nm的蓝色可见光为激发光的荧光素眼底血管造影（fundus fluorescein angiography，FFA）。

（一）基本原理

FFA基本原理是将荧光素从肘前静脉快速注入后，用装有激发滤光片和屏障滤光片组合的眼底照相机，连续拍摄或经数字化图像采集记录荧光素钠经血液循环进入眼底血管时在蓝色激发光激发下所发出的黄绿色荧光形态，从而动态、真实、客观地记录眼底血管结构、血流动力学改变、血管病理生理变化及其相关结构的病理改变。

（二）基本设备

1.*眼底摄像机* 荧光眼底照相机必须是具有特殊滤光片装置，能快速拍照（每秒1～2张）的照相机。临床上常用黑白FFA观察分析眼底病变，其对比度好，病灶较清晰。

2.*滤光片*

（1）激发滤光片荧光素能吸收可见光谱中的蓝色光，而发射出黄绿色荧光。它在血液中吸收光的波长在470～490nm，最高峰为475nm。因此，在照相机的闪光灯和观察用的照明光源径路上应放置一蓝色滤光片，即激发滤光片，只允许波长在400～500nm的光线通过，而阻挡波长在500nm以上的光线通过。激发滤光片以波长在475nm最为理想。

（2）屏障滤光片荧光素发出的黄绿色荧光波长为525nm，第二个小峰为615nm。为避免假荧光，使眼底荧光显影更为清晰，只能允许500nm以上的黄绿色荧光通过。因此需在照相机底片前或检眼镜镜片盘上放置一屏障滤光片，即黄色滤光片，其波长范围以500～700nm为合适。

3.荧光素钠　是一种不参与机体代谢、不被人体吸收、无毒性、富有强烈荧光特性的染料。在血液中40%～80%的荧光素钠与血浆蛋白结合，但只有游离的荧光素钠在蓝色激发光照下才能发出强烈的黄绿色荧光。成人使用的最大剂量为1g，相当于15～20mg/kg，成人常用量为600mg，临床上常用浓度为20%3ml或10%5ml静脉注射。荧光素大部分经肾脏随尿液排出体外，少量经胆道排出。注射荧光素后皮肤黄染可储蓄6～12小时而尿液变黄却可持续24～36小时。注射荧光素后发生不良反应及副作用的概率较小，主要有：①一过性胃肠道反应，如恶心、呕吐等；②过敏反应，如瘙痒、荨麻疹、支气管痉挛等；③荧光素钠不慎注漏到血管外可致局部严重疼痛或局部血栓形成。近年来国内报道2例因注射荧光素钠而致死的病例。因此造影室应当准备急救药品和器械，以供出现严重反应时使用。此外，对有严重过敏反应史、严重高血压、心脑血管疾病及严重肝肾功能不良的患者，应忌行或慎行FFA检查。

（三）检查方法、注意事项及阅片要点

1.造影步骤

（1）详细询问受检者有无过敏史、高血压、心脑血管疾病、支气管哮喘及肝、肾疾病等。有明显过敏体质、严重全身疾病及妊娠妇女患者应忌行或慎行造影。注意有无散瞳禁忌。

（2）检查患者的屈光间质及眼底病变情况，确定造影重点拍摄的部位及时间。

（3）登记一般情况，充分散瞳。造影前30分钟可选择性给患者服用抗过敏药及止吐药。

（4）向患者解释清楚操作步骤，解除患者紧张情绪。

（5）造影前需拍摄眼底彩照，其临床意义在于：①记录检眼镜下所见的病变，如出血或渗出范围、肿瘤大小、青光眼杯盘比大小等；②一些造影图像所示病灶需结合眼底彩照才能做出较准确的判断，如出血、色素增生在造影图像中均为遮蔽荧光，要以眼底彩照对照鉴别；小的玻璃膜疣与微血管瘤在造影图像中均为强荧光，没有眼底彩照也很难鉴别，等等。为了解整个眼底情况，必要时可照全方位眼底图像，通常周边部照8个方位（上方、下方、颞侧、鼻侧、颞上、颞下、鼻上、鼻下），每个方位的图之间应有一定的重叠，以便做成全拼图。还可根据病情需要拍一张或多张无赤光片和黑白片，以便于刚好的对焦调整图片清晰度，使造影图像更加清晰。

（6）让患者舒适地坐在照相机前，固定好头部。注射造影剂，通常选用肘前静脉，也可选用手臂静脉。注射前可先静脉注入0.1%荧光素钠稀释液5ml，缓慢注射5～6分钟，观察患者有无不良反应，如无不良反应即可在4～8秒内快速注入10%荧光素钠溶液5ml或20%荧光素钠溶液3ml，并同步计时。造影剂注射完后，不要立即拔去静脉注射针管，至少观察5分钟后方可拔去针管，以防出现不良反应能迅速建立静脉通道。从静脉注入造影剂到达脉络膜的时间约是5秒，到达视网膜血管的时间为7～8秒，即臂-视网膜循环时间。

（7）为了详细记录眼底血管造影的全过程，一定要拍到脉络膜血管刚充盈初期的朦胧荧光及动脉充盈和静脉层流到完全充盈的全部过程。连续拍摄造影早期像，每秒1～2张，至静脉完全充盈，然后选择性重点拍摄。一般在注射后3、5、10、15分钟各拍摄数张，注意黄斑位和视盘位的拍摄，因为黄斑和视盘的早期荧光对一些疾病的诊断及鉴别至关重要。嘱患者眼球向各个方向转动或操作者移动镜头，以观察及拍摄眼底周边部位，周边部位拍摄按逆时针或顺时针顺序。有病灶部位要求在不同造影时期重复拍照。正常情况下视网膜血管造影时间一般要求15分钟，特殊情况如增生性视网膜病变、血管渗漏明显的葡萄膜炎等，造影时间有时可不到10分钟，由于视网膜血管及大量的新生血管膜的荧光素渗漏几乎看不到视网膜结构，造影时间可适当缩短，但有些病例造影时间过短（10分钟），往往观察不到造影晚期的典型荧光像（如视盘荧光染色、视网膜色素上皮脱离的荧光积存、黄斑囊样水肿等）。

（8）造影结束后，向患者交代如下注意事项：①注射造影剂后会出现皮肤、眼睛、尿液发黄，属正常现象，一般1天后恢复正常。多饮水有助于造影剂的排出；②造影后如有不适要及时报告医师；③告知患者取报告时间；④患者拿到报告后回到就诊医师处进行诊治。

2.注意事项

（1）较为常见的不良反应及处理：恶心、呕吐、打喷嚏、眩晕、皮疹等，大部分发生在注射造影剂后10～60秒，均为一过性、较轻度的过敏反应。如出现以上症状，让患者休息几分钟，可继续完成造影检查。出现皮疹后可服用抗过敏药，氯苯那敏4mg或阿司咪唑3mg。有些患者由于精神过度紧张，在造影过程中出现虚脱症状，可突然晕倒、全身大汗，但神志清醒，血压大部分可正常或稍有下降，应立即平卧休息，可恢复正常，无须药物处理。如患者很快恢复正常，造影可继续。

（2）较少见的不良反应及处理：少数患者可突然出现腹痛、寒战甚至大便失禁，应立即结束造影检查，全身保暖，服用抗过敏药。年龄较大的患者可能出现血压突然下降或升高，患者可突然晕倒，大部分神志清醒。应立即使患者平卧，吸氧，迅速建立静脉通道，可先静脉点滴生理盐水250ml加地塞米松5～10mg，密切注意患者血压及脉搏情况，并请内科医师协助处理。更严重的过敏症状可出现喉头水肿，危及生命，必要时可行气管切开；极少数患者可出现过敏性休克甚至死亡。造影室应备有急救药品及抢救器材等。检查前要求患者在造影同意书上签字，要有家属陪同。

3.阅片要点

（1）应连续、全面地观察造影图片，不应当以某几张照片先入为主，造成释义片面。

（2）造影片应与眼底彩照和无赤光黑白像对照观察分析。

（3）为确定病变层次，可采用立体镜或佩戴＋8～＋10D镜架观察拍摄的立体片。

（4）对疑难、细微的病变，注意双眼底同一部位、角度、相近拍摄时间的对比观察。

（5）对视神经病变，注意双眼早期像和晚期像的对照观察，确定视神经有无异常荧光。

（6）对异常荧光像的释义，应与相关的临床病理及血流动力学特点结合起来分析。

（7）因许多病变可出现形似的荧光表现，正确诊断尚需与其他眼科检查及病征结合。

（8）造影分析报告应以协助临床诊断及指导治疗为宗旨，力求重点突出，描述准确形象。如眼循环障碍患者疾病早期应注意观察循环动态指征，如动脉充盈时间、充盈是否完全、有无迟缓充盈、充盈缺损或无灌注、静脉回流时间是否正常、有无回流迟缓等。晚期病例还要注意继发改变的缺血大小、侧支循环存在与否和有无视网膜新生血管荧光征象等。

（9）造影分析报告除了报告正文外，还应有造影诊断，根据造影拟作的临床诊断（拟诊），建议明确诊断需补充的其他检查及治疗上的建议。

（四）正常眼底荧光素血管造影

1.臂-视网膜循环时间　荧光素经肘前静脉注入后静脉血回流到右心，再通过肺循环至左心，最后经主动脉、颈动脉、眼动脉而到达眼底视网膜动脉，这段时间称为臂-视网膜循环时间。由于其受多种因素的影响，个体差异较大，正常一般在10～15秒，两眼间差异为0.2秒。

2.FFA分期

（1）1期动脉前期（睫状后短动脉的充盈即脉络膜循环期）：静脉注射荧光素钠后最先到达眼底的是睫状动脉系统，首先看到的是视盘出现淡弱的早期荧光和脉络膜斑块状或地图状的弱荧光，因为脉络膜是由许多睫状后短动脉分区供应的，即在正常情况下，各个部位的脉络膜充盈时间也不会完全一致。如有睫状视网膜动脉存在，可在这个期充盈。此期比视网膜中央动脉提前充盈0.5～1.5秒。

（2）2期动脉期：当视盘上动脉刚刚出现荧光时，即为视网膜循环的开始，因动脉内血流速度很快，完全充盈常仅需1～2秒，往往很难看到动脉充盈的全过程。

（3）3期动静脉期：是造影剂从微动脉经过毛细血管进入微静脉回流入静脉的时间，持续2～3秒。此时的造影特征是静脉出现层流，刚开始进入视网膜大静脉的荧光素沿着静脉的一侧或两侧前进，此时可以看到静脉壁的一侧或两侧有荧光而中间没有荧光。

（4）4期静脉期：是从静脉刚开始出现层流到静脉完全充盈过程。在静脉期，静脉荧光强度可高于动脉荧光强度，持续5～7分钟。血管内的荧光素可以反复循环到眼底2～3次，一次比一次减弱，此时也可视为静脉期的后期，因静脉内的荧光已开始减弱。

（5）5期晚期：脉络膜和视盘荧光逐渐消退，视网膜血管荧光由于再循环的原因部分患者仍有较强的荧光，多见于健康的年轻患者，这段时间个体差异较大。晚期荧光像观察一般为15分钟或20分钟。病理情况下在造影晚期荧光素可积存在周围组织间隙如黄斑囊样水肿，只有在造影晚期才可清晰地看到。中浆色素上皮层脱离时，造影晚期荧光素积存于色素上皮下方，这些病变残留荧光可持续更长时间。

此外，为了与吲哚菁绿脉络膜血管造影的分期（ICGA一般分为早、中、晚期）相配合及进一步简化FFA分期的描述，文峰等建议将FFA分为早、中、晚三期。①造影早期：指从脉络膜出现荧光至视网膜静脉层流出现之前，包括前述的动脉前期、动脉期和动静脉期；②造影中期：即前述的视网膜静脉期；③造影后期：指造影10分钟后。一般眼底疾病的造影可按早、中、晚分期，但患有循环障碍（如视网膜动静脉阻塞、颈动脉狭窄等）或CNV性疾病，按动脉前期、动脉期、动静脉期、静脉期描述，能较准确地表达视网膜脉络膜血流动力学参数的异常。

3. FFA正常表现

（1）脉络膜：正常的FFA中，染料首先出现在脉络膜大血管中，随即进入脉络膜毛细血管层。脉络膜毛细血管层由大量的小叶组成，每个小叶约为1/4PD，小叶彼此独立充盈，呈现短暂的斑片状或斑点状，显著区别于脉络膜毛细血管病理性充盈缺损。脉络膜毛细血管为有孔毛细血管，允许染料分子通过，扩散至脉络膜。因此在背景荧光下，脉络膜循环的细节难于再见。

（2）睫状视网膜血管：由睫状血管系统供应，在FFA中与脉络膜循环同时显影，睫状视网膜血管荧光出现在视网膜循环荧光之前，很容易被识别出来。

（3）视盘：由睫状血管系统和视网膜中央动脉系统供应。正常视盘荧光与脉络膜荧光同时出现，即在动脉前期视盘即可出现朦胧荧光，随造影时间延长视盘荧光逐渐增强，动静脉期视盘荧光最强，在此期还可以较清晰地看到视盘周围的辐射状毛细血管，它走行平直，分支少。静脉期的后期，视盘荧光逐渐变弱，造影晚期视盘荧光可消退，但视盘边缘可有少量荧光染色，称为视盘晕轮，成因不详，属正常现象。

（4）视网膜血管：脉络膜充盈开始后1～3秒，视网膜中央动脉开始出现荧光。以下因素可使视网膜血管层更容易观察；血液供应起源单一，视网膜色素上皮层可提供一个对比良好的背景，所有的视网膜大血管保持单向性。荧光首先进入视网膜中央血管循环。随之大静脉出现荧光，首先表现为静脉早期开始出现大静脉血管典型的荧光层流。周边视网膜静脉荧光充盈后，随即完成了整个视网膜静脉血管床的荧光图。

（5）黄斑：视网膜毛细血管有深浅两层，到达黄斑区逐渐变为一层并吻合成拱环，拱环内为无毛细血管区，直径约为0.5mm，个别可以更小，为0.2～0.3mm。黄斑拱环区的黄色素（叶黄素和玉米黄素）能够吸收激发荧光所需的部分蓝光。因此FFA中，黄斑拱环区较周围的视网膜暗淡。而且，黄斑区色素上皮黑色素含量较黄斑外区域高，激发光能量和脉络膜荧光均因此而部分受阻。

（6）巩膜：内层能够显现荧光，在无视网膜色素上皮层或无脉络膜毛细血管覆盖区域的巩膜可清晰地显现荧光。

（7）虹膜：通过FFA，可以显示出眼前节的病变，如虹膜病变（如肿瘤或血管性病变）。

（五）适应证

FFA可以完整地、系统地提供眼底循环的正常或异常状态，为眼底疾病提供客观依据，是一项临床上不可缺少的检查方法。所有的眼底病患者，只要没有严重的过敏史及严重的全身疾病均可进行FFA检查。

（六）异常眼底荧光素血管造影

1.视网膜血液循环时间延长

（1）视网膜动脉的迟缓充盈：一般来说，视网膜循环是从视盘表面刚出现动脉充盈时开始的。动脉的充盈极为迅速，正常情况下1～2秒所有视网膜动脉将完全充盈。造影很难捕捉或看到动脉充盈全过程。如果造影中看到了动脉充盈前峰，即为动脉迟缓充盈，一些中央动脉阻塞的患者，视网膜动脉充盈极为缓慢，部分动脉可始终不能完全充盈。

（2）静脉回流时间的延长：造影中可以清楚地看到静脉主干上的荧光层流现象，从静脉主干任何一支出现层流算起，直到静脉完全充盈，这一事件为5～7秒，超过此时间即为静脉迟缓充盈。

（3）视网膜血管阻塞：不论是视网膜动脉还是视网膜静脉包括视网膜毛细血管，只要没有荧光素灌注或仅有少量造影剂充盈，即为视网膜血管阻塞或不全阻塞，造影中可看到大片的视网膜血管无灌注区。

2.视网膜血管形态异常

（1）动脉管壁改变：正常时视网膜动静脉的比例是2∶3，当视网膜动脉硬化时动静脉比例可为1∶2或1∶3，眼底表现动脉反光增强，如铜丝样或银丝样反光，动脉走行平直。部分动静脉交叉处可看到动静脉压迹，FFA动静脉压迹更加明显。

（2）动脉管壁异常：视网膜动脉管壁的局限性膨胀所致的大动脉瘤，动脉瘤的周围可见大量黄白色渗出，FFA图像中动脉瘤更加清晰，ICGA清晰可见瘤体周围环形神经上皮脱离区。

（3）视网膜静脉管壁的异常：静脉扩张和迂曲，严重者血管可呈腊肠样、串珠样扩张，小静脉形态可见扭曲但不像大静脉那样明显。

3.视网膜血管结构异常　血管内皮细胞形成血-视网膜内屏障。由于种种原因（如外伤、炎症、代谢障碍、先天异常、遗传性疾病等）所致的视网膜血管内屏障受损，可使血管壁结构发生异常，引起血管壁的通透性增加，荧光素渗漏、视网膜毛细血管闭塞、毛细血管壁扩张、变薄形成微血管瘤、视网膜新生血管等异常荧光表现。

（1）血管壁改变：在大、中血管壁可见管壁荧光染色，血管壁不光滑；小静脉主要表现为血管的通透性增加。毛细血管血流淤滞，内压力增加，可使毛细血管扩张，变薄形成微血管瘤或毛细血管扩张，能见度明显增加，小动脉囊样扩大呈大量的小动脉瘤。

（2）毛细血管闭塞：造影图像中可看到境界清晰的毛细血管无灌注区，呈一片弱荧光区，边界清晰。血管无灌注区应和出血遮蔽荧光相鉴别。出血为遮蔽荧光边界不清，颜色黑暗。眼底彩照中的棉絮斑在FFA图像中多为血管闭塞区，边界清晰，较出血区稍淡。

（3）毛细血管渗漏：毛细血管的通透性增加可使荧光素渗漏出血管外，往往在荧光血管造影的静脉期出现，早期视网膜荧光像较清晰，在造影晚期，广泛的视网膜血管渗漏（包括小静脉及毛细血管）可使视网膜荧光染色，又称为组织染色。

（4）视网膜新生血管：新生血管的形成是组织对缺氧的一种反应，早期可生成新生血管芽，多位于静脉侧，当静脉开始充盈时，它们立即显影并开始渗漏，新生血管芽逐渐形成新生血管膜。并以玻璃体为支架生长和演变，血管成分逐渐减少，纤维成分逐渐增多，最终成为纤维增生膜呈黄白色膜组织。膜的收缩和牵拉，可使视网膜血管扭曲和变性，纤维增生膜荧光素渗漏明显。

（5）视网膜内微血管异常（IRMA）：因毛细血管的广泛闭塞，动脉血流不能进入毛细血管网，只好另外建立一条通道直接通向静脉，即动静脉短路，在末端的动静脉交通称为动静脉吻合，还可见到静脉与静脉交通支。

（6）静脉血管侧支循环：多见于中央静脉阻塞晚期，出现在视盘上方，呈袢状迂曲，也称为静脉襻，在静脉血管充盈时出现，与动脉襻较易区别。没有荧光素渗漏，可与视盘表面新生血管相鉴别。

（7）视网膜和脉络膜肿瘤血管发生的渗漏：视网膜和脉络膜肿瘤内的血管也缺乏紧密连接，允许荧光素渗漏进入肿瘤或使邻近的组织染色。

4.视网膜及脉络膜损害　视网膜色素上皮和玻璃膜共同构成脉络膜毛细血管层与视网膜之间的屏障，即血-视网膜外屏障。色素上皮损害的常见FFA表现有以下几种类型。

（1）玻璃膜损害发生的色素上皮脱离：荧光素分子在正常情况下可通过玻璃膜进入与视网膜色素上皮层间的间隙，但荧光素分子不能进入视网膜色素上皮细胞本身。若玻璃膜发生了病理改变，染料就会异常蓄积于玻璃膜与视网膜色素上皮层之间。如年龄相关性黄斑变性的玻璃膜疣，由于玻璃膜疣位于视网膜色素上皮层基底膜与玻璃膜之间的浅小脱离，FFA显示玻璃膜疣染色或呈透见荧光改变。再如浆液积蓄于Bruch膜与视网膜色素上皮层之间形成的色素上皮脱离，由于视网膜色素上皮层的紧密连接仍然完整，FFA显示其荧光特点为造影早期就出现，多为类圆形，随时间延长荧光增强，但大小、形态始终不变，玻璃膜疣早期散在强荧光。

（2）神经上皮层脱离：视网膜色素上皮层一旦缺损，屏障功能破坏，液体可以通过缺损处进入视网膜神经上皮下，脱离范围较大，边界不清晰。如中心性浆液性脉络膜视网膜病变，是由于脉络膜毛细血管的高渗透性使视网膜色素上皮细胞之间的紧密连接破坏。FFA和ICGA同步造影可以看到视网膜色素上皮层损害处往往存在脉络膜血管的通透性增加，荧光素从脉络膜血管渗漏通过视网膜色素上皮层损害处漏入视网膜下，渗漏点多在静脉期出现，荧光素逐渐积存于视网膜下，范围逐渐扩大，造影晚期可呈炊烟样或墨迹样荧光积存。荧光素进入视网膜神经上皮层下继发神经上皮层脱离，造影晚期可见荧光积存的周围一圈弱荧光晕即神经上皮脱离区。

（3）色素脱失：也称为透见荧光或窗样缺损。由于视网膜色素上皮内的色素脱失，透见了后面的脉络膜荧光（背景荧光）。其可以是局限的或弥散的，但外屏障未破坏，可无荧光素渗漏。在脉络膜荧光出现时，缺损处荧光即出现，随背景荧光增强或减弱，没有荧光素渗漏。

（4）遮蔽荧光：或称为弱荧光，多见于色素增生、出血、色素上皮下的渗出物。暗区内所有结构都看不到，荧光完全被遮蔽。视网膜血管的闭塞局部也可以出现弱荧光，但是这并非是遮蔽荧光。因为阻塞的血管内根本没有荧光素灌注，边界较出血清晰。视网膜出血为常见的弱荧光或遮挡荧光，出血可为视网膜前或视网膜下出血。

1）视网膜前和玻璃体皮质后出血位于视网膜内界膜和神经纤维层之间，称为视网膜前出血；位于玻璃体后界膜和视网膜内界膜之间，称为玻璃体皮质后出血，这两种出血均可遮蔽视网膜荧光。FFA表现出血可始终为遮蔽荧光，完全遮挡了后面的视网膜结构。

2）网膜下出血来源于脉络膜毛细血管的异常生长，通过病变的玻璃膜进入视网膜色素上皮层内或其下。由于脉络膜新生血管内皮屏障功能障碍常导致视网膜下出血和渗出，晚期形成纤维血管性瘢痕组织。脉络膜新生血管常发生于年龄相关性黄斑变性、特发性脉络膜新生血管、高度近视黄斑出血，以及一些可以导致玻璃膜裂开的外伤或病变（如血管样条纹）。典型脉络膜新生血管的FFA特征是动脉前期或动脉期就可见车辐状、花边状或不规则形脉络膜新生血管的轮廓，随时间延长荧光素迅速扩大渗漏，边界欠清，晚期更明显，黄斑及其上见大片脉络膜背景荧光被出血遮挡。

3）其他病变色素痣、肿瘤组织中的出血、色素增生、坏死组织均可表现为弱荧光。

（5）荧光染色：一些陈旧的脉络膜视网膜病变，如瘢痕组织、荧光造影中没有荧光素渗漏，造影晚期可有荧光染色，但边界清楚，为瘢痕组织染色。这对分析是否存在活动性病灶很重要，如果是活动性病灶，强荧光边界可模糊不清。在视网膜萎缩区造影晚期也可呈现强荧光染色，边界较清晰，即巩膜染色，多见于高度近视眼底改变。

5.视盘荧光异常

（1）视盘强荧光：要以视盘的正常荧光为标准。FFA时看视盘荧光是较正常增强或减弱，边界是否清晰。视盘荧光增强和边界不清，是由于视盘表面毛细血管扩张并有荧光素渗漏，造影晚期视盘可呈强荧光，边界不清。其主要见于视盘水肿、视盘血管炎、葡萄膜炎和静脉回流障碍，如静脉阻塞等。

（2）视盘荧光不均匀或弱荧光：前段缺血性视神经病变可引起视盘荧光染色，在视盘的某一个象限边界不清，局部充血。患者可明确说出视野缺损的方位，FFA可表现视盘某一个象限弱荧光或某一个象限强荧光，晚期整个视盘造影呈强荧光染色，边界不清。晚期的视神经萎缩患者，视盘颜色苍白，各期视盘造影始终可呈弱荧光，边界清晰，与视盘表面的血管萎缩有关。

6.注射前荧光

（1）自发荧光：传统自发荧光是指一些病理改变如视盘玻璃膜疣、视网膜色素上皮层上的大玻璃膜疣、视网膜上的星状细胞错构瘤及去血红蛋白血液等，在荧光素注射前就可发出强烈的荧光而使成像系统显影。现代自发荧光是指采用488nm激发视网膜色素上皮细胞脂褐质发出的荧光。

（2）假荧光：由于滤光片匹配欠理想，有些光谱未被滤除或眼底一些白色组织对荧光反射，均可造成试剂并不存在的荧光像在记录系统上显影，称为假荧光。其产生原因为：①激发滤光片和屏障滤光片组合的选择欠佳，两者光谱重叠区太大，或光谱不纯、波长不理想，有些光谱未能被屏障滤光片去除，这些都可使眼内本不存在的荧光错误地在记录系统上出现；②造影后期进入前房和玻璃体的一些荧光素所激发的荧光，可被眼底的一些白色组织（如苍白的视盘、白色的瘢痕、有髓神经纤维、硬性渗出）反射进入成像系统而显影。此外相机镜头不洁、拍摄所用的闪光强度过高或图像沾污等均可造成人为的假荧光，应当注意鉴别。

7.几个易混淆的荧光鉴别

（1）视网膜毛细血管无灌注区与视网膜出血遮挡荧光的鉴别如下所述。

1）边界无灌注区边界由扩张的微小血管组成，具有一定的规范性；而视网膜出血遮挡荧光的边界由出血的形状所决定，具有随意性。

2）颜色无灌注区缺乏视网膜荧光，其后仍可透见的脉络膜背景荧光，颜色为淡黑；而视网膜出血遮挡荧光不仅将视网膜血管荧光阻挡，也阻挡了脉络膜背景荧光，颜色较黑暗。

3）分布无灌注区呈片状分布，多见于中周部易缺血区域；而视网膜出血呈散在分布，多见于视网膜后极部血液供应丰富区域。

4）病程发展无灌注区不会因为时间推移而消退甚至还会扩大；而视网膜出血在无继续出血的

情况下，会慢慢吸收。

5）眼底彩照可与眼底彩照对比，是否存在出血。

6）光凝治疗无灌注区大于5PD时，有指征施行视网膜光凝；而出血反而吸收部分光凝能量，妨碍光凝治疗效果。

（2）视网膜新生血管与视网膜血管扩张渗漏的鉴别如下所述。

1）形态典型的视网膜新生血管呈扇形，染料呈团状渗漏；而视网膜血管扩张的染料沿血管缘渗漏。

2）时间视网膜新生血管于造影早期即出现明显渗漏；而视网膜血管扩张渗漏于造影后期较明显。

3）分布视网膜新生血管常位于毛细血管无灌注区的边缘；而视网膜血管扩张渗漏随血管走行分布。

（3）玻璃膜疣与脂质渗出的鉴别如下所述。

1）病变位置玻璃膜疣位于视网膜色素上皮层与玻璃膜之间；而脂质渗出位于视网膜内丛状层和（或）外丛状层间隙内。

2）形状玻璃膜疣常呈类圆形，其周围绕以灰色边缘；而脂质渗出呈不规则点状或板状。

3）病程发展：玻璃膜疣数周内无变化，而脂质渗出数周内可吸收消失或出现新的渗出。

4）FFA表现玻璃膜疣呈透见荧光或染色；而脂质渗出呈弱遮蔽荧光或无明显异常的荧光改变。

（4）典型与隐匿性脉络膜新生血管的区分如下所述。

1）典型脉络膜新生血管（classic CNV）：来源于脉络膜血管异常，在动脉前期（脉络膜期）和动脉期即染料充盈。拍摄早期应当快而连续地拍摄染料通过的形态，确定CNV的位置和范围。FFA表现为造影早期边界清晰的CNV轮廓强荧光，后期进行性荧光渗漏，积存于视网膜色素上皮层或神经视网膜下，形成局限性强荧光。对于年龄相关性黄斑变性的CNV形态，过去认为是动脉前期或动脉期呈现的花边状或车辐样血管轮廓。其实这种典型的花边状或车辐状CNV在年龄相关性黄斑变性中并不常见，反而在特发性脉络膜新生血管和高度近视合并黄斑盘状变性患眼中常见。典型的CNV位于黄斑中心凹200μm以外者，可以直接光凝治疗。

2）隐匿性脉络膜新生血管：缺乏典型CNV的荧光表现。在FFA检查中可能由于CNV的边界欠清使其精确范围难以确定，或由于染料渗漏的来源难以确认，或因为视网膜下出血、浊性渗出、色素或视网膜色素上皮层脱离掩盖了部分CNV性荧光渗漏。FFA诊为隐匿性CNV的患眼应进一步进行ICGA检查以确定CNV的范围和边界。黄斑光凝研究小组根据隐匿性CNV的不同表现又分为血管性色素上皮脱离（隐匿性CNV Ⅰ型）和造影后期无源性染料渗漏（隐匿性CNV Ⅱ型）。Ⅰ型在FFA早期出现一个不规则的RPE脱离性强荧光，几分钟内荧光逐渐增强，晚期视网膜下组织染色或染料渗漏，属视网膜色素上皮层脱离的隐匿性CNV形式。Ⅱ型早期无边界清晰的典型CNV性强荧光出现，后期有不规则或边界欠清的视网膜色素上皮层下渗漏，病变视网膜下出血遮蔽荧光，属于不伴视网膜色素上皮层脱离的隐匿性CNV形式。

3）CNV的4种类型：完全典型性CNV（指CNV内完全由典型成分组成）、典型为主性CNV（指CNV内典型成分大于等于整个病灶的50%）、轻微典型性CNV（指CNV内典型成分小于整个病灶的50%）、隐匿无典型性CNV（指CNV内完全由隐匿成分组成）。

（七）图像分析注意事项

1.分析造影图像需与临床病理相结合 判断造影诊断是否正确的最好方法是得到临床病理的证实。反过来，对于一些疑难荧光图像的诠释也应从相关的临床病理角度多思考，多从病变发生的组织病理层次和病理生理改变来分析。如在如何理解囊样黄斑水肿的荧光特点上，我们应当知道外丛状层是视网膜有明显间隙的一层。由于此层的Henle纤维在黄斑区呈放射状排列，形成星芒状间隙。因此无论是从脉络膜渗漏的还是从视网膜血管渗漏出的液体，一旦积存于中央凹周围的外丛状层间隙，FFA后期就呈现花瓣样荧光外观的特征性荧光表现。而外丛状层纤维在黄斑区外却呈现垂直排列，因此黄斑区外的水肿呈蜂窝状外观。此外，如果水肿仅积存在内网状层而未渗漏至外丛状层时，FFA后期表现为无特征性的斑片状染料积存。又如玻璃膜由RPE基底膜、内胶原纤维层、弹性纤维层、外胶原纤维层及脉络膜毛细血管基底膜组成。临床上所见的玻璃膜疣位于视网膜色素上皮层与玻璃膜其他几层之间，玻璃膜疣依组织病理改变不同可出现以下多种荧光表现：①小的硬性玻璃膜疣因未影响到视网膜色素上皮层的功能，可能呈相对正常的荧光；②玻璃膜疣导致视网膜色素上皮层脱色素呈现透见荧光；③软性玻璃膜疣荧光染色；④含脂质（尤其是中性脂肪）较多玻璃膜疣呈相对弱荧光；⑤多个大的软性或融合性玻璃膜疣可形成玻璃膜疣性视网膜色素上皮层脱离，这种玻璃膜疣性视网膜色素上皮层脱离的荧光强度比一般浆液性的视网膜色素上皮层的脱离要弱。

2.需与血流动力学改变联系　眼底血管造影实际上就是从活体眼中进行动态的、客观地记录眼底循环生理和病理改变的诊断技术。因此分析造影图像时应当熟悉与之相关的眼底血管分布及血流动力学特点。如视网膜血管分布特点是视网膜血管分布于两个层面，较大的视网膜动、静脉和浅层毛细血管位于视神经纤维层和神经节细胞层，而深层的毛细血管位于内核层和外丛状层；浅层毛细血管的异常多见于动脉性损害，而深层的毛细血管的异常多见于静脉损害性疾病；深浅两层毛细血管在黄斑中心凹附近逐渐合为一层，并终止于中心凹边缘，某段连成环形，形成中心凹毛细血管拱环。一些疾病由于受累血管层次或部位不同可出现不同的荧光表现，如视网膜静脉周围炎的早期主要累及位于神经纤维层的周边部小静脉，部分小动脉也受到损害，疾病较晚期才出现视网膜毛细血管扩张，而白塞综合征早期就导致位于内核层的视网膜毛细血管渗透性普遍增强。又如因视盘的双重血供而致视盘荧光异常。视盘由前向后分别为视盘表面神经纤维、筛板前区、筛板区和邻近的筛板后区四部分组成。视盘表面神经纤维层的血液供应主要由视网膜中央动脉分支而来的视盘表层及周围辐射状毛细血管所提供，后者由睫状后短动脉提供。因此，凡累及睫状血管系统（如葡萄膜炎）和（或）中央血管系统（如视网膜中央静脉阻塞）的疾病都可以导致视盘的荧光异常。由视盘毛细血管扩张形成的强荧光主要见于视盘炎症、视盘水肿、视网膜中央静脉阻塞及视网膜中央动脉阻塞，其中前三种疾病的视盘毛细血管扩张合并有染料渗漏，而视网膜中央动脉阻塞的视盘毛细血管扩张为代偿性的，并无染料渗漏。

3. FFA与ICGA需相结合　FFA能较好地发现视网膜血管和视网膜色素上皮层病变，ICGA可较清晰地显示脉络膜损害。临床上一些较严重的视网膜病变常累及脉络膜，而不少脉络膜疾病也常并发视网膜色素上皮层、视网膜血管改变。因此常需要这两种造影结果结合起来分析才能对病变内做出较准确的判断，由于这两种噪声技术所采用的染料激发光不同，在临床释义方面也有所区别，因此一些用于FFA的术语可能不适用ICGA，如由于视网膜色素上皮层的屏障效应于ICGA中不起作用，因而在ICGA分析中就不用“窗样缺损”这样的说法。此外ICGA图像至少应当观察30分钟以上（而FFA仅10分钟），因为一些有价值的荧光影像（如冲刷现象、斑状CNV）往往在30分钟左右才能显露。

4.造影图像需与病史、全身疾病及其他检查结合起来综合分析　单独依靠FFA或ICGA来诊断是片面的，如对于慢性发病的视网膜中央静脉阻塞，如FFA显示除了视网膜静脉迂曲扩张、染料渗漏及视网膜毛细血管无灌注区、视网膜新生血管荧光外，还有视网膜中央动脉明显迟缓充盈，应当考虑这种类似CRVO病变可能是由于眼动脉或颈动脉供血不足所致的眼部缺血综合征引起的淤滞性视网膜病变。

5.书写报告注意事项　书写报告前需浏览造影的全部图像，选片时一般重点选出9张或12张即可。要选优造影各期的代表性图形，病灶部位要有各期的荧光表现，正常的周边部选出2～3张即可。书写造影报告，文字表达要清晰、规范，重点突出。初学者为避免书写遗漏，最好是按荧光充盈的顺序书写报告，即先从视盘荧光充盈写起，再观察动脉充盈、静脉回流时间，视网膜动静脉血管有无异常表现，黄斑区有无异常荧光出现，然后再观察其他部位视网膜情况。但对于特殊病例，如黄斑区的CNV、脉络膜血管瘤等，在脉络膜循环期即视网膜动脉充盈前期即可看到一些弱荧光，可先描述这些部位。正常的简单描述，病变区重点描述。

综上，FFA只是眼底检查的一个方面，应与病史、全身检查、眼部其他检查及其他检查资料包括实验室检查一起综合分析、判断，才能得出较正确的诊断结果。

八、吲哚菁绿眼底血管造影

FFA对视网膜血管疾病和视网膜色素上皮层病变显示了重要的临床价值，但它对脉络膜疾病的观察却有其局限性，这是由于：①FFA采用的蓝色激发光为可见光，难以穿透视网膜色素上皮层和脉络膜的色素、出血、混浊性渗出及黄斑区叶黄素等；②荧光素分子能从正常脉络膜毛细血管渗漏出来形成弥漫性背景荧光，从而阻挡了对脉络膜深层结构的进一步观察。吲哚菁绿脉络膜血管造影（ICGA）是采用吲哚菁绿（ICG）为染料，在体内90%ICG分子和球蛋白和α_1-脂蛋白结合，不容易迅速地穿透脉络膜毛细血管的筛板状微孔到脉络膜基质层，可以在活体上较好地观察到脉络膜血管构造。

ICGA的基础是采用ICG为染料，近红外光或红外激光为激发光源，通过高速摄影或实时摄像，并经计算机图像处理系统来记录眼底血管，尤其是脉络膜循环动态图像的一种技术。

（一）基本设备及原理

1. ICGA的基本仪器设备

（1）近红外眼底摄像系统：包括数字化红外眼底照相机、高分辨率的黑白摄像机、图像监视器及同步计时器、图像打印机、计算机图像采集分析系统。

（2）激光扫描检眼镜系统：是用一聚焦的、暗的激光束扫描眼底来获得图像。其特点为：①灵敏度高，图像对比度好；②照明亮度低（亮度不足间接检眼镜的1/1000，患者感觉舒适）；③景深大，从虹膜到视网膜均可聚焦；④高效率造影，光收集效率高，做FFA时荧光需要量仅为普通量的1/10；⑤适于小瞳孔或者屈光间质混浊下造影。1995年对激光扫描检眼镜系统进行了改进，使其能同时接收FFA的黄绿色可见光及ICGA的红外光信息并分别记录，从而可对一个患者进行吲哚菁绿和荧光素同步造影。

（3）计算机处理系统：计算机技术的高速发展，不仅可获得较清晰的ICGA图像，而且可对图像做定量的测量和分析。也可将不同阶段的图像或其他研究中的图像进行同画面对比分析，以获得更多的信息。

（4）其他近年来ICGA技术设备新进展如下所述。

1）高速吲哚菁绿血管造影临床观察结果表明，用每秒1帧的拍摄速度可满足对视网膜血流动态变化的分析。由于脉络膜血管的血流比视网膜血管高20～30倍，尤其在显示CNV的滋养血管上，需应采用高速造影来分析。目前的高速ICGA机器可达到每秒16帧或30帧。

2）ICGA的序列图像减影技术该技术可用于增强CNV的滋养血管及脉络膜血流的可见性。原理是通过对连续拍摄的相邻2张ICGA图片的像素进行减影分析，获得在像素亮度上有变化的图像。从而显示染料通过脉络膜小动脉到毛细血管的形态变化。

2. 吲哚菁绿（ICG）

（1）ICG又称靛青绿或福氏绿，是一种三碳菁染料，易溶于水，分子质量为775Da，分子式为$C_{43}H_{47}N_2O_6S_2Na$。最大吸收光谱为795nm，最大激发荧光波长为835nm均在近红外光谱范围内。血液中98%的ICG与血浆白蛋白结合，形成较大体积的吲哚菁绿-血浆蛋白复合体，故极少从脉络膜毛细血管漏出。同时ICG分子具有亲水和亲脂双重特性。这一特性解释一些病灶发生的强弱荧光方面有重要意义。如玻璃膜疣内的含磷脂成分的多少决定了其在ICGA呈弱荧光还是强荧光。又如结晶样视网膜变性患眼的结晶样小体在ICGA后期表现为弥散性点状染色，这是由于结晶样小体内含有较丰富的脂质成分，对ICG分子有较高的亲和力。

（2）在正常人体试验中，肘前静脉注射ICG后，一般年轻人平均10秒后视网膜出现ICG。脉络膜动脉最大浓度在11秒左右，脉络膜静脉最大ICG浓度在14秒左右出现。血浆清除有两个高峰第一个高峰在染料注入后的3～4分钟，第2个高峰在1小时后。血液中ICG由肝排泄，动物实验可见97%的ICG染料排泄到胆囊，其结构没有发生任何改变。故对眼组织无染色，且短时间内允许重复造影。

（3）ICGA早期，ICG主要与血浆蛋白结合，存在于视网膜及脉络膜血管内；随后少量ICG进入脉络膜间质，造成间质染色；至晚期，眼底血管中的ICG染料随血液迅速排空，进入脉络膜组织间质的染料分子被色素上皮吞噬。ICG进入色素上皮细胞后可在细胞内存留很长时间，ICGA 24小时以后仍可观察到明显的红外荧光图像。研究也发现ICG在造影的中早期主要是反映眼底血管的情况，30分钟以后的晚期像则主要是反映色素上皮细胞的形态和功能。

荧光素钠分子质量较小，容易通过脉络膜毛细血管进入和存留到脉络膜组织间质，随后荧光素钠被血流逐渐稀释、吸收直至消失。因此FFA的荧光图像是从弱到强，再从强到弱，直至逐渐消失。ICGA的早中期眼底荧光与FFA一样，眼底血管内有明显的强红外荧光，色素上皮细胞和脉络膜色素遮挡部分眼底的红外背景荧光，视网膜血管内的红外荧光比背景强。但造影晚期则出现了显著不同。ICG虽随血流迅速被稀释，血管内红外荧光迅速消退。但摄取并蓄积了ICG的色素上皮细胞在晚期则表现为均匀的颗粒状强红外荧光，出现背景红外荧光强，而视网膜血管内的染料被排空，红外荧光消失，血管内无红外荧光的图像反转现象。

（二）检查方法、注意事项及阅片要点

1.*检查方法*　现以近红外眼底摄像系统为例，简述ICGA的一般造影步骤。

（1）询问病史：有以下几种情况的患者禁忌行ICGA，有无碘过敏及贝壳类食物过敏，有无甲状腺功能亢进症病史。对于一些严重过敏史者患者，尽管ICG与青霉素、磺胺类没有明显交叉反应，但对于这些药物有严重过敏史的患者应谨慎使用。有无严重的肝肾功能疾病，有无怀孕。

（2）复习既往资料：ICGA仅为眼底的一项检查，要更清楚的分析ICGA图像，应在造影前详细检查眼底或仔细阅看FFA（如已做），掌握造影的位置及重点。

（3）准备：患者登记一般情况，解释造影步骤。常规散瞳，必要时口服抗过敏及止吐药。

（4）采集原始片：拍摄患者的彩色眼底相片、无赤光眼底像及对照像。

（5）准备造影剂：将25mg或50mg ICG溶于厂家配置的5ml注射用水中制成ICG溶液（浓度0.5%或1.0%）；将5ml注射用水溶于装25mg ICG的残余瓶内，制成ICG稀释液，以备预实验用。造影用ICG的一般剂量为0.5～1.0mg/kg，推荐剂量不超过5mg/kg。应当注意溶解ICG一定要用厂家配置的注射用水，不能用其他溶液如生理盐水等。

（6）预注射：于肘前静脉注射预试验用的ICG稀释剂1ml，观察患者5分钟。

（7）注药及检查：若无过敏反应，再5秒内于肘前静脉快速注入50mg ICG，同时启动同步计时器、图像监视器，从监视器屏幕上或目镜内观察造影过程，注意早期图像与重点病变部位的拍摄，将造影图像储存于眼底图像处理系统内。每隔5分钟拍摄一次，直至30分钟以上。

（8）ICGA造影晚期由于视网膜血管荧光的消退，使得脉络膜异常荧光的定位欠确切，为解决这一问题，可于常规注射ICG染料行ICGA后30分钟左右再快速注入少量的ICG染料（注射量一般为第一次注入后预留的1ml），此时视网膜和脉络膜血管可以再次清晰显像，有利于病灶的较准确定位。这种ICG的再注射称为“标记注射”。

（9）发报告：造影完毕后重新观察及分析储存的造影图像，并从视频打印机或图像处理系统上选择有代表性的造影图像进行打印，作为报告记录使用。

（10）若同时作ICGA和FFA，可将20%荧光素钠3ml混合溶于上述ICG配液中，一同注入肘前静脉（如激光扫描检眼镜系统），或于注入ICG后5分钟再注入荧光素，分别选择不同的滤光片组合作ICGA和FFA（如红外眼底血管造影系统）。

2.*注意事项*　ICGA检查仅有少数患者（0.2%～0.65%）出现恶心、荨麻疹、瘙痒、便意、静脉疼痛及低血压等不良反应，但也有发生过敏性休克等严重不良反应的报道。对伴有心血管疾病或过敏体质的高龄患者，更应当小心谨慎。检查时急救药物和抢救器材应准备齐全。

（三）吲哚菁绿血管造影像解读

1.*ICGA的分期*　ICGA所示的脉络膜血管没有FFA所示的视网膜血管层流等明显标志，很难明确分期。此外，还存在脉络膜血流速度很快、吲哚菁绿-血浆蛋白复合体的弱渗透性等。

（1）按照造影时间段分期分为造影早期、中期及晚期。

1）造影早期：指染料注入5分钟内。该期脉络膜血管荧光最强，大的脉络膜动脉、静脉及视网膜血管均可见到。原因在于ICG血浆清除第1个高峰在染料注入后3～4分钟。

2）造影中期：指染料注入后5～20分钟，此期脉络膜静脉开始模糊，逐渐与朦胧的脉络膜毛细血管融为一体，成为弥散性均匀一致的脉络膜荧光。

3）造影晚期：指染料注射后20～40分钟，ICG血浆清除第2个高峰在染料注入后1小时的特性，保证了后期像的可观察性，该期的视盘荧光暗黑，脉络膜大血管呈弱荧光轮廓。

（2）按照造影的确切时间描述如注射后几分几秒，造影几分几秒。

2.*正常脉络膜充盈形态*　大部分的睫状后短动脉从黄斑附近进入眼内，这些脉络膜动脉呈放射状分布到赤道部。最早充盈的脉络膜动脉通常位于中心凹鼻侧，此区域为眼内最高血流灌注压的部位，脉络膜动脉走行显得迂曲如蛇形，管径较细。随后为脉络膜毛细血管充盈，脉络膜毛细血管的详细结构不易分辨，但可见弱的弥漫性均匀荧光或呈薄纱状荧光改变。脉络膜静脉管径较动脉粗大，荧光也强，脉络膜静脉走行呈平行斜形状，由后极部向各个象限赤道部汇聚，最后回流至4～6只涡静脉。ICGA早期脉络膜血管显影清楚，中期染料逐渐从脉络膜毛细血管渗出，血管呈模糊状荧光，晚期脉络膜血管荧光逐渐消退，脉络膜基质层ICG背景荧光使脉络膜大血管呈暗影。在造影的中、晚期，玻璃膜和视网膜色素上皮层着色。在正常人中测定的眼底血管充盈的平均时间值为：脉络膜动脉-脉络膜静脉时间为1.8秒；视网膜中央动脉-视网膜静脉层流时间为2.0秒；视网膜中央动脉-视网膜静脉完全充盈时间为6.2秒；脉络膜动脉-涡静脉开始回流时间为2.0秒；脉络膜动脉-涡静脉回流峰值时间为5.0秒。

3.“红外荧光”与荧光素钠“荧光”　真正的荧光素钠的荧光是黄绿色的，主要波长是520nm；而ICG的荧光波长是肉眼看不到的835nm的红外光，我们使用的黑白或红外摄像机已经将荧光转变为白色。

4.睫状后动脉系统与脉络膜血供　在分析造影图像时，应当值掌握睫状后动脉及脉络膜血管的解剖特点。眼动脉在眼眶内发出视网膜中央动脉和睫状后动脉。一般睫状后动脉有2支。一支位于视神经鼻侧，负责供应脉络膜鼻侧部分，又称为鼻侧睫状后动脉；另一支位于视神经颞侧，负责脉络膜颞侧的血供。正是由于脉络膜鼻侧和颞侧分别由不同动脉供应，导致视神经或其周围出现一垂直的带状生理性脉络膜灌注不良，称为分水带。少数解剖变异人群可以发出3～4支睫状后动脉，出现不同形状分水带。这些动脉不断分支最终呈放射状向赤道部伸展，呈现尖端向后极部，底部向赤道部的三角形供血区域，这种血流动力学特点是发生“三角形缺血综合征”的解剖学基础。

脉络膜血管分为大血管层、中血管层和毛细血管层。毛细血管几乎呈直角，自小动脉发出，黄斑区小动脉量多而行径较短，黄斑区的脉络膜毛细血管密度最大，因此黄斑下的脉络膜动脉压最高，这是黄斑区易患病的解剖原因。

5.早期ICGA像反映脉络膜血管循环状态　ICG可以清楚地显示脉络膜循环。此外，ICGA所发出的荧光光谱位于近红外部位，其穿透眼底色素层的能力较强，由此可清楚地显示视网膜上色素遮挡下的脉络膜循环状况。

现代ICGA应用新技术后可以更加清晰、动态地显示脉络膜大、中血管及毛细血管灌注的过程，尤其是可以显示、发现脉络膜异常血管充盈的过程。然而，也正是由于吲哚菁绿-血浆蛋白复合体体积较大，渗透性较弱且慢，使得我们难以采用ICGA去判断一些微小血管病变，如小管径的典型CNV、视网膜微小血管的扩张的渗透性改变。很多时候，直到造影的后期才在病灶区出现ICG的轻微染色。

6. ICGA晚期像观察的重要性　ICG在ICGA早期大量存在于眼底血管内，视网膜色素上皮细胞阻挡了部分红外荧光，所以脉络血管内红外荧光明显强于眼底背景。而在ICGA晚期视网膜血管内ICG被稀释，红外荧光迅速消失。本该遮挡红外荧光的视网膜色素上皮细胞由于摄取了ICG，却呈现出均匀的颗粒状强红外荧光，眼底背景红外荧光强于染料排空后眼底血管的红外荧光。

ICGA晚期图像可以很好地反映视网膜色素上皮细胞的形态和功能。各种原因造成的视网膜色素上皮撕裂，使视网膜色素上皮细胞层缺失，为我们在活体上观察视网膜色素上皮层ICG造影像，尤其是晚期像，提供了一个十分重要的窗口。FFA荧光表现是一个连续的过程，而ICGA的晚期像则表现为缺损区红外荧光消失现象，这一现象表明缺损处无视网膜色素上皮细胞，其下玻璃膜疣和脉络膜也无明显ICG染料残留。当存在视网膜色素上皮层巨大缺损时，从脉络膜弥散到间质中的ICG染料，既没有视网膜色素上皮细胞的主动摄取、蓄积，也没有它的机械阻挡，所以从缺损处溢出，形成视网膜色素上皮层缺损下缘明显的强红外荧光。

对于ICGA，一些病变的后期像观察比早期像更为重要，如息肉状脉络膜血管病变具有诊断意义的“冲刷现象”，湿性年龄相关性黄斑变性的斑状CNV等就是在造影后期才表现出来的。

7.脉络膜血管扩张分析　脉络膜血管扩张分为代偿性与病理性两类。代偿性脉络膜血管扩张多发生在脉络膜灌注不良区域周围或陈旧性脉络膜视网膜病变，是正常脉络膜血管为了补偿周围缺血病变而产生的血管反应性迂曲增粗，其血管内皮细胞及相关组织并无病理性改变。在ICGA可见脉络膜血管迂曲增粗，但造影时这些迂曲增粗的血管并无通透性增强或染料外渗。而病理性脉络膜血管扩张指ICGA可见脉络膜血管迂曲增粗，且造影时这些血管有通透性增强所致的片状强荧光。

脉络膜血管通透性增强的荧光表现为：①造影早期可见脉络膜血管迂曲增粗、边界模糊。②造影中期由于染料从血管内缓慢渗漏到周围的脉络膜基质内而表现为片状强荧光，该片状荧光的荧光强度比CNV性强荧光要弱。③造影后期由于部分渗漏到脉络膜基质的染料从周围脉络膜血管吸收入血，使得其荧光强度有所减弱。临床上一般所说的脉络膜血管扩张指的是病理性脉络膜血管扩张。

8.脉络膜灌注不良的分析

（1）病理性与生理性脉络膜灌注不良：生理性脉络膜灌注不良主要指分水带，有研究表明分水带落在黄斑区是干性AMD向湿性转化的危险因素。病理性脉络膜血管灌注不良为脉络膜迟缓充盈与脉络膜充盈缺损。一般将周围正常脉络膜推迟7秒以后才充盈的区域判断为脉络膜迟缓充盈；脉络膜充盈缺损是因脉络膜血管阻塞或萎缩所致，表现为从造影早期至后期一直为弱荧光，只是造影后期充盈缺损所致弱荧光形态要比早期清晰些。

由于脉络膜血管为三维立体结构，大血管呈三角形分布，中血管呈扇形分布，而毛细血管呈圆形或多角形小叶状分布，因此脉络膜灌注不良的造影表现依受累血管的不同呈现三角形、扇形、多角形等形状。如急性多灶性缺血性脉络膜病变的鳞状弱荧光灶就是因多个小叶充盈缺损并互相融合所致。

（2）视网膜色素上皮层色素脱失与脉络膜灌注不良：在临床上我们观察到，FFA所显示的斑点状透见荧光（视网膜色素上皮层色素脱失）在ICGA晚期像表现为斑点状弱荧光。这是由于视网膜色素上皮细胞萎缩或色素脱失导致其下的脉络膜毛细血管萎缩或血流下降所致。

9.脉络膜炎性弱荧光的分析

（1）造影期间一直弱荧光，这是由于脉络膜内ICG扩散减少的缘故。任何引起脉络膜基质瘢痕或全层炎性损害的病灶（如一些后葡萄膜炎的炎性肉芽肿）均可表现为弱荧光，其原因可能是由于这些病灶的存在，使得ICG分子向其内扩散的相对含量比周围正常的ICG扩散至脉络膜组织要少，因此呈相对弱荧光。此外，炎性物质浊性渗出液的遮挡荧光效应也可能发挥一定作用。

（2）造影早、中期为弱荧光，而后期变为等荧光或强荧光，这是由于脉络膜基质的局灶性炎性损害所致。这种造影早、中期的局灶炎性弱荧光于造影晚期因病灶周围脉络膜血管的通透性增强，导致染料渗入或积存而呈强荧光。

10.注意自发荧光　在注射ICG前，下列病变组织可能产生自发荧光：血浆蛋白的降解产物（如陈旧性出血）、含较多脂褐质的病变组织（如某些脉络膜痣或黑素瘤的表面沉积物）及伴色素的病变组织（如高度近视的富克斯斑）等。用强闪光拍摄，自发荧光更易显露。这些自发荧光，如在ICGA早期出现，则易与异常的脉络膜血管充盈相混淆；而于造影后期出现，则可能误认为染料渗漏或组织染色。因此，在ICG注射前也应拍摄2张对比照。

（四）适应证

若ICGA结果可以帮助对病变情况有较全面的了解，发现FFA上不能明确诊断的病变，确定CNV边界以利于激光治疗，或在基础研究需要时就可进行ICGA。息肉状脉络膜血管病变的金标准即为ICGA。对于FFA诊断为年龄相关性黄斑变性隐匿性CNV，ICGA可以提供重要价值。一些非典型性中浆，如伴浆液性视网膜色素上皮层脱离、有广泛视网膜色素上皮损害及年龄在50岁以上的患者，ICGA有重要的临床意义。其他如视网膜血管瘤样增生、高度近视性黄斑出血、脉络膜血管瘤及脉络膜恶性黑素瘤等在临床上均常用ICGA进行诊断和鉴别。

（五）吲哚菁绿血管造影的临床应用

1.渗出性年龄相关性黄斑变性（AMD）　最主要的特征是黄斑区CNV形成。有资料表明，仅有13%的CNV患眼能通过FFA确诊后适宜施行激光光凝治疗。对于87%的FFA诊断为隐匿性CNV的患眼，ICGA提供了重要价值。ICGA可以发现视网膜色素上皮脱离、出血或光凝斑所掩盖的CNV，并能扩大适于激光光凝治疗的CNV范围及提高激光光凝的成功率。

（1）隐匿性CNV的ICGA分类如下所述。

1）灶状CNV，又称热点状CNV，指在ICGA中同时具有以下两个特征：CNV性强荧光范围

＜1PD；CNV性强荧光的边界清晰，荧光较明亮。局灶状CNV常适宜施行激光光凝治疗。

2）斑状CNV，指任何CNV性强荧光斑范围＞1PD的隐匿性CNV。斑状CNV的荧光强度一般比局灶性CNV的荧光强度要弱。根据边界清楚与否斑块状CNV又进一步分为以下两种形式：造影期间始终保持清晰边界的CNV；边界欠清或CNV的某一部分仍被浓厚的出血所掩盖的边界模糊的斑状CNV。

3）活动性CNV，指CNV于造影早期就出现，晚期有明显染色或渗漏，这意味着CNV具有较强的增生能力及较高的通透性。

4）非活动性CNV，又称静止性CNV，指CNV在造影早期不显露，在造影后期才出现染色。非活动性CNV代表了增生较少、含血管成分较少、无明显渗漏的CNV。

5）结合型CNV，指局灶状和斑状均存在的CNV损害。根据两者的位置关系分为斑缘点状、斑内点状和斑外点状。

6）混合型，指各种各样的CNV混杂在一起，如斑状既与边缘的局灶状CNV相结合，但斑内又出现“热点”。

已有研究证实，ICGA显示的强荧光斑与组织病理上CNV的位置、范围相对应。这种斑状CNV可以存在于没有渗出表现或实际上是干性型AMD的患眼，代表了非活动性CNV。通过对斑缘点型CNV患眼仅光凝CNV边缘热点的观察，结果显示渗出吸收、视力稳定，这也是间接证实CNV有活动性与非活动性之分。因此并不是所有的CNV性强荧光均需激光光凝封闭治疗。

（2）不规则浆液性视网膜色素上皮脱离：对于一些范围较大、形状不规则的视网膜色素上皮脱离，FFA经常显示不出任何CNV荧光像，但ICGA往往在脱离腔弱荧光的边缘显示出一边界清楚的CNV性强荧光。

（3）复发性CNV：ICGA有助于清楚的显示FFA显示不清的光凝后复发的CNV。而对那些FFA未显示出任何CNV荧光征象及FFA已显示为边界清楚的典型复发性CNV患眼，ICGA提供不了有价值的信息。

2.特发性息肉样脉络膜血管病变（PCV）（图7-4-3） 是以脉络膜血管网末端呈息肉状膨大为特征的一种疾病，ICGA检查对本病具有重要价值。典型的PCV患眼的ICGA显示如下特征性表现。

（1）早期脉络膜内层可以见到呈伞样异常分支的脉络膜血管网，部分血管网的中心还可以见到一根起源于脉络膜血管的滋养动脉。

（2）随着血管网充盈显示其末梢的多个息肉状扩张、膨隆灶，即所谓的“息肉状结构”，其位置对应检眼镜下所见的视网膜下橘红色结节样病灶。

息肉状病灶是诊断PCV必不可少的指征。息肉状病灶于ICGA早期就呈现囊袋样更强荧光，活动性病灶在造影后期可以发生染料渗漏或染色；静止性病灶在造影后期可以发生荧光减弱或表现为息肉灶中心弱荧光，周围呈环状染色的“冲刷现象”。

3.中心性浆液性脉络膜视网膜病变　是一种表现为神经视网膜（常连同视网膜色素上皮层）局限性隆起的病变，位于后极部，由血-视网膜外屏障异常所致。通常单眼发作。中浆的ICGA表现有脉络膜迟缓充盈、脉络膜毛细血管和静脉扩张充血、脉络膜血管通透性增高所致强荧光、视网膜色素上皮层脱离及隐形脱离。因此推测其发病机制为一个或多个脉络膜小叶缺血导致脉络膜毛细血管和静脉扩张充血，进而引起脉络膜血管

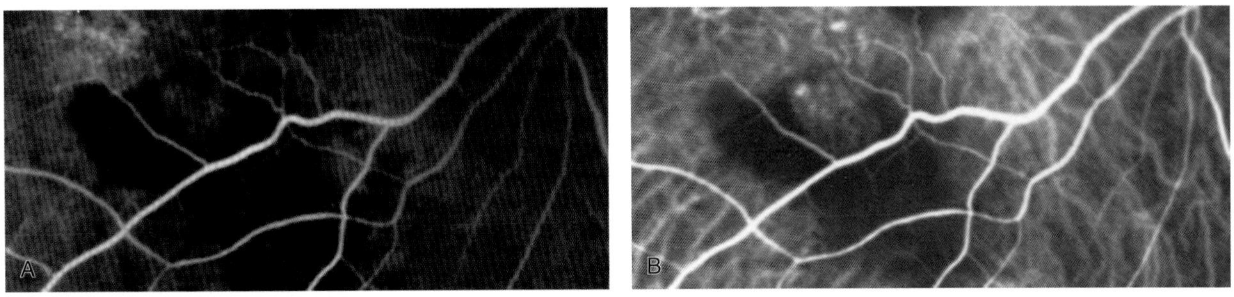

图7-4-3　特发性息肉样脉络膜血管病变（FFA和ICGA同步造影）：见片状脉络膜背景荧光被（出血）遮挡，其内见数个囊袋样强荧光

A.FFA造影；B.ICGA造影

的通透性增高，在液体高渗透压的作用下导致视网膜色素上皮封闭小带损害或形成色素上皮脱离，最终引起神经上皮脱离。

另外，对于典型的中浆于检眼镜和FFA可以很容易明确诊断。但对于一些非典型性中浆，如伴浆液性视网膜色素上皮脱离、有广泛的视网膜色素上皮的损害及年龄在50岁以上的患眼，诊断较为困难。尤其是年龄较大的中浆应注意与湿性AMD相鉴别，ICGA有助于两者的鉴别诊断。年龄较大的中浆具有以下三个与AMD不同的ICGA特征：①广泛或多灶性脉络膜渗漏；②发生的浆液性色素上皮脱离呈均匀强荧光；③造影后期可见大的脉络膜血管负影。

4.急性后极部多灶性鳞状色素上皮病变　多见于青年病毒感染后，属于白点综合征，被认为是一种伴脉络膜毛细血管循环紊乱的免疫性血管炎，多双眼发病。ICGA为阐明该病原发于脉络膜血管还是视网膜色素上皮层提供了重要依据。鳞状病灶在FFA早期呈弱荧光，晚期染色；但ICGA显示鳞状病灶在造影早期和晚期呈弱荧光。恢复期患眼原病灶所致部分弱荧光灶可以消退，还能观察到脉络膜迟缓充盈。

5.病理性近视眼黄斑出血　ICGA有助于确定和鉴别病理性近视眼黄斑出血的两种不同形式，是CNV性病理性近视眼黄斑出血，还是漆样裂纹所致的单纯性（或漆样裂纹性）黄斑出血。两者治疗和预后有很大不同，早期鉴别十分重要。CNV性出血时，ICGA显示其CNV为强荧光，而漆样裂纹所致的出血中，眼底所见一般为类圆形（因出血位于玻璃膜与视网膜色素上皮层之间），周围无水肿、渗出，部分患眼ICGA可穿透出血，显示其下的早期漆样裂纹为弱荧光线条，并无强荧光出现。漆样裂纹引起的出血时由于新的漆样裂纹形成过程中，玻璃膜变性破裂，牵拉其上的脉络膜毛细血管破裂出血所致。一般出血吸收，常于原出血之下出现一新的黄白色漆样裂纹。

（谢　青　戴雅南　张仁俊）

九、共焦激光扫描检眼镜检查

（一）工作原理

由于光线可以穿过组织主要是依靠其固有的波长，因此想获得视网膜不同层次的解剖结构和病理特点的眼底成像时，可使用不同波长的光线。长波长的光线如红外光，可以穿透更深层的组织，因此可以加强深部视网膜和脉络膜的成像；反之如果使用短波长光如蓝光，可以观察到表浅视网膜的结构，如视网膜神经纤维层和视网膜血管网。中间波长光如绿光（无赤光）则可以提供眼底的整体图像。目前，可以进行共焦激光扫描检眼镜检查成像的设备主要有两个：一个是基于海德堡视网膜血管成像（heidelbregretina angiography，HRA）-2的MultiColor成像系统，可以提供cSLO的红外光反射（815nm）、绿光反射（518nm）和蓝光反射（486nm）；另一个是Easyscan系统（i-Optics，the Netherlands），这个设备使用的是绿光（532nm）和红外光（785nm），可以呈现视网膜和脉络膜两个层次的成像及电脑合成的伪彩眼底成像，还可提供采集过程中视网膜的动态影像。这些均可在免散瞳的情况下进行，甚至最小到2mm的瞳孔都可以得到清晰的视网膜成像。

另外，近年来出现了非接触超广角共焦激光扫描检眼镜成像系统，如欧堡全景200Tx激光扫描检眼镜，采用红绿结合光源，可以清晰显示出视网膜感觉层、视网膜神经纤维层、视网膜色素上皮层、脉络膜等各层结构情况。绿色激光波长为532nm，通过视网膜色素上皮层对视网膜感觉层进行扫描。红色激光波长为633nm，进行深层结构扫描，不但可以扫描视网膜色素上皮层，即使视网膜深处的脉络膜也可以较清晰呈现。非接触超广角共焦激光扫描检眼镜成像系统可以在免散瞳下获取后极部至周边部200°超广角高分辨率的眼底照片，能清晰显示视网膜周边病变。

（二）临床应用

共焦激光扫描检眼镜主要应用于眼底检查，其眼底成像技术因其快速、操作简便，患者配合程度高，在眼科临床中得到了广泛应用。由于其能客观记录眼底细节，对于疾病筛查、了解疾病进展均有重要帮助，尤其是晶状体混浊的患者在使用传统眼底照相时成像质量差、眼底结构不清，但共焦激光扫描检眼镜成像可以明显提高成像质量。

1.正常眼底的共焦激光扫描检眼镜成像　以Easyscan系统为例，共焦激光扫描检眼镜成像可以获得视网膜45°×45°的扫描区域，与传统彩色眼底相机成像相比，可以提供视网膜（绿光）、脉络膜（红外光）两个层次的眼底成像及合成的伪彩成像。从正常人的共焦激光扫描检眼镜成像可看到，整体视网膜血管的对比度优于传统眼底彩像，尤其是微血管的末端成像较清晰。

2.视网膜病变的筛查、诊断　共焦激光扫描检眼镜可用于糖尿病视网膜病变（图7-4-4）、黄边变性、视网膜脱离（图7-4-5）及视网膜变性疾病等的筛查、诊断。对于早期糖尿病视网膜病变（diabetic retinopathy，DR），共焦激光扫描检眼镜成像与普通眼底彩照相比，检出敏感性高，特异性好，能够明显提高DR筛查及诊断效率。超广角激光扫描检眼镜由于其能获得后极部至周边部200°超分辨率的眼底照片，有助于视网膜周边病变的筛查与诊断。

另外，共焦激光扫描检眼镜成像对于视网膜血管细节描述具有一定优势，可以显示微血管改变，如小动脉瘤、小静脉闭塞等。

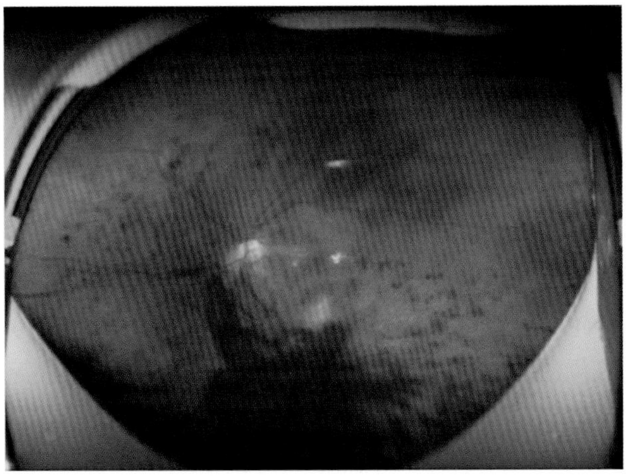

图7-4-4　欧堡全景200Tx激光示糖尿病视网膜病变

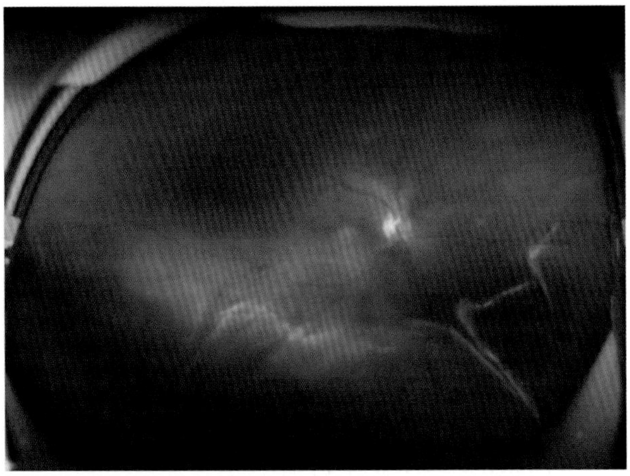

图7-4-5　欧堡全景200Tx激光示视网膜脱离

3.脉络膜病变的诊断　息肉样脉络膜血管病变（polypoidal choroidal vasculopathy，PCV）患者进行共焦激光扫描检眼镜检查，红外光成像可见视盘颞上血管弓处局部高信号反射，提示脉络膜层次出现病变。另外有文献报道称应用共焦激光扫描检眼镜可以显示脉络膜黑素瘤内部微血管特征性改变，较FFA更有优势。

4.自适应光学技术　传统眼底照相机的横向光学分辨率很有限，自适应光学很大程度上提高了横向分辨率，可以获得视网膜近细胞水平的成像。其缺点是视野范围依然很有限。用带有暗视野探测技术的自适应成像技术，可以对存在于视网膜动脉和小动脉管腔里的壁细胞成像，因此可以对视网膜血管进行直接成像。目前自适应光学技术仅在研究机构研究应用，还未得到临床应用。

十、激光扫描偏振仪

多种眼病可伴有视网膜神经纤维层（retinal nerve fiber layer，RNFL）的变薄，有些在出现明显的临床症状和体征之前就已发生。多数情况下对RNFL的检查和拍摄是一有难度的技术，这些技术不但具有主观性、非定量性、不稳定性，而且耗时，且依赖操作者的熟练程度，其敏感性和特异性也有限。偏振激光扫描仪（scanning laser polarimetry，SLP）是继视网膜厚度分析仪（RTA）、共焦激光扫描仪（HRT）、相干光断层扫描（OCT）等之后出现的一项新技术。它利用视网膜神经节细胞轴索产生的双折射原理实现对RNFL厚度的测量，可以提供自动、客观和可定量的RNFL测定方法，具有高度的可重复性，检测结果和临床对视盘结构的评估及视功能检查一致。

（一）工作原理

1.双折射　视网膜神经节细胞轴突微管的平行排列使得RNFL成为一双折射介质。SLP用共焦激光扫描检眼镜、综合偏振光仪通过辅助光两次穿过RNFL的双折射形成的偏振光来定量评价RNFL延迟量。双折射中慢光轴和RNFL束排列方向一致，其延迟和它的厚度成正比。SLP系统采用近红外二极管偏振激光（波长为780nm）作为光源，通过眼的屈光间质，聚焦于视盘周围的视网膜某一位点上，穿过具有双折射特性的RNFL，一部分光速率被改变从而产生偏振光的延迟，偏振光反射经偏振调制器检测并进行分析，存储于电子计算机中。通过扫描装置移到邻近视网膜位点进行重复测量。每个最终延迟图像由256×256像素组成，每个像素对应于其相应部位的延迟值，扫描阈达200×200，获取时间为0.7秒。由于平行排列的RNFL轴索内包含的微管直径小于偏振光的波长，能够改变偏振光两部分中一部分光前进的速率从而产生偏振光的位相延迟，这种位相延迟的大小与微管的密度成正比，所以SLP所测的RNFL厚度为一相对厚度，但与组织切片法测得的厚度有高度相关性，相关系数$r=0.7$，$P<0.001$，即偏振激光1个延迟值相当于7.4μm RNFL厚度。

2.人工角膜双折射计算和补偿 所有的双折射结构都会使光束产生偏振改变，总的延迟量取决于眼前节（角膜、晶状体）和RNFL厚度。用SLP测量RNFL厚度的精确性有赖于从总的延迟量中提取出RNFL所导致的延迟量。为排除角膜双折射对RNFL厚度测定的干扰，偏振光扫描仪融合了可变角膜补偿器。它以黄斑作为眼内的偏振仪，测定和排除眼部特殊的角膜偏振轴位（corneal polarization axis，CPA）和偏振量（corneal polarization measure，CPM）。黄斑部的Henle纤维层能产生放射状双折射，是因为光感受器轴的统一排列。人们认为未经角膜双折射补偿的黄斑偏振图像具有独特的领结形和双峰形。由于角膜双折射和黄斑部Henle纤维层的相互作用而产生"领结"形图案，该图案用来确定角膜双折射。当角膜的短轴和Henle纤维层的短轴平行时，"领结"亮的部分产生，从而得出延迟量的总和。当角膜的短轴和Henle纤维层的短轴相垂直，"领结"暗的部分产生，产生延迟量的抵消。这样前节双折射部分可从"领结"亮的部分的方向中直接读出。SLP通过检查黄斑延迟图像可以得出对角膜补偿是否适当的评价。但是黄斑病变会干扰Henle纤维层的完整性而产生不确定的"领结"图案，使"领结"法则对角膜补偿不再适用。

（二）图像数据分析

偏振光激光扫描仪采用的是一个固定的扫描环形区域，直径为3.2mm，中心为视盘。它是一个高质量的精确聚焦的扫描，能在眼球轻微移动时仍有很好的对焦。软件根据定位、折射和眼部的调整自动给出1～10的定量分值，可以接受的图像质量为8分以上。

正常厚度的RNFL的图像表现为上下方为明亮的黄色和红色（较厚），鼻侧颞侧为绿色和蓝色（较薄）。颞侧、上方、鼻侧、下方、颞侧（TSNIT）曲线图显示了计算环的RNFL厚度，表明正常值的范围。基本参数包括：椭圆平均值（TSNIT average）。椭圆测量环内所有像素的平均值；上方平均值（superior average），椭圆测量环内上方120°区域所有像素的平均值；下方平均值（inferior average），椭圆测量环内下方120°区域所有像素的平均值；TSNIT标准差（TSNIT standard deviation），某部位RNFL厚度值在正常人数据库中出现的概率，通常以4×4像素为单位；Inter-Eye双眼间对称性（symmetry）；神经纤维指数（nerve fiber indicator，NFI）。并用色块来显示与正常眼数据的统计学差异。

目前还没有普遍接受的对RNFL图像或延迟参数进行判断的标准，也尚未建立公认的异常扫描图定义。如果一幅偏振激光扫描仪扫描图的TSNIT平均、上方平均、下方平均、TSNIT标准差、双眼对称性和神经纤维指数（NFI）在$P<0.01$的水平，通常认为是异常的。现在认为偏振激光扫描仪扫描图的TSNIT平均、上方平均、下方平均、TSNIT标准差、双眼对称性和神经纤维指数（NFI）的$P<0.05$时为正常和异常的分界。曾有学者建议把＞47（$P<0.01$）或＞30（$P<0.05$）作为NFI的上限。

SLP发现存在RNFL改变的可能性包括评估延迟值绝对值的改变、RNFL四象限厚度改变、RNFL厚度剖面改变、相对基值的RNFL厚度改变的色码图。但是与OCT一样，改变的可能性缺乏统计学意义，限制了区分测量可变性改变的能力，而且对这种运算法则尚未确认。

十一、光学相干断层成像术

光学相干断层扫描技术（optical coherence tomography，OCT）是20世纪90年代初发展起来的一种新型的实时在活体高分辨率无损的医学成像技术，它利用弱相干光干涉仪的基本原理，检测生物组织不同深度层面对入射弱相干光的背向反射或几次散射信号，通过扫描，可得到生物组织二维或三维结构图像。1991年美国麻省理工学院Huang等首先利用研制的OCT对离体人视网膜和视盘进行了观察，经过几年的改进，最终确立了它在视网膜成像方面的优越性。OCT技术于1995年开始正式用于眼科临床。

目前OCT分为时域OCT（TD-OCT）和频域OCT（FD-OCT）两大类。时域OCT是把在同一时间从组织中反射回来的光信号与参照反光镜反射回来的光信号叠加、干涉，然后成像。频域OCT的特点是参考臂的参照反光镜固定不动，通过改变光源光波的频率来实现信号的干涉。FD-OCT分为两种：①激光扫描OCT（SS-OCT），这种OCT利用波长可变的激光光源发射不同波长的光波；②光谱OCT（SD-OCT），它利用高解像度的分光光度仪来分离不同波长的光波。波长为1310nm的时域OCT扫描速度较慢且对视网膜组织结构成像分辨率较低，而波长为830～870nm的频域OCT（SD-OCT）不仅提高了图像的分辨率，而且在高速扫描下实现了区域扫描后的三维重建。本节主要介绍频域OCT。

（一）工作原理

FD-OCT直接测量的是干涉信号的光谱，样品不同深度的信息是通过对所测光谱的快速傅立叶逆变换得来的，不涉及直接物理位移的A扫描。宽带超发射二极管光源（SLD）的输出导入到手持式麦克尔逊干涉仪探针中，光束被分为两路，参考臂一端是反射镜，而另一路包括成像透镜将光聚焦到样品上，此成像透镜也被用来收集样品背向散射和反射光。两路光返回后再合成，直接进入光谱仪，其干涉模式经过分析得到频谱OCT图像。

（二）临床应用

目前普通频域OCT的分辨率已可达5μm，而长波长的“超高分辨率”OCT的分辨率已达3～4μm。与时域OCT相比，在很大程度上增大了视网膜尤其是外层视网膜细微结构的可视性。2014年Staurenghi等对OCT各条带进行了重新命名并达成共识，命名中关于视网膜的条带，包括高反射和低反射共14条，分别是：①高反射，玻璃体后皮质（posterior cortical vitreous）；②低反射，视网膜前间隙（pre-retinal space）；③高反射，视神经纤维层（nerve fiber layer）；④低反射，视神经节细胞层（ganglion cell layer）；⑤高反射，内丛状层（innerplexiform layer）；⑥低反射，内核层（inner nuclearlayer）；⑦高反射，外丛状层（outer plexiform layer）；⑧低反射，内侧半为Henle神经纤维层（Henle nerve fiber），外侧半为外核层（outer nuclear layer）；⑨高反射，外界膜（external limiting membrane）；⑩低反射，光感受器肌样区（myoid zone of the photoreceptors）；⑪高反射，光感受器椭圆体区（ellipsoid zone of the photoreceptors）；⑫低反射，光感受器外节（outer segment of the photoreceptors）；⑬高反射，锥体和RPE层间交错（cone interdigitation with RPE）；⑭高反射，RPE/Bruch膜复合体（RPE/Bruch membrane complex）。此命名使OCT所示的各条带与视网膜细胞的结构相对应。

目前，在临床上应用作为广泛的是光谱OCT（SD-OCT），激光扫描OCT（SS-OCT）及OCT血管成像（angiography OCT，Angio-OCT）也相继进入临床应用。

1. SD-OCT的临床应用

（1）视网膜厚度分析：利用SD-OCT可以精确地测量黄斑区视网膜厚度、视网膜各层厚度和视神经纤维层厚度。青光眼患者早期即可出现视盘周围视神经纤维层变薄，因此SD-OCT被广泛应用于青光眼的诊断、进展评估等。

（2）黄斑：应用SD-OCT可以获取清晰的黄斑部图像，用于黄斑裂孔（图7-4-6）、黄斑水肿（图7-4-7）、老年性黄斑病变等黄斑部疾病的诊断及治疗效果的评估。

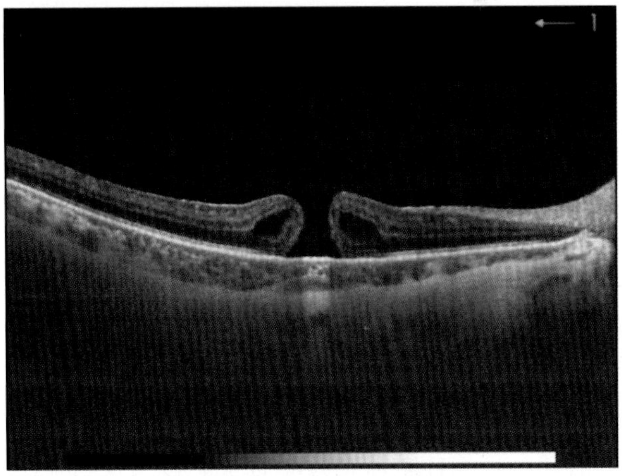

图7-4-6　OCT黄斑裂孔

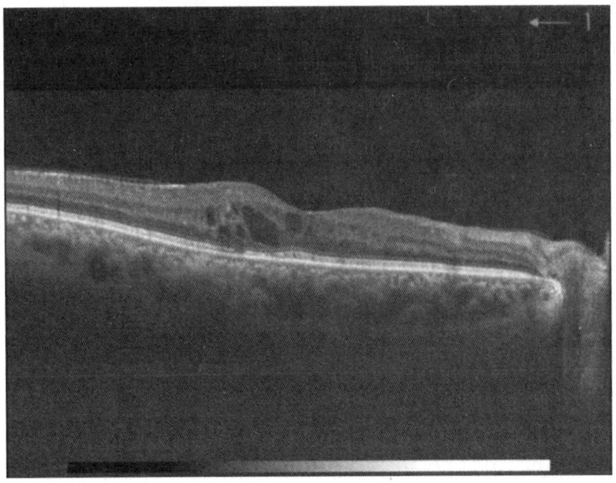

图7-4-7　OCT黄斑水肿

（3）脉络膜：随着SD-OCT在技术上的提高，

更强的图像穿透力和更高的轴向分辨率不仅能精确获得视网膜层面的解剖结构信息，而且能有效的对脉络膜层面进行观察。最近很多研究表明在多种脉络膜疾病中脉络膜的厚度发生了相应改变，如在年龄相关性黄斑变性疾病、高度近视眼中是减少的，在中心性浆液性脉络膜视网膜病变、小柳原田综合征等疾病中是增加的。使用SD-OCT对正常眼进行脉络膜量化分析，测量其容积和厚度对于评估及理解这些脉络膜疾病的病理生理学很有帮助。

利用SD-OCT可以监测到CNV活动期视网膜下的高反射渗出物，据此应用抗血管内皮生长因子（VEGF）的药物治疗，为临床诊治带来便利。

（4）眼前节疾病：SD-OCT可以成功地应用到眼前节角膜等组织结构的观察，而对角膜厚度的测量可以为角膜生理状态的评估提供有用的信息。角膜厚度的改变会影响到眼压值的测量，而角膜层变薄会导致低眼压的错估，从而延误临床上青光眼的诊治，因此对于青光眼、角膜接触镜的佩戴及屈光手术前测量角膜厚度都是很有必要的。

此外，SD-OCT能对前部巩膜炎提供各种直观的信息，在临床上对于患有巩膜炎的患者进行炎症分级评估有着良好的应用价值。

2. SS-OCT的临床应用

（1）玻璃体疾病：SS-OCT系统的扫描速度比SD-OCT系统快5～10倍，可增强玻璃体成像，在不同视窗下能更好观察玻璃体结构成像，目前已经应用于诊断多种玻璃体相关疾病如玻璃体后脱离、玻璃体黄斑牵拉综合征、特发性黄斑前膜及视网膜裂孔等。运用SS-OCT玻璃体增强成像（enhanced vitreous visualization，EVV）新技术，使玻璃体结构可视化，能更好地对玻璃体后界膜、玻璃体后间隙、中心凹囊样变和黄斑前膜等病理结构成像，有助于加深了解玻璃体后脱离、玻璃体混浊及后部前皮质玻璃体囊袋等疾病的病因学。

（2）巩膜：SS-OCT可以清晰地显示一些高度近视眼、长眼轴患者的巩膜全层甚至是Tenon囊和眼眶部的脂肪。

3. Angio-OCT的临床应用　Angio-OCT是一种新型的、无创性的眼底血管成像方法，能够为视网膜、黄斑区及视盘提供高分辨率、分层分析的三维图像，并且Angio-OCT首次实现在活体上对视盘、黄斑区的血流分析达到组织解剖水平，为眼科多种疾病的研究及诊疗提供证据。Angio-OCT作为一种新型定量测量眼部血流的工具，其测量血流的原理是在视网膜同一位置反复横向扫描产生运动的对比，然后眼底一定区域的反复扫描形成Angio-OCT的体积三维数据，这些数据通过多次横向扫描后显示结构发生变化，从中得到血流、血细胞运动信号和去相关信号，所得结果包含了视网膜表层血管、视网膜深层血管、脉络膜血管等血管的所有信息。与传统的血管造影法相比，Angio-OCT的优势为无创性、无须注射任何造影剂、不受时间影响，所以Angio-OCT可成为传统眼底荧光血管造影（fundus fluorescein angiography，FFA）的一种替代选择，应用于多种疾病，如视网膜血管疾病、黄斑疾病、脉络膜新生血管、青光眼等。

（1）CNV：是湿性年龄相关性黄斑变性的病理特征，异常血管主要来自脉络膜毛细血管并且可以穿透玻璃膜层进入外层视网膜。Angio-OCT成像后形成的新生血管膜能够使观察者准确评估血管网的延伸及形态，而且不受燃料动力学的影响，在纤维组织内部可观察到新生血管的形态及血流，为了提高CNV检测的准确性及有效性，在SSADA算法的基础上开发了一个基于显著性的自动识别外层视网膜CNV的血管造影，该方法通过去除内层视网膜血管的伪影投射并且依靠反射强度清晰地辨别出CNV的轮廓，所以Angio-oct可用于检测和分类CNV，并且可以定量测量新生血管面积。

（2）视网膜动脉或静脉阻塞：应用Angio-OCT可以很好观察到无灌注区面积、组织缺血的边界和血管异常，如微动脉瘤、毛细血管扩张等。Angio-OCT还可以观察到血管细节，如毛细血管无灌注区及异常的微血管结构，发现BRVO患者的血管密度减少，FAZ增大、毛细血管无灌注区、微血管异常以及两层毛细血管丛的血管阻塞征象。当合并视网膜新生血管（neovascularization elsewhere，NVE）时，Angio-OCT可以较早发现NVE，并且能清晰地显示新生血管芽形态。

（3）糖尿病视网膜病变（diabetic retinopathy，DR）：早期以微血管病变为主，增殖期以新生血管及缺血为主，研究证实毛细血管丢失及视网膜新生血管形成导致黄斑水肿和增殖型糖尿病视网膜病变（proliferative diabetic retinopathy，PDR），而两者是DR患者视力下降的主要原因。Angio-

OCT可以观察到DR患者FAZ扩大及其他一些FFA不能观察到的异常情况，如视网膜无灌注、毛细血管密度减少等毛细血管改变及早期新生血管形成。

（4）原发性开角型青光眼：青光眼是一组以特征性视神经改变为特征的疾病，很长一段时间都普遍认为眼压升高是青光眼唯一的病因，但越来越多的研究表明血管因素在青光眼中的作用，而且这种作用在原发性开角型青光眼（primary open-angle glaucoma，POAG）中尤为明显。Angio-OCT检测POAG患者方法通过观察视盘及视盘旁放射状视网膜两个区域的毛细血管网络形态及定量测量视盘灌注的指标，包括血流指数（flow index，FI）和血管密度。有研究结果显示POAG视盘旁放射状视网膜局部灌注的缺损清晰可见，并且该区域的FI与血管密度在POAG患者中明显降低。

十二、视网膜厚度分析

视网膜厚度分析仪（retinal thickness analyzer，RTA）是一种自动化的电子计算机控制的裂隙灯生物显微镜系统。利用它可以获得视网膜的横断面像，通过对图像的分析处理，从而得到活体人视网膜厚度的数据和地图。

（一）工作原理

RTA系统硬件由三部分组成：光学部分、有颏托的眼科标准工作台、个人电脑。此外，该系统还包括RTA软件。视网膜是一种具有双折射性的组织，其双折射性主要来源于神经纤维层。当光线通过它时，会在玻璃体与内界膜界面及色素上皮层与脉络膜界面发生两次折射，通过测定这两次折射的延迟量，便可得到与延迟量成比例的视网膜厚度值，这便是RTA检查的基本原理所在。RTA检查时，是将一束绿色裂隙HeNe激光（波长为540nm）经过放置在瞳孔水平的扫描镜聚焦于视网膜，光线与视网膜以一定的角度进行扫描，图像用照相机摄取记录。激光裂隙长为2mm，宽为10μm，每次扫描可获取眼底2mm×2mm大小范围的视网膜横断面像共10条，一共9个扫描区共覆盖后极部黄斑周围6mm×6mm大小范围，约以黄斑为中心的20°范围，每次扫描获取图像仅需400毫秒。RTA检查每次得到10条所测部位的裂隙图像，裂隙图像的左侧表示玻璃体与内界膜的界面像，右侧表示RPE与脉络膜的界面像，通过计算机算法程序立即计算出每个测量点的厚度值共100个测量数据，算术平均后得到该测量点的厚度值。所有数据均储存于计算机内，将数据进行颜色转换，便可得到所测部位的厚度地图。

（二）临床应用

由于RTA所检测的是后极部黄斑中心20°以内范围，且一次取像2mm×2mm大小可以完全覆盖黄斑部，因此它对黄斑部疾病的诊断具有独到之处。

1.*黄斑部疾病* RTA检查可以确定黄斑裂孔的类型（是全层还是板层）、大小、数量、有无视网膜前膜的牵引，以及裂孔周围视网膜有无水肿及视网膜下积液等病变。特别是当黄斑受到外伤时，对于出血斑块下面所遮盖的小裂孔的发现具有独到之处。

RTA还可以对糖尿病性黄斑水肿患者进行视网膜厚度的定量分析。除了可以确定黄斑水肿的程度外，还可对水肿范围进行确定，为治疗提供指导，并可对糖尿病性黄斑水肿患者的监测管理及预后的判断提供帮助。

2.*青光眼* 病理损害的基础是视网膜神经节细胞及其纤维的受损，可表现为视网膜厚度的改变。RTA检查对视盘损害发生前的细微变化很有价值，青光眼的视网膜厚度可表现为局限性或弥漫性变薄，且与视野缺损相吻合，但RTA较视野检查敏感。从RTA的三维图像不仅可以了解视网膜神经节细胞及其神经纤维层变薄的程度，而且还可以了解变薄的形态，以及它与黄斑的关系。RTA不仅有助于青光眼的早期诊断，而且还提供了一种动态定量观察视网膜厚度改变的手段。

十三、共焦激光眼底造影

共焦激光眼底造影机是采用共焦激光技术，由电子计算机及其分析处理软件控制的进行眼底血管造影的系统。利用它可同时或分别获得视网膜和脉络膜的血管造影图像，通过电子计算机软件的分析、处理，得到高清晰度、高分辨率的反映眼底血管状况的造影图像。

（一）工作原理

共焦激光眼底造影机由系统硬件和计算机处理软件两部分组成。其中硬件由激光摄像头（内置导体激光器）、固体激光器、稳压电源盒、液晶触控屏、脚踏开关和电子计算机数字化系统及外设（内置图像抓帧卡、数据输入输出卡、激光打印机、CD/DVD刻录机等）。此外该系统还包括一套眼科综合处理软件。

眼底造影的基本原理是将作为造影剂的荧光物质静脉注射，当荧光物质通过血液循环到达眼底血管时，用适合激发该荧光物质的光照射眼底，眼底血管里的荧光物质受到激发而发射一种特定波长的荧光，造影机将这种荧光记录下来就得到眼底血管的图像。共焦激光眼底造影机采用共焦激光扫描系统，适用于荧光素钠和吲哚菁绿的数字化血管造影。荧光素钠和吲哚菁绿可同步造影，也可单独造影。为获取数字化的共焦图像，需一个特定波长的激光束去激发荧光素钠造影染料，而光束的焦点必须位于视网膜上。激光束周期性地扫描视网膜，得到视网膜的二维图像，视网膜上每一点经过激光激发染料发出的光都被一个灵敏的探测器所接收。在共焦光学系统中，非焦平面上的光在到达探测器之前就被滤掉，该滤光器可有效接收激发反射光，从而得到高对比度的图像。此外（尤其在吲哚菁绿造影中），在用户的操作下用共焦光学系统可随着扫描深度一层一层地增加，从而获得三维图像，可与激光扫描图像相比较。

共焦激光眼底造影机可发射三种不同波长的激光：对于荧光素钠造影，固体激光器发出波长为488nm的激光（蓝光），用来激发荧光素钠染料。激光器内部有一个500nm的滤光片来区分刺激激光和激发荧光。不使用该滤光片的同波长激光用来做无赤光眼底像。对于吲哚菁绿造影，半导体激光器发出波长为795nm的激光用来激发吲哚菁绿染料，激光器内部有一个810nm的滤光片来分开刺激激光和激发荧光。半导体激光器发出的波长为830nm的激光用来做红外光普通眼底像。

（二）临床应用

共焦激光眼底造影机可用于各种脉络膜、色素上皮疾病及葡萄膜炎、某些视网膜疾病的诊断及鉴别诊断。

1.*老年黄斑变性*　采用ICGA易早期发现老年黄斑变性早期隐蔽的视网膜下新生血管，能很好地显示新生血管与脉络膜组织的关系。共焦激光眼底造影机使荧光素钠和吲哚菁绿可同步造影，在造影全过程中FFA与ICGA同步造影给出高对比度的各阶段的图像，因而准确地显示两种造影图的相互关系和两种造影剂在视网膜和脉络膜中循环的比较。

2.*糖尿病视网膜病变*　共焦激光眼底造影机可以使荧光素钠和吲哚菁绿可同步造影，广泛应用于糖尿病视网膜病变的诊断与随访中。

此外，共焦激光血管造影还应用于眼内肿瘤、原田病等眼底疾病的诊断中。

（李　芳　张仁俊　杨　军）

第8章

中医眼科辨证

第一节　八廓及八纲辨证

辨证论治是中医眼科学的精髓，其中八廓学说是中医眼科学独有的、基于眼局部不同方位分析眼部疾病时相关脏腑病因病理的辨证理论。八纲辨证是通过对病情进行辨别归类，执简驭繁，是一切辨证的总纲，也是各种辨证方法的基础。

明代《葆光道人眼科龙木集》以“八廓歌”的形式首次详细介绍了眼科八廓的内容，除八廓的名称、眼部解剖定位、脏腑归属外，还简单列出症状和治疗原则，应该是最早记述八廓学说全面内容，且将八廓理论与临床紧密联系的记述。

八廓如城廓之谓，各有门路往来，即匡廓卫御之意。根据八卦原理，将眼分为八个区域，即水廓、风廓、天廓、火廓、雷廓、山廓、泽廓与地廓。坎水廓是指瞳仁，属肾，肾与膀胱相表里，膀胱为津液之腑，故又名津液廓。巽风廓是指黑睛，属肝，肝与胆相表里，胆为少阳主长养化育，故又名养化廓。乾天廓是指白睛，属肺，肺与大肠为表里，大肠为传导之官，故又名传导廓。离火廓是指内眦、大眦，属心，心与小肠相表里，依附于阳，故又名抱阳廓。震雷廓是指内眦、火眦、属命门，命门者，龙雷之火，故又名关泉廓，附于火廓。艮山廓是指外眦、小眦，属包络，包络者，阴相火也，依附于心，为臣使之官，故又名会阴廓，附于火廓。兑泽廓是指外眦、上眦、属三焦，阳相火也，蒸化水谷，为决续之官，故又名清净廓，附于火廓。坤地廓是指两胞、属脾，脾与胃相表里，胃纳水谷，故又名水谷廓。

八廓学说临床运用的关键在于定位，按八卦定位法可以作为详细记录眼外部病变各个方位的标志和术语。可以作为周围穴位，取穴命名的标志和依据，眼眶周围的穴位，排列和命名都比较混乱，如果以四正四隅来命名，既简单实用，又符合中医的传统理论。还可以从各个廓位出现的血脉丝络去分析病理性质和邪热来源。当然在应用定位法同时要结合五轮辨证的纲领，也就是说在临床运用八廓学说的同时还要结合五轮八廓学说内容，这样才能收到较好的效果。

八纲，是指表、里、寒、热、虚、实、阴、阳八个辨证纲领。通过对望、闻、问、切四诊所获得的各种病情资料，运用八纲进行分析综合，从而辨别病变位置的浅深、病情性质的寒热、邪正斗争的盛衰和病证类别的阴阳，以作为辨证纲领的方法，称为八纲辨证。《审视瑶函》中有“八要”之说，认为“八要者，表里虚实寒热邪正也”，并以此作为临床辨证的指导原则，可以说八纲辨证早已受到眼科医家的重视。现将八纲辨证的内容介绍如下。

1.阴阳辨证　阴与阳是鉴别疾病类别的两个纲领，是其他六纲的总纲。表里、寒热、虚实可用阴阳再概括，表证、热证、实证属于阳，里证、寒证、虚证属于阴。《素问·阴阳应象大论》说：“善诊者，察色按脉，先别阴阳。”《景岳全书·传忠录》也说：“凡诊病施治，必须先审阴阳，乃为医道之纲领。阴阳无谬，治焉有差？医道虽繁，而可以一言蔽之者，曰阴阳而已。”足见古人对阴阳辨证的重视。

（1）阳证：主要是指实热证。如眼部红肿热痛，视力急速下降，发热口渴，尿黄便结，舌红苔黄，脉实等急性、亢奋性、进行性证候，均属于阳证。

（2）阴证：主要是指虚寒证。如眼部不红不肿不痛，视力缓慢下降，恶寒喜暖，精神萎靡，尿清便溏，舌淡苔白，脉虚弱等慢性、虚性、退行性证候，均属于阴证。

2.表里辨证　表里是辨别病位外内浅深的一对纲领。《素问病机气宜保命集·眼目论》说："眼之为病，在腑则为表，当除风散热；在脏则为里，宜养血安神。暴发者为表而易治，久病者在里而难愈。"若从病因而论，六淫之邪从外而侵入者，多属表证；七情过伤，脏腑内损，病自内生者，多属里证。

（1）表证：为风、寒、暑、湿、燥、火六淫之邪侵犯眼的浅表组织所反映出来的证候，以病位浅、起病急、多暴病、病程较短为病变特点。表证常见于胞睑、两眦、白睛、黑睛等发生于眼前部的病变，尤多见于急性外障眼病的早期。其辨证依据为：突然起病，胞睑微肿或赤烂，白睛红赤，或黑睛星翳骤起，伴有眼部沙涩、眼痒、刺痛、畏光、流泪、生眵，全身可伴有头痛、恶寒发热、舌苔薄白或薄黄、脉浮等。

（2）里证：泛指病变部位在内，由脏腑、气血、骨髓等受病所反映的证候。其病变表现是多种多样的，有实证也有虚证，或虚实夹杂证，而病至后期，多为虚证；有寒证也有热证；多病程较长。其常见于各种内障眼病，或外障眼病的后期。

里证按八纲分类有里寒证、里热证、里实证、里虚证。里实热证者多来势迅速，眼部症状严重，常自觉眼胀痛难忍，热泪眵黄黏稠，胞睑红赤焮痛，白睛红赤壅肿，抱轮红赤，或白睛混赤，黑睛生翳如圆盘、如地图或凝脂状，神水混浊，或黄液上冲，或血灌瞳神，或瞳神紧小，或突起睛高；或眼外观端好，视力急剧下降，眼底出现充血、水肿、渗出或出血，或见玻璃体积血等。全身多伴有口苦、口干欲饮、溲赤便结、舌红苔黄、脉数等里热症状。里虚证者多来势较缓，眼部症状相对较轻，如视力逐渐下降，或眼前黑花飞舞，或萤星满目，或视物变形，眼酸胀隐痛，晶珠逐渐混浊，瞳神紧小或干缺，或瞳神散大，神膏点状、絮状混浊，眼底散在点状或小片状出血，或水肿、渗出，视盘颜色变淡或苍白等。全身多伴有头晕耳鸣、腰膝酸软、五心烦热、夜间口干、舌红少苔、脉细；或面色㿠白、神疲懒言；或畏寒肢冷、食少便溏、舌淡苔白等里虚症状。

（3）表里同病：是既有表证又有里证的证候。有些外障眼病的开始，即可出现表里同病，如暴风客热、天行赤眼暴翳等。也可在由表入里时发生表证未罢而里证已出现的情况，如黑睛疾病向瞳神发展时，表里症状可同时存在，即是例证。

（4）表里转化：表证和里证之间可相互转化。眼科由表入里的多，由里出表的少。凡眼珠表浅病变向深层发展，或外障眼病由早期进入中、后期，或白睛、黑睛病变影响至瞳神等，均是病变由表入里之象，是病情加重的表现。

3.寒热辨证　寒热是辨别疾病性质的纲领。《素问·阴阳应象大论》说："水火者，阴阳之征兆也。"《景岳全书·传忠录》说："寒热者，阴阳之化也。"由于寒热较突出地反映了疾病中机体阴阳的偏盛偏衰，病邪基本性质的属阴属阳，而阴阳是决定疾病性质的根本，所以说寒热是辨别疾病性质的纲领。

（1）寒证：是阴寒之邪外侵；或素体阳虚，复感寒邪；或阳虚阴寒内盛等所出现的病理现象。

1）表寒证：是外感寒邪侵犯眼的浅表组织所出现的证候，多见于外障眼病的早期，多为实证。临床上，寒邪常与风邪同时犯眼，而出现风寒表证，如黑睛起翳如星，畏光多泪，眼痛；清涕自出，畏寒发热，寒重热轻，舌质淡红，苔薄白，脉浮紧等。

2）里寒证：为脏腑功能减退、阳虚阴寒内盛所表现的证候，多见于慢性内外障眼病，多为虚证。眼部症状有诸如冷泪长流，翳膜渐侵黑睛而不红痛，视物模糊，视网膜水肿、渗出，眼睫乏力而常欲垂闭等，并伴有恶寒喜温、头晕、口淡不渴、常泛清水、食欲不振、肢冷、溲长便溏、舌质淡、苔白滑、脉沉迟等寒性症状。

（2）热证：是阳热之邪外侵，或机体阳气偏盛，或阴液亏损阳气偏亢所出现的病理现象。眼科较为常见。

1）表热证：为外感阳热之邪侵犯眼前部的浅表组织所出现的证候。本证多为实证，多见于胞睑、白睛、黑睛等外障眼病的早期。临床上，热邪常与风邪同时侵犯眼部引起风热表证。其表现为胞睑红肿，白睛红赤，黑睛生翳，眼痛难睁，羞明流泪，眵多胶黏，恶寒发热，热重寒轻，咽痛口干，溲黄，舌质红，苔薄黄，脉浮数等表热症状。

2）里热证：为脏腑功能亢进，或热毒内侵、火热在里引起的证候。本证多实证，多见于急性外障眼病的中期或高峰期，以眼部红肿热痛为特点，多伴有发热口渴、面色红赤、溲黄便秘、舌红苔黄、脉数有力等实热症状。

3）虚热证：为脏腑功能失调，阴虚不足阳气偏亢引起的证候。本证为虚证，多见于热性眼病后期及慢性眼病的反复发作期，外障、内障均可见，但以内障多见。表现为眼干涩不适，微乏涩痛，两眦或白睛深红，眵稀不结，或见瞳神干缺，或瞳神变白或淡绿，眼底可见视网膜出血，或见毛细血管瘤等，可伴有午后潮热、五心烦热、口燥咽干、舌红少苔或无苔、脉细数等虚热性症状。

4.*虚实辨证*　虚实是辨别邪正盛衰，虚与实主要是反映病变过程中人体正气的强弱和致病邪气的盛衰。一般虚是指正气亏虚，实是指邪气亢盛。正如《素问·通评虚实论》所指出的："邪气盛则实，精气夺则虚。"《景岳金书·传忠录》也说："虚实者，有余不足也。"对于眼病虚实的辨别，《秘传眼科纂要》说："凡治眼，只要识得部位，辨得虚实，无难事也，除内障昏矇，有虚无实外，其余外障，则有虚有实。何谓实，红肿且痛，涩泪且痒，眼难开，坐卧不安，小便赤，大便闭是也；何谓虚，有红有泪，有痒，无肿无痛，无涩是也。"

（1）实证：实证以邪气充盛、停积为主，但正气尚未虚衰，有充分的抗邪能力，故邪正斗争一般较为剧烈，而表现为有余、强烈、停聚的特点。其有外感风热或外感风寒等所致的外感眼病；亦有阳明腑实或肝火上炎、三焦热盛、风火相煽、风痰阻络等脏腑阳盛所致的眼病；另外，还有气滞血瘀、痰湿郁积所引起的眼病。实证多见于急性外障眼病的初、中期，也可见于急性内障眼病。

实证的特点是发病急，反应剧烈，变化快。如突发眼部红肿刺痛，或白昼疼痛明显，眼睑难睁，羞明多泪，眵稠黏结，视力骤降，或视物易色，或视物变形，或眼前红光满目；黑睛生翳如星、如凝脂，或黑睛溃破，蟹睛疼痛；或黄液上冲，或血灌瞳神，或瞳神紧缩，或瞳散眼胀；眼底大片水肿、渗出、出血，或血管充血怒张，或血管阻塞；或伴有头部剧痛，恶寒发热，面红气粗，口渴便秘，或口苦咽干，胸闷烦躁，小便短赤，舌红，苔黄，脉洪数有力等全身症状。

（2）虚证：是对人体正气虚弱、不足为主所产生的各种虚弱证候的概括。其病因有正虚感邪，或外感眼病后期伤正所致者；也常见肝肾两亏、脾虚湿泛、气血不足等脏腑亏损、功能衰退所引起的眼病。虚证多见于慢性内外障眼病及眼底组织退变的眼病，或由急性眼病拖延失治转化而来。

虚证的特点是发病缓慢，反应轻微，变化也慢。如眼部轻度红肿，干涩隐痛，或轻度胀痛，冷泪长流；睁眼乏力，不耐久视，病变时发时止；眼痛喜按，或夜间痛甚；视力缓降，或黑夜睛明，眼前黑花飞舞，或神光自现；黑睛生翳溃久不收，或瞳神干缺，瞳神变色；眼底视盘色泽变淡或苍白，视网膜少量出血或轻度水肿，或弥漫性水肿经久不吸收，视网膜、黄斑变性或退变；或伴有头晕，神疲乏力，面色萎黄或皖白，心悸气短，自汗盗汗，腰膝酸软，或四肢不温、舌淡、脉细弱等虚象。

（3）虚实夹杂证：虚实夹杂在眼科较为多见，其中又有虚中夹实和实中夹虚之分。虚中夹实以虚为主，实为次，如某些眼底病的后期，既有气血亏虚为主的症状，又有气滞血瘀或痰湿郁积的现象。实中夹虚则以实为主，虚为次，如某些眼病既有风热之邪，又兼有血虚或阴虚之证。

第二节　病因及脏腑辨证

一、病因辨证

病因辨证是辨别导致疾病当前证候的原因的辨证方法。临床上没有无原因的证候，任何证候都是在致病因素作用下，患者机体所产生的某种病态反应。因此，广义地说，病因辨证就是辨别导致疾病当前证候的原因，实际上也是对证候的性质进行判断。

眼病的致病因素多种多样，如六淫、七情失调、外伤、药物过敏、先天因素、饮食劳倦等。根据患者临床表现，判断疾病当前的原因与性质，称为"审证求因"。现以眼科中的最常见的六淫辨证介绍如下。

（1）风淫辨证：起病急骤，眼部症见眼睑白睛红肿热痛、星翳骤生、畏光流泪，或痒如虫行、或睑肤麻木、口眼㖞斜、目珠偏斜，或胞睑肌肉跳动；全身或伴有发热恶风、头痛、鼻塞流涕、舌质红、苔薄白、脉浮缓。

（2）寒淫辨证：眼部症见胞睑、白睛血凝紫胀，隐隐作痛，喜温喜按，黑睛星翳初起，畏光流热，头痛身痛，鼻塞流涕，舌苔薄白，脉浮紧。

（3）暑淫辨证：常病发于炎热暑季，眼部症见目赤肿痛，眵泪如脓，视物昏花；全身症见发热口渴，汗出，小便短赤，舌红，苔黄，脉稍数或虚数。

（4）湿淫辨证：眼部症见胞睑水肿，睑弦赤烂，或睑肤起疱渗水，睑内粟疮累累，黑睛生翳如腐渣，眵泪黏腻，缠绵不愈，视网膜水肿渗出；全身症见头胀而重，肢体沉重，关节酸痛，胸闷不舒，舌苔白腻，脉濡。

（5）燥淫辨证：眼部症见眼内干涩，白睛、黑睛干燥，视物昏花，甚则变生翳障，或眦角干裂出血；全身症见干咳，鼻咽干燥，舌质红无苔，脉细。

（6）火淫辨证：眼部症见红肿热痛，疮疖肿毒，白睛胬肉堆起，发展迅速，赤脉横贯，黑睛溃烂，黄液上冲，脓攻全珠，视盘充血水肿，脉络膜渗出，视网膜出血等；全身症见发热口渴，溲赤便秘，舌质红苔黄，脉数等实火证候。

二、脏腑辨证

脏腑辨证是在认识脏腑生理功能、病变特点的基础上，将四诊所收集的症状、体征及有关病情资料进行综合分析，从而判断疾病所在的脏腑部位，病因、病性等，是为临床治疗提供依据的辨证归类方法。简言之，即以脏腑为纲，对疾病进行辨证。由于眼与脏腑的生理病理关系相当密切，脏腑功能失调就容易引起眼的相应部位发生各种疾病，脏腑辨证就显得更为重要。

1.心脏辨证

（1）心火上炎证：眼部常见大小眦头脉络红赤粗大，胬肉壅肿肥厚，大眦生疮，眵多干结，或泪窍沁沁脓出，或视网膜静脉迂曲，眼内出血，或脉络膜渗出；全身有心烦失眠，口舌生疮，小便短赤涩痛，舌尖红，脉数等心火证候。

（2）心阴亏虚证：眼部常见眼内干涩，视物昏花，或坐起生花，视定反动，眦部赤脉淡红，眼底视网膜贫血；全身可见心悸，面色不华或萎黄，健忘多梦，唇舌色淡，口咽干燥，脉细弱或细数等症。

2.肝脏辨证

（1）肝火上炎证：症见抱轮红赤，黑睛生翳溃陷或翳散黑睛，黄仁肿胀，神水混浊，瞳神紧小或散大，眼痛拒按，或眼压升高视力骤降，视盘充血水肿，视网膜有黄白色渗出、水肿或出血；全身症见急躁易怒，面红耳赤，头胀头痛，胁痛口苦，舌红苔黄，脉弦数等。

（2）肝气郁结证：眼部出现胀痛，视物昏朦，视瞻有色，瞳神散大，色呈淡青。检查可有眼压升高，视盘、视网膜及黄斑部充血、水肿、渗出。全身常见精神抑郁，喜叹息，胸胁胀闷或疼痛，或乳房胀痛，或咽部似有物梗，妇女月经不调、痛经或闭经，脉弦等。

（3）肝阳上亢证：眼部症见眼胀痛，或眼压升高，眼硬如木，视力急剧下降，眼底可有视网膜动脉硬化、血管阻塞、视网膜出血等现象，或突然眼珠偏斜，视一为二；全身症见头晕目眩，耳如蝉鸣，面红耳赤，急躁易怒，失眠多梦，腰膝酸软，肢体麻木，舌红，脉弦数，或有中风的病史。

（4）肝胆湿热证：眼部症见白睛色黄，黑睛生翳如虫蚀、如腐渣，经久不愈，神水混浊，或黄液上冲，黄仁肿胀，瞳神紧小，或云雾移睛，视网膜渗出、水肿；全身症见头重如裹，胁痛身黄，厌食腹胀，大便溏薄或干结，小便短赤，或阴囊湿疹，瘙痒难忍，或睾丸肿胀热痛，或妇女带下黄臭，外阴瘙痒，舌苔黄腻而厚，脉弦数。

（5）肝血不足证：眼部症见白睛微红不退，黑睛边缘陷翳，眼部干涩昏花，睁眼乏力，不耐久视，视力缓降，或有夜盲，胞轮震跳，视盘色淡；全身症见头晕，面色少华，口唇淡白，妇女月经量少、色淡，甚至闭经，舌质淡，脉细。

3.脾脏辨证

（1）脾胃气虚证：眼部症见眼睑乏力，不耐久视，甚至上胞下垂不举，视物渐昏，或瞳神内晶珠渐混，视盘颜色淡白，视网膜及黄斑部水肿、渗出，甚至视网膜脱离等；全身症见面色㿠白，精神倦怠，四肢疲乏，饮食不振，大便溏薄，舌质淡，脉缓弱。

（2）脾不统血证：眼部症见眼底视网膜出血，或反复出血，视力急剧下降；全身症见神疲乏力，少气懒言，面色无华，食欲不振，舌质淡，脉细弱。

（3）脾胃湿热证：眼部症见睑肤糜烂渗水，睑弦赤烂，胞生肿块，睑内粟疮累累，白睛污黄，眼多可牵成丝状，黑睛生翳如腐渣，瞳神紧小，神水混浊或黄液上冲，玻璃体混浊，视网膜渗出水肿，视力下降等；全身症见头重如裹，肢体困重，纳呆腹胀，口淡无味，大便易溏或干结，小便黄赤，舌质红苔黄腻，脉濡数。

4.肺脏辨证

（1）风热犯肺证：眼部症见突发眼痛，畏光流泪，白睛骤然红赤，眵黄而稠，或见黑睛星点翳障；全身可无特殊不适，或见恶寒发热、热重寒侵，咽痛，舌质红，苔薄黄，脉浮数等症。

（2）肺火蕴结证：眼部症见白睛出现紫红色结节，疼痛拒按，或白睛溢血，或白膜侵睛；全身症见咳嗽痰黄，或顿咳不已，口干便秘，咽部肿痛，舌质红苔黄，脉数。

（3）肺阴不足证：眼部症见白睛干涩，视物昏花，白睛赤脉稀疏，泡性结节反复发生，泪少眵结；全身可有口干咽燥，干咳，手足心热，舌红少苔，脉细数等症。

5.肾脏辨证

（1）肾精不足证：眼部症见于涩不适，视物昏矇，视界缩小，萤星满目，视瞻昏渺，视物变形，或有先天性疾病，或过早出现老年性疾病，晶珠混浊，玻璃体混浊，视盘色淡，或呈蜡黄色，视网膜血管变细，视网膜上有色素沉着；全身症见头晕健忘，耳鸣耳聋，腰膝酸软，头发早白或脱落，舌淡，脉弱。

（2）阴虚火旺证：眼部症见眼内干涩，白睛红赤时隐时现，黑睛生翳反复发作，神水混浊，或瞳神散大不收，眼珠胀硬疼痛，视网膜反复出现渗出或出血；全身症见头晕耳鸣，虚烦失眠，颧红耳赤，五心烦热，舌质红或有裂纹，无苔，脉细数。

（3）肾阳不足证：眼部症见眼外观如常，自觉视力逐渐减退，眼神呆滞，夜盲，视界缩小，行动困难，眼底视网膜水肿、渗出，且渗出物不易吸收；全身症见畏寒肢冷，精神萎靡，面色㿠白，阳痿精冷，夜间小便清长，舌淡苔白，脉沉弱。

第三节　五轮及眼表疾病辨证

五轮辨证是眼科最常用的特殊辨证方法，最早记载于《太平圣惠方·眼论》。中医眼科在《黄帝内经》的理论指导下，将眼局部由外至内分为胞睑、两眦、白睛、黑睛和瞳神五部分，分别对应于脾、心、肺、肝、肾五脏，命名为肉轮、血轮、气轮、风轮、水轮，总称五轮。借以说明眼的解剖、生理、病理及与脏腑的关系，并应用于指导临床辨证论治的理论，即五轮学说。其实五轮辨证仍是以八纲、病因、脏腑等辨证方法作为基础，如胞睑为肉轮，内应于脾，当胞睑出现红肿热痛时，还需运用八纲、病因等辨证方法，才能明确疾病的本质。因此，临床运用五轮辨证时，应当与其他辨证方法参合运用。另外，各轮的病变也不必拘泥于轮与脏相应的关系，应从整体观念出发，才能得出正确的辨证结论。

1.肉轮辨证　肉轮指胞睑，在脏属脾，在腑属胃，肉轮病变多与脾胃有关。

（1）辨胞睑肿胀：胞睑肿胀如球，按之虚软，肤色光亮，不红不痛不痒，为脾虚失运，湿邪停聚；或为肾阳不振，水湿上泛。胞睑红肿如桃，呈弥漫性肿胀，触之灼热，压痛明显，为外感风热，热毒壅盛。胞睑局限性红赤肿胀，如涂丹砂，触之质硬，表皮光亮紧张，为火毒郁于肌肤。胞睑边缘局限性红肿，触之有硬结、压痛，为邪毒外袭所致。胞睑局限性肿胀，不红不痛，触之有核状硬结，为痰湿结聚而成。胞睑青紫肿胀，有外伤史，为络破血溢，瘀血内停。

（2）辨睑肤糜烂：胞睑皮肤出现水疱、脓疱、糜烂渗水，为脾胃湿热上承；若因局部使用药物引起者，为药物过敏。睑弦红赤糜烂，痛痒并作，为风湿热三邪互结所致。胞睑皮肤肥厚粗糙，时时作痒，附有头屑样物，为血虚风燥。

（3）辨睑位异常：上睑下垂，无力提举，属虚证，多由脾胃，气虚所致，或因风邪中络引起。胞睑内翻，睫毛倒入，多为椒疮后遗，内急外弛而成。睑外翻，多为局部瘢痕牵拉，或因风邪入络所致。

（4）辨胞睑振动：胞睑肌肤频频跳动，多为血虚有风。上下胞睑频频眨动，多为阴津不足；若是小儿患者，则多为疳积上目的早期。频频眨目或骤然紧闭不开，数小时后自然缓解，多为情志不舒、肝失条达引起。

（5）辨睑内颗粒：睑内颗粒累累，形小色红而坚，多为热重于湿兼有气滞血瘀。睑内颗粒累累，形大色黄而软，多为湿重于热兼有气滞血瘀。睑内红色颗粒，排列如铺卵石样，奇痒难忍，为风、湿、热三邪互结。睑内黄白色结石，为津液受灼、痰湿凝聚。

2.血轮辨证　血轮指两眦，在脏属心，血轮病变多与心或小肠有关。

（1）辨内眦病症：内眦红肿，触之有硬结，疼痛拒按，为心火上炎或热毒结聚所致。内眦不红不肿，指压出脓，为心经郁热。内眦有瘘管，久不愈合，常流脓水，为气血不足、毒邪稽留。

（2）辨两眦病症：眦角皮肤红赤糜烂，为心火兼夹湿邪；若干裂出血，又为心阴不足。两眦赤脉粗大刺痛，为心经实火；赤脉细小、淡红、稀疏、干涩不舒，为心经虚火或相火上炎。胬肉红赤壅肿，发展迅速，头尖体厚，为心肺风热；胬肉淡红菲薄，时轻时重，涩痒间作，发展缓慢或静止不生长，为心经虚火上炎。

3.气轮辨证　气轮指白睛，在脏属肺，肺与大肠相表里，故气轮病变多与肺及大肠有关。

（1）辨颜色红赤：白睛浅层红赤，颜色鲜红，为外感风热或肺经实火；赤脉粗大迂曲而暗红，为热郁血滞。抱轮红赤（环绕黑睛发红），颜色紫暗，疼痛拒按，为肝火上炎兼有瘀滞；抱轮淡赤，压痛轻微，为阴虚火旺。白睛浅层赤脉纵横，病呈慢性，时轻时重，为热郁脉络或阴虚火旺所致。白睛浅层下呈现片状出血，色如胭脂，为肺热郁络或肝肾阴亏所致，也有外伤引起者。

（2）辨白睛肿胀：白睛浅层红赤壅肿，眵泪俱多，骤然发生，多为外感风热；白睛微赤，虚肿而痒，多为药物过敏。白睛浅层紫暗壅肿，眵少泪多，舌淡苔薄白，为外感风寒所致。双眼白睛浅层水肿，透明发亮，伴眼睑水肿，多为脾肾阳虚，水湿上泛。白睛浅层壅肿，甚至脱于睑裂之外，眼珠突起，多为热毒壅滞；若仅限于眦部，特别是外眦部者，多为眦部针眼引起。

（3）辨白睛结节：白睛浅层有疱性结节，周围红赤怒张脉络环绕，涩痛畏光，多为肺经燥热所致；若结节周围脉络淡红，且病久不愈，或反复发作，则多为肺阴不足，虚火上炎所致。白睛深层有紫红色结节，周围发红，触痛明显，多为肺火亢盛所致。

（4）辨白睛变青：白睛局限性青蓝，呈隆起状，高低不平，多因肺肝热毒，困于白睛。白睛青蓝一片，不红不痛，表面光滑，为色素沉着，乃先天而成。

（5）辨其他病症：白睛浅层与眼睑粘连，多因椒疮后遗或酸碱烧伤结瘢而成。白睛枯涩，失去光泽，多为阴津不足，津液耗损所致。白睛污浊稍红，痒极难忍，为肺脾湿热而成。白睛出现漏口，时流稠浊白水，为偏漏。其多为痰湿郁滞白睛所致。

4.风轮辨证　风轮指白睛，在脏属肝，肝与胆相表里，故风轮病变多与肝胆有关。

（1）辨黑睛翳障：黑睛初生星翳，多为外感风邪；翳大浮嫩或有溃陷，多为肝火炽盛；黑睛混浊，翳漫黑睛，或兼有血丝伸入，多为肝胆湿热，兼有瘀滞；翳久不敛，或时隐时现，多为肝不足，或气血不足。

（2）辨黑睛赤脉：黑睛浅层赤脉，排列密集如赤膜状，逐渐包满整个黑睛，甚至表面堆积如肉状，多为肺肝热盛，热郁脉络，瘀热互结所致。黑睛深层出现赤脉，排列如梳，且深层呈现灰白翳障，多为肝胆热毒蕴结、气血瘀滞而成。黑睛出现灰白色颗粒，赤脉成束追随，直达黑睛浅层，多为肝经积热或虚中央实。

（3）辨形状改变：黑睛形状大小异常，或比正常大，或比正常小，多为先天异常所致。黑睛广泛突起，或局部突起如螺旋尾状，多为肝气过亢，气机壅塞所致。

5.水轮辨证　水轮指瞳神，在脏属肾，肾与膀胱相表里，故水轮病变多与肾及膀胱有关。

（1）辨瞳神大小：瞳神散大，色呈淡绿，眼胀欲脱，眼硬如木，头痛呕吐，多为肝胆风火上扰所致；瞳神散大，眼胀眼痛，时有呕吐，病势缓和，多为阴虚阳亢或气滞血瘀引起。

瞳神散大不收，或瞳神歪斜不正，或有多个瞳神，又有明显外伤史，为黄仁受伤所致。瞳神紧小，甚至小如菜籽许，神水混浊，黑睛后壁沉着物多，或黄液上冲，抱轮红赤，多为肝胆实热所致。瞳神紧小，干缺不圆，抱轮红赤，反复发作，经久不愈，多为阴虚火旺所致。

（2）辨气色改变：瞳神内色呈淡黄，瞳神散大，不辨明暗，此为绿风内障后期，瞳神全损。瞳神紧缩不开，内结黄白色翳障，如金花之状，此为瞳神干缺后遗而成。瞳神展缩自如，内结白色圆翳，不红不痛，视力渐降，多为年老肝肾不足，晶珠失养所致。瞳神变红，视力骤减，红光满目（多为视网膜、玻璃体积血），多属血热妄行，或肝阳上亢所致；反复出血者，多为阴虚火旺引起。瞳神内变黄，白睛混赤，眼珠变软，多为火毒之邪困于睛中；若瞳神内变黄，状如猫眼，眼珠变硬，多系眼内有恶瘤。

第四节　葡萄膜及晶状体和青光眼疾病辨证

一、葡萄膜疾病辨证

此类疾病病因复杂：外因者，多见于风热外袭、风湿流窜，以及湿热毒邪滞留，毒邪壅遏，伤及黄仁等。内因者，多为肝胆火盛，黄仁受灼，或因湿热内蕴，熏蒸黄仁；也可因病情迁延，久病及肾，肝肾阴虚，或因热毒伤阴，虚火上炎；再则，病程缠绵，耗气伤血，湿热留滞，正虚邪实，乃至脾肾阳虚也不乏见。不内外因者，多为撞击伤目或真睛破损，眼内异物存留，化学性灼伤等；或因内障术后，以及花翳白陷，凝脂翳失治而见黑睛破溃，毒邪乘隙而入；或因火疳、混睛障等病失治，毒邪内传，以致经络阻隔，气血凝滞，遏郁化热，热与毒邪相结，发而为病。此外，机体其他部位疾病，如鼻渊、牙痈、痈疽、痹证、梅毒、消渴等也可导致此类疾病。至于眼内出血、眼内肿瘤、视衣脱落、晶体蛋白等导致的免疫反应也是引起此类疾病的原因，足见其病因病机复杂，故临证必须详审。

二、晶状体疾病辨证

年老体衰，肝肾两亏，精血不足，或脾肾阳虚，或气血两虚，或湿热等，精气不能上荣于目，晶珠失养所致。晶珠轻微混浊，视力尚可，病情逐渐加重者，可服药治疗。若病变轻微，静止不变，可不必治疗；若晶珠全混，视力障碍者，应及早手术治疗，术后可内服健脾益气或滋补肝肾之剂以调理，对恢复视功能有利。惊震内障是由外伤所致，且多伴有血络受损或眼珠破损所致的血灌瞳神，甚至因邪毒内侵而发生黄液上冲等重症，故早期积极的药物治疗是必要的。药物对外伤后的晶珠混浊也有一定疗效，尤其是晶珠破碎，皮质溢出而混浊者，服药治疗可促进其消散，一般以祛风清热、活血化瘀治疗为宜。若晶珠未破而全混者，服药则难以奏效，可采用手术治疗，其手术方式应根据伤眼具体情况而定。后发内障多因行白内障手术或眼珠受伤，损伤目中脉络，气血凝滞，目失濡润，残存的晶珠组织失养而变混浊；或白内障手术时因摘除不干净，残存的晶珠组织再生，形成后发内障。

三、青光眼辨证

青光眼属中医的“五风内障”（青风、绿风、黄风、乌风、黑风）“雷头风”“偏头风”的范畴。古人以风命名，说明病势急剧，疼痛剧烈，变化迅速，危害严重。根据病因和临床表现分为五风。《目经大成·五风变》谓：“此症乃风、火、痰，疾烈交攻，头目痛急，金井先散，然后神水随某脏而现某色，本经（此为目经大成之自称）谓之五风。”肝火可以生风，肝阳可以化风，肝开窍于目，所以本病的发生发展与肝关系最大。又因瞳神属肾，肝肾同源，故肝胆风火上攻，肝肾阴阳偏盛，肝脾气机郁滞，痰浊内生，皆可引起气血失和，目窍不利，神水瘀积而发生本病。古人也注意到本病的局部因素，王焘《外台秘要·眼疾品类不同候》中说：“此疾之源，皆从内肝管缺，眼孔不通所致也。”对青光眼应分缓急、别虚实辨证施治。病急者，症见眼胀欲脱，头痛如劈，视力急降，眼珠胀硬，瞳神散大，瞳色淡绿，恶心呕吐，多属实证，风、火、痰饮为病，治当平肝息风、清肝泻火、化痰降浊。病缓者，症状隐蔽，或反复发作，眼压渐高，瞳神稍大，瞳色淡青，视野渐窄，视力渐减，多属虚中夹实证或虚证。以气血失和，阴阳失调，肝肾亏虚为主。治疗多用养血舒肝，滋阴潜阳，补益肝肾之法。不论急缓，危害相同，治不及时或治不得法，终致失明。除整体调理外，局部治疗也不可忽视，严重者当中西医结合救治。

第五节　眼底及玻璃体疾病辨证

眼底病的证治，不可拘于水轮属肾之说，需局部与整体结合，辨病与辨症相结合。分期论治和辨病论治，日渐受到临床医家们的重视。急性期一般以实证为多，如清肝泻火、祛痰利湿、疏肝解郁、凉血止血、活血化瘀、益气活血等法较为常用；慢性期和恢复期一般以虚证为多，如补益肝肾、益气养血、补益心脾、清心宁神、疏肝解郁、活血明目等法常用。眼底病恢复期的治疗，提高视功能是其重要目的，多从滋补肝肾、解郁通窍着眼，注意明目药、活血药及降虚火药的选用，针灸在提高视力方面很有潜力。

玻璃体病的病因复杂，虚者多由肝肾亏虚、心脾失养、气血不足，以致神膏失养；实者多因湿热痰火内蕴、浊气上泛，或肝气不舒、气滞血瘀；也可因正虚邪留、虚火上炎。

（喻京生　颜家朝　易　妙）

第9章

现代医学检查与中医辨病辨证

目前现代医学检查配合辨证与辨病相结合，即将是运用现代眼科医学先进的检测手段得出结果，根据眼病的临床表现，进行辨证论治。中西合璧，可起到相得益彰的效果，这种病证结合是中西结合眼科临床诊疗的新模式

一、现代医学检查配合辨证与辨病相结合新理念

眼病体征→临床表现→现代医学→检查→诊断→鉴别诊断→辨证论治→专方专药→中西医辨证和辨病相结合→治疗新理念。

治疗对象的同一性和临床疗效是开展病证结合的基础，而中西医临床思维方法的不同，以及诊疗技术、方法的差别却蕴含着各自所长，正确处置不同领域的研究成果，在维护健康总目标前，可以优势互补，这也是病证结合研究的出发点和最终目的。

由于中医对疾病的诊断与西医不同，在对疾病本质的反映上证候比病名更清晰、更具体，所以清朝徐大椿提出："欲治病者，必先识病之名，能识病之名，而后求其病之所生，知其所生，又当辨其生之因各不同，而症状所由异，然后考虑其治之法，一病必有主方，一方必有主药，但是历来中医在治疗上轻辨病重辨证"。故现今开展的辨证和病相结合的内涵是西医在运用现代医学理论，经现代先进设备检查所得出的结果，为明确疾病诊断、分期或分型提出了可靠的依据。在此基础上再遵循中医理论进行中医辨证，辨疾病的基本病机和各不同阶段的主要病机，治疗上以西医治标、中医治本、中西并重、优势互补为原则。

临床实践是在中西医病证结合的基础上，当面对同一个患者无论中医还是西医，尽管诊疗方法不同，但两者的终极目标是一致的，即治病救人。两者仅是从不同角度和层次防治疾病，维护健康，是一个异途同归的过程，临床疗效说明两者对疾病内在规律的认识存在共同的趋向，中西医之间存在着相互借鉴、优势互补的必然性。以细菌性角膜炎为例，细菌感染致角膜上皮缺损引起刺激症状、眼痛和相应体征和角膜共焦显微镜检查结果，这些既是细菌性角膜炎的诊断依据，也是进行病机分析的征象，中医认为"诸痛痒疮皆属于心"，心在五行属火，"热极生翳"，从自然界气温高的时候食物腐败联想到生疮生翳是邪热引起的征象，从症辨证推断角膜炎产生的病机是风热壅盛或邪热炽盛。而西医认为细菌性角膜炎的主要发病原因为：①主要致病菌容易侵入角膜组织并迅速扩散。②本病好发于农民、工人及年老体弱、营养不良者。③多数患者有角膜外伤史。④长期应用肾上腺皮质激素。⑤近来偶有佩戴角膜接触镜而引起者。⑥慢性泪囊炎。

临床研究是以眼科疾病为具体对象，以病因、病理为靶点，充分运用现代医学先进设备检查结果，进行分析，才能阐明眼病发生的病源、病变部位的组织形态和功能代谢的改变，从而致力于寻找病因，清除病源，恢复视力。我们以患者为研究观察对象，中医是通过对表象（征象、脉象、舌象）的采集，取象比类运用阴阳、五行、五轮、脏腑、气血等理论对患者整体症状和临床表现进行思维概括，形成眼病的诊断意象，这就是现代医学检查配合中医辨证与辨病相结合新理念。

二、眼科特殊现代检查

（一）角膜共焦显微镜

1.*适应证*　角膜疾病早期诊断，准分子激光角膜手术后，角膜移植术后等。

2.*检查要点*　检查前受检眼需行表面麻醉，

患者取坐位，头部固定于显微镜托架上，嘱咐患者注视前方的固定光点，然后将物镜置于角膜的垂直位，缓缓前移，使物镜前的患眼与角膜中央接触，保持镜头与角膜相距约为2mm。当显示器上出现角膜内皮图像时，稍向前移动，稳定时按下记录按钮（角膜各层的扫描图像已记录完毕）；通过显示器筛选需要的图像并存盘。角膜共焦显微镜是在活体条件下对角膜组织进行无损伤的光学断层扫描成像，可以清楚地观察到角膜各层结构和各种细胞成分和致病菌类（图9-0-1，图9-0-2）。角膜共焦显微镜具有高分辨率、高放大倍数、无创伤等优点。

（二）超声生物显微镜（UBM）

1.适应证　眼前节检查，如角膜疾病、虹膜结构、房角宽窄、闭角型青光眼（图9-0-3、图9-0-4），睫状环阻滞型青光眼、眼前段肿瘤及外伤，还可用于前部视网膜脉络膜相关病变的检查。

2.检查要点　UBM是利用超高频超声技术，观察眼前节断而图像的一种影像学检查。原理特点：利用频率换能器可以选择＋同的探测深度和分辨（＋其探头频率及分辨率较高）。

（三）光学相干断层扫描（OCT）

1.适应证　眼底后部玻璃体界面疾病，视网膜及黄斑疾病（图9-0-5，图9-0-6）如水肿、裂孔等检查及青光眼视网膜神经纤维层（RNFL）的厚度测量。

2.检查要点　患者取坐位，头部固定于显微镜托架上，嘱咐患者注视前方的固定光点，将光

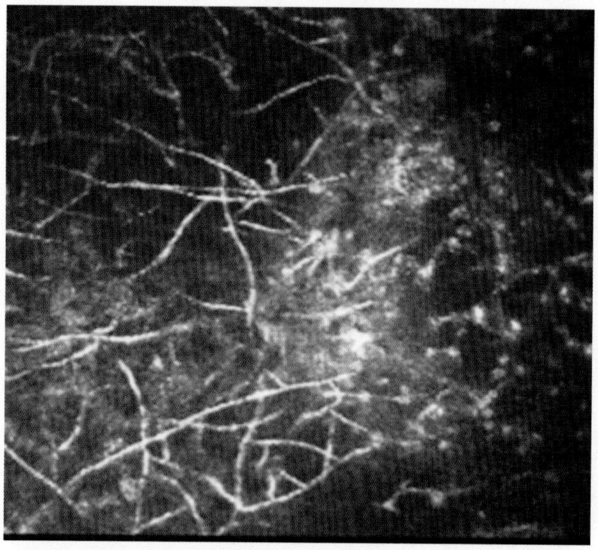

图9-0-1　真菌

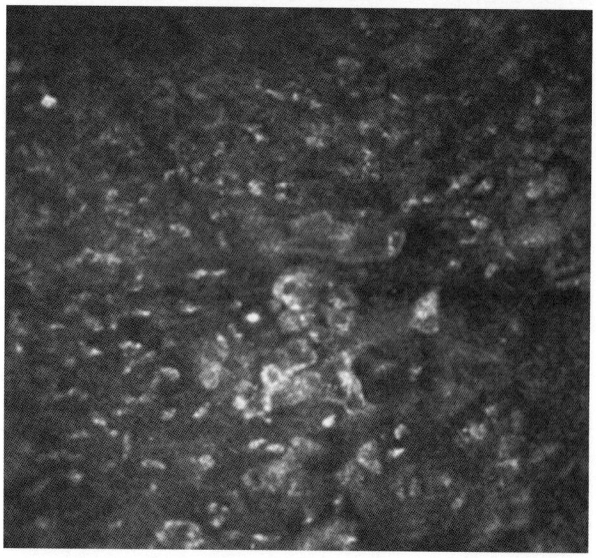

图9-0-2　细菌

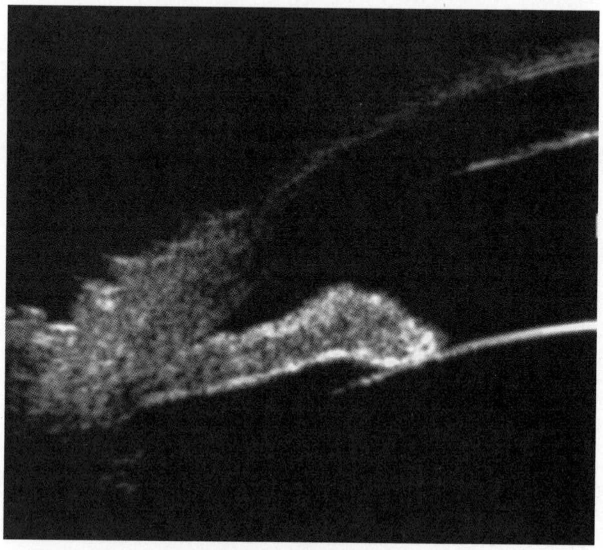

图9-0-3　房角重度狭窄

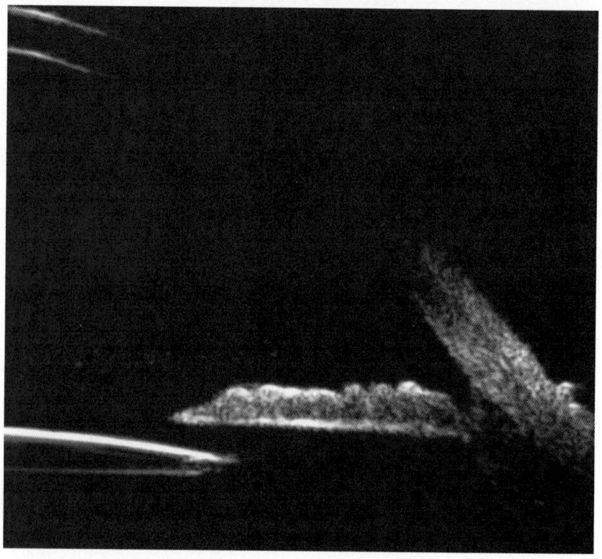

图9-0-4　房角开放

线通过瞳孔射入眼底，检查者调整眼位。

光学相干断层扫描是一种新型光学影像诊断技术，是利用眼内不同组织对光的反射不同，通过低相干性光干涉测量仪，比较反射光波和参照光波来测定反射光波的延迟时间和射强度，分析出不同组织的结构及其距离，经过计算机处理成像，并以灰色图或伪彩形式显示组织的断面结构。OCT具有非接触性、无创伤、分辨率高及应用范围广等特点，提供活体状态下直观的组织病理，是其他检查所不能替代的。其扫描方式有多种：水平、垂直及不同角度的线性扫描等，可以根据病变部位、件质及目的来选择合适的扫描模式。

（四）荧光素眼底血管造影

荧光素眼底血管造影（FFA）是一项眼科最常应用的眼底病变诊断技术，20世纪60年代由Angus Maclean 和A.Edward Maumenee首次叙述。

1.适应证　为眼底疾病的诊断和鉴别诊断（图9-0-7）提供客观依据。

2.检查要点　一般选择前臂正中静脉等较大静脉进行荧光素注射，以便获得快速注射的高浓度血中荧光素。

荧光素注射后10～15秒，开始每秒拍照1张照片，直到循环期结束，以后间隔一定时间拍照，最好能持续15～20分钟。

在快速静脉注射荧光素后进行荧光素眼底血管造影可以提供3种基本类型的信息：①随着染料到达视网膜和脉络膜及进行循环，显示血管中血液流动的特点；②记录检查眼镜看不到的色素上皮和视网膜循环的细节；③提供视网膜血管的清晰图像和功能完整性的估计。荧光素造影还可用于研究脉络膜病变的病理生理及其在视网膜色素上皮的影响、监测视网膜脉络膜病变光凝治疗的结果。

在荧光素眼底血管造影中，使用散瞳滴眼药

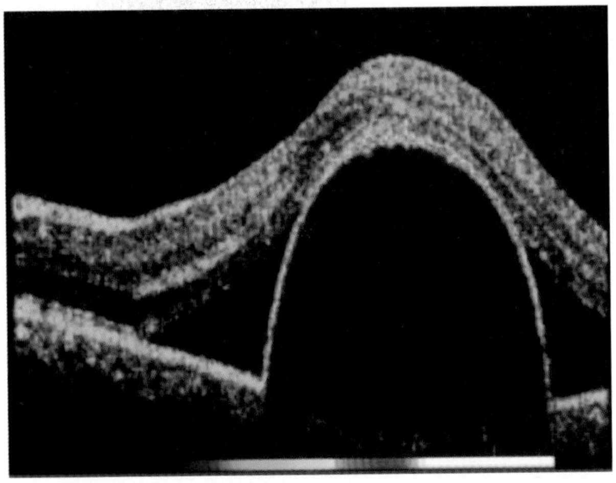

图9-0-5　中浆

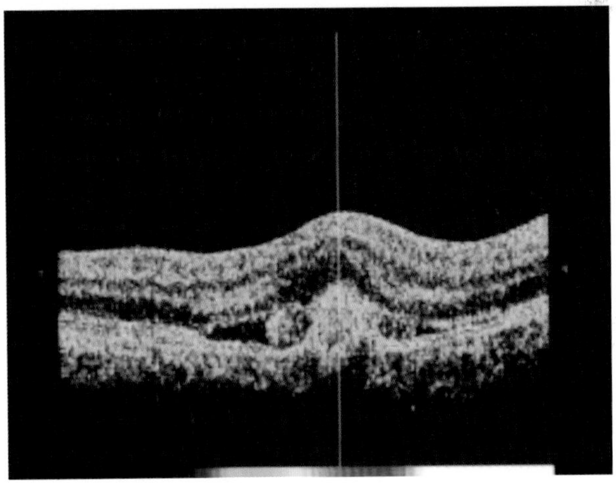

图9-0-6　中渗

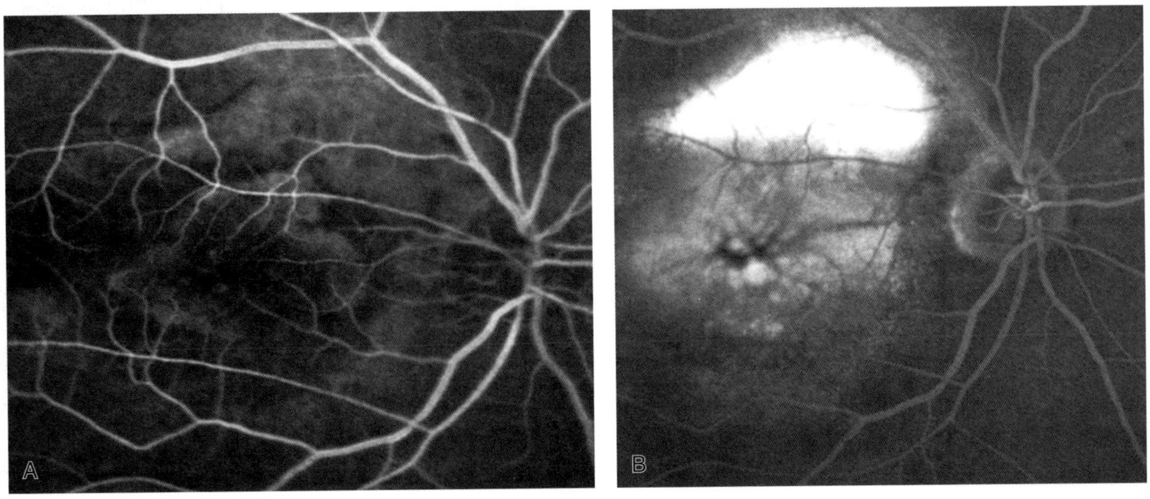

图9-0-7　年龄相关性黄斑变性

及静脉注射荧光素可能有一些不良反应，如闪光后的红色后像、荧光素引起的短暂性眼肤发黄、尿中荧光素的颜色，注射荧光素后少部分患者恶心甚至呕吐，也可能有瘙痒、荨麻疹、喉头水肿等。最严重的不良反应是过敏性休克，尽管非常少见，但造影室一定要备有急救药品及急救物品。

（1）正常荧光像：荧光素从前臂静脉注射后在视网膜出现荧光的时间为臂-视网膜循环时间，一般为12～15秒。造影荧光像可分为5期，即动脉前期、动脉期、动静脉期、静脉期和晚期。

因为存在色素上皮屏障和荧光素从脉络膜毛细血管的快速渗漏，脉络膜循环的动力学在荧光眼底血管造影中不清楚，脉络膜和睫状体视网膜血管比视网膜血管早0.5～1秒充盈。

（2）异常荧光像：荧光素眼底血管造影的异常荧光主要有强荧光和弱荧光两类。

1）强荧光：可由渗漏、透过增加和异常血管所引起。①渗漏：可产生荧光积存，如囊样黄斑水肿、神经上皮脱离、RPE脱离等；也可产生荧光染色，如血管旁染色、玻璃疣、瘢痕、巩膜等。②透过增加：主要是色素上皮窗样缺损，见于萎缩或玻璃疣的情况。③异常血管：异常血管可见于视网膜、视网膜下、肿瘤等。

2）弱荧光：可由透过减低或充盈缺损所引起。①透过减低：可由于争素、渗出物、水肿和其他异常物质等引起。②充盈缺损：可由于视网膜动脉、静脉和毛细血管床的闭塞所引起，也可由于视网膜下组织缺失和无灌注所引起。

（五）吲哚菁绿眼底血管造影（ICGA）

1.*适应证*　为眼底、视网膜、脉络膜及脉络血管疾病的诊断和鉴别诊断（图9-0-8）提供客观依据。

2.*检查要点*　ICG造影前，患者舒适地平于眼底照相机（或激光扫描检眼镜）前，在肘前静脉注射稀释液1ml作为预试验，于20分钟内观察患者有无过敏反应，开始造影时，在5秒内快速注射完未稀释注射液，同时根据需要进行录像或拍照。

（1）ICG造影　使用红外光线作为激发光，其发射光也在红外光范围，能够穿透眼底色素及色素上皮，脉络膜血管清晰可见，视网膜色素上皮的屏障作用消失，因此视网膜血管和脉络膜各层血管同时显影，可用于观察视网膜和脉络膜循环中血液流动的特征，但也造成了ICGA图像判断上难于FFA图像。ICG荧光也能穿透视网膜出血，因此薄层出血在ICGA上很难显示。ICG荧光能穿透黄斑叶黄素，使黄斑在造影中定位不明确。此外，ICG染料多数与血浆蛋白结合，其渗漏的情况远不如荧光素，因此眼底异常血管和脉络膜炎症时的ICG 荧光渗漏不如荧光素渗漏那么明显，利用这一特点，可以对视网膜异常血管和脉络膜新生血管进行ICGA，克服FFA时明显染料渗漏造成图像不清的缺点。

通常认为ICG无毒性，发生不良反应的概率很小。由于ICG含有碘的成分，对碘过敏的患者可能会产生一些不良反应，其大致与FFA相同。一般来说，由于FFA价廉，照片分辨率较好，图像分析比较成熟，因此用FFA能够明确诊断的病例就不一定需要再行ICGA。

（2）正常ICG造影像如下所述。

1）脉络膜荧光像：脉络膜血管构筑非常复杂，正常循环模式也多种多样。一般来说，大多数睫状体后短动脉在黄斑附近进入眼内，这些脉络膜动脉放射状走向赤道部，它们穿过巩膜并进入脉络膜后分成小的分支，脉络膜中动脉间的吻合很常见，但用ICGA不能分辨。脉络膜动脉不在同时充盈，最早见到的动脉充盈通常位于中心凹的鼻侧，这个区域是眼内血液最高灌注压的区域，单根脉络膜毛细血管不能被分辨，脉络膜毛细血管充盈模式产生微弱的和弥漫的均质性荧光，妨碍清楚地辨认深部脉络膜各层。脉络膜静脉平行

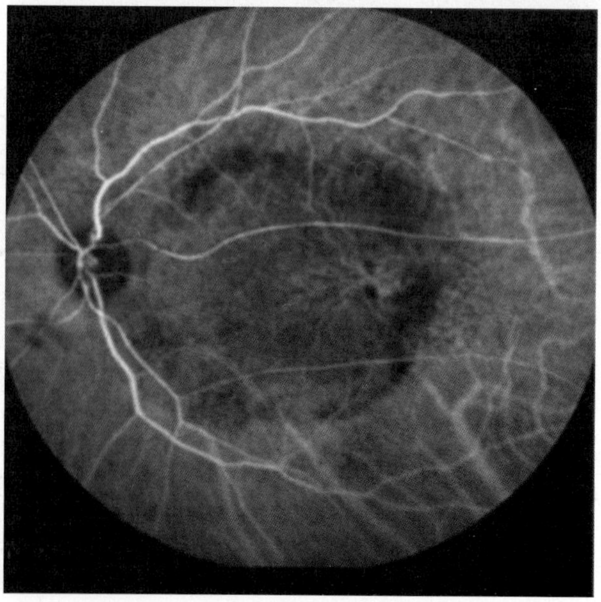

图9-0-8　特发性息肉状脉络膜血管病变

走向周边部，最终形成涡静脉。

2）视网膜血管荧光像：因为ICG荧光从脉络膜血管和视网膜色素上皮穿透，缺乏在FFA中见到的色素上皮产生的暗背景，而且ICG在正常视网膜血管构筑内是一种相对不扩散的染料，用ICGA难以见到细的视网膜毛细血管构筑。在动脉期和静脉期出现的荧光图像以较多血管的脉络膜血管层为主，正常情况下基本见不到静脉的层流现象。

ICG荧光出现于第一级动脉和静脉的时间与FFA相似。在造影过程中，首先可以看到视网膜动脉充盈，然后是视网膜静脉显影，一定时间后两者的荧光强弱相等，以后静脉荧光逐渐增强而动脉荧光逐渐减弱。

3）视神经荧光像：视神经在造影过程中呈现弱荧光，造影早期可见到视网膜血管从此弱荧光区走出，晚期随着视网膜血管荧光消退，正常视神经出现均匀的弱荧光或暗区。

（3）ICG的异常荧光：ICGA可以产生两种方式的改变：①ICG从脉络膜毛细血管的生理性漏出减少，或因存在占位性病损，使ICG充盈脉络膜受损而影响脉络膜的灌注（弱荧光）；②从脉络膜毛细血管或脉络膜大血管渗漏增加使脉络膜的灌注增加（强荧光）。

1）强荧光：是在ICGA相对亮的区域，可能存在5种情况。①假荧光：当照相机的屏障滤光片和激发滤光片匹配不完美时，眼底表面反射高的区域可能产生假荧光，如旧的淡灰色视网膜下出血、脂褐质样沉着物、色素性脉络膜新生血管膜、持续数年或数月的浆液性视网膜脱离。②透见荧光：造影的早期像可见到较大脉络膜血管的透过性增加，晚期可见到与周围相等或相对低的荧光区。③异常血管。④渗漏：一般需在注射染料后10～15分钟才比较明显。异常的脉络膜血管和生理屏障的破坏可能导致渗透性改变，使ICG染料扩散到腔隙积存和组织染色。⑤自发荧光。

2）弱荧光：是ICGA中相对较暗区域，由下列两种因素所引起。①组织阻挡下面的染料荧光：如色素性遮蔽荧光、出血性遮蔽荧光、渗出物、髓鞘和瘢痕性遮蔽荧光、玻璃体混浊性阻挡荧光；②继发于血管充盈缺损。

三、明确诊断

首先应明确眼病的诊断及临床分期，患者临床表现和现代医学检查结果是诊断的依据。诊断的确定是从收集病史开始，包括症状、体征、现病史、既往史和家族史等，通过思考将这些信息与头脑理论储备、临床经验对比形成印象，推断为某一类眼科疾病。为谋求更具体有特异性的依据，应有针对性选择必要的辅助检查，如眼科常规检查视力、裂隙灯生物显微镜和必要的眼科特殊现代技术检查视野，以及超声、超声生物显微镜（UBM）、角膜共焦显微镜、光学相干断层扫描（OCT）、FFA、ICGA、眼电生理和其他影像实验室检查。分析、归纳这些资料，对所有符合基本特征的眼科疾病进行排查、鉴别，确定最符合临床症状、体征的病种，要达到现病史与临床症状，常规现代检查结果诊断相符合的原则。对眼科做出临床诊断，以医疗行业标准或国内外各种专业委颁布的标准为准，眼科病名要和ICDIO的分类代码保持一致。

四、鉴别诊断

由于疾病始终处于动态的变化中，了解疾病的自然病程、分期或分类就能比较全面、灵活地进行诊断、鉴别诊断。如视神经萎缩，其病因复杂，有外伤性、炎性、循环障碍性及压迫性病变等，任何致病因素损害视网膜神经节或其轴突，均可导致视神经萎缩，造成不同程度的视功能障碍以致失明。因此应积极寻找病因，结合病史体征，再根据常规，现代检查结果即可做出鉴别诊断。

因为病因不同眼科疾病治疗方案就完全不一样。又如年龄相关性黄斑变性有干性和湿性两型，湿性年龄相关性黄斑变性又渗出前期、渗出期和瘢痕期，临床病例中不可能都具备典型的临床表现，掌握疾病分期对提高诊断、鉴别诊断水平极其重要。在病证鉴别中要关注同病异证和异病同证的问题，即病位相同，病性不同，或病位不同病性相同。如张仁俊等在高度近视伴黄斑出血的研究中回顾性分析145例高度近视伴黄斑出血，其病位相同，但不伴脉络膜新生血管（CNV）的黄斑出血84例，主要以肝肾阴虚多见；伴有CNV的黄斑出血61例，以阴虚火旺证多见，同时与脾气虚弱证有关，中西性渗出性脉络膜视网膜炎和年龄相关性黄斑变性黄斑区出血渗出病位相同，但发病年龄、病因不同，前者以实证居多，后者以虚为本。变证时病程中主症变了，主证也就变了，所以要注意现代医学检查结果与病证有机结合。在疑难性眼病中，可见多种病同时出现，增加了辨证的难度和复杂性。当多种眼科病证在眼科疾病中同时出现时，应按发病先后、主次和相互关系，从整体分析病机。《素问·至真要大论》曰："谨守病机，各司其属。有者求之，无者求之，盛者责之，虚者责之，必先五胜，疏其血气，令其调达，而致和平。"在"病机十九条"的基础上阐述了辨证论治的基本法则，其中特别提出"必先五胜"提示在复杂多变的临床中，要根据病情的发生、发展确认哪一脏或哪一种病机在其中起主导作用，确定主证。五脏相互关联，一脏有病必然影响到其他脏腑。"气有余则制己所胜，而侮所不胜，其不及则己所不胜侮而乘之，己所胜侮之"，引发兼证或变证，这是证候鉴别的要点，也是中西医眼科鉴别诊断的准则。

五、围术期中西医结合治疗

围术期中西医结合是眼科治疗新的切入点，中西医可以优势互补形成一个科学的治疗方案，使患者得到最合理、最优质的治疗。围术期中医治疗仍应发挥辨证论治的特色优势，术前应针对全身的基础性疾病，最多见的有高血压糖尿病及老年人多发的心脑血管疾病，术后对多种术中、术后并发症进行辨证论治，能解决西医治疗的不足。围术期中西医结合治疗，为中西结合眼科开创了新的局面，提高了中西结合眼科服务半径。随着现代医学水平的不断提高，手术器械不断更新，引进了国外先进技术，手术方法、技巧日新月异，精准微创在眼科手术的广泛开展，使手术疗效大幅度提高，并扩大了手术适应证。然而，大量临床实践证明，手术的成败与手术操作方法、技巧有关，同时与围手术用药有关，围术期术前3天用消炎眼药，如鱼腥草、熊胆、左氧氟沙星、甲磺酸帕珠沙星滴眼液等（任选1～2种）。如围术期配合中药：①患眼术前经B超、OCT、眼底照相确诊为视网膜脱离。方药用视网膜脱离基本方（张仁俊《中国中医眼科杂志》第2期）加减（党参、白术、茯苓、泽泻、枸杞子、生地黄、丹参、车前子、薏苡仁、猪苓、木通）。双眼包扎绝对卧床休息3～5天，可使用丹参川芎嗪、地塞米松注射液。②患眼高度近视伴黄斑出血，需要行后巩膜加固术，术前方药用后巩膜加固基本方（张仁俊《中国中医眼科杂志》2006年第3期）加减（党参、当归、黄芪、柴胡、黄精、怀山药、茯苓、山茱萸、葛根、生地黄、熟地黄、三七粉、茺蔚子）和丹参川芎嗪注射液，再根据术前患者的身体状况，若有高血压、糖尿病及老年人多发的心脑血管疾病，在上方随症加减降血糖、降血压的中药，如天花粉、麦冬、丹参、葛根。

六、中西医结合眼科诊疗新思路

在取得现代眼科医学检查结果后，中西医结合取中、西医之长，优势互补。在不同阶段、不同治疗环节和药物作用靶点寻找中西医结合点，形成最合理的诊断、治疗方案和疗效评价体系，这是中西医结合眼科诊疗新思路，但不同类型的疾病有不同的特性，要根据现代医学检查结果，配合辨证与辨病相结合制订中西医结合诊疗方案。在制订中西医结合诊疗方案时要坚守继承、发扬中医特色，以现代科学来研究中西医结合眼科学治疗规律，提高诊疗水平的原则。在目前医疗条件下，建议应以下四个要点为准则：一是以病证结合为基础，全面、正确、有条不紊地收集临床资料，为病证诊断提供依据；二是以现代医学检查结果配合辨证与辨病相结合；三是运用相关辨证论治方法，熟练掌握中西医眼科病名、定位，辨中医、西医分别是什么眼病名；四是了解国内外现代医学对相关眼病的研究新进展，包括病理生理和临床治疗，从而形成以现代医学理论和检查结果配合辨证与辨病相结合的中西医结合诊疗新思路。

中西医辨证论治运用相关辨证方法、组方、用中西药的中西医治疗方案，在此基础上吸纳国内外现代医学新成果，从实际出发选择西医治疗方法和中医药同用。通常以中西医并重，特定情况以西医治疗为主，使患者得到最理想的治疗。以葡萄膜炎为例，西药治疗以糖皮质激素、免疫抑制剂、非甾体抗炎药等为主，起效快，疗效肯定，但不良反应多，应用受限，减量或停用病情较容易复发，中药有一定抗炎作用，但起效慢。中西医怎样结合才能制订比较理想的治疗方案，目前主要方法为：①互相配合，针对临床问题，分别处理。②增强疗效，针对主要发病机制，中西药同用，如中成药白芍苷、雷公藤多苷和糖皮质激素同用。③中药解除西药不良反应，尤其是免疫抑制剂可能造成多系统的损伤中药处方针对消化系统、造血系统、泌尿系统、生殖系统的不良反应进行治疗，减轻损伤，有助于完成预定疗程。④协助糖皮质激素的撤减，预防反跳。又如年龄相关性黄斑变性的辨证治疗中，要根据疾病在不同阶段（期）的临床特点，分析各阶段的主要病机（病位、病性），准确把握分期辨证论治。早期阶段，西医无理想的干预措施。中医辨证老年人常见精气不足、气血亏虚，中医治疗：调理阴阳，以平为期。在晚期阶段，脉络膜新生血管形成，黄斑出血及渗出，西医针对脉络膜新生血管膜以应用光动力学疗法（PDT）或抗血管内皮细胞生长因子（VEGF）治疗为主。中医辨证：其病以脾、肝、肾虚为本，或合并痰、湿为标，治以凉血祛瘀、行气化湿，促进出血水肿吸收。再如现代医学认为原发性急性闭角型青光眼是指在无眼部继发因素的情况下，周边部虹膜机械性堵塞前房角，房水外流受阻而起眼压升高的一类青光眼，相似中医的“绿风内障”范畴。中西医治疗新思路认为应紧急降低眼压，缓解症状，保护视力。待眼压控制到正常范围后，应及时进行抗青光眼手术，同时按辨证论治服用中药。李传课、张仁俊等专家认为，不管选择什么样抗青光眼手术方式，都只是暂时的治疗手段，不能确保终身，所以应定期随访观察，检查眼压、视力、视野、眼底情况，以求最大限度地保护患者视功能。在降低眼压和保护视功能方面，中西医结合可以优势互补，制订更为完善的个体化治疗方案，这一点千万不可掉以轻心，否则就会前功尽弃。

（张仁俊　喻京生）

第三篇 常用中西药

第10章

中 药 类

第一节 中 药

一、解表清热药

麻黄（Mahuang）

【功效】发汗、平喘、利水。

【眼科临床应用】

（1）各类型青光眼，常与沙参、犀角、黄芪粉等配伍。常用方剂：沈氏息风汤。

（2）视神经炎、视神经萎缩、中心性浆液性脉络膜视网膜炎、葡萄膜炎，常与全蝎、郁金等配伍。常用方剂：麻黄汤或葛根汤、麻杏石甘汤、明目地黄丸、补中益气汤等。

【常用代表方】麻杏石甘汤（《伤寒论》）：麻黄、杏仁、生石膏、甘草。本方适用于结膜炎、角膜炎，伴结膜充血、畏光流泪、疼痛、角膜混浊，属风热上乘者。

柴胡（Chaihu）

【功效】解表退热、疏肝解郁、升提中气。

【眼科临床应用】

（1）流行性角结膜炎、单纯疱疹性角膜炎等，属风重于热者，常与羌活、葛根等配伍，如羌活胜风汤。

（2）视网膜中央动脉阻塞、急性视神经炎、视盘血管炎、眼内出血，伴寒热往来、口苦胁痛、呕恶，属邪在少阳、邪热循目系所伤者，常与黄芩、半夏等配伍，如小柴胡汤。

【常用代表方】羌活胜风汤（《原机启微》）：羌活、独活、柴胡、白芷、防风、桔梗、前胡、荆芥穗、薄荷、川芎、黄芩、白术、枳壳、甘草。本方适用于流行性角膜结膜炎、单纯疱疹性角膜炎等，属风重于热者。

防风（Fangfeng）

【功效】发表、祛风、胜湿、止痛。

【眼科临床应用】

（1）单纯疱疹性角膜炎，易于因感冒复发者，常与清热解毒退翳药物同用，如金银花、连翘、蒲公英、蝉蜕、薄荷、板蓝根等；也可用于单纯疱疹性角膜炎的抗复发。

（2）用于流泪症，泪道通畅，寒冷季节发作者，常与祛风止泪药合用，如薄荷、川芎、菊花、细辛、白芷、五味子等。

【常用代表方】玉屏风散（《丹溪心法》）：黄芪、白术、防风。本方适用于单纯疱疹性角膜炎。

菊花（Juhua）

【功效】散风清热解毒、平肝明目。

【眼科临床应用】

（1）葡萄膜炎，常与黄芩、柴胡、龙胆草配伍，如菊花明目饮。

（2）睑腺炎，角膜炎，配桑叶、连翘等。

【常用代表方】菊花明目饮（《中医眼科学》）：菊花、黄芩、柴胡、龙胆草、知母、玄参、赤芍、牡丹、青葙子。本方适用于治疗葡萄膜炎。

桑叶（Sangye）

【功效】疏风散热、清肝明目、养阴滋肝。

【眼科临床应用】

（1）用于骤感风热，目赤肿痛，与菊花、黄芩、金银花等药配伍。

（2）用于肝阳偏亢，目赤头晕，视物昏花，常与决明子、夏枯草、菊花等药配伍。

【常用代表方】简易方（《中医眼科学》）：黄芩、桑叶之钱，头煎服，二煎洗眼。本方适用于急性结膜炎。

牛蒡子（Niubangzi）

【功效】疏风散热、宣肺透疹、解毒利咽。

【眼科临床应用】

（1）用于风热骤感，目赤，眵泪黏稠，常与连翘、黄芩等药配伍。

（2）用于斑疹初起，疹透不畅，白睛红赤，常与葛根、升麻等药配伍。

【常用代表方】祛风散热饮子（《中医眼科学》）：羌活、防风、薄荷、连翘、牛蒡子、大黄、栀子、赤芍、当归尾。本方适用于治疗眼睑红肿、畏光。

薄荷（Bohe）

【功效】宣散风热、疏风止痒、解毒透疹、疏肝开郁。

【眼科临床应用】

（1）用于风热犯目，骤然红赤，壅肿灼热，眵泪俱多，常与金银花、连翘等药配伍。

（2）用于风邪睑肤瘙痒，睑弦赤烂，目痒难忍，常与蝉蜕、蒺藜等药配伍。

【常用代表方】清脾散（《中医眼科学》）：薄荷、栀子、黄芩、石膏、藿香、陈皮、防风、赤芍升麻、枳壳、甘草。本方适用于眼睑红肿疼痛、局限性硬结。

细辛（Xixin）

【功效】发散风寒、升发退翳、温通血脉。

【眼科临床应用】

（1）用于风寒目痛，目赤，涕泪俱下，可与川芎，防风等药配伍。

（2）用于风寒翳膜、畏日羞明或久翳老障，可与麻黄等药配伍。

【常用代表方】明目细辛汤（《审视瑶函》）：麻黄、细辛、羌活、防风、荆芥穗、川芎、蔓荆子、花椒、桃仁、红花、当归、生地黄、茯苓。本方适用于角膜炎，畏光流泪，眼睑痉挛，结膜混合充血，角膜水肿混浊，瞳孔缩小，兼头痛鼻塞、恶寒无汗。

荆芥（Jingjie）

【功效】发散风寒、发散风热、祛风退翳、祛风消肿、透疹止痒、炒炭止血。

【眼科临床应用】

（1）用于外感风寒，头痛鼻塞、涕泪交零、目赤，常与防风、羌活等药配伍。

（2）用于外感风热，咽痛鼻干、白睛红赤、眵泪俱多，常与金银花、连翘等药配伍。

【常用代表方】消风除热汤（《眼科集成》）：柴胡、前胡、荆芥、防风、白芷、薄荷、葛根、黄芩、龙胆草、石膏、大黄、甘草。本方适用于肝胆风热、角膜炎后期。

桂枝（Guizhi）

【功效】发表散寒、温阳利水、温通血脉、温阳通痹。

【眼科临床应用】

（1）用于风寒外袭，恶寒无汗，目赤，涕泪交零，常与麻黄、杏仁等药配伍。

（2）用于阳虚气化不利，水湿停滞，视网膜下积液水肿以至视网膜脱离者常与茯苓、番泻叶等药配伍。

【常用代表方】风通络剂（《备急千金要方》）：麻黄、杏仁、防风、生姜、附片、川芎、白芍、防己、黄芩、人参、甘草。本方适用于半身不遂、口眼㖞斜、目珠偏视或风湿痹痛。

石膏（Shigao）

【功效】生用：清热泻火、除烦止渴；煅用：敛疮生肌、收湿、止血。

【眼科临床应用】

（1）结膜炎所致分泌物多、肿胀疼痛、热泪频流，常与麻黄、杏仁、仁配伍，如麻杏甘石汤。

（2）角膜溃疡所致前房积脓，伴有大便秘结，常与大黄、知母等配伍，如通脾泄胃汤。

【常用代表方】麻杏甘石汤（《眼科集成》）：麻黄、杏仁、生石膏、炙甘草。本方适用于结膜炎所致分泌物多、肿胀疼痛、热泪频流。

知母（Zhimu）

【功效】清热泻火、生津润燥。

【眼科临床应用】

（1）角膜溃疡、葡萄膜炎，伴前房积脓者，常与石膏、粳米等配伍，如白虎汤。

（2）用于滤泡性结膜炎、慢性结膜炎，常与桑白皮、地骨皮等配伍，如泻肺汤。

【常用代表方】泻肺汤（《审视瑶函》）：桑白皮、地骨皮、黄芩、知母、麦冬、桔梗。本方适用于滤泡性结膜炎、慢性结膜炎。

天花粉（Tianhuafen）

【功效】清热泻火、生津止渴、消肿排脓。

【眼科临床应用】

（1）睑板腺囊肿，或囊肿刮除术后硬结未消者，常与土贝母、陈皮等配伍，如防风散结汤。

（2）糖尿病性视网膜病变，属阴虚内热者，常与葛根、生地黄等配伍，如玉泉丸。

【常用代表方】玉泉丸（《中国中成药优选》）：葛根、生地黄、麦冬、五味子、天花粉、糯米、甘草。本方适用于糖尿病性视网膜病变，属阴虚内热者。

竹叶（Zhuye）

【功效】清热泻火、除烦、生津、利尿。

【眼科临床应用】

（1）急性泪囊炎，或慢性泪囊炎至急性期，常与黄连、栀子等配伍，如竹叶泻经汤。

（2）湿热型葡萄膜炎及玻璃体炎性混浊，常与瞿麦、萹蓄等配伍，如加减八正散。

【常用代表方】竹叶泻经汤（《原机启微》）：黄连、栀子、黄芩、大黄、草决明、羌活、柴胡、升麻、赤芍、泽泻、茯苓、车前子、竹叶、炙甘草。本方适用于急性泪囊炎或慢性泪囊炎至急性期。

谷精草（Gujingcao）

【功效】疏风散热、明目退翳。

【眼科临床应用】

（1）维生素A缺乏症之夜盲，常与羊肝或猪肝同用，如煮肝散。

（2）感染天花或水痘-带状疱疹病毒所致眼病，如角膜炎；或用于化脓性角膜溃疡，伴眼难睁、肿痛、结膜充血，属肝经风热者，常与荆芥、防风等配伍，如谷精草汤。

【常用代表方】谷精草汤（《审视瑶函》）：谷精草、白芍、荆芥穗、玄参、牛蒡子、连翘、草决明、菊花、龙胆草、桔梗。本方适用于感染角膜炎，伴眼难睁、肿痛、结膜充血，属肝经风热者。

栀子（Zhizi）

【功效】清热利湿、泻火除烦、凉血解毒。

【眼科临床应用】

（1）结膜炎、角膜炎、翼状胬肉进行期等，常与羌活、防风、薄荷等配伍，如祛风散热饮子。

（2）角膜溃疡、急性前葡萄膜炎等，属肝热重而又有风邪者，常与龙胆草、黄连、柴胡等配伍，如新制柴连汤。

【常用代表方】祛风散热饮子（《审视瑶函》）：羌活、防风、薄荷、连翘、牛蒡子、大黄、栀子、赤芍、当归尾、川芎、甘草。本方适用于急性卡他性结膜炎、角膜炎、翼状胬肉进行期。

夏枯草（Xiakucao）

【功效】清热泻火、明目、散结消肿。

【眼科临床应用】

（1）结膜炎、角膜炎，常与龙胆草、栀子、黄芩、连翘等配伍，如退红良方。

（2）屈光性眼球胀痛，或伴高血压、头痛者，常与白芍、当归等配伍，如平肝清火汤。

【常用代表方】退红良方（《中医眼科学讲义》）：龙胆草、栀子、黄芩、连翘、夏枯草、密蒙花、草决明、桑叶、菊花、生地黄。本方适用于结膜炎、角膜炎。

黄连（Huanglian）

【功效】清热燥湿、解毒、凉血。

【眼科临床应用】

（1）各类化脓性角膜溃疡进行期，并伴有疼痛、畏光、流泪等，常与黄芩、柴胡等配伍，如新制柴连汤。

（2）角膜溃疡所致的前房积脓，常与栀子、黄芩、桑白皮等配伍，如四顺清凉饮子。

【常用代表方】四顺清凉饮子（《审视瑶函》）：当归、龙胆草、栀子、黄芩、桑白皮、生地黄、赤芍、枳壳、防风、川芎、羌活、木贼、柴胡、黄连、甘草。本方适用于各类化脓性角膜溃疡进行期。

黄柏（Huangbo）

【功效】清热燥湿、泻火除蒸、解毒疗疮。

【眼科临床应用】

（1）角膜溃疡、前葡萄膜炎，常与黄芩、黄连等配伍，如抑阳酒连散。

（2）慢性葡萄膜炎、中心性渗出性脉络膜视网膜病变、中心性浆液性脉络膜视网膜病变、视网膜静脉周围炎、糖尿病性视网膜病变等，属阴虚火旺者，常与知母、熟地黄、山茱萸等配伍，如知柏地黄丸。

【常用代表方】知柏地黄丸（《医宗金鉴》）：知母、黄柏、熟地黄、山茱萸、山药、牡丹皮、泽泻、茯苓。本方适用于慢性葡萄膜炎、中心性渗出性脉络膜视网膜病变、中心性浆液性脉络膜视网膜病变、视网膜静脉周围炎、糖尿病性视网膜病变、视网膜静脉阻塞、视神经炎等。

二、凉血泻下药

生地黄（Shengdihuang）

【功效】清热凉血、养阴生津。

【眼科临床应用】

（1）眼内出血、葡萄膜炎、视网膜渗出水肿等，属热入营血者，常与犀角（代）、黄连、金银花等配伍，如清营汤。

（2）急性前葡萄膜炎，属肝胆实火或风湿挟热者，常与独活、黄柏等配伍，如抑阳酒连散。

【常用代表方】抑阳酒连散（《原机启微》）：生地黄、独活、黄柏、防风、知母、蔓荆子、前胡、羌活、白芷、生甘草、寒水石、栀子、黄连、防己。本方适用于急性前葡萄膜炎，属肝胆实火或风湿挟热者。

玄参（Xuanshen）

【功效】清热凉血、泻火解毒、滋阴。

【眼科临床应用】

（1）前房积脓、角膜基质炎等，属热毒炽盛伤阴者，常与天冬、麦冬等配伍，如通脾泻胃汤。

（2）沙眼、滤泡性结膜炎、眼睑皮肤湿疹、角膜溃疡等，属脾胃湿热、血热壅滞者，常与连翘、知母、黄连等配伍，如除风清脾饮。

【常用代表方】除风清脾饮（《审视瑶函》）：陈皮、连翘、防风、知母、玄明粉、黄芩、玄参、黄连、荆芥、生地黄、桔梗。本方适用于沙眼、滤泡性结膜炎、眼睑皮肤湿疹、角膜溃疡等，

牡丹皮（Mudanpi）

【功效】清热凉血、活血祛瘀。

【眼科临床应用】

（1）眼内出血，也可治疗外邪入侵所致的各类炎症，常与当归、白芍等配伍，如加味逍遥散。

（2）眼内瘀血、眼睑炎症、化脓性炎性突眼等，属热毒炽盛者，常与犀角（代）、生地黄、芍药等配伍，如犀角地黄汤。

【常用代表方】加味逍遥散（《审视瑶函》）：当归身、白术、白茯神、甘草、白芍药、柴胡、炒山栀子、牡丹皮。本方适用于眼内出血。

赤芍（Chishao）

【功效】清热凉血、散瘀止痛。

【眼科临床应用】

（1）眼外伤、视网膜静脉或动脉阻塞、玻璃体积血、前房积血等，常与桃仁、红花、当归等配伍，如桃红四物汤。

（2）沙眼、慢性结膜炎、巩膜炎等，属血瘀热壅者，常与当归、红花等配伍，如归芍红花散。

【常用代表方】归芍红花散（《审视瑶函》）：当归、赤芍、红花、栀子、黄芩、大黄、白芷、连翘、防风、生地黄、甘草。本方适用于沙眼、慢性结膜炎、巩膜炎等。

紫草（Zicao）

【功效】清热凉血、活血、解毒透疹。

【眼科临床应用】

（1）眼底出血，或视网膜水肿渗出，常与石膏、生地黄、知母等配伍，如加减化斑汤。

（2）前房积血、翼状胬肉，常与蒲黄、苏木等配伍，如分珠散。

【常用代表方】分珠散（《眼科集成》）：蒲黄、苏木、红花、丹参、血竭、乳香、当归尾、大黄、紫草、牡丹皮、槐花、朱砂。本方适用于前房积血、翼状胬肉。

水牛角（Shuiniujiao）

【功效】清热凉血、解毒、定惊。

【眼科临床应用】

（1）眼底渗出性视网膜病变、葡萄膜炎等，常代替犀角与生地黄、金银花等配伍，如清营汤。

（2）葡萄膜炎，伴有前房积脓者，常代替犀角与金银花、夏枯草等配伍，如银花解毒汤。

【常用代表方】清营汤（《温病条辨》）：犀角（代）、玄参、牡丹皮、麦冬、连翘、生地黄、黄连、金银花、竹叶卷心。本方适用于眼底渗出性视网膜病变、葡萄膜炎等。

白薇（Baiwei）

【功效】清热凉血、利尿通淋、解毒疗疮。

【眼科临床应用】

（1）急、慢性泪囊炎，或眼睑炎性疾病初期，常与羌活、白蒺藜等配伍，如白薇丸。

（2）球结膜充血、干涩不适，属学分郁热者，常与生地黄、牡丹皮等配伍。

【常用代表方】白薇丸（《审视瑶函》）：白薇、石榴皮、防风、白蒺藜、羌活。本方适用于急、慢性泪囊炎，或眼睑炎性疾病初期。

紫花地丁（Zihuadiding）

【功效】清热解毒、凉血消肿。

【眼科临床应用】急性睑腺炎、角膜溃疡、眶

蜂窝织炎等属热毒证者，常与野菊花、紫背天葵等配伍，如五味消毒饮。

【常用代表方】五味消毒饮（《医宗金鉴》）：金银花、野菊花、紫花地丁、蒲公英、天葵子。本方适用于急性睑腺炎、角膜溃疡、眶蜂窝织炎等。

地骨皮（Digupi）

【功效】凉血除蒸、清肺降火。

【眼科临床应用】

（1）结膜炎，属肺火上炎者，常与桑白皮、黄芩、知母等配伍，如泄肺汤。

（2）眼内反复出血，伴骨蒸潮热，属阴虚者，常与知母、黄柏、生地黄等配伍。

【常用代表方】泄肺汤（《审视瑶函》）：地骨皮、桑白皮、黄芩、知母、麦冬、桔梗。本方适用于结膜炎等。

大黄（Dahuang）

【功效】泻下攻积、清热泻火、凉血解毒、逐瘀通经。

【眼科临床应用】

（1）匐行性角膜溃疡、眼内炎，伴赤肿疼痛、畏光流泪、便秘，属胃肠毒火内盛者，常与枳实、石膏等配伍，如眼珠灌脓方。

（2）急性闭角型青光眼、眼内急性化脓性炎症等，属肝经头风痰火攻目者，常与玄明粉、枳实等配伍，如大承气汤。

【常用代表方】眼珠灌脓方（《韦文贵眼科临床经验选》）：大黄、枳实、银花、瓜蒌仁、栀子仁、黄芩、生石膏、夏枯草、天花粉、淡竹叶。本方适用于匐行性角膜溃疡、眼内炎，伴赤肿疼痛、畏光流泪、便秘。

芒硝（Mangxiao）

【功效】泻下攻积、润燥软坚、清热消肿。

【眼科临床应用】

（1）化脓性角膜溃疡、前房积脓、眶蜂窝织炎之眼球突出、急性闭角型青光眼、眼内急性化脓性炎症等急重之证，伴便秘，常与防风、大黄等配伍，如泻脑汤。

（2）眼睑炎性水肿、眼睑丹毒、疮疡肿毒，伴实热便秘，属毒火上攻头目者，常作外敷。

【常用代表方】泻脑汤（《秘传眼科龙木论》）：防风、大黄、茺蔚子、黄芩、玄参、桔梗、芒硝。本方适用于化脓性角膜溃疡、前房积脓、眶蜂窝织炎之眼球突出、急性闭角型青光眼、眼内急性化脓性炎症等急重之证，伴便秘。

火麻仁（Huomaren）

【功效】润肠通便。

【眼科临床应用】

（1）结膜充血，属肠燥火焱、肝肺火盛者，常与秦皮、大黄、车前子等配伍，如大麻仁汤。

（2）球结膜水肿属肺积热者，常与桑白皮、杏仁、大黄等配伍，如元参丸。

【常用代表方】大麻仁汤（《圣济总录》）：大麻仁、人参、决明子、车前子、黄连、诃黎勒、秦皮、大黄。本方适用于结膜充血。

郁李仁（Yuliren）

【功效】润肠通便、利水消肿。

【眼科临床应用】

（1）闭角型青光眼早期，常与荆芥、大黄等配伍，如大黄泄肝散。

（2）眼底病兼有大便燥结，常与火麻仁、杏仁、枳实等配伍，如麻仁滋脾丸。

【常用代表方】麻仁滋脾丸（《常用中成药》）：麻仁、枳实、白芍、当归、熟大黄、郁李仁、杏仁、厚朴。本方适用于眼底病兼有大便燥结。

柏子仁（Boziren）

【功效】润肠通便、养心安神。

【眼科临床应用】

（1）眼底退行性病变，伴有头晕失眠、心神不宁，属肝肾不足者，常与五味子、枸杞子、菟丝子、覆盆子等配伍，如三仁五子丸。

（2）中心性浆液性脉络膜视网膜病变属阴虚血少者，常与五味子、远志、地黄等配伍，如天王补心丹。

【常用代表方】三仁五子丸（《济生方》）：柏子仁、酸枣仁、薏苡仁、五味子、枸杞子、菟丝子、覆盆子、车前子、肉苁蓉、熟地黄、当归、茯苓、沉香。本方适用于眼底退行性病变，伴有头晕失眠、心神不宁。

杏仁（Xingren）

【功效】润肠通便、止咳平喘。

【眼科临床应用】

（1）翼状胬肉，单用杏仁。

（2）眼底出血属血热者，或外伤性前房积血，常与大黄、川芎、薄荷配伍，如大黄当归汤。

【常用代表方】大黄当归汤（《银海精微》）：大黄、炙甘草、当归、赤芍、半夏、川芎。本方适用于眼底出血，或外伤性前房积血。

三、祛风渗湿药

独活（Duhuo）

【功效】祛风湿、止痛、解表。

【眼科临床应用】

（1）角膜炎，伴头目俱痛、眉骨疼痛、胸膈痰饮，常与藁本、天南星、细辛等配伍，如独活丸。

（2）角膜炎，伴结膜充血、畏光、头痛，属伤寒痊愈后，余邪不散，上走空窍者，常与防风、羌活、人参、当归等配伍，如人参补胃汤。

【常用代表方】人参补胃汤（《审视瑶函》）：羌活、独活、白芍药、生地黄、泽泻、人参、白茯苓、炙甘草、白术、黄芪、熟地黄、当归身、柴胡、防风。本方适用于角膜炎伴结膜充血、畏光头痛，以及角膜炎后期。

威灵仙（Weilingxian）

【功效】祛风湿、通络止痛、消骨鲠。

【眼科临床应用】角膜炎、翼状胬肉，常与密蒙花、草决明等配伍，如密蒙花散。

【常用代表方】密蒙花散（《银海精微》）：密蒙花、威灵仙、草决明、羌活、黑附子、大黄、石膏、川芎、木贼、甘草、蝉蜕、独活、楮实子、荆芥、车前子、防风、菊花、黄连、苍术。本方适用于角膜炎、翼状胬肉。

乌梢蛇（Wushaoshe）

【功效】祛风、通络、止痉。

【眼科临床应用】

（1）睑外翻属风湿瘀阻者，常与防风、天麻、细辛等配伍，如排风散。

（2）春季结膜炎，变应性结膜炎，常与防风、芍药等配伍，如乌蛇汤。

【常用代表方】乌蛇汤（《秘传眼科龙木论》）：乌蛇、藁本、防风、芍药、羌活、川芎、细辛。本方适用于春季结膜炎、变应性结膜炎。

木瓜（Mugua）

【功效】舒筋活络、和胃化湿。

【眼科临床应用】口、眼干燥综合征，中心性浆液性脉络膜视网膜病变恢复期，年龄相关性白内障，视神经萎缩，视网膜色素变性等均属肾虚精亏者，与楮实子、菟丝子等配伍，如驻景丸加减方。

【常用代表方】驻景丸加减方（《中医眼科六经法要》）：楮实子、菟丝子、茺蔚子、枸杞子、车前仁、木瓜、寒水石、河车粉、生三七、五味子。本方适用于眼干燥症，口、眼干燥综合征，中心性浆液性脉络膜视网膜病变恢复期，年龄相关性白内障，视神经萎缩，视网膜色素变性等。

桑寄生（Sangjisheng）

【功效】祛风湿、补肝肾、强筋骨。

【眼科临床应用】高血压性视网膜病变、眼底动脉硬化，伴头晕目眩、视物模糊，属肝阳偏亢、肝风上扰者，常与天麻、钩藤等配伍，如天麻钩藤饮。

【常用代表方】天麻钩藤饮（《杂病证治新义》）：天麻、钩藤、川牛膝、石决明、栀子、黄芩、杜仲、益母草、桑寄生、首乌藤、朱茯苓。水煎服。本方适用于高血压性视网膜病变、眼底动脉硬化。

防己（Fangji）

【功效】祛风湿、止痛、利水消肿。

【眼科临床应用】

（1）前葡萄膜炎，伴眼痛、畏光流泪，结膜充血，双膝、手关节肿痛，属风湿者，常与羌活、独活等配伍，如抑阳酒连散。

（2）球结膜水肿，伴小便不利者，常与玄参、升麻等配伍，如玄参饮。

【常用代表方】抑阳酒连散（《原机启微》）：独活、生地黄、黄柏、汉防己、知母、蔓荆子、生前胡、甘草、防风、山栀子、黄芩、寒水石、羌活、白芷、黄连。本方适用于前葡萄膜炎，伴眼痛畏光流泪、结膜混合充血。

五加皮（Wujiapi）

【功效】祛风湿、补肝肾、强筋骨、利水。

【眼科临床应用】

（1）眼睑水肿，常与桑白皮、生姜等配伍。

（2）结膜滤泡症、滤泡性结膜炎、视网膜水肿等，常与陈皮、茯苓等配伍，如五皮饮。

【常用代表方】五皮饮（《陕甘宁青中草药选》）：五加皮、陈皮、生姜皮、茯苓皮、大腹皮。本方适用于结膜滤泡症、滤泡性结膜炎、视网膜严重水肿等。

猪苓（Zhuling）

【功效】渗湿清热、渗湿消肿。

【眼科临床应用】

（1）用于湿热上承，瞳神紧小，云雾移睛，常与滑石、萹蓄等药配伍。

（2）用于水湿停聚，视网膜水肿，视物不明，常与茯苓、白术等药配伍。

【常用代表方】猪苓散（《审视瑶函》）：猪苓、木通、萹蓄、滑石、车前子、苍术、狗脊、大黄、栀子。本方适用于白内障早期、玻璃体疾病。

泽泻（Zexie）

【功效】利湿清热、利湿消肿、利湿止眩、滋阴泻火。

【眼科临床应用】

（1）用于湿热熏蒸，目赤，黑睛生翳，瞳神紧小，常与猪苓、车前子等药配伍。

（2）用于水湿停滞，视网膜水肿，眼睑水肿等，常与茯苓、白术等药配伍。

【常用代表方】桑白皮汤（《审视瑶函》）：桑白皮、泽泻、玄参、甘草、麦冬、黄芩、旋覆花、菊花、地骨皮、桔梗、白茯苓。本方适用于滤泡性结膜炎、眼干燥症，属肺经热盛者。

车前子（Cheqianzi）

【功效】清热渗湿、清肝祛风、清肝退翳、利尿消肿、益阴明目。

【眼科临床应用】

（1）用于湿热上承，睑肤湿疹，睑弦赤烂，瞳神紧小，常与黄芩、黄连等药配伍。

（2）用于肝经风热，目赤肿痛，眵泪黏糊，常与黄芩、龙胆草等药配伍。

【常用代表方】泻脑汤（《审视瑶函》）：车前子、木通、茯苓、熟大黄、玄明粉、黄芩、茺蔚子、桔梗、玄参、防风。本方适用于葡萄膜炎，眼底病。

滑石（Huashi）

【功效】利湿清热、清热解暑、祛湿敛疮。

【眼科临床应用】

（1）用于湿热熏目、云雾移睛，常与萹蓄、猪苓等药配伍。

（2）用于暑热伤目、目赤、眵泪如脓，常与金银花、连翘等药配伍。

【常用代表方】除湿汤（《眼科纂要》）：滑石、茯苓、车前子、木通、黄芩、黄连、陈皮、枳壳、荆芥、防风、甘草。本方适用于眼睑湿疹，真菌性角膜炎，睑边赤烂、刺痒。

地肤子（Difuzi）

【功效】清热利湿、养肝明目。

【眼科临床应用】

（1）视神经萎缩属肝虚者，常与决明子配伍，如地肤子丸。

（2）视网膜色素变性、高度近视眼底改变、视神经萎缩等眼底退行性病变，属肝肾亏损，阴血不足者，常与熟地黄、菟丝子、覆盆子等配伍，如四物五子丸。

【常用代表方】四物五子丸（《审视瑶函》）：熟地黄、当归、地肤子、白芍、菟丝子、川芎、覆盆子、枸杞子、车前子。本方适用于视网膜色素变性、高度近视眼底改变、视神经萎缩等眼底退行性病变等。

萆薢（Bixie）

【功效】利湿去浊、祛风除痹。

【眼科临床应用】

（1）玻璃体混浊、视物模糊，属下焦湿浊郁滞、上泛于目者，常与茯苓、石菖蒲配伍，如萆薢分清饮。

（2）早期梅毒皮肤黏膜发生下疳，或眼睑、结膜下疳，伴视物模糊，可单用或与土茯苓配伍，如萆薢汤。

【常用代表方】萆薢分清饮（《杨氏家藏方》）：萆薢、石菖蒲、乌药、益智仁、茯苓。本方适用于玻璃体混浊。

木通（Mutong）

【功效】清心导热、清利湿热。

【眼科临床应用】

（1）用于心热移于小肠、口疮目赤、小便短赤，常与生地黄、淡竹叶等药配伍。

（2）用于湿热熏目、目赤肿痛、瞳神紧小，常与龙胆草、黄芩等药配伍。

【常用代表方】洗心汤（《审视瑶函》）：黄连、炒栀子、生地黄、当归尾、菊花、木通、甘草。本方适用于胬肉突起，结膜炎。

茵陈（Yinchen）

【功效】利湿清热、利湿退黄、利湿止痒。

【眼科临床应用】

（1）前葡萄膜炎、角膜炎，伴畏光、视物模糊，属阴虚内挟湿热者，常与黄芩、石斛等配伍，如甘露饮。

（2）眼睑炎症属脾胃虚热者，常与薏苡仁、扁豆、茯苓等配伍，如养脾和胃汤。

【常用代表方】甘露饮（《银海指南》）：熟地黄、生地黄、天冬、麦冬、石斛、枳壳、黄芩、茵陈、枇杷叶、甘草。本方适用于前葡萄膜炎、角膜炎。

四、化瘀止血药

仙鹤草（Xianhecao）

【功效】收敛止血、解毒消肿。

【眼科临床应用】

（1）用于眼内外各种出血，常与白茅根、地榆等药配伍。

（2）用于眼睑疮疖肿毒。可将鲜品捣烂敷患处，或以茎叶熬膏外搽。

【常用代表方】宁血汤（《中医眼科学》）：生地黄、栀子炭、白茅根、侧柏叶、墨旱莲、仙鹤草、白蔹、白芍、白及、阿胶。本方适用于眼内出血。

白及（Baiji）

【功效】收敛止血、解毒生肌。

【眼科临床应用】

（1）用于眼底反复出血，如视网膜静脉周围炎等，常与阿胶珠、墨旱莲等药配伍。

（2）用于眼睑疮疖肿毒，溃口不收；皮肤皲裂。以本品研末，麻油调搽；或撒于创口。

【常用代表方】宁血汤（《中医眼科学》）：生地黄、栀子炭、白茅根、侧柏叶、墨旱莲、仙鹤草、白蔹、白芍、白及、阿胶。本方适用于眼内出血。

棕榈炭（Zonglvtan）

【功效】收敛止血。

【眼科临床应用】用于眼部各种出血之早期，常与大蓟、小蓟等药配伍。

【常用代表方】十灰散（《十药神书》）：大蓟炭、小蓟炭、荷叶炭、白茅根炭、大黄炭、栀子炭、棕榈炭、牡丹皮炭、茜草炭、侧柏叶炭，用鲜藕汁或萝卜汁调服。本方适用于眼内出血。

血余炭（Xueyutan）

【功效】收敛止血、化瘀利尿。

【眼科临床应用】

（1）眼底反复出血，常与侧柏叶、棕榈等药配伍，如眼部出血，可用血余炭研末，加入鲜藕汁冲服。

（2）前房积血，常与穿山甲、桔梗等配伍，如落红散。

【常用代表方】落红散（《审视瑶函》）：穿山甲、桔梗、硇砂、人退、谷精草、蝉蜕、蛇蜕、鹅不食草。本方适用于前房积血。

紫珠（Zizhu）

【功效】收敛止血、解毒疗伤。

【眼科临床应用】

（1）用于眼部各种出血，术后出血。常与仙鹤草、侧柏叶等药配伍，用于外伤所致眼底出血，常与水牛角片、黄连等配伍，如柏超然治眼底出血验案；也可单味制成片剂或研末吞服。

（2）用于眼睑水火烫伤，可用本品煎液或粉末涂布。

【常用代表方】柏超然治眼底出血验案（《全国中医眼科名家学术经验集》）：水牛角片、酒炒黄连、肉桂粉、连翘心、竹叶卷心、山栀子、苦参、生地黄、紫珠草、荠菜花、首乌藤、生甘草、小葱。本方适用于外伤所致眼底出血。

大蓟（Daji）

【功效】凉血止血、散瘀解毒消痈。

【眼科临床应用】

（1）眼睑疮疖肿毒，以鲜品捣烂外敷。

（2）前房积血、玻璃体积血、视网膜出血，属血热者，常与小蓟、栀子等配伍，如十灰散。

【常用代表方】十灰散（《十药神书》）：大蓟、小蓟、荷叶、侧柏叶、白茅根、茜草根、大黄、山栀子、棕榈皮、牡丹皮。本方适用于前房积血、玻璃体积血、视网膜出血等。

小蓟（Xiaoji）

【功效】凉血止血、散瘀解毒消痈。

【眼科临床应用】眼内出血属血热者，与地黄、滑石等配伍，如小蓟饮子。

【常与代表方】小蓟饮子（《济生方》）：生地黄、小蓟、滑石、木通、蒲黄、藕节、淡竹叶、当归、山栀子、甘草。本方适用于眼内出血。

三七（Sanqi）

【功效】化瘀止血、化瘀通脉、活血定痛。

【眼科临床应用】

（1）用于眼部各种出血，或既需止血又需化瘀的病症（如视网膜静脉周围炎、糖尿病眼底病变）。可研末配方兑服，也可单味服。

（2）用于视网膜静脉栓塞，常与丹参、牛膝等药配伍。

【常用代表方】用三七根，磨汁涂四周（《濒湖集简方》）。本方适用于眼部充血、出血。

蒲黄（Puhuang）

【功效】化瘀止血。

【眼科临床应用】用于视网膜静脉阻塞、视网膜静脉周围炎、糖尿病视网膜病变等既需活血又需止血的病症，常与生地黄、三七、丹参等药配伍。

【常用代表方】生蒲黄汤（《中医眼科六经要法》）：生地黄、牡丹皮、墨旱莲、荆芥炭、生蒲黄、郁金、丹参、川芎，适用于眼内出血。

茜草根（Qiancaogen）

【功效】化瘀止血。

【眼科临床应用】用于眼底反复出血，如视网膜中央静脉栓塞，视网膜静脉周围炎，糖尿病视网膜出血等，常与栀子炭、白茅根等药配伍。

【常用代表方】十灰散（《中药神书》）：大蓟、小蓟、荷叶、侧柏叶、白茅根、茜草、大黄、栀子、牡丹皮、棕榈皮。本方适用于各种眼底出血证。

花蕊石（Huaruishi）

【功效】化瘀止血、化瘀退翳。

【眼科临床应用】

（1）用于眼底反复出血或出血的后期，既需止血又需活血的病症，常与三七、血余炭等药配伍。

（2）用于多年障翳，视物昏暗，常与川芎、防风等药配伍。

【常用代表方】化血丹（《医学衷中参西录》）：花蕊石、三七、血余炭。本方适用于眼底反复出血或出血后期。

五、活血软坚药

昆布（Kunbu）

【功效】消痰软坚，利水消肿。

【眼科临床应用】

（1）玻璃体混浊、年龄相关性白内障，常与珍珠母配伍，如复明眼药水。

（2）增生性玻璃体视网膜病变属气滞痰凝血瘀者，常与海藻配伍，如海藻玉壶汤。

【常用代表方】海藻玉壶汤（《医宗金鉴》）：海藻、昆布、贝母、半夏、青皮、陈皮、当归、川芎、连翘、甘草。本方适用于增生性玻璃体视网膜病变。

海藻（Haizao）

【功效】软坚散结、软坚化瘀。

【眼科临床应用】

（1）增生性玻璃体视网膜病变属气滞痰凝血瘀者，常与当归、川芎同伍，如海藻玉壶汤。

（2）睑板腺囊肿，或眼眶炎性假瘤，常与夏枯草、玄参、贝母等药配伍，如内消瘰疬丸。

【常用代表方】海藻玉壶汤（《医宗金鉴》）：海藻、昆布、贝母、半夏、青皮、陈皮、当归、川芎、连翘、甘草。本方适用于增生性玻璃体视网膜病变。

海蛤壳（Haigeke）

【功效】化痰散结。

【眼科临床应用】用于痰热互结、瘰疬瘿瘤，或增殖性视网膜病变，或视网膜渗出物堆积，常与昆布、海藻等药配伍。

【常用代表方】驻景丸加减方（《中医眼科学》）：菟丝子、楮实子、茺蔚子、枸杞子、车前子、木瓜、寒水石、紫河车、生三七、五味子；加海藻、昆布、海蛤壳等软坚散结；加三棱、莪术、刘寄奴等破血散结。本方适用于增生性玻璃体视网膜病变。

瓦楞子（Walengzi）

【功效】化瘀软坚、敛湿止痒。

【眼科临床应用】

（1）用于痰瘀互结、眼底反复出血、血液机化，常与昆布、海藻等药配伍。

（2）用于睑肤湿疹，或睑边赤烂，可与枯凡研末麻油调搽。

【常用代表方】养阴清肺汤加减（《中医眼科学》）：生地黄、麦冬、白芍、牡丹皮、川贝母、玄参、薄荷、甘草、丹参、郁金、夏枯草、瓦楞子以清热消瘀散结。本方适用于结节性结膜炎、巩膜炎。

牡蛎（Muli）

【功效】重镇安神、平肝潜阳、软坚散结、收敛固涩。

【眼科临床应用】

（1）青光眼、高血压性视网膜病变，属肝阳上亢者，常与龙骨、牛膝等药配伍，如镇肝熄风汤。

（2）眼内瘀血机化、视网膜渗出物多，属痰湿互结者常与玄参、昆布海藻等药配伍。

【常用代表方】镇肝熄风汤（《医学衷中参西录》）：龟甲、玄参、天冬、白芍、龙骨、牡蛎、牛膝、代赭石、川楝子、麦芽、茵陈、甘草。本方适用于青光眼、高血压性视网膜病变。

川芎（Chuanxiong）

【功效】行气活血、祛风止痛、祛风除湿、祛风退翳、祛风止痒。

【眼科临床研究】

（1）用于气滞血瘀性眼病，如眼内瘀血、视网膜血管阻塞、眼外伤，常与当归、白芍等药配伍。

（2）用于风邪正偏头痛、眼痛、眉骨疼痛，常与白芷、细辛等药配伍。

【常用代表方】通窍活血汤（《医林改错》）：赤芍、川芎、桃仁、红花、麝香、鲜姜、大枣、老葱白，黄酒煎服。本方适用于眼底血管阻塞。

桃仁（Taoren）

【功效】活血祛瘀、润肠通便。

【眼科临床应用】

（1）用于眼外伤，组织受损，瘀血内停；或视网膜血管阻塞，常与红花、当归等药配伍。

（2）用于津枯便秘，对于既要活血化瘀又要润肠通便的病症更为相宜，常与火麻仁、决明子等药配伍。

【常用代表方】血府逐瘀汤（《医林改错》）：桃仁、红花、赤芍、牛膝、川芎、枳壳、柴胡、当归、生地黄、桔梗、甘草。本方适用于眼底血管阻塞，眼内瘀血。

红花（Honghua）

【功效】破血疗伤、破血通脉、破血消瘀。

【眼科临床应用】

（1）用于眼外伤，组织损伤，瘀血内停，常与桃仁、当归等药配伍。

（2）用于视网膜血管阻塞，视力剧降，常与桃仁、川芎、枳壳等药配伍。

【常用代表方】补阳还五汤（《医林改错》）：黄芪、桃仁、红花、当归尾、赤芍、川芎、地龙。本方适用于眼内出血，日久不散。

乳香（Ruxiang）

【功效】破瘀止痛、活血消肿。

【眼科临床应用】

（1）用于眼外伤，瘀滞性肿胀，疼痛剧烈，常与没药、川芎等药配伍。

（2）用于眼部疮疖肿毒，红肿硬结，脓液未成，常与金银花、黄芩、白芷等药配伍。

【常用代表方】活血汤（《眼科纂要》）：当归尾、枳壳、桃仁、红花、苏木、乳香、没药、荆芥、防风、白芷、甘草。本方适用于眼外伤，红肿疼痛，血凝紫胀，畏光流泪。

没药（Moyao）

【功效】疗伤止痛、活血消肿。

【眼科临床应用】

（1）用于眼外伤，组织损伤，眼内瘀血，疼痛剧烈，常与乳香、血竭、大黄等药配伍。

（2）用于眼睑疮疖肿毒，漏睛疮，脓液未成，常与金银花、白芷等药配伍。

【常用代表方】没药散（《太平圣惠方》）：没药、血竭、大黄、芒硝、生地黄、干地黄。本方适用于前房积血不散，头眼胀痛。

三棱（Sanleng）

【功效】破血消瘀、破血通脉。

【眼科临床应用】

（1）用于眼内瘀血或瘀血机化，或眼眶炎性假瘤，或视网膜陈旧渗出物，常与莪术、牛膝等药配伍。

（2）角膜炎、视神经萎缩，常与车前子、菊花等配伍，如车前子散。

【常用代表方】车前子散（《圣济总录·普济方》）：车前子、三棱、菊花、蛇蜕、甘草、石决明、草决明、井泉石、枳壳。本方适用于角膜炎、视神经萎缩。

莪术（Ezhu）

【功效】破血行气、破血通脉。

【眼科临床应用】

（1）用于眼内瘀血，血液机化，或视网膜陈旧渗出物，常与三棱、昆布、海藻等药配伍。

（2）角膜软化症之干燥期或穿孔期，伴强烈畏光、目闭不开，属脾虚气滞者，常与芜荑、使君子等配伍，如消痛丸。

【常用代表方】消疳丸（《秘传眼科纂要》）：芜荑、使君子、神曲、麦芽、槟榔、青皮、陈皮、木香、香附、三棱、莪术、芦荟、胡黄连、大黄。本方适用于角膜软化症之干燥期。

郁金（Yujin）

【功效】行气化瘀、行气解郁、辛香通窍。

【眼科临床应用】

（1）用于眼内瘀血内停，视网膜血管栓塞，常与丹参、川芎等药配伍。

（2）用于情志不遂，肝气郁结，眼球胀痛，眉骨疼痛，常与香附、柴胡等药配伍。

【常用代表方】祛瘀汤（《中医眼科学》）：川芎、当归尾、桃仁、泽兰、丹参、郁金、生地黄、赤芍、墨旱莲、仙鹤草。本方适用于外伤性前房积血。

水蛭（Shuizhi）

【功效】破血逐瘀、活血化瘀。

【眼科临床应用】

（1）用于瘀血蓄积，视网膜静脉阻塞，或玻璃体积血量多，甚至机化，且又无出血者，可与昆布、海藻等药配伍。

（2）用于眼底退行性病变，视网膜血管细小变窄者，常在补益的基础上，配伍本品少量，以改善血液循环。

【常用代表方】生地黄、山茱萸、葛根、牛膝、枸杞子、生蒲黄、三七、水蛭（《中医名方全书》)。本方适用于糖尿病性视网膜病变。

牛膝（Niuxi）

【功效】破血通脉、补肝益肾、强筋壮骨、性善下行。

【眼科临床应用】

（1）用于视网膜血管栓塞，或视网膜反复出血，玻璃体积血，前房积血及眼外伤，常与当归尾、川芎、丹参等药配伍。

（2）用于肝肾虚弱、内障目昏、视物不明，常与枸杞子、熟地黄等药配伍。

【常用代表方】育阴潜阳通脉汤（《中医眼科临床实践》)：生地黄、山药、枸杞子、麦冬、白芍、沙参、盐知母、盐黄柏、珍珠母、生龙骨、生牡蛎、怀牛膝、丹参、赤芍、蝉蜕、木贼。本方适用于视网膜静脉阻塞。

六、理气止痛药

海风藤（Haifengteng）

【功效】祛风湿、通络止痛。

【眼科临床应用】前葡萄膜炎、伴眼部红肿疼痛、畏光流泪，属风湿痹痛、关节屈伸不利者，常与秦艽、独活等配伍，如蠲痹汤。

【常用代表方】蠲痹汤（《医学心悟》)：羌活、独活、肉桂心、秦艽、当归、川芎、甘草、海风藤、桑枝、乳香、木香。本方适用于前葡萄膜炎伴眼部红肿疼痛、畏光流泪，属风湿痹痛、关节屈伸不利者。

木香（Muxiang）

【功效】行气止痛、行气退翳、行气防滞。

【眼科临床应用】

（1）用于视力疲劳、视久眼胀痛、眉骨疼痛，常与黄芪、党参等药配伍。

（2）用于气滞翳膜，如云翳、冰霞翳等，常与蝉蜕、木贼、丹参等药配伍。

【常用代表方】调中益气汤（《审视瑶函》)：人参、黄芪、升麻、柴胡、木香、苍术、陈皮、甘草。本方适用于上睑下垂、视神经萎缩、视网膜色素变性、视疲劳等，属脾胃气虚、清气下陷者。

青皮（Qingpi）

【功效】疏肝破气、消积化滞。

【眼科临床应用】

（1）球后视神经炎、视神经萎缩、陈旧性视网膜脉络膜病变，属肝气郁结者，常与柴胡、当归、白芍、茯苓等配伍，如解郁逍遥散。

（2）睑板腺囊肿、眼眶炎性假瘤，属湿痰滞留经络，与半夏、天南星、陈皮配伍，如化痰丸。

【常用代表方】化痰丸（《秘传眼科纂要》)：半夏、天南星、白矾、皂角、生姜、青皮、陈皮、紫苏子、萝卜子、杏仁、干葛根、神曲、麦芽、山檀、香附子。本方适用于睑板腺囊肿、眼眶炎性假瘤。

枳实（Zhishi）

【功效】破气化瘀、破气消积。

【眼科临床应用】

（1）视网膜静脉栓塞视力急剧下降，属肝气横逆、气血郁闭、脉络阻塞者，常与柴胡、芍药甘草等配伍，如四逆散。

（2）翼状胬肉，常与黄芩、竹茹等配伍，如大黄平胃散。

【常用代表方】四逆散（《伤寒论》)：甘草、枳实、柴胡、芍药。本方适用于视网膜静脉阻塞等。

枳壳（Zhiqiao）

【功效】宽肠理气、行气活血、降浊升清。

【眼科临床应用】

（1）用于眼内瘀血、视网膜静脉栓塞，属气血瘀滞者，常与桃仁红花、川芎配伍，如血府逐瘀汤。

（2）眼睑炎症、眼睑皮肤湿疹等，属湿重于热者，常与陈皮、黄芩、黄连配伍，如除湿汤。

【常用代表方】血府逐瘀汤（《医林改错》)：桃仁、红花、当归、川芎、生地黄、赤芍、柴胡、枳壳、甘草、桔梗、牛膝。本方适用于眼内瘀血、视网膜静脉阻塞。

香附（Xiangfu）

【功效】行气解郁、行气止痛、行气调经、行气退翳、行气和血。

【眼科临床应用】

（1）用于肝失条达、精神抑郁、视瞻昏渺、青盲、暴盲，常与柴胡、白芍等配伍。

（2）用于气滞性眼球胀痛或夜间痛甚，常与夏枯草、丹参等药配伍。

【常用代表方】柴胡疏肝散（《景岳全书》）：柴胡、陈皮、白芍、枳壳、炙甘草、川芎、香附。本方适用于眼底病伴神情抑郁、胸胁胀痛。

七、健脾安神药

白术（Baizhu）

【功效】补脾升清、健脾运湿、益气退翳。

【眼科临床应用】

（1）用于脾胃气虚、清气不升、眼睫无力、眼睑下垂、青盲、夜盲，常与党参、黄芪等药配伍。

（2）用于脾虚温聚、眼睑水肿或视网膜水肿，常与茯苓、车前子等药配伍。

【常用代表方】大补参芪丸（《眼科纂要》）：人参、黄芪、白术、茯苓、当归、枸杞子、生地黄、石斛、石菖蒲、甘草。本方适用于脾胃气虚，青光眼。

山药（Shanyao）

【功效】补脾益气、补肾益阴、补阴生津。

【眼科临床应用】

（1）用于脾胃气虚、清气不升、青盲、夜盲，常与党参、黄芪、当归等药配伍。

（2）用于肾阴亏虚、目失濡养、内降目昏，干涩昏花，常与熟地黄、枸杞子等药配伍。

【常用代表方】甘菊花丸（《普济方》）：甘菊花、枸杞子、熟地黄、干山药。本方适用于眼底退行性病变。

甘草（Gancao）

【功效】补脾益气、清热解毒。

【眼科临床应用】

（1）用于脾胃虚弱、眼睫无力、内障目昏、陷翳不愈，常与党参、黄芪等药配伍。

（2）用于实热眼病、疮而肿毒、目赤执痛、畏光流泪，常与黄连、黄芩等药配伍。

【常用代表方】助阳活血汤（《脾胃论》）：生黄芪、柴胡、防风、白芷、升麻、蔓荆子、甘草。本方适用于上睑下垂、前房积血、各类角膜炎等属脾胃虚弱、中气不足者。

陈皮（Chenpi）

【功效】健脾燥湿、化痰散结、和胃止呕、理气消滞。

【眼科临床研究】

（1）用于脾虚湿盛、水湿停滞、眼睑水肿，或视网膜水肿，常与茯苓皮、赤小豆等药配伍。

（2）用于痰湿互结、胞生痰核、重坠难睁，常与茯苓、法半夏等药配伍。

【常用代表方】二陈汤（《太平惠民和剂局方》）：法半夏、陈皮、茯苓、甘草。本方适用于睑板腺囊肿、视网膜有硬性渗出者。

八、平肝息风药

酸枣仁（Suanzaoren）

【功效】养心安神、滋补肝阴。

【眼科临床应用】

（1）用于心神不宁、失眠头晕、眠则多梦、视瞻昏渺，常与茯神、远志等药配伍。

（2）用于肝阴不足、目失濡养、视物昏花、青盲内障，常与枸杞子、熟地黄等药配伍。

【常用代表方】加味四物汤（《眼科秘书》）：当归、川芎、熟地黄、白芍、远志、茯神、酸枣仁、柏子仁。本方适用于眼底病兼有头晕失眠者。

远志（Yuanzhi）

【功效】交通心肾、养心益气。

【眼科临床应用】

（1）用于心肾不交、失眠多梦、健忘头晕、视物昏花、视瞻昏渺，常与茯苓、酸枣仁等药配伍。

（2）用于心气不足、能近怯远、视久眼胀，常与人参、石菖蒲等药配伍。

【常用代表方】天王补心丹（《世医得效方》）：生地黄、人参、玄参、天冬、麦冬、丹参、当归、茯苓、远志、五味子、酸枣仁、柏子仁、朱砂、桔梗。本方适用于眼底退行性病变，如年龄相关性黄斑变性伴视物模糊、眩晕心悸、怔忡健忘、梦扰难寐等，属气阴两虚者。

石决明（Shijueming）

【功效】平肝潜阳、平肝息风、养肝明目、清肝退翳、清肝退赤。

【眼科临床应用】

（1）用于肝阳上亢、头痛眩晕、视物昏暗、青光眼，常与牛膝，钩藤等药配伍。

（2）用于肝风上扰、头目胀痛、五风内障，常与夏枯草、车前子等药配伍。

【常用代表方】慢性青光眼方（《韦文贵眼科临床经验选》）：防风、羌活、细辛、蝉蜕、石决明、菊花、密蒙花、生地黄、川芎、石斛、僵蚕。本方适用于青光眼属肝肾阴虚、肝阳上亢。

磁石（Cishi）

【功效】潜阳平肝、潜阳安神、潜阳退障。

【眼科临床应用】

（1）用于肝阳上亢、头晕目眩、头痛耳鸣，常与石决明、牡蛎等药配伍。

（2）用于肝阳上亢、心神不宁、头晕失眠、视物昏花、视定反动，常与茯神、酸枣仁等药配伍。

【常用代表方】神曲丸（《备急千金方》）：神曲、磁石、光明砂。本方适用于年龄相关性白内障属肾阴不足者。

地龙（Dilong）

【功效】平肝潜阳、活血通络。

【眼科临床应用】

（1）角膜外伤，常与当归、赤芍、红花等配伍，如归芍红花散。

（2）用于肝阳上亢、头痛眩晕、视物昏暗，常与钩藤、石决明、夏枯草等药配伍。

【常用代表方】归芍红花散（《审视瑶函》）加减：当归、赤芍、红花、大黄、黄芩、防风、生地黄、地龙、甘草。本方适用于角膜外伤。

九、补中益气药

人参（Renshen）

【功效】大补元气、补气退翳、补气止泪、生津止渴。

【眼科临床应用】

（1）用于元气亏虚、清气不升、青盲、夜盲、上险下垂，常与黄芪、白术等药配伍。

（2）用于角膜炎后期、溃陷日久不能修复，常与黄芪等药配伍。

【常用代表方】大补参芪丸（《秘传眼科纂要》）：人参、黄芪、白术、枸杞子、石菖蒲、川芎、生地黄、甘草、石斛、当归、茯苓。本方适用于原发性视网膜色素变性、视神经萎缩、上睑下垂。

党参（Dangshen）

【功效】补气升清、补气生血、补气托毒。

【眼科临床应用】

（1）用于脾肺气虚、清气下陷、眼易疲劳、眼睫无力、青盲、夜盲，常与黄芪、白术等药配伍。

（2）用于气不生血、面色萎黄、口唇淡白、目昏内障，常与当归、熟地黄等药配伍。

【常用代表方】参芪白术散（《太平惠民合剂局方》）：党参、白术、茯苓、扁豆、陈皮、山药、莲子、炙甘草、桔梗、砂仁、薏苡仁。本方适用于上睑下垂、视疲劳、视神经萎缩、夜盲等。

黄芪（Huangqi）

【功效】补气升清、补血摄血、补气化痰、托毒生肌。

【眼科临床应用】

（1）用于脾虚气陷、眼睑无力、眼睑下垂，常与党参等药配伍。

（2）用于脾虚气弱、统血失权、眼底反复出血，常与党参、白术等药配伍。

【常用代表方】助阳活血汤（《脾胃论》）：生黄芪、柴胡、防风、白芷、升麻、当归、蔓荆子、甘草。本方适用于上睑下垂、前房积血、各类角膜炎等，属中气不足者。

当归（Danggui）

【功效】补血养血、活血止痛、活血通脉、活血调经、活血消痈、活血宣痹。

【眼科临床应用】

（1）用于血虚目窍失养、内障外障，常与热地黄、白芍药等药配伍。

（2）用于血瘀作痛，如眼外伤、眼球胀痛刺痛，常与丹参、川芎等药配伍。

【常用代表方】四物汤（《太平惠民和剂局方》）：熟地黄、当归、白芍、川芎。本方适用于视神经萎缩、视神经炎、中心性浆液性脉络膜视网膜病变、视力疲劳等属血虚者。

熟地黄（Shudihuang）

【功效】滋补肝肾、补血养血。

【眼科临床应用】

（1）用于肝肾阴虚、目失濡养、干涩昏花、视瞻昏渺、青盲、夜盲、昼盲、云雾移睛、圆翳内障，常与枸杞子、山药等药配伍。

（2）用于血虚内障、视物昏花、视力疲劳、不耐久视，常与当归、白芍等药配伍。

【常用代表方】四物五子丸（《证治准绳》）：熟地黄、当归、地肤子、白芍、菟丝子、川芎、覆盆子、枸杞子、车前子。本方适用于眼干燥症、角膜炎。

芍药（shaoyao）

【功效】补益肝血、和营止痛、养阴柔肝。

【眼科临床应用】

（1）用于肝血不足、内障目昏、青盲、夜盲，常与熟地黄、当归等药配伍。

（2）用于血虚目失濡养、珠痛、眉骨疼痛、目昏，常与川芎、白芷等药配伍。

【常用代表方】四物补肝散（《审视瑶函》）：白芍、熟地黄、川芎、香附、夏枯草、甘草。本方适用于妊娠高血压性视网膜病变、视神经萎缩、开角型青光眼早期。

阿胶（Ejiao）

【功效】生血补血、滋阴止血、滋阴润燥。

（1）用于血虚内障、头晕心悸、面色萎黄、视物昏暗，常与热地黄、当归等药配伍。

（2）用于阴虚火旺、眼底反复出血、视力下降，常与生地黄，墨旱莲等药配伍。以蒲黄粉炒成阿胶珠为宜。

【常用代表方】艾人理血汤（《目经大成》）：人参、白术、黄芪、甘草、芍药、秦皮、地黄、阿胶、艾叶、防风。本方适用于视物模糊，玻璃体混浊属阴血不足者。

龙眼肉（Longyanrou）

【功效】养血安神。

【眼科临床应用】用于心脾亏虚、血不养神、头晕失眠、视定反动，常与酸枣仁、茯苓、黄芪、党参等药配伍。

【常用代表方】归脾汤（《济生方》）：白术、茯神、黄芪、龙眼肉、酸枣仁、人参、木香、甘草。本方适用于重症肌无力、视疲劳、中心性浆液性脉络膜视网膜病变、视神经萎缩、黄斑变性等虚性眼病。

枸杞（Gouqi）

【功效】补益肝肾、补肾退翳、补肝止泪。

【眼科临床应用】

（1）用于肝肾虚弱、青盲、夜盲、视瞻昏渺、云雾移睛，常与熟地黄、山茱萸、菊花等药配伍。

（2）用于年老体弱、肝肾虚弱、圆翳内障、视物渐昏，常与熟地黄、生地黄、石决明等药配伍。

【常用代表方】左归饮（《景岳全书》）：熟地黄、山药、枸杞、山萸肉、牛膝、菟丝子、龟甲、鹿角胶。本方适用于玻璃体混浊属肝肾不足、精血不能上济于目者。

桑椹子（Sangshenzi）

【功效】滋补肝肾、滋补肝血、滋阴养津。

【眼科临床应用】

（1）用于肝肾阴虚、头晕耳鸣、须发早白、眼珠干涩、视物昏花，常与何首乌、女贞子、黑芝麻等药配伍。

（2）用于肝血不足、青盲、夜盲、视瞻昏渺、萤星满目，常与熟地黄、当归、白芍等药配伍。

【常用代表方】首乌延寿丹（《世补斋医书》）：何首乌、菟丝子、金银花、生地黄、杜仲、牛膝、女贞子、桑叶、桑椹、黑芝麻、金樱子、墨旱莲。本方适用于与年龄相关性白内障。

黄精（Huangjing）

【功效】滋肾润肺、补脾益气。

【眼科临床应用】

（1）用于肺肾阴虚、口渴咽干、干涩昏花、视惑易色，常与熟地黄、山药、石斛等药配伍。

（2）用于脾胃气虚、青盲、夜盲，常与山药、党参、当归等药配伍。

【常用代表方】补肝散（《不空眼科》）：黄精、蒺藜、白芍、杏仁、车前子、旋覆花、太子参、黄芪、谷精草、五味子、蛤粉。本方适用于角膜瘢痕。

黑芝麻（Heizhima）

【功效】滋补肝肾、润肠通便。

【眼科临床应用】

（1）用于肝肾阴虚、干涩昏花、视瞻昏渺、圆翳内障，常与桑叶、枸杞子等药配伍。

（2）用于内障眼病兼津枯便秘，常与何首乌、当归等药配伍。

【常用代表方】桑麻丸（《医级》）：桑叶、黑芝麻、糯米或蜜。本方适用于眼底退行性病变伴皮肤燥涩、大便闭坚。

菟丝子（Tusizi）

【功效】补肾益精、养肝明目、止泻安胎。

【眼科临床应用】

（1）病毒性角膜炎后期、早期年龄相关性白内障、视网膜静脉阻塞、慢性视神经炎等，属阴虚火旺者，常与熟地黄、肉苁蓉等配伍，如通明补肾丸。

（2）年龄相关性白内障、眼底退行性病变，属肝肾不足者，常与磁石、枸杞子配伍，如补肾丸。

【常用代表方】补肾丸（《银海精微》）：磁石、枸杞子、石斛、菟丝子、五味子、熟地黄、覆盆子、楮实子、车前子、肉苁蓉、沉香、青盐。本方适用于年龄相关性白内障、眼底退行性病变，属肝肾不足者。

楮实子（Chushizi）

【功效】滋肾、清肝、明目、利尿。

【眼科临床应用】

（1）视神经萎缩、中心性浆液性脉络膜视网膜病变恢复期、年龄相关性白内障等属肝肾亏虚者，常与枸杞子、熟地黄等相配伍，如加减驻景丸。

（2）角膜炎属肝热者，如楮实散。

【常用代表方】加减驻景丸（《银海精微》）：熟地黄、楮实子、当归、车前子、枸杞子、五味子、川椒、菟丝子。本方适用于视神经萎缩、中心性浆液性脉络膜视网膜病变恢复期、年龄相关性白内障等属肝肾亏虚者。

十、其　他

蝉蜕（Chantui）

【功效】疏散风热、利咽开音、透疹、明目退翳、息风止痉。

【眼科临床应用】

（1）用于眼部过敏痒极难忍，或痒如虫行，常与防风、僵蚕等药配伍，

（2）用于角膜炎、角膜瘢痕属余邪未清者，常与白蒺藜、草决明、栀子、菊花等配伍，如蝉花散。

【常用代表方】蝉花散（《银海精微》）：谷精草、菊花、蝉蜕、羌活、甘草、蔓荆子、蒺藜、草决明、防风、川芎、栀子仁、密蒙花、黄芩、荆芥穗、木贼。本方适用于角膜炎、角膜瘢痕属余邪未清者。

葛根（Gegen）

【功效】解肌退热、透疹、生津止渴、升阳止泻。

【眼科临床应用】

（1）急性结膜炎属外感风寒邪郁化热者，常与柴胡等配伍，如柴葛解肌汤。

（2）病毒性角膜炎，常与升麻、桔梗、前胡等配伍。

【常用代表方】柴葛解肌汤（《伤寒六书》）：柴胡、葛根、石膏、羌活、白芷、黄芩、芍药、桔梗、甘草、生姜、大枣。本方适用于急性结膜炎。

密蒙花（Mimenghua）

【功效】清热泻火、养肝明目、退翳。

【眼科临床应用】

（1）角膜炎、沙眼、结膜滤泡症、滤泡性结膜炎、睑缘炎等，属肝经风热者常与黄芩薄荷等配伍，如密蒙花散。

（2）视神经萎缩、维生素A缺乏所致的夜盲等，属血虚肝热者与养血药同用，如猪肝散。

【常用代表方】密蒙花散（《普济方》）：密蒙花、当归、川芎、砂仁、桔梗、防风、薄荷、黄芩、甘草。本方适用于角膜炎、沙眼、结膜滤泡症、滤泡性结膜炎、睑缘炎等。

青葙子（Qingxiangzi）

【功效】清热泻火、明目退翳。

【眼科临床应用】

（1）葡萄膜炎急性起病，伴睫状充血、畏光，或结膜炎、角膜炎，伴眵多流泪等，属肝经风热者，常与菊花、龙胆等配伍，如龙胆散。

（2）眼睑或皮肤红赤瘙痒属风热所致者，常与地肤子、蝉蜕、苦参等配伍，如决明子丸。

【常用代表方】草龙胆散（《太平惠民和剂局方》）：龙胆草、木贼、甘草、菊花、青葙子、香附、川芎。本方适用于葡萄膜炎、角膜炎、结膜炎等。

千里光（Qianliguang）

【功效】清热解毒、清肝明目。

【眼科临床应用】

（1）角膜溃疡早期，常与金银花，荆芥、黄芩等配伍，如祛风散热饮加减。

（2）结膜炎、角膜炎、眼睑丹毒、眼睑皮肤湿疹。

【常用代表方】祛风散热饮子（《角膜炎证治经验》）加减：千里光、金银花、荆芥、防风、柴胡、蔓荆子、黄芩、山栀子、黄连、甘草。本方适用于角膜溃疡早期。

（张仁俊　赵永旺）

第二节　中药注射剂

一、清热解毒类

热毒宁注射液（Reduning Injection）

【成分】青蒿、金银花、栀子。

【性状】本品为淡黄棕色至红棕色的澄明液体。

【药理】

（1）解热作用：对2,4-二硝基苯酚、大肠埃希菌引起大鼠发热、三联疫苗引起家兔发热均有明显的解热作用。

（2）抗病毒作用：对流感病毒H1N1、H3N2、H5N1、呼吸道合胞病毒、鼻病毒、柯萨奇病毒、肠道病毒等具有灭活作用。

（3）抗炎作用：对内毒素LPS等诱导的巨噬细胞释放的多种炎症介质具有抑制作用。

（4）抑菌作用：对金黄色葡萄球菌和肺炎克雷伯菌表皮葡萄球菌有较强的抑菌作用。

【药动学】起效时间（绿原酸的达峰时间）：1.38小时；持续时间（绿原酸的平均滞留时间）：0.790小时。

【适应证】清热、疏风、解毒。本剂用于外感风热所致的感冒、咳嗽，症见高热、微恶风寒、头痛身痛、咳嗽、痰黄；上呼吸道感染、急性支气管炎见上述证候者。

【眼科临床应用】①单纯疱疹性角膜炎，流行性角膜结膜炎等病毒所致的眼科疾病。②可用于眼病患者伴发的上述全身性疾病。

【用法用量】静脉滴注，成人剂量：每次20ml，以5%葡萄糖注射液或0.9%氯化钠注射液250ml稀释后使用，滴速为30～60滴/分，每天1次。上呼吸道感染患者1个疗程为3天，急性气管-支气管炎患者1个疗程为5天；或遵医嘱。儿童剂量：3～5岁，最高剂量不超过10ml，以5%葡萄糖注射液或0.9%氯化钠注射液50～100ml稀释后静脉滴注，滴速为30～40滴/分，每天1次；6～10岁，每次10ml，以5%葡萄糖注射液或0.9%氯化钠注射液100～200ml稀释后静脉滴注，滴速为30～60滴/分，每天1次；11～13岁，每次15ml，以5%葡萄糖注射液或0.9%氯化钠注射液200～250ml稀释后静脉滴注，滴速为30～60滴/分，每天1次；14～17岁，每次20ml，以5%葡萄糖注射液或0.9%氯化钠注射液250ml稀释后静脉滴注，滴速为30～60滴/分，每天1次；或遵医嘱。

【不良反应】偶见有全身发红、瘙痒或皮疹等过敏反应。

【注意事项】对本品过敏者禁用。本品使用后需用5%葡萄糖注射液或0.9%氯化钠注射液冲洗输液管后，方可使用第二种药物。

【药物相互作用】本品与青霉素类、氨基糖苷类和大环内酯类等药物配伍使用时可产生混浊或沉淀。如确需联合使用其他药物，先用5%葡萄糖注射液或0.9%氯化钠注射液（50ml以上）冲洗输液器或更换新的输液器，并应保持一定的时间间隔，以免药物相互作用产生不良反应。

【制剂】注射剂：10ml。

喜炎平注射液（Xiyanping Injection）

【成分】穿心莲内酯磺化物。

【药理】抗病毒、抗菌、解热消炎、镇咳、增强机体免疫。

【适应证】清热解毒、止咳止痢，用于支气管炎、扁桃体炎、细菌性痢疾等。

【眼科临床应用】急、慢性结膜炎、病毒性角膜炎、单纯疱疹性角膜炎、流行性角结膜炎、浅表性巩膜炎和睑腺炎等。

【用法用量】肌内注射：成人每次50～100mg，每天2～3次；小儿酌减或遵医嘱。静脉滴注：每天250～500mg，或遵医嘱。

【不良反应】本品引起的不良反应较少；偶见皮疹、瘙痒、发热、寒战、疼痛、烦躁，罕见呼吸急促、发绀、心悸、抽搐等。绝大部分停药后均能恢复正常。

毛冬青注射液（Maodongqing Injection）

【成分】毛冬青。

【药理】毛冬青增加冠状动脉流量，使之强而持久，但开始较慢。短期内重复应用，有快速耐受性。

【适应证】本品有扩张血管及抗菌消炎作用，用于冠状动脉硬化性心脏病、血栓闭塞性脉管炎，并用于中心性视网膜炎、小儿肺炎。

【眼科临床应用】急、慢性结膜炎，以及病毒性角膜炎、单纯疱疹性角膜炎、流行性角结膜炎、浅表性巩膜炎和睑腺炎等。

【用法用量】肌内注射，每次2ml，每天1～2次。

莲必治注射液（Lianbizhi Injection）

【成分】亚硫酸氢钠穿心莲内酯。

【药理】本品具有增强机体免疫功能、抗菌消炎、抗病毒及解热作用。本品治疗肠道感染、小儿肺炎、上呼吸道感染及其所致的发热有效。

【适应证】本品清热解毒、抗菌消炎，用于细菌性痢疾、肺炎、急性扁桃体炎。

【眼科临床应用】急、慢性结膜炎，以及病毒性角膜炎、单纯疱疹性角膜炎、流行性角结膜炎、浅表性巩膜炎和睑腺炎等。

【用法用量】肌内注射，每次0.1～0.2g，每天2次。静脉滴注，每天0.4～0.75g，加于5%葡萄糖注射液或氯化钠注射液中滴注。

【不良反应】现有资料提示，本品可能引起皮疹、头晕、胃肠道反应、过敏样反应等，少数患者可能出现急性肾功能损伤。

银黄注射液（Yinhuang Injection）

【成分】银黄。

【药理】本品具有清热解毒，宣肺燥湿的功效。另外具有广谱抗菌和抗病毒作用，能阻止毒素吸收，增强免疫功能，减轻或消除应激反应，提高毛细血管抵抗力，保护黏膜上皮和肝细胞功能。

【适应证】本品清热、解毒、利咽，用于风热犯肺而致发热、咳嗽，咽痛等症，上呼吸道感染，急性扁桃体炎，咽炎见上述证候者皆可用之。

【眼科临床应用】急、慢性结膜炎、病毒性角膜炎、单纯疱疹性角膜炎、流行性角结膜炎、浅表性巩膜炎和睑腺炎等。

【用法用量】肌内注射，每次2～4ml，每天1～2次。

【不良反应】本品使用过程中偶见皮疹、恶心、面红、瘙痒等不良反应。

【注意事项】本品含芳香走窜药物，孕妇忌用。

二、活血化瘀类

银杏二萜内酯葡胺注射液（Ginkgo Biloba Two Terpere Lactones Meglumine Injection）

【成分】本品主要成分为银杏内酯A、银杏内酯B、银杏内酯K等；辅料为葡甲胺、柠檬酸、氯化钠。

【性状】本品为无色至微黄色的澄明溶液。

【药理】

（1）特异性拮抗血小板活化因子，改善视网膜血液循环，降低全血黏度，抗栓作用显著。

（2）保护视网膜神经节细胞，促进突轴生长，抑制谷氨酸毒性引起的视网膜神经节细胞凋亡。

【药动学】起效时间（银杏内酯B的达峰时间）为3.02小时；持续时间（银杏内酯B的平均滞留时间）为7.32小时。

【适应证】本品活血通络，用于中风病中经络（轻中度脑梗死）恢复期痰瘀阻络证，症见半身不遂、口舌㖞斜、言语謇涩、肢体麻木等。

【眼科临床应用】

（1）视网膜血管阻塞性疾病，糖尿病视网膜病变，青光眼、视神经炎等眼科疾病。

（2）可用于眼病患者伴发的上述全身性疾病。

【用法用量】缓慢静脉滴注。每次1支（25mg），临用前，将药物缓缓加入到0.9%氯化钠注射液250ml中稀释，缓慢静脉滴注，每天1次，用药期间请严格控制滴速，首次使用时滴速应该控制为10～15滴/分，观察30分钟无不适者，可适当增加滴注速度，但应逐渐提高，滴注速度应不高于30滴/分，1个疗程为14天。

【不良反应】

（1）部分患者用药后出现头晕、眼花、头痛、背痛、颈胀、小便量多、夜尿增多、疲倦思睡，睡眠增多、协调功能异常等。

（2）少数患者用药后出现寒战、发热、心慌、后枕部不适、口唇及爪甲轻度发绀、下肢抖动、腹泻等，出现以上症状立即停药，并进行相应的处理。

（3）个别患者用药后出现面部红色点状皮疹等过敏反应。

（4）少数患者用药后出现ALT、AST升高。

（5）部分患者用药期间可出现血压波动，以血压降低为主。

【注意事项】

（1）用药前应仔细询问患者用药史和过敏史，过敏体质者慎用。

（2）用药前应认真检查药品以及配制后的滴注液，发现药液出现混浊、沉淀、变色、结晶、瓶身细微破裂者，均不得使用。

（3）药品稀释应该严格按照说明书的要求配制，不得随意改变稀释液的种类、稀释浓度和稀释溶液用量，不得使用葡萄糖类溶液稀释；配药后应坚持即配即用，不宜长时间放置。

（4）中药注射液应单独使用，禁止与其他注射剂混合滴注；本品尚无与其他药物联合使用的安全性和有效性信息，谨慎联合用药。

（5）严格掌握用法用量及疗程。按照药品说明书推荐剂量、给药速度、疗程使用，不宜超剂量、过快滴注和超过疗程规定的连续用药。由于临床试验结果显示，部分不良反应的发生可能与药物滴注速度过快有关，因此需要严格控制滴注速度，滴注速度不宜超过30滴/分。

（6）药品应在有抢救条件的医疗机构使用。

（7）用药过程中，应密切观察用药反应，特别是开始用药的前30分钟，发现异常，立即停药，采用积极救治措施；用药结束后应该在医疗机构至少观察30分钟。

（8）用药后出现轻度头晕、头痛者，可降低滴注速度，症状有可能减轻或缓解。

（9）用药后出现过敏反应或其他明显不良反应者应立即停药并及时救治。

（10）合并有严重心、肝、肾疾病者慎用。

（11）体质虚弱的老年人或及合并感染者慎用。

（12）曾有1例患者在临床试验全部完成后的第2天突然出现急性肺栓塞死亡，但尚无证据表明该患者的死亡与试验用药有关。

（13）用药期间，应注意血压的检测，应定期检查肝功能。

（14）本品未完成全部的生殖毒性试验，未观察对子代的影响，有生育要求者慎用。

（15）本品尚未在孕妇及哺乳期妇女、儿童及70岁以上的老年人中进行过临床试验，因此，在孕妇及哺乳期妇女、儿童，以及70岁以上的老年人中有效性和安全性用药无法确定。

【药物相互作用】本品尚无药物相互作用相关研究，因此严禁混合配伍，谨慎联合用药。

血栓通注射液（Xueshuantong Injection）

【成分】三七总皂苷，氯化钠。

【药理】有效成分是由三七的根提取活性总皂苷。治疗脑梗死的作用机制为：能抑制血小板聚集，改善患者血液的高凝状态，改善梗死区的血液供应；具有扩张血管的作用。

【适应证】活血祛瘀；扩张血管，改善血液循环。

【眼科临床应用】用于视网膜中央静脉阻塞，脑血管病后遗症，内眼病，眼前房出血等。

【用法用量】静脉注射：每次2～5ml，以氯化钠注射液20～40ml稀释后使用，每天1～2次。静脉滴注：每次2～5ml，用10%葡萄糖注射液250～500ml稀释后使用，每天1～2次。肌内注射：每次2～5ml，每天1～2次。

【不良反应】偶见过敏性皮疹。

【注意事项】

（1）大剂量使用时，需观察血压变化，低血压者慎用，不推荐本品与其他药物在同一容器内混合使用。

（2）使用中可能会出现局部皮肤轻度红肿。

（3）输注过快可致个别患者出现胸闷、恶心，调慢滴速即可缓解。

（4）本品遇冷可能析出结晶。

葛根素注射液（Puerarin Injection）

【成分】葛根素。

【药理】葛根素系一种黄酮苷，为血管扩张药。

【适应证】本品可用于辅助治疗冠心病、心绞痛、心肌梗死、视网膜动、静脉阻塞、突发性耳聋。

【眼科临床应用】视网膜动、静脉阻塞。

【用法用量】静脉滴注。每次200～400mg，加入5%葡萄糖注射液500ml中，每天1次，10～20天为1个疗程，可连续使用2～3个疗程。

【不良反应】

（1）个别患者在用药开始时出现暂时性腹胀、恶心等消化道反应，继续用药自行消失。

（2）少数患者可出现皮疹、过敏性哮喘、过敏性休克、发热等过敏反应，极少数患者出现溶血反应。

（3）偶见急性血管内溶血：寒战、发热、黄疸、腰痛、尿色加深等。

【注意事项】

（1）严重肝、肾功能不全，心力衰竭及其他严重器质性疾病患者禁用。

（2）对本药过敏或过敏体质者禁用。

（3）有出血倾向者慎用，孕妇慎用，哺乳期妇女不建议使用。

（4）血容量不足者应在短期内补足血容量后使用本品。

疏血通注射液（Shuxuetong Injection）

【成分】水蛭、地龙。

【药理】疏血通注射液是由传统中药制作而成的复方制剂，有抗凝、预防血栓、溶栓、抗血小板聚集等作用。

【适应证】本品活血化瘀、通经活络，用于瘀血阻络所致的缺血性中风病中经络急性期，症见半身不遂、口舌㖞斜、语言謇涩。急性期脑梗死见上述证候者。

【眼科临床应用】用于视网膜动、静脉阻塞。

【用法用量】静脉滴注，每天6ml或遵医嘱，加于5%葡萄糖注射液（或0.9%氯化钠注射液）250～500ml中，缓缓滴入。

【不良反应】尚不明确。

【注意事项】①有过敏史及过敏性疾病史者禁用；②孕妇禁用；③无瘀血症者禁用；④有出血

倾向者禁用；⑤本品应单独使用，禁忌与其他药品混合配伍使用；⑥对老年人、肝肾功能异常和初次使用的患者应慎重使用，加强监测。

丹参注射液（Danshen Injection）

【成分】丹参。

【药理】本品主要作用有保护心肌缺血缺氧，清除自由基，保护肝损害，镇静，改善血液流变学等。

【适应证】本品活血化瘀、通脉养心，用于冠心病、胸闷、心绞痛。

【眼科临床应用】可用于眼科患者伴发的上述全身性疾病。

【用法用量】肌内注射。每次2～4ml，每天1～2次；静脉注射。每次4ml，每天1～2次；静脉滴注。每次10～20ml，每天1次。或遵医嘱。

【不良反应】偶见过敏反应。其主要症状体征为瘙痒、头痛、腹痛、咳嗽、哮喘、低血压、心律失常、荨麻疹等。

【注意事项】

（1）对本品有过敏或严重不良反应病史者禁用。

（2）本品不宜与抗癌药、止血药、抗酸药、阿托品、细胞色素C、维生素B_1、维生素B_6、麻黄碱、络贝宁、士的宁、雄性激素等药联合使用。

（3）本品不宜与中药藜芦同时使用。

（4）本品与抗生素、维生素C、肝素、东莨菪碱、酚妥拉明、硫酸镁等联合使用，可产生协同作用及减少药物某些不良反应。

丹参川芎嗪注射液（Danshen Ligustrazine Injection）

【成分】丹参、盐酸川芎嗪；辅料为甘油、注射用水。

【药理】有抗血小板聚集、扩张冠状动脉、降低血液黏度、加速红细胞的流速、改善微循环、并抗心肌缺血和心肌梗死的作用。

【适应证】用于闭塞性脑血管疾病，如脑供血不全、脑血栓形成，脑栓塞及其他缺血性心血管疾病，如冠心病的胸闷、心绞痛、心肌梗死、缺血性中风、血栓闭塞性脉管炎等症。

【眼科临床应用】用于眼科患者伴发上述全身性疾病。

【用法用量】静脉滴注，用5%～10%葡萄糖注射液250～500ml稀释。每次5～10ml。

【不良反应】偶见有皮疹。

【注意事项】①脑出血及有出血倾向的患者忌用。②静脉滴注速度不宜过快，儿童及老年患者用药应按儿童及老年剂量使用。③糖尿病患者慎用。④如有结晶析出，用温水加热溶解即可。

三、益气扶正类

黄芪注射液（Huangqi Injection）

【成分】黄芪。

【药理】黄芪对正常心脏有加强其收缩的作用。其尚有明显的抗生物氧化、抗辐射、增强细胞生理代谢、降低血液黏度、减少血栓形成、护肝等作用。另外，黄芪有抗菌、抑制病毒的作用，有显著抗滤泡性口腔炎病毒的作用。

【适应证】益气养元，扶正祛邪，养心通脉，健脾利湿。

【眼科临床应用】用于糖尿病视网膜病变、复发性单纯疱疹性角膜炎。

【用法用量】肌内注射，每次2～4ml，每天1～2次。静脉滴注，每次10～20ml，每天1次，或遵医嘱。

【不良反应】①过敏反应。②呼吸系统：常见喉头水肿、呼吸困难、哮喘、胸闷。③循环系统：偶见低血压迟发型静脉炎；罕见快速心房颤动。④消化系统：偶肝功能损害、呕吐、腹泻。⑤其他：偶见剧烈头痛、肾功能损害；罕见溶血性贫血；有报道静脉滴注本品致热原反应的病例。

【注意事项】①本品有过敏反应或严重不良反应病史者禁用，过敏体质者禁用。②心肝热盛、脾胃湿热者禁用。

刺五加注射液（Ciwujia Injection）

【成分】刺五加。

【药理】①抑制和减缓心律失常。②防治血栓形成。

【适应证】平补肝肾，益精壮骨。用于肝肾不足所致的短暂性脑缺血发作、脑动脉硬化、脑血栓形成、脑栓塞等；也用于冠心病、心绞痛合并神经衰弱和更年期综合征等。

【眼科临床应用】中心性浆液性脉络膜视网膜病变、糖尿病性视网膜病变。

【用法用量】静脉滴注。每次300～500mg，每天1～2次。

【不良反应】个别病例出现皮疹、头晕甚者过敏性休克等。

【注意事项】对本品有过敏史的患者禁止使用，本品严禁混合配伍，谨慎联合用药。

第三节 中 成 药

一、清热解毒类

牛黄解毒片（Niuhuang Jiedu Tablets）

【成分】人工牛黄、雄黄、石膏、大黄、黄芩、桔梗、冰片、甘草。

【药理】牛黄解毒片具有明显的解热、抗炎，以及镇痛、镇静、抗惊厥等作用，对引发各种炎症的多种致病微生物有较强的抑制作用。

【功效】清热解毒。

【适应证】用于火热内盛，咽喉肿痛，牙龈肿痛，口舌生疮，目赤肿痛。

【眼科临床应用】眼睑、结膜充血、红肿疼痛。

【用法用量】口服。每次3片，每天2～3次。

【注意事项】孕妇禁用。

三黄片（Sanhuang Tablets）

【成分】大黄、盐酸小檗碱、黄芩浸膏。

【药理】本品主治湿热火毒炽盛引起的血证、便秘、痔、黄疸、暴风客热、天行赤眼、风赤疮痍、口疮、鼻疮、疖、有头疽、红丝疔、发、疔疮、流注、丹毒。

【功效】本品清热解毒、泻火通便，用于三焦热盛所致的目赤肿痛、口鼻生疮、咽喉肿痛、牙龈肿痛、心烦口渴、尿黄便秘。

【适应证】用于三焦热盛所致的目赤肿痛、口鼻生疮、咽喉肿痛、牙龈肿痛、心烦口渴、尿黄便秘。

【眼科临床应用】眼睑、结膜充血、红肿疼痛伴便秘。

【用法用量】口服。每次4片，每天2次，小儿酌减。

【注意事项】①忌烟、酒及辛辣食物；②不宜在服药期间同时服用滋补性中药；③有高血压、心脏病、肝病、糖尿病、肾病等慢性病严重者应在医师指导下服用；④对本品过敏者禁用，过敏体质者慎用；溶血性贫血患者及葡萄糖-6-磷酸脱氢酶缺乏患者禁用；⑤本品性状发生改变时禁止使用。

二、扶正补气类

芪明颗粒（Stilbene Ming Particles）

【成分】黄芪、葛根、地黄、枸杞子、决明子、茺蔚子、蒲黄、水蛭。

【药理】本品能升高体重，降低HbA1c和血糖水平，降低全血黏度、血浆黏度、全血还原黏度、红细胞刚性指数、红细胞集聚指数和纤维蛋白原含量；能降视网膜毛细血管基底膜厚度，减轻视网膜血管病变程度，降低视网膜毛细血管内皮细胞与周细胞的比值；降低视网膜组织葡萄糖、山梨醇、果糖的含量；升高视网膜震荡电位的振幅并缩短峰潜时。

【功效】益气生津、滋养肝肾、通络明目。

【适应证】用于2型糖尿病视网膜病变单纯型。

【眼科临床应用】用于2型糖尿病视网膜病变单纯型、干眼、视疲劳。

【用法用量】开水冲服。每次1袋，每天3次。1个疗程为3～6个月。

【注意事项】个别患者用药后出现胃脘不适等；服用本药期间仍需服用基础降糖药物，以便有效的控制血糖；忌食辛辣油腻食物；脾胃虚寒者，出现湿阴胸闷、胃肠胀满、食少便溏者或痰多者不宜使用。

益视颗粒（Yishi Particles）

【成分】党参、当归、五味子（蒸）、山药、制何首乌、金樱子、覆盆子、木香、厚朴（姜制）、白术（焦）、山楂（焦）、石楠叶、菟丝子、六神曲（焦）。

【药理】缓解视疲劳。

【功效】滋肾养肝、健脾益气、调节视力。

【适应证】用于肝肾不足、气血亏虚引起的青少年假性近视及视力疲劳者。

【眼科临床应用】用于肝肾不足、气血亏虚引起的青少年假性近视及视力疲劳者。

【用法用量】开水冲服。每次15g，每天3次。

【注意事项】糖尿病患者禁服；忌烟、酒、辛辣刺激性食物；孕妇慎用；平时有眼胀，头痛，虹视或青光眼等症状的患者慎用；用药后如视力下降明显应到医院就诊；青光眼慎用。

黄芪颗粒（Huangqi Particles）

【成分】黄芪。

【药理】提高免疫力。

【功效】补气固表、利尿、托毒排脓、生肌。

【适应证】用于气短心悸、虚脱、自汗、脱

肛、子宫脱垂、痈疽难溃、疮口久不愈合。

【眼科临床应用】用于各种眼病兼气虚乏力。

【用法用量】开水冲服，每次1袋，每天2次。

【注意事项】忌辛辣、生冷、油腻食物；感冒发热患者不宜服用；宜饭前服用。

补益蒺藜丸（Buyi Jili Wan）

【成分】黄芪（蜜炙）、白术（麸炒）、山药、茯苓、白扁豆、芡实（麸炒）、当归、沙苑子、菟丝子、陈皮。

【功效】健脾补肾、益气明目。

【适应证】用于脾肾不足、眼目昏花、视物模糊、腰酸气短。

【眼科临床应用】用于视神经萎缩。

【用法用量】口服。每次8g，每天2次。

熊胆开明片（Xiongdan Kaiming Tablets）

【成分】熊胆粉、石决明、菊花、石决明（煅）、枸杞子、泽泻（炙）、龙胆、茺蔚子。

【药理】缓解视疲劳、镇痛、消炎。

【功效】清肝泄热、滋阴明目。

【适应证】急性虹膜睫状体炎、原发性开角型青光眼。

【眼科临床应用】视疲劳、急性结膜炎、急性虹膜睫状体炎、原发性开角型青光眼。

【用法用量】口服。每次4片，每天3次，或遵医嘱。

【注意事项】孕妇禁用。

三、补 虚 类

复明片（Fuming Tablets）

【成分】槟榔、车前子、地黄、茯苓、枸杞子、谷精草、关木通、黄连、蒺藜、菊花、决明子、羚羊角（代）、牡丹皮、木贼、女贞子、人参、山药、山茱萸、石斛、石决明、熟地黄、菟丝子、夏枯草、泽泻。

【药理】本品能加速眼前节血液循环和营养代谢，改善晶状体囊的通透性，恢复其生理屏障效应，另外还具有抗炎及良好的改善微循环的作用。

【功效】滋补肝肾、养阴生津、清肝明目。

【眼科临床应用】用于青光眼，初、中期白内障及肝肾阴虚引起的羞明畏光、视物模糊等病。

【用法用量】口服。每次5片，每天3次，1个疗程为30天。

【注意事项】禁忌辛辣刺激。

复方决明片丸（Fufang Jueming Tablets）

【成分】决明子（微炒）、菟丝子（炒）、制何首乌、远志（甘草制）、升麻、五味子、石菖蒲、丹参、黄芪、鹅不食草、桑椹、冰片。辅料为蔗糖、硬脂酸镁、淀粉。

【功效】养肝益气、开窍明目。

【眼科临床应用】用于气阴两虚证的青少年假性近视。

【用法用量】口服。每次4～8片，每天2次；2个月为1个疗程。

【注意事项】忌烟、酒、辛辣刺激性食物；感冒时不宜服用。糖尿病患者应在医师指导下使用。

障眼明片（Zhangyanming Tablets）

【成分】石菖蒲、决明子、肉苁蓉、葛根、青葙子、党参、蔓荆子、枸杞子、车前子、白芍、山茱萸、甘草、菟丝子、蕤仁（去内果皮）、升麻、密蒙花、川芎、菊花、熟地黄、黄精、关黄柏、黄芪。

【功效】补益肝肾、退翳明目。

【适应证】用于肝肾不足所致干涩不适、腰膝酸软。

【眼科临床应用】用于早、中期年龄相关性白内障。

【用法用量】口服；0.21g，每次4片，每天3次；0.42g，每次2片，每天3次。

明目地黄胶囊（丸）[Mingmu Dihuang Jiaonang（Wan）]

【成分】熟地黄、菊花、枸杞子、山药、山茱萸（制）、茯苓、白芍、牡丹皮、蒺藜、泽泻、当归、石决明（煅）。

【药理】主要有抗菌、抗炎、降压作用。

【功效】滋肾、养肝、明目。

【适应证】用于肝肾阴虚、目涩畏光、视物模糊、迎风流泪。

【眼科临床应用】①用于慢性球后视神经炎，轻度视神经萎缩、黄斑部退行性病变。②用于角结膜干燥症。③用于因年老体衰、精血不足、筋肉迟缓、泪液失约所致的溢泪症。

【用法用量】口服。每次3粒，每天3次。

杞明胶囊（Qiming Jiaonang）

【成分】枸杞子、菟丝子、女贞子、茺蔚子、何首乌、山茱萸、淫羊藿、谷精草、木贼、决明子、赤芍、川芎、丹参、黄柏、牡丹皮、地黄、红花、鸡血藤、冰片。

【功效】补益肝肾、活血化瘀。

【适应证】用于肝肾阴虚所致的眼部酸困、眼眶疼痛等症。

【眼科临床应用】用于防治青少年近视、弱视及消除视疲劳等症。

【用法用量】口服，每次2粒，每天3次。

黄连羊肝丸（Huanglian Yanggan Wan）

【成分】黄连、胡黄连、黄芩、黄柏、龙胆、柴胡、青皮（醋炒）、木贼、密蒙花、茺蔚子、决明子（炒）、石决明（煅）、夜明砂、鲜羊肝。

【功效】泻火明目。

【适应证】用于肝火旺盛、目赤肿痛、视物昏暗、羞明流泪。

【眼科临床应用】用于肝火旺盛、眼睑、结膜充血、红肿疼痛者。

【用法用量】口服。每次1丸，每天1～2次。

十五味萝蒂明目丸（Shiwuwei Luodimingmu Wan）

【成分】萝蒂、寒水石（奶制）、藏茴香、石灰华、甘草、红花、渣驯膏、丁香、金钱白花蛇、绿绒蒿、铁屑（诃子制）、诃子、余甘子（去核）、代赭石、毛诃子。

【药理】本品具有消除晶状体混浊功效、促进晶状体混浊吸收、杀菌、抑菌、调节免疫、促进代谢，解除睫状肌痉挛，改善眼屈光状态等作用。

【功效】清肝、明目。

【眼科临床应用】用于早期白内障、结膜炎等。

【用法用量】早晨服。每次2～3丸，每天1次。

明珠口服液（Mingzhu Koufuye）

【成分】决明子、制何首乌、珍珠母、菊花、夏枯草、当归、白芍、枸杞子、赤芍、红花、益母草、车前子、茯苓、冬瓜子、甘草。

【药理】增强免疫力。

【功效】滋补肝肾、养血活血、渗湿明目。

【适应证】中心性浆液性脉络膜视网膜病变见上述证候者。

【眼科临床应用】用于中心性浆液性脉络膜视网膜病变。

【用法用量】口服，每次10ml，每天3次。1个月为1个疗程。

复方石斛片（Fufang Shihu Tablets）

【成分】人参、羚羊角（代）、五味子、枸杞子、川芎、山药、地黄、当归（酒浸）、水牛角浓缩粉、黄芩、栀子、防风、石斛、枳壳（炒）、麦冬、杜仲（去粗皮盐水炒）。

【药理】改善眼微循环、抗炎利水。

【功效】滋养肝肾、益气明目。

【适应证】用于视力减退、瞳神散大及圆翳内障、云雾移睛之视物昏朦、迎风流泪等症。

【眼科临床应用】青光眼、白内障、玻璃体混浊、视神经萎缩。

【用法用量】口服或淡盐汤送服，每次4～6片，每天3次。

杞菊地黄丸（Qiju Dihuang Wan）

【成分】茯苓、枸杞子、菊花、牡丹皮、山药、山茱萸、熟地黄、泽泻。

【药理】降血脂、增强免疫力、减轻视网膜损伤。

【功效】滋肾养肝。

【适应证】用于肝肾阴亏、眩晕耳鸣、羞明畏光、迎风流泪、视物昏花。

【眼科临床应用】糖尿病视网病变、白内障、视神经萎缩。

【用法用量】口服。每次9g，每天2次。

知柏地黄丸（Zhibo Dihuang Wan）

【成分】知母、黄柏、熟地黄、山茱萸（制）、牡丹皮、山药、茯苓、泽泻。辅料为炼蜜。

【药理】降血糖。

【功效】滋阴降火。

【适应证】用于阴虚火旺、潮热盗汗、口干咽痛、耳鸣遗精、小便短赤。

【眼科临床应用】糖尿病视网膜病变、干眼症

【用法用量】口服。每次1袋（6g），每天2次。

四、活血祛瘀类

丹红化瘀口服液（Danhong Huayu Koufuye）

【成分】丹参、当归、川芎、桃仁、红花、柴胡、枳壳。

【药理】动物实验显示，本品可促进眼内出血的吸收，有利于异常视网膜电图的恢复，增加巨噬细胞数量从而增进其吞噬能力，抑制胶原纤维和胶原组织的增生。

【功效】活血化瘀、行气通络。

【适应证】用于气滞血瘀引起的视物模糊、视网膜中央静脉阻塞症的吸收期。

【眼科临床应用】用于气滞血瘀引起的视物模糊、视网膜中央静脉阻塞症的吸收期。

【用法用量】口服。每次1～2支，每天3次，用时摇匀。

【注意事项】有出血倾向者、视网膜中央静脉阻塞出血期患者及孕妇禁用。阴虚阳亢者慎用。个别患者服药后出现口干舌燥症状。用药期间应定期检查出、凝血时间。

复方血栓通胶囊（Fufang Xueshuantong Jiaonang）

【成分】三七、黄芪、丹参、玄参。

【药理】扩张血管、改善微循环。

【功效】活血化瘀、益气养阴。

【适应证】用于治疗血瘀兼气阴两虚证的视网膜静脉阻塞及血瘀兼气阴两虚的稳定性劳累型心绞痛。

【眼科临床应用】视网膜静脉阻塞、糖尿病视网膜病变、黄斑变性、玻璃体积血等。

【用法用量】口服。每次3粒，每天3次。

【注意事项】孕妇禁服。

和血明目片（Hexuemingmu Tablets）

【成分】蒲黄、丹参、地黄、墨旱莲、菊花、黄芩（炭）、决明子、车前子、茺蔚子、女贞子、夏枯草、龙胆、郁金、木贼、赤芍、牡丹皮、当归、川芎。

【药理】止血、促进瘀血吸收、抗炎。

【功效】凉血止血、滋阴化瘀、养肝明目。

【适应证】用于阴虚肝旺，热伤络脉所引起的眼底出血。

【眼科临床应用】视网膜静脉阻塞，糖尿病视网膜病变，黄斑变性，玻璃体积血等及外伤所引起的眼底出血。

【用法用量】口服，每次5片，每天3次。

止血祛瘀明目片（Zhixue Quyu Mingmu Tablets）

【成分】丹参、三七、赤芍、地黄、墨旱莲、茺蔚子、牡丹皮、女贞子、夏枯草、毛冬青、大黄、黄芩（酒炙）。

【药理】止血、化瘀、促进出血吸收、抗菌消炎明目。

【功效】化瘀止血、滋阴清肝、明目。

【适应证】用于阴虚肝旺、热伤络脉所致的眼底出血。

【眼科临床应用】视网膜静脉阻塞、糖尿病视网膜病变、黄斑变性、玻璃体积血等及外伤所引起的眼底出血、视神经炎。

【用法用量】 口服，每次5片，每天3次；或遵医嘱。

【注意事项】脾胃虚弱者不宜。

将军定痛丸（Jiangjun Dingtong Wan）

【成分】黄芩、白僵蚕、陈皮、天麻、桔梗、青礞石、白芷、薄荷、大黄、半夏。

【功效】泻火逐痰、平肝息风。

【适应证】头目胀痛剧烈，视力下降，畏光流泪，眼睑肿胀，结膜混合充血，角膜水肿，瞳孔散大，眼压升高，伴恶心呕吐。

【眼科临床应用】急性闭角型青光眼

【用法用量】本品为细末，滴水为丸，如绿豆大，每服2钱，食后临卧茶清吞之。

云南白药（Yunnan Baiyao）

【成分】田七、怀山药等。

【药理】本品具有止血、化瘀、抗炎、愈创等作用。

【功效】化瘀止血、活血止痛、解毒消肿。

【适应证】用于跌打损伤、瘀血肿痛、吐血、咯血、便血、痔血、崩漏下血、支气管及肺结核咯血、溃疡病出血、疮疡肿毒，以及软组织挫伤、闭合性骨折及皮肤感染性疾病。

【眼科临床应用】眼科出血各症及眼外伤性出血。

【用法用量】出血者用温开水送服；瘀血肿痛及未出血者用酒送服；妇科各种病症用酒送服；但血过多、红崩用温开水送服；毒疮初起服0.25g，另取药粉用酒调匀，敷患处，如已化脓，只需内服。口服：每次0.25～0.5g，每天4次（2～5岁按成人量1/4服用，5～12岁按成人量1/2服用）。

【注意事项】孕妇忌用。有本药过敏史者慎用。伴有严重心律失常的患者不宜使用。有组织破损或感染者，外敷用药之前必须认真彻底清创、冲洗、消毒，外敷云南白药后可有轻微灼痛，随着病情的好转将逐渐消失。

（张仁俊　赵永旺　欧阳宁华）

第四节 方 剂

一、祛风清热剂

羌活胜风汤（Qianghuo Shengfeng Tang）

【来源】《原机启微》。

【组成】白术、枳壳、羌活、川芎、白芷、独活、防风、前胡、桔梗、薄荷、荆芥、甘草、柴胡、黄芩。

【用法】每天1剂，水煎，分2次温服。

【功效】祛风散邪、清利头目。

【眼科临床应用】用于单纯疱疹性角膜炎及其他非化脓性角膜炎，证属风邪重而热邪轻。

【方解】方中羌活、独活、防风、荆芥、川芎、白芷祛风散邪、止痛止泪；柴胡、黄芩、薄荷清肝利目且疏散肝胆风热；桔梗宣散外邪兼载药上达；前胡散风热；白术、枳壳、甘草理脾胃而护正气。诸药共用，有祛风散邪、清利头目之功效。

【加减】本方可不用独活、前胡、白术，加千里光、金银花、谷精草等解毒退翳之品；充血较明显者，加赤芍、牡丹皮等凉血活血以退赤；生眵者，加桑白皮、知母等清肺热。

双解汤（Shuangjie Tang）

【来源】《中医眼科临床实践》。

【组成】金银花、蒲公英、天花粉、黄芩、荆芥、防风、龙胆草、桑白皮、枳壳、甘草。

【用法】每天1剂，水煎，分2次温服。

【功效】疏风清热、解毒驱邪。

【眼科临床应用】细菌或病毒所致的各种角膜炎性疾病、沙眼衣原体性角膜炎等。

【方解】方中金银花、蒲公英、黄芩清热解毒；龙胆草、桑白皮清肝泻肺；荆芥、防风祛风散邪；枳壳、甘草调和脾胃，防寒凉碍胃；故全方有疏风散邪，清热解毒之功用。

【加减】一般可加谷精草、木贼草以退翳；可加赤芍、牡丹皮以凉血活血；大便燥结，加大黄；大便溏薄，去龙胆草，加苍术、白术；风热重、眼发痒，加羌活。

新制柴连汤（Xinzhi Chailian Tang）

【来源】《眼科纂要》。

【组成】赤芍药、柴胡、黄芩、栀子、龙胆草、荆芥、防风、蔓荆子、木通、黄连、甘草。

【用法】每天1剂，水煎2次温服。

【功效】祛风散邪、清热解毒。

【眼科临床应用】主要用于细菌性角膜炎，也可用于病毒性角膜炎及其他类型角膜炎。

【方解】方中荆芥、防风、柴胡、蔓荆子祛风散邪；黄连、黄芩、栀子、龙胆草清热解毒；赤芍凉血活血；木通利尿而令邪有出路，助其泄热；甘草解毒调和诸药。

【加减】加金银花、蒲公英可增强解毒之功；加木贼草、谷精草可增强退翳之效；加牡丹皮、桃仁等有增强活血之功；眼睑痉挛者，加钩藤、蝉蜕以解痉；眼痛头痛者，加川芎、羚羊角（代）。

菊花决明散（Juhua Jueming San）

【来源】《原机启微》。

【组成】石决明、决明子、生石膏、菊花、防风、羌活、川芎、木贼、蔓荆子、黄芩、甘草。

【用法】每天1剂，水煎，分2次温服，其中石决明、生石膏需久煎。

【功效】祛风清热、退翳明目。

【眼科临床应用】用于病毒性角膜炎、浅层点状角膜炎及其他角膜炎，证属肝经风热者。

【方解】方中草决明、石决明、木贼草明目祛翳；防风、羌活、蔓荆子、甘菊花散风升阳；甘草、川芎和气顺血；黄芩、石膏清除邪热。上药配合同用，共成疏风清热、祛翳明目之功。

【加减】若白睛红赤，水肿明显，加桑白皮、金银花以清热泻肺；若黑睛翳障明显，加蝉蜕、白蒺藜祛风退翳。

聚星决明散（Juxing Jueming San）

【来源】《眼科临证录》。

【组成】决明子、蔓荆子、蛇蜕、蝉蜕、刺蒺藜、钩藤、山栀、连翘、荆芥、防风、谷精草。

【用法】每天1剂，水煎，分2次温服。

【功效】祛风清热、平肝退翳。

【眼科临床应用】用于各类病毒性角膜炎。

【方解】方中荆芥、防风、蔓荆子、钩藤、蒺藜、连翘、栀子祛风散热散邪、清热解毒；谷精草、决明子、蛇蜕、蝉蜕、钩藤、蒺藜疏风平肝退翳。全方有很强的祛风热、退翳之功效。

【加减】充血暗红者加赤芍、牡丹皮、桃仁活血退赤；大便秘结者，加大黄泻下通便；眼痛甚者，加川芎、白芷以镇痛。

防风通圣散（Fangfeng Tongsheng San）

【来源】《宣明论方》。

【组成】石膏、滑石、荆芥、防风、川芎、桔梗、黄芩、栀子、连翘、大黄、芒硝、薄荷、当归、芍药、白术、麻黄、甘草。

【用法】每天1剂，研末或水煎温服。

【功效】祛风散热、泻火解毒。

【眼科临床应用】用于细菌性或病毒性角膜炎、棘阿米巴角膜炎、免疫性角膜病等。

【方解】本方是祛风散邪、清热解毒、泻下并用的方剂。方中以麻黄、荆芥、防风、川芎、薄荷、桔梗祛风散邪；大黄、芒硝通下泻火解毒；栀子、滑石清热利尿；石膏、黄芩、连翘苦寒以清热解毒；当归、芍药、川芎养血行血；白术、甘草和胃，起到扶正的作用。

【加减】一般可加青葙子、木贼草退翳；结膜水肿明显者，加桑白皮泻肺；细菌性角膜炎者，可加黄连、金银花解毒。

银翘散（Yinqiao San）

【来源】《温病条辨》。

【组成】连翘、金银花、芦根、荆芥、牛蒡子、薄荷、竹叶、甘草、淡豆豉。

【用法】每天1剂，急火煎，勿过煮。

【功效】祛风散邪、清热解毒。

【眼科临床应用】用于各类角膜炎，病程不长，病情不很重，局部症状及体征较轻者。

【方解】方中金银花、连翘辛凉透邪、清热解毒；荆芥、薄荷、淡豆豉疏风散邪；桔梗、牛蒡子宣肺散邪解毒；芦根、竹叶、甘草清热解毒，并有疏风散邪、清热解毒之功效。

【加减】加柴胡、黄芩等肝经之药；常加赤芍、当归尾、谷精草等活血退翳；刺激症状重者加防风、白芷、钩藤等祛风之品；化脓性炎症者加黄连、蒲公英等解毒药。

二、清肝降火剂

清肝明目消障汤（Qinggan Mingmu Xiaozhang Tang）

【来源】《眼科秘诀》。

【组成】草决明、生地黄、车前草、羌活、防风、蔓荆子、密蒙花、当归、川芎、赤芍药、柴胡、茯苓、青葙子、大黄、黄连、苍术、甘草。

【用法】每天1剂，水煎，分2次温服，大黄后下。

【功效】祛风清热、凉血退翳。

【眼科临床应用】各种角膜炎，炎症较浅表、刺激症状明显者。风热型角膜炎较宜。

【方解】方中羌活、防风、柴胡祛风散邪；密蒙花、青葙子、草决明、蔓荆子退翳明目，前三味尚可清肝；黄连、大黄清热解毒泻火；当归、川芎、赤芍、生地黄凉血活血；苍术、车前子、茯苓利湿化浊，并有祛风热邪毒、凉血活血退翳之功。

【加减】病变在浅表、胃纳佳、便不溏，为湿象不明显者，可去苍术、茯苓；外伤或沙眼所致者，加桃仁、红花活血化瘀。

泻肝汤（Xiegan Tang）

【来源】《眼科集成》。

【组成】龙胆草、黄芩、栀子、大黄、柴胡、前胡、荆芥、防风、当归、青皮、木贼、蒺藜、石决明。

【用法用量】每天1剂，水煎，分2次温服。

【功效】清肝泻火、祛风退翳。

【眼科临床应用】主治细菌性角膜炎。

【方解】方中龙胆草、黄芩、栀子、酒大黄泻火；柴胡、前胡、荆芥、防风散风邪；当归、川芎活血理气、消肿止痛；木贼、蒺藜、石决明疏肝平肝、退翳散云。

四顺清凉饮子（Sishun Qingliang Yin Zi）

【来源】《审视瑶函》。

【组成】桑白皮、车前子、木贼草、生地黄、龙胆草、黄芩、酒大黄、柴胡、枳壳、羌活、防风、当归、川芎、赤芍药、黄连、甘草。

【用法】每天1剂，水煎，分2次温服，大黄后下。

【功效】泻火解毒、祛邪退翳。

【眼科临床应用】主要用于细菌性角膜炎及其他感染性角膜炎。

【方解】方中龙胆草、黄芩、黄连、桑白皮、酒大黄泻火解毒、清肝泻肺；大黄、枳壳、车前子通利二便而邪热得以排泄；当归、川芎、生地黄、赤芍配大黄、枳壳能凉血化瘀、退赤止痛；柴胡、羌活、防风及木贼草祛邪退翳，并有泻火解毒、祛邪退翳的功效。

【加减】可加千里光、谷精草、桃仁等活血退翳；前房积脓者，加生石膏、天花粉清热排脓。

龙胆泻肝汤（Longdan Xiegan Tang）

【来源】《医方集解》。

【组成】生地黄、车前子、泽泻、龙胆草、栀子、黄芩、柴胡、当归、木通、甘草。

【用法】每天1次，水煎，分2次温服。

【功效】清肝泻火、祛湿清热。

【眼科临床应用】用于治疗各种角膜溃疡及角膜炎，病情较重，目赤肿胀，分泌物黏稠等。

【方解】方中龙胆草、黄芩、栀子清肝泻火；车前子、泽泻、木通祛湿热；柴胡入肝经为引经药；当归、生地黄养血滋阴以扶正祛邪；甘草解毒而调和诸药。

【加减】细菌性角膜炎者，加金银花、蒲公英、黄连；一般可加赤芍、桃仁、青葙子、木贼草以活血退翳；大便结者，加大黄、芒硝以泻下；头目痛甚，加川芎、白芷以镇痛；前房积脓。

退红良方（Tuihong Liangfang）

【来源】《韦文贵眼科临床实践经验选》。

【组成】龙胆草、甘菊花、焦栀子、密蒙花、连翘、桑叶、生地黄、夏枯草、黄芩、草决明。

【用法】每天1剂，水煎，分2次温服。

【功效】清肝泻火、退翳明目。

【眼科临床应用】用于各种感染性角膜炎症，溃疡面不大，坏死物不多者为宜。

【方解】方中龙胆草、栀子、黄芩、夏枯草清肝泄热；连翘、黄芩清热解毒；桑叶、菊花、草决明、密蒙花、夏枯草清肝热而明目；生地黄滋阴凉血，防其火热伤阴，有扶正之意。

【加减】加千里光、青葙子、秦皮以解毒退翳；充血较甚者，加水牛角、牡丹皮、赤芍、桃仁、以凉血活血；大便结者，加酒大黄、草决明、芦荟泻下通便；头目胀痛加羚羊角（代）。

解毒清肝汤（Jiedu Qinggan Tang）

【来源】《张皆春眼科证治》。

【组成】金银花、车前子、柴胡、当归尾、赤芍、防风、秦皮、酒黄芩。

【用法】每天1剂，水煎，分2次温服。

【功效】解毒清肝、退翳明目。

【眼科临床应用】用于细菌性角膜溃疡，见目赤疼痛、畏光流泪、眵泪胶黏者。

【方解】方中金银花为清热解毒之佳品；柴胡、黄芩清肝胆火热，秦皮清热退翳；防风祛风退翳；赤芍、当归尾活血退赤；车前子利水明目，并有解毒清肝、退翳明目之功效。

【加减】可加黄连、木贼以解毒退翳；头目痛甚者，加羚羊角（代）、川芎以镇痛。

加减钩藤饮（Jiajian Gouteng Yin）

【来源】《中医眼科临床实践》。

【组成】钩藤、金银花、蝉蜕、木贼草、连翘、栀子、黄芩、防风、柴胡、龙胆草、木通、赤芍、前胡、香附、白术、甘草。

【用法】每天1剂，水煎，分2次温服。

【功效】清肝疏风、解毒退翳。

【眼科临床应用】用于病毒性角膜炎及其他非化脓性角膜炎。

【方解】方中栀子、黄芩、龙胆草、金银花、连翘清肝泻火、解毒；柴胡、防风、前胡、钩藤祛风疏邪；木贼草、蝉蜕退翳明目；白术、木通祛湿；赤芍、香附活血理气。

【加减】大便燥结，加大黄、玄明粉；心烦口渴，加天花粉、知母。

三、凉血泻火剂

内疏黄连汤（Neishu Huanglian Tang）

【来源】《素问病机气宜保命论》。

【组成】黄连、栀子、黄芩、当归身、桔梗、木香、槟榔、赤芍、甘草、薄荷、连翘、大黄。

【用法】每天1剂，水煎，分2次温服，大黄后下。

【功效】清热解毒。

【眼科临床应用】治疗睑腺炎、结膜结石、眼睑蜂窝织炎、眶蜂窝织炎等。

【方解】黄连、黄芩、大黄、栀子泻火解毒；木香、槟榔利气消滞；当归、赤芍活血行瘀；薄荷、桔梗宣散风热；甘草解毒，调和诸药。

【加减】睑腺炎病变位于下睑者，加知母、石膏，以清泻胃热；硬结生于眦部者，加木通、淡竹叶，以清心降火；有脓未溃者，加皂角刺、没药，以消肿溃坚。

银花解毒汤（Yinhua Jiedu Tang）

【来源】《眼科证治经验》。

【组成】金银花、黄芩、栀子、生大黄、连翘、知母、玄明粉、菊花、白芷、黄连。

【用法】每日1剂，水煎，分2次温服，大黄、玄明粉后下。

【功效】清热解毒、泻火退翳。

【眼科临床应用】用于细菌性角膜炎或病毒性角膜炎重症者。

【方解】方中金银花、黄连、黄芩清热解毒；连翘、菊花、栀子清热降火解毒；大黄、玄明粉泻下清热；白芷镇痛止泪，排脓；知母泻热生津。全方以清热、解毒、泻火作用较强。

【加减】前房积脓较多者，加花粉、冬瓜仁以排脓；头目痛甚，加羚羊角（代）、川芎以镇痛；可加秦皮、青葙子以退翳。

五味消毒饮（Wuwei Xiaodu Yin）

【来源】《医宗金鉴》。

【组成】金银花、野菊花、蒲公英、紫花地丁、紫背天葵。

【用法】水煎，汤成加酒适量再煮二三沸，取汁热服。盖被，出汗为度。

【功效】清热解毒。

【眼科临床应用】主治热毒上扰目窍所致的眼病，如急性泪囊炎、睑腺炎、急性角膜炎等。

【方解】方中集五种清热解毒力量较强的药物于一方，能有力阻止病情恶化，加酒煎煮，意在畅旺血行、行散药力，并借此促其出汗、祛邪外出。五药同用，共奏清热解毒之功。

【加减】热毒盛者，加连翘、牡丹皮、黄芩；更甚者与黄连解毒汤合用；热毒涉及营血者，与清热地黄汤合用。

眼珠灌脓方（Yanzhu Guannong Fang）

【来源】《韦文贵眼科临床经验选》。

【组成】夏枯草、金银花、瓜蒌仁、生石膏、生大黄、玄明粉、枳实、天花粉、淡竹叶、黄芩、甘草。

【用法】每天1剂，水煎，分2次温服，大黄、玄明粉后下。

【功效】清热泻下、解毒排脓。

【眼科临床应用】用于角膜溃疡伴前房积脓者，兼见苔黄、便结、尿黄较为适宜。

【方解】方中大黄、玄明粉、生石膏清阳明泻邪热；枳实降气助大黄、玄明粉泻下；金银花、黄芩清热解毒；夏枯草清肝明目；天花粉清热排脓消痈；瓜蒌仁排脓；甘草解毒调和诸药。

【加减】一般可加木贼草、秦皮以退翳；加桃仁、牡丹皮以化瘀；或用乳香、没药，既化瘀又排脓；头目痛甚，加白芷、川芎以镇痛。

银花复明汤（Yinhua Fuming Tang）

【来源】《中医眼科临床实践》。

【组成】金银花、蒲公英、天花粉、生地黄、大黄、黄芩、玄明粉、枳壳、木通、桑白皮、知母、龙胆草、蔓荆子、黄连、甘草。

【用法】每天1剂，水煎，分2次温服，大黄、玄明粉后下。

【功效】清热解毒、泻火消翳。

【眼科临床应用】用于细菌性角膜炎及病毒性角膜炎的重症者，证属热毒炽盛者。

【方解】方中黄连、黄芩、金银花、蒲公英清热解毒；桑白皮、知母、龙胆草清热降火；大黄、玄明粉、枳壳、木通通利二便，使病邪热毒下泻；天花粉、生地黄养阴生津，防邪热及药物苦寒伤阴；蔓荆子止头目痛且可明目；甘草解毒调和诸药，并有清热解毒、泻火消翳之功效。

【加减】大便不结者，大黄、玄明粉宜减量；头痛剧烈，加川芎、羚羊角（代）、防风以祛风止痛；孕妇加当归、白芍；小儿去生地黄、知母、木通，药量酌减。

解毒散结汤（Jiedu Sanjie Tang）

【来源】《张皆春眼科证治》。

【组成】金银花、黄芩、连翘、天花粉、蒲公英、赤芍、薄荷。

【用法】每天1剂，水煎，分2次温服。

【功效】清热解毒、散结消肿。

【眼科临床应用】热毒阻滞经络所致的睑腺炎、睑板腺囊肿及胞睑其他炎症。

【方解】方中金银花、蒲公英、连翘清热解毒，连翘散结之力较强；天花粉、黄芩清热泻火；赤芍活血凉血散瘀；薄荷辛凉疏散表热。诸药合用，共奏清热解毒、散结消肿之功效。

【加减】若肿核结于眦部胞睑加炒栀子以清心热；白睛红赤肿胀者，加桑白皮泻肺利水以除白睛之赤肿；若后期脓成局限，顶部变软或露出黄白色脓头者，加白芷、薏苡仁以消肿排脓。

清热地黄汤（Qingre Dihuang Tang）

【来源】《备急千金要方》。

【组成】水牛角、生地黄、赤芍、牡丹皮。

【用法】上方做汤剂，水煎服，水牛角镑片先煎，余药后下。以水9升，煮取3升，分3次服。

【功效】清热解毒、凉血散瘀。

【眼科临床应用】本方主治热入血分、迫血妄行之眼内出血。其症见暴盲、吐血、衄血，兼见舌绛脉数。

【方解】方中水牛角凉心泻肝，大清营血之热，热清则血自宁；生地黄清热凉血，养血滋阴，阴滋则火自熄；芍药、牡丹皮凉血散血。四药相配，共成清热解毒、凉血散瘀之剂。

【加减】用于内热迫血妄行的眼底出血，可加大黄、侧柏叶、仙鹤草等增加清热止血功效。

清营汤（Qingying Tang）

【来源】《温病条辨》。

【组成】犀角（用水牛角代替）、生地黄、玄参、竹叶心、麦冬、金银花、连翘、黄连、丹参。

【用法】上药，水8杯，煮取3杯，每天3服。现代用法：做汤剂，水牛角镑片先煎，后下余药。

【功效】清营透热、养阴活血。

【眼科临床应用】主治葡萄膜炎、渗出性视网膜病变等。

【方解】方中犀角（水牛角）、生地黄清营凉血；金银花、连翘、黄连、竹叶心清热解毒；丹参活血消瘀以散热；麦冬、玄参养阴生津。诸药合之，共奏清营凉血、解毒养阴之功。

【加减】营热多是由气分传入，如气分热邪尤盛，可重用金银花、连翘、黄连，或更加石膏、知母，以及大青叶、板蓝根贯众之属，以增清热解毒之力。

四、祛湿利水剂

除湿汤（Chushi Tang）

【来源】《眼科纂要》

【组成】连翘、滑石、车前子、枳壳、黄芩、黄连、木通、甘草、陈皮、茯苓、防风、荆芥。

【用法】每天1剂，水煎，分2次温服。

【功效】清热、散风、除湿。

【眼科临床应用】溃疡性睑缘炎、眼睑湿疹、接触性睑皮炎、眼睑带状疱疹、特发性葡萄膜大脑膜炎等眼病，证属风湿热合病而湿重者。

【方解】方中黄连、黄芩、连翘清热燥湿解毒，治目赤烂；滑石、木通、车前子清利湿热；茯苓健脾祛湿；荆芥、防风散风清头目，止目痒；枳壳、陈皮、甘草健脾理气逐湿。

【加减】治疗病毒性睑皮炎，加土茯苓、薏苡仁、金银花、蒲公英，以助除湿清热解毒之功；若胞睑皮肤水疱、脓疱破溃糜烂极痒者，加黄柏、苦参、栀子、地肤子等，以清利湿热止痒。

抑阳酒连散（Yiyang Jiulian San）

【来源】《原机启微》。

【组成】生地黄、独活、黄柏、防风、知母、蔓荆子、前胡、羌活、白芷、甘草、黄芩（酒制）、寒水石、栀子、黄连（酒制）、防己。

【用法】每天1剂，水煎，分2次温服。

【功效】祛风清热、除湿止痛。

【眼科临床应用】用于风湿热邪相兼为患引起之瞳神紧小症。

【方解】方中黄芩、黄连、栀子清热泻火燥湿；生地黄、寒水石、知母、黄柏滋阴清热；羌活、独活、防风、白芷祛风胜湿止痛；蔓荆子、前胡清上止泪；防己利水散风；甘草调和诸药。

【加减】阴虚之人可去栀子、黄连，加当归、白芍以养阴补血；前房水混浊，渗出物较多者，加青黛、芦荟以清肝泄热，消除前房之渗出物。

五苓散（Wuling San）

【来源】《伤寒论》。

【组成】猪苓、泽泻、白术、茯苓、桂枝。

【用法】每天1剂，水煎，分2次温服。

【功效】化气利水，健脾祛湿。

【眼科临床应用】用于中心性视网膜脉络膜炎之黄斑水肿。

【方解】方中茯苓、猪苓、泽泻能导水下行；白术健脾燥湿；桂枝化气行水，与白术同用，健脾温化行水作用尤为显著。全方共奏化气利水、健脾祛湿之作用。

【加减】若黄斑区水肿较甚可加车前子、陈皮以理气行水；如患者有头晕目眩，眼睛干涩不爽、耳鸣、手足心热，属肝肾阴虚者，上方去桂枝、泽泻，加枸杞子、玄参、桑椹子。

猪苓散（Zhuling San）

【来源】《审视瑶函》。

【组成】猪苓、车前子、木通、大黄、栀子、狗脊、滑石、萹蓄、苍术。

【用法】每天1剂，水煎，分2次温服，大黄后下。

【功效】清热利湿。

【眼科临床应用】用于因炎症（如葡萄膜炎等）引起玻璃体混浊、视网膜水肿等。

【方解】方中猪苓、木通、萹蓄、滑石、车前子清热利湿，以消除玻璃体中之瘀积；苍术健脾燥湿明目；大黄、栀子清热泻火，导热下行；狗脊补益肝肾明目。全方共奏清热利湿明目之功。

【加减】呕而膈上寒者加干姜、法半夏以降逆止呕；小便不利者加桂枝、车前子以温阳利水。

三仁汤（Sanren Tang）

【来源】《温病条辨》。

【组成】杏仁、滑石、通草、白豆蔻仁、竹叶、厚朴、薏苡仁、半夏。

【用法】每天1剂，水煎，分2次温服，滑石需布包煎。

【功效】清利湿热、宣畅气机。

【眼科临床应用】治疗干眼症、慢性结膜炎、浅层点状角膜炎、病毒性角膜炎、真菌性角膜炎、葡萄膜炎、中心性浆液性脉络膜视网膜病变、玻璃体混浊、年龄相关性黄斑变性。

【方解】方中以杏仁宣利上焦肺气，气化则湿化；白豆蔻仁芳香化湿，畅中焦之脾气以运湿；薏苡仁健脾利湿热；木通草、竹叶、滑石皆清利湿热之品；半夏、厚朴苦温燥湿。

【加减】一般加车前子、地肤子利湿明目；加红花、苏木、秦皮、木贼草、石决明等活血退翳；有角膜刺激症状者，加黄连、黄芩、羌活、防风、柴胡祛风清热。

清热利湿汤（Qingre Lishi Tang）

【来源】《中医眼科临床实践》。

【组成】金银花、生地黄、龙胆草、栀子、黄芩、木通、天花粉、车前子、茺蔚子、竹叶、桑白皮、大黄、枳壳、甘草。

【用法】每天1剂，水煎，分2次温服。

【功效】清热利湿、解毒明目。

【眼科临床应用】用于各种角膜炎、角膜溃疡，证属湿热内蕴者。

【方解】本方以清肝经湿热之龙胆泻肝汤为基础。方中栀子、龙胆草、黄芩清热燥湿；车前子、木通、竹叶清利湿热；茺蔚子、车前子有明目之功；大黄、枳壳既可泻下邪热，尚可配茺蔚子活血；天花粉、生地黄、桑白皮养阴生津清热；甘草调和诸药。

【加减】目赤暗红者，加桃仁、赤芍、谷精草、秦皮活血退翳；大便燥结甚，加玄明粉，倍加大黄；胃纳欠佳，加焦曲、麦芽、山楂；畏光流泪者，加防风、钩藤、羌活。

甘露消毒丹（Ganlu Xiaodu Dan）

【来源】《温病经纬》。

【组成】滑石、黄芩、绵茵陈、石菖蒲、川贝母、木通、藿香、连翘、白豆蔻仁、薄荷、射干。

【用法】每天1剂，水煎，分2次温服。

【功效】利湿化浊、清热解毒。

【眼科临床应用】用于包涵体性结膜炎、滤泡性角结膜炎、真菌性角膜炎、角膜基质炎、中心性视网膜脉络膜病变、慢性球后视神经炎等。

【方解】方中藿香、石菖蒲、白豆蔻仁芳香化浊，开泄气机；黄芩、连翘清热解毒；贝母、射干清肺化痰；滑石、木通、茵陈清热利湿；薄荷辛凉清透，使湿热由表而解。

【加减】若见睑内红赤磨痛、眵多黏稠者，加金银花、菊花、蒲公英，以助清热散邪；睑内红赤甚者，加赤芍、牡丹皮，以助清热退赤。

加减八正散（Jiajian Bazheng San）

【来源】《严氏济生方》。

【组成】木通、滑石、瞿麦、车前子、白术、山栀子、防己等。

【用法】每天1剂，水煎，分2次温服。

【功效】祛风利湿。

【眼科临床应用】用于中心性浆液性视网膜脉络膜炎。

【方解】方中木通利水降火；滑石、瞿麦、车前子清热利湿；山栀子清热泻火；白术、防己利尿消肿。诸药合用，共奏祛风利湿、清热泻火之功。

【加减】如小便尿血严重，加海金沙、白术、山药；大便燥，加大黄。

五、滋阴降火剂

知柏地黄丸（Zhibo Dihuang Wan）

【来源】《医宗金鉴》。

【组成】熟地黄、山药、山萸肉、泽泻、牡丹皮、茯苓、知母、黄柏。

【用法】口服，每次1丸，每天3次。

【功效】滋阴降火、补肾明目。

【眼科临床应用】用于单纯疱疹性角膜炎、虹膜睫状体炎、中心性浆液性视网膜脉络膜病变、中心性渗出性视网膜脉络膜病变、黄斑变性、黄斑出血等。

【方解】方中熟地黄滋养肾阴、填精补髓、山茱萸补肾固精、敛气益阴、退虚热；山药健脾益肾、固精滋阴；茯苓渗利水湿；泽泻清泻肾火；牡丹皮清泻肝火；知母黄柏清泻相火退虚热。

【加减】若眼干涩痛较甚者，加沙参、麦冬、枸杞子，以养阴生津；眼痒干涩较重者，加当归、蝉蜕、刺蒺藜，以祛风止痒；球结膜充血者，加地骨皮、桑白皮，以清热退赤。

滋阴地黄丸（Ziyin Dihuang Wan）

【来源】《原机启微》。

【组成】当归身、黄芩、熟地黄、枳壳、天冬、柴胡、五味子、甘草、生地黄、黄连、地骨皮、人参。

【用法】上药炼蜜为丸，如梧桐子大。每次

30～50丸，空腹时用淡盐汤送下。

【功效】益气养血、滋阴清热。

【眼科临床应用】肝肾不足所致之青风障、圆翳内障、视瞻昏渺等证。

【方解】方中熟地黄、当归养血；人参补气，三药合用能增强养血之功；生地黄、天冬、五味子滋阴补肾；黄芩、黄连、地骨皮泻热；枳壳、甘草理气和中；柴胡引诸药入肝。

【加减】圆翳内障初期，视物昏花，或患眼视一为二，兼头晕耳鸣、口干舌燥，以本方加菊花、枸杞子治之，以滋阴柔肝化障。

滋阴降火汤（Ziyin Jianghuo Tang）

【来源】《审视瑶函》。

【组成】当归、川芎、生地黄、熟地黄、黄柏、知母、麦冬肉、白芍药、黄芩、柴胡、甘草。

【用法】上方1剂水煎，入竹沥50ml，温服。

【功效】滋肾益阴、升水降火。

【眼科临床应用】用于视网膜静脉周围炎、视盘血管炎、玻璃体混浊或积血等。

【方解】方中当归、川芎养血柔肝、滋阴益肾；生地黄、熟地黄、知母、黄柏、麦冬、白芍药养肝肾、滋阴降火；黄芩、柴胡清解郁热，治阴虚火动，甘草调和诸品。

【加减】治疗角膜基质炎阴虚火炎者，常加木贼、蝉蜕，以退翳明目；视物昏朦较甚者，加桑椹、女贞子，以益精明目。

清肾抑阳丸（Qingshen Yiyang Wan）

【来源】《审视瑶函》。

【组成】寒水石、黄柏、生地黄、知母、枸杞子、酒黄连、白茯苓、独活、草决明、酒当归、酒白芍。

【用法】上为细末，炼蜜为丸，如梧桐子大。每服3钱，空心滚白汤送下。

【功效】祛风清热除湿。

【眼科临床应用】常用于阴虚火旺、风热上攻所致之瞳神紧小证。

【方解】方中生地黄、知母、黄柏滋阴降火；黄连、寒水石清热泻火；独活、茯苓搜风除湿；枸杞子、草决明、当归、白芍滋补肝肾。全方共奏祛风除湿、滋阴清热之功。

【加减】如白睛抱轮红赤严重，或前房有渗出物者为热重，加金银花、连翘、夏枯草、菊花以清肝泄热明目。有谓本方去知母加川芎，对虹膜睫状体炎瞳孔区渗出物有吸收作用。

乙癸愈蟹饮（Yigui Yuxie Yin）

【来源】《张皆春眼科证治》。

【组成】酒地黄、玄参、盐知母、五味子、酒白芍。

【用法】每天1剂，水煎，分2次温服。

【功效】滋阴降火。

【眼科临床应用】用于角膜溃疡穿孔、虹膜嵌顿、球结膜红肿较轻、分泌物少者。

【方解】方中酒地黄、玄参、白芍、五味子滋阴养血；知母滋阴降火；白芍、五味子酸敛以利溃口愈复；立足肝肾论治，药皆入肝肾之经，乙癸乃肝肾之意，乃治蟹睛之方。

【加减】可加海螵蛸、石决明、桃仁、黄连等活血解毒退翳之品；大便结者，加大黄、杏仁；有刺激症状者，加钩藤、白蒺藜、黄柏。

当归玄参饮（Danggui Xuanshen Yin）

【来源】《张皆春眼科证治》。

【组成】当归、酒白芍、酒地黄、玄参、牡丹皮、车前子、茺蔚子。

【用法】每天1剂，水煎，分2次温服。

【功效】滋阴明目、滋补肝肾。

【眼科临床应用】角膜炎久治不愈，眼内干涩，红痛较轻，翳面洁净，分泌物少，舌红苔少。

【方解】方中当归、酒白芍、酒地黄、玄参滋阴益血，助其生肌；牡丹皮、茺蔚子凉血活血；茺蔚子、车前子有明目之功效，并有养阴益血、明目退翳之功效。

【加减】可加海螵蛸、蝉蜕、密蒙花、红花等活血明目退翳；便结者，加桃仁、瓜蒌仁、郁李仁通便；目赤有眵，加黄连、银花清热解毒。

六、活血化瘀剂

桃红四物汤（Taohong Siwu Tang）

【来源】《医宗金鉴》。

【组成】当归、川芎、白芍、熟地黄、桃仁、红花。

【用法】在所有药材里先加入适量的酒，再加水煎煮即可。煮的时候用中等大小的饭碗装 4 碗水，煮到最后只剩一碗水的量就好了。

【功效】养血、活血、化瘀。

【眼科临床应用】用于治疗角膜瘢痕、视网膜动静脉阻塞、前房积血、眼内出血及眼外伤等。

【方解】方中熟地黄滋养阴血、补肾填精；当归补血活血、养血调经；白芍养血益阴；川芎活血行气；桃仁、红花活血祛瘀。全方共奏养血活血化瘀之功。

【加减】用于治疗角膜瘢痕日久，加木贼、蝉蜕、谷精草、密蒙花以退翳明目。视网膜动、静脉阻塞之视网膜水肿、渗出明显者，加车前子（包煎）、益母草、泽兰以利水化瘀消肿。

通窍活血汤（Tongqiao Huoxue Tang）

【来源】《医林改错》。

【组成】赤芍、川芎、桃仁、红花、老葱、鲜生姜、大枣、麝香（绢包）、黄酒。

【用法】用黄酒适量，水煎，冲服麝香。

【功效】活血通窍。

【眼科临床应用】常用于治疗视网膜中央动脉阻塞、视网膜血管痉挛等眼底病。

【方解】方中桃仁、红花、赤芍、川芎活血祛瘀；大枣、生姜、老葱散达升腾；麝香芳香通窍走窜。全方芳香辛散之药与活血药同用，能通达头面诸窍，故名通窍活血汤。

【加减】若见视盘色淡者，加丹参、郁金、地龙、石菖蒲，以化瘀通络、开窍明目；视网膜水肿，加泽兰、车前子（包煎），以利水消肿、活血化瘀。

血府逐瘀汤（Xuefu Zhuyu Tang）

【来源】《医林改错》。

【组成】桃仁、红花、当归、生地黄、川芎、赤芍、牛膝、桔梗、柴胡、枳壳、甘草。

【用法用量】每天1剂，水煎，分2次温服。

【功效】活血祛瘀，行气止痛。

【眼科临床应用】主治眼外伤、前房积血、玻璃体积血、视网膜静脉周围炎、视网膜中央静脉阻塞、视网膜中央动脉阻塞、眼底出血积久不化者。

【方解】方中桃红四物汤活血化瘀而养血；四逆散行气和血而舒肝；桔梗开肺气、载药上行，合枳壳则升降上焦之气而宽胸；牛膝通利血脉、引血下行。

【加减】失眠、烦躁不安者加黄连；肝阳上亢者加石决明、珍珠母、钩藤；舌红，苔黄腻，大便干结加炒栀子、黄芩、火麻仁。

补阳还五汤（Buyang Huanwu Tang）

【来源】《医林改错》。

【组成】黄芪、当归尾、赤芍、地龙、川芎、桃仁、红花。

【用法】每天1剂，水煎，分2次温服。

【功效】益气明目、活血通络。

【眼科临床应用】常用于治疗口眼㖞斜、风牵偏视、脉络阻滞之暴盲。

【方解】方中以黄芪补气，配当归尾、川芎、桃仁、赤芍、红花入肝，行瘀活血，地龙通经络。凡由气虚导致血瘀发为㖞斜、偏视、昏渺、暴盲者皆可选用。

【加减】用治面瘫、眼外肌麻痹，宜加全蝎、僵蚕、桑枝、片姜黄等缓痉通络之品，如治脉络阻滞引起的昏渺、暴盲，宜加水蛭、麝香等逐瘀通窍之品。

破血汤（Poxue Tang）

【来源】《眼科纂要》。

【组成】刘寄奴、红花、生地黄、赤芍、菊花、苏木、牡丹皮、桔梗、生甘草。

【用法】每天1剂，水煎，分2次温服。

【功效】活血祛瘀，清热明目。

【眼科临床应用】用于瘀血积滞导致的云雾移睛。

【方解】方中刘寄奴、红花、苏木破血行瘀消滞；生地黄、赤芍、牡丹皮凉血活血、消瘀散结；菊花、甘草清肝明目；桔梗清热，载药上行于目。

【加减】瘀滞较重者，选加破血祛瘀之品，如三菱、莪术、五灵脂等；肝阳上亢者，可加平肝潜阳之品，如石决明、龙骨、牡蛎、天麻、钩藤等。

坠血明目饮（Zhuixue Mingmu Yin）

【来源】《审视瑶函》。

【组成】细辛、人参、赤芍药、五味子、川芎、牛膝、石决明、生地黄、山药、知母、白蒺藜、当归尾、防风。

【用法】每天1剂，水煎，分2次温服。

【功效】滋阴平肝、活血破瘀、益气明目。

【眼科临床应用】用于前房积血、玻璃体积血、眼底出血等。

【方解】方中生地黄、知母滋阴降火、凉血止血；石决明、白蒺藜平肝清热明目；赤芍、川芎、归尾、牛膝活血破瘀、导热下行；人参、山药健脾益气；五味子滋阴益肾涩精、补虚明目；防风散风；细辛镇痛。

【加减】无虚寒症状者，可去细辛、人参等温燥之品。

除风益损汤（Chufeng Yisun Tang）

【来源】《原机启微》卷二。

【组成】熟地黄、当归、白芍药、川芎、藁本、前胡、防风。

【用法】每天1剂，水煎，分2次温服。

【功效】疏风清热、养血活血。

【眼科临床应用】眼目外伤、睛珠突出及血虚生翳膜。

【方解】方中熟地黄补肾水；当归补血；白芍药补血又补气；川芎治血虚头痛，藁本通血去头风；前胡、防风通疗风邪、俾不凝留，并有疏风清热、养血活血之功。

【加减】伤初一般熟地黄易生地黄，白芍易赤芍，当归易当归尾；邪毒入侵者，加黄连、黄芩、金银花、蒲公英等清热解毒之品；瘀滞较甚疼痛剧烈者，加乳香、没药等破血化瘀之痛之品。

生蒲黄汤（Shengpuhuang Tang）

【来源】《中医眼科六经法要》。

【组成】生蒲黄、墨旱莲、丹参、牡丹皮、荆芥炭、郁金、生地黄、川芎。

【用法】每天1剂，水煎，分2次温服。

【功效】止血活血、凉血散瘀。

【眼科临床应用】常用于治疗眼底出血性疾病，以及血灌瞳神、外伤引起的眼衄。

【方解】方中生蒲黄、墨旱莲、生地黄、荆芥炭凉血止血，可止眼内出血。丹参、牡丹皮、郁金、川芎凉血活血、散瘀明目。全方共奏滋阴凉血、化瘀止血之功。

【加减】治疗络伤出血之年龄相关性黄斑变性，可加郁金、茺蔚子，以助行气；出血之初，出血较重而不易止者，可去川芎、郁金，加藕节、仙鹤草、白茅根、血余炭、侧柏叶，以助止血之功；出血日久者，加山楂、鸡内金、浙贝母，以活血消滞。

七、软坚散结剂

防风散结汤（Fangfeng Sanjie Tang）

【来源】《原机启微》。

【组成】防风、羌活、白芍、当归尾、茯苓、苍术、独活、前胡、黄芩、炙甘草、防己、红花、苏木。

【用法】每天1剂，水煎，分2次温服。

【功效】疏风活血、清热散结。

【眼科临床应用】目上下睑隐起之肉疣。

【方解】方中防风、羌活升发阳气、疏散风邪；白芍、当归尾、红花、苏木破瘀行血；茯苓、苍术除湿；前胡、独活助防风、羌活祛除风邪，黄芩清热；甘草和诸药，防己行十二经。

【加减】病在上睫者，加黄连、柴胡，以其手少阴、足厥阴受邪也；病在下睫者，加藁本、蔓荆子，以其手太阳受邪也。

化坚二陈丸（Huajian Erchen Wan）

【来源】《医宗金鉴》。

【组成】陈皮、制半夏、茯苓、炒僵蚕、黄连、生甘草。

【用法】上药共为细末，荷叶熬汤和丸，如梧桐子大。每服6g，白开水送下。

【功效】化痰软坚散结。

【眼科临床应用】治疗因痰湿结聚核证。如眼底机化斑、睑板腺囊肿、泪腺炎、瘤病等。

【方解】方中二陈汤健脾化痰，理气祛湿而散结；加僵蚕化痰散结，黄连清热燥湿，荷叶清热明目散结。全方共奏清热燥湿、化痰散结之功。

【加减】加炒白术、焦山楂、鸡内金助健脾消食、化痰散结；加昆布、海藻以加强散结。治疗睑板腺囊肿加赤芍、桃仁以活血行滞；若肿核日久不散者，加夏枯草、浙贝母以软坚散结。

黄连温胆汤（Hualian Wendan Tang）

【来源】《六因条辨》。

【组成】半夏、竹茹、枳实、陈皮、甘草、茯苓、生姜、大枣、黄连。

【用法】每天1剂，水煎，分2次温服。

【功效】清热化痰、和胃降逆。

【眼科临床应用】常用于治疗睑板腺囊肿、中心性浆液性脉络膜视网膜病变、中心性渗出性脉络膜视网膜病变、原发性开角型青光眼等病，属痰热上扰型者。

【方解】黄连温胆苓半草，枳竹陈皮加姜枣，虚烦不眠舌苔腻，此为胆虚痰热扰。本方由温胆汤加黄连组成。

【加减】用于治疗睑板腺囊肿，可加僵蚕、花粉，以增强散结之力；睑内紫红显著者，加牡丹皮、栀子，以清热凉血。

八、补血安神剂

加味四物汤（Jiawei Siwu Tang）

【来源】《玉机微义》。

【组成】熟地黄、当归、川芎、白芍、桃仁、红花。

【用法】每天1剂，水煎，分2次温服。

【功效】活血化瘀、补血安神。

【眼科临床应用】主要用于外伤性前房积血、

眼外伤、眼出血症等。

【方解】方中以桃仁、红花活血化瘀；以甘温之熟地黄、当归滋阴补肝、养血；芍药养血和营，以增补血之力；川芎活血行气、调畅气血，以助活血之功。

【加减】气滞者加香附子、青皮；血虚者加党参、阿胶。

天王补心丹（Tianwang Buxin Dan）

【来源】《摄生秘剖》。

【组成】酸枣仁、柏子仁、当归身、天冬、麦冬、生地黄、人参、丹参、玄参、白茯苓、五味子、远志、桔梗、朱砂。

【用法】上药共为细末，炼蜜为小丸，用朱砂水飞9～15g为衣，每服6～9g，温开水送下，或用桂圆肉煎汤送服；也可改为汤剂，用量按原方比例酌减。

【功效】滋阴养血，补心安神。

【眼科临床应用】内障眼病兼头晕失眠，心神不宁者，或因心神不宁而致某些眼底病复发者。

【方解】方中生地黄滋阴清热；玄参、天冬、麦冬协助生地黄以加强滋阴清热之力；丹参、当归身补血养心；人参、茯苓益心气而安心神；柏子仁、远志宁心安神；五味子、酸枣仁之酸以敛心气的耗散，并能安神；桔梗载药上行，朱砂为衣，亦取其入心以安神。

【加减】入汤剂一般不用朱砂；治疗气血亏虚所致眼疲劳，常用天王补心丹合柴葛解肌汤；大便燥结者，加火麻仁，以润肠通便；头眼胀痛者，加蔓荆子、菊花，以清利头目。

当归养荣汤（Danggui Yangrong Tang）

【来源】《原机启微》。

【组成】熟地黄、白芍、当归、川芎、羌活、防风、白芷。

【用法】每天1剂，水煎，分2次温服。

【功效】补血养血、祛风止痛。

【眼科临床应用】用于亡血后目痛不能视，羞明隐涩，眼睫无力，眉骨太阳酸痛。屈光不正引起的视力疲劳及角膜炎后期溃疡久不修复者。

【方解】方中熟地黄、白芍、当归、川芎为四物汤，可养血活血止痛；防风、白芷散风止痛；羌活除风，引入少阴经。全方共奏养血止痛之功。

【加减】如因妇人经血过多，或经血淋漓不断而致者，可加阿胶、血余炭、陈棕炭以养血止血；有热者可加黄芩；脾胃不佳，恶心不进饮食，可加生姜，复其血，使其所养则愈。

芎归补血汤（Xionggui Buxue Tang）

【来源】《原机启微》。

【组成】川芎、当归、熟地黄、生地黄、牛膝、白芍、炙甘草、白术、防风、天冬。

【用法】每天1剂，水煎，分2次温服。

【功效】补血益气、养目定痛。

【眼科临床应用】用于血虚所致之眶上神经痛、球后视神经炎、中心性浆液性脉络膜视网膜病变、屈光不正、眼疲劳等眼病。

【方解】方中四物汤养血补血；白术、炙甘草益气和胃；血虚易生风燥，故以生地黄、天冬养阴润燥；牛膝以助补气养血、活血通经，使补而不滞；防风升华，使药达病所。

【加减】用于治疗肝血不足的眶上神经痛，加黄芪、桂枝、地龙，以益气温经通络；治疗气血不足之近视、眼胀涩者，加木瓜，以养血活络。

当归活血饮（Danggui Huoxue Yin）

【来源】《审视瑶函》。

【组成】当归、白芍、熟地黄、川芎、黄芪、苍术、防风、羌活、甘草、薄荷。

【用法】每天1剂，水煎，分2次温服。

【功效】养血祛风。

【眼科临床应用】本方为顽固性部分眼轮匝肌痉挛所致眼睑震颤常用之方。

【方解】方中熟地黄、当归、白芍、川芎补血养血；黄芪补气生血；苍术燥湿健脾，脾能生血；羌活、防风、薄荷上行祛风；甘草调和诸药。

【加减】临证常去羌活、薄荷；若胞睑振跳等症状持续不休者，加僵蚕5g，天麻10g，钩藤10g，以养血平肝息风。

补水宁神汤（Bushui Ningshen Tang）

【来源】《审视瑶函》。

【组成】熟地黄、生地黄、芍药、当归、麦冬（去心）、茯神、五味子、甘草（用生）。

【用法】每天1剂，水煎，分2次温服。

【功效】滋补肾阴、养血安神。

【眼科临床应用】用于治视网膜脉络膜疾病、视神经炎、视网膜脱离、老年性白内障初期、玻璃体混浊等见上述阴精亏损、孤阳飞越征象者。

【方解】方中用熟地黄大补真阴；生地黄滋阴退热；麦冬清心降火；当归、白芍补血滋阴；茯神、五味子养精安神定志，能敛元精之气不走；细生甘草降神中之火。

【加减】心阴不足而神不守舍者，加女贞子、黄精、龙眼肉、生牡蛎。

九、补中益气剂

参苓白术散（Shenling Baizhu San）

【来源】《太平惠民和剂局方》。

【组成】莲子肉、砂仁、薏苡仁、桔梗、白扁豆、茯苓、人参、炙甘草、白术、山药。

【用法】每天1剂，水煎，分2次温服。

【功效】益气健脾、渗湿和胃。

【眼科临床应用】用于病程较长的营养不良和自身免疫性疾病导致的眼部病变，如疱性角结膜炎、角膜软化症、弱视、后葡萄膜炎、原发性视网膜色素变性、视神经萎缩等。

【方解】本方以四君子汤益气健脾为基础，加白扁豆、山药、莲子肉、大枣健脾以固泻，陈皮、砂仁和胃理气，薏苡仁渗湿健脾，桔梗祛痰止咳，兼载药上行。

【加减】用于治疗疱性结膜炎加桑白皮、赤芍，以缓目赤、止目痛；用于治疗脾虚湿泛之中心性浆液性脉络膜视网膜病变加猪苓、泽兰、牛膝，以化气行水、通络消滞。

益气聪明汤（Yiqi Congming Tang）

【来源】《原机启微》。

【组成】蔓荆子、人参、黄芪、升麻、葛根、黄柏、白芍、炙甘草。

【用法】每天1剂，水煎，分2次温服。

【功效】补气升阳、聪耳明目。

【眼科临床应用】用于色盲、视神经萎缩、卵黄状黄斑变性、白内障、弱视、玻璃体混浊等。

【方解】方中黄芪、人参温补脾阳；葛根、蔓荆子、升麻鼓舞胃气，升发清阳，上行头目；白芍养血平肝；黄柏清热祛火；炙甘草调和诸药，中气得补，清阳得升，肝肾受益。

【加减】常加枸杞子、女贞子以滋阴明目；加柴胡、浙贝母以疏肝散结。

托里消毒散（Tuoli Xiaodu San）

【来源】《医宗金鉴》。

【组成】人参、黄芪、川芎、当归、白芍、白术、金银花、茯苓、白芷、皂角刺、甘草、桔梗。

【用法】每天1剂，水煎，分2次温服。

【功效】补益气血，托毒消肿。

【眼科临床应用】治疗气血不足引起的急性泪囊炎、慢性泪囊炎、细菌性角膜炎后期，或正虚邪实之睑腺炎、眼睑蜂窝织炎等眼病。

【方解】方中人参、白术、茯苓、甘草补益气血利生肌；当归、川芎、白芍、黄芪补益气血，托毒排脓；金银花、白芷、桔梗清热解毒、提脓生肌收口；皂角刺消肿排脓、托疮毒促其早溃。

【加减】眼睑红肿较甚者，加野菊花、蒲公英以加强清热解毒之功；脓液黄稠者，加连翘、黄芩以清热解毒；若脓液不尽者，加薏苡仁、败酱草，以助托毒排脓。

补中益气汤（Buzhong Yiqi Tang）

【来源】《脾胃论》。

【组成】人参、炙黄芪、炒白术、陈皮、当归身、升麻、柴胡、炙甘草、生姜、大枣。

【用法】每天1剂，水煎，分2次温服。

【功效】益气升阳、调脾健胃。

【眼科临床应用】治疗上睑下垂、重症肌无力、视疲劳、年龄相关性白内障、视网膜色素变性、角膜溃疡久不能愈、脾虚气弱之视网膜脱离、视神经萎缩、视神经炎、皮质盲等。

【方解】方中人参、黄芪、甘草补中益气；白术健脾；当归泽土润燥；升麻、柴胡升阳气，陈皮防滞，并可脾胃健、清气升，则诸症可愈。

【加减】若上睑下垂，视一为二，眼球运动障碍者，加僵蚕、全蝎，以祛风通络。视网膜水肿、积液多者，加苍术、薏苡仁、车前子（包煎），以除湿利水。

助阳活血汤（Zhuyang Huoxue Tang）

【来源】《脾胃论》。

【组成】黄芪、当归、防风、炙甘草、蔓荆子、白芷、升麻、柴胡。

【用法】每天1剂，水煎，分2次温服。

【功效】疏邪益气。

【眼科临床应用】病毒性角膜炎及其他角膜炎，症见眼欲垂闭、涩痛畏光、不耐久视、翳面溃陷、舌淡苔白。

【方解】方中黄芪益气升阳、托毒生肌为主药，可促进溃面修复；柴胡、升麻升阳散邪；防风、白芷、蔓荆子祛风散邪、镇痛止泪明目；当归养血活血；炙甘草益气解毒，助黄芪扶正。

【加减】可加海螵蛸、蝉蜕、千里光、金银花等解毒退翳；口干者，加花粉、麦冬；有分泌物者，加黄芩、桑白皮；球结膜混合充血者，加桃仁、赤芍、黄柏。

参芪角膜康（Shenqi Jiaomo Kang）

【来源】《眼科疾病效方245首》。

【组成】党参、黄芪、板蓝根、大青叶、白术、金银花、黄芩、决明子、青葙子、菊花、密蒙花、枸杞子、柴胡。

【用法】每天1剂，水煎，分2次温服。

【功效】扶正培元、祛邪明目。

【眼科临床应用】复发性病毒性角膜炎。

【方解】方中党参、白术、黄芪益气升阳，有提高机体免疫功能作用；柴胡清热祛风；板蓝根、大青叶、金银花、黄芩清热解毒，并有抗病毒作用；枸杞子、菊花、决明子、密蒙花、青葙子清肝明目退翳；诸药同用，祛邪扶正。

【加减】口苦苔厚腻加龙胆草、黄连；口干加麦冬、石斛；角膜溃疡难愈加防风、怀山药，并可重用黄芪。

八珍汤（Bazhen Tang）

【来源】《正体类要》。

【组成】当归（酒拌）、川芎、白芍药、熟地黄（酒拌）、人参、白术（炒）、茯苓、炙甘草。

【功用】补益气血。

【主治】气血两虚引起的各种眼病，如白涩症、黑睛生翳症、视瞻昏渺、夜盲等。

【用法】清水2盅，加生姜3片，大枣2枚，煎至8分，食煎服。现多斟酌用量，水煎服。

【方解】本方为四君子汤与四物汤的复方，四君子汤是补气健脾的基本方，四物汤是补血调肝的基础方，两方合用，气血双补，加少许生姜、大枣以补益心脾。

加减驻景丸（Jianjia Zhujing Wan）

【来源】《银海精微》。

【组成】枸杞子、车前子、当归、熟地黄、川椒、楮实子、菟丝子。

【功效】补益肝肾、益精明目。

【用法】上药为细末，蜜水煮糊为丸，如梧桐子大，每服30丸，空心温酒送下，盐水亦可。

【眼科临床应用】适用于肝肾不足屈光不正、视瞻昏渺、圆翳内障等，并治瞳孔散大。

【方解】方中菟丝子、楮实子、枸杞子既补肾阴，又补肾阳；当归、熟地黄养血柔肝；五味子补肾滋水；车前子补肾利水、清热除湿；川椒温中补肾阳，全方共成补益之剂。

【加减】视力日减，视野渐窄者，加党参、白芍、川芎、当归，以益气养血。

十、退翳明目剂

消翳汤（Xiaoyi Tang）

【来源】《秘传眼科纂要》。

【组成】生地黄、木贼草、密蒙花、当归尾、羌活、荆芥、防风、蔓荆子、柴胡、川芎、甘草。

【用法】每天1剂，水煎，分2次服。

【功效】祛风散邪、退翳明目。

【眼科临床应用】主要用于治疗角膜炎恢复期或角膜瘢痕翳障形成日久者。

【方解】方中羌活、防风、蔓荆子、柴胡辛散祛风疏邪，亦可散翳；木贼草、密蒙花退翳明目；当归尾、生地黄、川芎养血活血；甘草调和诸药。本方并有祛风散邪、退翳明目之功效。

【加减】口干目赤者，加黄连、黄芩、天花粉；干涩生眵者，加玄参、麦冬、知母、黄芩。

滋阴退翳汤（Ziyin Tuiyi Tang）

【来源】《眼科临证录》。

【组成】生地黄、玄参、麦冬、知母、刺蒺藜、木贼、菊花、青葙子、菟丝子、蝉蜕、甘草。

【用法】每天1剂，水煎，分2次温服。

【功效】滋阴生津、退翳明目。

【眼科临床应用】用于角膜炎恢复期。本症见翳面较洁，分泌物很少，翳面正在修复者宜。

【加减】加红花、当归、密蒙花等活血退翳；溃面陷下难复者，加黄芪、白及、海螵蛸生肌敛疮退翳；兼有红痛畏光者，加黄连、防赤芍。

【方解】方中生地黄、玄参、麦冬、知母滋阴生津；刺蒺藜、木贼草、蝉蜕退翳明目；菊花、青葙子清肝明目；菟丝子补肾明目，甘草调和诸药。

退翳散（Tuiyi San）

【来源】《眼科秘传》。

【组成】当归、大黄、防风、白芷、木通、菊花、蝉蜕、刺蒺藜、甘草、连翘、桔梗、薄荷、石决明。

【用法】原方无剂量，酌情用量水煎服。

【功效】祛风清热、退翳明目。

【眼科临床应用】用于治疗肝肺风热引起的黑睛云翳或血翳包睛。

【方解】方中以菊花、蝉蜕、蒺藜、连翘、桔梗祛风清热，治疗黑睛云翳；石决明清肝经郁热、退翳明目；当归、大黄活血祛瘀以消血翳；防风、白芷、薄荷疏风散邪，通络开郁以助消翳；木通清热利水、引热下行；甘草清热明目调和诸药。

【加减】若黑睛之赤丝粗大色赤红者，选加清肝明目退翳及活血化瘀之品，如草决明、谷精草、牡丹皮、丹参、红花之类。

万应蝉花散（Wanying Chanhua San）

【来源】《原机启微》。

【组成】石决明、茯苓、当归、川芎、赤芍药、苍术、防风、羌活、蝉蜕、蛇蜕、甘草。

【用法】每天1剂，水煎，分2次温服。

【功效】辛散祛邪、退翳明目。

【眼科临床应用】用于非化脓性角膜炎症的轻症里热不甚者，以及各种角膜炎的恢复期。

【方解】方中羌活、防风祛风发散、疏邪退翳；蝉蜕、蛇蜕是新老翳障常用药；石决明平肝退翳；当归、川芎、赤芍活血养血以退翳；苍术、茯苓祛湿化浊以利退翳；甘草调和诸药。

【加减】一般可加苏木、红花、千里光等活血解毒；仍红痛明显者，加黄连、黄芩、钩藤；溃疡面洁净而难平复者，加黄芪、海螵蛸。

扶正退翳汤（Fuzheng Tuiyi Tang）

【来源】《眼科疾病效方245首》。

【组成】决明子、板蓝根、党参、女贞子、生地黄、丹参、密蒙花、谷精草、木贼草。

【用法】每天1剂，水煎，分2次温服。

【功效】扶正祛邪、明目退翳。

【眼科临床应用】用于复发性病毒性角膜炎。

【方解】方中党参益气明目；女贞子、生地黄养阴明目；丹参活血退翳；密蒙花、谷精草、决明子、木贼草清肝退翳明目。板蓝根清热解毒、抗病毒。

【加减】口苦咽干、舌质红，脉弦数者方中黄芪、党参减量，加龙胆草、夏枯草；手足心热、脉细数者加知母、玄参、麦冬；大便干结决明子加量；睡眠差加夜交藤、合欢皮。

四物退翳汤（Siwu Tuiyi Tang）

【来源】《眼科证治经验》。

【组成】生地黄、赤芍、川芎、当归、蝉蜕、木贼草、密蒙花、谷精草。

【用法】每天1剂，水煎，分2次温服。

【功效】养血活血、退翳明目。

【眼科临床应用】用于角膜溃疡恢复期，炎症消退，红痛不甚，分泌物很少，翳面洁净者。

【方解】方中生地黄、当归、赤芍、川芎为四物汤，有养血活血凉血之功效；蝉蜕、木贼草、谷精草、密蒙花退翳明目，兼有祛风散邪热之功效，并有养阴益血，退翳明目之功。

【加减】可加石决明、红花、麦冬活血养阴退翳；翳面陷溃未复者，加黄芪、海螵蛸；有分泌物及充血者，加金银花、黄连清热解毒；刺激症状未消失者，加金银花、钩藤、白芷、千里光。

清经五花散（Qingjing Wuhua San）

【来源】《中医眼科临床实践》。

【组成】旋覆花、密蒙花、金银花、菊花、红花、蔓荆子、黄芩、甘草。

【用法】每天1剂，水煎，分2次温服。

【功效】清热解毒、退翳明目。

【眼科临床应用】用于沙眼性角膜溃疡、沙眼角膜血管翳及其他角膜炎。

【方解】方中黄芩、菊花、金银花清肝解毒；密蒙花、蔓荆子退翳明目；旋覆花化痰行水；红花活血以利退翳；甘草调和诸药。上述同用，具有清热解毒、明目退翳之功效。

【加减】头目痛重，加荆芥、防风；热邪过盛病情严重，重用金银花、菊花，加蒲公英、黄连；大便燥结，加玄明粉；球结膜混合充血，加桃仁、牡丹皮。

新老翳障方（Xinlao Yizhang Fang）

【来源】《韦文贵眼科临床经验选》。

【组成】石决明、生地黄、瓜蒌仁、蒺藜、当归、地骨皮、木贼草、羌活、川芎、蝉蜕、菊花、密蒙花、川楝子、薄荷。

【用法】每天1剂，水煎，分2次温服。

【功效】祛风平肝、退翳明目。

【眼科临床应用】用于角膜炎或角膜炎恢复期；或是角膜瘢痕如云翳、斑翳等。

【方解】方中密蒙花、蝉蜕、菊花、羌活、刺蒺藜、木贼草、石决明退翳明目、祛风平肝；当归、川芎、地黄养血活血，以助退翳；瓜蒌仁、地骨皮、川楝子清热清邪，以利退翳。

【加减】本方配伍较全，无须太多加减。若兼目赤眵干，加黄连、黄芩、玄参清热养阴；大便结者，加酒大黄、桃仁。

【临床评估】本方的配伍，体现了中医眼科内服退翳的用药思路，退翳药、祛风药、平肝药、清肝药、养阴补血药、活血药等配伍使用。若溃面久不修复，当重用黄芪。

天麻退翳散（Tianma Tuiyi San）

【来源】《审视瑶函》。

【组成】石决明、麦冬、天麻、菊花、木贼草、刺蒺藜、密蒙花、当归、熟地黄、赤芍、川芎、黄芩、枳壳、羌活、防风、荆芥、白芷、蔓荆子、僵蚕、蝉蜕。

【用法】上药共研细末，每服10g，开水吞服，也可每天1剂，水煎温服。

【功效】祛风清热、退翳明目。

【眼科临床应用】角膜瘢痕翳障，角膜炎恢复期但仍有刺激症状者，亦用于深层角膜炎。

【方解】羌活、防风、荆芥、白芷、僵蚕、蔓荆子、天麻祛散外邪、升发退翳；石决明、木贼草、刺蒺藜、蝉蜕、菊花、密蒙花祛风平肝、凉肝退翳；当归、地黄、赤芍、川芎、枳壳养血活血；地黄、麦冬、黄芩养阴清热。

【加减】若角膜刺激症状不明显者，可减去羌活、荆芥、白芷、僵蚕，加红花活血、车前子祛湿；若眼干涩昏花，可去上述祛风药，加玄参、石斛养阴。

桑菊退翳散（Sangju Tuiyi San）

【来源】《眼科临证录》。

【组成】桑叶、菊花、蝉蜕、钩藤、刺蒺藜、谷精草、木贼草。

【用法】每天1剂，水煎，分2次温服。

【功效】疏风散热、退翳明目。

【眼科临床应用】用于病毒性角膜炎及其他非化脓性角膜炎，初期轻症者或角膜溃疡恢复期。

【方解】本方桑叶、菊花疏风散热、清宣肝肺；钩藤疏散肝经风热；谷精草、蝉蜕、木贼草、刺蒺藜为疏风散热、退翳明目之佳品。

【加减】目赤痛甚、口干者，加黄连、千里光、天花粉等清热解毒；角膜溃疡恢复期而溃面难复者，加黄芪、当归。

十一、其　他

加减钩藤饮（Jiajian Gouteng Yin）

【来源】《中医眼科临床实践》。

【组成】钩藤、金银花、蝉蜕、木贼草、连翘、栀子、防风、柴胡、龙胆草、木通、赤芍、前胡、香附、白术、甘草。

【用法】每天1剂，水煎，分2次温服。

【功效】清肝疏风、解毒退翳。

【主治】病毒性角膜炎及其他非化脓性角膜炎。其症见头痛目赤、畏光流泪、角膜混浊。

【方解】方中栀子、黄芩、龙胆草、金银花、连翘清肝泻火、解毒；柴胡、防风、前胡、钩藤祛风疏邪；木贼草、蝉蜕退翳明目；白术、木通祛湿；赤芍、香附活血理气。

【加减】大便结者，加大黄、玄明粉；心烦口渴，加知母、天花粉。

【临床评估】本方是龙胆泻肝汤清肝药的基础上，加解毒、祛风、退翳药而成，是树枝状角膜炎较理想的方剂。

天麻钩藤饮（Tianma Gouteng Yin）

【来源】《杂病证治新义》。

【组成】天麻、钩藤、石决明、栀子、黄芩、牛膝、杜仲、益母草、桑寄生、夜交藤、茯神。

【用法】每天1剂，水煎，分2次温服。

【功效】平肝息风、清热活血、补益肝肾。

【眼科临床应用】用于视网膜静脉阻塞、视网膜血管炎、缺血性视神经病变等伴有高血压者。

【方解】方中天麻、钩藤平肝息风；生石决明平肝潜阳，除热明目；川牛膝引血下行；杜仲、桑寄生补益肝肾；栀子、黄芩清肝降火；益母草活血利水；夜交藤、茯神宁心安神。

【加减】视网膜渗出或出血者，加生地黄、牡丹皮、女贞子、墨旱莲，以凉血止血。治疗阴虚阳亢之缺血性视神经病变，常用天麻钩藤饮合桃红四物汤，加女贞子、天冬，以滋阴养血。

阿胶鸡子黄汤（Ejiao Jizihuang Tang）

【来源】《通俗伤寒论》。

【组成】阿胶、鸡子黄、生地黄、生白芍、茯神、炙甘草、生石决明、牡蛎、钩藤、络石藤。

【用法】每天1剂，水煎，分2次温服。

【功效】养血滋阴、柔肝息风。

【眼科临床应用】阴虚阳亢之原发性闭角型青光眼、视网膜静脉周围炎等眼病。

【方解】方中阿胶、鸡子黄养血滋阴；生地黄、白芍养血柔肝；茯神木、甘草，缓中益气；石决明、牡蛎，镇肝潜阳；钩藤、络石藤，通络疏风。

【加减】若见五心烦热，加知母、黄柏，以降虚火。

【临床评估】本方为滋阴息风之剂，适宜于肝风内动，阴虚血亏者。

绿风羚羊饮（Lvfeng Lingyang Yin）

【来源】《医宗金鉴》。

【组成】羚羊角（代）、玄参、防风、茯苓、知母、黄芩、细辛、桔梗、车前子、大黄（后下）。

【用法】每天1剂，水煎，分2次温服。

【功效】清热平肝息风。

【眼科临床应用】常用于治疗内障、原发性青光眼。

【方解】方中羚羊角（代）清肝热、息肝风；玄参、知母、黄芩清热降火、凉血退赤；茯苓、车前子利水渗湿；大黄通便泻火；防风、细辛上达头目、祛风止痛；桔梗载药上浮。

【加减】头痛甚者，加川芎、石膏，以清散邪热；若混合充血明显者，加赤芍、牛膝，以凉血消瘀；眼球胀痛、眼压高者，加猪苓、通草、泽泻，以利水泻热。

（张仁俊 赵永旺 曾清雨）

第五节 食 疗 方

一、祛风清热明目食疗方

桑菊黄豆汤

【组成】桑叶10g，杭菊花15g，夏枯草15g，黄豆30g，麦芽糖15g。

【功效】清热解毒、疏风明目。

【适应证】适用于急性卡他性结膜炎、单纯疱疹性角膜炎等。

【方解】桑叶疏风散热、清肺润燥；菊花清热解毒、平肝明目；夏枯草清热解毒、散结消肿；黄豆清热解毒、抗菌消炎；麦芽糖生津润燥。上述五种食材搭配在一起具有清热解毒、疏风明目的功效。

【制作】将杭菊花、夏枯草、桑叶、黄豆混合洗涤后，水煎至黄豆熟烂，去药渣加麦芽糖即可。

【用法】可作中、晚餐菜肴，每天2次。

桑菊绿豆汤

【组成】桑叶12g，杭菊花12g，绿豆30g，麦芽糖适量。

【功效】清热解毒、祛风明目。

【适应证】适用于急性卡他性结膜炎。

【方解】桑叶疏风散热、清肺润燥；菊花清热解毒、平肝明目；绿豆清热解毒、抑菌抗菌、抗过敏；麦芽糖生津润燥。上述4种食材搭配在一起具有清热解毒、祛风明目的功效。

【制作】将绿豆洗净，用温水浸软；桑叶、杭菊花洗净备用；锅内加水适量，入绿豆、桑叶、杭菊花以大火烧沸，改用文火煮15～20分钟，取汤，药渣再加水煎15～20分钟，取汤；两次煎汤合并，加入麦芽糖调匀即可食用。

【用法】可作中、晚餐菜肴，每天1次，连服3天。

银花苦瓜汤

【组成】金银花20g，紫花地丁20g，苦瓜100g，精盐、姜末等作料适量。

【功效】清热解毒、活血散瘀。

【适应证】睑腺炎后期或术后恢复期。

【方解】金银花清热解毒；紫花地丁凉血消肿；苦瓜活血散瘀。上述3种食材搭配在一起具有清热解毒、凉血消肿的功效。

【制作】将上述三种食材同放入砂锅内，加适量水煎熬30分钟后至200ml取汁，另加适量水再熬30分钟后至200ml取汁，把2次的食汁混合均匀，再加入精盐、姜末等作料适量即可。

【用法】喝汤汁，每次200ml，每天2次。

杞菊粥

【组成】枸杞子20g，菊花10g，大枣50g，糯米150g，小米150g，花生仁100g。

【功效】清热解毒、清肝明目。

【适应证】适用于巩膜炎、单纯疱疹性角膜炎等。

【方解】枸杞子养肝明目、补肾益精；菊花清热解毒、平肝明目；大枣补中益气、养血安神；糯米和花生仁健脾养胃；小米补益虚损、健脾和胃、除热解毒。上述6种食材搭配在一起具有清热解毒、清肝明目、健脾养胃的功效。

【制作】将花生仁热水浸泡2小时，去皮；枸杞子浸泡待用；大枣洗净去核切碎；菊花用清水漂过待用；糯米和小米混一起淘净浸泡2小时，放入高压锅；与花生仁、清水适量一起煮，大火煮开，小火焖40分钟；放大枣小火再煮5分钟；再放菊花、枸杞子煮1分钟即可。

【用法】喝粥，每天2次。

苦参黄瓜汤

【组成】苦参20g，黄瓜300g，精盐、姜末等作料适量。

【功效】清热解毒、利水消肿。

【适应证】适用于红眼病。

【方解】苦参清热、燥湿、杀虫；苦瓜清热解暑、明目解毒。上述2种食材搭配在一起具有清热解毒、利水消肿、明目的功效。

【制作】将黄瓜洗净、切片，苦参洗净，锅内加水适量，入苦参以大火烧沸，改用文火煎30分钟，入黄瓜片煮2～3沸，再加入精盐、姜末等作料适量即可。

【用法】可作中、晚餐菜肴，每天2次。

二花绿豆小米粥

【组成】金银花15g，野菊花15g，绿豆50g，小米50g。

【功效】清热解毒、清肝明目。

【适应证】适用于泪囊炎。

【方解】金银花清热解毒；野菊花清热去火、清肝明目；绿豆清热解毒、抑菌抗菌、抗过敏；小米补益虚损、健脾和胃、除热解毒。上述4种食材搭配在一起具有清热解毒、清肝明目的功效。

【制作】将金银花、野菊花水煎，过滤，取汁与淘净的绿豆、小米煮粥。

【用法】可作早餐用，每天1次。

二、清肝降火明目食疗方

决明子鸡肝汤

【组成】决明子10g，鲜鸡肝200g，黄瓜10g，胡萝卜10g，精盐、姜末等作料适量。

【功效】清肝明目、补肾健脾。

【适应证】肝血亏虚所致的各种眼病。

【方解】决明子清肝明目；鸡肝补肝明目；黄瓜清热生津、祛风利水；胡萝卜养肝明目、健脾消食。上述4种食材搭配在一起具有清肝明目、补肾健脾的功效。

【制作】将决明子放入锅内，炒至微有香味，取出待冷，加水煎汁，去渣，加入鲜鸡肝、黄瓜片、胡萝卜块大火煮沸，改用文火煮10分钟，再加入精盐、姜末等作料适量即可。

【用法】可作中、晚餐菜肴，每天2次。

杞菊羊肝汤

【组成】枸杞子20g，菊花20g，羊肝200g，姜丝、料酒、食盐、味精、香油、香菜末各适量。

【功效】养肝明目、清热解毒。

【适应证】适用于红眼病。

【方解】枸杞子养肝明目、补肾益精；菊花清热解毒、平肝明目；羊肝补血益肝、明目。上述3种食材搭配在一起具有养肝明目、清热解毒的功效。

【制作】将枸杞子、菊花洗净，羊肝洗净、切片；锅内加水适量，入羊肝片、枸杞子、姜丝、料酒以大火烧沸，改用文火煮10分钟，撇去浮沫，加入菊花再煮3～5分钟，调入食盐、香油、香菜末，去菊花服食。

【用法】可作中、晚餐菜肴，每天1次，连服5天。

枸杞大枣小米粥

【组成】枸杞子5g，大枣5g，桑椹5g，山药5g，小米100g。

【功效】明目润燥、补肝养血。

【适应证】适用于角结膜干燥症等。

【方解】枸杞子滋肝肾、明目；桑椹养肝益肾、利水消肿；山药健脾补胃、补肺益肾；大枣健脾和胃、益气生津；小米补益虚损、健脾和胃、除热解毒。上述5种食材搭配在一起具有明目润燥、补肝养血的功效。

【制作】将上述5种食材同放入砂锅内，加适量水熬制成粥即可。

【用法】可作早餐用，每天1次。

菊花决明子小米粥

【组成】炒决明子10g，杭菊花10g，小米50g，麦芽糖适量。

【功效】清肝明目、疏风清热。

【适应证】适用于细菌性角膜炎、玻璃体混浊。

【方解】决明子清肝明目；菊花养肝明目、疏风清热；小米补益虚损、健脾和胃、除热解毒；麦芽糖生津润燥。上述4种食材搭配在一起具有疏风清热、清肝明目的功效。

【制作】将决明子、杭菊花水煎取汁，加入小米煮粥，粥成后服用。

【用法】可作早餐用，每天1次。

荠菜豆腐汤

【组成】嫩豆腐200g，荠菜100g，胡萝卜25g，水发香菇25g，竹笋25g，水面筋25g，精盐、姜末等作料适量。

【功效】清肝明目、清热止血、利尿消肿。

【适应证】适用于红眼病、睑腺炎、结膜炎等。

【方解】豆腐清热润燥、补血健脑；荠菜明目益胃、止血利水；胡萝卜健胃消食、养肝明目；香菇补气血；竹笋清热化痰、利水。上述6种食材搭配在一起具有清肝明目、清热止血、利尿消肿的功效。

【制作】嫩豆腐、水发香菇、竹笋、水面筋分别切成小丁。荠菜去杂，洗净，切成细末。胡萝卜洗净，入沸水锅中焯熟，捞出晾凉，切小丁。炒锅置火上，加油烧至七成热，加入豆腐丁、香菇丁、胡萝卜丁、笋丁、面筋、荠菜末、生姜末、精盐及素鲜汤，烧沸后加入味精，用湿淀粉勾稀芡，淋上麻油，出锅装入汤碗，即成。

【用法】可作中、晚餐菜肴，每天1次。

三、凉血泻火明目食疗方

白茅根茜草小米粥

【组成】白茅根30g，茜草10g，小米200g。

【功效】清热凉血、止血散瘀。

【适应证】络伤出血。

【方解】白茅根清热、凉血、止血；茜草止血散瘀；小米补益虚损、健脾和胃、除热解毒。上述3种食材搭配在一起具有凉血止血、清热散瘀的功效。

【制作】将白茅根、茜草水煎取汁，放入砂锅内，加小米文火煮粥即可。

【用法】可作早餐用，每天1次。

三子猪肝汤

【组成】蔓荆子15g，青葙子15g，栀子12g，猪肝250g，精盐、姜末等作料适量。

【功效】清肝泻火、凉血止血。

【适应证】适用于视网膜静脉阻塞的眼底出血。

【方解】蔓荆子疏风散热、清利头目；青葙子清热燥湿、清肝明目退翳；栀子清热利湿、泻火除烦、清肝明目；猪肝补肝、养血明目。上述4种食材一起搭配具有清肝泻火、凉血止血、明目的功效。

【制作】用温水将蔓荆子、青葙子、栀子浸泡30分钟，入锅水煎取汁；再将猪肝洗净，切成薄片，入药汁内煮沸15分钟，入精盐、姜末等作料适量即可。

【用法】可作中、晚餐菜肴，每天1次。

黑木耳黄花菜炒肉

【组成】黑木耳10g，黄花菜10g，猪瘦肉50g，鸡蛋1枚，精盐、姜末等作料适量。

【功效】凉血止血、养血滋阴。

【适应证】适用于糖尿病性视网膜病变眼底出血伴口咽干燥、目涩等症。

【方解】木耳益气补血、凉血止血；黄花菜清热利湿、止血消炎；猪瘦肉补肾养血、滋阴润燥；鸡蛋益精补气。上述4种食材搭配在一起具有凉血止血、养血滋阴的功效。

【制作】黑木耳、黄花菜用温水浸泡开，洗净，黑木耳撕成小块，黄花菜切成小段，鸡蛋打匀，猪瘦肉切成小薄片。先炒鸡蛋取出，再用爆火将猪肉煸熟取出，然后将黑木耳和黄花菜煸炒后，加入鸡蛋、肉片、精盐、姜末等作料适量，同炒数分钟即可。

【用法】可作中、晚餐菜肴，每天1次。

地黄粥

【组成】生地黄15g，小米50g。

【功效】凉血清热、养阴生津。

【适应证】适用于糖尿病性视网膜病变所致的眼底出血。

【方解】生地黄凉血清热、养阴生津；小米补益虚损、健脾和胃、除热解毒。上述2种食材搭配在一起具有凉血清热、养阴生津的功效。

【制作】将生地黄焙干磨成粉；小米入砂锅内加水500ml，煮成稀粥后，将生地黄粉兑入，改文火，再煮一沸即可。

【用法】可作早餐用，每天1次。

鲜藕玄参鸭

【组成】鲜藕节100g，玄参50g，鸭子1只，精盐、姜末等作料适量。

【功效】止血凉血、散瘀明目。

【适应证】适用于糖尿病性视网膜病变。

【方解】鲜藕节止血散瘀；玄参清热凉血、滋阴降火；鸭子滋阴补虚、利水消肿。上述3种食材搭配在一起具有止血凉血、散瘀明目的功效。

【制作】鸭子宰杀去毛及内脏，煮熟捞出切块，鲜藕洗净，切成小薄片，玄参和藕片炒至七成熟时加入鸭肉合炒，再放入精盐、姜末等作料适量即可。

【用法】可作中、晚餐菜肴，每天1次。

四、补血安神明目食疗方

大枣虫草蒸甲鱼

【组成】大枣10g，冬虫夏草5g，甲鱼250g，精盐、姜末等作料适量。

【功效】养血安神、补肺益肾。

【适应证】适用于肺肾阴虚型糖尿病性白内障。

【方解】大枣补中益气、养血安神；冬虫夏草补肺益肾、止血化瘀、抗肿瘤等；甲鱼滋补养血、补虚益肾。上述3种食材搭配一起具有养血安神、补肺益肾、益气明目的功效。

【制作】将冬虫夏草、大枣分别洗净，将甲鱼宰杀后，剁成数块，放在大碗内加入冬虫夏草、大枣，再加入精盐、姜末等作料适量，一同放入容器内蒸2小时即可。

【用法】可作中、晚餐菜肴，每天1次。

龙眼党参小米粥

【组成】龙眼肉15g，党参30g，小米150g。

【功效】养血安神、补气明目。

【适应证】适用于气血不足型近视眼。

【方解】龙眼肉补心脾、益气血、安神；党参补中益气、生津；小米补益虚损、健脾和胃。上述3种食材搭配在一起具有养血安神、补气明目的功效。

【制作】将党参水煎，取汁与龙眼肉、小米文火煮成粥即可。

【用法】可作早餐用，每天1次。

阿胶猪肉包

【组成】阿胶50g，猪肉200g，面粉、葱、姜、味精、食盐、胡椒粉各适量。

【功效】补血止血、滋阴润燥。

【适应证】适用于虚火伤络、出血性玻璃体混浊。

【方解】阿胶养血滋阴、润肺止血、明目；猪肉补中益气。上述2种食材搭配在一起具有补血止血、滋阴润燥的功效。

【制作】将阿胶融化，混到猪肉中，冻结后捏碎，拌上肉馅，葱、姜、精盐、胡椒粉调味，做成包子馅，包成包子，蒸熟即可。

【用法】当早餐服用，每天1次。

桂圆莲子小米粥

【组成】桂圆20g，莲子20g，党参20g，小米200g。

【功效】益气养血、安心宁神。

【适应证】适用于气血两虚型视网膜脱离。

【方解】桂圆滋阴益血、养血安神；党参补中益气；莲子宁心、健脾安神；小米补益虚损、健脾和胃。上述4种食材搭配在一起具有益气养血、安心宁神的功效。

【制作】将上述4种食材同放入砂锅内，加适量水熬煮成粥即可。

【用法】可作早餐用，每天1次。

黄芪当归母鸡汤

【组成】黄芪10g，当归10g，大枣5枚，老母鸡肉100g，生姜3片，精盐等作料适量。

【功效】补益气血、安神明目。

【适应证】适用于气血不足型视神经萎缩。

【方解】黄芪益气固表、利水消肿；当归补血活血；大枣补脾益气、养血安神；老母鸡肉温中补脾、益气养血、补肾益精；生姜开胃止呕、化痰止咳、发汗解表。上述5种食材搭配在一起具有补益气血、安神明目的功效。

【制作】老母鸡肉洗净切块，放入黄芪、当归、大枣，加精盐等作料、水适量，煲成汤即可。

【用法】可作中、晚餐菜肴，每天1次。

人参枸杞小米粥

【组成】人参2g，枸杞子10g，龙眼肉10g，大枣6枚，小米60g，麦芽糖少许。

【功效】补益气血、安神明目。

【适应证】适用于气血不足型视神经萎缩。

【方解】人参大补元气、补脾益肺、生津止渴、安神益智；枸杞子滋补肝肾、益精明目；龙眼肉补益心脾、养血安神；大枣补脾益气、养血安神；小米补益虚损、健脾和胃；麦芽糖润肺生津、补中缓急。上述6种食材搭配在一起具有补气益血、安神明目的功效。

【制作】将人参、枸杞子、龙眼肉、大枣、小米洗净共入锅内，加水适量，煮成粥，加入麦芽糖即可。

【用法】当早餐用，每天1次。

五、滋阴降火明目食疗方

枸杞桑椹鹅肉汤

【组成】枸杞子50g，桑椹子50g，白鹅1只，姜、葱、食盐、料酒各适量。

【功效】滋阴降火、益血明目。

【适应证】适用于视网膜静脉阻塞、玻璃体积血、视神经炎等。

【方解】枸杞子滋补肝肾、益精明目；桑椹滋阴补血、补肝益肾、明目；白鹅肉润肺止咳、补虚益气。上述3种食材搭配在一起具有滋阴降火、益血明目的功效。

【制作】将鹅活杀，去毛和内脏，用水清洗干净；将枸杞子、桑椹子快速洗净；将鹅去头去脚，剁3cm见方块。将鹅肉放入砂锅内，加入姜片、葱、料酒各适量，上放枸杞子、桑椹子，盖上锅盖，先用大火烧开后再用文火慢炖，直至肉烂为止，再加入食盐适量即成。

【用法】可作中、晚餐菜肴，每天1次。

玄参猪肝汤

【组成】玄参15g，猪肝500g，花生油、淀粉、糖、酱油、料酒、葱、姜、食盐、味精适量。

【功效】滋阴补血、养肝明目。

【适应证】适用于阴虚火旺所致的目涩昏花、红赤不甚、羞明轻微之症。

【方解】玄参滋阴降火、清热凉血；猪肝明目。上述2种食材搭配在一起具有滋阴补血、养肝明目的功效。

【制作】将玄参片洗净用纱布包好，与猪肝同煮1小时，取出猪肝切片备用；将油锅烧沸，入姜、葱煸炒，再猪肝片，加酱油、糖、料酒少许，加入猪肝原汤，湿淀粉勾芡，加入食盐、味精调味即可。

【用法】可作中、晚餐菜肴，每天1次。

枸杞炒猪肝

【组成】枸杞子100g，鲜猪肝250g，青菜叶少许，精盐等作料适量。

【功效】滋阴补肝、清热明目。

【适应证】适用于青光眼并发性白内障。

【方解】鲜猪肝明目；枸杞子补肾益精、养肝明目；青菜叶补充人体内多种维生素。上述3种食材搭配在一起具有滋阴补肝、清热明目的功效。

【制作】将枸杞子、猪肝、青菜叶洗净，猪肝切片加食盐拌匀，与青菜叶、枸杞子同炒熟，加入精盐等作料即可。

【用法】可作早、晚餐菜肴，每天1次。

苦瓜猪肉汤

【组成】苦瓜250g，猪瘦肉125g，芥菜50g，精盐、姜末等作料各适量。

【功效】滋阴润燥、清肝明目。

【适应证】适用于肝阴受伤、虚火炎目、疱性角结膜炎。

【方解】苦瓜清暑涤热、明目解毒；猪肉补虚强身、滋阴润燥；芥菜和脾、利水，止血、明目、抗过敏。上述3种食材搭配在一起具有滋阴润燥、清肝明目的功效。

【制作】将苦瓜去瓤切成小丁块，猪瘦肉切成薄片，芥菜洗净切碎；先将肉片用料酒、精盐调味，加水煮沸5min，加入苦瓜、芥菜煮汤，加入精盐、姜末等作料适量即可。

【用法】可作中、晚餐菜肴，每天1次。

熟地小米粥

【组成】熟地黄50g，三七粉5g，小米100g，生姜3片。

【功效】滋阴降火、清肺明目。

【适应证】适用于视网膜静脉阻塞。

【方解】熟地黄滋阴补血；三七止血补血、化瘀；小米补益虚损、健脾和胃；生姜开胃止呕、化痰止咳、发汗解表。上述4种食材搭配在一起具有滋阴降火、清肺明目的功效。

【制作】将熟地黄入锅水煎取汁备用，用小米煮粥，煮沸后加入地黄汁、生姜，继续煮成粥即可。

【用法】可作早餐用，服用前用开水冲服三七粉，每天1次。

核桃黑芝麻饮

【组成】黑芝麻粉15g，核桃粉15g，黑大豆粉15g，牛奶250ml，蜂蜜适量。

【功效】补肝健脾、滋阴明目。

【适应证】年老体衰、晶状体混浊。

【方解】核桃、黑芝麻、蜂蜜、牛奶除含有脂肪、蛋白质等外还含有锌、磷等多种微量元素和多种氨基酸；黑大豆补肾。上述5种食材搭配在一起具有补肝益脾肾、滋阴明目的功效。

【制法】将核桃、芝麻、牛奶、黑大豆粉一并放入容器中，待煮沸2～3分钟后，再加蜂蜜即可。

【用法】可作早餐用，每天1次。

六、活血化瘀明目食疗方

桃仁小米粥

【组成】桃仁10g，小米50g。

【功效】活血化瘀、祛痰止痛。

【适应证】适用于高血压性视网膜病变伴眼底出血者。

【方解】桃仁活血祛瘀、止咳平喘；小米补益虚损、健脾和胃、除热解毒。上述2种食材搭配在一起具有活血化瘀、祛痰止痛的功效。

【制作】先将桃仁捣烂如泥，加水研汁去渣，同小米煮为稀粥。

【用法】可作早餐用，每天1次。

当归地黄羊肉汤

【组成】当归20g，地黄20g，羊肉100g，精盐、姜末等作料适量。

【功效】活血通脉、益气散瘀。

【适应证】适用于气虚血瘀型视网膜静脉阻塞。

【方解】当归养血活血；地黄凉血化瘀；羊肉补虚。上述3种食材搭配在一起具有活血通脉、益气散瘀的功效。

【制作】将羊肉洗净、切块，与地黄、当归同放入锅中，加适量水，置火上共炖至肉熟后，加精盐、姜末等作料适量调味即可。

【用法】可作中、晚餐菜肴，每天1次。

三七鸡肉汤

【组成】三七10g，鸡肉200g，精盐、姜末等作料适量。

【功效】活血化瘀、补中益气。

【适应证】适用于气滞血瘀型黄斑出血。

【方解】三七理气活血、止血、散瘀；鸡肉补益脾胃。上述2种食材搭配在一起具有补中益气、活血化瘀的功效。

【制作】将三七洗净打碎，鸡肉洗净切块，将三七与鸡肉入砂锅加水炖至烂，再加入精盐、姜末等作料适量即可。

【用法】可作中、晚餐菜肴，每天1次。

桃仁薏苡仁小米粥

【组成】桃仁20g，薏苡仁60g，小米100g。

【功效】行气活血、化瘀止痛。

【适应证】适用于气滞血瘀型黄斑出血。

【方解】桃仁活血祛瘀、通经止痛；薏苡仁消肿、明目；小米补益虚损、健脾和胃。上述3种食材搭配在一起具有行气活血、化瘀止痛、明目的功效。

【制作】将桃仁捣碎、洗净放入砂锅内，加入薏苡仁、粳米及适量水微火熬粥即可。

【用法】可作早餐用，每天1次。

桃仁红花小米粥

【组成】桃仁10g，红花5g，小米50g，麦芽糖适量。

【功效】活血祛瘀。

【适应证】适用于眼外伤。

【方解】桃仁、红花活血祛瘀；小米补益虚损、健脾和胃；麦芽糖润肺生津，补中缓急。上述3种食材搭配在一起具有活血祛瘀的功效。

【制作】将桃仁捣烂如泥，与红花一并煎煮，去渣取汁，同小米煮为稀粥，加入麦芽糖适量调味即可。

【用法】可作早餐用，每天1次。

丹参猪肝汤

【组成】丹参10g，油菜2颗，猪肝250g，精盐、姜末等作料适量。

【功效】活血化瘀、养肝明目。

【适应证】适用于眼底出血性疾病。

【方解】丹参活血祛瘀、养血安神；猪肝养肝明目；油菜解毒消肿、凉血散血。上述3种食材搭配在一起具有活血化瘀、养肝明目的功效。

【制作】油菜洗净，猪肝洗净切片，加姜末搅拌均匀，去腥；锅内加水，放丹参，煮沸后放猪肝，然后改小火熬15分钟，再放入油菜，加入精盐等作料适量，再煮片刻即可。

【用法】可作中、晚餐菜肴，每天1次。

七、健脾益胃祛湿食疗方

黄芪老鸭汤

【组成】黄芪40g，金银花20g，怀山药20g，老鸭肉100g，姜末、葱白、精盐等作料适量。

【功效】健脾益气、解毒生肌、消翳。

【适应证】各类角膜炎恢复期伴角膜创面尚未修复者。

【方解】黄芪补气固表、益卫收口；金银花清热解毒；怀山药健脾益胃；老鸭肉滋阴清热、健脾益胃、利水消肿。上述5种食材搭配在一起具有健脾益气、解毒生肌消翳的功效。

【制作】将老鸭洗净切成薄片，再将黄芪、金银花、洗净后，和老鸭肉片一同放于砂锅内煲汤，加适量的水，1小时后加入姜末、葱白、精盐等作料适量，即可去药渣。

【用法】可作中、晚餐菜肴，每天2次。

薏苡仁小米粥

【组成】薏苡仁50g，人参3g，小米100g。

【功效】健脾益胃、利尿渗湿。

【适应证】睑腺炎伴纳食减少、大便时溏、烦躁不安、夜寐不宁等脾虚气弱者。

【方解】薏苡仁利水消肿、健脾止泻；人参生津止渴、清燥润肺、滋阴降火；小米补益虚损、健脾和胃。上述3种食材搭配在一起具有健脾益胃、利尿渗湿、滋阴降火的功效。

【制作】将人参水煎取液200ml，薏苡仁、小米淘净，放入锅中，加入人参煎液，再加水300ml，烧至沸后，文火炖至薏苡仁熟烂食用。

【用法】可作早餐用，每天1次。

冬瓜炒香菇

【组成】冬瓜250g，香菇25g，菊花末15g，精盐、姜末等作料适量。

【功效】健脾利湿、湿热和胃。

【适应证】适用于脾胃湿热重的前葡萄膜炎。

【方解】冬瓜清热利水；香菇含有多种维生素、矿物质，对促进人体新陈代谢、提高机体适应力有很大作用；菊花有散风清热、平肝明目的功能。上述3种食材搭配在一起具有健脾利湿、清热和胃、利水明目的功效。

【制作】将冬瓜去皮瓤、洗净、切片；香菇浸泡透、洗净；2味用油炒后，烧熟，入菊花末，加精盐、姜末等作料适量即可。

【用法】可作中、晚餐菜肴，每天1次。

鲫鱼紫菜小米粥

【组成】鲫鱼250g，紫菜50g，小米100g，精盐、姜末等作料适量。

【功效】健脾益胃、软坚散结。

【适应证】适用于玻璃体积血。

【方解】鲫鱼健脾利湿；紫菜化痰散结、清热利尿；小米健脾和胃、补益虚损。上述3种食材搭配在一起具有健脾益胃、软坚散结的功效。

【制作】将鲫鱼洗净切块，放入锅中加精盐、佐料煮至极烂，用汤筛过滤，去渣留汁；下紫菜和淘洗净的小米，添适量水，改文火慢熬至米烂即可。

【用法】可作早餐用，每天1次。

山楂小米粥

【组成】山楂15g，陈皮10g，薏苡仁30g，小米50g。

【功效】健脾利湿、活血明目。

【适应证】适用于脾胃湿困证年龄相关性黄斑变性。

【方解】山楂消食健胃、活血化瘀；陈皮健脾理气；薏苡仁和胃健脾、利湿明目；小米健脾和胃、补益虚损、除热解毒。上述4种食材搭配在一起具有健脾利湿、活血明目的功效。

【制作】将上述4种食材洗净后放入砂锅内，加适量水后文火熬粥即可。

【用法】可作早餐用，每天1次。

墨旱莲黄芪甲鱼肉汤

【组成】墨旱莲15g，黄芪10g，人参5g，甲鱼肉150g，精盐、姜末等作料适量。

【功效】补肝肾、健脾胃、益气明目。

【适应证】年老体弱、晶状体混浊、视物模糊。

【方解】墨旱莲滋补肝肾；黄芪、人参益气、健脾、补气、明目；甲鱼肉滋补养血、补虚益肾。上述4种食材搭配在一起可起到益气健脾、补肝肾、抗衰老、明目的功效。

【制法】将墨旱莲、黄芪、人参、甲鱼肉及上述作料拌匀后，放入容器中清蒸30～40分钟后，加入精盐、姜末等作料即可。

【用法】可作中、晚餐菜肴，每天1次。

八、补益肝肾明目食疗方

菟丝子老鸭汤

【组成】菟丝子15g，黄芪20g，泽泻12g，老鸭肉200g，姜末、葱头、精盐等作料适量。

【功效】补益肝肾，养肝明目。

【适应证】各类抗青光眼术后、视神经萎缩等。

【方解】菟丝子滋补肝肾、明目；黄芪补气固表；泽泻利水渗湿；老鸭肉滋阴清热、健脾益胃、利水消肿。上述4种食材搭配在一起具有补益肝肾、养肝明目的功效。

【制作】菟丝子、黄芪、泽泻、老鸭肉洗净后，将老鸭肉切成薄片，和菟丝子、黄芪、泽泻一同放入砂锅内，加入适量水及姜末、葱头煲汤，药膳临出砂锅加入精盐等作料。

【用法】可作中、晚餐菜肴，早、晚各服1次。

山药石决明小米粥

【组成】山药30g，石决明15g，小米100g。

【功效】滋补肝肾、退翳明目。

【适应证】适用于肝肾亏虚型近视眼患者。

【方解】山药健脾养胃；石决明清肝潜阳、退翳明目；小米健脾和胃、补益虚损。上述3种食材搭配在一起具有滋补肝肾、退翳明目的功效。

【制作】将石决明水煎30分钟取汁，加水再煎，取汁，合并2次药液；山药洗净、去皮、切块，与小米加药汁煮成粥即可。

【用法】可作早餐用，每天1次，连服10～15天。

枸杞羊肉小米粥

【组成】枸杞叶100g，羊肉60g，小米100g，精盐等调料适量。

【功效】补肝益肾、益气明目。

【适应证】适用于肝肾亏虚型糖尿病性白内障。

【方解】枸杞叶补肾益精、养肝明目；羊肉补肝明目、温补脾胃；小米健脾和胃。上述3种食材搭配在一起具有补肝益肾、益气明目的功效。

【制作】将羊肉洗净、切碎，将枸杞叶水煎去渣，取汁与羊肉、小米煮成粥，加入精盐即可。

【用法】可作早餐用，每天1次。

黄芪猪瘦肉汤

【组成】黄芪10g，熟地黄10g，当归10g，枸杞子10g，猪瘦肉100g，精盐、调料各适量。

【功效】补益肝肾、益气明目。

【适应证】适用于葡萄膜炎并发性白内障。

【方解】黄芪益气补虚；熟地黄补血滋阴、补精益髓；当归补血行血；枸杞子补肾益精、养肝明目；猪瘦肉补中益气。上述5种食材搭配在一起具有补益肝肾、益气明目的功效。

【制作】将黄芪、熟地黄、当归、枸杞子洗净后与猪瘦肉同煮，待猪瘦肉熟后，加入精盐、调料即可。

【用法】可作早、晚餐菜肴，每天1次。

枸杞茱萸小米粥

【组成】枸杞子20g，山茱萸15g，小米50g。

【功效】补益肝肾、滋阴养血、明目。

【适应证】适用于视神经炎患者。

【方解】枸杞子补肾益精、养肝明目；山茱萸补益肝肾；小米健脾和胃。上述3种食材搭配在一起具有补益肝肾、滋阴养血、明目的功效。

【制作】将山茱萸、枸杞子、小米加入清水，煮成稀粥。

【用法】可作早餐用，每天1次，连服2～3周。

楮实子鲢鱼西红柿汤

【组成】楮实子15g，鲢鱼100g，西红柿100g，白豆腐100g，精盐、姜末等作料适量。

【功效】健脾益肾、补肝明目。

【适应证】脾肾虚弱、晶状体混浊。

【方解】楮实子滋补肝肾；西红柿含有大量维生素C和多种维生素；白豆腐补肝肾；鲢鱼健脾益气、化湿利水。上述4种食材搭配在一起具有健脾益肾、补肝明目的功效。

【制法】先把楮实子煎熬水，去渣400ml后，放入鱼片、西红柿、白豆腐，沸点后把火调小煮20～30分钟后，加入精盐、姜末等作料适量即可。

【用法】可作中、晚餐菜肴，每天1次。

九、补中益气明目食疗方

黄芪芝麻糊

【组成】黑芝麻60g，黄芪20g，蜂蜜适量。

【功效】补中益气、润肠通便、滋养肝肾。

【适应证】适用于玻璃体切割术后气虚便秘。

【方解】黄芪补中益气、活血、明目；黑芝麻补肝肾、益精血、润肠燥；蜂蜜补中缓急、润肠通便。上述3种食材搭配在一起具有补中益气、润肠通便、滋养肝肾的功效。

【制作】将黑芝麻捣烂成粉末状；黄芪入锅后加适量水煎取汁；用黄芪汁冲芝麻粉，加入蜂蜜适量调匀成糊状即可。

【用法】可作早餐用，每天1次。

母鸡肉小米粥

【组成】母鸡肉200g，小米50g，精盐适量。

【功效】补气血、养五脏。

【适应证】适用于玻璃体切割术后身体虚弱。

【方解】母鸡肉温中补气、补虚填精；小米健脾和胃。上述两种食材搭配在一起具有补气血、养五脏的功效。

【制作】将母鸡肉洗净切块，与小米同放入锅内用武火烧沸煮成粥，加精盐即可。

【用法】可作早餐用，每天1次。

黄芪母鸡汤

【组成】黄芪片30g，女贞子30g，母鸡肉100g，精盐、姜末等作料各适量。

【功效】补中益气、清肝明目。

【适应证】适用于弱视。

【方解】黄芪片甘温益气、固表敛汗；鸡肉甘温、补中益气、益精补虚；女贞子补肝肾、明目。上述3种食材搭配在一起具有滋补元气、益肝肾、明目生光的功效。

【制作】上述食材洗净后，将黄芪片装入纱布袋内扎定，与母鸡肉、女贞子同炖至熟烂脱骨为止，去黄芪，加入精盐、姜末等作料即可。

【用法】可作中、晚餐菜肴，每天1次，连服21～28天。

枸杞兔肝小米粥

【组成】枸杞子30g，兔肝50g，小米100g，精盐等作料各适量。

【功效】补中益气、补肝明目。

【适应证】适用于准分子激光手术3～4天后视力无明显提高者。

【方解】枸杞子滋补肝、益精明目；兔肝补肝明目、补中益气；小米养肾气、补肝和胃。上述3种食材搭配在一起具有补中益气、补肝肾明目，有利于术后视力提高的功效。

【制作】将上述3种食材洗净后放入砂锅内混合熬煮至小米烂为止，加入精盐等作料即可。

【用法】可作中、晚餐菜肴，每天1次。

黄芪羊肉汤

【组成】羊肉250g，黄芪30g，党参15g，炙甘草10g，陈皮10g，精盐、姜末、作料适量。

【功效】补中益气、健脾益胃。

【适应证】适用于脾虚气陷型上睑下垂。

【方解】黄芪补中益气；羊肉暖中补虚、补中益气、开胃健身、益肾气；党参、炙甘草益气健脾；陈皮理气和胃。上述5种食材搭配在一起具有健脾益胃、补中益气的功效。

【制作】将上述5种食材洗净后放入砂锅内，加入适量水后用文火炖至烂熟，加入精盐、姜末等作料即可。

【用法】可供中、晚餐菜肴，每天1次。

菟丝子牛肉黑木耳汤

【组成】菟丝子15g，牛肉100g，黑木耳10g，精盐、姜末等作料适量。

【功效】补肝益气、滋阴明目。

【适应证】脾胃虚弱、晶状体混浊。

【方解】菟丝子养肝明目；牛肉益气血，补脾胃；黑木耳含有较多卵磷脂、B族维生素。上述3种食材搭配在一起可起到益气血、补脾胃、滋阴明目的功效。

【制法】先把菟丝子煎熬水，去渣400ml后，放入牛肉、黑木耳沸点后把火调小煮至20～30分钟后，加入精盐、姜末等作料适量即可。

【用法】可作中、晚餐菜肴，每天1次。

十、退翳明目食疗方

楮实子小米粥

【组成】楮实子10g，小米60g，麦芽糖适量。

【功效】退翳明目、补益肝肾。

【适应证】适用于肝肾亏虚所致眼病。

【方解】楮实子滋补肝肾、明目退翳；小米补益虚损、健脾和胃；麦芽糖补虚健脾。上述3种食材搭配在一起具有补益肝肾、退翳明目的功效。

【制作】将楮实子洗净，与小米入砂锅内，加入适量水，文火熬制成粥，加入适量麦芽糖即可食用。

【用法】可作早餐用，每天1次。

防风黄芪小米粥

【组成】防风10g，黄芪15g，白术15g，小米100g。

【功效】祛风退翳、补脾益气。

【适应证】适用于反复发作的病毒性角膜炎。

【方解】防风祛风退翳；黄芪益卫固表、补气明目；白术健脾益气、固表明目；小米补益虚损、健脾和胃、除热解毒。上述4种食材搭配在一起具有补脾益气、祛风退翳的功效。

【制作】将防风、黄芪、白术洗净后与小米入砂锅内，加入适量水，慢火熬制成粥。

【用法】可作早餐用，每天1次。

黄芪草鱼汤

【组成】黄芪20g，谷精珠15g，草鱼250g，精盐、姜末等作料适量。

【功效】退翳明目、益气生膜。

【适应证】适用于角膜溃疡久而不愈。

【方解】黄芪益气固表、生膜、清热消疖、退翳明目；谷精珠含有丰富的大豆蛋白、维生素A、维生素B、维生素E等；草鱼暖胃和中、平肝息火、消炎退翳。上述3种食材搭配在一起具有退翳明目、益气生膜的功效。

【制作】将草鱼宰杀去内脏洗净切块，黄芪、谷精珠洗净后一同放入砂锅内，加入适量水煮熟，再加入精盐、姜末等作料适量即可。

【用法】可作中、晚餐菜肴，每天1次。

蕤仁蝉蜕瘦肉汤

【组成】蕤仁15g，蝉蜕6g，猪瘦肉100g，精盐、姜末等作料适量。

【功效】退翳明目、祛风清热。

【适应证】适用于翼状胬肉进展期。

【方解】蕤仁祛风散热、养肝明目；蝉蜕祛风热、退翳膜；猪瘦肉补肾养血、滋阴润燥。上述3种食材搭配在一起具有退翳明目、祛风清热的功效。

【制作】将上述3种食材放入砂锅内，加适量水熬制成汤，再加入精盐、姜末等作料适量即可。

【用法】可作中、晚餐菜肴，每天1次。

荸荠鳗鱼汤

【组成】鳗鱼300g，荸荠7个，精盐、姜末等作料适量。

【功效】退翳明目、清热解毒。

【适应证】适用于目赤障翳、泡性角结膜炎。

【方解】鳗鱼养肝明目、清热解毒、明目；荸荠清热解毒、利湿化痰、明目退翳。上述2种食材搭配在一起具有养肝明目、清热解毒、退翳明目的功效。

【制作】将鳗鱼洗净去内脏，荸荠去皮洗净，加水适量，炖熟，加入精盐、姜末等作料即可。

【用法】可作中、晚餐菜肴，每天1次。

厚朴老母鸡汤

【组成】厚朴5g，白豆蔻仁10g，老母鸡200g，精盐、姜末等作料适量。

【功效】行气化湿、消赤退翳。

【适应证】适用于湿浊上泛、炎性玻璃体混浊。

【方解】厚朴破积滞、泄痞胀、散湿满；白豆蔻仁行气化湿、消赤退翳；老母鸡补中益气、益精补虚。上述3种食材搭配在一起具有行气化湿、温中止痛、消赤退翳的功效。

【制作】将老母鸡宰杀洗净去内脏，厚朴、白豆蔻仁洗净与老母鸡肉一起入砂锅，文火炖2～2.5小时，去除厚朴、白豆蔻仁，加入精盐、姜末等作料即可。

【用法】可作中、晚餐菜肴，每天1次。

夜明砂鸡肝汤

【组成】夜明砂6g，石决明6g，鸡肝2个，精盐、姜末等作料适量。

【功效】退翳明目、养肝补血。

【适应证】适用于肝血不足之角膜软化症。

【方解】夜明砂清热明目、退翳；石决明平肝息风、潜阳、除热明目；鸡肝补肝益肾、养血明目。上述三种食材搭配在一起具有养肝补血、退翳明目的功效。

【制作】先把夜明砂和石决明两种药分别研成细末，然后混合均匀；再把鸡肝去筋，用竹筷捣烂；最后，把上述3种食物共同放入碗内，拌和均匀，隔水蒸炖，炖熟，加入精盐、姜末等作料适量即可。

【用法】可作中、晚餐菜肴，每天1次。

楮实子黑豆粥

【组成】楮实子90g，枸杞子10g，黑豆90g。

【功效】退翳明目、滋养肝肾。

【适应证】适用于角结膜干燥症。

【方解】楮实子滋补肝肾、明目退翳；枸杞子补肾退翳；黑豆活血利水、祛风解毒、健脾益肾。上述4种食材搭配在一起具有滋养肝肾、退翳明目的功效。

【制作】将上述3种食材洗净入砂锅，加入适量水，文火熬煮成粥即可。

【用法】当早餐用，每天1次。

十一、其　他

枸杞羊肝汤

【组成】枸杞子10g，羊肝20g，精盐、姜末等作料适量。

【功效】滋阴润燥、养血明目。

【适应证】适用于夜盲症、角膜软化症、干眼症等。

【方解】枸杞子补肝明目；羊肝含有丰富的维生素A，是猪肝和牛肝的2～3倍。上述2种食材搭配在一起具有滋阴润燥、养血明目的功效。

【制作】先将羊肝切成片，然后和枸杞子一起放入砂锅内，加适量水煮熟，加入精盐、姜末等作料适量即可。

【用法】可作中、晚餐菜肴，每天1次。

桂枝当归羊肉汤

【组成】桂枝10g，当归10g，羊肉150g，精盐、姜末等作料适量。

【功效】温补肾阳、活血明目。

【适应证】肾阳虚衰性视网膜色素变性。

【方解】桂枝温经通脉；当归养血活血；羊肉益气补虚，温中利脾。上述3种食材搭配在一起具有温补肾阳、活血明目的功效。

【制作】将羊肉洗净切块，与桂枝、当归一起放入容器内，加适量调味品、清水，用文火炖烂、加入精盐、姜末等作料适量即可。

【用法】可作中、晚餐菜肴，每天1次。

地黄槐花粥

【组成】地黄20g，夏枯草20g，鲜槐花30g，小米60g。

【功效】滋阴降火、止血消肿。

【适应证】适用于阴虚火旺型前房积血。

【方解】地黄清热生津、滋阴养血；夏枯草清火明目、散结消肿、清肝火、降压；槐花凉血止血、清肝泻火；小米补益虚损、健脾和胃、除热解毒。上述4种食材搭配在一起具有滋阴降火、止血消肿的功效。

【制作】将地黄、夏枯草水煎取汁，加入小米煮粥，将熟时加入洗净的鲜槐花煮沸即可。

【用法】可作早餐用，每天1次。

（张仁俊　赵永旺　汤　中）

第11章

西医常用药物

第一节 抗菌药物

一、青霉素类

青霉素（Benzylpenicillin）

【药理】青霉素对溶血性链球菌属、肺炎链球菌和不产青霉素酶的葡萄球菌具有良好抗菌作用，青霉素通过抑制细菌细胞壁合成而发挥杀菌作用。

【适应证】适用于敏感细菌所致各种感染，如脓肿、菌血症、肺炎和心内膜炎等。

【眼科临床应用】治疗敏感菌所致的眼部感染。

【用法用量】肌内注射或静脉滴注。肌内注射成人用量每天量为80万～320万U，儿童每天量为3万～5万U/kg，分为2～4次给予。静脉滴注适用于重病，成人每天量为240万～2000万U，儿童每天量为20万～40万U/kg，分为4～6次给药。

【不良反应】毒性一般很小，主要为变态反应。

【禁忌证】有青霉素类药物过敏史或青霉素皮肤试验阳性者禁用。

青霉素V（Phenoxymethylpenicillin）

【药理】抗菌谱与作用机制同青霉素，但抗菌作用比青霉素稍弱。

【适应证】适用于青霉素敏感菌株所致的轻、中度感染，也可用于螺旋体感染和作为风湿热复发和感染性心内膜炎的预防用药。

【眼科临床应用】用于敏感菌引起的眼部感染。

【用法用量】成人：口服每次250～500mg，每天3～4次，饭后1小时服药。小儿：5岁以下每次125mg；6～12岁每次250mg；12岁以上同成人剂量，每天3次，服法同成人。

【不良反应】主要为变态反应，与青霉素有交叉过敏反应。

【禁忌证】对本品过敏或青霉素皮肤试验阳性患者、传染性单核细胞增多症患者禁用。

氨苄西林（Ampicillin）

【药理】本品对多种革兰氏阳性菌和革兰氏阴性菌有效，氨苄西林作用于细菌活性繁殖阶段，通过对细胞壁黏肽聚糖生物合成的抑制而起杀菌作用。

【适应证】用于治疗敏感的肠球菌、痢疾杆菌、流感嗜血杆菌和奇异变形杆菌等引起的感染。

【眼科临床应用】用于治疗敏感菌所致的各种眼部感染。

【用法用量】口服，成人每次2～4粒，每天4次；小儿按体重50～100mg/kg，分4次服用。肌内注射成人每天2～4g，分4次给药；静脉滴注或注射剂量为每天4～8g，分2～4次给药。

【不良反应】不良反应与变态反应相仿，以变态反应较为常见。

【禁忌证】对青霉素类、头孢菌素类过敏者或青霉素皮肤试验阳性者禁用。尿酸性肾结石、痛风急性发作、活动性消化道溃疡、2岁以下小儿禁用。

哌拉西林（Piperacillin）

【药理】本品是半合成青霉素类抗生素，具广谱抗菌作用。其作用机制为通过抑制细菌细胞壁合成发挥杀菌作用。

【适应证】适用于敏感菌所致的败血症、上尿路及复杂性尿路感染、呼吸道感染、胆道感染、腹腔感染、盆腔感染，以及皮肤、软组织感染等。

【眼科临床应用】用于治疗铜绿假单胞菌性外眼感染和眼内感染。

【用法用量】肌内注射每次0.5～2.0g，每天1～3次。静脉滴注2.0～4.0g。1%溶液滴眼；结膜下注射5～10mg。玻璃体注射2mg/0.1ml。

【不良反应】青霉素类变态反应较常见。

【禁忌证】青霉素类药物过敏史或青霉素皮肤试验阳性者禁用。

【注意事项】本品在少数患者尤其是肾功能不全患者可导致出血，发生后应及时停药并给予适当治疗；肾功能减退者应适当减量。

氟氯西林（Flucloxacillin）

【药理】为半合成异噁唑类青霉素，通过侧链改变形成空间位阻，有效对抗细菌耐青霉素酶作用；其强大抗菌作用源于干扰细菌细胞壁粘肽的生物合成。

【适应证】适用于对青霉素耐药的葡萄球菌所致感染及葡萄球菌和链球菌所致双重感染。

【眼科临床应用】用于治疗耐青霉素金黄色葡萄球菌引起的各种眼部感染。

【用法用量】肌内注射：每次250mg，每天3次；重症每次500mg，每天4次。静脉注射，每次500mg，每天4次，每天剂量不宜超过8g。

【不良反应】可见药疹、药物热等变态反应，长期用药可致菌群失调，发生二重感染，严重者可致血栓性静脉炎。

【禁忌证】青霉素过敏或青霉素皮肤试验阳性者禁用。

美洛西林（Mezlocillin）

【药理】本品为半合成青霉素类抗生素，本品体外试验表明其对细菌所产生的β-内酰胺酶不稳定。本品与庆大霉素、卡那霉素等氨基糖苷类抗生素联合应用有显著协同作用。

【适应证】用于革兰氏阴性菌中敏感菌株所致的呼吸系统、泌尿系统、消化系统等感染。

【眼科临床应用】用于铜绿假单胞菌及大肠埃希菌所致的眼部感染。

【用法用量】肌内注射、静脉注射或静脉滴注。成人每天2～6g，严重感染者可增至8～12g，最大可增至15g。静脉滴注按需要每6～8小时1次，严重者可每4～6小时静脉注射1次。

【不良反应】恶心、呕吐、腹泻、肌内注射局部疼痛和皮疹，停药后上述症状迅速减轻或消失。

【禁忌证】有青霉素类药物过敏史或青霉素皮肤试验阳性者禁用。

苯唑西林钠（Oxacillin Sodium）

【药理】本品为半合成、耐青霉素酶、耐酸青霉素，可口服与注射给药。其作用机制同“青霉素”。

【适应证】主要用于耐青霉素葡萄球菌所致的各种感染，如败血症、呼吸道感染、脑膜炎、软组织感染等，也可用于化脓性链球菌或肺炎球菌与耐青霉素葡萄球菌所致的混合感染。

【眼科临床应用】用于治疗耐青霉素金黄色葡萄球菌引起的各种眼部感染。

【用法用量】口服：每次0.5～1.0g，每天4～6次。肌内注射：每0.5g加灭菌用水2.8ml，每天4～6g，分4次给药。静脉滴注：每天4～8g，分2～4次给药，严重感染每天量可至12g。

【不良反应】口服后有的患者可有上腹不适、腹胀、恶心、呕吐、腹泻等，停药后可消失。

【禁忌证】有青霉素类药物过敏史或青霉素皮肤试验阳性者禁用。

磺苄西林钠（Sulbenicillin Sodium）

【药理】属广谱半合成青霉素类抗生素，作用机制为通过抑制细菌细胞壁合成发挥杀菌作用。

【适应证】用于对本品敏感的铜绿假单胞菌、某些变形杆菌属及其他敏感革兰氏阴性菌所致肺炎、尿路感染、复杂性皮肤软组织感染和败血症等。

【眼科临床应用】治疗敏感菌所致的各种眼部感染，如眼睑炎、泪囊炎、角膜溃疡等。

【用法用量】静脉滴注，也可静脉注射：中度感染成人每天剂量为8g，重症感染或铜绿假单胞菌感染时剂量需增至每天20g，分4次静脉给药。

【不良反应】过敏反应，恶心、呕吐等胃肠道反应。

【禁忌证】有青霉素类药物过敏史或青霉素皮肤试验阳性者禁用。

替卡西林（Ticarcillin）

【药理】替卡西林为半合成的抗假单胞菌青霉素，通过抑制细菌细胞壁四肽侧链和五肽交连桥的结合而阻碍细胞壁合成而发挥杀菌作用。

【适应证】主要用于革兰氏阴性菌感染所致全身感染，对尿路感染的效果甚好。对于铜绿假单胞菌感染，常需与氨基糖苷类抗生素联合应用。

【眼科临床应用】用于治疗铜绿假单胞菌引起的各种眼部感染。

【用法用量】成人：肌内注射，泌尿系感染，每次1g，每天4次，用0.25%～0.5%利多卡因注射液2～3ml溶解后深部肌内注射。静脉注射：每天200～300mg/kg，分次给予或每次3g，根据病情每3小时、4小时或6小时1次。静脉滴注：每天量200～300mg/kg，分次给予或每次3g，根据病情每3小时、4小时或6小时1次。

【不良反应】多见变态反应，但过敏性休克少见。

【禁忌证】有青霉素类药物过敏史或青霉素皮肤试验阳性者禁用。

阿帕西林（Apalcillin）

【药理】本品为广谱半合成的抗假单胞菌青霉素，其抗菌作用机制与其他青霉素类药相似，是通过干扰细菌细胞壁的生物合成而起抗菌作用。

【适应证】用于治疗铜绿假单胞菌、大肠埃希菌、肺炎杆菌和肺炎球菌、化脓性链球菌等革兰氏阳性球菌所致的感染。

【眼科临床应用】眼部感染，如眼睑脓肿、急性泪囊炎、角膜溃疡、眶蜂窝织炎等。

【用法用量】注射给药，成人和10岁以上儿童每天3次，每次2～3g；儿童按60～220mg/（kg·d）计算，分3次或4次使用。1%溶液点眼。

【不良反应】与青霉素类似，主要以变态反应为多见，且与其他青霉素类有交叉过敏反应。

【禁忌证】对本药或其他青霉素类药过敏者禁用。

二、头孢霉素类

头孢硫脒（Cefathiamidine）

【药理】本品属第一代头孢菌素，对革兰氏阳性菌及部分阴性菌有抗菌活性，对革兰氏阳性球菌的作用尤强。

【适应证】用于敏感菌所引起的呼吸系统、肝胆系统、五官、尿路感染及心内膜炎、败血症。

【眼科临床应用】用于治疗耐药性金黄色葡萄球菌、溶血性链球菌、肺炎球菌及一些革兰氏阴性杆菌所致的眼表、眼眶、葡萄膜等眼部感染性疾病。

【用法用量】肌内注射：每次0.5～1.0g，每天4次；小儿按体重每天50～100mg/kg，分3～4次用。静脉滴注：每次2g，每天2～4次；小儿按体重每天50～100mg/kg，分2～4次用。

【不良反应】偶有荨麻疹、哮喘、皮肤瘙痒、寒战高热、血管神经性水肿等。

【禁忌证】对头孢菌素类抗生素过敏者禁用。

【注意事项】交叉过敏反应，溃疡性结肠炎或抗生素相关性结肠炎、肾功能减退者应慎用。

头孢氨苄（Cefalexin）

【药理】头孢氨苄属第一代头孢菌素，通过抑制细胞壁的合成，使细胞内容物膨胀至破裂溶解，从而达到杀菌作用。

【适应证】用于呼吸道、泌尿道、皮肤和软组织、生殖器官等部位的感染，常用于中耳炎。

【眼科临床应用】用于治疗耐药性金黄色葡萄球菌、溶血性链球菌、肺炎球菌及一些革兰氏阴性杆菌所致的眼部感染。

【用法用量】口服：成人每次0.5～1g，每天4次。儿童每天50～100mg/kg体重，分4次给予。

【不良反应】恶心、呕吐、腹泻和腹部不适较为多见。变态反应少见，偶可发生过敏性休克。

【禁忌证】对头孢菌素过敏者及有青霉素过敏性休克或即刻反应史者禁用。

头孢唑林钠（Cefazolin Sodium）

【药理】本品为第一代头孢菌素，抗菌谱广，抗菌谱类似头孢氨苄，本品的特点是对革兰氏阴性菌的作用较强，对葡萄球菌的β-内酰胺酶耐抗性较弱。

【适应证】适用于治疗敏感菌所致的中耳炎、肺炎、尿路感染、皮肤软组织感染、骨和关节感染、败血症、感染性心内膜炎、肝胆系统感染。本品也可作为外科手术前的预防用药。

【眼科临床应用】用于治疗敏感菌所致的眼部感染。

【用法用量】肌内注射或静脉注射：每次0.5～1g，每天3～4次。病情严重者可增至1～1.5g，每天4次；儿童每天20～40mg/kg，分3～4次给予。眼科常用50mg/ml浓度点眼。

【不良反应】血栓性静脉炎和肌内注射区疼痛均较头孢噻吩少而轻。偶有药物热，二重感染。

【禁忌证】对头孢菌素类过敏者及有过敏性休克或即刻反应史者禁用本品。

头孢呋辛钠（Cefuroxime Sodium）

【药理】本品为第二代头孢菌素类抗生素，其机制是通过结合细菌蛋白，从而抑制细菌细胞壁的合成。具有较广的抗菌活性，并对许多β-内酰胺酶稳定。

【适应证】用于敏感菌所致呼吸道、眼及耳鼻咽喉科、泌尿道、骨和关节等感染。

【眼科临床应用】用于治疗革兰氏阴性菌所致眼部感染及白内障手术预防性抗感染。

【用法用量】肌内注射、静脉注射或静脉滴注，每次0.75～1.5g，每天3～4次。

【不良反应】偶见皮疹及血清转氨酶升高，停药后症状消失。与青霉素有交叉过敏反应。

【禁忌证】对头孢呋辛钠及头孢菌素类抗生素过敏者禁用。

头孢美唑（Cefmetazole）

【药理】本品为第二代头孢菌素，对阴性杆菌产生的广谱β-内酰胺酶有较好的稳定性。金葡菌、A组溶血性链球菌、卡他布拉汉菌对本品高度敏感。

【适应证】用于敏感菌引起的呼吸系统、泌尿系、眼耳鼻咽喉等感染及手术后预防感染。

【眼科临床应用】主要用于治疗革兰氏阴性杆菌所致的外眼感染和眼内感染。

【用法用量】静脉注射或静脉滴注：成人每天1～2g，分2次给予。

【不良反应】不良反应少见，偶见过敏性休克、急性肾衰竭、间质性肺炎、二重感染等。

【禁忌证】对本品成分有过敏休克史的患者禁用。

头孢西丁钠（Cefoxitin Sodium）

【药理】本品是头孢霉素类抗生素，作用与第二代头孢菌素相似。通过与一个或多个青霉素结合蛋白（PBP）结合，抑制细菌分裂活跃的细胞的细胞壁生物合成，从而起抗菌作用。

【适应证】主要用于敏感菌所致的呼吸道、尿路、骨及关节、皮肤和软组织等感染。

【眼科临床应用】主要用于治疗革兰氏阴性杆菌所致的外眼感染和眼内感染。

【用法用量】成人每次1～2g，3～4次/天，重症每天量可达12g；儿童每天80～160mg/kg，分3～4次。静注可将该品1g用10ml注射用水或生理盐水溶解，缓慢推注。

【不良反应】偶见恶心、呕吐等胃肠道反应；长期大剂量使用可致菌群失调，发生二重感染。

【禁忌证】对本品及头孢菌素类抗生素过敏者禁用。

头孢曲松钠（Ceftriaxone Sodium）

【药理】本品为半合成第三代头孢菌素类抗生素，对肠杆菌科细菌有强大活性。

【适应证】主要用于敏感菌感染的脑膜炎、肺炎、皮肤软组织感染、泌尿系统感染、淋病、肝胆感染、外科创伤，败血症及生殖器感染等。

【眼科临床应用】用于敏感菌感染所致的眼部感染。

【用法用量】一般感染：每天1g，1次肌内注射或静脉注射。严重感染：每天2g，分2次给予。儿童：每天20～80mg/kg。球结膜下注射：每次50～100mg。

【不良反应】不良反应较少见，表现为轻度过敏反应，如皮疹、瘙痒、荨麻疹、多形红斑等。

【禁忌证】对头孢菌素类抗生素过敏者禁用。

头孢他啶（Ceftazidine）

【药理】本品为半合成的第三代头孢菌素，对革兰氏阳性或阴性菌均具有较强作用。本品抗菌作用机制为影响细菌细胞壁的合成。

【适应证】用于敏感菌所致的呼吸道、泌尿生殖系统、腹内、皮肤及皮肤软组织、耳鼻喉、骨及关节感染等，以及手术前预防感染。

【眼科临床应用】用于治疗革兰氏阴性杆菌、厌氧菌所致的外眼感染和眼内感染。

【用法用量】轻症者每天剂量为1g，分2次肌内注射。中度感染每次1g，每天2～3次，肌内注射或静脉注射。重症每次可用2g，每天2～3次静脉注射或静脉滴注。

【不良反应】变态反应以皮疹、荨麻疹等反应多见，少见过敏性休克、胃肠道症状。

【禁忌证】对头孢菌素类抗生素过敏者禁用。

头孢噻利（Cefoselis）

【药理】本品为第四代注射用头孢菌素，抗菌谱广，包括革兰氏阳性菌和革兰氏阴性菌。其作用机制为阻碍细菌细胞壁的合成。

【适应证】用于敏感菌引起的中度以上感染。

【眼科临床应用】用于敏感菌引起的眼内炎和外眼感染及手术预防。

【用法用量】每天1～2g，分2次使用，30分钟至1小时内注射。对重症、难治愈的感染可增量至每天4g。

【不良反应】易发生肾功能降低和体重减轻，且造成持续高血药浓度，导致重度痉挛，意识障碍等的中枢神经症状。

【禁忌证】对头孢菌素类有过敏性休克者禁用。

头孢匹罗（Cefpirome）

【药理】本品是第四代新型超广谱头孢菌素，对多种β-内酰胺酶稳定，抗菌谱广。作用机制是迅速穿透细菌的细胞壁并与细菌细胞1个或多个青霉素结合蛋白（PBP）结合，阻断细胞壁多聚体肽聚糖的合成从而起抗菌作用。

【适应证】用于治疗严重的呼吸道、尿道及皮肤和软组织等感染。

【眼科临床应用】用于敏感菌引起的眼内炎和外眼感染及手术预防。

【用法用量】成人：每次1～2g，每天1次，肌内注射、静脉注射或静脉滴注。静脉注射：成人用量每次1～2g，每天1～2次。

【不良反应】本品不良反应较少，偶有皮疹、发热、瘙痒等变态反应，以及腹泻、恶心、呕吐等胃肠道反应，停药后消失。

【禁忌证】本品禁用于对头孢菌素过敏者，对青霉素类抗生素过敏者应慎用。

三、氨基糖苷类

庆大霉素（Gentamicin）

【药理】本品对各种革兰氏阴性菌及革兰氏阳性菌都有良好的抗菌作用，对各种肠杆菌科细菌有良好抗菌作用。本品是通过干扰细菌蛋白质合成而发挥抗菌作用的。

【适应证】用于大肠埃希菌、痢疾杆菌、克雷伯菌、变形杆菌、铜绿假单胞菌等革兰氏阴性菌引起的系统或局部感染（对中枢感染无效）。

【眼科临床应用】治疗铜绿假单胞菌、耐药性金黄色葡萄球菌及其他敏感菌所致的眼部感染。

【用法用量】0.3%～1%溶液（每小时1次至每天3～6次）或眼膏（每天3次）点眼。

【不良反应】肌内注射局部有轻度或中度疼痛。有轻度的肾毒性和耳毒性。

【禁忌证】对本品或其他氨基糖苷类抗生素过敏者禁用。

阿米卡星（Amikacin）

【药理】抗菌谱与庆大霉素相似，本品的耐酶性能较强，当细菌对其他氨基糖苷类耐药后，常对本品敏感。

【适应证】适用于革兰氏阴性杆菌所致的尿路、下呼吸道、腹腔、软组织、骨和关节、生殖系统等部位的感染及败血症等。

【眼科临床应用】治疗金黄色葡萄球菌、铜绿假单胞菌等敏感菌株引起的眼部感染。

【用法用量】肌内注射或静脉滴注：成人7.5mg/kg，每天2次，每天总量不超过1.5g，可用7～10天。

【不良反应】对肾及听觉的毒性和卡那霉素相似，但本品毒性稍低。

【禁忌证】对本品或其他氨基糖苷类抗生素过敏者禁用。

妥布霉素（Tobramycin）

【药理】本品的最大特点是抗革兰氏阴性菌作用强，为庆大霉素的2～4倍，对多黏菌素B有效。对庆大霉素耐药的铜绿假单胞菌本品仍敏感。与羧苄西林合用对铜绿假单胞菌有协同作用。

【适应证】适用于铜绿假单胞菌和其他敏感菌所致的严重感染，如烧伤、败血症、眼部及呼吸道感染等。

【眼科临床应用】主要用于治疗革兰氏阴性菌特别是铜绿假单胞菌所致的眼部感染性疾病。

【用法用量】肌内注射，每天1～5mg/kg，分2～3次给药，7～10天为1个疗程；0.3%～0.5%溶液点眼，每小时1次至每天2～4次；球结膜下注射5～12mg；玻璃体内注射0.5mg。

【不良反应】全身应用主要是对听觉及肾的毒性，但比庆大霉素小。

【禁忌证】对氨基糖苷类过敏者，或因使用链霉素引起耳聋或其他耳聋，肾衰竭者禁用。

奈替米星（Netilmicin）

【药理】抗菌谱与庆大霉素相似，对革兰氏阴性菌作用强。对耐卡那霉素、庆大霉素、妥布霉素、西索米星的菌株仍然有效。

【适应证】用于敏感菌所致的呼吸道、消化道、泌尿生殖系统、皮肤和软组织、骨和关节等部位感染，以及眼部感染，也适用于败血症。

【眼科临床应用】用于治疗金黄色葡萄球菌和铜绿假单胞菌等敏感菌株的眼部感染。

【用法用量】0.3%溶液点眼，肌内注射75～100mg，每天1～2次。结膜下注射25mg。

【不良反应】本品对肾和耳毒性小。

【禁忌证】肾功能减退的患者必须适当调整剂量。

依替米星（Etimicin）

【药理】本品具有广谱抗菌性质，抗菌谱类似奈替米星，对于一些常见的革兰氏阴性菌，与奈替米星作用相当或略有差别。对一些耐庆大霉素的病原菌有较强作用。

【适应证】适用于对本品敏感的大肠埃希菌、克雷伯菌、沙雷杆菌、枸橼酸杆菌、肠杆菌属、流感嗜血杆菌、铜绿假单胞菌和葡萄球菌等引起的各种感染。

【眼科临床应用】用于敏感菌引起的眼部感染。

【用法用量】静脉滴注，每次0.10～15g，稀释于100ml或250ml的氯化钠注射液或5%葡萄糖注射液中，滴注1小时，一般1个疗程为5～10天。

【不良反应】主要为耳、肾的不良反应，发生率和严重程度与奈替米星相似。

【禁忌证】对本品及其他氨基糖苷类抗生素过敏者禁用。

小诺米星（Micronomicin）

【药理】抗菌谱近似庆大霉素，与其他氨基糖苷类的交叉耐药性较轻。本品的特点是对氨基糖苷乙酰转移酶稳定，此酶能使卡那霉素、阿米卡星、核糖霉素、庆大霉素等钝化。

【适应证】主要用于大肠埃希菌、克雷伯菌、铜绿假单胞菌等革兰氏阴性菌引起的呼吸道、泌尿道、腹腔及外伤感染，也可用于败血症。

【眼科临床应用】用于敏感菌引起的眼部感染。

【用法用量】肌内注射，每天2～3次，一般不超过2周。

【不良反应】有耳毒性、肾毒性、神经肌肉阻滞、血象变化、肝功能改变、消化道反应和注射部位疼痛、硬结的。个别情况可有过敏性休克发生。

【禁忌证】对氨基糖苷类过敏者，或因使用链霉素引起耳聋或其他耳聋，肾衰竭者禁用。

卡那霉素（Kanamycin）

【药理】抗菌谱和新霉素相似。其主要对革兰氏阴性菌有效，对耐药性金黄色葡萄球菌也有良好的抗菌作用。革兰氏阳性球菌中除对金黄色葡萄球菌有良好的抗菌作用外，其他多不敏感。

【适应证】治疗敏感菌所致的肠道感染及用作肠道手术前准备，用于敏感菌所致的系统感染，如肺炎、败血症、尿路感染等，常与其他抗菌药物联合应用。

【眼科临床应用】用于治疗各种对本品敏感所致的眼部感染。

【用法用量】0.5%溶液（或眼膏）滴眼治疗外眼感染。结膜下注射（20mg）及肌内注射（每天1～2g，分2～4次给药）治疗眼内感染。

【不良反应】与链霉素基本相似，对第Ⅷ对脑神经的毒性是容易引起耳聋，肾功能不良及老年患者尤应慎用；对肾的损害大多是可逆的。变态反应少见，但偶尔可致过敏性休克。

【禁忌证】对本品或其他氨基糖苷类药物过敏者禁用。

大观霉素（Spectinomycin）

【药理】主要对淋病奈瑟菌有高度抗菌活性，对产生β-内酰胺酶的淋病奈瑟菌也有良好的抗菌活性；对许多肠杆菌科细菌具中度抗菌活性。

【适应证】应用于淋球菌所引起的泌尿系感染，适用于对青霉素、四环素等耐药的病例。

【眼科临床应用】用于淋球菌引起的眼部感染。

【用法用量】肌内注射每次2g，每天1次。

【不良反应】药物过敏除除可引起药疹、发热、胃肠功能失调，尚可见过敏性休克。

【禁忌证】对本品或其他氨基糖苷类药物过敏者及肾病患者禁用。

四、四环素类

四环素（Tetracycline）

【药理】本品为广谱抗生素，对多数革兰氏阳性与阴性菌有抑制作用，高浓度时有杀菌作用，并能抑制立克次体及沙眼衣原体等。其作用机制主要是阻止氨酰基与核糖核蛋白体的结合，阻止肽链的增长和蛋白质的合成，从而抑制细菌生长。

【适应证】主要用于立克次体病、布氏病、淋巴肉芽肿、支原体肺炎、螺旋体病、衣原体病，也可用于敏感的革兰氏阳性球菌或革兰氏阴性菌所引起的轻症感染。

【眼科临床应用】用于各种对本类抗生素敏感细菌所引起的眼部感染，局部用药常用于治疗急慢性结膜炎，沙眼及角膜炎等。

【用法用量】口服：成人每天3～4次，每次0.5g。8岁以下小儿每天30～40mg/kg，分3～4次用。0.5%溶液（或眼膏）点眼，结膜下注射1mg。

【不良反应】恶心、呕吐、腹泻等多发生于服药后立即卧床的患者；可致肝毒性。

【禁忌证】对四环素类药物过敏者禁用。

地美环素（去甲金霉素）（Demeclocycline）

【药理】本品为半合成的四环素类抗生素。抗菌谱与四环素相近，具有高效和长效性质。在四环素类中本品抗菌作用最强。

【适应证】主要用于克立次体病、支原体肺炎、淋巴肉芽肿、下疳、鼠疫、霍乱、布氏杆菌病（与链霉素联合应用）等，尚可用于阿米巴病的辅助治疗。

【眼科临床应用】治疗对本品敏感细菌引起的眼部感染性疾病及沙眼。

【用法用量】口服，成人一般首次剂量200mg，以后每12小时口服100mg。也可首次剂量以后，每6小时口服50mg。

【不良反应】可引起胃肠道反应，如恶心、呕吐、腹胀、腹泻等，可有前庭功能失调（眩晕、共济失调），停药后可恢复。

【禁忌证】孕妇及8岁以下儿童不宜选用。第Ⅷ对脑神经功能减退的老年患者慎用，肝功能和肾功能不全者慎用。

多西环素（Doxycycline）

【药理】本品为半合成广谱抗生素，抗菌谱与四环素相似，但抗菌作用比四环素强2～10倍。对土霉素、四环素耐药的金黄色葡萄球菌有效。

【适应证】用于敏感的革兰氏阳性球菌和革兰氏阴性菌所致的上呼吸道感染、胆道感染、淋巴结炎、蜂窝织炎等，也用于斑疹伤寒、恙虫病、支原体肺炎等，尚可用于治疗霍乱及预防恶性疟疾和钩端螺旋体感染。

【眼科临床应用】治疗对本品敏感细菌引起的眼部感染性疾病及沙眼。

【用法用量】每天服药1次，口服首剂200mg，以后改为每天100mg，3～7天为1个疗程。

【不良反应】常见不良反应为胃肠道反应，如恶心、呕吐等，皮疹及肠道二重感染少见。

米诺环素（Minocycline）

【药理】本品为一种高效、速效、长效的新半合成四环素，其抗菌谱与四环素相似。对四环素耐药的金黄色葡萄球菌、链球菌、大肠埃希菌对本品仍敏感。

【适应证】用于治疗立克次体病、支原体肺炎、淋巴肉芽肿、霍乱，以及布氏杆菌等引起的泌尿系统、呼吸道、胆道、乳腺及皮肤软组织感染。

【眼科临床应用】治疗对本品敏感细菌引起的眼部感染性疾病，以及沙眼。

【用法用量】成人一般首次量为200mg，以后每12小时服100～200mg，或在首次量后，每6小时服用50mg。

【不良反应】可引起前庭功能失调，但停药后可恢复；较易引起光感性皮炎。

【禁忌证】孕妇、8岁以下儿童禁用。第Ⅷ对脑神经功能减退的老年患者慎用。

美他环素（Metacycline）

【药理】本品为半合成土霉素，抗菌活性略大于四环素，抗菌作用与四环素相似，但作用时间长，对耐药菌株仍敏感。

【适应证】用于敏感菌引起的感染，如由敏感金黄色葡萄球菌、链球菌属、大肠埃希菌、痢疾杆菌及立克次体、衣原体、支原体等引起的局部和系统感染。

【眼科临床应用】用于治疗各种对本类抗生素敏感细菌所引起的眼部感染疾病，局部用药常用于治疗急、慢性结膜炎，沙眼及角膜炎等。

【用法用量】口服，每次0.2～0.3g，每天3次。

【不良反应】与四环素类似。

【禁忌证】有四环素类药物过敏史者禁用。

替加环素（Tigecycline）

【药理】本品是第一个被批准的静脉注射用甘氨酰四环素类抗生素，有广谱抗微生物活性，用于治疗由革兰氏阴性或阳性病原体、厌氧性生物及耐甲氧西林金葡菌（MRSA）和甲氧西林敏感金葡菌（MSSA）导致的感染。其作用机制为抑制肽链形成，影响细菌结构形成及一些功能的实现，从而杀灭细菌或抑制细菌繁殖。

【适应证】用于18岁及以上复杂皮肤和皮下软组织感染、复杂性腹部感染患者的治疗，也用于社区和医院获得性肺炎的治疗。

【眼科临床应用】用于复杂严重的眼部组织感染性疾病的治疗。

【用法用量】静脉注射：起始剂量为每次100mg，随后每次50mg，12小时服1次。根据病情严重程度、感染部位、临床表现持续治疗5～14天。

【不良反应】最常见不良事件为恶心、呕吐和腹泻，程度多为轻中度，其他不良反应少见。

【禁忌证】有四环素类药物过敏史者禁用。

五、大环内酯类

红霉素（Erythromycin）

【药理】抗菌谱与青霉素近似，对革兰氏阳性菌有较强的抑制作用。对革兰氏阴性菌也有相当的抑制作用。对支原体、放线菌、螺旋体、立克次体、衣原体、奴卡菌、少数分枝杆菌和阿米巴原虫有抑制作用。

【适应证】用于新生儿结膜炎、婴儿肺炎、生殖泌尿道感染、白喉（辅助治疗）及白喉带菌者、皮肤软组织感染、百日咳、敏感菌引起的呼吸道感染等。

【眼科临床应用】用于治疗对青霉素过敏的患者，或耐药性金黄色葡萄球菌、溶血性链球菌引起的眼部感染性疾病，如眼眶蜂窝织炎或眼内感染。

【用法用量】0.5%溶液点眼，每天4～5次。0.5%眼膏涂眼，每天3～4次。球结膜下注射1～5mg。口服，每次0.2～0.5g，每天4次。

【不良反应】滴眼液有一定刺激作用。过敏反应表现为药物热、皮疹、嗜酸性粒细胞增多等。

【禁忌证】对红霉素类药物过敏者禁用；孕妇及哺乳期妇女慎用。

乙酰螺旋霉素（Acetylspiramycin）

【药理】本品为螺旋霉素的乙酰化衍生物，属16元环大环内酯类。对革兰氏阳性球菌具有良好抗菌作用。对李斯特菌属、淋病奈瑟菌及衣原体属、支原体属等也具抑制作用。其作用机制为抑制依赖于RNA的蛋白质合成而发挥抑菌作用。

【适应证】用于上述敏感菌所致的扁桃体炎、支气管炎及眼科感染等。

【眼科临床应用】主要用于治疗革兰氏阳性菌引起的眼部感染性疾病。

【用法用量】成人每次0.2g，每天4～6次，重症每天可用至1.6～2g。儿童每天量为30ng/kg，分4次给予。

【不良反应】一般剂量不良反应少见，较大剂量可引起轻度胃肠道反应。大剂量使用时可引起血尿。血清氨基转移酶升高者偶见，可有白细胞计数减少。

【禁忌证】对乙酰螺旋霉素、红霉素及其他大环内酯类过敏者禁用。

吉他霉素（Kitasamycin）

【药理】本品抗菌性能与红霉素近似，对革兰氏阳性菌有较强的抑制作用；对革兰氏阴性菌如淋球菌、百日咳杆菌等也有抑制作用；对支原体、钩端螺旋体、立克次体有抑制作用。

【适应证】用于敏感菌所致的口咽部、呼吸道、皮肤和软组织、胆道等感染。

【眼科临床应用】用于敏感菌所致的眼部感染。

【用法用量】口服，成人每天1.6g，分3～4次服用，儿童遵医嘱酌减。

【不良反应】本品的胃肠道反应发生率较红霉素低，偶见皮疹和瘙痒。

【禁忌证】对本品及大环内酯类抗生素过敏者禁用。

阿奇霉素（Azithromycin）

【药理】本品通过阻碍细菌转肽过程，从而抑制细菌蛋白质的合成。抗菌谱与红霉素相似。对革兰氏阳性菌具有更强抗菌活性；对革兰氏阴性菌活性较红霉素强。对弓形虫、梅毒螺旋体也有良好杀灭作用。

【适应证】应用于敏感微生物所致的呼吸道、皮肤和软组织感染。

【眼科临床应用】用于敏感微生物引起的眼内或外眼感染。

【用法用量】口服，成人每天500mg，每天1次；儿童每天10mg/kg，每天1次，连服3天。饭前1小时或饭后2小时服用。成人沙眼衣原体或淋球菌感染者单剂量服1g。

【不良反应】与红霉素相比，本品不良反应发生率明显下降。胃肠道反应较轻，偶可出现肝功能异常、外周血白细胞下降。

【禁忌证】对大环内酯类过敏者禁用。肝功能不全者和孕妇禁用。

罗红霉素（Roxithromycin）

【药理】抗菌谱和红霉素相似。对大多数呼吸道致病菌如溶血性链球菌、肺炎链球菌、流感嗜血杆菌、军团菌、肺炎支原体及金黄色葡萄球菌有抗菌性。

【适应证】适用于敏感菌株所引起的感染，尤其是呼吸道感染、耳鼻咽喉感染、生殖器（淋球菌感染除外）感染、皮肤及眼部感染。

【眼科临床应用】主要用于治疗革兰氏阳性菌引起的眼部感染性疾病。

【用法用量】空腹服用，一般1个疗程为5～12天。成人每次150mg，每天2次；也可每次

300mg，每天1次。儿童每次按体重2.5～5mg/kg，每天2次。

【不良反应】主要为腹痛、腹泻、恶心、呕吐等胃肠道反应，但发生率明显低于红霉素。偶见皮疹、皮肤瘙痒、头晕、肝功能异常、外周血细胞下降等。

【禁忌证】对本品、红霉素或其他大环内酯类抗生素过敏者禁用。

交沙霉素（Josamycine）

【药理】本品为新型大环内酯类抗生素，抗菌谱与红霉素近似。对葡萄球菌、链球菌、肺炎球菌、军团菌、螺旋杆菌、支原体、立克次体、衣原体等亦有较好抗菌作用。

【适应证】用于敏感菌所致的口咽部、呼吸道、中耳、皮肤及软组织、胆道等部位的感染。

【眼科临床应用】用于敏感菌所致的眼部感染，包括泪囊炎、眼睑炎、睑腺炎等。

【用法用量】口服成人每次0.2～0.4g，每天3～4次；小儿，每天30mg/kg，分3～4次。

【不良反应】不良反应较少，偶有出疹等过敏症状；变态反应性肝功能障碍；食欲缺乏、呕吐、腹部膨胀感，腹痛和下痢等腹部症状。

【禁忌证】对本品、红霉素或其他大环内酯类抗生素过敏者禁用。

六、糖 肽 类

万古霉素（Vancomycin）

【药理】本品对革兰氏阳性菌有很强的抗菌活性，如金黄色葡萄球菌、表皮葡萄球菌、溶血性和草绿色链球菌等；对革兰氏阴性菌大多耐药。其机制是抑制细菌细胞壁的合成。

【适应证】主要是耐甲氧西林金黄色葡萄球菌及其他细菌所致的感染，如败血症、感染性心内膜炎、骨髓炎、关节炎、手术创伤等继发感染、肺炎、肺脓肿、脓胸、腹膜炎、脑膜炎等。

【眼科临床应用】主要用于敏感菌引起的严重的眼内炎和术后感染。

【用法用量】成人每天1～2g，分2～4次。儿童每天20～40mg/kg，新生儿每天12.5～25mg/kg，分2～4次。

【不良反应】可引起寒战、皮疹及血栓性静脉炎等。长期或大量使用可损害听力及肾功能。

【禁忌证】对本品过敏及肾功能不全禁用。

去甲万古霉素（Norvancomycin）

【药理】去甲万古霉素与万古霉素的化学结构相近，作用相似。该品对各种革兰氏阳性球菌与杆菌均具强大的抗菌作用，为目前治疗耐甲氧西林金黄色葡萄球菌的首选药物。

【适应证】主要是耐甲氧西林金黄色葡萄球菌及其他细菌所致的感染，如败血症、感染性心内膜炎、骨髓炎、关节炎、手术创伤等继发感染、肺炎、肺脓肿、脓胸、腹膜炎、脑膜炎等。

【眼科临床应用】主要用于敏感菌引起的严重的眼内炎和术后感染。

【用法用量】成人每天1～2g，分2～4次。儿童每天20～40mg/kg，新生儿每天12.5～25mg/kg，分2～4次。

【不良反应】参见万古霉素。

【禁忌证】对本品过敏及肾功能不全者禁用。

替考拉宁（Teicoplanin）

【药理】本品为万古霉素类似的新糖肽抗生素，其抗菌谱及抗菌活性与万古霉素相似。本品对革兰氏阳性菌和大多数厌氧菌阳性菌敏感。

【适应证】主要用于金黄色葡萄球菌及革兰氏阳性菌引起的严重感染，如眼内炎、败血症、心内膜炎、眼内炎等。

【眼科临床应用】主要用于敏感菌引起的严重的眼内炎和术后感染。

【用法用量】参见“万古霉素”。

【不良反应】皮肤变态反应。偶见转氨酶升高，常见有不可逆耳毒性及肾功能减退。

【禁忌证】对替考拉宁有过敏史者禁用。

【注意事项】本品与耳毒性、肾毒性药物联用可致毒性增加。对万古霉素过敏者及肾功能不全者慎用。

七、其 他 类

林可霉素（Lincomycin）

【药理】本品为窄谱抗生素，作用与红霉素相似，对革兰氏阳性菌有较好作用。其作用机制和红霉素相似，属抑菌药，主要抑制细菌细胞蛋白质的合成。

【适应证】用于葡萄球菌、链球菌、肺炎球菌引起的呼吸道感染、骨髓炎、关节和软组织感染及胆道感染。外用治疗革兰氏阳性菌化脓性感染。

【眼科临床应用】主要用于治疗革兰氏阳性菌所引起的眼部感染性疾病。

【用法用量】口服，每次0.5～1.0g，每天3次或4次；肌内注射，每次0.6g，每天2～4次；3%滴眼液滴眼；结膜下注射30～50mg。

【不良反应】可致氨基转移酶升高、黄疸等；可引起恶心、呕吐等；可导致皮疹、荨麻疹等，以及白细胞计数减少、血小板计数减少等，偶有耳鸣、眩晕等。

【禁忌证】对本品或克林霉素过敏者禁用。1月龄以下的新生儿及深部真菌感染者禁用。

多黏菌素B（Polymyxin B）

【药理】本品主要作用于细菌细胞膜，使细胞内重要物质外漏，其次药物可进入胞质内，影响核质和核糖体。多黏菌素类抗生素的抗菌谱基本相同，对几乎全部革兰氏阴性杆菌有高度的抗菌作用，但对变形杆菌、革兰氏阴性球菌、阳性菌和真菌等也不敏感。

【适应证】用于铜绿假单胞菌及其他假单胞菌引起的创面、尿路，以及眼、耳、气管等部位感染，也可用于败血症。鞘内注射用于铜绿假单胞菌脑膜炎。

【眼科临床应用】常用治疗铜绿假单胞菌性角膜溃疡和眼内感染。

【用法用量】肌内注射：成人及儿童每天2.5～3mg/kg，分次给予，每4～6小时1次。滴眼1～2.5mg/ml，结膜下注射1～5mg。

【不良反应】对肾的损害较多见。

【禁忌证】对多黏菌素类药物过敏者禁用。

达托霉素（Daptomycin）

【药理】本品是具有新颖结构的环脂肽类抗生素，通过扰乱细胞膜对氨基酸的转运，阻碍细菌细胞壁的合成；还通过破坏细菌的细胞膜，使其内容物外泄达到杀灭细菌目的。本品仅对革兰氏阳性菌敏感，对革兰氏阴性病原体基本无效。

【适应证】临床用于复杂性皮肤及皮肤软组织感染。

【眼科临床应用】用于复杂性的眼部感染性眼病。

【用法用量】静脉注射：每次4mg/kg，每天1次，连续用药7～14天。肌酐清除率低于30ml/min者，每次4mg/kg，每2天1次。

【不良反应】常见胃肠道不良反应有恶心、呕吐、腹泻和便秘；中枢神经系统可见头晕、头痛、失眠等；心血管系统可影响血压及引起心律失常；影响代谢和内分泌，可发生低血钾、高血糖、低血镁和电解质紊乱。偶有肝、肾功能异常。

【禁忌证】对本品过敏者禁用。肾损害者、妊娠及哺乳期妇女慎用；18岁以下患者，尚未确定本品的安全性和有效性。

呋西地酸钠（fusidate Sodium）

【药理】主要对革兰氏阳性菌如金黄色葡萄球菌、表皮葡萄球菌有高度抗菌作用，对耐药性金黄色葡萄球菌也敏感。革兰氏阴性菌除淋球菌、脑膜炎球菌对本品敏感外，余均耐药。

【适应证】主治由各种敏感细菌，尤其是葡萄球菌引起的各种感染，如骨髓炎、败血症、心内膜炎、肺炎、皮肤软组织感染、外科及创伤性感染等。

【眼科临床应用】用于敏感菌引起的角膜炎、结膜炎及其他外眼感染。

【用法用量】口服：每8小时500mg，重症感染者可加倍服用；儿童1岁以下，每天50mg/kg，分次给予；1～5岁，每次250mg，每天3次；5～12岁可按成人量给予。静脉滴注：成人每次500mg，每天3次；儿童及婴儿每天20mg/kg，分3次给药。

【不良反应】本品可致黄疸、肝功能变化，禁用于有肝病者。

【禁忌证】对本品过敏者禁用。

（张仁俊　赵永旺　唐云骢）

第二节　化学合成类抗菌药物

一、喹诺酮类

左氧氟沙星（Levofloxacin）

【药理】本品是氧氟沙星的左旋体，其体外抗菌活性是氧氟沙星的2倍。对于包括厌氧菌在内的革兰氏阳性菌和阴性菌具广谱抗菌作用。

【适应证】主要用于革兰氏阴性菌所致的呼吸道、咽喉、扁桃体、泌尿道、皮肤软组织、眼、肠道等部位的急、慢性感染。

【眼科临床应用】用于治疗各种敏感菌引起的外眼感染、角膜溃疡、沙眼和沙眼衣原体所致的新生儿急性结膜炎、泪囊炎、术后感染等。

【用法用量】口服：每次100mg，每天2次，根据感染程度可增量，最多每次200mg，每天3

次。静脉滴注：每次200～600mg，分1次或2次用。滴眼液：每次1～2滴，每天3～5次。

【不良反应】参见“氧氟沙星”。

【禁忌证】参见“氧氟沙星”。

【注意事项】参见“氧氟沙星”。

帕珠沙星（Pazufloxacin）

【药理】本品是第四代喹诺酮类广谱抗生素。对革兰氏阳性菌的活性明显增强，尤其对厌氧菌有较强的作用，且抗生素后效应时间长。

【适应证】用于敏感菌所致的呼吸道感染、尿路感染，以及妇科、外科、耳鼻咽喉科、眼科和皮肤科等感染性疾病。

【眼科临床应用】用于敏感菌引起的细菌性结膜炎的治疗。

【用法用量】静脉滴注：每次300mg，滴注时间为30～60分钟，每天2次，1个疗程为7～14天。肾功能不全者应调整剂量。口服：每天1次，每次400mg。滴眼液：每次1～2滴，每天4次。

【不良反应】主要为腹泻、皮疹、恶心、呕吐等胃肠道反应。

【禁忌证】对喹诺酮类过敏者、18岁以下青少年、妊娠期妇女、哺乳期妇女禁用。

环丙沙星（Ciprofloxacin）

【药理】本品抗菌谱与诺氟沙星相似，对肠杆菌、铜绿假单胞菌、流感嗜血杆菌、淋球菌等的抗菌效果显著，优于其他同类药物及头孢菌素、氨基糖苷类等抗生素。

【适应证】适用于敏感菌所致的呼吸道、尿道、消化道、胆道、皮肤软组织、盆腔、眼耳鼻咽喉等部位的感染。

【眼科临床应用】治疗各种细菌性和衣原体引起的外眼感染及眼内感染。

【用法用量】口服：成人每次250mg，每天2次，重症者可加倍用量，但每天最高量不可超过1500mg，肾功能不全者应减量服用。静脉滴注：每次100～200mg，每天2次，滴注时间不少于30分钟。滴眼液：每次1～2滴，每天3～5次。

【不良反应】口服毒性反应小。其主要不良反应为胃肠道反应，其次为中枢神经系统反应；其他有皮肤过敏反应等。

【禁忌证】对喹诺酮类过敏者、18岁以下青少年、妊娠期妇女、哺乳期妇女禁用。

妥舒沙星（Tosufloxacin）

【药理】本品为第三代喹诺酮类抗菌药，对厌氧菌、革兰氏阳性菌具有广谱抗菌活性。抗菌作用比氧氟沙星、诺氟沙星强数倍。

【适应证】用于呼吸系统、泌尿系统、生殖系统、妇科、皮肤与软组织、耳鼻咽喉科及骨髓等感染的治疗。

【眼科临床应用】用于眼科患者伴发的上述全身性疾病。

【用法用量】口服，每次75～150mg，每天2～3次。

【不良反应】可有变态反应、消化系统反应、神经系统反应、血液系统反应等。实验室检查结果异常，如尿素氮升高、谷草转氨酶及谷丙转氨酶升高等。

【禁忌证】对本品或其他喹诺酮类过敏者、18岁以下青少年、妊娠期妇女、哺乳期妇女禁用。

加替沙星（Gatifloxacin）

【药理】本品是第四代氟喹诺酮类，滴眼液具有较高的眼内角膜渗透性。对革兰氏阳性菌及阴性菌均具有杀灭作用。

【适应证】敏感菌所引起的慢性支气管炎急性发作、急性鼻窦炎、社区获得性肺炎、尿路感染、急性肾盂肾炎、女性淋球菌性宫颈炎。

【眼科临床应用】主要用于眼睑炎、睑腺炎、结膜炎、泪囊炎、角膜炎、角膜溃疡、沙眼等。

【用法用量】静脉滴注：成人每次200～400mg，每天1次，1个疗程一般为5～10天。中重度肾功能不全患者，应减量使用。滴眼液：每次1～2滴，每天4次。

【不良反应】常见的不良反应有恶心、头痛、腹泻；偶见寒战、发热、心悸、失眠、皮疹、出汗、耳鸣等。少数患者可引起白细胞减少，以及碱性磷酸酶、转氨酶、胆红素及血糖升高。

【禁忌证】对加替沙星或其他喹诺酮类过敏者、18岁以下青少年、妊娠期妇女、哺乳期妇女禁用。

莫西沙星（Moxifloxacin）

【药理】本品为第四代喹诺酮类广谱抗菌药，加强了对革兰氏阳性菌抗菌作用。

【适应证】适用于敏感菌所致的呼吸道感染，包括慢性支气管炎急性发作，轻度或中度的社区获得性肺炎，急性鼻窦炎等。

【眼科临床应用】主要用于成人和1岁以上的儿童细菌性结膜炎。

【用法用量】成人，每天1次400mg，连用

5～10天，口服或静脉滴注。滴注时间为90分钟。滴眼液：每次1～2滴，每天3次。

【不良反应】本品不良反应有消化道反应，肝酶升高、神经精神系统反应，以及光敏性皮炎。滴眼液点眼，常见不良反应为角结膜炎、视敏度降低、干眼、眼部充血疼痛瘙痒等。

【禁忌证】对本品或其他喹诺酮类过敏者、18岁以下青少年、妊娠期妇女、哺乳期妇女禁用。

【注意事项】儿童禁止全身用药，严重肝功能不全者、严重心动过缓或急性心肌缺血者、有中枢系统疾病者慎用。用药期间，可诱发癫痫的发作。

二、磺　胺　类

磺胺嘧啶（Sulfadiazine）

【药理】本品具有广谱及较强抗菌活性，对革兰氏阳性及阴性菌均有抑制作用。对肠杆菌科细菌、淋球菌、脑膜炎球菌、流感嗜血杆菌具有抗菌作用。

【适应证】防治敏感脑膜炎球菌所致的流行性脑膜炎。

【眼科临床应用】适用于细菌性结膜炎、角膜炎、沙眼及泪囊炎等。

【用法用量】滴眼液：每次1～2滴，每天3～4次。

【不良反应】变态反应常表现为药疹；可有中性粒细胞减少或缺乏症、血小板减少症及再生障碍性贫血、溶血性贫血及血红蛋白尿、高胆红素血症等；肝肾损害及胃肠道反应偶有发生。

【禁忌证】对磺胺类过敏者、孕妇、哺乳期妇女、小于2个月以下婴儿及严重肝肾功能不良者禁用。

磺胺甲噁唑（Sulfamethoxazole）

【药理】抗菌谱与磺胺嘧啶相近，但抗菌作用较强。与增效剂甲氧苄啶联合应用时，其抗菌作用有明显增强，临床应用范围也扩大。

【适应证】应用急性支气管炎、肺部感染、尿路感染、伤寒、布氏菌病、菌痢等。

【眼科临床应用】滴眼液适用于敏感菌引起的细菌性结膜炎、睑腺炎及细菌性眼睑炎。

【用法用量】片剂：口服，每天2次，每次1g。滴眼液：每次1～2滴，每天4～6次。

【不良反应】参见“磺胺嘧啶”。

【禁忌证】对磺胺类过敏者、孕妇、哺乳期妇女、小于2个月以下婴儿及严重肝肾功能不良者禁用。

三、硝咪唑类

甲硝唑（Metronidazole）

【药理】本品为硝基咪唑衍生物，可抑制阿米巴原虫的氧化还原反应，使原虫氮链发生断裂。对厌氧微生物有杀灭作用，抑制细菌的脱氧核糖核酸的合成。

【适应证】主要用于治疗或预防厌氧菌引起的系统或局部感染。

【眼科临床应用】用于预防和治疗厌氧菌引起的眼部感染。

【用法用量】厌氧菌感染：口服，每次0.2～0.4g，每天3～4次。静脉滴注：每次500mg，每8小时1次，1个疗程为7天。治疗破伤风：每天2.5g，分次口服或滴注。

【不良反应】可致胃肠道反应，如恶心、食欲减退、呕吐、腹泻、味觉改变、口腔金属味等。高剂量时可引起周围神经炎和惊厥。

【禁忌证】活动性中枢神经系统疾病和血液病者禁用，妊娠期妇女及哺乳期妇女禁用。

奥硝唑（Ornidazole）

【药理】本品为第三代硝基咪唑类衍生物，作用与厌氧菌、阿米巴、贾第鞭毛虫和毛滴虫细胞的DNA，使其螺旋结构断裂或阻止其转录复制而导致致病菌死亡。

【适应证】用于厌氧菌感染引起的多种疾病。

【眼科临床应用】用于厌氧菌引起的眼部感染。

【用法用量】防治厌氧菌感染：成人每次500mg，每天2次；儿童，每12小时给药10mg/kg；阿米巴虫病：成人每次500mg，每天2次；儿童25mg/（kg·d）。

【不良反应】用药期间有轻度头晕、头痛、嗜睡、胃肠道反应、肌无力。

【禁忌证】对硝基咪唑类药物过敏者、脑和脊髓病变者、癫痫及各种器官硬化症患者禁用。

四、抗病毒药

阿糖胞苷（Cytarabine）

【药理】本品为一种抗嘧啶类抗代谢药，主要作用于S期的周期特异性药。

【适应证】主要用于急性白血病。对恶性淋巴瘤、肺癌、消化道癌、头颈部癌有一定疗效。

【眼科临床应用】主要用于治疗单纯疱疹病毒、牛痘病毒、带状疱疹病毒引起的眼部感染。

【用法用量】成人常用量静脉注射或滴注，每次按体重2mg/kg（或1～3mg/kg），每天1次，连用10～14天。滴眼液：开始每1～2小时1次，待病情好转改为每天4次。

【不良反应】主要是骨髓抑制。

【禁忌证】孕妇及哺乳期妇女禁用。

阿昔洛韦（Acyclovir）

【药理】本品竞争性抑制单纯疱疹病毒的DNA聚合酶，从而抑制病毒DNA的合成。

【适应证】用于防治单纯疱疹病毒HSV-1和HSV-2的皮肤或黏膜感染，还可用于带状疱疹病毒感染。

【眼科临床应用】治疗浅层单纯疱疹病毒性角膜炎。

【用法用量】口服：每次200mg，每4小时1次，或每天1g，分次给予。静脉滴注：每次用量5mg/kg，加入输液中，滴注时间为1小时，每8小时1次。滴眼液点眼：每次1～2滴，急性期每0.5小时或1小时滴眼1次；一般每天3～4次。眼膏：涂眼，每晚1次。

【不良反应】可见一过性血清肌酐升高、荨麻疹等。可出现肝功能异常、黄疸、肝炎等。本品可引起肾衰竭，肾损害患者接受阿昔洛韦治疗时，可造成死亡。

【禁忌证】对本品过敏者禁用。

更昔洛韦（Ganciclovir）

【药理】本品可抑制疱疹病毒的复制。

【适应证】用于巨细胞病毒感染的治疗和预防，也可适用于单纯疱疹病毒感染。

【眼科临床应用】用于治疗单纯疱疹病毒性角膜炎、巨细胞病毒视网膜炎、急性视网膜坏死综合征。

【用法用量】治疗巨细胞病毒视网膜炎需做玻璃体内注射200mg。眼内植入：仅用于视网膜炎静脉滴注治疗后的维持治疗，在局部麻醉下将植入剂置于眼后部内壁，5～8个月后更换新植入剂。局部点眼每次1～2滴，每天3～4次。

【不良反应】全身用药不良反应为中性粒细胞减少、白细胞减少、血小板减少、肝肾功能损害、癫痫发作等；玻璃体内注射常见细菌性眼内炎、视网膜脱离、轻度结膜瘢痕、巩膜硬结或异质感。

【禁忌证】对更昔洛韦或阿昔洛韦过敏者禁用。

福米韦生（Fomivirsen）

【药理】本品是一种反义硫代磷酸醋寡核苷酸，与巨细胞病毒的mRNA互补碱基系列相结合，从而抑制巨细胞病毒的复制。

【适应证】适用于治疗艾滋病患者的巨细胞病毒性视网膜炎。

【眼科临床应用】用于艾滋病患者的巨细胞病毒性视网膜炎。

【用法用量】对新进确诊的巨细胞病毒性视网膜炎患者，每周1次，每次165μg，共治疗3周，然后每2周165μg进行维持治疗。对晚期顽固性已危及视力的患者，每周1次，每次330μg，治疗3周，或每2周330μg，治疗2次，然后每2周或4周1次330μg进行维持治疗。

【不良反应】最常见的是眼内压增高和轻至中度的眼内感染；在玻璃体内浓度达到495μg，有明显的视网膜毒性。

【禁忌证】对本品过敏者禁用。本品禁用于2～4周使用西多福韦治疗的患者，以免增加发生眼内炎的危险。哺乳期妇女禁用本品。

利巴韦林（Ribavirin）

【药理】本品为广谱抗病毒药，在组织培养中对DNA病毒和RNA病毒均有抑制作用。

【适应证】用于呼吸道合胞病毒引起的毒性肺炎与支气管炎，皮肤疱疹病毒感染。

【眼科临床应用】适用于腺病毒性角膜炎、急性流行性出血性结膜炎、角膜炎等。

【用法用量】口服：成人每次100～200mg，老人每次100～150mg，每天3次，小儿每天10～15mg/kg，分3次。肌内注射或静脉注射：成人及小儿每天10～15mg/kg，老人每天10mg/kg，分2次。滴眼、滴鼻；每1～2小时1次，每次1～2滴。

【不良反应】主要不良反应为溶血性贫血。

【禁忌证】对本品过敏者、妊娠期妇女、自身免疫性肝炎患者禁用。

五、抗真菌药

两性霉素B（Amphotericin B）

【药理】为抗深部真菌感染药。本品与真菌细胞膜上的甾醇结合，损伤膜的通透性，导致真菌细胞内钾离子、核苷酸、氨基酸等外漏，破坏正常代谢而起抑菌作用。

【适应证】用于隐球菌、球孢子菌、荚膜组织胞浆菌、芽生菌、孢子丝菌、念珠菌、毛霉曲菌等引起的内脏或全身感染。

【眼科临床应用】用于治疗真菌性眶蜂窝织炎、眼内炎、角膜溃疡及其他外眼真菌感染。

【用法用量】眼部用药：0.1%～0.3%溶液点眼，每1～2小时1次；0.1%溶液浴眼，每次5分钟，每天1～2次；结膜下注射每次0.1mg，每天或隔天1次。真菌性眼内感染：前房内注射每次20μg；玻璃体内注射每次5μg；静脉滴注开始时0.1mg/kg，以后逐渐增至1mg/kg。

【不良反应】毒性较大，对肾有损害作用，可致蛋白尿、管型尿。眼部不良反应：结膜下注射有强烈刺激性、玻璃体炎症、视网膜坏死和脱落。

【禁忌证】对本品过敏、孕妇及严重肝病患者禁用。

酮康唑（Ketoconazole）

【药理】本品为广谱抗真菌药。

【适应证】全身真菌感染；应用局部治疗无效的慢性、复发性阴道念珠菌病；也可用于预防治疗因免疫功能降低而易发真菌感染的患者。

【眼科临床应用】治疗真菌性角膜炎和其他外眼感染。

【用法用量】口服：成人，深部真菌感染，每次0.2g，每天1～2g。1%蓖麻油溶液或2%～3%混悬液滴眼，每小时1次至每天4次。

【不良反应】肝毒性；胃肠道反应如恶心、呕吐及食欲缺乏等；其他有血浆睾酮浓度暂时减少、可逆性男性乳房发育及津液缺乏、药疹、瘙痒、头晕、腹痛、嗜睡、感觉异常、贫血等。

【禁忌证】急慢性肝病患者、有肝病史者、对该品过敏者禁用。

氟康唑（Fluconazole）

【药理】为氟代三唑类抗真菌药。高度选择抑制真菌的细胞色素P450，使菌细胞损失正常的甾醇，起抑菌作用。

【适应证】应用于敏感菌所致的各种真菌感染，如隐球菌性脑膜炎、复发性口咽念珠菌病等。

【眼科临床应用】全身或局部给药用于治疗各型真菌性眼部感染。

【用法用量】滴眼液：每天6～10次；玻璃体灌注200μg/ml。

【不良反应】常见不良反应为头痛、头晕、恶心、呕吐、腹痛、腹泻、皮疹等，肝毒性多表现为轻度一过性血清氨基转移酶升高；严重基础疾病患者，可能出现肾功能异常。

【禁忌证】对本药或其他吡咯类过敏者禁用。

伊曲康唑（Itraconazole）

【药理】本品是合成的广谱抗真菌药。

【适应证】外阴阴道念珠菌病。花斑癣、皮肤真菌病、真菌性角膜炎和口腔念珠菌病。由皮肤癣菌和（或）酵母菌引起的真菌病。真菌引起的足臭、足癣。

【眼科临床应用】治疗眼部各种真菌感染。

【用法用量】每天100～200mg顿服，1个疗程为3个月，个别情况疗程延长到6个月。玻璃体内注射每次10μg。

【不良反应】常见胃肠道反应如恶心、呕吐、腹痛、腹泻等，偶有变态反应如瘙痒、皮疹、荨麻疹等。玻璃体内注射10μg是安全剂量，对视网膜无损害，100μg则可造成视网膜坏死。

【禁忌证】对本品过敏、室性心功能不全者禁用。肝、肾功能不全者，心脏病患者应慎用。

六、抗结核药

异烟肼（Isoniazid）

【药理】本品是一种具有杀菌作用的合成抗菌药，为治疗结核病的一线药。

【适应证】主要用于各型肺结核的进展期、溶解播散期、吸收好转期。

【眼科临床应用】治疗结核性眼部疾病。

【用法用量】口服：成人每次0.1～0.3g，每天0.2～0.6g。静脉注射或静脉滴注：对较重度浸润结核、肺外活动结核等，每次0.3～0.6g。肌内注射：剂量与口服给药时间相同；睑腺炎：每天按4～10mg/kg，分3次；局部：每次50～200mg。

【不良反应】全身不良反应包括头晕、失眠、药物热、皮疹、食欲缺乏、恶心、呕吐、腹痛及便秘、周围神经炎、贫血、白细胞减少、内分泌失调、男子乳房女性化等。

【禁忌证】对本品过敏者、肝功能不全者、精神病患者、癫痫患者禁用。

利福平（Rifampicin）

【药理】本品对革兰氏阳性和阴性细菌、沙眼衣原体和某些病毒均有较强的抑制作用。

【适应证】主要应用于肺结核和其他结核病，

也可用于麻风病的治疗。

【眼科临床应用】主要用于各种结核性疾病和耐药性金黄色葡萄球菌所致的感染。

【用法用量】抗结核治疗：成人，口服，每天0.45～0.60g，空腹顿服，每天不超过1.2g，1个月以上小儿每天10～20mg/kg，空腹顿服，每天不超过0.6g。

【不良反应】消化道反应最为多见。大剂量间歇疗法后变态反应偶可出现“流感样症候群”。

【禁忌证】对本品或利福霉素类抗菌药过敏者禁用，肝功能严重不全、胆道阻塞者和3个月以内孕妇禁用。

乙胺丁醇（Ethambutol）

【药理】本品为人工合成抑菌性抗结核药。对生长繁殖期细菌具较强活性。

【适应证】适用于与其他抗结核药联合治疗结核分枝杆菌所致的肺结核和肺外结核。

【眼科临床应用】与其他抗结核药物合用治疗各种结核性眼病。

【用法用量】口服成人常用量：与其他抗结核药物合用，结核初始量按15mg/kg，每天1次，或每次25～30mg/kg，最高2.5g，每周3次，或50mg/kg，最高2.5g，每周2次，连续60天，继以按15mg/kg，每天1次。儿童常用量：13岁以下不宜应用本品，13岁以上与成人相同。

【不良反应】主要表现为大剂量可致球后视神经炎，常发生于用药后2个月内。

【禁忌证】对本药过敏者、酒精中毒者、糖尿病已发生眼底病变者，乳幼儿禁用。

【注意事项】服用本品可使血尿酸浓度测定值增高，干扰检测结果，易引起痛风发作。治疗期间应检查眼部，视野、视力、红绿鉴别力等。

（张仁俊　赵永旺　唐云骢）

第三节　非甾体药、糖皮质激素、抗变态反应及影响免疫功能药

一、非甾体类药

吲哚美辛（Indometacin）

【药理】本品是非甾体类消炎镇痛药，能抑制环氧酶活性，阻断花生四烯酸向前列腺素转化，解除内源性前列腺素的致炎作用。

【适应证】急慢性风湿性关节炎、痛风性关节炎、癌性疼痛、滑囊炎关节囊炎等。

【眼科临床应用】主要用于治疗角膜炎、葡萄膜炎、巩膜炎、卡他性结角膜炎、眼科手术及非手术因素引起的非感染性炎症，以及预防和治疗白内障手术后的黄斑囊样水肿。

【用法用量】口服：成人每次25mg，每天3次。结膜下注射：每次100mg。

【不良反应】常见胃肠道反应：恶心、呕吐、腹痛、腹泻等。眼局部应用有刺痛、烧灼感。

【禁忌证】对本品过敏者、儿童、妊娠期及哺乳期妇女禁用。活动性溃疡病、溃疡性结肠炎、癫痫、帕金森病、精神病、肝肾功能不全者、血管神经性水肿或支气管哮喘患者禁用。

双氯芬酸（Diclofenac）

【药理】为一种新型的强效消炎镇痛药，对环加氧酶活性的抑制作用强于其他药物。

【适应证】用于各种炎性疼痛、神经痛、创伤后疼痛、癌症疼痛及各种炎症所致发热等。

【眼科临床应用】用于治疗眼部炎症，抑制角膜新生血管的形成，预防和治疗白内障术后黄斑囊样水肿，抑制白内障手术中缩瞳反应；以及青光眼滤过术后促进滤过泡形成等。

【用法用量】滴眼：0.1%溶液，每天3～4次。口服：每次25～50mg，每天3次。

【不良反应】全身用药较常见的不良反应为胃肠道反应。眼局部用药有轻微刺激症状。

【禁忌证】对本品、扶他林、阿司匹林或其他非甾体消炎药过敏或用药后出现急性鼻炎、哮喘荨麻疹或其他变态反应的患者禁用。妊娠期及哺乳期妇女禁用。

氟比洛芬（Flurbiprofen）

【药理】本品为非甾体消炎药，有镇痛、解热和抗炎作用，其作用机制为抑制环加氧酶活性，阻断花生四烯酸合成前列腺素，也抑制白细胞趋化因子。

【适应证】主要用于治疗类风湿关节炎、骨关节炎、强直性脊柱炎、外伤疼痛和其他疼痛。

【眼科临床应用】用于术后抗炎，治疗激光小梁成形术后的炎症反应和其他眼前段炎症，预防和治疗白内障术后的黄斑囊样水肿，抑制内眼手术中的瞳孔缩小。

【用法用量】口服成人每天0.2g，晚餐后服。静脉给药成人每次静脉给予氟比洛芬酯50mg，缓慢给药。滴眼用0.03%溶液，每天3～4次，每次1滴。

【不良反应】全身用药较常见的不良反应为胃肠道反应。眼局部用药有轻微刺激症状。

【禁忌证】过敏性体质及对本品过敏者禁用。服用本品、阿司匹林和其他非甾体抗炎药引起哮喘、鼻炎及其他变态反应的患者禁用。儿童及活动性消化性溃疡患者禁用。

奥沙普秦（Oxaprozin）

【药理】本品属长效非甾体消炎药，具有抗炎、镇痛、解热作用。它通过抑制环加氧酶而减少炎症介质前列腺素的合成，使局部组织因前列腺素引起的肿胀疼痛得以控制。

【适应证】治疗风湿及类风湿关节炎、骨关节炎、强直性脊柱炎、颈肩腕综合征、肩周炎、痛风及外伤和手术后的消炎镇痛。

【眼科临床应用】可用于眼科患者伴发的上述全身性疾病，也用于眼部外伤和手术后的镇痛。

【用法用量】口服：每次400mg，每天1～2次，每天最大剂量不超过600mg，餐后服用。

【不良反应】胃肠道反应包括恶心、腹泻、胃痛等，大多不需要停药或予以对症药物即可。

【禁忌证】已知对本品过敏的患者禁用。小儿、妊娠期及哺乳期妇女禁用。

二、糖皮质激素药

泼尼松龙（Prednisolone）

【药理】肾上腺皮质激素类药，具有抗炎、抗过敏和抑制免疫等多种药理作用。

【适应证】本药主要用于过敏性与自身免疫性炎性疾病。

【眼科临床应用】用于短暂治疗对类固醇敏感的眼部炎症，及角膜化学伤、热烧伤等。

【用法用量】口服：成人开始每天10～40mg，晨起顿服，维持量每天5～10mg。静脉滴注：每次10～25mg。滴眼液，每次1滴，每天2～4次。结膜下注射：7.5～12.5mg。球后注射12.5mg。注意不宜过早停药，不宜中途终止治疗，应逐步减量停药。

【不良反应】眼部局部应用可能引起局部刺激。长期使用还可能引起眼内压升高，导致视神经损害。也可能导致后囊膜下白内障形成，继发眼部病毒或真菌感染，引起伤口愈合延缓。

【禁忌证】对本品或甾族化合物过敏者、原发性肾上腺皮质功能不全者禁用。未进行抗感染治疗的急性化脓性眼部感染、急性单纯疱疹性角膜炎、水痘及其他角结膜病毒感染者禁用。

曲安奈德（Triamcinolone Acetonide）

【药理】本品是人工合成的脂溶性长效糖皮质激素，作用强且持久。

【适应证】适用于各种皮肤病、关节痛、支气管哮喘、肩周炎、急性扭伤、慢性腰腿痛等。

【眼科临床应用】适用于眼部炎症，各种原因引起的黄斑病变、角膜移植术后、抗青光眼手术、视网膜脱离术、玻璃体手术等。玻璃体腔注射联合光动力疗法用于病理性视脉络膜新生血管，中心性渗出性脉络膜视网膜病变。

【用法用量】肌内注射：每周1次，每次20～100mg。皮下或关节腔内注射：一般2.5～5mg，每天不超过30mg，每周不超过75mg。滴眼剂：每天1～4次。玻璃体腔注射：每次不超过4mg。非动脉炎性前部缺血性视神经病变，每次4mg，每周1次，连续3～5周。

【不良反应】本品较大剂量易引起糖尿病、消化道溃疡和类库欣综合征，并发真菌或细菌感染。眼部不良反应：玻璃体腔注射可引起眼压一过性升高、眼内炎、玻璃体积血等。长期使用可引起眼压升高、激素性白内障、激素性青光眼等或加重眼部感染。

【禁忌证】对本品过敏者禁用。病毒性、结核性、急性化脓性眼病禁用。

地塞米松（Dexamethasone）

【药理】肾上腺皮质激素类药，抗炎、抗过敏和抗毒作用较泼尼松龙更强。

【适应证】主要用于过敏性与自身免疫性炎性疾病。

【眼科临床应用】适用于外眼炎症及内眼手术后炎症反应等。

【用法用量】口服：每天0.75～6mg，分2～4次服用。维持剂量为每天0.5～0.75mg。肌内注射：地塞米松醋酸酯注射液，每次8～16mg，间隔2～3周1次。静脉滴注：地塞米松磷酸钠注射液，每次2～20mg。滴眼：0.001%～0.1%溶液，每天3或4次，炎症较重者，首次用药可以0.1%溶液每小时滴眼1次。结膜下注射：每次1～2mg。

【不良反应】本品较大剂量易引起糖尿病、消化道溃疡和类库欣综合征、继发感染。眼局部用药不良反应：晶状体后囊混浊形成白内障、激素性青光眼、视神经损害、延缓创口愈合、增强眼部继发感染的危险。在角巩膜变薄的疾病中，应用该药有眼球穿孔的危险。

【禁忌证】对本品过敏史患者禁用。高血压、血栓症、胃与十二指肠溃疡、心肌梗死、内脏手术等患者禁用。浅表单纯疱疹病毒角膜炎、角膜溃疡、眼部真菌感染者禁用本药。

氢化可的松（Hydrocortisone）

【药理】本品为肾上腺皮质激素类药物，具有抗炎、抗病毒、抗休克的作用。

【适应证】用于肾上腺功能不全所引起的疾病，类风湿关节炎，关节炎，腱鞘劳损等。

【眼科临床应用】用于治疗眼部炎症，如虹膜睫状体炎、角膜炎、虹膜炎、结膜炎等。

【用法用量】口服醋酸氢化可的松片，每次20mg，每天1～2次。静脉注射氢化可的松注射液，成人每次1g，儿童每天4～8mg/kg，于8小时内滴入或分3～4次。眼部用药醋酸氢化可的松滴眼液0.5%～2.5%，每次1～2滴，每天3～4次，用前摇匀。醋酸氢化可的松眼膏涂入眼睑内，每天2～3次。结膜下注射每次7.5～12.5mg。球后注射每次12.5mg。

【不良反应】口服或静脉用药长期大量使用引起库欣综合征、水钠潴留、精神症状、消化系统溃疡、骨质疏松，生长发育受抑制。眼部应用长期或大量使用可使眼压升高或引起青光眼、白内障、视神经损害、眼睑肿胀。长期使用可导致继发性眼部感染。

【禁忌证】对本品过敏者禁用。单纯疱疹或溃疡性角膜炎禁用。青光眼患者慎用。

三、抗变态反应药

氯苯那敏（Chlorphenamine）

【药理】第一代抗组胺药。有较强的竞争性阻断变态反应靶细胞上组胺H_1受体的作用，故有较好的抗过敏作用。有一定的中枢抑制作用和抗胆碱作用。

【适应证】用于皮肤黏膜的变态反应性疾病和急、慢性荨麻疹，以及鼻炎、变应性结膜炎、昆虫蛰咬性皮炎、接触性皮炎等；也可用于预防输血输液反应及药物变态反应。

【眼科临床应用】用于变应性结膜炎、人工晶状体术后。

【用法用量】口服：成人每次4～8mg，每天3次，小儿0.35mg/（kg·d），分3～4次服用。对于严重呕吐的患者，可将一次口服剂量用温水溶解成50～100ml，经直肠保留灌注。

【不良反应】本药的不良反应与其他第一代抗组胺药相似但较轻。

【禁忌证】驾驶员、高空作业人员、机械操作者及参赛前的运动员不宜服用本药。对于癫痫患者、青光眼、前列腺肥大者等慎用，婴幼儿、孕妇及哺乳期也应慎用。

氯雷他定（Loratadine）

【药理】本品属长效三环类抗组胺药，竞争性地抑制组胺H_1受体，抑制组胺所引起的过敏症状。本品无明显的抗胆碱和中枢抑制作用。

【适应证】用于皮肤黏膜的变态反应性疾病，也可用于预防输血输液反应及药物变态反应。

【眼科临床应用】用于变应性结膜炎。

【用法用量】口服：成人每次用量为4～8mg，每天3次。小儿0.35mg/（kg·d），分3～4次服用。对于轻症或晚间发作的患者，白天宜减少用药，临睡前服用一次。

【不良反应】与其他第一代抗组胺药相似但较轻，少有失眠、烦躁等中枢兴奋症状。

【禁忌证】驾驶员、高空作业人员，机械操作者及参赛前的运动员不宜服用本药。对于癫痫者、青光眼、前列腺肥大者等慎用。妊娠期与哺乳期妇女慎用。

酮替芬（Ketotifene）

【药理】本品具有较强的组胺受体拮抗作用，而且能抑制肥大细胞和嗜碱性粒细胞释放组胺等，从而抑制此类介质引起的组织水肿和渗出。

【适应证】广泛用于多种以IgE介导的变态反应病。

【眼科临床应用】本品可治疗眼部过敏性疾病，如变应性结膜炎、春季结膜炎等。

【用法用量】口服：每次1mg，每天2次；滴眼：0.5%溶液。

【不良反应】滴眼后有轻微烧灼感。口服可出现镇 静、嗜睡、疲倦、头晕等。

【禁忌证】高空作业者、司机等禁止口服。

西替利嗪（Cetirizine）

【药理】本品为选择性组胺H_1受体拮抗剂。

【适应证】用于季节性或常年性过敏性鼻炎、

过敏性结膜炎及过敏引起皮肤瘙痒和荨麻疹。

【眼科临床应用】用于眼部的过敏性疾病。

【用法用量】口服，成人每次10mg，可于晚餐时少量液体送服；6～12岁儿童：每次10mg，每天1次；2～6岁儿童：每次5mg，每天1次。

【不良反应】偶有报道患者有轻微和短暂不良反应，罕有报道过敏反应。

【禁忌证】对本品过敏者禁用，过敏体质者慎用。

四、影响机体免疫功能的药物

环孢素（Ciclosporin）

【药理】本品主要抑制T细胞功能。

【适应证】用于肾、肝、心、肺、骨髓移植的抗排异反应，也用于治疗类风湿关节炎、系统性红斑狼疮等自身免疫性疾病。

【眼科临床应用】用于葡萄膜炎等自身免疫性眼病。

【用法用量】器官移植：口服，于移植前12小时起每天服8～10mg/kg，维持至术后1～2周，根据血药浓度减至每天2～6mg/kg的维持量；静脉滴注：仅用于不能口服的患者，于移植前4～12小时起每天给予3～5mg/kg，以5%葡萄糖或生理盐水稀释成1∶20～1∶100的浓度于移植前2～6小时缓慢滴注。自身免疫性疾病：口服，初始剂量为每天2.5～5mg/kg，分2次服，症状缓解后改为最小有效量维持，但成人不应超过每天5mg/kg，儿童不应超过6 mg/kg。

【不良反应】常见有震颤、厌食、恶心、呕吐、高血压、肾及肝功能损伤等不良反应。

【禁忌证】1岁以下婴儿及过敏者禁用，孕妇及哺乳期妇女慎用。

【注意事项】用药期间需监测血药浓度、血常规、肝肾功能。本品吸收较缓慢，故服用过量药物2小时内，经催吐尚可将未吸收的药物除去。出现肝肾毒性时则应对症处理。

他克莫司（Tacrolimus）

【药理】本品是从放线菌中提取的大环内酯类抗生素，其免疫抑制作用机制与环孢素相似。

【适应证】主要用于器官移植的抗排异反应，尤其适于肝移植。

【眼科临床应用】用于角膜移植术后。

【用法用量】开始采用每天0.05～0.1mg/kg（肾移植），或0.01～0.05mg/kg（肝移植）持续静脉滴注。能进行口服时，改为口服胶囊，开始剂量为每天15～0.3mg/kg，分2次服；再逐渐减至每天0.1mg/kg的维持量，分2次服。

【不良反应】主要为肾毒性、神经毒性，以及腹泻、恶心、高血压、心律失常、高血钾、高血钙、低血镁、高尿酸血症及高血糖等。可诱发肿瘤或感染。偶见皮疹等变态反应。

【禁忌证】妊娠期及哺乳期妇女禁用。

环磷酰胺（Cyclophosphamide）

【药理】本品是最强的免疫抑制药之一，非特异性杀伤抗原敏感性小淋巴细胞，限制其转化为免疫母细胞，同时杀伤免疫活性细胞，使淋巴组织内细胞明显减少，抑制抗体产生。

【适应证】主要用于治疗多种自身免疫性疾病，单用或与泼尼松龙合用。

【眼科临床应用】治疗交感性眼炎、贝赫切特综合征、中间葡萄膜炎等。

【用法用量】常用量为每天50～150mg，每次于清晨空腹口服，1～2小时后再进食。静脉注射每次100～200mg，每天或隔天1次；大剂量间歇疗法每次800～1000mg，每周静脉注射1次。

【不良反应】白细胞数量下降明显，对血小板影响小。可有出血性膀胱炎、脱发、心脏毒性作用、恶心、呕吐、肝损害、骨髓抑制等不良反应。

【禁忌证】凡有骨髓抑制、感染、肝肾功能损害者禁用或慎用。对本品过敏者禁用。妊娠期及哺乳期妇女禁用。本药与巴比妥类、别嘌醇、氯喹、氯霉素有配伍禁忌。

甲氨蝶呤（Methotrexate）

【药理】本品抑制二氢叶酸还原酶，使二氢叶酸不能转化为四氢叶酸，阻断嘌呤环的合成，从而影响DNA的生物合成。其主要抑制S期细胞增生，免疫抑制效应与硫唑嘌呤相似。

【适应证】治疗各型急性白血病、绒毛膜上皮癌、恶性淋巴瘤、乳腺癌、膀胱癌等。

【眼科临床应用】本品主要用于治疗交感性眼炎、中间葡萄膜炎。

【用法用量】口服0.1mg/（kg·d），成人通常5～10mg，每天1次。1个疗程安全剂量为50～100mg。静脉注射成人每次10～30mg，每周1～2次；儿童每次20～30mg，每周1次。肌内注射剂量同静脉注射。鞘内注射每次6mg，成人每次5～12mg（最大剂量每次不宜超过12mg），加生理盐水稀释至lmg/ml，每3～7天1次。大剂量甲氨蝶呤每次100～7500mg，自治疗前1天开始及治疗后2天应充分水化，每天液体输入量3000ml，补充电解质，保持尿碱性（pH＞7），保持100ml/h。

【不良反应】主要引起口腔溃疡、胃肠道反应和肾功能损害。

【禁忌证】本品对有致畸作用及乳汁排出，故服药期禁妊娠及哺乳。

（张仁俊　赵永旺）

第四节　影响血液系统组织代谢药

一、抗凝血药及溶血栓药

肝素（Heparin）

【药理】本品具有抗凝血、调血脂作用。

【适应证】用于防治血栓形成或栓塞性疾病；各种原因引起的弥散性血管内凝血；也用于血液透析、体外循环、导管术、微血管手术等操作中及某些血压液标本或器械的抗凝处理。

【眼科临床应用】用于脑血管意外引起的眼部症状如间断性蓝视、偏盲、复视等，视网膜血管阻塞患者，结膜、角膜化学烧伤或热烧伤所致的眼前部血管栓塞；铜绿假单胞菌等所致的各种溃疡，局部滴肝素，与抗生素合用能达到更强的杀菌作用。

【用法用量】眼科应用：滴眼1000～2500U/ml，每天4次，结膜下注射：375U/ml，每天1次，10～25次为1个疗程。

【不良反应】用药过量可引起自身性出血，偶见变态反应，如哮喘、荨麻疹、鼻炎、结膜炎和发热等。对于早期眼部化学伤，多次数的结膜下注射肝素，有诱发新生血管和出血的危险。

【禁忌证】对肝素过敏、有自身出血倾向者、血液凝固迟缓者、溃疡病、创伤、产后出血者及严重肝功能不全者禁用。

尿激酶（Urokinase）

【药理】本品是纤溶酶原激活剂，可直接使纤维蛋白溶酶原转变为纤维蛋白酶，从而使纤维蛋白水解，溶解血栓。

【适应证】用于急性心肌梗死、肺栓塞、脑血管栓塞、周围动脉或静脉栓塞等。

【眼科临床应用】用于视网膜动脉或静脉栓塞、眼部炎症、角膜血染、前房积血、玻璃体积血、视网膜出血等。

【用法用量】眼科应用：其剂量按病情全身静脉滴注或静脉注射。眼科局部注射，每次150～500U，每天1次。前房冲洗液为1000U/ml。

【不良反应】全身应用的不良反应主要为易引起出血，注射局部可发生血肿。如引起严重出血可注射其特殊解毒药对羧苄胺对抗。

【禁忌证】禁用于近期（14天内）有活动性出血、手术后、活体组织检查、心肺复苏、不能实施压迫止血部位的血管穿刺、控制不满意的高血压或不能排除主动脉夹层动脉瘤者、出血性脑卒中者、对扩容和血管加压药无反应的休克、妊娠、细菌性心内膜炎、二尖瓣病变并有心房颤动且高度怀疑左心腔内有血栓者、糖尿病合并视网膜病变者。

阿替普酶（Alteplase）

【药理】为一种新型纤溶药物，通过克隆人t-PA基因得到的丝氨酸蛋白酶，能高效特异性地激活纤溶酶原转变成纤溶酶，进而使纤维蛋白水解，血栓消除。

【适应证】用于急性心肌梗死和肺栓塞的溶栓治疗。

【眼科临床应用】眼科用于视网膜动、静脉栓塞，眼内纤维蛋白渗出，视网膜出血，前房积脓或积血，玻璃体积脓或积血，眶内积血，中心性浆液性脉络膜视网膜病变等。

【用法用量】眼科应用：视网膜血管阻塞，静脉滴注0.5lμg/kg或向玻璃体内注入75μg。眼内纤维蛋白渗出及前房积血等，前房内注入25μg。

【不良反应】本品不良反应较少，可有凝血障碍和出血、红细胞比容及血红蛋白降低、注射部位出血，偶见心律失常、体温升高。眼科常见眼内出血、眼组织毒性反应等。

【禁忌证】禁用于出血性疾病等。妊娠期及产后2周，以及70岁以上患者应慎用。

华法林（Warfarin）

【药理】为香豆素类口服抗凝血药，其抗凝血作用的机制是竞争性拮抗维生素K的作用，可阻断维生素K环氧化物转变为氢醌形式，致使这些凝血因子的γ-羧化作用产生障碍，导致的产生无凝血活性的Ⅱ、Ⅶ、Ⅸ、Ⅹ因子的前体，从而抑制血液凝固。

【适应证】应用于预防和治疗血栓栓塞性疾病。

【眼科临床应用】用于视网膜动脉、静脉血管阻塞。

【用法用量】口服，成人，第1天5～20mg，第2天起改为维持量，每天2.5～7.5mg。

【不良反应】主要不良反应是出血，最常见为鼻出血、血尿、子宫出血、便血、伤口及溃疡处出血等。偶有恶心、呕吐、腹泻、白细胞减少、粒细胞增高、肾病、变态反应等。

【禁忌证】手术后3天内、妊娠期、有出血倾向患者（如血友病、血小板减少性紫癜）严重肝肾疾病，活动性消化道溃疡，脑、脊髓及眼科手术患者禁用。

二、止　血　药

卡巴克洛（Carbazochrome）

【药理】为肾上腺素的氧化衍生物，无拟肾上腺素的作用，能增强毛细血管对损伤的抵抗力，稳定血管及其周围组织中的酸性黏多糖，降低毛细血管的通透性，增强受损毛细血管端的回缩作用，使血块不易从管壁脱落，从而缩短止血时间，但不影响凝血过程。

【适应证】用于毛细血管通透性所致的出血，如特发性紫癜、血尿、脑出血等。

【眼科临床应用】用于治疗各种出血性眼病，以及内、外眼手术前预防出血。

【用法用量】成人：口服，每次2.5～5mg，每天3次。肌内注射：每次10～20mg，每天2～3次。儿童：口服，5岁以下每次1.25～2.5mg，5岁以上每次2.5～5mg，每天3次。肌内注射：5岁以下每次2.5～5mg，5岁以上每次5～10mg，每天2～3次。

【不良反应】长期反复应用可产生水杨酸样反应，如恶心、呕吐、头晕、耳鸣、视力减退等。还可引起精神障碍及异常脑电图活动。大剂量诱发癫痫及精神错乱。

【禁忌证】对本品过敏者禁用，对水杨酸过敏者禁用本药水杨酸钠盐。

氨基己酸（Aminocaproic Acid）

【药理】本品的化学结构与赖氨酸相似，与纤溶酶原和纤溶酶上的赖氨酸结合点结合，由此抑制纤溶酶原与纤维蛋白结合，防止其激活，从而抑制纤维蛋白溶解，达到止血效果。

【适应证】纤维蛋白溶解功能亢进所致的各种出血，肺出血、肝硬化出血及上消化道出血。

【眼科临床应用】用于治疗各种出血性眼病，以及内、外眼手术前预防出血。

【用法用量】静脉滴注：初用量4～6g，以5%～10%葡萄糖或生理盐水100ml稀释，15～30分钟滴完，维持量为每小时1g，维持时间依病情用7～10天或更久。

【不良反应】尿中浓度高，且能抑制尿激酶，可形成血凝块阻塞尿路，故泌尿道术后血尿患者慎用。有栓塞性血管病史及有栓塞倾向者慎用。

【禁忌证】禁用于对本品过敏者、弥散性血管内凝血的高凝期患者、有血栓形成倾向或有血管栓塞性疾病病史者。注射用制剂禁用于早产儿。

酚磺乙胺（Etamsylate）

【药理】本品能使血管收缩，降低毛细血管通透性，也能增强血小板聚集性和黏附性，促进血小板释放凝血活性物质，缩短凝血时间，达到止血效果。

【适应证】预防和治疗外科手术出血过多，血小板减少性紫癜或过敏性紫癜，以及其他原因引起的出血。

【眼科临床应用】用于治疗各种出血性眼病，以及内、外眼手术前预防出血。

【用法用量】成人：口服，每次0.5～1.0g，每天3次。肌内或静脉注射，每次0.25～0.5g，每天0.5～1.5g。静脉注射，每次0.25～0.75g，每天2～3次，稀释后滴注。儿童：每次10mg/kg。预防手术后和出血：术前15～30分钟静脉滴注或肌内注射0.25～0.5g，必要时2小时后再注射0.25g。

【不良反应】偶可发生恶心、头痛、皮疹等不良反应。

【禁忌证】对本品过敏者禁用。

维生素K_1（Vitamin K_1）

【药理】维生素K_1是肝合成凝血因子Ⅱ、Ⅶ、Ⅸ、Ⅹ所必需的物质。维生素K_1缺乏可引起这些凝血因子合成障碍或异常，临床可见出血倾向和凝血酶原时间延长。

【适应证】用于由维生素K_1缺乏引起的出血。

【眼科临床应用】用于治疗视网膜静脉周围

炎、糖尿病、高血压眼底病变或内眼手术后等引起的眼底出血；也可用于凝血酶原过低引起的出血性眼病。

【用法用量】成人肌内注射或静脉滴注，每次10mg，每天1～2次或视病情而定。口服，每次10mg，每天3次。

【不良反应】静脉注射过快可出现颜面潮红、出汗、胸闷、呼吸困难、心血管性虚脱等，可危及生命。个别患者可引起皮疹。用药期间应测定凝血酶原时间，以便调整剂量和用法。

【禁忌证】严重梗阻性黄疸、小肠吸收不良所致腹泻等病例，不宜使用。

三、血管扩张药

硝酸甘油（Glyceryl Trinitrate）

【药理】硝酸甘油可松弛平滑肌，尤其是小血管平滑肌。扩张小血管包括小动脉、毛细血管与小静脉血管，对小动脉以下血管床的扩张作用尤为显著。

【适应证】用于防治心绞痛。

【眼科临床应用】主要治疗视网膜中央动脉栓塞或痉挛。

【用法用量】根据不同的临床需求，硝酸甘油可以通过舌下含服给药、黏膜给药、口服给药、透皮给药，或静脉途径给药。治疗视网膜中央动脉栓塞或痉挛每次0.3～0.6mg，舌下含服，2～3分钟奏效，维持15～30分钟。

【不良反应】用药过量或少数易感患者，可致晕厥、直立性低血压、头痛和胃肠道紊乱。

开始用药时，可发生头痛和眩晕，但很快就能耐受。

【禁忌证】低血压、梗阻性心肌病患者禁用。青光眼患者慎用。

烟酸（Nicotinic Acid）

【药理】在体内变为烟酰胺，后者是辅酶Ⅰ和辅酶Ⅱ的组成部分，参与体内生物氧化过程，缺乏时产生糙皮病。

【适应证】烟酸可用于治疗糙皮病，用于治疗血管性偏头痛、头痛、脑动脉血栓形成、肺栓塞、内耳眩晕症、冻伤等。

【眼科临床应用】本品为眼科常用的扩张血管药，治疗视网膜脉络膜炎、视网膜色素变性、视网膜血管痉挛和栓塞、视神经炎、视神经萎缩等。

【用法用量】口服：每次50～200mg，每天3～4次，餐后服用。静脉注射或肌内注射：每次10～50mg，每天1～3次。

【不良反应】有皮肤潮红、热感、瘙痒，有时可引起荨麻疹、恶心、呕吐、心悸、轻度肝功能减退、视物障碍。饭后服用可减少不良反应。

【禁忌证】溃疡病患者禁用。

羟苯磺酸钙（Calcium Dobesilate）

【药理】本品通过调节微血管壁的生理功能，降低血浆黏稠度，减少血小板聚集等机制，调节微循环功能，从而起到治疗糖尿病引起的视网膜微循环病变的作用。

【适应证】预防和治疗由微循环引起的多种疾病。

【眼科临床应用】主要用于糖尿病引起的视网膜病变和肾小球硬化症。

【用法用量】糖尿病性视网膜病变：每次0.5g，每天3次，见效后，每天1g，1个疗程为3～5个月。其他微血管病变：每次0.5g，每天3次，见效后，每天1g，1个疗程为1～2个月。

【不良反应】一般耐受良好，某些病例有短暂的胃肠不适感。

【禁忌证】对本品过敏者禁用。

亚硝酸异戊酯（Isoamyl Nitrite）

【药理】吸入后抑制血管运动中枢，使血管平滑肌弛缓，血管扩张迅速。

【适应证】治疗氰化物中毒及心绞痛急性发作。

【眼科临床应用】用于视网膜中央动脉痉挛栓塞、视网膜色素变性等。

【用法用量】吸入：将盛药小安瓿裹在手帕内拍破后吸入。每次0.1～0.25ml，极量为每天0.6ml。氰化物中毒后立即吸入0.2ml，每分钟1次，并尽快应用硫代硫酸钠。

【不良反应】使用亚硝酸异戊酯后可出现一过性头痛眩晕、出汗、面红、心悸、恶心及血压下降等。用量过多会产生变性血红蛋白过多而致缺氧。

【禁忌证】本品可增加眼内压和颅内压，因此青光眼、近期脑外伤或脑出血患者禁用。

右旋糖酐-40（Dextran-40）

【药理】提高血浆胶体渗透压，增加血容量；降低血小板黏附性并抑制红细胞凝集；降低血黏稠度，降低血黏稠度，降低周围循环阻力；改善微循环。

【适应证】用于失血、创伤、烧伤等各种原因引起的休克和中毒性休克。预防手术后静脉血栓形成。用于心绞痛、脑血栓形成、脑供血不足、血栓闭塞性脉管炎等。

【眼科临床应用】用于视网膜血管栓塞和痉挛等。

【用法用量】静脉滴注，每次250～500ml，成人和儿童每天不超过20ml/kg。

【不良反应】偶有变态反应及肾功能损伤。

【禁忌证】禁用于充血性心力衰竭者、出血性疾病患者、少尿或无尿者。

四、维生素类

维生素A（Vitamin A）

【药理】本品具有促进生长作用，维持上皮组织如皮肤、结膜、角膜等正常功能的作用，并参与视紫红质的合成。

【适应证】用于维生素A缺乏病，用于补充需要，如妊娠期、哺乳期妇女和婴儿等。

【眼科临床应用】主要用于维生素A缺乏症，如眼干燥症、角膜软化症等。

【用法用量】成人：口服，预防用量，男性每天5000U，女性每天4000U，孕妇每天4000U；治疗用量,1万～2.5万U，服用1～2周；眼干燥症，2.5万～5万U，服用1～2周。肌内注射，维生素A缺乏伴随有眼干燥症及消化道吸收不良时,2.5万～5万U，至症状体征好转。

【不良反应】大剂量导致急性中毒，表现为颅内压增高症状，也可有眼球震颤、复视、视盘水肿。慢性中毒症状有食欲缺乏、腹泻、皮肤干燥、脱发、四肢骨痛等。严重中毒可造成死亡。孕妇过量服用维生素A可致胎儿畸形。

【禁忌证】维生素A过多症或对维生素A有过敏史者禁用。

维生素D（Vitamin D）

【药理】维生素D对钙、磷代谢及小儿骨骼生长有重要作用，能促进钙、磷在小肠内吸收，其代谢活性物质能促进肾小管对钙的吸收，也可能促进对磷的吸收。

【适应证】维生素D缺乏，防治佝偻病、骨软化症和婴儿手足搐搦症。

【眼科临床应用】用于甲状腺功能减退时，防治低血钙性白内障；治疗儿童高度近视、顽固性睑缘炎、角膜溃疡；用于阻止糖尿病视网膜病变的发生、发展。

【用法用量】治疗佝偻病：口服每天2500～5000U/d，1～2个月后待症状开始消失时即改用预防剂量。婴儿手足搐搦症：口服2000～5000U；1个月后改为每天400U。预防维生素D缺乏症用母乳喂养的婴儿每天400U，妊娠期必要时每天400U。

【不良反应】慢性肾衰竭患者，使用含镁的抗酸药与维生素D同用，可引起高镁血症。

【禁忌证】高血钙、高磷血症伴肾性佝偻病者禁用。

倍他胡萝卜素（Betacarotene）

【药理】本品为维生素A的前体，对日光照射原卟啉所产生的过氧化基有清除作用，在人体内倍他胡萝卜素通过氧化酶的作用，游离出二分子维生素A，有着维生素A的作用。

【适应证】用于肿瘤的预防和辅助治疗。预防动脉硬化、冠心病、脑卒中、白内障、阿尔茨海默病及维生素A缺乏症。治疗红细胞生成性原卟啉病引起的光敏性皮炎。本品还为免疫性疾病的辅助治疗用药。

【眼科临床应用】用于维生素A缺乏症、夜盲症、高血压性视网膜病变、视神经萎缩、白内障和弱视等。

【用法用量】口服，每次15mg，每天1次。

【不良反应】服药期间可能出现不同程度的皮肤黄染、稀便，个别患者可出现瘀斑和关节痛，停药后可自行消失。

【禁忌证】对本品过敏者禁用。

维生素B（Vitamin B）

【药理】维生素B在维持心脏、神经和消化系统的正常功能中，起重要作用。

【适应证】各种疾病的辅助治疗。脚气病防治。

【眼科临床应用】用于治疗睑缘炎、结膜炎、角膜炎、视神经炎等，也用于眼外肌麻痹的辅助治疗。

【用法用量】成人每天的最小必需量为1mg，孕妇及小儿因发育关系需要较多。成人每次10～20mg，每天3次，口服；或每次50～100mg，每天1次，肌内注射。儿童每次5～10mg，每天3次，口服；或每次10～20mg，每天1次，肌内注射。

【不良反应】维生素B对正常肾功能者几乎无

毒性。注射用药时，如发现皮疹、瘙痒、喘鸣，需注意变态反应。个别者可发生过敏性休克。

【禁忌证】对本品过敏者禁用。

维生素E（Vitamin E）

【药理】本品是一种脂溶性维生素，其水解产物为生育酚，是最主要的抗氧化剂之一。

【适应证】治疗由于自由基损伤所致的各种疾病，常用于习惯性流产、先兆流产、不孕症，以及更年期障碍、进行性肌营养不良症等。

【眼科临床应用】用于预防早期年龄相关性白内障、糖尿病性视网膜病变、视神经萎缩、病毒性角膜炎、眼肌麻痹等。

【用法用量】孕妇在妊娠期间摄入量为14mg/d；0～12个月婴幼儿摄入量为3mg/d；12～36个月幼儿摄入量为4mg/d；成人摄入量14mg/d。

【不良反应】大剂量可致视物模糊、头晕、恶心、腹痛、腹泻和其他胃肠道紊乱。

【禁忌证】尚不明确。

五、微量元素及酶类

葡萄糖酸锌（Zinc Gluconate）

【药理】锌为体内许多酶的重要组成成分，具有促进生长发育，改善味觉等作用。

【适应证】用于缺锌引起的营养不良、厌食症、异食癖、痤疮、儿童生长发育迟缓等。

【眼科临床应用】用于治疗结膜炎、视神经萎缩、年龄相关性白内障、青少年近视等。

【用法用量】口服，12岁以上儿童及成人，一次相当于锌10～20mg，每天2次。12岁以下儿童每天用量：1～3岁每次相当于锌10mg分3次，4～6岁每次相当于锌15mg分3次，7～9岁每次相当于锌20mg分3次，10～12岁每次相当于锌20mg分3次。

【不良反应】有轻度恶心、呕吐、便秘等消化道反应。

【禁忌证】对本品过敏者禁用。

亚硒酸钠（Selenite Sodium）

【药理】硒是参与谷胱甘肽过氧化物酶合成必需组成成分。在体内硒和维生素E协同，能够保护细胞膜，防止不饱和脂肪酸的氧化。

【适应证】防治缺硒引起的疾病，如克山病、大骨节病等。

【眼科临床应用】用于防治年龄相关性白内障等眼病。

【用法用量】口服每天1次，2～4岁每次1/2片，5～10岁每次1片，11岁以上每次2片。

【不良反应】尚未见有关不良报道。

【禁忌证】对本品过敏者禁用。

糜蛋白酶（Chymotrypsin）

【药理】本品具有抑制血液凝固或消炎作用，能选择性溶解晶状体悬韧带和影响眼组织的其他蛋白质。

【适应证】主要用于创伤或手术后创口愈合、抗炎及防止局部水肿等。

【眼科临床应用】用于眼科手术以松弛睫状体韧带、减轻创伤性虹膜睫状体炎；也可用于角膜溃疡、清除糜烂组织、角膜炎、泪道炎症、探通泪道后及泪囊鼻腔吻合术后减少瘢痕、外伤，或用于手术眼睑水肿、出血和玻璃体积血、白内障囊内摘除术、全眼球炎等。

【用法用量】眼用药：注入后房，每次800U，以0.9%氯化钠注射液配成1 ： 5000溶液，由瞳孔注入后房，经2～3分钟，在晶状体浮动后以生理盐水冲洗前后房中遗留的本品。

【不良反应】肌内注射偶可致过敏性休克。眼科局部用药可引起短期眼压增高，可造成凝血功能障碍，可引起组胺释放，导致局部注射部位疼痛、肿胀。

【禁忌证】对本品过敏者禁用。严重肝，肾疾病，凝血功能异常及正在应用抗凝血药者禁用。眼压高或伴有角膜变性的白内障患者，以及玻璃体有液化倾向者均禁用。

第五节 促进吸收药、生物制剂、防治青光眼白内障及抗肿瘤、抑制新生血管生成药

一、促进吸收药

普罗碘铵（Prolonium Iodide）

【药理】本品为有机碘化物，促进病理性混浊物吸收的辅助治疗药，能促进组织内炎症渗出物及其他病理沉着物的吸收和慢性炎症的消散。

【适应证】用于晚期肉芽肿或非肉芽肿性虹膜睫状体炎、视网膜脉络膜炎、眼底出血、玻璃体混浊、半陈旧性角膜白斑和斑翳，也可作为视神经炎的辅助治疗。

【眼科临床应用】同本品“适应证”。

【用法用量】结膜下注射：每次0.1～0.2g，每天1次，5～7次为1个疗程。肌内注射：每次0.4g，每天或隔天1次，10次为1个疗程。

【不良反应】偶见轻度碘中毒症状，如恶心、发痒红疹等。

【禁忌证】对碘过敏、严重肝肾功能减退、活动性肺结核、消化道溃疡隐性出血者禁用。

眼生素（Whole Eye Extract）

【药理】本品是从牛眼内容物中提取而得，含有多种氨基酸、多肽、核苷酸及微量钙、镁等，具有增强眼的新陈代谢、促进角膜上皮组织再生等作用。

【适应证】主要用于各种非感染性角膜炎、葡萄膜炎、中心性浆液性脉络膜视网膜病变、高度近视黄斑部病变、眼疲劳、视神经萎缩、早期年龄相关性白内障、玻璃体混浊等。

【眼科临床应用】同“适应证”。

【用法用量】滴眼：直接用本品注射剂或以生理盐水稀释1倍后滴眼，每次2～3滴，每天3～6次。眼浴：将本品用生理盐水稀释5倍，用眼杯洗眼，每天1～2次，适用于不宜注射用药的急性患者。肌内或皮下注射：每次1ml，每天1次。球结膜下注射或球后注射：每次0.5～1ml，每周2～3次。穴泣注射：每次0.5ml，10次为1个疗程。

【不良反应】少数患者有轻微短暂的刺激感、变态反应。

【禁忌证】化脓性眼病局部禁用。

卵磷脂络合碘（Iodized Lecithin）

【药理】本品可促进视网膜组织呼吸，增进视网膜的新陈代谢。

【适应证】用于血管痉挛性视网膜炎、出血性视网膜炎、玻璃体积血、玻璃体混浊、中央静脉闭合性视网膜炎和婴儿哮喘、支气管炎、缺碘性甲状腺肿、缺碘性甲状腺功能减退。

【眼科临床应用】用于血管痉挛性视网膜病变、出血性视网膜病变、玻璃体积血、玻璃体混浊等眼病。

【用法用量】口服，成人每次1～3片，每天2～3次。

【不良反应】高过敏性：药量突减偶尔会引发。消化道反应：偶尔发生胃肠不适。

【禁忌证】对碘过敏患者禁用。

氨碘肽（Amiotide）

【药理】本品能改善眼部血液循环和新陈代谢，促进玻璃体混浊吸收，促进组织修复再生，阻止白内障发展，提高视觉功能。

【适应证】适用于早期年龄相关性白内障、玻璃体混浊和角膜薄翳等眼疾的治疗。

【眼科临床应用】用于早期年龄相关性白内障、玻璃体混浊和角膜薄翳等眼病的治疗。

【用法用量】肌内注射，常用量每天1次，每次2ml，儿童用量酌减，30天为1个疗程。

【不良反应】本品有一定降血压作用，无其他明显不良反应；极个别病例用药后似有过敏样反应，如出现皮肤红疹、发痒、口舌麻木感或全身不适感等，停药后症状消失。

【禁忌证】甲状腺功能亢进者禁用，其他内分泌紊乱者和低血压者慎用。

二、生物制剂

左旋多巴（Levodopa）

【药理】为多巴胺的前体药物，本身无药理活性，通过血-脑屏障进入中枢，经多巴脱羧酶作用转化成多巴胺而发挥药理作用。

【适应证】用于帕金森病、肝性脑病、高泌乳素血症、脱毛症，可促进小儿生长发育等。

【眼科临床应用】用于儿童、青少年中屈光不正性弱视、屈光参差性弱视及斜视性弱视。

【用法用量】治疗震颤麻痹：口服，开始时每天0.25～0.5g，分2～3次服。每服2～4天后每天增加1.25～0.5g。维持量为每天3～6g，分4～6次服，连续用药2～3周后见效。

【不良反应】胃肠道反应：初期可见恶心、呕吐，食欲缺乏，用药3个月后可出现不安、失眠、幻觉精神症状，此外尚可有直立性低血压、心律失常及不自主运动等。

【禁忌证】高血压、精神病、糖尿病、心律失常、闭角型青光眼、孕妇及哺乳期妇女禁用。

肉毒素A（Botulinum Toxin A）

【药理】肉毒素A是一种神经肌肉阻滞药，注入肌肉终板区后，抑制突触前运动神经释放乙酰胆碱，从而导致肌肉无力。

【适应证】原发性眼睑痉挛、口-下颌肌张力障碍、痉挛性斜颈、痉挛性构音障碍、偏侧面肌痉挛等。某些斜视特别是麻痹性斜视、共同性斜视、内分泌疾病引起的斜视，以及无法用手术矫正或手术矫正效果不好的12岁以上的斜视患者。

【眼科临床应用】用于原发性眼睑痉挛，某些斜视特别是麻痹性斜视、共同性斜视、内分泌疾病引起的斜视，以及无法用手术矫正或手术矫正效果不好的12岁以上的斜视患者。

【用法用量】眼睑痉挛：共注射6个点，分别为上下眼睑中内1/3段交界处及中外1/3段交界处，注射点距睑缘2～3mm，共4个注射点，第5个注射点为外眦部颞侧眼轮匝肌，注射点距外眦1cm，眉弓中央部为第6个注射点。斜视：对眼外肌和小于20三棱镜度的水平斜视，每条肌肉的注射起始量为1.25～2.5U；对20～40三棱镜度的水平斜视，每条肌肉的注射起始量为2.5U，对40～50三棱镜度的水平斜视，每条肌肉的注射起始量为5U。每条肌肉的注射容积应不高于5U。对低矫者可做重复注射。

【不良反应】本品注射治疗的不良反应主要是疼痛、肌无力等。.注射于不同的肌肉，所产生的并发症各不相同，此与该毒素向邻近肌肉弥散有关，数周内可自然恢复。

【禁忌证】禁用于过敏体质及对本品过敏者。

粉尘螨注射液（Dermatophagoides Farinae Injection）

【药理】是由粉尘螨提取的有效抗原，为一种强烈的变应原，用于脱敏治疗。

【适应证】适用于吸入型哮喘、变应性鼻炎、异位性皮炎、泛发性湿疹、慢性荨麻疹等。

【眼科临床应用】适用于过敏性睑皮肤炎。

【用法用量】皮下注射，成人通常每周1次，15次为1个疗程。第1～3周，用1∶100 000浓度，各周剂量相应为0.3ml、0.6ml、1ml；第4～6周，用1∶10 000浓度，各周剂量为0.1ml、0.3ml、0.6ml；第7～15周，用1∶5000浓度，前2周剂量相应为0.3ml、0.6ml，以后每周1ml。如疗程结束时效果明显，可改用维持量，每2周1次，每次1∶5000浓度1ml。

【不良反应】可见局部红肿、皮疹或轻微哮喘、过敏性休克。

【禁忌证】严重心血管疾病和肾功能严重低下者及对本品过敏者禁用。

辅酶A（Coenzyme A）

【药理】为体内乙酰反应的辅酶，可与乙酸结合成为乙酰辅酶A，进入氧化过程，对糖、蛋白质及脂肪的代谢有重要作用。

【适应证】主要用于白细胞减少症、原发性血小板减少性紫癜、功能性低热等。

【眼科临床应用】用于治疗视网膜脉络膜病变、视网膜动脉硬化、视神经炎及视神经萎缩等。

【用法用量】静脉滴注：每次50～200U，每天50～400U；肌内注射：每次50～200U，每天50～400U，临用前用氯化钠注射液2ml溶解后注射。

【禁忌证】急性心肌梗死患者禁用。对本品过敏者禁用。

三、防治青光眼、白内障药

醋甲唑胺（Methazolamide）

【药理】醋甲唑胺为碳酸酐酶抑制药，作用与应用类似乙酰唑胺，起效较慢但作用持久，持续时间可达10～18小时，25%以原型从尿中排泄。

【适应证】用于原发性开角型青光眼、闭角型青光眼、某些继发性青光眼及心源性水肿等。

【眼科临床应用】用于原发性开角型青光眼、闭角型青光眼及某些继发性青光眼。

【用法用量】成人口服初始用药时，用25mg，每天2次，这一剂量常可使眼压下降4～5mmHg，且不良反应最小。如用药后降眼压效果不理想，剂量可加大为50mg，每天2次。

【不良反应】可引起严重的血液学不良反应，包括再生障碍性贫血和粒细胞缺乏症。可引起肾结石，但非常罕见。其他有恶心、厌食、感觉异常、不适、疲劳及皮肤糜烂等不良反应。

【禁忌证】肝肾功能不全致低钠血症、低钾血症、高氯性酸中毒患者禁用。肾上腺衰竭及肾上腺皮质功能减退（艾迪生病）和有肝性脑病倾向患者禁用。磺胺过敏的患者禁用。

甘露醇（Mannitol）

【药理】本品为渗透性利尿药，静脉注射后，由于血浆渗透压升高，可使组织脱水，降低颅内压及眼内压。

【适应证】用于由脑瘤、脑外伤、脑缺血、脑缺氧等引起的脑水肿及颅内压增高。治疗急性少尿，预防急性肾衰竭、大面积烧伤、严重创伤及外科大手术后常因血容量降低及肾小球滤过率下降出现的少尿。

【眼科临床应用】青光眼降眼压作用。

【用法用量】降低颅内压、眼压时：按0.25～2.0g/kg体重，配制为15%～20%浓度于30～60分钟静脉滴注，当患者衰弱时，剂量减小至0.5g/kg。

【不良反应】注射过快，可致一过性头痛、视物模糊、眩晕及注射部位轻度疼痛等。长期使用时，要注意水、电解质紊乱。

【禁忌证】对本品过敏，有活动性颅内出血及急、慢性肾功能不全，急性肾小管坏死的无尿、严重失水、急性肺水肿、严重肺淤血等患者禁用。

仙诺林特（Sanolent）

【药理】本品为复方制剂，含小牛晶状体蛋白素、维生素C、维生素B_2、碘化钾、士的宁。晶状体蛋白素具有组织特异性，可使毒素尚未进入眼内时，先将其灭活，从而达到防治白内障的目的；维生素C具有抗氧化作用，能清除晶状体内的自由基，从而延缓白内障的发生、发展；维生素B_2具有较强的抗氧化性，拮抗白内障；碘化钾中的碘离子能增强胶原组织和黏液蛋白的水化作用，促进混浊病变组织的吸收，以利于早期晶状体混浊的吸收。

【适应证】用于治疗各种白内障。

【眼科临床应用】用于治疗各种白内障。

【用法用量】每天3次，每次饭前舌下含服1片。

【禁忌证】对本品过敏者禁用。

阿司匹林（Aspirin）

【药理】本品主要通过抑制前列腺素、缓激肽、组胺等的合成产生解热、镇痛和抗炎作用。

【适应证】用于发热、头痛、神经痛、肌肉痛、风湿热等，用于抗炎、抗风湿，用于治疗胆道蛔虫病，预防心肌梗死、动脉血栓、动脉粥样硬化等。

【眼科临床应用】用于治疗糖尿病性白内障、巩膜炎、虹膜睫状体炎、视网膜动脉阻塞等。

【不良反应】偶有刺激感，极少数会有瘙痒感，结膜充血，一过性视物模糊等，如有上述症状出现，立即停止用药。停药后症状可消失。

【禁忌证】对本品成分谷胱甘肽有过敏史者禁用。

四、抗肿瘤药

氮芥（Mustard Nitrogen）

【药理】对增殖状态的细胞敏感，尤对G_1期与M期的作用最强，属细胞周期非特异性药物。

【适应证】慢性淋巴细胞性白血病、霍奇金病及卵巢癌、非霍奇金淋巴瘤、多发性骨髓瘤、原发性中枢神经系统淋巴瘤、绒毛膜上皮癌、宫颈癌、乳腺癌、胃癌、头颈癌及各种肉瘤。

【眼科临床应用】用于对甾体激素治疗无效或其他原因不能使用甾体激素且有失明危险的严重葡萄膜炎，如交感性眼炎、白塞病、小柳原田病等。

【用法用量】口服：0.1mg/kg，早餐前1小时或晚餐后2小时服用，每天1次或3次，于3～6周见效，见效后或出现骨髓抑制改为维持量，每天2～4mg，总量可达300～500mg。间歇给药0.4mg/kg，每4周1次，增加至1.5～2.0mg/kg，每月1次。

【禁忌证】孕妇（尤其是妊娠初期3个月）及哺乳期妇女禁用。

【不良反应】骨髓抑制：淋巴细胞明显下降，中性粒细胞与血小板计数减少，但过大剂量则全血象下降。胃肠道反应：可有恶心、呕吐。剂量过大可出现肝功能损害和黄疸。

氟尿嘧啶（Fluorouracil）

【药理】为不典型周期特异性药，除了主要作用于S期外，对其他期的细胞亦有作用。其对RNA的合成也有一定抑制作用。

【适应证】用于多种肿瘤如消化道肿瘤、乳腺癌、卵巢癌、肝癌、膀胱癌、皮肤癌等。

【眼科临床应用】用于小梁切除术，主要起抗瘢痕形成的作用。

【用法用量】静脉注射，每次0.25～0.5g，每天或隔天1次，1个疗程总量为5～10g。静脉滴注，每次0.25～0.75g，每天1次或隔天1次，1个疗程总量为8～10g。

【不良反应】胃肠道反应有恶心、呕吐、胃炎、腹痛及腹泻。骨髓抑制可致白细胞及血小板计数减少。注射部位可引起静脉炎或动脉内膜炎、有脱发、皮肤或指甲色素沉着等。

【禁忌证】在妊娠初期3个月内及哺乳期，以及当伴发水痘或带状疱疹时禁用本品。

五、抑制新生血管生成药

雷珠单抗（Lucentis）

【药理】本品为非选择性的重组人源性抗血管内皮生长因子单克隆抗体，由可降低免疫原性的非结合人源化片段和鼠高亲和力的抗原决定簇组成，阻止血管渗透和新生血管的形成。

【适应证】用于各种类型的年龄相关性黄斑变性相关的脉络膜新生血管和黄斑水肿。

【眼科临床应用】用于治疗湿性年龄相关性黄斑变性和视网膜新生血管、视网膜静脉阻塞和糖尿病视网膜病变、虹膜红变和新生血管性青光眼。

【用法用量】玻璃体注射0.5mg，每月1次，对不能耐受者，可改为每3个月注射1次。

【不良反应】常见不良反应有结膜出血、眼痛、视网膜出血等。眼内炎、复发性葡萄膜炎和视网膜中央静脉阻塞是最严重的不良反应。

【禁忌证】眼部及其周围感染者和对雷珠单抗及其成分过者禁用。

贝伐单抗（Bevacizumab）

【药理】本品为重组人源性抗血管内皮生长因子（VEGF）单克隆抗体，可结合VEGF并防止其与内皮细胞表面的受体结合，使内源化VEGF的生物学活性失效，包括内皮细胞促有丝分裂活性、提高血管通透性活性和其他促血管生成活性。

【适应证】用于转移性结直肠癌、非小细胞肺癌、转移性乳腺癌、转移性肾癌及其他实体肿瘤、眼部新生血管性疾病、黄斑水肿。

【眼科临床应用】用于治疗视网膜母细胞瘤、眼部新生血管性疾病、黄斑水肿等。

【用法用量】眼科玻璃体内注射：每次1.25～2.5mg，每4 周1次。球结膜下注射：1.25mg/0.05ml。滴眼：药物浓度为0.5%～2.5%。其他详见说明书。

【不良反应】玻璃体内注射的不良反应为晶状体损伤、葡萄膜炎、眼内炎、视网膜色素上皮撕裂、视网膜脱离、短暂局部缺血等。

【禁忌证】妊娠及哺乳期妇女、胃肠穿孔、严重出血、肾病综合征、高血压危象禁用。

康柏西普（Conbercept）

【药理】本品为血管内皮生长因子（VEGF）中受体与人免疫球蛋白Fc段基因重组的融合蛋白，可通过结合血管内皮生长因子，竞争性地抑制血管内皮生长因子与受体结合，从而阻止血管内皮生长因子家族受体激活，抑制内皮细胞增殖和新生血管形成。

【适应证】用于治疗多种眼底新生血管疾病、年龄相关性黄斑变性（湿性）。

【眼科临床应用】用于治疗多种眼底新生血管疾病、年龄相关性黄斑变性（湿性）、糖尿病黄斑水肿、病理性近视。

【用法用量】本品通过玻璃体腔内注射0.5mg，一般初始为3个月，每月1次，之后改为每3个月1次，两次注射之间的间隔时间不得小于1个月。

【不良反应】其常见不良反应为注射部位出血、结膜充血和眼压升高。

【禁忌证】对本品、磺胺类、阿司匹林或其他非留体抗炎药过敏者禁用。妊娠期妇女禁用。

第六节　诊断用药

一、染　色　剂

碘化油（Iodide oil）

【药理】本品为植物油与碘结合的有机碘化合物，含碘37%～39%。本品注入机体组织后在X线照射下形成密度对比，从而显示出所在腔道的生理功能和形态结构。

【适应证】作为X线诊断用阳性造影剂，用于支气管、子宫输卵管、腮腺管及其他腔道和瘘管造影，也用于预防和治疗地方性甲状腺肿、地方性克汀病及肝恶性肿瘤的栓塞治疗。

【眼科临床应用】用于泪道狭窄或阻塞者的泪

道造影检查。

【用法用量】眼科泪道造影0.5～1ml碘化油从下泪点注入，然后摄正侧位片检查。

【禁忌证】甲状腺功能亢进、老年结节型甲状腺肿、甲状腺癌、肺结核、咯血、急性支气管炎症、过敏体质、妊娠、月经期、哺乳期妇女、有心肝肺肾病者和对碘造影剂过敏者禁用。

玫瑰红钠（Sodium Rose Bengal）

【药理】本品为荧光素的四碘四氯衍生物，能将失去生命力的组织和黏性分泌物染成深红色。

【适应证】眼科诊断及检定钡、锶、铅、锡和硫酸盐，在钡及硫酸盐容量测定中指示剂。

【眼科临床应用】用于诊断角膜炎、结膜炎、干燥性角膜炎、角膜上皮缺损和眼干燥症等。

【用法用量】滴1%本品于下穹窿部，轻揉上下睑使其弥散涂布，然后用生理盐水冲洗，球结膜染成玫瑰红者为阳性。用于染刮片时可用10%的本品溶液。

【禁忌证】对本品过敏者禁用。

亚甲蓝（Coeruleum Methylenum）

【药理】本品为氧化还原剂，低浓度时，在还原型辅酶Ⅰ脱氢酶作用下，本品被还原为还原型亚甲蓝（白色），能将高铁还原型蛋白还原为正常血红蛋白，而还原型亚甲蓝又被氧化为亚甲蓝。亚甲蓝反复的还原-氧化过程可用于治疗高铁血红蛋白血症。

【适应证】解救硝基苯、亚硝酸盐和氰化物中毒，肛痔术及原发性三叉神经痛的长效镇痛。染色膀胱后进行移植肾输尿管、清扫淋巴结与膀胱吻合术和眼科手术的指示剂。

【眼科临床应用】用于眼部瘘管、窦腔、泪囊等手术时作标志的指示剂。

【用法用量】眼科用于角膜及神经组织染色0.05%～1%本品滴眼后用生理盐水冲洗，角膜缺损处呈蓝色。其他用途详见说明书。

【不良反应】静脉注射过速可引起头晕、恶心、呕吐、胸闷和腹痛；注射剂量过大可引起头痛、血压降低、出汗、心率增快伴心律失常、大汗淋漓、意识障碍和变性血红蛋白血症。

二、眼底血管造影剂

吲哚菁绿（Indocyanine Green）

【药理】本品为诊断用染料，静脉注入体内后，迅速和白蛋白结合，最大吸收光谱由水溶液的780nm转变成805nm，色素不沉着于皮肤，也不被其他组织吸收，不易从脉络膜毛细血管中渗漏，同时激发红外光可穿透色素上皮、积血区、渗出区及浆液性脱离区，能较好显示脉络膜血管结构。

【适应证】用于诊断脉络膜及视网膜疾病并协助治疗、诊断各种肝脏疾病并了解肝的损害程度及其储备功能、诊断心脑血管系统疾病并了解其功能状态同时可指导神经外科手术。

【眼科临床应用】用于脉络膜血管造影，可诊断脉络膜及视网膜疾病。用于眼科手术中的组织标记物。用于对视网膜中央静脉阻塞患者视网膜静脉内注射溶栓药物TPA时显示视网膜静脉血管。用于指导激光治疗，加强810nm二极管激光光凝。

【用法用量】脉络膜血管造影将25mg本品用2ml注射液溶解，迅速肘静脉注射；注射后可再注射5ml生理盐水以推进染料，也可进行第二次注射上述溶液，剂量根据情况而定。

【不良反应】常见不良反应有发热、恶寒战栗、恶心、呕吐、口干、嗳气、胸闷、头痛、血管炎、荨麻疹、血压下降和过敏性休克等。

【禁忌证】对吲哚菁绿过敏者、有过敏既往史者及有碘过敏既往史者禁用。

荧光素钠（Fluorescein Sodium）

【药理】本品为诊断用染料。本品口服或静脉注射后，流经小血管时，能在紫外线或蓝色光激发下透过菲薄的血管壁和黏膜呈现绿色荧光，显示出小血管行径和形态等。

【适应证】用于眼科诊断、眼底血管造影、循环时间测定等。

【眼科临床应用】用于角膜损伤、溃疡和异物的诊断，眼底血管荧光造影、循环时间测定等。

【用法用量】诊断角膜上皮损伤1%～2%荧光素钠溶液1滴点眼或荧光素纸片夹在结膜囊内。泪道通畅试验可选用2%荧光素钠溶液1滴点眼，2分钟后眼部仍有药液或3分钟后鼻内棉卷不染色，表明泪道阻塞。眼底血管造影、虹膜血管造影及结膜微循环研究静脉注射，常用量为5ml（10%），在4秒左右注射完毕。

【不良反应】其变态反应包括荨麻疹、呼吸困难、哮喘发作、血压下降、休克、心脏停搏、肺水肿和脑梗死等。其常见不良反应有恶心、呕吐、眩晕、瘙痒和皮痛，多在注射后30秒内发生。

【禁忌证】对荧光素钠过敏或有其他过敏性疾

病者、有哮喘史者和严重肝肾功能损害者禁用；测血液循环时，先天性缺血性心脏病患者及孕妇禁用。

三、X线造影剂

碘他拉葡胺（Meglumine Iotalamate）

【药理】为有机碘化合物，进入体内后比周围软组织结构吸收更多X线，形成密度对比而显影。可注入血管或其他腔道以显示其管腔形态，随后经肾排泄时亦可显示泌尿道形态。

【适应证】用于X线诊断用阳性造影剂，还用于子宫、输卵管及其他窦腔内造影。

【眼科临床应用】用于眶内肿瘤、眶内血管性病变、原因不明的单侧突眼等患者的球后或眼眶静脉造影。

【用法用量】球后造影用2%利多卡因溶液将本品稀释至浓度30%以下，从眼眶下缘外1/3处注入球后脊椎内3～5ml。眼眶静脉造影取30%～60%本品溶液8～10ml直接经皮穿刺入内眦静脉或额静脉，3～4秒内注射完毕，剩1ml时开始摄片。

【不良反应】血管内注射给药后可出现恶心、呕吐、皮肤潮红、头晕、头痛、出汗、寒战、口干、视物模糊、流泪、皮肤瘙痒、口内异味等症状，一般较短暂。

【禁忌证】本品严谨注入脑室、颅内、椎管内蛛网膜下腔、与蛛网膜下腔交通的囊腔和瘘管、碘过敏者和高胱氨酸尿症者禁用。

碘普胺（Lopromide）

【药理】本品为新型单聚体非离子型低渗性造影剂，全身耐受性优于离子型造影剂。具有亲水性高、亲脂性低和渗透性低的特点。

【适应证】用于CT的对比增强检查、数字减影血管造影、静脉尿路造影、四肢静脉造影、静脉造影、动脉造影和体腔造影，但不能用于蛛网膜下隙造影、脑室造影或 脑池造影。

【眼科临床应用】用于眶内肿瘤、眶内血管性病变等患者的球后或眼眶静脉造影。

【用法用量】CT增强：优维显300，按1～2ml/kg计算剂量。

【不良反应】其最常见的不良反应包括恶心、呕吐、红斑、疼痛和湿热感等。

【禁忌证】对含碘对比剂过敏、甲状腺功能亢进、妊娠、急性盆腔炎和急性胰腺炎禁用。

第七节　麻醉药及手术前、术中用药

一、局部麻醉药

丙美卡因（Proparacaine）

【药理】为表面麻醉药，作用强，起效迅速，刺激性小。

【适应证】适用于眼科表面麻醉。

【眼科临床应用】用于眼科检查、角膜异物剔除、拆线、泪道探通等，也用于隧道小切口及超声乳化白内障摘除术、翼状胬肉切除术、斜视矫正术、LASIK术等眼科手术的表面麻醉。

【用法用量】短时间麻醉操作前1～2滴。取异物或缝线拆除等小手术每5～10分钟1～2滴，1～3次。长时间麻醉，如白内障摘除术等每5～10分钟1～2滴，3～5次。

【不良反应】偶有短暂的刺痛、灼痛和结膜发红。长期使用可能引起角膜损伤、视力减退。

【禁忌证】对丙美卡因过敏者禁用。

利多卡因（Lidocaine）

【药理】本品为中效酰胺类麻醉药和Ⅰb类抗心律失常药。

【适应证】用于浸润麻醉、硬膜外麻醉、表面麻醉及神经传导阻滞；也可用于急性心肌梗死后室性期前收缩和室性心动过速、洋地黄中毒、心脏外科手术及心导管引起的室性心律失常。

【眼科临床应用】常作浸润麻醉、阻滞麻醉、表面麻醉、前房麻醉。

【用法用量】成人常用量如下所述。①浸润麻醉：0.25%～0.1%溶液，每小时用量不超过0.4g。②阻滞麻醉：1%～2%溶液，每次用量不超过0.4g。③表面麻醉：2%～4%溶液，每次不超过100mg。④前房麻醉：前房灌注法用0.012%～0.2%溶液；注射法用0.5%～1%的溶液。

【不良反应】可出现嗜睡、头晕、感觉异常、呼吸抑制等中枢神经系统反应；也可引起低血压及心动过缓。用药过量可引起毒性发应，出现惊厥或抽搐、血压下降或心搏骤停等。

【禁忌证】阿-斯综合征、预激综合征、严重心传导阻滞患者静脉禁用。

布比卡因（Bupivacaine）

【药理】本品为酰胺类长效局部麻醉药，局部麻醉作用比利多卡因强3～4倍，麻醉持续时间也比利多卡因长。一般给药5～10分钟后起效，15～20分钟达高峰，维持3～6小时或更长时间。

【适应证】用于局部浸润麻醉、外周神经阻滞和椎管内阻滞。

【眼科临床应用】用于持续较长时间的眼科手术麻醉。

【用法用量】眼科浸润麻醉及传导麻醉：成人常用0.75%本品溶液和2%利多卡因溶液1：1混合作眼轮匝肌和球后麻醉。

【不良反应】少数患者可出现头痛、恶心、尿潴留及心率减慢等，用量偏大可出现血压下降、心动过缓等。过量或误入血管可产生严重的毒性反应，一旦发生心肌毒性几乎无复苏希望。

【禁忌证】本品过敏者、肝肾功能不全者禁用。12岁以下儿童慎用或禁用。

普鲁卡因（Ethocaine）

【药理】本品麻醉效能比普鲁卡因强，与利多卡因相似。其脂溶性高，蛋白质结合迅速，代谢及水解也较快，毒性小，起效的潜伏期短，且穿透力强，阻滞效果较完善。

【适应证】用于浸润麻醉、神经阻滞麻醉、椎管和硬膜外麻醉。

【眼科临床应用】用于眼科手术眼球后麻醉、球周麻醉。

【用法用量】成人常用剂量如下所述。①浸润麻醉：用0.5%～1%溶液。②外周神经阻滞麻醉：用2%溶液。③骶管及硬膜外麻醉：用2%溶液。

【不良反应】中枢神经系统反应可发生不安、焦虑、眩晕、视物模糊或震颤，还可能发展到惊厥。心血管系统反应高剂量或误注入血管内可导致血浆高浓度和心肌相关的抑制、低血压、心率变慢、室性心律失常，还可能出现心跳停止。

【禁忌证】对PABA（对氨基苯甲酸）酯类药过敏的患者禁用。

二、全身麻醉药

硫喷妥钠（Thiopental Socium）

【药理】超短作用的巴比妥类药，静脉注射能在几秒内促使中枢神经的活动立即处于程度不等的抑制状态，作用机制至今尚未完全清楚，主要是对神经细胞膜或神经递质的影响。

【适应证】常用于静脉麻醉、诱导麻醉、基础麻醉、抗惊厥麻醉及复合麻醉。

【眼科临床应用】适用于眼科手术静脉麻醉。

【用法用量】临用前用灭菌注射用水溶解成2.5%溶液。常用量：静脉注射，成人每次5～10mg/kg，老年人减至2～2.5mg/kg。肌内注射，小儿每次5～10mg/kg。极量：静脉注射每次全身麻醉用量1g。

【不良反应】咳嗽、咽痉挛甚至支气管痉挛时有发生，偶见呼吸微弱，乃至呼吸抑制。

【禁忌证】休克未纠正前及心力衰竭者禁用，对巴比妥类过敏者禁用。

氯胺酮（Ketamine）

【药理】本品先阻断大脑联络径路和丘脑新皮质的投射，故意识还部分存在，痛觉缺失则明显而完全。随血药浓度升高而抑制中枢神经系统。

【适应证】用于全身诱导、复合麻醉及小儿基础麻醉。

【眼科临床应用】适用于眼科手术全身诱导、复合麻醉及小儿基础麻醉。

【用法用量】全身麻醉诱导：静脉注射1～2mg/kg，约在1分钟内注入，全身麻醉可持续5～10分钟。全身麻醉维持：静脉注射或用氯化钠注射液稀释后静脉滴注，0.5～1mg/kg，每小时用量不超过3～4mg/kg。镇痛：成人先按体重静脉注射0.2～0.75mg/kg，2～3分钟注完，而后连续静脉滴注每分钟按体重5～20mg/kg。

【不良反应】麻醉恢复期可出现幻觉、躁动不安、噩梦及谵语等，且青壮年多且严重。术中常有泪液、唾液分泌增多，血压、颅内压及眼压升高。不能自控的肌肉收缩偶见。偶有呼吸抑制或暂停、喉痉挛及气管痉挛，多半是在用量较大、分泌物增多时发生。

【禁忌证】高血压、颅内压增高、脑出血、严重心功能不全者、青光眼患者、癫痫病者禁用。

三、手术前用药

苯巴比妥（Phenobarbital）

【药理】本品为长效巴比妥类，其中枢性抑制作用随剂量而异，具有镇静、催眠、抗惊厥作用，还有增强解热镇痛药之作用。

【适应证】常用其对抗中枢兴奋药中毒或高热、破伤风、脑炎、脑出血等病引起的惊厥；也用于癫痫大发作和部分性发作的治疗，以及癫痫持续状态；麻醉前给药。

【眼科临床应用】可用于眼科手术基础麻醉前给药。

【用法用量】眼科手术麻醉前给药：术前0.5～1小时肌内注射0.1～0.2g。其他详见说明书。

【不良反应】用药后可出现头晕、困倦等后遗效应，久用可产生耐受性及依赖性。多次连用应警惕蓄积中毒。少量患者可出现皮疹、药物热、剥脱性皮炎等变态反应。

【禁忌证】禁用于本品过敏、严重肝肾功能不全、支气管哮喘、呼吸抑制及卟啉病患者。

地西泮（Diazepam）

【药理】本品为BDZ类抗焦虑药，随用药量增大而具有抗焦虑、镇静、催眠、抗惊厥、抗癫痫及中枢性肌肉松弛作用。

【适应证】焦虑症及各种功能性神经症；失眠，尤对焦虑性失眠疗效极佳；可用于麻醉前给药。

【眼科临床应用】用于眼科术前焦虑及精神紧张等。

【用法用量】眼科手术麻醉前给药：术前0.5～1小时肌内注射0.1～0.2g。其他详见说明书。

【不良反应】

（1）本品可致嗜睡、轻微头痛、乏力、运动失调，与剂量有关。老年患者更易出现以上反应，偶见低血压、呼吸抑制、视物模糊、皮疹、尿潴留、忧郁、精神紊乱、白细胞减少。高剂量时少数人出现兴奋不安。

（2）长期应用可致耐受与依赖性，突然停药有戒断症状出现。宜从小剂量用起。

【禁忌证】对本品或其他BDZ类药物过敏者禁用。新生儿、妊娠期，尤其是妊娠最初3个月与末3个月、哺乳期妇女禁用。

【注意事项】青光眼、重症肌无力、中性粒细胞减少、肝肾功能不全者慎用。

四、手术中用药

透明质酸钠（Sodium Hyaluronate）

【药理】本品为大分子多糖聚合体，具有良好的黏弹性和假可塑性，其黏稠度比房水或生理盐水约高20万倍，具有润滑、阻隔、渗透、支撑等作用。

【适应证】眼科手术辅助用品，也用于腹部手术后，注入腹腔内，减少术后肠管粘连；也可以注入关节腔内，减少关节面的摩擦，减轻关节疼痛。

【眼科临床应用】眼科手术中辅助用品，常用于白内障等手术中。

【不良反应】可见心动过速、血压明显下降、呼吸肌松弛，甚至可导致严重的支气管痉挛。变态反应可出现腹泻及皮肤红斑，严重时可导致严重的血压下降、支气管痉挛。

【禁忌证】对本药过敏者。

平衡盐溶液（Balanced Salt Solution）

【药理】含氯化钠（0.71%），氯化钾（0.038%），六水合氯化镁（0.020%），无水磷酸钠（0.042%），碳酸钠（0.21%），无水葡萄糖（0.092%），谷胱甘肽（0.018%）。对角膜内皮及其他眼组织有更好的保护作用和营养功能。

【适应证】用于玻璃体手术时注入玻璃体作为置换液体，白内障手术时作为前房灌注液。

【眼科临床应用】用于玻璃体手术时注入玻璃体作为置换液体，白内障手术时作为前房灌注液，穿透角膜移植术终形成前房。

【用法用量】前房或玻璃体腔注入适量。

【不良反应】无明显不良反应。

硅油（Silicone Oil）

【药理】本品为惰性物质，是一种安全有效的眼内填充物，在眼内有屏障分隔、内部顶压，空间限制和血液稳定等多方面特性。

【适应证】用于复杂性玻璃体视网膜手术。

【眼科临床应用】主要应用于其他充填物难以治愈或治疗失败的复杂性视网膜脱离。

【用法用量】手术医师酌情使用。

【不良反应】由于硅油不具备玻璃体类似的物质交换及代谢功能，硅油填充术后与硅油密切接触的组织细胞可能发生营养代谢障碍而引起一系列并发症：并发性白内障、继发性青光眼、角膜病变（主要表现为角膜内皮失代偿和角膜带状变性）、低眼压、硅油乳化、屈光度改变、视网膜前膜增殖、视神经损害等。此外，术中并发症还有视网膜及视网膜下出血、视网膜新裂孔形成、硅油异位等。

第八节 消毒防腐药

一、重金属类

黄氧化汞（Hydrargyri Oxidum Flavum）

【药理】黄氧化汞属于重金属盐类消毒防腐药，与组织接触后，能缓慢被组织蛋白质和盐类溶解，不断释放出少量汞离子，产生抑菌作用，而且持续时间较长，但不能杀灭细菌。

【适应证】用于治疗疱疹性结膜炎、睑缘炎、巩膜炎及角膜瘢痕性混浊等。

【眼科临床应用】见本品“适应证”。

【用法用量】眼部涂搽，每次适量涂眼，每天2～3次。

【不良反应】对眼有轻微刺激作用，可发生变态反应，应给予注意。

【禁忌证】对汞过敏者、孕妇及哺乳期妇女禁用。

高锰酸钾（Potassium Permanganate）

【药理】本品为强氧化剂，遇有机物或加热、加酸或碱等释出新生氧呈现杀菌、除臭、解毒作用。

【适应证】用于冲洗创面黏膜、急性皮炎或急性湿疹清洁溃疡或脓肿。

【眼科临床应用】用于急性结膜炎、淋菌性眼炎、过敏性眼炎、睑缘炎等眼病的结膜囊冲洗。

【用法用量】0.1%～0.2%溶液常用于创面冲洗；为减少对肉芽组织的刺激性，可用其0.03%溶液。0.05%～0.1%溶液可用于冲洗膀胱、阴道和子宫等腔道黏膜，结膜囊及洗胃。

【不良反应】对眼有轻微刺激作用。

【禁忌证】对本品过敏者禁用，过敏体质者慎用。

硝酸银（Argenti Nitras）

【药理】硝酸银是一种可溶性银盐，具有杀菌、防腐和收敛作用。低浓度收敛作用，高浓度则有腐蚀作用。银离子高浓度时可与蛋白质结合，抑制酶系统，破坏细胞核物质，使细菌蛋白质凝固，低浓度时银离子与细菌巯基酶结合而产生抑制或杀菌作用，且作用持久。

【适应证】用于腐蚀过度生长的肉芽组织、疣、皮赘和鸡眼，以及急性结膜炎、沙眼等。

【眼科临床应用】1%溶液用于新生儿淋菌性结膜炎的预防；0.5%～1%溶液用于急性结膜炎、沙眼。

【用法用量】滴眼：0.25%～1%溶液，1～2滴，每天1～2次，将药液滴于结膜上，或用棉签蘸药液涂于结膜面，然后立即用生理盐水冲洗。腐蚀：5%～20%溶液腐蚀肉芽组织、坏死组织等，然后立即用生理盐水冲洗，腐蚀液不可接触健康组织。

【不良反应】腐蚀液不可接触健康组织。对眼部刺激性大，滴药后必须用生理盐水冲洗。长期使用易发生结膜银沉着症。

【禁忌证】对本品过敏者禁止使用。

二、表面活性剂

消毒净（Myristylpicolinum Bromide）

【药理】本品为较理想的含氯消毒去污剂。对各种病菌、芽孢、肝炎病毒、真菌有快速的杀灭作用。

【适应证】用于患者污染物品、供应室浸泡注射器等消毒用。

【眼科临床应用】眼科手术室及眼科非金属医疗器械的消毒。

【用法用量】稀释成不同浓度的溶液（500～1000mg/L），可用于环境，一般物体表面，非金属医疗器械，传染病患者餐饮具等的消毒。

【不良反应】对皮肤黏膜具有一定的刺激作用。

氯氨（Chloramines）

【药理】本品是一种具广谱杀菌能力的消毒药，对细菌繁殖体、病毒、真菌及细菌芽孢都有杀灭作用。在酸性条件下杀菌效力升高。

【适应证】饮水、蔬菜、水果及食具和各种器皿的消毒，根管的冲洗和消毒。用于黏膜溃疡和创面清洁，0.1%～0.5%溶液可用于眼、耳、鼻腔和口腔等黏膜的冲洗消毒。

【眼科临床应用】0.1%～0.5%溶液可用于眼结膜囊的冲洗消毒。

【用法用量】临用前，将本品加纯化水适量稀释至规定浓度的溶液后使用。浓度为0.000 4%用于饮水消毒，浓度为0.05%～0.1%可用于蔬菜、水果消毒，浓度为0.5%～1%时可用于食具和各种器皿消毒。根管冲洗和消毒，常用1%～2%溶液。眼结膜、口腔黏膜溃疡和创面的冲洗和消毒：常用0.1%～0.5%溶液。

【不良反应】本品作用温和持久，偶见变态反应。

硼酸洗液（Lotio Acidi Borici）

【药理】本品对细菌和真菌有较弱的抑制作用。虽不易穿透完整皮肤，但可从损伤皮肤、伤口和黏膜等处吸收。

【适应证】消毒防腐药，用于冲洗小面积创面与黏膜面。

【眼科临床应用】2%～4%溶液用于冲洗和清洁结膜囊和角膜伤口。

【用法用量】外用冲洗或湿敷。湿敷时，用6～8层纱布浸于本品冷溶液中，轻挤压后，敷于患处，5～10分钟后更换，连续使用1小时。每天重复上法4次。

【不良反应】偶有轻微刺激。

【禁忌证】对本品过敏者禁用，过敏体质者慎用。

三、氧化剂及其他

硫酸锌（Zinc Sulfate）

【药理】具有抗菌作用，可与细菌DNA形成复合物，从而影响DNA的复制，干扰细菌生长繁殖；并能增强人体白细胞的吞噬功能。

【适应证】收敛防腐剂：滴眼可用于结膜炎、沙眼等。

【眼科临床应用】通常用0.25%～0.5%溶液作为防腐及收敛药。对摩-阿双杆菌引起的结膜炎有显著疗效，并可止痒。20%浓溶液有腐蚀作用，可用于局部烧灼治疗顽固性角膜溃疡。滴眼大多用于治疗眦部睑缘炎、慢性结膜炎、春季结膜炎及沙眼等。

【用法用量】滴眼：每天3～4次，滴入结膜囊。

【不良反应】有轻微刺激性，停用即可消失。

聚维酮碘（Polyvidone Iodine）

【药理】聚维酮碘是聚维酮与碘的络合物，其中80%～90%的结合碘可解离成游离碘，抗菌谱广，杀菌力强。

【适应证】用于外科系统皮肤及黏膜的消毒及金属手术医疗器械的消毒；也用于公共卫生和食品工业中的消毒。

【眼科临床应用】用于急、慢性角膜结膜炎，睑缘炎；也用于眼科手术前的常规消毒。

【用法用量】本品适用于外用局部消毒，也可配成0.5%～2.5%滴眼。

【不良反应】滴眼有轻度刺激，高浓度切勿进入眼内，否则易损伤角膜内皮细胞等眼内组织。其他不良反应有接触性皮炎、甲状腺功能减退和碘中毒。

【禁忌证】有碘过敏者慎用。

过氧化氢（Hydrogen Peroxide）

【药理】本品为强力氧化性消毒剂、具有消毒、防腐，除臭及清洁作用，过氧化氢的杀菌能力相对较弱，用于组织时，在过氧化氢酶的催化下，迅速分解，释放出新生态氧，对细菌组分起强氧化作用，干扰其酶系统而发挥抗菌效果。

【适应证】可用于睑缘局部清洁，清洗创面、溃疡、脓窦、中耳炎及外耳道炎，稀释至1%浓度，可用于口腔炎、扁桃体炎及白喉等的口腔含漱。本品对厌氧菌感染尤为适用，对破伤风及气性坏疽的创面，可用3%溶液冲洗或湿敷。

【眼科临床应用】可用于眼睑开放性外伤的消毒杀菌及睑缘局部清洁。

【用法用量】清洁伤口，3%溶液。

【不良反应】高浓度对皮肤和黏膜产生刺激性灼伤，形成一疼痛“白痂”。以本品连续应用漱口可产生舌乳头肥厚，属可逆性。

苯扎氯铵（Benzalkonium Chloride）

【药理】本品为阳离子表面活性剂类广谱杀菌剂，能改变细菌胞质膜通透性，使菌体胞质物质外渗。

【适应证】本品用于手术前皮肤的消毒、黏膜和伤口的清洗消毒、创伤和烧伤感染的治疗、手术器械的消毒和保存。一般经浓溶液稀释后配制而成。本品还可用作药用防腐剂。

【眼科临床应用】可0.004%～0.05%溶液用于滴眼药防腐剂。

【用法用量】皮肤、黏膜消毒用0.1%溶液。创面消毒用0.01%溶液。深部伤口灌洗用0.005%溶液。阴道灌洗用0.02%～0.05%溶液。膀胱和尿道灌洗用0.005%以下溶液。膀胱保留液用0.002 5%～0.005%溶液。手术器械的消毒和保存用0.1%溶液，可加入亚硝酸钠防锈。手术前洗手用0.05%～0.1%溶液浸泡5分钟。

【不良反应】本品外用溶液的浓度一般不会造

成皮肤刺激，但部分患者反复使用后可发生过敏反应。作为防腐剂用于滴眼剂时，曾报道引起变态反应性结膜炎、视力减退等。本品具有除极肌松药的特性，服用后毒性症状包括因呼吸肌麻痹引起的呼吸困难和发绀，甚至导致窒息。中枢神经系统抑制、低血压、昏迷和死亡也可发生。

【禁忌证】对本品过敏者禁用，过敏体质者慎用。

第九节 外用眼药

一、抗菌药

帕珠沙星滴眼液（Pazufloxacin Eye Drops）

【药理】帕珠沙星为第四代喹诺酮类，其主要作用机制为抑制金黄色葡萄球菌DNA旋转酶和DNA拓扑异构酶Ⅳ活性，阻碍DNA合成而导致细菌死亡。

【适应证】适用于敏感菌引起的眼睑炎、睑腺炎、泪囊炎、结膜炎、角膜炎、角膜溃疡等。

【用法用量】滴眼，每次1～2滴，每天4次，一般7天为1个疗程，或遵医嘱。

【不良反应】轻度到重度的眼局部刺痛感、烧灼感、眼痒等，发生率为5%。

【禁忌证】对喹诺酮类过敏者、孕妇禁用，过敏体质者及哺乳期妇女慎用。

莫西沙星滴眼液（Moxifloxacin Eye Drops）

【药理】莫西沙星是广谱和具有抗菌活性的8-甲氧基氟喹诺酮类抗菌药。抗菌作用机制为干扰Ⅱ、Ⅳ拓扑异构酶。其杀菌曲线表明，本品是具有浓度依赖性的杀菌活性。

【适应证】主要用于眼睑炎、睑腺炎、泪囊炎、结膜炎、沙眼、角膜炎等。

【用法用量】滴眼，每次1～2滴，每天2次。

【不良反应】对眼有轻度刺激，余未见明显不良反应。

【禁忌证】对喹诺酮类过敏者、孕妇、哺乳期妇女、儿童和严重肝肾功能不全者禁用。

加替沙星滴眼液（眼用凝胶）[Gatifloxacin Eye Drops（Gel）]

【药理】加替沙星是第四代喹诺酮类，与氧氟沙星滴眼液和诺氟沙星滴眼液相比，抗菌能力更强、眼内角膜渗透性较高。

【适应证】主要用于眼睑炎、睑腺炎、泪囊炎、结膜炎、沙眼、角膜炎、角膜溃疡等。

【用法用量】滴眼，每次1滴，每天3次。

【不良反应】结膜刺激、流泪、角膜炎和乳头状结膜炎，发生率为5%～10%。发生率在1%～4%的不良反应为球结膜水肿、结膜充血、眼干、流泪、眼部刺激、眼部疼痛、眼睑水肿、头痛、红眼、视力减退和味觉紊乱。

【禁忌证】对喹诺酮类过敏者禁用。

左氧氟沙星滴眼液（眼用凝胶）[Levofloxacin Eye Drops（Gel）]

【药理】左氧氟沙星为第三代喹诺酮类药物，为繁殖期杀菌药，是氧氟沙星的左旋体。其作用机制为抑制细菌DNA旋转酶的活性，抑制菌DNA的复制。

【适应证】用于眼部浅层感染，如睑缘炎、结膜炎、角膜炎、泪囊炎和眼科围术期的无菌化治疗。

【用法用量】滴眼，每次1～2滴，每天3次。

【不良反应】偶有一过性的刺激症状或轻度眼局部瘙痒感。

【禁忌证】对喹诺酮类过敏者禁用。

氧氟沙星滴眼液（眼用凝胶）[Ofloxacin Eye Drops（Gel）]

【药理】氧氟沙星属氟喹诺酮类抗生素，通过抑制细菌原核细胞DNA旋转酶和DNA复制而发挥作用。其具有抗菌谱广、抗菌活性强的特点。

【适应证】主要用于眼部浅层感染，如睑缘炎、结膜炎、角膜炎、泪囊炎和眼科围术期的无菌化治疗。

【用法用量】滴眼，每次1～2滴，每天3～5次。

【不良反应】眼刺激感、眼睑瘙痒感、眼睑炎、结膜充血、眼痛、眼睑肿胀等。严重不良反应为休克、过敏样症状应充分进行观察。

【禁忌证】对喹诺酮类过敏者禁用。1岁以下婴儿、哺乳期妇女慎用。

妥布霉素滴眼液（眼膏）[Tobramycin Eye Drops（Ointment）]

【药理】妥布霉素属于氨基糖苷类抗生素，为静止期杀菌药，进入细菌细胞内部发挥抗菌作用，机制为作用于细菌核糖体的30S和50S亚单位，影响肽链的延长，造成遗传密码错读，合成异常蛋白质，异常蛋白质结合进入细菌细胞膜，导致细胞膜渗漏，细菌死亡。

【适应证】主要用于敏感细菌所致的外眼及附属器的局部感染。

【用法用量】滴（涂）于眼睑内。滴眼液：轻、中度感染，每次1～2滴，每4小时1次；重度感染，每次2滴，每小时1次。

【不良反应】偶见局部刺激症状，如眼睑灼痛或肿胀、结膜红斑等；罕见变态反应。

【禁忌证】对氨基糖苷类过敏者禁用。

磺胺醋酰钠滴眼液（Sulfacetamide Sodium Eye Drops）

【药理】本品为广谱抑菌药，在结构上类似对氨基苯甲酸，可与对氨基苯甲酸竞争性作用于细菌体内的二氢叶酸合成酶，阻止对氨基苯甲酸作为原料合成细菌所需的叶酸减少了具有代谢活性的四氢叶酸的量，而后者则是细菌合成嘌呤、胸腺嘧啶核苷和脱氧核糖核酸的必需物质，因此抑制了细菌的生长繁殖。

【适应证】主要用于敏感菌所致眼部感染，也用于眼部手术的感染预防。

【用法用量】滴眼，每次1～2滴，每天4～6次。

【不良反应】偶见眼睛刺激或变态反应，如眼部干涩感、灼烧感、眼红。

【禁忌证】对磺胺类药过敏者禁用。

【注意事项】滴眼时瓶口勿接触眼睛，以免污染药品；当药品性状发生改变时禁止使用。

复方熊胆滴眼液（Fufang Xiongdan Eye Drops）

【药理】本品具有减轻充血、淤血及减轻炎症反应的作用，并有镇痛和排除脓液，消除肿胀的功效；对铜绿假单胞菌、溶血行链球菌及肺炎双球菌等有抑制作用；本品能抑制腺病毒3型和单纯疱疹病毒1型的增值和金黄色葡萄球菌的生长。

【适应证】适用于角结膜烧伤，角膜翳，急、慢性细菌性结膜炎，单纯疱疹性结膜炎，流行性角膜结膜炎伴疼痛、畏光流泪明显者。

【用法用量】滴入结膜囊内，每次1滴，每天6次，或遵医嘱。

【不良反应】尚不明确

【禁忌证】尚不明确。

鱼腥草滴眼液（Yuxingcao Eye Drops）

【药理】临床前动物实验结果提示：能减轻家兔金黄色葡萄球菌型、腺病毒3型结膜炎所致水肿、充血，分泌物形成，体外对3、7型腺病毒及1型单纯疱疹病毒有抑制作用。鱼腥草滴眼液能对多种致病微生物有广谱的杀灭和抑制作用，有良好的协同抗炎作用，能迅速缓解患者的眼部症状，有良好的远期治疗效果。

【适应证】主要适用于急性卡他性结膜炎、流行性出血性结膜炎、流行性角结膜炎等。

【用法用量】滴眼，每次1滴，每天6次。

【不良反应】尚不明确。

【禁忌证】对鱼腥草过敏者禁用。

夫西地酸滴眼液（Fusidic Acid Eye Drops）

【药理】本品为抗微生物类制剂，通过阻断延伸因子G（EF-G）与核糖体和GTP（三磷酸鸟苷）的结合，中止细菌蛋白的合成过程中的能量供应，从而抑制细菌蛋白的合成。夫西地酸对多种革兰氏阳性细菌和革兰氏阴性球菌有效，对肠杆菌科和真菌无效。

【适应证】用于急性细菌性角膜炎。

【用法用量】每次1滴，每12小时1次，用药至少持续到症状消除后2天。

【不良反应】可有短暂性刺激感，偶有致过敏性。

【禁忌证】对本品任何成分过敏者禁用。

二、抗病毒药

阿昔洛韦滴眼液（Aciclovir Eye Drops）

【药理】不同病毒对阿昔洛韦敏感性依次为：单纯疱疹病毒Ⅰ型＞Ⅱ型＞带状疱疹病毒＞EB病毒。阿昔洛韦对Ⅰ、Ⅱ型单纯疱疹病毒和水痘-带状疱疹病毒作用敏感是由于阿昔洛韦能被病毒编码的胸苷激酶（TK）磷酸化为单磷酸阿昔洛韦，后者再通过细胞酶的催化形成二磷酸及三磷酸阿昔洛韦。三磷酸阿昔洛韦是单纯疱疹病毒DNA聚合酶的强抑制剂。它作为病毒DMA聚合酶的底物与酶结合并掺入病毒DNA中去，因而终止病毒DNA的合成。

【适应证】用于治疗浅层与深层单纯疱疹病毒性角膜炎。

【用法用量】滴入结膜囊内，每2小时1次，每次1～2滴。

【不良反应】滴眼可引起轻度疼痛和烧灼感，

但易被患者耐受；还可引起点状角膜病变、结膜充血等，但较轻微。

【禁忌证】尚不明确。

更昔洛韦滴眼液（凝胶）[Ganciclovir Eye Drops（Gel）]

【药理】更昔洛韦是一种2'-脱氧鸟嘌呤核苷酸的类似物，可抑制疱疹病毒的复制。

【适应证】用于单纯疱疹病毒性角膜炎、腺病毒性角膜炎。

【用法用量】滴眼液：滴入结膜囊内，每次2滴，每2小时1次。凝胶：涂入结膜囊内，每次1滴，每天1次，3周为1个疗程。

【不良反应】可引起轻度眼睑水肿、结膜充血、疼痛和烧灼感、角膜上皮点状着色、眦角糜烂等症状。

【禁忌证】对本品过敏者禁用。

重组人干扰素a1b滴眼液（Recombinant Human Interferon a1b Eye Drops）

【药理】干扰素与细胞表面面受体结合，诱导细胞产生多种抗病毒蛋白质，从而抑制病毒在细胞内的复制；可通过调节免疫功能增强巨噬细胞、淋巴细胞对靶细胞的特异细胞毒作用，有效地遏制病毒侵袭和感染的发生。

【适应证】用于单纯疱疹性眼病、带状疱疹性眼病、腺病毒性结角膜炎、流行性出血性结膜炎等。

【用法用量】急性炎症期，每天4～6次，缓解期每天2～3次，基本痊愈后改为每天1次，继续用药1周后停药。

【不良反应】偶发一过性轻度结膜充血，少量分泌物、黏涩感、眼部刺痛、痒感等症状，但可耐受继续用药。病情好转时酌减滴药次数，症状即缓解消失。

【禁忌证】过敏体质者慎用。

重组人干扰素a2b滴眼液（Recombinant Human Interferon a2b Eye Drops）

【药理】提高免疫功能包括增强巨噬细胞的吞噬作用，增强淋巴细胞对靶细胞的细胞毒性和天然杀伤性细胞的功能。

【适应证】用于单纯疱疹性角膜炎。

【用法用量】滴眼，每天6次，每次1～2滴，2周为1个疗程。

【不良反应】偶发一过性轻度结膜充血，少量分泌物、黏涩感、眼部刺痛、痒感等症状，病情好转时酌减滴药次数症状即缓解消失。

【禁忌证】过敏体质者慎用。

利巴韦林滴眼液（Ribavirin Eye Drops）

【药理】本品为单磷酸肌苷（IMP）脱氢酶抑制药，抑制IMP从而阻止病毒核酸的合成，干扰DNA合成而抑制病毒复制，是广谱抗病毒药。

【适应证】单纯疱疹性角膜炎、腺病性角膜炎、急性流行性出血性角膜结膜炎。

【用法用量】滴眼，每次1～2滴，急性期每小时1次，缓解后每2小时1次。

【不良反应】偶见局部轻微刺激。

【禁忌证】对本品过敏者、孕妇禁用。

利福平滴眼液（Rifampicin Eye Drops）

【药理】利福平为半合成广谱杀菌药，与依赖于DNA的RNA多聚酶的β亚单位牢固结合，抑制细菌RNA的合成，防止该酶与DNA连接，从而阻断RNA转录过程。

【适应证】各种耐药性金黄色葡萄球菌感染及各种结核性眼病、沙眼、某些病毒性眼病。

【用法用量】0.1%滴眼液滴眼，每天4～6次，治疗沙眼的疗程为6周。

【不良反应】畏寒、呼吸困难、头晕、发热、头痛、泪液呈橘红色或红棕色等。此外尚可引起皮肤发红或皮疹（变态反应）、瘙痒等症状。

【禁忌证】对本品过敏者、严重肝功能不全者、胆道阻塞者、孕妇禁用；老年人、儿童慎用。

西多福韦滴眼液（Cidofovir Eye Drops）

【药理】西多福韦二磷酸酯通过抑制巨细胞病毒的DNA聚合酶，竞争性地抑制脱氧胞嘧啶核苷-5'-三磷酸酯整合人病毒的DNA，减缓DNA的合成，并使病毒DNA失去稳定性，从而抑制病毒的复制。

【适应证】治疗获得性免疫缺陷综合征患者的K细胞病毒视网膜炎、单纯疱疹性角膜炎、腺病毒角膜结膜炎。

【用法用量】每次1滴，每天4次。

【不良反应】主要表现为局部刺激症状。

【禁忌证】对本品任何成分过敏者禁用。

三、抗真菌药

那他霉素滴眼液（Natamycin Eye Drops）

【药理】由链霉菌发酵产生的天然抗真菌化合物，属于多烯大环内酯类为广谱抗真菌药。既可以广泛有效的抑制各种霉菌、酵母菌的生长，又能抑制真菌毒素的产生。

【适应证】对本品敏感的微生物引起的真菌性睑缘炎、结膜炎和角膜炎等。

【用法用量】滴眼，每次1滴，第1～3天，每1～2小时1次；第3～4天，每天6～8次，一般要持续14～21天，或者一直持续到活动性真菌性角膜炎消退。治疗真菌性眼睑炎和结膜炎，每次1滴，每天4～6次。

【不良反应】局部滴眼不良反应罕见。

【禁忌证】对本品任一成分有过敏史者禁用。

复方两性霉素滴眼液（Compound Amphotericin Eye Drops）

【药理】本品为两性霉素和利福平的复方制剂。两性霉素为广谱抗真菌药，几乎对所存真菌都有杀灭作用，它和利福平联合具有明显的协同作用，提高杀菌效力，降低耐药性。

【适应证】用于眼部真菌感染，如真菌性角膜炎、真菌性结膜炎、真菌性眼内炎等。

【用法用量】滴眼，每天12～24次，每次1～2滴。

【不良反应】点眼后有轻度刺激，但能耐受。

【禁忌证】对本品任一成分过敏者，以及妊娠妇女、严重肝肾功能不全者禁用。

两性霉素B滴眼液（Amphotericin B Eye Drops）

【药理】本品是从链霉素的培养液中分离而得的一类多烯类广谱抗真菌药，通过影响细胞膜的通透性发挥抑制真菌生长的作用。对细菌、病毒、立克次体不敏感，低浓度抑菌，高浓度杀菌。两性霉素B为全身最有效的抗真菌药，与利福平、氟胞嘧啶联用具有协同作用。

【适应证】外眼真菌感染，如真菌性眶疏松结缔组织炎等，以及真菌性角膜溃疡。

【用法用量】点眼：0.1%～3%浓度的滴眼液，每1～2小时1次。0.1%溶液眼浴，每次5分钟，每天1～2次。

【不良反应】结膜刺激感、流泪、角膜水肿、虹膜炎等。

【禁忌证】对本品过敏者禁用。妊娠妇女、严重肝肾功能不全禁用。

咪康唑滴眼液（Miconazole Eye Drops）

【药理】其机制是抑制真菌细胞膜的类固醇合成，影响细胞膜通透性，抑制真菌生长。

【适应证】各种真菌性眼内感染，真菌性角膜炎和其他外眼真菌感染。

【用法用量】1%滴眼液滴眼，每小时1次至每天4次，结膜下注射每次5～10mg。

【不良反应】滴眼和结膜下注射对眼有较强刺激性。

【禁忌证】对本品过敏者禁用。

氟康唑滴眼液（Fluconazole Eye Drops）

【药理】本品为抗真菌药，具有抑制真菌作用，高浓度时也可具有杀菌作用。主要通过干扰细胞色素P450的活性，从而抑制真菌细胞膜麦角固醇的生物合成，损伤真菌细胞膜和改变其通透性，以致重要的细胞内物质外漏；氟康唑还可抑制真菌的三酰甘油和磷脂的生物合成，抑制氧化酶和过氧化酶的活性，引起细胞内过氧化氢积聚导致细胞亚微结构的变形和细胞坏死。对白假丝酵母菌则可抑制其自芽孢变为具侵袭性的菌丝过程。

【适应证】敏感性真菌引起的真菌性角膜炎。

【用法用量】滴眼，每天4～6次，重症每1～2小时一次，每次1～2滴。

【不良反应】偶见眼部刺激反应和过敏反应。

【禁忌证】对本品及其他咪唑类过敏者禁用。

四、糖皮质激素

泼尼松龙滴眼液（Prednisolone Eye Drops）

【药理】本品抗炎作用较强，它可减轻炎症反应时的组织水肿、纤维沉积，抑制毛细血管扩张、吞噬游走细胞，也可抑制毛细血管的增生、胶原的沉积及瘢痕的形成。

【适应证】本品适用于短期治疗对类固醇敏感的眼部炎症（排除病毒、真菌和细菌病原体感染）。

【用法用量】滴眼，每天2～4次，每次1～2滴。开始治疗的24～48小时，剂量可增至每小时2滴。

【不良反应】可能引起局部刺激。长期使用可导致青光眼、白内障、眼部真菌感染等；角膜或巩膜变薄的患者，使用后可能引起眼球穿孔；另外可能引起伤口愈合延缓。

【禁忌证】未行抗感染治疗的急性化脓性眼部感染，急性单纯疱疹病毒性角膜炎，牛痘、水痘及其他大多数的角结膜病毒感染，以及对该药任何成分过敏者禁用。

氟米龙滴眼液（Fluorometholone Eye Drops）

【药理】一般认为，糖皮质类固醇是通过诱导磷酸酯酶A_2的抑制蛋白而起作用。本品能抑制由机械、化学或免疫特性等刺激因子所致的炎症。

【适应证】用于外眼部及眼前部的炎性疾病。

【用法用量】滴眼，每天2～4次，每次1～2滴，用前充分摇匀。根据年龄、症状适当增减。

【不良反应】本品长期使用可引起眼压升高、激素性青光眼，偶致后囊下白内障、继发性眼部感染、眼球穿孔和延缓伤口愈合。

【禁忌证】角膜上皮剥离或角膜溃疡、病毒性角膜炎、结核性眼病、真菌性眼病、化脓性眼病等患者原则上禁用本品，对该药任何成分过敏者禁用。

氯替泼诺混悬滴眼液（Loteprednol Etabonate Ophthalmic Suspension）

【药理】像其他皮质类固醇一样，可以抑制不同刺激引起的炎症反应，推迟和延缓愈合，并可抑制水肿、毛细血管的扩张、成纤维细胞的增殖及与炎症相关的瘢痕的形成。

【适应证】用于治疗眼睑和结膜、葡萄膜等对皮质类固醇敏感的炎症及眼部手术后的炎症。

【用法用量】滴眼，每天4次，每次1～2滴，用前摇匀。在最初用药的1周，剂量可酌情增加，如需要可增加到每小时1次。

【不良反应】可能引起局部刺激症状。长期使用可导致青光眼、白内障、眼部真菌感染等；另外可能引起伤口愈合延缓。

【禁忌证】未行抗感染治疗的急性化脓性眼部感染，急性单纯疱疹病毒性角膜炎，牛痘、水痘及其他大多数的角结膜病毒感染，以及对该药任何成分过敏者禁用。

氯替泼诺妥布霉素滴眼液（Loteprednol Etabonate and Tobramycin Eye Drops）

【药理】本品为新型复方皮质激素类药物/抗生素眼用制剂，两者合用，既可治疗和预防对妥布霉素敏感的细菌感染，又具有抗炎、抗过敏、免疫抑制等作用。

【适应证】治疗对肾上腺糖皮质激素有反应的眼科炎性病变、伴随细菌感染或存在感染危险者。

【用法用量】滴眼，每4～6小时1次，每次1～2滴，在开始的1～2天，可增加至每1～2小时1次，使用频率应根据临床症状的改善逐渐减少，但不要过早终止治疗。

【不良反应】常见的有眼充血、浅层点状角膜炎、眼部灼热和刺痛感、流泪、畏光等。由于本品含类固醇，长期使用可能导致青光眼、白内障形成、伤口愈合延迟、眼部继发性感染等。

【禁忌证】对该药任何成分过敏者禁用。单纯疱疹病毒性角膜炎，牛痘、水痘等病毒感染，眼分枝杆菌感染，眼真菌感染，角膜溃疡等患者禁用。

妥布霉素地塞米松滴眼液（Tobramycin Dexamethasone Eye Drops）

【药理】本品具有妥布霉素的抗菌活性和糖皮质激素的抑制各种因素引起的炎症反应的作用。

【适应证】用于对肾上腺皮质激素敏感的眼部疾病及外眼部细菌感染。

【用法用量】滴眼，每天4～6次，每次1～2滴。重症者可增至每2小时1次。

【不良反应】少数病人偶有发痒、红肿、结膜充血现象发生；有可能发生二重感染、眼压升高及角膜真菌感染等。

【禁忌证】对该药任何成分过敏者禁用。单纯疱疹病毒性角膜炎、牛痘、水痘及其他病毒性角膜感染、眼真菌感染等患者禁用。

五、非甾体抗炎药

双氯芬酸钠滴眼液（Diclofenac Sodium Eye Drops）

【药理】抑制环加氧酶活性阻断花生四烯酸向前列腺素的转化；还能促进花生四烯酸与三酰甘油结合，降低细胞内游离的花生四烯酸浓度间接抑制白三烯的合成，发挥抗炎作用。用于眼科非感染性炎症时，可抑制房水中前列腺素E及蛋白质的增加。

【适应证】用于白内障、激光等手术及眼损伤后的炎症预防、控制眼部炎症及黄斑囊性水肿。

【用法用量】滴入眼结膜囊内，非眼科手术滴眼：每天4次，每次1滴。眼科手术滴眼：术前3小时、2小时、1小时和0.5小时各滴眼1次，每次1～2滴；术后每天4次，每次1滴。

【不良反应】短暂的烧灼感、刺痛、流泪等，极少数可有结膜充血、视物模糊。

【禁忌证】对本品过敏者禁用。

普拉洛芬滴眼液（Pranoprofen Eye Drops）

【药理】本品为非甾体抗炎药，具有抑制环加氧酶生成，阻断花生四烯酸向前列腺素转化，从而抑制前列腺素生成及稳定细胞膜作用，其抗炎、解热作用强于阿司匹林、布洛芬。

【适应证】用于外眼及眼前部炎症的对症治疗（如眼睑炎、结膜炎、术后炎症等）。

【用法用量】滴入眼结膜囊内，每天4次，每次1～2滴，可以根据症状适当增减次数。

【不良反应】刺激感、结膜充血、瘙痒感、眼睑发红、肿胀、眼睑炎等；偶有流泪、弥漫性表层角膜炎、结膜水肿。

【禁忌证】对本品过敏者禁用。

酮咯酸氨丁三醇滴眼液（Ketorolac Tromethamine Eye Drops）

【药理】本品抑制前列腺素生物合成，降低房水内前列腺素E水平，阻止炎症介质对眼部刺激，降低角膜对疼痛的敏感性。本品具有解热、镇痛、抗炎作用。

【适应证】用于缓解季节性变应性结膜炎所致的眼部瘙痒及治疗白内障摘除术后的炎症。

【用法用量】季节性变应性结膜炎：每次1滴，每天4次；白内障切除术后：于术后24小时开始，每次1滴，每天4次，连用2周。

【不良反应】常见不良反应为短暂的烧灼感、刺痛；其他少见的不良反应有变态反应、浅层眼部感染、眼部干燥、角膜溃疡、头痛及视物模糊等。

【禁忌证】对本品任一成分过敏者禁用。

六、免疫抑制剂

环孢素滴眼液（Cyclosporin Eye Drops）

【药理】本品为最有效的免疫抑制剂，其抗排异机制可能是对T辅助淋巴细胞有选择性抑制作用，能抑制器官移植的排异反应及骨髓移植后移植物对宿主的反应，还可抑制同种异体移植免疫、迟发性皮肤过敏、实验性变应性脑脊髓炎、弗氏佐剂性关节炎、移植物抗宿主反应及依赖T细胞的抗体生成等多种细胞介导的免疫反应。

【适应证】用于预防和治疗眼角膜移植术后的免疫排斥反应。

【用法用量】在与糖皮质激素合用时本品的用法用量为：滴眼，每天4～6次，每次1～2滴。

【不良反应】有部分患者出现眼部轻微刺激证或结膜轻度充血，偶见睫毛脱落、角膜上皮缺损、眼周皮炎、过敏症、角膜上皮点状病变等症状，但停药后可自愈。

【禁忌证】对环孢素过敏者、对滴眼液中其他成分过敏者禁用。

他克莫司滴眼液（Tacrolimus Eye Drops）

【药理】作用机制和环孢素相同，而且不影响抑制T细胞活化。

【适应证】用于抗过敏治疗效果不佳的春季角结膜炎患者，也用于角膜移植术后抗排斥反应。

【用法用量】0.1%悬浮液，滴入结膜囊内，每次1滴，每天4～6次。

【不良反应】局部应用不良反应少，仅有结膜轻度充血和一过性灼热感等。

【禁忌证】对本品或其他大环内酯类药物过敏者、孕妇禁用。

七、抗变态反应药

色甘酸钠滴眼液（Sodium Cromoglicate Eye Drops）

【药理】本品稳定肥大细胞膜，制止各种刺激包括IgE和抗原结合引起的肥大细胞脱颗粒，阻止组胺、5-羟色胺、慢反应物质等过敏介质的释放。还抑制由磷脂酶A引起的非致敏性肥大细胞脱颗粒。

【适应证】适用于变应性结膜炎及春季结膜炎。

【用法用量】滴眼，每次1～2滴，每天4次，重症可适当增加到每天6次。

【不良反应】滴眼后有短暂的刺激或烧灼感。

【禁忌证】对本品过敏者、妊娠3个月以内的妇女禁用。

依美斯汀滴眼液（Emedastine Eye Drops）

【药理】依美斯汀是一种相对选择性的组胺氏受体拮抗药。对组胺刺激引起的人结膜上皮细胞内磷酸酰肌醇逆向反应和IL-6分泌的抑制作用强于奥帕他汀，同时也抑制IL-8的分泌。

【适应证】用于预防和治疗变应性角结膜炎。

【用法用量】滴眼，每次1～2滴，每天2次，重症可适当增加到每天4次。

【不良反应】滴眼后可有轻度的烧灼、刺痛、视物模糊、眼干、异物感、角膜着色或浸润等，少数出现头痛和皮炎。少于5%的患者可能出现异梦、乏力、怪味、鼻炎和鼻窦炎。

【禁忌证】对本品和本品中任何成分过敏者禁用。

奥洛他定滴眼液（Olopatadine Eye Drops）

【药理】本品是一种新型的抗过敏药，结构与酮替芬相似，但活性更强，它同时具有较强的抗组胺和稳定肥大细胞膜的双重药理特性，选择性抑制受体活性和功能。

【适应证】用于治疗变应性结膜炎等。

【用法用量】滴眼，每次1～2滴，每天2次，间隔6～8小时或以上。

【不良反应】偶有短暂烧灼、刺痛、眼干、异物感等。

【禁忌证】对本品过敏者禁用。

氮䓬司汀滴眼液（Azelastine Eye Drops）

【药理】盐酸氮䓬司汀及其主要代谢产物是组胺A受体拮抗药，具有抗组胺作用；氮䓬司汀可以增强肥大细胞膜的稳定性，抑制肥大细胞释放组胺、白三烯等炎性介质，其机制为氮䓬司汀可以抑制细胞内的5-脂氧合酶的活性，阻断钙离子内流，增加cAMP水平而起到肥大细胞膜稳定的作用。

【适应证】用于花粉症结膜炎、巨型乳头状结膜炎、春季性角结膜炎等过敏性眼病。

【用法用量】滴眼，每次1～2滴，每天2次，重症可增加到每天4次。

【不良反应】偶然会产生轻微短暂的刺激反应（如灼热、眼痒、流泪）。

【禁忌证】对本品及本品中任何成分过敏者禁用。

八、角膜上皮生长因子眼药

重组牛碱性成纤维生长因子滴眼液（眼用凝胶）[Recombinant Bovine Basic Fibroblast Growth Factor Eye Drops（Gel）]

【药理】本品来源于中胚层和外胚层的组织，具有促进修复和再生的作用。

【适应证】用于多种原因引起的角膜上皮缺损和点状角膜病变、轻中度眼干燥症、大泡性角膜病变、角膜擦伤、轻中度化学烧伤、地图状单纯疱疹性角膜溃疡等。

【用法用量】滴眼液：每天4～6次，每次1～2滴。眼用凝胶：涂于眼部伤患处，每天早、晚各1次。

【不良反应】尚不明确。

【禁忌证】尚不明确。

重组人表皮生长因子滴眼液（Recombinant Human Epidermal Growth Factor Eye Drops）

【药理】本品的活性成分为重组人表皮生长因子，可促进角膜上皮细胞的再生，从而缩短受损角膜的愈合时间，加速眼角膜创伤的愈合。

【适应证】用于角膜移植、翳状胬肉手术后等的治疗及多种原因引起的角膜上皮缺损。

【用法用量】滴眼，每天4次，每次1～2滴。

【禁忌证】尚不明确。

表皮生长因子滴眼液（Epidermal Growth Factor Eye Drops）

【药理】本品对成纤维细胞、血管平滑肌细胞、消化道黏膜细胞、上皮细胞及内皮细胞等均有促进增殖作用。在角膜伤口部加入表皮生长因子，其专一结合表皮生长因子受体，使位于角巩缘处的干细胞表皮生长因子受体维持量减少，促进干细胞分裂后向细胞分化过度，最终形成新的角膜上皮细胞，从而代替了受伤的角膜上皮，促进角膜损伤的修复。

【适应证】用于角膜烧伤、角膜损伤、角膜溃疡。促进角膜屈光手术、角膜移植术及翼状胬肉术后的瘢痕修复，也可用于圆锥角膜、角膜营养不良、角膜白斑、大泡性角膜病变。

【用法用量】滴眼，每次1滴，每天4次。

【不良反应】尚不明确。

【禁忌证】尚不明确。

小牛血去蛋白提取物眼用凝胶（Deproteinized Calfblood Extract Eye Gel）

【药理】本品能促进眼部组织及细胞对葡萄糖和氧的摄取与利用，促进或参与ATP合成、营养物的运送、新陈代谢及组织再生、修复等一系列依赖能的生物活性，从而改善组织营养，刺激细胞再生和加速组织修复，并能使过度增生的肉芽组织蜕变，胶原组织重组，减少或避免瘢痕形成，还能稳定泪膜，缓解眼睛干燥症状。

【适应证】用于各种原因引起的角膜溃疡、大泡性角膜病变、神经麻痹性角膜炎、角膜和结膜变性。

【用法用量】涂眼，每天3～4次，或遵医嘱。

【不良反应】不良反应较少，个别患者用后偶有一过性眼刺激及变态反应。

【禁忌证】尚不明确。

九、人工泪液

聚乙二醇滴眼液（Polyethylene Glycol Eye Drops）

【药理】与受损的角膜上皮细胞结合，HP-

Guar具有亲脂性和亲水性，能在眼表形成一个结构紧密的网状凝胶样保护层，使活性润滑剂聚乙二醇和丙二醇滞留。HP-Guar能像黏蛋白一样吸附于受损的角膜上皮区域，不仅湿润眼表，还能修复角膜上皮细胞。

【适应证】用于暂时缓解由于眼睛干涩引起的灼热和刺痛症状。

【用法用量】根据病情需要滴眼，每次1～2滴；使用前摇匀。

【不良反应】偶有眼部刺激症状和变态反应。

【禁忌证】对本品成分过敏者禁用。

玻璃酸钠滴眼液（Sodium Hyaluronate Eye Drops）

【药理】玻璃酸钠是一种线性多糖，能与纤维连接蛋白结合加速上皮细胞的黏附和延展，由于玻璃酸钠分子能存留大量水分子而具有较好的保水作用。

【适应证】用于干眼症，角膜上皮机械性损伤。

【用法用量】一般每次1滴，每天滴眼5～6次，可根据症状适当增减。一般使用0.1%浓度的玻璃酸钠滴眼液，重症及效果不明显时使用0.3%的玻璃酸钠滴眼液。

【不良反应】有时可能会出现瘙痒感、刺激感、充血、弥漫性表层角膜炎等角膜障碍。偶有发生眼睑炎、眼睑皮肤炎等过敏症状。

【禁忌证】尚未发现。

卡波姆滴眼液（Carbomer Eye Drops）

【药理】含有0.2%卡波姆（聚丙烯酸）的亲水凝胶，卡波姆的药理特性是增加基质的黏度，从而增加在眼球表面的黏着和保留时间。卡波姆是触变性凝胶，受切应力（眨眼）作用即可改变其稠度，呈凝胶状或形成水相。每眨眼一次，凝胶中的水分即可部分释放以补充泪液。

【适应证】眼干燥症、泪液分泌减少的替代治疗，辅助治疗各种眼表疾病。

【用法用量】滴入结膜囊内，每天3～5次，睡前滴1次，每次1滴，症状严重可增加次数。

【不良反应】应用本品时可有短暂视物模糊现象。

【禁忌证】对西曲溴胺过敏者禁用。

复方右旋糖酐-70滴眼液（Compound Dextran -70 Eye Drops）

【药理】右旋糖酐-70相对分子量与人血蛋白相近，具有提高血浆胶体渗透压，增加血浆容量和维持血压的作用。羟丙甲基纤维是纤维素的部分甲基和部分聚羟丙基醚，它可溶于冷水中形成具有一定黏性的溶液，其性质与泪液中的黏弹性物质接近，可以作为人工泪液来使用。

【适应证】本品主要用于干燥性角膜炎、眼干燥症。

【用法用量】滴眼，每天4次，每次1～2滴；或遵医嘱。

【禁忌证】对本品过敏者禁用。

十、防治近视、抗视疲劳、眼底病、退翳及扩瞳类眼药

双星明滴眼液（Tropicamide Eye Drops）

【药理】本品为抗胆碱药，能阻滞乙酰胆碱引起的虹膜括约肌及睫状肌兴奋作用。其0.5%溶液可引起瞳孔散大，1%溶液可引起睫状肌麻痹及瞳孔散大。

【适应证】用于滴眼散瞳和调节麻痹。

【用法用量】滴眼，每次1滴，间隔5分钟滴第二次。

【不良反应】本品0.5%溶液滴眼1～2次，每次1滴的不良反应罕见，1%溶液可能产生暂时的刺激症状。因本品为类似阿托品的药物，故可使闭角型青光眼眼压急剧升高。

【禁忌证】闭角型青光眼者禁用；婴幼儿有脑损伤、痉挛性麻痹及先天愚型综合征者禁用。

哌仑西平滴眼液Pirenzepine Eye Drops）

【药理】哌仑西平为一种具有选择性的抗胆碱药，对胃壁细胞的毒蕈碱受体有高度亲和力，而对平滑肌、心肌和唾液腺等的毒蕈碱受体的亲和力低。

【适应证】用于调节麻痹。

【用法用量】滴眼，每次1滴，每天3次，或遵医嘱。

【不良反应】偶有眼局部刺激症状。

【禁忌证】对本品过敏者、青光眼和前列腺肥大者禁用。

复方消旋山莨菪碱滴眼液（Compound Raceanisodamine Eye Drops）

【药理】本品有外周M胆碱受体阻断作用，能解除乙酰胆碱所致的平滑肌痉挛。

【适应证】用于青少年假性近视。

【用法用量】滴眼，每天2次，每次1～2滴，

1个月为1个疗程。

【不良反应】可有轻微的瞳孔扩大，视近模糊等。

【禁忌证】对本品过敏者、青光眼患者及眼压高者禁用。

夏天无滴眼液（Xiatianwu Eye Drops）

【药理】本品主要成分为夏天无。

【适应证】用于防治青少年假性近视眼。

【用法用量】滴眼，每次1～2滴，每天3～5次。

【不良反应】尚不明确。

【禁忌证】对本品过敏者禁用。

近视乐滴眼液（Jinshile Eye Drops）

【药理】本品主要成分为紫金龙。

【适应证】用于治疗青少年近视、假性近视和连续近距离使用视力所引起的眼疲劳。

【用法用量】滴眼，每次1～2滴，每天3次；或每次1～2滴。

【不良反应】部分患者有轻微的刺痛感，结膜轻度充血，数分钟后消失。

【禁忌证】对本品过敏者禁用。

冰珍清目滴眼液（Bingzhen Qingmu Eye Drops）

【药理】本品含珍珠层粉、葡萄糖酸锌、冰片及辅料等。珍珠具有延缓衰老、抗氧化的作用。天然冰片渗透性强，能引导有效成分，通过血-房水屏障，穿过角膜进入晶状体、玻璃体、视网膜，从而营养眼部，解除睫状肌痉挛从而发挥治疗假性近视缓解疲劳的功效。

【适应证】用于青少年假性近视及缓解视疲劳。

【用法用量】滴眼，每次1～2滴，每天3次。

【不良反应】偶有轻度蛰样刺激感。

【禁忌证】眼部有创伤及溃疡者禁用。

珍视明滴眼液（Zhenshiming Eye Drops）

【药理】本品由珍珠水解液与冰片配伍制成，现代药理学研究表明：珍珠具有延缓衰老、抗氧化、抗肿瘤的作用；冰片具有明显的镇痛、抗感染及抗菌的作用，局部应用对感觉神经有轻微刺激及镇痛和防腐的作用；冰片渗透性强，能引导有效成分，通过血-房水屏障，穿过角膜进入晶状体、玻璃体、视网膜，从而营养眼部，解除睫状肌痉挛。

【适应证】主要用于青少年假性近视、视疲劳等。

【用法用量】滴眼，每天4～6次，每次1～2滴，必要时可酌情增加。

【不良反应】尚不明确。

【禁忌证】对本品过敏者禁用。

七叶洋地黄双苷滴眼液（Esculin and Digitalisglycosides Eye Drops）

【药理】本品含有从紫花洋地黄叶中提取的标准洋地黄苷的混合物，洋地黄苷可加强睫状肌的收缩力，七叶亭苷能增强血管的封闭性，增加虹膜和睫状体中毛细血管的阻力，这两种成分的联合作用使视网膜的血流灌注得到改变

【适应证】用于眼底黄斑变性，所有类型的眼疲劳，包括眼肌性、神经性和适应性的。

【用法用量】滴眼，每次1滴，每天3次，延续1周或至病情好转。

【不良反应】未见报道。

【禁忌证】对本品及各成分过敏者禁用。

阿托品滴眼液（眼膏、眼用凝胶）[Atropine Eye Drops（Ointment，Gel）]

【药理】从植物颠茄、洋金花或莨菪等提取的生物碱，也可人工合成。可竞争性拮抗体内胆碱能神经递质乙酰胆碱对M胆碱受体的激动作用，起到解除平滑肌的痉挛、抑制腺体分泌、解除迷走神经对心脏的抑制，使心搏加快、散大瞳孔和调节麻痹、兴奋呼吸中枢等作用。

【适应证】用于眼底检查及验光前的散瞳、矫正内斜视；眼科手术术前散瞳，术后防止粘连；虹膜睫状体炎，恶性青光眼解除睫状环阻滞，难治性青光眼滤过术辅助用药等。

【用法用量】滴眼液每次1～2滴，每天3～4次；凝胶每次1滴，每天2次；眼膏每天1次。

【不良反应】可出现口干、心悸、皮肤干燥潮红、排尿困难、便秘等，少数患者眼睑出现发痒、红肿、结膜充血等过敏现象。

【禁忌证】青光眼及前列腺肥大者禁用。颠茄碱过敏者禁用。

复方托吡卡胺滴眼液（Compound Tropicamide Eye Drops）

【药理】本品由托吡卡胺及盐酸去氧肾上腺素组成。托吡卡胺具有阿托品样的副交感神经抑制作用，盐酸去氧肾上腺素具有交感神经兴奋作用，两者协同能够使瞳孔散大更加快速充分。

【适应证】用于散瞳及检查眼底、验光检查。

【用法用量】散瞳检查：滴眼，每次1滴，间隔5分钟再滴第2次，屈光检查：应用本品每5分

钟滴眼1次，连续滴4次，20分钟后可做屈光检查。

【不良反应】偶见眼局部刺激症状，也可使开角型青光眼患者眼压暂时轻度升高。

【禁忌证】未手术的闭角型青光眼禁用。

盐酸环喷托酯滴眼液（Cyclopentolate Hydrochloride Eye Drops）

【药理】本品为一种抗胆碱能药，可拮抗虹膜括约肌和睫状体调节肌对胆碱能药物的兴奋作用，产生瞳孔散大和睫状肌麻痹等作用。

【适应证】用于瞳孔散大和睫状肌麻痹。

【用法用量】滴眼，每次1～2滴，必要时可在5～10分钟后再滴1次。

【不良反应】可能会出现头晕、恶心、口干、眼内压升高、异物感、畏光、结膜充血等，以及抗胆碱药的一些不良反应。

【禁忌证】对本品任何成分过敏者禁用；闭角型青光眼或窄角患者禁用。

拨云锭滴眼药（Boyunding Eye Drops）

【药理】本品能迅速透过角膜、晶状体囊膜到达皮璃体、视网膜等深层组织。本品能抑制杀灭眼前部的各种病原微生物，强力渗透至晶状体，并与之结合而发挥其营养局部组织，促进局部新陈代谢的作用，为角膜上皮细胞的再生提供环境，促进其更新，并能逐渐逆转老化的眼组织，恢复其生理功能。

【适应证】用于早期白内障、黄斑病变、翳状胬肉、结膜炎、玻璃体混浊、视网膜病变、糖尿病、高血压眼部并发症、改善青少年视力功能等。

【用法用量】将药粉倒入专用溶液瓶内，摇匀后静置片刻，滴入眼内眦1～2滴，每天3～5次。

【不良反应】尚不明确。

【禁忌证】对本品过敏者、孕妇禁用。

退翳散眼药（Tuiyisan Eye Medicine）

【药理】本品具有抗菌、抗炎、消除角膜斑翳，延缓白内障形成等作用。

【适应证】角膜薄翳、斑翳、白斑等。

【用法用量】取可的松眼药水3ml配0.5g药末，摇匀点在结膜囊内，闭目顷刻。陈旧性白斑，选用乙基吗啡作激惹剂，促其充血，接着用玻璃棒取芝麻大药末点于下睑或斑翳面上。

【不良反应】尚不明确。

【禁忌证】尚不明确。

退翳眼膏（Tuiyi Eye Ointment）

【药理】本品具有抗炎、抗菌、解除痉挛、抗过敏、消退角膜瘢痕、防治白内障等作用。

【适应证】用于年龄相关性白内障及角膜薄翳。

【用法用量】外用，涂于眼睑内，每天3～4次。

【不良反应】尚不明确。

【禁忌证】尚不明确。

十一、防治青光眼、白内障类眼药

硝酸毛果芸香碱滴眼液（眼膏、眼用凝胶）[Pilocarpine Nitrate Eye Drops（Ointment，Gel）]

【药理】选择性直接作用于M胆碱受体。对眼和腺体的作用最为明显。

【适应证】用于开角型青光眼和急、慢性闭角型青光眼及继发性闭角型青光眼。

【用法用量】滴眼后10～15分钟开始降眼压，持续4～8小时，每天滴眼3～4次。

【不良反应】用药后可出现瞳孔缩小及调节痉挛，可使视力下降，产生暂时近视。长期用引起埃迪瞳孔缩小、虹膜后粘连、虹膜囊肿、白内障及近视程度加深等。频繁点眼可因过量吸收引起全身毒性反应，如出汗、流涎等。

【禁忌证】禁用于任何不应缩瞳的眼病患者。对本品任何成分过敏者禁用。

噻吗洛尔滴眼液（Timolol Eye Drops）

【药理】为非选择性β受体拮抗药，降压机制为减少房水生成，但其减少房水生成的确切机制尚不明确，对高眼压及正常人均有降眼压作用。

【适应证】用于开角型青光眼和急、慢性闭角型青光眼及继发性闭角型青光眼。

【用法用量】滴眼，每天2次，每次1～2滴。联合应用毛果芸香碱的效果最佳。

【不良反应】眼部刺激常见为烧灼及刺痛感。滴眼后泪液分泌量减少，对泪腺正常者无危险。

【禁忌证】对本品过敏者禁用；支气管哮喘者或有支气管哮喘史者、严重慢性阻塞性肺部疾病者、窦性心动过缓者、二度或三度房室传导阻滞者、明显心力衰竭及心源性休克者禁用。

拉坦前列素滴眼液（Rattan Prostacyclin Eye Drops）

【药理】拉坦前列素是丙基酯前列腺素右旋异构体，通过角膜酯酶水解为具有活性的羧酸衍生物，其降压机制是通过增加葡萄膜巩膜途径的房水流出率，另外研究发现拉坦前列素可能降解睫状肌的细胞外基质，减少透明质酸引起的阻力，从而有利于房水流出。

【适应证】原发性开角型青光眼、高眼压症。亦可用于正常眼压者。

【用法用量】0.005%本药滴眼，每天1次，晚上使用。

【不良反应】本品不良反应较少，较常见的有眼部刺激、虹膜黑色素增加、睫毛增多增长、异物感，全身不良反应有胸痛、上呼吸道感染等。较少见有眼睑水肿、畏光、复视。

【禁忌证】对本品任何成分过敏者禁用，角膜接触镜佩戴者禁用。

布林佐胺滴眼液（Brinzolamide Eye Drops）

【药理】本品通过抑制碳酸酐酶发挥作用。主要通过抑制眼部的碳酸酐酶。

【适应证】用于原发性开角型青光眼、高眼压症。

【用法用量】滴眼，每天2次，连续应用14天。

【不良反应】有眼部不适（烧灼感、眼刺痛）、视物模糊等，一般可以自行缓解；其他不适如眼痒、眼干、结膜炎等；全身不适，如味觉异常、味苦、口酸、头痛等。

【禁忌证】对本品任何成分过敏者禁用；孕妇、哺乳期妇女、小儿、佩戴角膜接触镜者、严重肝肾功能障碍者、高氮性酸中毒者禁用。

谷胱甘肽滴眼液（Glutathione Eye Drops）

【药理】谷胱甘肽与氧化还原有关，具有辅酶的作用，有其他解毒作用，对含-SH的酶及其他细胞成分均具有保护作用。谷胱甘肽可改善角膜损伤，防止白内障的进展。

【适应证】本品用于治疗角膜溃疡、角膜上皮剥离、角膜炎、早期白内障。

【用法用量】将还原型谷胱甘肽1片，溶解于所附的 5ml专用溶剂中，即为还原型谷胱甘肽滴眼液，浓度是2%。滴眼，每天3～5次，每次1～2滴。

【不良反应】眼偶有刺激感，极少数会有瘙痒感，结膜充血，一过性视物模糊等，如有上述症状出现，即停止用药。

【禁忌证】对本品中任何成分过敏者禁用。

苄达赖氨酸滴眼液（Bendazac Lysine Eye Drops）

【药理】苄达赖氨酸是醛糖还原酶（AR）抑制药，文献报道对晶状体醛糖还原酶有抑制作用，所以用苄达赖氨酸滴眼液抑制眼睛中醛糖还原酶的活性，达到预防或治疗白内障的目的。

【适应证】适用于早期老年性白内障。

【用法用量】滴眼，每天3次，每次1～2滴或遵医嘱。

【不良反应】一过性灼热感，流泪等反应，随着用药时间延长而适应。不影响使用，极少数可有吞咽困难、恶心、呕吐、腹泻、流泪、接触性皮炎等。

【禁忌证】对本品过敏者禁用。眼部有感染或炎症的白内障者、眼外伤者禁用。

吡诺克辛滴眼液（Pirenoxine Eye Drops）

【药理】本品中有效成分吡诺克辛钠能竞争性地抑制醌类物质的作用，使晶状体保持透明，并吸收水不溶性蛋白转变为水溶性蛋白质，阻止白内障的进展。

【适应证】初期老年性白内障，糖尿病性及其他类型的白内障。

【用法用量】滴眼，每次1～2滴，每天3～5次。使用时将主药片于溶媒中溶解，用前摇匀。

【不良反应】对极少数患者偶有弥漫性表层角膜炎、睑缘炎、结膜充血、刺激感、瘙痒等症状。出现以上症状时，应停止用药，停药后可自行缓解或适当处置。

【禁忌证】对本品过敏者禁用。

（张仁俊　赵永旺）

第四篇 眼科疾病物理疗法

第12章

按摩、热疗及冷敷疗法

一、睑板腺按摩法

【适应证】睑板腺功能不良，干眼，内外睑腺炎，睑板腺囊肿、屈光不正、视疲劳等。

【禁忌证】眼部急性炎症期及感染灶、眼部血管瘤等。

【操作方法】

（1）准备工作：清洁颜面部后，准备干净的小方巾，水温要求：50℃左右，一次性专用脸盆，按摩夹，表面麻醉剂，抗生素眼液、妥布霉素地塞米松眼膏。

（2）将小方巾对折成6cm×15cm大小的浴巾后，置于50℃水温中预热后，拧干毛巾，趁水温高时，闭上双眼，敷于双眼睑上，时间为15～20分钟，务必保持一定温度，否则效果不理想。

（3）待热敷结束后，让患者平卧，告知患者操作过程中注意事项，消除患者疑虑。

（4）表面麻醉下，将睑板腺夹一侧置于睑结膜面，另一侧置于眼睑皮肤面，用适中力度挤压睑板腺管，观察睑板腺开口处，分泌物排出情况。

（5）术毕，点抗生素眼液，睑缘涂妥布霉素地塞米松眼膏，减轻炎症反应，预防感染治疗。

二、眼保健按摩法

【适应证】假性近视、视疲劳、干眼等。

【禁忌证】急性泪囊炎、角结膜炎、眼部手术后等。

【操作方法】

（1）按揉天应穴（攒竹下3分）：以左右拇指螺纹面接左右眉头下面的上眶处。其他4指散开弯曲如弓状，支在前额上，按揉面不要太大。

（2）挤按睛明穴：以左手或右手拇指按鼻根部，先向下按、然后向上挤。

（3）按揉四白穴：现以左右示指与中指并拢，放在靠近鼻翼两侧，拇指支撑在下颚骨凹陷处，然后放下中指，在面颊中央按揉。注意穴位不需要移动，按揉面不要太大。

（4）按揉太阳穴、轮刮眼眶（太阳、攒竹、鱼腰、丝竹空、瞳子髎、承泣等）：圈起四指，以左右大拇指第二节内侧面轮刮眼眶上下一圈，上侧从眉头开始，到眉梢为止，下面从眼角起至外眼角止，先上后下，轮刮上下一圈。

三、眼球按摩法

【适应证】青光眼术后眼压控制不理想，滤过泡滤过不畅，滤过泡不形成、滤过泡扁平等。

【禁忌证】青光眼术后切口渗漏、浅前房、低眼压。

【操作方法】一种是患眼向上注视，示指在下睑压眼球下部，力度以能耐受为限。但有可能造成虹膜脱出，嵌于滤过口内。另一种是患者向下注视，偏离手术区以示指通过上睑在滤过泡旁压迫眼球上方，使巩膜瓣错位，房水流出。根据情况按摩3～4次/天，每次5分钟左右，持续1～2个月。按摩手法可由医师手把手教患者自己按摩，按摩后视眼球软硬程度大致判断眼压高低，眼球软下来说明眼压降了下来不用再按摩。按摩的手法轻重程度也是不一定的。

四、眼部九宫按摩法

【眼部的穴位】

（1）鱼腰：经外奇穴，眉毛中点。主治：角膜翳、结膜炎、眼睑下垂等。

（2）四白：胃经，目正视、瞳孔直下1指，颧骨上方凹陷中。主治：目视痒痛、目翳、口眼㖞斜、面神经麻痹。

（3）睛明：膀胱经，内眼角。主治：目赤肿痛、近视、远视、散光、白内障、视神经萎缩。

（4）攒竹：膀胱经，眉毛内端。主治：视物模糊、角膜白斑、流泪、口眼㖞斜。

（5）按摩点：四白穴外侧约1指处（阿是穴）。

（6）丝竹空：三焦经，眉毛外端。主治：目眩、目赤、结膜炎。

【按摩方法】按顺序按摩鱼腰、四白、内眼角、外眼角、内眉梢、四白穴外侧约1指处的按摩点、眉梢外端、四白穴内侧约1指处的按摩点时，双手示指（或中指）要用适当的力度同时轻轻按住两眼的穴位（或按摩点）并同时先向内转揉36次，再向外转揉24次。按摩眼球时不是用双手手指按摩，而是要同时旋转双眼球，先向左旋转36次再向右旋转24次。按摩完之后再用双手掌干洗脸9次（双手掌经鼻翼两侧由下到上经前额再向下），同时双手掌经双耳前由外向内干洗6次，最后由内向外用双手搓上额（脑门）6次。

五、湿热敷法

【适应证】睑板腺功能不良，干眼，内外睑腺炎，睑板腺囊肿、视疲劳、术后瘢痕组织增生、球结膜下出血48小时后、外伤后血肿经药物治疗后不吸收等。

【禁忌证】诊断不明确感染、出血、软组织挫伤或外伤早期（48小时内）和出血的患者。

【操作方法】将热水中毛巾或敷料拿起并拧干后，抖开，用手腕掌侧感受温度后，感觉温度适宜，以不烫手为宜，闭上双眼，敷于患处，每3～5分钟更换1次毛巾，时间为15～20分钟，并及时更换盆内热水，避免过冷，或者热敷时间过短，达不到脂质溶点，导致热敷效果不佳。湿热敷时间不宜太长，否则容易使局部皮肤软化，抵抗力下降，最佳治疗时间为15～20分钟。在患眼不禁忌按压的情况下，也可用热水袋放在毛巾上，再盖以大毛巾进行湿热敷。

六、熨 烙 法

熨烙法是以药物熨敷及火针熨烙治疗眼病的方法。熨，即用药物加热，或掌心擦热，或用汤器放置患部熨目，或在患处来回移动以治疗眼病的方法，具有热敷及药物治疗的作用。熨时温度不宜过高，注意保护健康组织及眼珠，尤应防止灼烧伤角膜。烙，即用一种特制的烙器或火针对患部进行熨烙，以达到止血目的的治疗方法，常于钩割后继用火烙以止血，同时预防病变复发，如胬肉攀睛手术时多用此法。

七、眼杯浴法

【适应证】病毒性、细菌性角膜炎、结膜炎、急性虹膜睫状体炎。

【禁忌证】角巩膜穿孔、治疗不配合的患者。

【操作方法】常用的药有庆大霉素、阿米卡星、利巴韦林及清热解毒中草药。检查盛药杯有无缺损，防止医源性损伤，使用前先用75%乙醇溶液浸泡消毒10分钟，再用络合碘消毒1次后，用生理盐水反复清洗浴杯，防止消毒液误入眼内，洗眼时眼杯盛药液7～8分满，低头，面朝下，用杯口扣住患眼周围，嘱患者睁开眼睛（或做反复开闭眼睑动作）每次眼浴洗10～15分钟，每天2～3次，1周为1个疗程。

八、熏洗疗法

【适应证】见本章“眼球按摩法”。

【操作方法】根据病情酌情选用：菊花、野菊花、大青叶、金银花、蒲公英、菊花、紫花地丁、败酱草。置入熏蒸仪器内，插上电源，预热5分钟，待仪器做功时，呈喷雾状，让患者距离仪器约20cm，让热气蒸腾熏眼，治疗20分钟，仪器自动停止，水凉后将中药煎液用滤纸滤渣，取其清液用洗眼壶冲洗患眼。

【禁忌证】青光眼术后切口渗漏、浅前房，低眼压。

九、石蜡疗法

【适应证】巩膜炎、虹膜睫状体炎、眼睑痉挛、眼睑瘢痕等。

【操作方法】刷蜡法、浸蜡法、蜡饼法等。每天或隔天1次，每次30分钟，10～20次为1个疗程。0.5kg医用蜡，它是从石油中蒸馏出来的一种高分子的碳氢化物。将它装在铝制或搪瓷茶盘内，用小火使蜡完全熔化，然后让它冷却。为了使蜡块表层与底层同时凝固，可以往盘内加些冷水，水比蜡重，沉入盘底。等到表层与底层的蜡差不多同时凝固，把水倒掉擦干，把蜡块倒在布上，并裹往需要治疗的部位；外用毛毯保温，30～60分钟，然后把石蜡剥下，可反复使用。

十、经瞳孔温热疗法

经瞳孔温热疗法（transpupillary thiermotherapy，TTT）是最近几年研究出的一种新的热疗法，目前多采用810nm波长的半导体激光器，通过散大的瞳孔对某些眼底病灶施以加热的治疗方法。自1995年应用于临床以来，对老年性黄斑变性（age-related macular degeneration，AMD）等已取得一定的治疗效果。

【治疗机制】TTT是一眼局部热疗技术，将一定波长的激光束通过透明的屈光间质聚焦于视网膜或脉络膜病灶上，其所产生的热量在45～60℃，以亚光凝固的水平传递给组织，而不像一般激光光凝术产生的瞬间60℃以上高温使组织表层凝固坏死，阻滞了热能向深层传导，而是继续向深层扩散，对视网膜深层和脉络膜组织产生破坏作用，以达对某些眼底病灶的治疗目的。研究显示，治疗区的肿瘤细胞变性、坏死，而其上的感光细胞及其周围组织细胞却无明显受损，热穿透区域内的血管呈现血栓栓塞，但却无或仅有少量出血，也无明显炎症表现，对巩膜组织的损伤也不明显。

【适应证】

（1）脉络膜黑素瘤研究显示，TTT对该肿瘤的最大穿透深度为3.9mm。目前为大家普遍接受的相对适应证为：①肿瘤为眼部原发，无局部和全身转移，但有全身转移的危险因素；②瘤体基底不大于12mm，厚度不超过4mm；③患眼屈光间质透明，瘤体位于后极部，瞳孔可散大直径不小于6mm。

（2）视网膜细胞瘤一般认为，瘤体小于3～4mm可单用TTT，大于4mm者先行化疗，待瘤体缩小后再行TTT。有学者提出其治疗参数为：光斑直径为0.8mm、1.2mm、2.0mm，起始能量为200mW，以50mW幅度调整，平均能量437mW，每个光斑照射时间为1～5分钟。

（3）AMD目前认为是一有较好疗效的治疗方法，尤其是对渗出性AMD，TTT可封闭新生血管，促进血和渗出的吸收，减少机化及萎缩形成，且可用于病变累及黄斑中心凹病例。有学者应用810nm半导体激光建议的治疗参数为：光斑直径为1.2mm、2.0mm和3.0mm，起始能量为600～700mW，每个光照斑照射时间为2～3分钟。

【治疗方法】TTT最常用的热源是产生810nm近红外激光的半导体激光器。此波长激光穿透力强，屈光间质对光能的吸收少，光斑直径可调范围大。其光斑直径明显比普通激光光凝斑大，为1.0～4.5mm，单个光斑照射时间为1分钟，能量级的范围在300～1200W，根据病种需要及治疗中的反应可适当调整，一般使照射区每次照射最后15～20秒呈轻度灰白色为宜。影响治疗区域的温度高低与以下因素有关，即产生的能量与光斑直径成正比，而不是光斑面积，眼底组织含色素多者、屈光间质越透明，吸收能量多。脉络膜循环可带走热能，降低局部温度，减少不良反应，故术中操作不应产生压迫眼球影响脉络膜血循环的动作，操作过程未完中断时仅需完成剩余的部分即可，不必重复全过程。

【并发症】

（1）眼前节并发症可见有局部性虹膜萎缩、虹膜炎、虹膜后粘连、前囊下晶状体混浊。

（2）眼底并发症可见有视网膜出血、视网膜收缩、视网膜血管阻塞、视网膜新生血管、浆液性视网膜脱离。

【有待解决的问题】有学者提出TTT理论上的合理化和实际操作中难以掌握之间的问题。就前者而言，理想的TTT AMD治疗应在数秒内使组织温度升至49℃，而又不超过51℃，以免光凝效应损伤视网膜功能，而在49℃的亚光凝温度下，眼底又不能显示呈白灰色的光凝光斑，出现光凝光斑则表示加温过量，而目前的治疗设施又不能提示照射部位的温度，如何掌握这一临界值温度是有待解决的问题。

另外，临床研究显示，TTT对新生血管膜不太明显的隐匿性渗出性AMD疗效较好，而另有30%有典型新生血管膜的AMD则对经瞳孔对光动力疗法（photodynamic therapy，put）较为敏感。故应根据AMD的类型选择治疗手段，或两者互补。

十一、透热疗法

电透热法在20世纪80年代以前，在眼病的治疗中占有极为重要的位置，尤其是透热凝固法（diathermy coagulation）对糖尿病视网膜病变的治疗、孔源性视网膜脱离的裂孔封闭、难治性青光眼的眼压控制等，在当时均有极为积极的治疗作用。但由于其并发症较多，现已为冷冻、激光等其他更先进的物理治疗方法所替代。但近年来高频透热技术在白内障手术中又开始应用。据王文清及余建军等报道，应用高频透热截囊器，在白内障超声乳化手术中可行满意的连续环形撕囊，弥补了眼科医师较难掌握的手工撕囊技术，尤其是在成熟期、过熟期老年性白内障及外伤性白内障等，对普通撕囊方法较难达到满意效果的病例，高频透热连续环形截囊技术更能显示其优点，明显提高白内障超声乳化的成功率，减少其并发症。

十二、冷敷疗法

【适应证】48小时以内，挫伤性眼部出血、出血性结膜炎。

【禁忌证】感染性的角膜炎、结膜炎。

【操作方法】每次冷敷约20分钟。如果使用冷巾、冷袋者，4～6分钟更换1次，以保证冷敷效果，可延长冷敷时间约至30分钟，冷敷完毕后，用于毛巾将冷敷部位的皮肤擦干。

十三、冰敷疗法

【适应证】见本章“睑板腺按摩法”适应证。

【操作方法】将冰袋置或冰毛巾放于患处冷敷，若是球结膜出血并肿胀的患者，可将毛巾包好冰袋敷于肿胀的皮肤上10～15分钟，最长不超过20分钟。

（张仁俊　赵永旺　李格珍）

第13章

冷冻疗法

一、适应证及禁忌证

【适应证】眼睑、结膜、角膜及视网膜疾病的治疗，白内障、青光眼及眼部肿瘤。

【禁忌证】①局部血液淋巴循环障碍者慎用。②慢性栓塞性动脉病变、动脉硬化者、对冷冻敏感或过敏者、病变部位知觉障碍者。

二、机　　制

（一）冷冻生物、病理学和免疫学

1.生物学　冷冻头接触组织后，可在局部结成冰球，冰球内部温度差异很大，中心部位温度最低，向外逐渐升高，形成同心圆状的不同温度的等温带，至冰球边缘达到冰点。冷冻头温度的高低、顶端直径的大小及冷冻部位附近组织的血液供应情况均可影响冰球的大小。冰球造成的细胞损伤的程度与细胞所处的位置及“冷冻—解冻”的速度有关，冰球中心冷冻速度最快、边缘最慢。

冷冻温度的高低、冷冻时间的长短、机体组织的结构特性和细胞类型的不同，均可产生不同的冷冻效应。无血管或血管较少的组织，如角膜、晶状体、玻璃体，对冷冻的耐受力强，冷冻后不发生或很少发生可见的病理性改变。而血管较多、色素丰富的组织，如虹膜、睫状体、脉络膜、视网膜，则对冷冻较敏感，耐受性较差，冷冻后较易发生病理变化。缺血的瘢痕组织冷冻后较正常组织更容易发生坏死；皮肤和黏膜（如球结膜）的再生能力强，冷冻后几乎不形成瘢痕；神经组织对冷冻具有一定的抵抗能力。

2.病理学

（1）冷冻可以使组织细胞内外的水分结成冰晶，使细胞脱水，细胞内电解质浓度升高，脂蛋白复合体受到破坏而变性，引起细胞膜的溶解，导致细胞破裂而死亡；细胞内脱水，可使电解质浓缩达到有害程度，酸碱度也发生变化，出现酸中毒和代谢障碍，胞质、胞膜、细胞内成分蛋白变性，导致细胞死亡；冷冻还可使细胞膜等结构脱水，导致细胞失去功能而死亡。

（2）冷冻还可以破坏细胞内线粒体中的光磷酸化作用，损害细胞器膜，其中溶酶体膜的破坏可引起酶的释放，导致内质网、细胞核的膜均发生破裂，细胞可发生自溶或因细胞器的破坏而死亡。

（3）冷冻可以使血流速度减慢，小静脉最先出现血流淤滞，继而毛细血管和小动脉的血流也会出现障碍，可造成微循环的阻断；冷冻还可以直接损伤毛细血管壁，使血小板和其他血细胞与损伤的血管壁直接黏附，在血管内形成血栓栓塞。以上病理变化可导致微循环血流停止，组织细胞可出现缺血性梗死。

临床上可以通过以上组织反应用于眼外或眼内肿瘤及其他肿瘤的冷冻治疗，使肿瘤脱落、萎缩。透过巩膜对睫状体部位施以冷凝可以致睫状体细胞严重损害，明显降低其房水生成的功能，可用其治疗某些类型的青光眼。

（4）一定程度的冷冻可以引起组织局部炎性反应，尤其是含色素多的组织对冷凝更为敏感，炎性反应诱发组织水肿、渗出、细胞浸润等。

通过巩膜对脉络膜、视网膜施加−50～−20℃的冷冻，所诱发的炎性反应可以致使脉络膜和视网膜粘连。利用这一机制，临床上可用于孔源性视网膜脱离的裂孔封闭。

3.免疫学　冷冻疗法是指利用0℃以下的低温冷冻破坏机体某组织，达到治疗疾病的目的。冷冻治疗不但可以直接破坏病理性组织，而且可以使破坏的细胞组织成为某种抗原，刺激机体发生特异性反应而产生抗体，抗原物质扩散到血液及淋巴系统内，激发冷冻免疫效应。西方国家关于冷冻治疗的大量临床研究表明，冷冻的治疗效果与被冷冻的组织的抗原参与免疫反应有直接或间接的关系，并且在冷冻治疗中占据主要作用。

冷冻治疗既可以产生特殊的体液免疫反应，也可以产生细胞免疫反应。有临床研究表明，在肿瘤的早期阶段，冷冻免疫反应可增强机体对局部残留肿瘤组织的破坏，在肿瘤的进展期阶段，冷冻免疫反应可作为转移肿瘤的补充治疗手段。

（二）冷冻对眼组织的作用

冷冻对眼部各组织的效应，取决于冷冻的强度、持续的时间、眼部组织的结构特性及细胞类型等。

1.角膜　用冷凝头冷冻角膜，局部很快即出现白色结冰区，但除去冷凝头后解冻后，角膜又恢复透明状态，不留永久性混浊。角膜冷冻后的病理改变与冷冻的温度和冷冻时间成正比。

2.结膜　冷冻后结膜组织可出现充血和水肿反应，严重者可出现雪斑，10天左右可自行消退，不留瘢痕。

3.巩膜　主要由致密的胶原纤维构成，其对冷冻反应不敏感。冷冻巩膜肉眼观察可无任何明显变化，显微镜下可见巩膜纤维肿胀、分离，1～2周可逐渐恢复正常。强烈冷冻巩膜时，可出现表层巩膜出血，但也不会发生坏死。

4.虹膜和睫状体　强烈冷冻角膜缘部位，可破坏虹膜内皮及上皮，发生炎症或反应性增生，间质组织也可发生退行性变。用-80℃冷冻头通过结膜表面冷冻睫状体30秒，可见睫状体肿胀、充血，可短暂抑制房水生成，起到暂时性降低眼压的作用。用-170℃强烈冷冻时，可出现明显的血管损伤，发生虹膜睫状体炎性反应，或可使睫状体遭到持久性破坏。

5.晶状体　对冷冻的耐受力强，冷冻后可仍维持其透明度。

6.玻璃体　将冷冻头置于巩膜表面，可引起玻璃体一过性混浊，随后可恢复正常。如果过度冷冻，可引起脉络膜出血，色素上皮游离，加重玻璃体的浓缩和增殖，导致玻璃体的混浊加重。

7.脉络膜、视网膜　冷冻可引起脉络膜毛细血管层间充血增厚，冷冻部位的中央脱色素，边缘色素沉着，数周后毛细血管层萎缩，大血管层和玻璃膜保持完整。冷冻可引起视网膜色素上皮层的破坏，色素释放后被吞噬，吞噬细胞聚集可形成典型的色素性改变，之后再冷冻区可形成一色素环，并向中央扩散，1周左右可形成脉络膜和视网膜局部瘢痕粘连。

8.眼肌和筋膜　眼肌、肌腱和筋膜对冷冻耐受较强，一般可出现轻中度的肿胀、出血，1周左右可逐渐恢复正常。

三、眼用冷冻器及致冷原理

（一）眼用冷冻器种类

近年来，随着科学技术的发展，国内外研制出了多种适应于治疗眼病的冷冻器械，并且不断改善。眼用冷冻器主要分为以下几类。

1.节流制冷冷冻器　包括二氧化碳冷冻器、氟利昂22号冷冻器、高压氧节流冷冻器、Krwawicz冷冻器、气冷眼用冷冻器等。

2.相变制冷冷冻器　包括手持式液氮冷冻器、简单液氮冷冻器等。

3.热电冷却制冷冷冻器　包括Kelman半导体冷冻器等。

（二）制冷剂

临床上用于冷冻治疗的制冷剂主要为以下两类：①常温状态下不能被液化的，其液体的标准沸点低于-150℃，如氮、氧、氖等气体；②常温状态，施加足够的压力可以被液化的，其液体的标准沸点高于-150℃，如二氧化碳、氟利昂（12、22）、氧化亚氮等气体。

1.液氮（liquid nitrogen）　为无色透明、无臭、外观似水样液体，不易燃烧，对生物体无害，稳定且安全，是冷冻疗法理想的制冷物质。液氮在标准大气压下沸点为-195.8℃，冰点为-204℃，因其正常沸点很低，一旦暴露在常温的空气中，便迅速蒸发成汽化状态，因此需使用有双层壁并将双层壁间抽成真空的杜瓦瓶（Dewer vessel）等特殊容器保存。根据储存容器的质量和大小，液氮每天的蒸发率为1.5%～8%。

液氮使用时较安全，但仍需注意以下几点：①若将液氮储存有没有减压装置的容器内，切记不可密闭，以免液氮不断汽化而使容器内压力升高，引起爆炸。②人体皮肤注意不要接触已被液氮冷却的金属表面，以免被冻伤。③不要让液氮接触衣服，以免损伤衣物。

2.二氧化碳　为无色、无臭、不自燃、弱酸性气体。常温、常压下呈气体状态，一个大气压时呈固体状态，在−78.9℃时固体二氧化碳可升华。常温状态（21℃）下压力超过58.7kg/mm^{2}时，可获得液态二氧化碳，可使用高压泵（瓶）保存，保存标准为80kg/mm^2。

3.氟利昂（freon） 是氟化碳氢化合物，应用相当广泛。常用于冷冻疗法的有二氯二氟甲烷（12号）和氯二氟甲烷（22号）。两者均为无色、不自燃、相对无毒性的气体。12号氟利昂的正常沸点为−29.8℃，眼科临床常用的22号为−40.8℃，两者在76.7℃，8.6kg/mm^{2}时均可呈液态储存于钢瓶之中。液体氟利昂通过蒸发吸热的原理使物体降温。

4.氧化亚氮（笑气） 常温、常压下为无色、无臭、无刺激性气体。液化的氧化亚氮在常压状态下沸点为−88.4℃。常温下50kg/mm^{2}时可呈液态储存。根据焦耳-汤姆孙效应，由高压状态突然减压而产生低温。

5.半导体 碲化铋及其固熔体的合金具有伯尔帖效应（Pelter effect），可产生低温冷却。

（三）制冷原理

1.相变原理 当物体的物理状态发生改变，由固体变成液体再变成气体时，在其内部有大量的能量传递过程，同时还吸收外部环境的热量，如融解热（固态变成液态）、蒸发热（液态变成气态）、升华热（固态变成气态）。在这个过程中，可对与之接触的物体产生降温制冷的作用。一般冷冻头使用此原理，将制冷剂液体喷射至冷冻头探杆内壁，吸收探杆热量，液体蒸发而产生降温作用。这种探杆式冷冻头由3个同心管构成，制冷剂液体经内管至探杆顶端汽化，气体经内管和中间管的空隙流出，中间管与外管间的空隙必须抽吸呈真空状态以隔热。

2.焦耳-汤姆孙效应（JT效应） 在一定温度下，气体不与周围介质进行热交换，同时不对外做功，通过小孔降低其压力时则引起降温作用，这种作用在热力学上称为节流过程（throwling process）。此种现象首先于1852年由焦耳-汤姆孙用实验法所确定，故称为焦耳-汤姆孙效应（Joule-Thomsom effect）。气体通过节流膨胀变冷，是因为当气体压缩到较高的压力时，其分子间相互接近并产生吸引力，当压缩的气体通过节流阀的小孔节流时，气体必须克服分子间的吸引力而做功，从而消耗了其内部储存的能力，使温度降低。节流膨胀制冷的效应还需取决于该气体的温度是否高于“转化温度”。各种气体的转化温度均不相同，当气体的转化温度大于室温时，如二氧化碳、氮、氩等，在室温条件下经节流膨胀，即可产生JT效应，使温度降低。

3.伯尔帖效应（温差电制冷） 当直流电电流通过两种不相同的良性导体或半导体的交接处时，在这两个不同的接头处即可出现温度差，一头发热，另一头变冷，这就是物理学中的伯尔帖效应。不过这种效应很微弱，降温效果有限，一般只供低温储存器具使用。

四、眼病的治疗

（一）视网膜脱离（detachment of retina）

【适应证】所有孔源性视网膜脱离。

【禁忌证】眼前节炎症尚未控制者。

【治疗机制】利用高压二氧化碳液体或液氮在冷冻头膨胀，产生−70～−60℃低温，刺激脉络膜、视网膜色素上皮层和视网膜神经上皮层的外层发生渗出性反应，术后炎症修复导致脉络膜和视网膜局部形成瘢痕粘连，达到封闭裂孔的目的。

【治疗方法】在冷凝开始前，应先检查冷凝管有无漏气，冷凝机各项功能是否正常，踩下主脚踏时冷凝头应能迅速出现白色霜样结晶，松开脚踏时冷凝头上的白色霜样结晶要能够迅速解冻。冷凝前应先放出视网膜下液，降低眼压，使冷冻头容易压陷巩膜，并且可以使脱离的视网膜神经上皮层与色素上皮层相贴近。患者常规消毒铺巾，球后麻醉，沿角膜缘剪开球结膜，切口呈放射状，在相应的直肌放置牵引缝线、预置浅层巩膜缝线和加压块。术者一手牵拉直肌的缝线帮助调整和固定眼球的位置，另一手持套有硅胶保护套的冷凝头置于裂孔方位压陷巩膜，在直视下寻找变性区并定位裂孔。将冷凝头对准病变区域，用适当的力度压陷巩膜，踩下主脚踏，在间接检眼镜下，术者可直接观察到冷凝的部位和反应过程，先是脉络膜变红，一旦看到视网膜色素上皮层和视网膜神经上皮层外层变白，立即松开脚踏，停止冷凝。待冷凝头自然解冻，再移动至另一病变部位，重复以上操作。冷凝完成后，用眼科有齿镊在镜下顶压检查裂孔及变性区位置，裂孔位于加压嵴前坡上且平伏，如位置有偏差，应做相应调整，询问患者是否有光感，结扎巩膜缝线，结束手术。

裂孔较小时，可将冷凝头直接对准裂孔，使冷凝斑完全将裂孔覆盖。裂孔或变性区较大时，应在病变区域的周围进行数次冷凝，使各个冷凝斑之间部分重叠。若某些裂孔位于视网膜及周边部，术前检查难以准确定位，术中可借助冷凝头压陷巩膜，用间接检眼镜检查，发现裂孔时可直接冷凝。

若冷凝时间过长，可出现全层视网膜发白，视网膜表面甚至结成冰晶，属于过度冷凝，加重术后反应，可破坏血-视网膜屏障，使视网膜色素上皮细胞、胶质细胞等有形成分迁移，在玻璃体视网膜界面形成细胞纤维组织，引起增生性玻璃体视网膜病变（proliferative vitreoretinopathy，PVR），可导致牵拉性视网膜脱离。过度冷凝还可导致视网膜、脉络膜严重萎缩，甚至使旧裂孔重新开放或形成新的视网膜裂孔。冷凝时应注意避免损伤周围正常组织，同时不能在同一部位多次反复冷凝，以免损伤巩膜加重炎症反应等。

（二）糖尿病性视网膜病变（diabetic retinopathy）

【适应证】增生性糖尿病视网膜病变，尤其是屈光间质不清（如角膜水肿、晶状体混浊、玻璃体积血等）不宜行视网膜激光光凝治疗者。

【禁忌证】玻璃体与视网膜之间有纤维增生。

【治疗机制】临床上发现冷凝对改善增生性糖尿病视网膜病变及玻璃体积血有一定的疗效。其治疗机制可能为通过血-视网膜外屏障（视网膜色素上皮细胞之间的紧密连接）或血-视网膜内屏障（视网膜毛细血管管壁的内皮细胞之间的闭锁小带和壁内周细胞）的改变而促进脉络膜、视网膜吸收玻璃体中的血液。也有可能是因为冷凝使视网膜组织变薄，氧耗量下降，视网膜的血液循环得以改善。还有学者认为是冷凝破坏了视网膜无灌注区，使血管内皮生长因子减少。

【治疗方法】本病多采用全视网膜冷凝，治疗常分两个阶段进行。

第一阶段，行周边部视网膜冷凝，即赤道部与锯齿缘之间，可在结膜表面进行。

第二阶段，行后部视网膜冷凝，需于角膜缘外4mm处切开结膜，暴露巩膜，在巩膜表面进行。

为了保持颞侧视野及中心视力，同时为了避免出血，冷凝时需避开视神经、后极部、黄斑区及涡状静脉。冷凝在-90～-60℃温度下进行，持续冷凝时间为10秒，每次治疗2个象限，每个象限有4排，每排5～6个冷凝点，7天后再治疗另外2个象限。

（三）青光眼（glaucoma）

【适应证】①药物或手术不能有效控制眼压，且无其他治疗方法的青光眼患者；②滤过性手术失败，且不宜再次手术的青光眼患者；③无晶状体青光眼；④不宜行滤过性手术的继发性青光眼患者，如葡萄膜炎继发青光眼、新生血管性青光眼等；⑤不宜行滤过性手术，为了缓解眼痛等症状的绝对期青光眼患者。

【禁忌证】眼部炎症尚未控制的各类青光眼。

【治疗机制】冰冻低温导致细胞死亡的机制与组织缺血、梗死等，当组织处于低温状态时，因血栓形成而导致微循环阻塞，组织发生缺血坏死。冷凝导致睫状体上皮细胞损害的主要机制有两方面：电解质浓缩的毒性作用和细胞内冷凝冰晶的形成，而冰晶的形成对组织细胞具有更强的致死作用。

冷冻治疗青光眼的机制是冷冻破坏睫状突上皮细胞及其血管系统，减少房水生成，降低眼压。

【操作方法】无须切开结膜，将冷冻头顶端直接置于球结膜上，通过巩膜冷冻眼球下半部角膜缘后的睫状体部位。通常冷冻2个象限，每个象限2～4个点。一般第一次冷冻范围应小于180°，冷冻点4～15个，一般以6个左右为宜，可以平行于角膜缘排列，也可以作两排冷冻。眼压控制欠佳时可追加冷冻范围，但绝对不能超过360°。

临床实践证明：使用-80℃冷冻睫状体，每点冷冻20～30秒，冷冻6个点，可获得最大的降眼压疗效。继发性青光眼或新生血管性青光眼则需要更低的温度，冷冻点也应适当增大。

【治疗方法】

（1）睫状体冷凝：冷凝角膜缘后3～4mm处，使睫状体轻度萎缩，减少房水生成，操作时冷凝头应紧压巩膜。

（2）小梁网冷凝：冷凝角膜缘后1mm处，使小梁网及其周围组织萎缩，增加房水流出能力。

（3）睫状体小梁网冷凝：分别于角膜缘后1mm和2mm处冷凝，有学者认为此种方法治疗青光眼，疗效最佳。

（4）睫状体联合周边视网膜冷凝：周边视网

膜冷凝需沿角膜缘做全周球结膜剪开，4条直肌放置牵引线，暴露手术部位，冷凝距角膜缘后8mm处，每个象限冷冻2排，每排4个点，每点8～10秒。该方法主要用于治疗新生血管性青光眼，睫状体冷凝可减少房水生成，周边视网膜冷凝促使新生血管萎缩消退。

（四）白内障（cataract）

【适应证】各种类型的白内障和脱位的晶状体，尤其适用于成熟期和过熟期白内障。

【禁忌证】①高度近视眼合并白内障；②先天性或发育性白内障；③对侧眼曾行囊内白内障摘除，术后发生视网膜剥离；④广泛的虹膜后粘连合并白内障；⑤合并有眼外伤及玻璃体病变者。

【治疗机制】冷冻头与晶状体前囊接触，使其形成冰晶凝固，可与冷凝头黏附，使用冷冻头将晶状体提起旋转、摆动，促使一侧悬韧带断裂，再沿切口方向将整个晶状体拉出。

【治疗方法】术前应充分散瞳，上直肌做缝线牵引，术者根据患者具体情况确定结膜瓣和角巩膜缘或周边角膜切口的位置。切口一般为160°～180°（12～14mm）。用显微剪做以穹窿部或角膜缘为基底的球结膜瓣，在做角巩膜缘或周边角膜切口时，先将1/2～3/4的板层垂直切开，切口力求整齐规范，再以穿刺刀沿虹膜面斜行刺入前房，可使用显微剪或穿刺刀扩大切口从而形成双平面切口以保持切口的自闭性，做2根预置缝线。

需常规做虹膜周边切除，以避免玻璃体前界膜或房角固定型人工晶状体在术后引起瞳孔阻滞诱发青光眼。

轻轻掀开切口处角膜，吸干晶状体前表面的水分以利于冷冻头充分附着。术者持冷冻头轻置于晶状体前囊上1/3与下2/3交界处，注意避开虹膜，开始制冷后数秒，当冷冻头周围出现冻结的白圈，表示已经与晶状体前囊发生冷冻黏着。轻轻提起冷冻头，使晶状体左右摆动、旋转致悬韧带断裂，然后缓慢将整个晶状体沿切口方向拉出。对于60岁以下的患者，可从虹膜周边切除口向后房注入α-糜蛋白酶，促使晶状体悬韧带纤维降解溶化，将晶状体摘除后，可使用平衡盐溶液将糜蛋白酶和降解蛋白冲洗干净。

恢复切口前缘和虹膜，拉紧预置缝线并结扎关闭切口。向前房内注入无菌空气，可帮助填充前房、恢复虹膜。当眼压偏低时，可向前房内注入平衡盐溶液。间断缝合切口。

（五）角膜疾病

【适应证】病毒性角膜炎；角膜溃疡。

【禁忌证】圆锥角膜；角膜溃疡穿孔。

【治疗机制】冷冻可起清洁创伤作用，清除溃疡坏死组织，有利于炎性产物的吸收，增进细胞再生能力，促进溃疡迅速治愈。同时，冷冻后细胞膜破裂，病变细胞内的病毒颗粒游离出来，一部分可被泪液冲走，另一部分则被泪液中的抗体中和或灭活。

【治疗方法】表面麻醉后，先用1%～2%荧光素钠染色，使用冷冻头从角膜溃疡边缘依次向病变中央进行冷冻，每次冷冻5～10秒，可根据角膜病变部位做8～10个冷冻点，冷冻需达到整个病变区域及其外1mm的范围。冷冻后局部角膜立即变为白色，撤离冷冻头后即恢复透明。当冷冻头与角膜组织发生粘连时，需局部应用生理盐水或0.25%氯霉素眼药水复温后再移开冷冻头，切不可强行撕扯移开。

（六）眼部肿瘤（eye tumor）

【适应证】经放射治疗不能根治或复发者。

【禁忌证】已经有瘤细胞种植于玻璃体内。

【治疗机制】通过冷凝冰晶时细胞膜破裂而直接破坏肿瘤细胞，同时，低温也能使蛋白质变性、凝固，从而使组织破坏、血管封闭，达到治疗肿瘤的目的。

【治疗方法】

（1）视网膜血管瘤（hemangioma）：局部麻醉条件下，沿角膜缘做环形结膜切口，四条直肌下放置牵引线。在间接眼底镜直视下，以冷凝头在血管瘤体相应的巩膜表面处定位后直接冷凝。温度为-80～-60℃，当视网膜表面变白后，再根据肿瘤的大小和高度，持续冷冻30～90秒。冷凝作用一定要穿透整个瘤体，才能使肿瘤细胞内脂蛋白复合物变性，肿瘤组织血管的血液淤滞导致组织坏死，使肿瘤萎缩。若肿瘤体积较大，一次冷凝不能完全破坏其组织时，可在冷凝斑上重叠进行冷凝，或者延长冷凝时间。临床实践证明，短时间反复冷冻3次比长时间冷冻1次对肿瘤组织的破坏更大，疗效更好。

（2）视网膜母细胞瘤（retinoblastoma，RB）：术前充分散瞳。①根据肿瘤所在的位置，确定球结膜剪开的范围。位于视网膜周边部的肿瘤，可不剪开角膜缘的球结膜，直接在结膜表面冷凝；

若肿瘤位于赤道部或其后方，单个体积较小的肿瘤可仅剪开1个象限的球结膜小口，肿瘤侵犯多个象限时则应剪开相应象限的球结膜。②根据肿瘤所在的位置，放置不同的手术显微镜。位于视网膜周边部的肿瘤，应在大斜镜下进行冷凝；位于后极部的肿瘤，应在平面镜下冷凝；位于赤道部的肿瘤，应在中斜镜下冷凝。③持续冷冻到肿瘤表面结冰时可停止，需重复3次“冷冻—解冻”过程，应使冷冻作用穿透整个瘤体，并且应冷冻到正常视网膜，即使冷冻过程中发生视网膜出血，术后可自行吸收，基本不影响预后。因患儿眼眶和眼球体积小，不需要用力压陷巩膜，也不需放前房水降低眼压。④在冷冻完可见的肿瘤后，应使用大斜镜探查360°周边视网膜和基底部，以免遗漏多发肿瘤。

（3）眼睑上皮细胞癌（epithelium cell carcinoma of the lid）：先沿肿瘤边缘外4～5mm标记出治疗范围，局部麻醉后，使用托睑板将眼睑及眼球隔离开，可使用-190～-150℃冷冻头或将液氮直接喷射到肿瘤表面，冷冻时间为2分钟，间隔1～2分钟，重复“冷冻—解冻”1～2次。可根据具体病变情况，治疗1～2周后，可再次予以冷冻1次或数次。

（4）结膜恶性黑素瘤（conjunctival malignant melanoma）：多发生于球结膜或角膜缘，可直接冷冻肿瘤组织，或手术切除浸润的黑素瘤体组织后，再对切除部位和周边色素区进行冷冻治疗。

（5）乳头状瘤（papillary tumor）：可根据肿瘤基底部的直径选择形状大小相似的冷冻头直接冷冻，温度为-70～-50℃，每次持续1～3分钟，重复“冷冻—解冻”2～3次。

（刘彩霞　吴佩佩　谢　青）

第14章

光 疗 法

一、适应证及禁忌证

1.适应证　眼部丹毒、创伤感染、溃疡、冻伤、烧伤、毛囊炎、带状疱疹、寻常痤疮、慢性湿疹、睑腺炎、角膜溃疡等为光疗法的适应证。

2.禁忌证　凡有眼病合并出血倾向、高热、活动性肺结核、恶性肿瘤、急性化脓性炎症、急性扭伤早期、闭塞性脉管炎、重度动脉硬化、局部感觉或循环障碍者，以及心血管功能代偿不全者，小孩应注意勿被灼伤。

二、远红外线疗法

（一）机制

波段在3～30μm的红外线称为远红外线波段，在所有射线中，远红外线能深入皮肤和皮下组织，并与人体内细胞分子的振动频率接近，因而远红外线极易被人体吸收。红外线生理作用的基础，是它的发热效应。作用于机体后，红色光线及短波红外线能穿过皮肤进入较深的皮下组织，长波红外线则完全为表层组织吸收。机体吸收红外线后，引起组织温度升高。据试验肌肉和腺体比其他组织温度上升更高，这是由于这些组织受热作用后较易引起代谢增高所致。色素多的皮肤比色素少的能吸收更多的红外线，其产热多，反应也较强烈。热使皮肤感受器受刺激，引起皮肤毛细血管及小动脉扩张，乳头层水肿，血管周围有白细胞浸润。因此，能加强组织的血液淋巴循环，增进营养，改善代谢作用，并能促进病理产物吸收和浸润消散。中等热度有镇痛、解痉作用。这是因为热本身能使神经兴奋性降低及浸润、炎症消散后减少对神经末梢刺激所致。红外线在临床上常用来治疗亚急性、慢性炎症和一些需要促进组织器官营养和促进吸收的疾病。红外线照射局部组织后，借神经、体液反射途径可以使远隔组织和相应节段支配的内脏产生类似反应，因此也可用来治疗一些内脏疾病。

由远红外线的波长长，量子能量低，其主要生物学效应是热，热的生物学作用是组织温度升高，从而产生组织的继发性改变。①改善治疗局部血液循环：由于红外线辐射人体局部时，其能量在皮肤及皮下组织吸收后转变为热能，使局部皮肤毛细血管扩张充血，血流加快，从而使组织营养和代谢相应得到好转。同时由于组织温度升高，新陈代谢旺盛，加速组织再生能力和组织细胞活力，加速炎症产物和代谢产物的吸收。②促进局部渗出吸收：由于局部血液循环改善，血液加速后，局部渗出物引流容易，渗出物消除后组织张力下降，肿胀自然减轻。但需要注意：急性渗出或有明显肿胀者，不能在局部施用强烈热疗，否则由于施热后而引起毛细血管渗透性增加，反而加剧渗出症状。③消炎作用：由于红外线作用后，皮肤乳头层水肿，周围白细胞浸润，网状内皮系统吞噬能力增强，使生物免疫能力增高，故有消炎作用。④缓解疼痛：由于局部辐射后，血管扩张，循环改善，局部缺血情况好转，渗出吸收，组织张力降低，肿胀减轻，神经末梢的兴奋性下降，肌肉痉挛得到松弛等原因，可使疼痛缓解。

强剂量红外线（不能耐受量）作用皮肤后，其产生的红斑可持续几小时，有痛感，并可使皮肤结缔组织发生渗出性和增生过程的炎症，也就是灼伤改变。红外线对眼睛可致白内障，是由于波长为2.4～7.6μm段红外线被晶体吸收后引起，3μm以下的红外线可透入眼内，大量时可引起眼睛视网膜灼伤。局部光浴的主要作用因素是红外线及热空气。光浴器因通风不良，机体散热不易，故比红外线灯及白燃灯不易耐受，热作用较强烈。应特别注意心血管的反应。

有研究报道称，远红外线疗法还可以提高内皮功能，改善血浆中不对称二甲基精氨酸含量、诱导血红素加氧酶-1引起的抗炎反应，从而在血管功能的长期保护和内瘘养成率方面起到关键作用。动物实验表明远红外辐射可以提高皮肤血流量，细胞实验发现远红外线疗法治疗透过诱发内皮细胞的早幼粒细胞白血病蛋白的磷脂酰肌醇3-激酶的转录因子易位，抑制血管内皮生长因子引起的血管内皮细胞增殖。远红外线疗法还可降低部分心血管疾病的发病率。

（二）眼病的治疗

1.适应证　眼科适应证为眼睑慢性炎症吸收期，如肉芽肿等。眼睑皮肤渗出性病变或表浅性急性炎症，如睑缘炎等。

2.操作方法

（1）红外线治疗通常为局部治疗，多用于四肢和躯干，但在眼科进行治疗时，把红外线灯移至治疗部位的斜上方，照射距离一般为30～50cm，可根据灯的功率大小与治疗局部具体情况，随时调整。切不可用直接照明法。

（2）在使用远红外线时，将电源插头接通220V交流电源，等待2～3分钟，即可将发射孔置于患处。为防止烫伤，可用4层纱布置于发射孔上，治疗时间为每次20～30分钟，每天2～3次均可。

（3）远红外线的治疗剂量，应根据患者感觉，一般以有舒适的温热感为宜。剂量大小，可用改变灯与皮肤间的距离来调节。

3.注意事项

（1）远红外线治疗器内装有恒温指示灯，经调试自动控温在58～65℃。

（2）使用时，不宜将发射原件孔直接接触皮肤和化纤织物，以免烧灼。

三、紫外线疗法

（一）机制

在光谱中波长为180～400μm的部分为紫外线。从生物学特点可以将医用紫外线分三段：波长为320～400μm的长波紫外线、波长为250～320μm的中波紫外线和波长为180～250μm的短波紫外线（UVC）。紫外线在皮肤角质层和棘细胞层中吸收，使细胞分子受激发状态，形成化学性活泼的自由基，因而产生光化学反应，如光分解反应、光化合反应、光聚合作用和光敏作用，故有化学射线之称。红斑反应、色素沉着、对细胞的影响及对免疫功能的影响为紫外线的生物学效应，从而紫外线具有消炎作用、镇痛作用、杀菌作用、促进维生素D_3的形成作用、脱敏作用、促进伤口愈合、调节机体免疫功能、光致敏作用。有研究报道称紫外线能够提高机体血氧饱和度，改善组织供养，改善微循环，纠正代谢紊乱，消炎抗病原微生物，调节免疫功能等。现已发现血液中的红细胞经紫外线照射并充氧1分钟，回输3～5分钟，能提高全身血氧饱和度，故紫外线可使红细胞变形能力增强，携氧能力上升，能迅速改善组织缺氧症状。又有实验表明，紫外线能减轻白细胞黏附，抑制血栓形成。

（二）眼病的治疗

1.适应证　眼科适应证为顽固性眼睑湿疹、睑缘炎、睑腺炎，药物治疗疗效不显著的角膜炎和眼眶蜂窝织炎等。

2.操作方法

（1）冷光石英灯：发射出短波紫外线，灯管不发热。国产半导体手提式紫外线灯的灯头为螺旋状石英灯管，发射253.7μm的紫外线（占90%以上）。灯管点燃1～2分钟后，即可达到工作条件。操作简单，携带方便。治疗时，患者取坐位或仰卧位，面部盖一角膜孔巾（巾孔相当角膜大小）对准角膜。操作者用手分开患眼上下眼睑，将角膜暴露。灯管距角膜2～3cm，照射20～60秒。隔天1次，5～10次为1个疗程。

（2）水冷式体腔紫外线小型高压水银石英灯：灯管装在密闭的冷水仓内，水有循环冷却装置，灯管产生的热能及时被吸收。发射出中波及长波的紫外线（280～400μm），通过石英导子进行治疗。治疗时患者取坐位或仰卧位，分开眼睑暴露角膜，用石英导子将射线导至角膜。这种导子周围涂有汞，以防止射线从周围射出，利用导子的端部照射，不需要孔巾。眼睑皮肤部位的照射，可用直径较大的石英导子进行接触压迫治疗。一般用1～2个平均皮肤生物剂量即可。

（3）一般紫外线治疗灯：患者取坐位或仰卧位，灯管距离50cm，其他步骤同冷光石英灯，剂量1～2个平均皮肤生物量，每周2～3次，5～10次为1个疗程。对角膜疾病表面较清洁者，使用1

个平均皮肤生物剂量照射，目的是杀菌，灭活病毒，促使角膜上皮的再生。若病变表面坏死组织较多，则用2个平均生物剂量照射，目的是促使坏死组织剥脱，一旦剥脱后，则应改为一个生物剂量。

3.注意事项

（1）角膜对紫外线没有适应性，因此每次照射不需要剂量递增。

（2）角膜疾病都有眼部刺激症状，不要误认为是紫外线的过量反应。

（3）眼部如有油膏则会阻挡紫外线的透过，碘磺胺荧光素可增强紫外线的作用。

（4）为了严格掌握剂量，照前先进行眼部冲洗，严格掌握照射距离和时间，事先计算好生物剂量的时间，以免误差。

（喻京生　颜家朝　易　妙）

第15章

电 疗 法

一、适应证及禁忌证

1.适应证　包括眼部相关的炎症、疼痛、急性损伤等。如眼表炎症，以及眼部疾病合并骨关节炎、风湿性关节炎、肩周炎、坐骨神经痛、颈椎病、肌肉韧带损伤、软组织损伤等。

2.禁忌证　眼部相关急性化脓性炎症、出血倾向、恶性肿瘤，以及眼部疾病合并血栓性静脉炎、活动性肺结核、置有心脏起搏器者、孕妇、局部金属异物、心区、孕妇下腹部、对电流不能耐受者。

二、直流电药物离子透入法

（一）机制

在药物溶液中，一部分药物离解成离子，在直流电的作用下，阴离子和阳离子进行定向移动。如果阴极衬垫中含有带负电荷的药物离子或阳极衬垫中含有带正电荷的药物离子，就会向人体方向移动而进入体内。

药物离子主要经过皮肤汗腺管口和毛孔进入皮内或经过黏膜上皮细胞间隙进入黏膜组织。汗腺导管内径为15～80μm，所以蛋白质（1～100μm）等大分子物质的离子也能经过汗孔导入体内。直流电直接导入离子只达皮内，主要堆积在表皮内形成“离子堆”，以后通过渗透作用逐渐进入淋巴和血液，在一般情况下，导入的药物为衬垫中药物总量的2%～10%，所以总的说来，导入体内的药量是很少的，就全身来说，浓度是很低的；但是就局部表浅组织来说，比其他用药方法的浓度高，而且由于直流电导入在皮肤内形成“离子堆”不像其他用药方法很快经血液循环排泄，所以导入的药物在体内储存时间长，疗效持久。进入血液循环后，有的药物选择性地停留在某器官组织内，如碘主要停留在甲状腺；磷蓄积在中枢神经系统和骨骼中等。

药物离子导入的数量与很多因素有关：在一定范围内，溶液浓度越大，导入数量增多；复杂的溶剂离子增多，药物导入量减少，药物在电场中最大的转移是在蒸馏水中；向溶液中加入乙醇是一种增加有效导入的办法，但乙醇对那些易导致沉淀变性的药物并不适用；不溶解的药物不能导入皮肤，如乳状的氢化可的松不能导入皮肤，只有溶解后做静脉注射用的才能导入皮肤；根据法拉第第一定律，离子导入的数量与所使用的电流量成正比，在一般情况下，通电时间长导入量多，大的电流强度导入药物增多；不同部位导入的数量也有差别，以躯干导入最多，上肢次之，下肢特别是小腿最少。

眼部药物直流电离子导入，是利用稳定的低电压（100V以下）、小电流（1mA以下）的直流电，使带有电荷的药物离子不经血液循环而直接渗入眼内的一种治疗方法。此法综合利用直流电和药物两者的治疗作用，临床上应用较多。

利用直流电的作用，将通电电流设为0.05mA左右，时间为15～20分钟，每天导入1～2次，30天为1个疗程。具体方法为：首先用药液浸湿长宽约为4cm×5cm的已然折叠成两层的纱布，然后置于轻闭的眼睑上，最后将电极板正极直流电的导入电极衬垫放置在药物纱布上，用绷带固定以防滑动；负极下衬垫用生理盐水浸湿紧贴患眼对侧合谷穴上或置于枕部，用绷带固定开启电源。若两眼同时做电离子导入，电流可适当增加，通电强度需根据患者的耐受程度调整。

（二）眼病的治疗

1.眼科适应证　眼科适应证范围较广，如顽固性慢性卡他性结膜炎、巩膜炎、角膜炎、玻璃体混浊、角膜翳、白内障、青光眼、眼底出血、视神经炎、交感性眼炎及其他葡萄膜炎、结核性眼疾病、病毒性结膜炎、沙眼等。

2.操作方法

（1）眼垫法：将4cm×5cm大小的纱布两层，用所需药液浸湿，放置于轻闭的眼睑上，再将直流电的导入电极衬垫放置在药物纱布上。另一极置于枕部，电流为0.3～0.5mA，时间为15～20分钟，如两眼同时做电离子导入，电流量可增至1～3mA。但需结合患者的忍受量而定。

（2）眼杯法：患者仰卧位，一般在进行角膜表面麻醉后，将连接导入电极的眼杯扪于眼上，注入所需药液，使之与角膜接触，另一电极置于后枕部，电流为1～3mA，时间为1～3分钟，最多5分钟。

（3）棉片法：先将眼睑用手提起，滴入所需药液，闭眼休息2分钟后，取4cm×5cm大小的棉片，浸湿药液将其一侧边缘放入睑裂内，其余部分平放于眼睑上，再将导入电极衬垫压于药物棉片上，非作用电极置于后枕部，电流为2～3mA，时间为10～15分钟，此法最适合于眼睑缘疾病。通过实践效果良好，从未见异常反应。

（4）逆转导入法：先将药液注入球后，然后将导入电极置于枕部，另一极放于眼部，通以电流，使药物自球后导入眼内。一般每天1～2次，10次为1个疗程。

3.注意事项

（1）治疗前先将患者眼部皮肤洗净，如有破损，可用油布或薄膜覆盖，并注意除去头部所戴的金属物品。

（2）根据药物的导入电极为（＋）或（－）（可参考杨德旺《眼科治疗学》），正确安放电极，不可放错。

（3）眼科所用电流量需严格控制，并密切观察，发现患者稍有异常反应时，应立即停止操作，查出原因，妥善处理。

（4）使用眼杯法时，应注意电极不要接触角膜，以免引起损伤。

（5）肿瘤患者禁用。

（6）在进行眼科离子透入时，药物成分应纯，且易溶于水，而不为酸或碱所破坏。

（7）药物浓度一般为1%～10%，眼科宜用低浓度，并注意pH是否合适，以减少刺激。

（8）了解药物化学成分，明确有效电极性。

三、低频脉冲电疗法

（一）机制

在医学领域常把频率在1000 Hz以下的脉冲电流称为低频电流。利用低频脉冲电流的特殊作用达到治疗和保健作用，在医学领域的应用已有100多年的历史。眼部的低频脉冲电疗法是利用稳定的低频率、低电压（在100V以下）、小电流的低频电疗机，借感应电流通过皮肤向眼内扩散的方法。

这种电流在人体内可引起离子和荷电微粒的迅速移动，因而对感觉神经和运动神经有明显的刺激作用。低频脉冲电流因波形不同，可分为方波、梯形波、指数曲线形波、三角波和正弦波等。根据临床治疗需要，可调整脉冲周期、脉冲宽度及升波和降波时间。有时以更低频率的脉冲波去调制上述低频脉冲，这种波称为低频调制波。临床上低频脉冲电疗法治疗近视，主要是通过外部脉冲刺激表皮组织内的细胞，使出现异常的细胞发生动作电位，实现神经感应、肌肉收缩等具体感觉效应，最终达到刺激眼部神经肌肉，引起肌肉收缩的效果。一定程度的肌肉收缩能促进动脉供血、静脉和淋巴回流，改善局部营养供应和新陈代谢，使细胞达到平衡维持静息电位，达到康复近视眼的目的。在医疗范围内，外部的刺激只有在满足刺激的强度和时间一定的范围内，才能使神经细胞发生动作电位，并且没有伤害。

其治疗方法为：取点状电极固定于眼睑部，打开开关，掌握频率为50～80次/秒，持续时间为5～10分钟。每天1次，可连续10～15天为1个疗程，无不良反应，但要严格控制电压和电流，治疗强度先从较弱的开始，逐渐加大。作为一种重要的物理治疗手段，低频脉冲疗法在近视领域中已得到十分广泛的应用，并实践证明具有良好疗效。随着科技的进步，人们生活的改善，低频治疗仪在理疗中也将会更加普及。

（二）眼病的治疗

电疗应用广泛，被认为是一种有效、安全的降低近视度数的方法，但是目前临床的观察矫正近视度数变化小，存在不确定因素，如何更有效的控制屈光、影响视觉功能也将成为今后的发展方向。

1.眼科适应证　眼科适应证有上睑提肌麻痹，

眼轮匝肌麻痹及兔眼，上睑下垂，眼睑血管神经水肿及知觉障碍等。

2.操作方法　常用的感应电疗法，有同定法和移动法两种，眼科多采用固定法；取点状电极固定于治疗部位的两端，进行治疗。电量以患者皮肤能忍受为限，时间为3～5分钟。一般均视病情而定。

3.注意事项

（1）感应电流是交流电，不分极性，不产生电解现象，但应用时最好在电极下加一薄层消毒纱布，以防不洁。

（2）每次治疗强度应由较弱剂量开始，逐渐增加至所需电量为止，切不可突然增大引起患者惊恐。

（3）治疗神经麻痹疾病时，一般应在诊断确定后进行。

四、中频电流疗法

（一）机制

中频电流疗法是用频率在1000～100 000Hz的中频电流治疗疾病的方法。它包括干扰电流疗法、音频电流疗法、正弦调制中频电流疗法、脉冲调制中频电流疗法和音乐疗法等。由于频率较低频高，故作用部位较深，主要用于镇痛、消炎、调整神经功能等。将中频电流刺激穴位，也能取得较好的治疗效果。

1.兴奋神经肌肉组织　能兴奋神经肌肉组织是中频电流是重要特征。因为电刺激可以破坏膜极化状态，因而有可能引起神经肌肉的兴奋。而哺乳动物运动神经的绝对不应期多在1毫秒左右，因此频率在1000Hz以下的低频脉冲电每个脉冲都可能引起一次运动反应，频率在1000～100 000Hz的中频电流单一周期不能引起一次兴奋，需综合多个刺激的连续作用才能引起一次兴奋，即所谓中频电刺激的综合效应。

2.促进局部血液循环　中低频电流有明显的促进局部血液和淋巴循环的作用，可使皮肤温度上升，小动脉和毛细血管扩张，开放的毛细血管数目增多等。其作用机制：①轴突反射。电流刺激皮肤感受器，冲动一方面传入神经元，另一方面经同一轴突的另一分支逆行到小动脉壁，引起局部血管扩张。②血管活性物质的作用。电流刺激感觉神经，使神经释放出小量的“P”物质和乙酰胆碱等血管活性物质，引起血管扩张反应。③肌肉活动代谢产物的作用。肌肉收缩的代谢物产物如乳酸ADP、ATP等均有明显的血管扩张作用。④对自主神经的作用。电流促进局部血液循环作用可能与抑制交感神经有关。

3.镇痛　也是中低频脉冲电流的重要作用之一。①电流可兴奋周围神经的粗纤维，通过“闸门”调控，抑制传导疼痛感觉的细小纤维，从而镇痛。②电流可以扩张血管，促进血液循环，加速局部痛性物质的排除。③电刺激还可使人体释放具有镇痛作用的吗啡样物质。中频电疗作用的局部，皮肤痛阈明显增高，临床上有良好的镇痛作用。尤其是低频调制的中频电作用最明显。其镇痛作用即时镇痛及后续镇痛作用。

4.软化瘢痕和松解粘连的作用　中频电流（音频电）有软化瘢痕和松解粘连的作用，临床上广为应用，其作用机制尚研究不够。

其优点：①中频正弦电流不产生电解作用，不引起组织的化学损伤；②频率高，组织阻抗小，可使用较大电流量；③对感觉神经刺激较小，患者易于接受。

主要治疗作用：①镇痛，以正弦调制中频电流最佳，对因急性软组织损伤造成的疼痛效果较好；②刺激肌肉收缩，以动态立体干扰电场效果最佳，疼痛刺激小，作用深入，患者易于接受；③促进血液循环，改善营养代谢；④促进淋巴和静脉回流；⑤软化瘢痕，松解粘连。

治疗效果：临床上常用中频电流治疗软组织损伤、神经炎、痛经、肢体循环障碍，周围神经损伤引起的肌肉麻痹，胃肠及膀胱平滑肌无力等。患急性化脓性炎症者、孕妇、血栓性静脉炎患者、安装起搏器者禁用。

（二）眼病的治疗

1.眼科适应证　眼睑瘢痕、结膜囊收缩、角膜薄翳及白斑，术后或伤后球睑及眼睑粘连、眼部幻痛、眼部带状疱疹、睑缘炎、睑腺炎、角膜炎等。

2.操作方法

（1）电极：取条状电极，电极长度视治疗部位大小而定。电极的一端最好用导线焊上，以防脱落。导线与机器输出端连接。电极插入浸湿的绒布套内，而后再置于治疗部位。治疗时应尽量使病灶位于两极之间，以便电力线能很好地通过病变组织。

（2）频率与强度：目前多采用2000Hz，一般电量以患者能耐受为佳，即用到“耐受限”。

（3）时间与频度：每次治疗时间为20～30分钟，一般每天1次，如有剧痛，可每天2次，电量应减弱，病情缓解后可隔天1次，10次为1个疗程，可不休息继续进行治疗。

3.注意事项 当瘢痕表面呈凸凹不平时，为避免接触不良，应将电极放在瘢痕两侧的健康皮肤上；瘢痕表面比较平整时，可将电极直接放在瘢痕上治疗。

五、高频电疗法

（一）长波电疗法

长波电疗法是指利用火花放电产生的减幅、断续的高频电流（高电压、弱电流）作用于人体以治疗疾病的方法，又称为共鸣火花电疗法。该疗法对神经肌肉无兴奋作用，热作用不明显，且有独特的火花刺激作用。通过对局部血管的作用，改善血液循环，对皮肤内脏的反射作用，火花刺激皮肤感受器而引起皮肤内脏反射，对深部器官发生影响。另外也对神经肌肉起作用，使感觉神经、运动神经、肌肉的兴奋性降低。长波疗法通过这些生理作用，起到止痒镇痛、改善局部血液循环、改善局部组织营养代谢、镇静等作用。

物理学特性如下所述。①频率高：150～1000kHz（波长300～2000m）。②电压高：输出治疗电压为10～30kV。③电流弱：输出电流强度0.02～1mA。④减幅断续正弦波，断续波通断比例为1 ∶ 500。但全身共鸣火花电疗法目前已不采用，局部共鸣火花电疗法常用玻璃真空电极（内充少量氩气）。如蕈状电极用于平整的皮肤表面治疗、梳状电极用于头部治疗、耳电极主要用于治疗耳道疾病，也可用于皮肤溃疡或做穴位刺激治疗。

治疗剂量及疗程：①移动法每次治疗8～15分钟。②固定法每次治疗3～10分钟。③每天1次，一般10～15次为1个疗程。

操作方法：患者取坐位或仰卧位，眼部不涂滑石粉。但在夏季，局部皮肤出汗多，移动电极有困难时，可在眼部盖上一层纱布，电极在纱布上可以移动自如。国产共鸣火花电疗机备有眼用的电极，治疗时用移动法或接触固定法。每次3～10分钟。10～15次为1个疗程。每天或隔天1次。

注意事项：①治疗前应除去患者身上治疗部位附近的金属物品。②告诉患者治疗时应有的正常感觉和声响。③取合适体位，暴露治疗部位。④治疗时患者应避免触摸接地导体或金属物品，也不许其他人与患者接触，否则触摸点会产生很强的火花放电。⑤治疗时注意手持器上电极插口部位不要接触患者，因可引起强烈火花刺激。⑥治疗结束时电极需用乙醇擦拭。⑦机器每次使用时间不宜过长。

适应证：眉棱骨痛、眼部皮肤的湿疹、带状疱疹。另也治疗眼病合并其他疾病，如偏头痛、神经痛、功能性头痛、失眠、神经性耳鸣、神经性皮炎、股外侧皮神经炎；全身皮肤瘙痒症、湿疹、带状疱疹、痤疮、冻疮；营养性溃疡、皮肤溃疡；血栓性外痔、肛裂等。

禁忌证：眼病合并恶性肿瘤、出血倾向、急性化脓性炎症、置入心脏起搏器患者等。

（二）中波电疗法

中波疗法是以应用波长为100～300m、频率为1000～3000kHz的高频交流电作用人体，以达到治疗目的的方法，但该疗法基本被淘汰。

作用机制：人体是主要依靠离子来传导电流的导体。由于高频电流的频率过高，极性变换很快，从而使离子瞬间一一被排斥，下一瞬间又被吸引，结果在电极之间发生一种急剧的沿电力线方向来回移动或振动。由于各种离子的大小、质量、电荷和移动速度均不尽相同，在振动过程中互相摩擦，以及与周围的媒质相摩擦的结果产生了热。这就是高频电通过导体时所能产生热的机制。由于在电学上把电子和离子移动产生的电流称为传导电流，因此高频电通过导体时产生的电流是一种传导电流。又由于电子和离子在导体中移动时克服阻力而发生的能量损耗称为欧姆损耗，所以离子在高频电作用下急剧振动摩擦时引起的能量损耗也是一种欧姆损耗。

中波电疗也是热的作用，由于其作用浅而不匀，主要应用于浅层的血管、神经、淋巴管或其他组织的疾病，也可用于黏膜、结膜及眼部浅层组织疾病。中波电疗能引起血管扩张和血液淋巴循环的加速。热加强了分子的运动，使物质交换和弥散的过程加强，新陈代谢旺盛，组织的免疫能力和再生能力增强。在温热的作用下，体内抗体和补体增加，网状内皮系统的功能加强，有助于炎症的消退和病变组织的修复，还可降低末梢神经的兴奋性而发挥镇痛和解痉作用。此外中波电流尚可间接地改变微生物的生活环境，在一定程度上可起到抑菌作用，对热敏感的细菌有直接的杀菌作用。

眼科适应证：用于治疗眼睑慢性炎症、眼睑痉挛、眼部神经痛、梅毒性眼疾、浅层角膜溃疡，还可试用于顽固不易治愈的结膜病及其他免疫性眼病。

禁忌证：对急性化脓性疾病、出血、肿瘤、神经麻痹等禁用。

（三）超短波疗法

应用波长为1～10m的超高频交流电作用于人体，以达治疗目的方法，称为超短波疗法。由于治疗时采用电容式电极，而电容场中主要是超高频电场的作用，故又称超高频电场疗法。其基本原理是利用电流磁场的变化在人体内产生感应电流，从而使组织产生发热反应，达到治疗骨质增生疼痛的目的。与其他体外加热的理疗方法（如红外线疗法、蜡疗、泥疗等）不同，短波电疗法的最大特点是理疗时，人体表浅组织（如皮肤组织、皮下组织）温度升高不明显，但深部组织的温度可以明显升高，而且可以保持数小时之久。由于某些部位的骨质增生（如腰椎的骨质增生、髋关节的骨质增生等）造成的病理变化的组织相对比较深，因此短波电疗法是比较理想的治疗方法。

短波电疗法可使人体局部新陈代谢的速度明显加快，使毛细血管扩张，血液和淋巴液循环得到改善，从而可以有效地减轻因骨骼退行性改变或骨质增生而产生的无菌性炎症反应。同时短波电流对感觉神经和运动神经具有镇静、镇痛及调节作用，能够有效地解除因疼痛引起的肌肉痉挛等现象。

物理学特性：①超短波波长为1～10m，频率为30～300MHz；②国产治疗机波长有6m、7.2m、7.34m、7.7m等几种，频率为50MHz左右；③由于超短波波长短，频率高，超短波电流很容易通过电介质，故治疗时电极不直接接触皮肤。

适应证：广泛应用于眼部的急性亚急性炎症，如泪囊炎、眼睑眼眶的蜂窝织炎、早期睑腺炎等。

禁忌证：眼病合并其他恶性肿瘤、有出血倾向的疾病、化脓性疾病、结核病、急性关节感染等疾病的患者。患者体内有金属异物（如人工关节、治疗骨折的钢板螺丝钉、心脏起搏器等）也应禁止应用该疗法，以免体内的金属物体在感应电流的作用下产生发热反应，造成组织损伤。对于有严重心脑血管疾病的骨质增生患者，也不宜应用该方法。

（喻京生　颜家朝　易　妙）

第16章

放射疗法

一、适应证及禁忌证

【适应证】按照肿瘤对放射线的敏感性，可分为以下几类。

（1）高度敏感性肿瘤：恶性淋巴瘤、视网膜母细胞瘤、精原细胞瘤、神经母细胞瘤、小细胞未分化癌、肾母细胞瘤等。这类肿瘤20～40Gy即可消灭，疗效显著，但易早期出现转移，需与化疗相结合才能取得预期的疗效。

（2）中度敏感性肿瘤：主要包括各种上皮癌，如眼睑皮肤部位的癌等。此类肿瘤的致死量往往需要60Gy左右，但此类肿瘤发展相对较慢，出现转移较晚，疗效比敏感性肿瘤高。

（3）不敏感肿瘤：主要来源于中胚层的骨肉瘤等，由于致死量超过周围正常组织的耐受量，因此不适合放疗。

但随着放射生物学的发展，对如黑素瘤这样一些传统上认为不敏感的肿瘤，由于改变了照射分割剂量，原来的放疗禁忌证已成为放疗适应证。

【禁忌证】放疗因其危险性小，很少有绝对禁忌证。临床治疗时应根据具体情况区别对待：①严重贫血、恶病质、广泛转移的晚期患者或者肿瘤侵犯出现严重并发症。②伴有严重的心脏病、肾脏病、肺结核或可能随时发生危险的疾病。③伴有严重感染，败血症或脓毒血症者。④白细胞数低于3.0×10^9/L，血小板数低于80×10^9/L或由骨髓再生障碍者。⑤放疗时射线必须通过大面积的活动性结核病灶者。⑥患者体温在38℃以上者。⑦预期照射后会加重病情，增加患者痛苦者。

二、放射源

放射治疗使用的放射源主要分为以下三类。

1.放射性核素放出的α、β、γ线　是天然或人工放射物质衰变过程中产生的，放射治疗主要应用β和γ两种射线，其中锶-90释放的β线制成敷贴器，可治疗眼部表浅病变，并对重要器官（如晶状体）损伤小。由放射性核素60Co产生的γ线平均能量为1.25MeV，具有以下特点：①能量高、穿透性强，可适用于深部肿瘤的治疗。②与物质作用以康普顿效应为主。骨组织和软组织具有同等的吸收剂量，因而射线在穿透正常骨组织时不会引起损伤，同时在组织交界的地方等剂量曲线变化较小，治疗剂量准确。③保护皮肤。最大吸收位于皮肤下4～5cm，皮肤吸收剂量低。④旁散射小。保护照射野边缘外的正常组织不受损伤。

2. X线治疗机和各类加速器产生的不同能量的X线　X线是电子在高速运动中突然撞击靶物质，产生碰撞和辐射两种损失，其中碰撞产热，辐射则产生X线。临床治疗用的X线根据能量高低可分为：临界X线（6～10kV）、接触治疗X线（10～60kV）、浅层治疗X线（60～160kV）、深部治疗X线（180～400kV），主要是由X线治疗机产生，还有高压X线（400kV～1MV），高能X线（2～50MV），由各类加速器产生。与钴-60治疗机产生的γ线相比，加速器产生的高能X线具有深度剂量低、能量低、易散射、剂量分布差等不足，因而仅适用于体表肿瘤或浅表淋巴结转移性肿瘤的治疗，而γ线则更适应于深部肿瘤的治疗。

3.各类加速器产生的电子束、质子束、中子束、负π介子束，以及其他重粒子（如氦、氖、氪）束等　重粒子为高传能线密度（linear energy transfer，LET）射线，除了中子以外的所有重粒子均带电。这些带电粒子在组织及其他介质中具有一定的射程，细胞生长周期及细胞内的氧含量对其生物学效应影响较低。其中质子具有Bragg峰型深度剂量曲线，如果能够将峰值位置精准地定位于肿瘤病变部位，质子束单野就能取得很好的疗效，这是质子治疗最独特的优点。质子治疗靶区前剂量很低，靶区后剂量为零，特别适用于眼部肿瘤的放射治疗，甚至以前必须行眼球摘除才能治疗的疾病，如葡萄膜黑素瘤，也能在保留眼球的同时将局部肿瘤得到很好的控制。

三、眼科照射技术

1.远距离照射　又称外照射，放射源置于体外一定的距离，集中照射人体的某一部位。如X线、γ线和加速器产生的电子束等。

2.腔内治疗　将放射源密封后直接放入人体内的天然腔内，如将针状的放射性核素敷贴器直接放入眼眶内行放射治疗。

3.组织间治疗　将放射源植入肿瘤或病变组织内，如镭针、钽–182丝等。

4.局部接触治疗　将放射性核素敷贴器直接置于病变表面，如锶-90敷贴器，可治疗眼部表浅病变等。巩膜表面敷贴放射治疗也属于此类。将敷贴器置于肿瘤所在的巩膜表面，利用其内含的放射源直接集中照射肿瘤组织，可减少放射对周围正常组织、邻近器官及全身的影响，同时还能保存患眼的部分视力，在国外临床上应用较广泛。

5.注射或食入法　又称内用核素治疗，是指利用人体某种器官对某种放射性核素的选择性吸收，使其通过口服或静脉注射进入人体内发挥作用，如治疗眼眶内广泛播散的淋巴瘤等。

四、眼病的治疗

（一）视网膜母细胞瘤

【适应证】①经其他方法治疗失败后，为保存眼球的后续治疗。②肿瘤大小：基底部直径＜16mm，高度＜8mm，肿瘤位置：前部及后部肿瘤。③与化学减容法联合应用。

【禁忌证】弥漫性肿瘤细胞玻璃体种植；广泛的视网膜脱离。

【治疗机制】通过射线损伤肿瘤细胞的DNA直接杀死肿瘤细胞，并破坏肿瘤内血管内皮细胞导致血管闭合，肿瘤缺血缺氧坏死，同时，这些坏死产物还能促进机体的免疫反应。

【治疗方法】

1.远距离放疗　包括带电粒子放疗、立体定向放疗等。最关键的是保持患儿头部固定，以减少对眼内正常组织、面部及其他组织的放射性损伤。可采用26～32mm的侧面D形照射野将整个视网膜表面、玻璃体及视盘后约10mm的视神经纳入投照野中，使用磁性毫米刻度尺定位的低真空角膜接触镜将患儿眼睛固定于射线束瞄准仪。再旋转机架控制射线束的方向进行远距离放射治疗。

2.近距离放疗　最常用的是巩膜表面敷贴放疗，需根据肿瘤的基底直径选择大小合适的敷贴器。所选择的敷贴器需覆盖整个肿瘤，其直径应至少大于肿瘤最大基底直径为4mm，使各边界至少留出2mm区域，以充分照射瘤体边缘，防止术后复发。患儿全身麻醉后，沿角膜缘环形剪开球结膜，预置直肌下缝线可供调整眼球位置。使用间接检眼镜定位肿瘤边界，放置不带放射粒子的敷贴器，根据肿瘤的中心及边缘位置，临时固定敷贴器，再根据敷贴器对巩膜的压陷作用调整位置。当位置确定之后，再使用带有放射粒子的敷贴置换，使用不可吸收缝线将其固定在巩膜上，使用可吸收缝线间断缝合球结膜。根据超声所测得的瘤体高度计算敷贴放疗的持续时间，定期观察，到达所需时间后再取出敷贴器。

（二）脉络膜黑素瘤

【适应证】①生长活跃体积较小的肿瘤，或经过随访发现肿瘤体积增大有生长倾向者；②中等大小或部分大肿瘤，但距视盘及黄斑区较远，经放疗仍能保存一定视力者；③患眼是唯一有视力眼。

【禁忌证】合并视网膜脱离；肿瘤扩散转移。

【治疗机制】直接损伤肿瘤细胞的DNA或通过产生自由基使肿瘤细胞的DNA断键；引起肿瘤内血管的纤维化和血管闭塞。

【治疗方法】

1.远距离放疗

（1）电荷粒子束治疗：可在局部麻醉或全身麻醉下进行，沿角膜缘360°环形剪开球结膜，做4条直肌的牵引缝线，将肿瘤定好位并在巩膜面做好标记，在肿瘤边缘的巩膜表面缝合4～5个钽环绕瘤体，照射肿瘤及其周边1.5mm范围的正常组织，在7～10天完成5次照射，总剂量为50～70Gy。

（2）γ刀治疗：球后及球周麻醉后，沿角膜缘360°环形剪开球结膜，做4条直肌的牵引缝线固定眼球。安装立体定向头架，头架矢状面略向病灶侧旋转，使病灶尽量接近框架中心。CT及MR检测并定位，计算机进行照射剂量模拟监控，肿瘤边缘不少于50～60Gy剂量，总放射时间约为20分钟。术中注意保护晶状体及视神经。临床上通常采用的是高能钴-60γ射线，其聚焦高能量单次大剂量照射病灶，射线作用于细胞的DNA、RNA、蛋白质、染色体及生物膜系统，产生电离，激发化学键断裂，使细胞溶解坏死，产生摧毁性生物效应，从而破坏肿瘤组织，抑制肿瘤生长，而对周围正常组织几乎无损伤，达到与手术切除同样的治疗效果。

2.近距离放疗　即巩膜表面敷贴放疗（episcleral plaque radiotheraphy），是最有效和应用广泛的治疗手段之一，目前常用的放射性核素很多，有钴-60，钌-106，碘-125，铱-192，钯-103，金-198等，除钌是β射线外，其余均为γ射线。需根据肿瘤的基底直径、位置选择大小、形状合适的敷贴器。所选择的敷贴器需覆盖整个肿瘤，其直径应至少大于肿瘤最大基底直径（4mm），使各边界至少留出2mm区域，以充分照射瘤体边缘，防止术后复发。根据肿瘤的高度及放射性核素特性，用计算机算出所需要的照射剂量及照射时间。瘤体顶部的照射剂量一般为80～100Gy，基底部照射剂量为350Gy。局部麻醉或全身麻醉后，沿角膜缘做360°球结膜切口，做4条直肌牵引缝线，暴露肿瘤所在部位的巩膜，用巩膜透照法确定肿瘤基底部边缘，并在巩膜面做好标记，将敷贴器缝至标记处。术眼戴好防护罩后定期观察，达到所需时间后再取出敷贴器。

（三）眼睑肿瘤

【适应证】拟保留眼球的早期眼睑基底细胞癌或鳞状上皮细胞癌；不能（愿）行手术的睑板腺癌或睑板腺癌的术后放疗。

【禁忌证】肿瘤表面皮肤破溃；肿瘤全身转移者。

【治疗机制】通过射线损伤肿瘤细胞的DNA直接杀死肿瘤细胞，并破坏肿瘤内血管内皮细胞导致血管闭合，肿瘤缺血缺氧坏死，同时这些坏死产物还能促进机体的免疫反应。

【治疗方法】可采用低能电子束或深部X线照射治疗。一般仅设单前野，照射野根据肿瘤的大小和形状而决定，射野范围应包括肿瘤边缘外0.5（基底细胞癌）～1.0cm（鳞状细胞癌）。眼睑位于眼球前方，放射治疗中应注意保护周围正常组织。照射时，严格固定好患者头位，眼睑与眼球之间应放置屏蔽物，遮挡角膜与晶状体。屏蔽物可为铅片或铅制杯状物，表面包裹塑料，根据肿瘤侵犯的范围，决定屏蔽物的大小。如眼睑肿瘤侵犯穹窿部时，屏蔽物面积应大小适中，既能遮挡后方正常组织，又不能遮挡穹窿部的照射。通过屏蔽物的遮挡，后方的眼球仅接受照射剂量的5%～10%，从而有效减少放疗后遗症与并发症的发生。当眼睑肿瘤已经造成眼睑缺损、角膜暴露时，必定已经存在角膜溃疡，且屏蔽物也无法遮挡，照射时会加速溃疡的发展，需考虑先行眼球摘除术，术后再行放射治疗。

一般采用常规分割及分次照射，每周5次，每次1.8～2.0Gy，基底细胞癌总量一般为55～60Gy/（6～7）周，鳞状细胞癌单纯放疗60～70Gy/（7～8）周，若为术前放疗，剂量则为50Gy，术后为60Gy左右。

睑板腺癌对放射线治疗不敏感，可用于术后有残留者，照射剂量需达65～70Gy/（7～8）周。对于不能或不愿接受手术的患者，可行单纯放射治疗，但照射野范围需包括耳前、颌下、上下颈部淋巴结引流区域等。

（四）眼眶肿瘤

【适应证】眼眶恶性肿瘤的单纯放疗；眼眶恶性肿瘤术前术后放疗；眼眶转移癌的姑息性治疗。

【禁忌证】肿瘤全身转移者。

【治疗机制】直接损伤肿瘤细胞的DNA或通过产生自由基使肿瘤细胞的DNA断键；引起肿瘤内血管的纤维化和血管闭塞。

【治疗方法】

1.恶性淋巴瘤　可采用钴-60或高能X线（4～6MV）或15～16MeV电子线照射治疗。眼眶恶性淋巴瘤的放射治疗范围需包括整个眼眶，根据肿瘤的部位、范围及深度设置照射野。一般设正、侧两野或两倾斜交叉野放射。若肿瘤位于眼眶后部，应以侧野照射为主，侧野的前缘部超过眶外缘；若肿瘤局限于眼眶一侧，前野与侧野的照射剂量比应根据肿瘤部位决定。放射总剂量一般以30～40Gy/（3～4）周为宜。

2.横纹肌肉瘤　对于放射有较高的敏感性，可采用高能X线（4MV或6MV）照射治疗，应用于局部手术切除的术前或术后放疗。

术前放疗根据肿瘤的范围、深度、部位设置放射野。在尽量保证病灶不被遗漏的同时，应注意保护周围正常组织，尤其是对侧眼。一般应设置正、侧两野以保证靶区足够照射。

局部手术切除术后放疗需行全眼眶放疗。放射野应参考术前肿瘤范围，必须充分包括手术范围，还需包括手术未能达到的部位，以减少复发。

放射总剂量一般以40～60Gy/（4～6）周为宜。

3.眼眶转移癌　一般仅做姑息性放射治疗，治疗剂量以35～45Gy/3周为宜。

（刘彩霞　谢　青　吴佩佩）

第17章

超声波疗法

一、适应证及禁忌证

【适应证】青光眼、中心性浆液性视网膜脉络膜疾病、视网膜震荡症、玻璃体混浊、视神经萎缩、黄斑部出血、视网膜色素变性、视网膜静脉周围炎等眼底的疾病。

【禁忌证】恶性肿瘤（高强度聚焦超声治疗除外）、急性化脓性炎症、菌血症、败血症、高热、活动性肺结核、严重心脏病患者、出血倾向、血管状态不良、急性软组织损伤24小时内等。

二、治疗机制

物体在平衡位置附近来回往复的运动称为机械振动，机械振动通过介质间的相互作用而形成机械波，通常把频率超过声速且大于2000次/秒的机械波称为超声波（ultrasonic wave），有时简称为超声（ultrasound）。

超声波通过组织时，声能被组织吸收，转变成热能。这种热效应可使局部血管扩张，血流加快，血管通透性增强，代谢旺盛，对眼部炎性疾病起到很好的治疗作用，可以促进炎性渗出吸收，水肿消退，疼痛减轻。超声波的机械效应还可以对细胞内的物质和细胞结构产生轻微的按摩作用，使细胞膜通透性增强，加速新陈代谢，改善细胞缺血、缺氧状态。超声波还能促进伤口修复、瘢痕软化、粘连松解，在改善神经系统营养和功能等方面有重要的治疗意义。超声波的机械效应还可将组织粉碎，这也是超声乳化白内障吸除术（phacoemul sification）的基本原理。

研究证明，小剂量超声对眼组织无损害，可以改善血液循环，促进吸收，且早已应用于眼科多种疾病的治疗。大剂量的超声可引起结膜充血，角膜水肿，眼底血管纡曲，甚至可以引起结膜、角膜糜烂坏死，玻璃体液化及视网膜不同程度的损害等。

三、低强度超声眼病治疗

（一）眼睑瘢痕

【适应证】由于烧伤、外伤、手术及炎症等造成的新鲜的眼睑瘢痕。

【禁忌证】对接触剂过敏者。

【治疗机制】利用超声波的机械作用可以使坚硬的结缔组织延长变软及粘连的组织松解，也可以对组织内物质和微小细胞结构产生一种细微的按摩作用，可以改善血液和淋巴循环，从而改善新陈代谢，促进组织再生。

【治疗方法】患者取仰卧位，采用直接接触法，涂好接触剂后使用超声探头沿瘢痕在眼睑上做缓慢移动，脉冲式超声频率为2500～3000kHz，强度为0.5W/cm²，治疗时间为8～10分钟，每天1次，20次为1个疗程。也可将碘离子加入接触剂中使之透入瘢痕部位。

（二）眼表疾病

【适应证】需反复点药治疗的角膜炎、结膜炎、眼干燥症等。

【禁忌证】不能耐受雾化刺激者。

【治疗机制】使用超声雾化器将治疗药物击碎，使之弥散在雾粒中，再喷洒到病变组织上，有利于药物在皮肤黏膜组织的吸收及细胞间的弥散透过，可影响病变组织的生理代谢，以达到治疗效果。

【治疗方法】将治疗药物置于超声雾化器的小雾化杯中，患者取坐位或侧卧位，将咬嘴置于患眼睑裂2～10cm处，使用中等雾量，每次雾化10～20分钟，每天1次，可根据患者具体病情调整每天雾化次数。

（三）视网膜病变

【适应证】各种原因导致的视网膜渗出、水肿等。

【禁忌证】视网膜脱离；视网膜裂孔。

【治疗机制】超声可改善视网膜的血液、淋巴循环，增强细胞膜通透性，并使组织中的酶活化，对视网膜的营养及代谢产生良好的影响，有利于视网膜水肿消退和渗出液的吸收。

【治疗方法】

1.中心性浆液性脉络膜视网膜病变　患者取仰卧位，直接将超声头置于闭合的眼睑上，可在超声头与皮肤之间涂抹相应的接触剂，如液状石蜡、凡士林、专用超声接触剂等，使声头与皮肤密切接触，不留气泡，超声探头在眼部做环形接触运动，采用脉冲式超声频率为800kHz，强度为0.5～0.75W/cm^2，治疗时间为5～8分钟，每天1次。另一种治疗方法则不直接接触眼睛。患者取侧卧位，患眼在上，将超声探头放置在涂好接触剂的颞部，向眼球方向投射，探头轻压颞部并做缓慢环形移动，采用脉冲式超声，频率为800kHz，强度为1～1.5W/cm^2，治疗时间为5～7分钟，每天1次，7～10次为1个疗程，2个疗程间间隔3～5天。

2.视网膜震荡　患者取仰卧位，采用直接接触法，脉冲式超声频率为800kHz，强度为0.75～1.0W/cm^2，治疗时间为10分钟，每天1次，10次为1个疗程。

（四）玻璃体疾病

【适应证】①由于虹膜睫状体炎、脉络膜炎、葡萄膜炎、视网膜炎等炎性渗出渗入玻璃体内造成的玻璃体混浊；②因外伤、手术等出血时使血流进入玻璃体内造成玻璃体积血等。

【禁忌证】活动性出血。

【治疗机制】眼部组织在经受超声波温热效应后，使局部血管扩张、血液循环加快、组织新陈代谢加速，可促进玻璃体内渗出产物的吸收和积血的消散等。

【治疗方法】患者取仰卧位，直接将超声头置于闭合的眼睑上，可在声头与皮肤之间涂抹相应的接触剂，如液状石蜡、凡士林、专用超声接触剂等，使超声头与皮肤密切接触，不留气泡，或将水囊置于超声头和闭合的眼睑之间，保持始终紧贴。

超声头在眼部缓慢地做环形移动，采用脉冲式超声频率为800Hz，强度为0.5～0.75W/cm^2，每天1次，每次5～7分钟，10次为1个疗程，每个疗程之间需间隔3天。

四、高强度超声眼病治疗

（一）青光眼

【适应证】药物和手术治疗效果均不好，眼压难以控制的各种难治性青光眼。

【禁忌证】眼部炎症尚未控制的各类青光眼。

【治疗机制】破坏睫状体非色素上皮，使房水生成减少；治疗后的巩膜组织瘢痕愈合，使其与睫状体分离，增强了葡萄膜巩膜途径房水引流；小梁网异常堆积的细胞外基质减少，使房水流出阻力降低。

【治疗方法】采用频率为4.5MHz，强度为500～2000W/cm^{2}的超声波，距角膜缘1.5mm处的巩膜上聚集透射睫状体，通常做5～10个透射点，每点透射2～5秒。应注意避免超声波损伤晶状体。

（二）眼部恶性肿瘤

【适应证】恶性脉络膜黑素瘤眼球剜出术后或近距离放射治疗的辅助治疗。

【禁忌证】肿瘤全身转移。

【治疗机制】高强度聚焦超声治疗可在几秒内使靶组织温度迅速升高至65℃以上，导致蛋白变性，使靶组织产生不可逆的凝固性坏死。同时高强度聚焦超声（HIFU）对病灶内微血管也有破坏作用，从而阻断肿瘤的营养供应，使肿瘤组织出现缺血性坏死，也可以增强机体对肿瘤的免疫功能，并对肿瘤的放化疗具有增强作用。

【治疗方法】由于眼部组织解剖结构的特殊性，对超声非常敏感，HIFU易造成正常组织，如角膜、晶状体等屈光介质和视网膜的损伤，因此HIFU在眼病治疗上仍未广泛应用。

五、白内障超声乳化治疗

白内障是当今全球第一位致盲性眼病，随着人口的老龄化，其发病率及患病人口总数都处于不断上升的趋势。尽管多种抗白内障药物在临床上广泛使用，但仍不能有效阻止或逆转晶状体混浊，因此手术仍然是各种白内障的主要治疗手段。

以往常采用白内障囊内摘除术（intracapsular cataract etraction，ICCE），但因晶状体体积较大，手术需在大切口下完成，玻璃体脱出发生率高，临床上已少用。目前手术治疗的方式以白内障超声乳化吸除、白内障囊外摘除（extracapsular cataract etraction，ECCE）、小切口非超声乳化摘除为主。

自1967年美国的Kelman医师发明了第一台超声乳化仪并用于临床，之后经过40余年设备的改进和术者技术的完善，超声乳化技术已成为世界公认的先进而成熟的手术方式。它能将白内障手术切口缩小至3mm甚至更小，术中植入折叠人工晶状体，具有切口不用缝合、手术损伤小、术后视力恢复快、角膜散光小、在表面麻醉下便可完成、手术时间短等优点。超声乳化目前在发达国家已普及，我国自1992年开始引进并推广，也日益成为治疗白内障的主要术式。

【适应证】各种类型的白内障患者，尤其是年纪较轻、角膜内皮功能正常、前房深度正常、瞳孔能充分散大至7mm以上、核硬度在中等以下的患者。

【禁忌证】对于初学者，应根据自身手术掌握的娴熟程度，确定相对和绝对禁忌证范围，并随技术水平的提高进行修正。

1.相对禁忌证　①深棕色Ⅳ级，硬核，晶状体核硬度越高，超声乳化所需要的能量越高，时间越长。时间过长可导致术后持续角膜水肿、慢性虹膜炎和继发性青光眼；②合并角膜内皮病变，角膜内皮计数小于1000个/mm^2；③葡萄膜炎伴瞳孔后粘连；④长期使用缩瞳药物；⑤需联合做抗青光眼手术；⑥各种病因导致的浅前房或无前房者；⑦高度近视；⑧眼外伤、玻璃体视网膜手术史；⑨器官移植史；⑩凝血功能障碍，有出血倾向。

2.绝对禁忌证　①晶状体全脱位；②角膜内皮失代偿；③严重全身疾病不能耐受手术；④全身或局部化脓性感染灶尚未控制。

【治疗机制】超声波作用于人体组织可产生一系列的生物学效应，其中破碎效应、空穴效应和止血效应是应用超声乳化手术的基础。

1.破碎效应　乳化针头将一定振动频率的超声波传递至组织，组织产生弹性振动。当弹性振动的频率达到一定的程度，使振动加速度超过组织的破碎阈值50 000g时，辐射头即可释放出相当大的声微流能量，使组织破碎。

2.空穴效应　当超声辐射头辐射出声微流能量时，组织内的水分可产生大量气泡。这些气泡的内外声压差可达数千巴（1bar＝1dyn/mm^2的均方根值），气泡因内外声压差过大破裂而致使周围组织乳化为乳糜状，这就是空穴效应。

3.止血效应　在超声波作用下，组织迅速脱水，生成氧，导致微血管收缩，从而达到止血的目的。这一止血效应特别适用于利用超声切割其他有血管组织的手术。

超声的一系列生物学效应与组织结构及含水量有关。组织较硬且含水量较少，超声主要表现为破碎效应；而组织较软且含水量较高，则超声主要表现为空穴效应。当超声能量一定时，超声频率越低，则破碎效应越强；超声频率越高，则空穴效应越强。因而从理论上来说，核较硬的白内障应选用频率较低的超声手柄，而核较软的则应选用频率较高的超声手柄。

【治疗设备】目前，已成功用于临床的白内障超声乳化仪种类繁多，经过多次更新换代使该仪器更加成熟完善，但其基本结构均相同，主要由以下五个部分组成：超声发生器（ultrasoundproducer）、换能器（transducer）、乳化针头（emulsification tip）、注吸系统（irrigation/aspiration system）及控制系统（control system）。

1.超声发生器　主要由频率发生器和功率放大器两部分组成。在微机的控制下，频率发生器将输出的频率信号分频、鉴相、锁定，产生弱的超声脉冲信号，功率放大器采用互补推挽式二级放大，将弱信号放大，传送至换能器。

2.换能器　是将电能转换成机械能的装置，是整个仪器的核心部件，其性能的好坏可直接影响整个仪器技术指标的好坏，可分为励磁（磁致伸缩）换能器和压电换能器两种。

（1）励磁换能器：又称磁致伸缩型换能器，通过控制电流的大小改变磁场强度，使若干小金属薄片按一定频率做伸缩运动，再传送至乳化针头，即可产生纵向线性振动。但由于这种转换器体积大、转换效率低、制作复杂且成本较高等缺点，目前已较少使用。

（2）压电换能器：由特殊压电材料，如石英晶体、高精度陶瓷等构成，经过极化处理后，沿极化方向施加电场，这些压电材料就会沿电场方向产生机械变形，变形程度与施加的外电压成比例，这种现象称为逆压电效应。由电能转换而来的振动再进一步放大，便可产生更大的有效振幅，再传送至乳化针头，使其沿纵向做线性振动。

随着特殊压电材料技术的发展，以及压电换

能器理论的不断完善，目前压电换能器在临床上广泛使用。

换能器产生的超声振动频率为27～64kHz，在空气中最大振幅约为1/3000IN，在液体中约为1/1500IN，其能在乳化针头端能产生足够大的应力，可使较硬的组织破碎。

3.手柄及乳化针头

（1）手柄：由金属或高强度陶瓷制成，内置换能器，注吸管道也由此通过，通过外接管道与泵系统和灌注瓶相连。手柄前端可螺旋固定乳化针头。

（2）乳化针头：由钛合金制成，为管状结构，是传递换能器超声能的治疗头。一方面管身传递巨大超声能量完成乳化，另一方面管腔又可将乳化后的晶状体核吸除。

乳化头的顶端为一定角度的倾斜面，常有15°、30°、45°三种规格，用于术中不同情况。针头越锐，其雕刻能力越强，越钝则越适合机械劈核。30°的乳化针头同时具有锐针头和钝针头的优点，因而使用比较普遍。技术欠娴熟的初学者一般选用锐针头，而熟练掌握机械劈核手法的术者多选用钝针头。因特殊功能的需要，将针体外形及断面构型进行改造，现还有避免产生气泡的无气泡针头，避免切口漏水的microflow和microseal针头等。

影响乳化的完成和核质的吸除最重要的因素，就是乳化针头的接触面。乳化针头能量越小，负压吸引就越大，针头与核质的接触能力就越强；反之，能量过大，负压吸引不足，超声斥力就会将核质弹出。以上这种乳化针头捕捉和吸引核质的能力，称为随行力（follow ability），它与抽吸的流量大小成正比，与核硬度成反比。

乳化针头外面可装备硅胶套管或硬质套管，靠近顶端侧有2个小孔，灌注液通过套管向眼内灌注，建立注吸循环。套管一方面可以补充液体保持灌注通畅，另一方面也可以冷却乳化针头。套管外露针头越短，冷却效果越好，操作越安全，但乳化效率就越低；反之，套管前膜露出的针头越长，冷却效果和安全性越差，而乳化效率则越高。大多数情况下，针头应外露1.5mm为宜。技术欠娴熟的初学者为保障操作安全性，应使针头外露尽量短一点，而后可逐步加长。而机械劈核时因针头需埋入核质内，外露针头应足够长。

4.注吸系统（irrigation/asperation system）　主要由泵系统、管道及手柄组成。由泵系统产生负压吸引，通过管道和手柄传递到眼内，将需要清除的组织吸除。

（1）泵系统：是将超乳头端的液体，乳化的核质、皮质吸出眼外的装置，是整个超声乳化仪非常重要的组成部分，其性能的好坏可直接影响整个仪器功能的好坏。目前用于临床上的抽吸泵种类繁多，根据产生负压吸引的作用方式不同，主要分为三种。

1）蠕动泵（peristaltic pump）：将与超乳头抽吸系统相接的硅胶软管挤压于有凸轮的滚筒之间，软管内充满恒定量的液体，随着滚筒的定向转动，可以将管道内液体挤压排出，随之管道内产生负压，将眼内液体吸出。负压的高低与滚筒的转速成正比。术者可根据术中需要随时调节滚筒的转速，即控制负压。此类超声乳化仪的优点是负压缓慢稳定上升，不易误伤晶状体后囊膜，尤其适合于技术欠娴熟的初学者，在临床上已广泛应用。其主要缺点是吸引启动缓慢。

2）文丘里泵（venturi pump）：将超乳头的抽吸管道与一可以排出高速气流的容器相连，当容器顶部有气流抽出时，容器内即产生负压，将眼内液体吸出。气流抽出的速度越快，负压越大。在术中可以根据需要控制气流排速，即调节负压的高低。此型超声乳化仪的优点是负压启动快，吸引力快速提高。缺点是容易误伤周围组织。

3）膜片泵（diaphragmatic pump）：是依靠隔膜片做往复运动，改变容器的容积起到活塞作用的泵装置，启动后在容器内即可产生负压，容器与吸除管道相接，从而发挥抽吸作用。其优点是抽吸启动迅速。

（2）注吸手柄：头端是一个带有侧孔的盲端，侧孔供抽吸用。侧孔直径越大，允许通过液体的流量也越大，抽吸能力也越强。外面套以硅胶管或金属套管，近顶端两侧分别有一小孔，供灌注液通过。注吸手柄的头端有一个供抽吸作用的侧孔，侧孔直径有不同的规格，其直径越大，可通过的液体流量也就越大，抽吸能力越强。其外面套以硅胶或金属套管，靠近顶端有两小孔，灌注液从这里通过。

硅胶套管质软，有较大的柔韧性，如手术切口规范，可有利于切口的封闭，因而可维持前房的稳定。而当切口过小时，套管被压缩而导致灌注终止，可引起前房塌陷。金属套管质硬，可以不受切口过小、旋转、运动等其他任何因素的影响，始终保持稳定的液体流量。但它没有任何柔韧性，因而切口两端容易有缝隙留存，使灌注液从中流出，前房不易维持稳定。

注吸头有直头、45°弯头和90°弯头三种规格，在操作中可根据需要选择，其中弯头主要用于吸除12点方位的皮质。临床上还有抽吸与灌注分离的注吸系统，其可以分别从切口进入前房，具有更强的可操控性。

5.控制系统（control system） 由脚踏控制开关和控制面板组成。

（1）脚踏控制开关：其作用相当于汽车的油门、离合器及变速杆，熟练掌握操控脚踏控制开关，是完成超声乳化手术的重要环节。首先了解不同挡位的功能。

1）超声乳化功能状态：处于这个状态时，脚踏控制开关包括：1挡，灌注挡；2挡，注吸挡；3挡，注吸加超声挡及0挡。脚踏控制开关的设计为叠加式，即每一次挡位变更都将上一挡的功能带入下一挡，而并非直接转换。脚踏开关全程为35°，1、2、3挡分别为5°、10°和20°，因此每一档的行程也不是平均分配，其功能为：0挡，无功能，为脚踏控制开关的原始位置；1挡，灌注功能，轻压脚踏控制开关后的位置；2挡，灌注＋负压抽吸功能，负压抽吸的强度由预设水平决定；3挡，灌注＋负压抽吸＋超声乳化功能，其中灌注和抽吸功能，在3挡全程为恒定强度，而超声乳化功能则为线性控制，即从3挡的起始位0开始输出，踏得越深，强度越大，直到开关踏至底的最大值。

2）注吸功能状态 处于这个状态时，脚踏控制开关包括2挡：1挡灌注挡；2挡注吸挡。其功能为：1挡，灌注功能，灌注流量大小由输液瓶的高度决定。2挡，灌注＋负压抽吸功能，其中灌注功能为恒定强度，负压抽吸功能为线性控制，即踏得越深，负压值越大，抽吸功能越强。

3）脉冲超声控制开关：位于脚踏开关右侧壁，开启后超声能量以脉冲形式释放，其频率可根据需要调节。

4）反流开关：位于脚踏板左侧壁或顶部，开启后液体可经抽吸管道反流。

5）电凝开关：为双极电凝开关，其电流量可根据需要调节。

（2）控制面板：显示仪器状态、功能的切换、各种参数的调节与线路的控制，是仪器的总控室。主要功能开关包括：①电源开关，位于面板后方，为超声乳化仪的总开关。②灌注开关，此开关开启时，脚踏开关只有1个挡位，全程即为灌注功能，此状态主要用于排出管道内气体。③注吸开关，此开关开启时，脚踏开关有2个挡位，分别为灌注和抽吸，主要用于消除皮质。操作前也应在此状态下调整注吸压平衡。④超声开关，此开关开启时，脚踏开关有3个挡位，分别为灌注、抽吸、超声乳化，而超声乳化功能为线性控制，即从3挡位的起始位0开始输出，踏得越深，强度越大，可自由选择。⑤负压抽吸和流量控制，可控制不同操作阶段的负压值和调节抽吸流量。⑥压缩气体接口，位于面板后方，可外接压缩空气或氮气，为文丘里泵所特有接口。

控制面板上还有超声检测、乳化时间、前玻璃体切割、电凝、重新设定键等。

（3）管道及导线连接：为保证仪器的正常工作，各导线和管道必须正确连接。其基本原则为：注吸手柄的抽吸管道、灌注管道分别与控制面板上的抽吸管道、输液管道接头相连接，超声动力线、双极电凝导线分别直接插入超声手柄、电凝连接插孔内。

6.辅助装置（accessory units）

（1）电凝手柄：电凝通过导线与手柄相连，将电流控制在适当的强度，即可用于术中巩膜面的止血。

（2）前部玻璃体切割手柄：术中后囊膜破裂伴玻璃体脱出时，可将手柄通过导线与控制系统相连，进行前玻璃体切割术。

（3）电透热撕囊器：利用高频电流的切割作用，将前囊膜环形撕开。

【手术方法】详见第六篇第42章第四节。

（刘彩霞 谢 青）

第18章

激光疗法

激光医学是近代物理疗法重大科技成就之一，现在氩激光等相继问世后，使激光疗法成为眼科治疗学的重要组成部分。特别是近年来激光疗法的快速发展，已使其成为眼科物理疗法的一项重要内容。

第一节 激光发生原理

光是物体内部的微观粒子的剧烈变化，从物体内部发射出来。激光（light amplification by stimulated emission of radiation，LASER）是通过受激辐射的光放大。它的振幅、频率和相位都是有序的，因此激光具有单色性好、方向性强、亮度高的独特优点。而普通光是向四面八方发射，它的振幅、频率和相位都是混乱的。

激光的受激辐射放大的概念是由伟大的物理学家爱因斯坦于1917年提出的。1958年，美国科学家汤斯提出了激光实现的方法。1960年，美国科学家梅曼研制出世界上第一台激光红宝石激光器。1961年，我国科技人才创造了我国第一台红宝石激光器，为我国激光技术的发展打开了大门。自激光及其技术问世以来备受人们的重视，各种激光器在眼科学的广泛应用，给眼科临床与科研带来了长足的发展。

一、光的本性

光是特定波段中的电磁波。我们认识物质的时候是从波动性和粒子性两方面进行的，对光的认识也不例外。在光的传播过程中，它表现出波动性。科学家已经发现光可以像波一样向前传播，有时它也能显示粒子的特性，所以我们称其为“波粒二象性”。对光的波粒二象性的新认识，最终导致了量子力学与相对论的两个科学大发现。

二、原子的能级结构

研究发现，发光的本质与原子或物质分子的能量状态变化有关。原子或分子粒子可以从高能变为低能。能量状态的转变，会以光的形式发射过剩的能量。任何物体在任何温度下都会产生辐射。当物体被加热到很高温度时还会发光，这就是热致发光，如太阳、白炽灯等。发光不是仅用高温来维持的，也可以依靠其他一些过程实现，如闪电、日光灯等。

三、光与原子的相互作用

从原子状态来说，光子无非有两种状态，即有光子或无光子。对光子来说，原子无非也是两种状态，即上能级状态或下能级状态。不考虑无光子且原子处于下能级的稳定情况，光与物质相互作用的过程有三个过程，即受激吸收、自发辐射和受激辐射，这三种基本物理现象包含在激光产生过程中。

四、粒子数反转

粒子数反转是激光产生的前提。两个能级之间受激辐射的概率与两能级粒子数的差异有关。通常，粒子数反转取决于两个以上的水平：低能量粒子通过泵能级被泵到高能级，甚至高于高能级。通常，气体放电可以用来激发具有动能的激光材料，称为电激发；也可以用来照射光谐振器中的介质原子，称为光激发和热激发、化学激发等。各种激励模式可视为泵送或泵浦。为了使激光器继续输出，必须连续泵浦以补充高能粒子向下过度的消耗。

五、激光发射的条件

激光发射需要三个主要条件：粒子数反转、满足阈值条件和共振条件。原子系统已经形成了粒子数反转的分布，称为激光工作物质。处于激发态的粒子是不稳定的，需外来光子作用，否则会跳回基态，同时产生自发辐射光子，没有固定方向。它们具有相同的频率、相同的传播方向、相同的相位和偏振方向，以便产生大量的光子与粒子数反转分布系统。平行平面谐振器方法，由美国科学家汤斯和肖洛于1958年提出，由2块平行平面反射镜组成。任何不沿谐振器轴线移动的光子迅速从空腔逸出。沿着轴线移动的光子将继续在空腔中移动，并将继续穿过2个反射器反射。使处于激发态的原子产生越来越多的等量光子，使轴向运动光子不断扩大。雪崩式正反馈光放大过程使谐振腔的空腔沿轴的轴线增加，最终形成具有相同方向、频率和相位的强波束，并从谐振器的反射器的端部发射，这就是激光的产生原理。

第二节　激光的特性及生物学效应

激光束的4个主要特性与普通光是不可比拟的。4个主要特点是方向性强、单色性好、相干性高和能量密度大。因为激光束的这些特性，使得它在眼科学和其他学科中的应用越来越广泛。

当激光照射生物组织时，同时发生反射、吸收和透射。三者之间的比值是由辐照组织的光学特性决定的。组织吸收的光能的生物效应由激光器的能量、输出模式、光斑面积和照射时间决定。激光与生物组织交互是复杂多样的，一些机制还没有完全理解。激光作用于组织的生物效应有多种形式。它们主要包括热效应、电离效应和光化学效应三类。

一、激光束特性

1.*方向性强*　普通光源为立体角发射光，激光束发散角小，方向性强。由于激光器谐振腔对光束方向的严格限制，其方向特别强。因为它只是沿着谐振器的轴线来回移动传播的光才能持续地放大，从部分反射镜的一端输出。

2.*单色性好*　不同波长的可见光传到人眼，可以产生不同的颜色视觉，而且波长范围越窄，色度越纯。激光器具有良好的单色特性，特别是对于某些氦氖激光器，其光谱线非常窄，小于8～10nm。激光的优良单色性的原因为：①激光的受激发射发生在由荧光光谱固定的2个水平之间，只有频率满足一定范围的光波才能被放大。②激光谐振腔的干涉使得只有在满足谐振腔谐振条件的频率并且能够形成落在工作材料线的宽度内的光振荡的情况下才可能产生激光输出。

3.*相干性高*　光的相干性是指空间中任意2点的光振动之间的相互关联的程度。普通光源的发光是自发发射过程，每个发光过程是独立的发光体，光子发射无序，彼此之间没有关系，因此相干度很低。激光是由受激辐射产生的，发射光子具有相同的频率、相位和方向，所以相干性很高。

4.*功率密度大*　对于可见光激光器，光束的高功率密度是高亮度的。光源的亮度被定义为光源发射到其正常方向的单位面积单位角度的光功率。从这个定义出发，激光的亮度高是因其发光面积小，而且光束发散角也极小的缘故。例如，只有1MW的氦氖激光器的输出比太阳高出100倍。

二、激光的生物作用机制

激光与生物组织的相互作用是复杂多样的，组织产生的生物效应也有多种形式，它们包括热效应、电离效应和光化学效应三大类。

1.*热效应*　如果组织吸收大量光子，生物分子和水分子的热运动将加剧，局部组织的温度将升高。则为光的热效应。各种激光在生物组织中的产热机制不尽相同。激光照射直接与组织损伤和组织密度和加热有关。在同一个组织中，温度的升高，组织损伤逐渐加重，临床上可见到光凝固、光气化和光炭化3种类型。

2.*电离效应*　激光是一种能实现高能量密度的光源，它也是电磁波。当激光束的焦点能量达到一定程度时，原子中的电子可以从原子核中去除，成为自由电子，自由电子和离子与等离子体共存。除了气体、液体和固体外，等离子体是物质的第四种状态，它具有气体的机械性质和金属的导电性。

3.光化学效应　是指由物质分子吸收外部光子能量而激发的化学反应。在正常条件下，可以在普通光和生物组织的在条件下生产的光化学效应。例如，当光被视为紫红色时，发生漂白过程。在人体皮肤中，麦角胆固醇在阳光的作用下变成维生素D_2，而在叶绿体的条件下，阳光可以使水和二氧化碳合成糖类和氧气。激光作为一种高度集中的单色光源，也能引起普通光引起的光化学效应。光化学反应有很多种，它们的机制是不同的，但最基本的规则是特定的光化学习反应是由光子的特定波长触发的。一般说来，生物分子的光化学反应可以通过可见光和紫外光在700nm以下引起。眼科激光治疗的光化学效应包括光去除和光辐射治疗。

第三节　眼科常用激光器及应用

自1960年世界上第一台激光器问世以来，已经有数百种不同类型的激光器被研发生产。它们的波长覆盖范围从远紫外段到远红外段，其结构与工作方式也是多种多样的。由于眼球独特的解剖结构和光学特性，因而激光在眼科领域的应用一直处在激光医学的先导地位。不同波长和工作模式的激光对眼球不同部位的作用不同，可治疗不同的眼病，从而极大地丰富了激光眼科学的内容。本节简要地介绍一些眼科临床曾经使用过和目前在使用的代表性激光器。

一、红宝石激光器

1.原理与结构　红宝石激光器是一种固体激光器。产生激光的工作物质是掺有适量三氧化二铬的红宝石晶状体，呈淡红色。红宝石激光器常以氙灯做激励光源，它的工作物质属三能级系统。在聚光腔内，当红宝石晶状体受到氙灯的强光照射时，铬离子对其中波长为410nm和560nm的光线强烈吸收。铬离子吸收光能后，其外层电子从基态能级迁跃到高能态能级。由于红宝石晶状体内部晶格的振动，处于高能态的电子大部分在极短的时间内转移到亚稳态能级。当基态与亚稳态之间形成粒子数反分布时，在谐振腔内大量的粒子从亚稳态回到基态便产生中心波长为694.3nm的深红色激光。

红宝石晶状体导热率高，机械强度大，化学结构稳定，容易生长成大尺寸晶状体。它曾是一种被广泛采用的固体激光工作物质。但是红宝石的阈值高，量子效率较低，温度对其性能也有非常显著的影响。温度升高后，输出激光的中心波长沿长波方向移动，谱线变宽，量子效率下降。因此，在室温条件下红宝石晶状体不能做成连续波和高重复频率输出的激光器，即使以单脉冲方式工作，也需要循环水冷却。红宝石激光器一般采用闪烁氙灯做泵浦源，氙灯与红宝石棒同在一个椭圆形聚光腔内。红宝石棒的一端是全反射镜，另一端是部分反射镜，它们共构成激光谐振腔。

2.眼科应用　在红宝石激光器诞生的第2年，Zaret等（1961年）研制了红宝石激光视网膜凝固机，开始做了大量动物实验。1963年Camapbell和Zweng首次应用于眼科门诊治疗视网膜病变。红宝石激光在人体折射介质中的透射率很高。黑色素对其吸收率很高。因而，它很适用于棕色虹膜的和光切除和封闭视网膜裂孔，并可以使视网膜和脉络膜之间产生牢固的粘连。但是血蛋白对它的吸收率很低，因此它不适应于治疗眼底血管性病变。另外它是脉冲发射，能量掌握不准容易造成眼底出血。

二、氦氖激光器

1.原理与结构　氦氖（He-Ne）激光器是一种连续输出的气体激光器，由激光管和激光电源组成。所述激光管包括放电管、电极和光学谐振器。放电管充满激光产生的材料：氦气和氖气。其中产生激光辐射的是氖，氦是辅助气体，用以提高氖原子的泵浦速率。

当放电管两端加上1000V左右的直流高压电时，其中的氦氖气体开始放电。通过电子的碰撞激发、共振转移和串级跃迁等过程，氖原子受激产生粒子数反转，然后在谐振腔中产生激光振荡。

2.眼科应用　氦氖激光器由Ali Javan等于1961年首先研制成功。这种激光器结构简单、性能稳定，输出激光光束的单色性、方向性和相干性特优良。许多眼科激光检查仪都使用它，如激光干涉条纹视力仪、激光扫描检眼镜和激光多普勒眼底血流仪等。此外。我们用氦氖激光器作为准直指示光，如Nd ：YAG激光器、脉冲染料激光器、准分子激光器和CO_2激光器。氦氖激光作为弱激光照射人体，产生一系列生物刺激效应，如改善机体免疫功能、促进组织生长、抗炎和扩张毛细血管等。眼科临床用它来治疗睑腺炎和弱视等。

三、氩离子激光器

1.原理与结构　氩离子激光器的工作物质是惰性气体氩（Argon），在放电管中受到大电流激发时，处于基态的氩原子与电子发生非弹性碰撞，产生迁跃。氩离子受激辐射经过在激光谐振腔中的振荡和谱线选择装置的处理，眼科用氩离子激光器输出的是蓝绿激光。其中，488.0nm的蓝光占60%，514.5nm的绿光占40%。

以往的氩离子激光器是连续工作的，即使没有治疗量的激光发射，激光管也有激光振荡，它的耗电量很大。能量转换效率很低。另外，那些激光器须要有充足的水流冷却，因而整个仪器大而笨重。

现代的氩离子激光器是使用时才工作，使用陶瓷-钨铜制造全封闭的激光管，解决了气体慢性泄漏的问题，实现了只有发射激光时激光管才通电，才有激光振荡。因此，现代的氩离子激光器体积小，耗电量低，不需外部水冷，可方便地移动。

2.眼科应用　波长为488.0nm和514.5nm的蓝光和绿光在正常眼的屈光间充质中具有良好的透射率（78%～83%）。视网膜、脉络膜和血红蛋白的吸收率分别高达75%～80%和72%～74%。因此，氩激光适用于治疗视网膜和脉络膜的病变，特别是眼底血管性疾病。

四、氪离子激光器

1.原理与结构　氪离子激光器的结构、泵浦方式和运转方式与氩离子激光器很相似，只不过放电管中的工作物质是氪气。以往商品化的眼科用氪离子激光机常与氩离子激光机组合为一体，共用一套供电系统和水冷装置。氪激光器的效率很低。当消耗相同的能量时，激光器的输出功率仅为氩离子激光器的一半。进入20世纪90年代，随着激光技术的发展，如同氩离子激光器一样，氪离子激光器也实现了“输出时才工作”的运转方式，不仅提高了输出功率，还实现了多波长输出。

2.眼科应用　氪离子激光器与氩离子激光器是同年问世的。由于当时没有解决耗能高而输出功率低这一技术难题，直到1972年才由L'Esperance等改制出眼科治疗机用于临床。又因输出功率的限制，以前临床上只能用氪红激光做眼底病变的光凝治疗，而氪黄激光和氪绿激光仅限于实验研究。

五、钕钇铝石榴石激光器

1.原理与结构　钕钇铝石榴石激光器通常被称为Nd ：YAG激光器。它是一种具有紫外钕掺杂钇铝石榴石透镜的固体激光器，其基质为钇铝石榴石（$Y_3A_{15}O_{12}$），其活化离子为Nd^{3+}。当Nd ：YAG透镜受到强光照射时，处于基态的钕离子吸收泵浦光源的能量，跃迁到吸收带中的能级。这些激发的粒子是不稳定的，很快以无辐射跃迁的形式回到亚稳态，并在这个能级上形成粒子数反转。当这些粒子再向下能级跃迁时，就会辐射光子，在谐振腔内产生激光振荡。在较低水平的粒子也不稳定，并且在没有辐射的情况下迅速返回基态。

2.眼科应用　Nd ：YAG激光器具有连续波、自由振荡模式、倍频、Q调制和锁模。在眼科临床应用非常广泛。常见的应用为：①连续Nd ：YAG激光器在巩膜透过率高，因而适用于经巩膜睫状体光凝和经巩膜脉络膜视网膜光凝。连续Nd ：YAG激光器输出功率高，可通过石英光纤传输。因而可以用于经鼻腔逆行激光泪囊造口术。②波长为532nm的倍频Nd ：YAG激光可用于黄斑和眼底血管病变的光凝治疗。Q调制和锁模Nd ：YAG激光器应用于激光虹膜周切术、膜性白内障切开术，也可用于切割玻璃体机化条索。

六、二氧化碳激光器

1.原理与结构　二氧化碳激光器是一种分子气体激光器。其工作物质是CO_2气体，辅助气体包括N_2、He、Xe、H_2和H_2O等。二氧化碳分子是一个线性对称的三原子分子，有3种不同的振动模式，即对称振动、变形振动和非对称振动。因此，二氧化碳激光器的受激辐射跃迁过程较原子和离子气体激光器复杂。眼科临床上通常使用的二氧化碳激光器是一种连续输出的腔内激光管。它具有结构简单、紧凑的优点，主要由放电管、光谐振器、电极、水冷系统等组成。

2.眼科应用　第一台二氧化碳激光器在1964年由Patel研制成功。1967年，Fine等开展了二氧化碳激光对角膜作用的研究。1972年，L'Esperance等将这种激光用于眼科临床治疗。二氧化碳激光能够容易地汽化切除软组织，并且切口不会出血。因此被广泛地用于多种外眼手术，如睑板腺癌切除、翼状胬肉切除、结膜乳头状瘤和色素痣切除等。此外，它还可用于青光眼的外引流手术。

七、半导体激光器

1.原理与结构　半导体激光器是一种以半导体材料为工作材料，又称激光二极管（LD）的激光器。目前的半导体激光器有2种化合物（沈华佳）：三元化合物（镓铝砷）和四元化合物（镓铟砷磷）。半导体激光器有多种类型，它们的工作原理不尽相同，现以最简单的注入式同质结砷化镓激光二极管激光器的工作原理为例。当直接给同质结砷化镓激光二极管通电时（P-N结正向注入），就会在P型半导体和N型半导体之间发生电子跃迁，形成粒子数反转分布。当电子从高能带返回到低能带时，过剩的能量以光子的形式辐射。半导体晶状体的解理面形成2个平行的反射镜面，构成谐振腔，光子在其中振荡、反馈，进而从P-N结区发射出激光束。

2.眼科应用　自从1962年gaAs同质结半导体激光器问世以来，人们一直在不断改进和发展。1970年，人们制成了室温下连续运转的镓铝砷—砷化镓双异质激光二极管，设备的寿命已经增加到了数万个小时。近年来发展起来的量子阱半导体激光器在其激光束性能方面已有很大改善，这类激光器的实用价值越来越高。

半导体激光器体积小，光电转换效率高，不需要外部冷却，因此优于其他的眼科激光器。接检眼镜连接，做经瞳孔的眼底光专用的探头连接，实施眼内激光光凝、膜睫状体光凝和经巩膜脉络膜光凝等。810nm半导体激光对巩膜睫状体的透射率为71%，睫状体色素上皮的吸收率是Nd：YAG激光的2倍，可显示其在治疗难治性青光眼方面的优越性。

八、准分子激光器

1.原理与结构　准分子激光器是以稀有气体、稀有气体的卤化物或氧化物为工作物质的一类激光器，脉冲激光主要从紫外波段发射。常用的准分子激光器有ARF（193nm）、KrF（248nm）、XeCl（308nm）、XeF（351nm）等。这些激光器被称为“准分子”（ExcMeLe）的原因是因为它们的工作气体在正常条件下是化学稳定的原子，当被外部能量激发时，可暂时形成寿命极短的分子，称为准分子。

用于屈光矫治的准分子激光机，其角膜切削精度要求很高，所以激光器的输出和传输系统中光学元件的动作都是由计算机来控制的。该计算机还随时处理检测系统的反馈信息。由于准分子激光是不可见的紫外光，因而常用红色氦氖激光或半导体激光对靶组织瞄准定位，术者通过手术显微镜观察瞄准情况和激光切削过程。自动化程度高的准分子激光器还装有自动追踪术眼的系统，并能实时地显示切削信息，从而提高切削精度。

2.眼科应用　准分子激光是20世纪70年代发展起来的一种高能紫外激光器。1983年，Trkelet等首次使用氟化氩准分子激光治疗角膜切口。1985年，Seiler等将准分子激光用于眼科临床试验结果表明，紫外波段的激光几乎全被浅层角膜吸收，波长越短组织穿透力越浅。紫外波段激光主要以光化学作用打断组织分子的化学键，从而实现组织切割。这类激光产生的组织切口边缘整齐，而且没有热损伤。

由于不同的工作物质，准分子激光器的波长为157～351nm。目前，商品化的眼科用准分子激光器都是以氩氟气体为工作物质，输出193nm激光的。准分子激光在眼科临床应用主要包括两类，一类是用于矫治屈光不正的光学屈光角膜切除，治疗近视、远视和散光；另一类是光学治疗性角膜切除术，治疗角膜不规则散光、角膜浅表瘢痕切除术等。

第四节 光凝适应证、禁忌证及治疗方法和注意事项的处理

一、适 应 证

1.视网膜裂孔边缘或盖上存在中度玻璃体牵引者。

2.裂孔附近有视网膜前膜形成或玻璃体积血。

3.裂孔附近有局限性视网膜脱离或视网膜下液。

4.视网膜脱离手术复位后发现裂孔闭合不全者。

5.裂孔合并有眼底异物或寄生虫等，需做手术取出者。

二、相对适应证

1.视网膜裂孔伴有5D以上近视存在者。

2.裂孔位于水平子午线上者。

3.裂孔周围无色素增生，也无其他证据表明视网膜裂孔形成时间较短者。

4.日常生活中需要做重体力劳动者。

5.有对侧眼视网膜脱离史或视网膜脱离家族史。

三、禁 忌 证

1.在裂孔周围已经有一个大范围的视网膜脱离或一个巨大的孔不应该用光凝固治疗。

2.裂孔周围脱离的视网膜有条索牵引者，此时应采用巩膜外加压术。

3.屈光间质有明显的混浊者，如角膜水肿、角膜瘢痕性混浊、晶状体混浊、玻璃体混浊积血、裂孔前有机化膜遮挡等。

四、治疗方法和注意事项及并发症处理

（一）术前准备和麻醉

术前无特殊准备。激光可选择氩激光、氪激光、二极管激光。光凝术中可使用三面镜或检影镜，也可以在手术中于间接检眼镜下进行。治疗前必须充分扩瞳，角膜表面用麻醉。

（二）外科手术

1.调整激光机参数，氩激光器的参数为：光斑直径为200～300nm，功率为200～400mV，曝光时间为0.2s，光斑响应为低电平。从原理上讲，激光能量从弱到强，以出现白色反应为准。

2.裂孔周围的光斑呈融合性反应，在一般的2～3排中，每个光凝点被分为1个点。

3.若视网膜裂孔太靠周边，可用带压陷器的三面接触镜行周边裂孔的光凝，也可在间接激光检眼镜下，借助巩膜顶压器做激光光凝。

（三）注意事项及并发症处理

1.如果裂孔边缘已发生视网膜浅脱离，则不宜在脱离区激光，因脱离区光反应不明显，若增加激光的能量，则可造成视网膜神经上皮的损伤。

2.若视网膜下或视网膜前有出血，激光能量应该减少，因为出血会吸收大量的激光能量，导致过度的光凝。

3.对于马蹄形破裂孔的后缘光凝，一般为2～3排，切不可行孔盖或牵拉的玻璃体条索的光凝，否则会使牵拉加重。

4.视网膜下液的反应比多时间激光更差。激光能量增加后，激光视网膜穿孔可引起激光视网膜穿孔。激光能量应迅速降低，激光或冷凝用于密封孔。

5.激光误激玻璃体条索或裂孔的盖，造成玻璃体视网膜牵拉收缩加重，若裂孔增大或视网膜脱离程度加重，巩膜扣带术可减轻视网膜脱离和视网膜脱离。裂孔前有自由浮动的牵引条索，或有后退收缩的裂孔时会妨碍裂孔周围某些部位的光凝，此时可嘱患者转动眼球或偏转一面镜位置以暴露需光凝的部位。不能以增大能量企图让光线穿过条索来凝固视网膜。

6.视网膜裂孔扩大：牵引性视网膜裂孔光凝不当或玻璃体吸收散射激光的能量，牵引条索收缩，导致原裂孔扩大。如果光凝后3～7天发现对视网膜裂孔和黄斑牵引增加，周围视网膜分离的程度增加，可考虑巩膜扣带术，以缓解玻璃体牵引。

7.玻璃体积血：光凝后，玻璃体条增加视网膜血管的裂孔或盖的牵引，血管可能破裂。血流入玻璃体，治疗区域内的视网膜血管直接光凝后，管壁坏死，引起严重出血。如果出血不多，并确定是来自静脉，可进一步光凝静脉的远端，以防止继续出血，如果受损血管是动脉，则应直接凝固，闭塞此动脉。

8.脉络膜破裂罕见，可见于过度严重的视网膜反应，增加光斑的功率光凝脉络膜破裂周围区域有助于防止脉络膜液体流入破裂区。

9视网膜脱离极少见，一旦发生，应采取手术

治疗。

五、随　访

光凝后3天，观察玻璃体牵引是否增加或发生其他并发症。1～2周检测到色素沉着和脉络膜粘连。然后3个月、6个月分别回顾，确定视网膜损害及玻璃体是否稳定。以后每年检查1次。

第五节　激光治疗的导入途径

能用于眼科治疗的激光波长范围相当宽，从193nm的远紫外段一直延伸到10.6μm的远红外段。同普通光一样，激光也是电磁波，因而它也具有普通光的物理特性，即通过透明的眼屈光间质产生折射和透射，进入眼内被组织吸收和散射。但是，激光的单色性极好，光束能量高度集中，它照射到组织上可产生普通光无法比拟的物理变化和生物效应。

眼球结构精细复杂，不同组织光学特性大不相同。不同部位用相同激光或同一部位用不同激光照射，都可产生截然不同的效果。因此，彻底了解和掌握眼球组织结构和光学特性，以及激光与组织的相互作用情况，对指导我们正确应用激光治疗眼病是十分必要的。现将眼的各组织结构与光学特性及激光治疗的导入途径分别介绍如下。

一、角　膜

角膜是表面光滑、高度透明的组织。它是凹凸的，形状像凸凹透镜。角膜前曲率半径约为7.8mm。其曲率半径约为6.8mm，其水平直径约为11mm。生活测量，角膜中央厚度约为0.52mm，周边厚约为0.7mm，折射率为1.375。

正常的角膜没有血管分布，但有丰富的无髓鞘神经纤维呈放射状分布在上皮细胞间和前弹力层，它们对触压、强光和异物等有灵敏的感觉。活体角膜的含水量约为76%。角膜的组织结构从外到内分为5层。它们是上皮细胞层、前弹性层、基质层、后弹性层和内皮层。

角膜对可见光和近红外光（400～1400nm）是透明的。红外光在1400nm以下波长以上波长以上的角膜的透射率显著降低，波长低于3nm和1900 nm以上的波长被角膜完全吸收。

二、巩　膜

巩膜是眼球的最外层。其质地坚硬，厚度为0.5～1.0mm。它的组织结构分为3层：巩膜上层、巩膜实质层和巩膜下层。

由于巩膜的纤维束排列不规则，所以可见光被大量地漫反射和散射，巩膜呈瓷白色。虽然光线照射到角膜也会有反射和折射，但是这种反射和折射是有规律的，符合Snellen定律，而光束照射到巩膜时，其反射和折射都是杂乱无章的。由此可知，可见光在巩膜的透射率很低，近红外光在巩膜中的透射率较高，如Nd：YAG激光在1064 nm波长处的透射率可达53%～77%。因为巩膜含有一定量的水，因此，中、远红外光被全部吸收，不能透过巩膜。

三、虹　膜

虹膜是色素膜的前部，位于角膜和晶状体之间。将眼房分隔为前后两部，中央有圆形孔，称为瞳孔。虹膜的结构由5层组成：内皮细胞层、前界膜、基质层、后界膜和色素上皮。

虹膜前表面的结构、颜色、组织的疏密和薄厚因人而异，差别很大。但是，从紫外红外波长可以被虹膜阻断和吸收。吸收程度与组织中黑色素和血红蛋白含量密切相关。

四、睫 状 体

睫状体是色素膜的中间部分，它连接到虹膜根部并连接到脉络膜上。从眼球的前后切面观，睫状体呈三角形，前部为睫状冠，后部为睫状环。组织学上，睫状体分为6层：上睫状体、睫状肌和睫状体、基质层、色素上皮细胞层和无色素睫状上皮层。睫状体通过其肌纤维的舒缩可以改变晶状体的形状，进而调节眼的屈光状态。

五、脉 络 膜

脉络膜位于巩膜与视网膜之间。视盘的后缘延伸到锯齿状边缘，并含有丰富的血管和黑素细胞。外周脉络膜有一个大体感觉神经分布。因此，对周边眼底光凝时会引起痛觉。脉络膜具有外层视网膜营养的功能。前部较薄，后部较厚，相应的黄斑最厚。组织学上脉络膜可分为4层：脉络膜上脉络膜、脉络膜中央血管、毛细血管层和玻璃膜（Bruch膜）。视盘周围及后极部脉络膜较厚，厚为2～4μm，向周边部变薄，仅厚1～2μm，它与视网膜色素上皮层共同构成视网膜脉络膜屏障，光凝时一定不要破坏此膜。

六、晶 状 体

晶状体为一双凸透镜样透明体，借助于许多睫状小带悬挂在虹膜与玻璃体之间。晶状体直径约为9.5mm，厚约为4.5mm。在组织学上，晶状体可分为晶状体囊、晶状体上皮和晶状体纤维三部分。原始纤维居于晶状体中心部，形成胚胎核，以后由赤道部晶状体囊膜上皮分化出的新鲜纤维包绕其外随着年龄的增长，晶状体中央部位的纤维脱水硬化，物质密度逐渐增大。

晶状体的折射率是不均匀的。皮质部折射率低，核心部折射率高。在调节时，伴随着晶状体的变形，折射率的分布状态也有变化。晶状体的含水量约为65%，透过角膜和房水的红外光一部分被晶状体吸收，部分到达眼底。红外光通过热凝固作用引起晶状体蛋白变性。穿过角膜和房水的紫外光几乎被透镜吸收。

七、房水和玻璃体

房水和水一样，可见光波段几乎完全通过，对红外波段的光有不同程度的吸收。在正常情况下，由于角膜和晶状体的存在，房水和玻璃体相比之下对光线的透射影响较小。但在临床上却常是因为玻璃体或房水的积血混浊导致激光的透过率显著下降，从而影响治疗。人类的屈光系统整体包括角膜、房水和晶状体和玻璃体，光波对它的透射率与波长有关。目前临床使用的可见光波段激光及波长为810nm的近红外半导体激光，都能够顺利地通过屈光间质到达眼底。紫外光和中远红外光它不能穿透屈光系统到视网膜。

八、视 网 膜

视网膜是眼球壁的最内层，起自视盘边缘，前起于锯齿缘。检眼镜下观察，视盘位于后极部偏鼻侧，呈圆形或稍椭圆形，直径约为1.5mm，呈橘黄色。视网膜中央动脉、静脉从此出入，并分为鼻上、鼻下、颞上和颞下四大支系，分布于视网膜。黄斑在视盘颞侧中心有一个亮点，称为中央凹。视网膜是透明的膜，内衬有脉络膜的内表面，除了中央凹和锯齿状边缘。组织学上由外向内分为10层。

1. *色素上皮*　为六角形单层色素上皮，内含黑色素。它与脉络膜的玻璃膜紧密结合，但与视细胞层的内表面松散结合。每个细胞都有胶体。不同的人种及同一眼不同部位，其色素上皮细胞的色素含量并非一致，周边部视网膜的色素细胞较大，每一细胞可含多个核，光凝后容易出现色素堆积。黄斑部的色素上皮细胞较为狭长，光凝后不易出现色素沉着。黑色素对所有波长的光波均有良好的吸收，因而色素上皮层是视网膜的主要吸光处。

2. *视细胞层*　包括视锥细胞和视杆细胞两种。前者主要分布在黄斑部，后者分布在黄斑以外的视网膜，视锥细胞和视杆细胞都是感受光刺激的原始细胞，它们可将光能变为神经冲动传向第二级神经元视细胞层，厚约为40μm，它主要包括锥体和杆的内、外段。

3. *外膜*　是薄的网状膜，锥细胞和杆状细胞的纤维穿过它。

4. *外核层*　厚约为40μm，由锥核和杆状细胞组成。

5. *外丛状层*　厚约20μm，是松散的网络结构。这些包括锥体和杆的轴突、双极细胞的树突、水平细胞的突起和Muller纤维。黄斑区的外丛状层失去了网状结构，代之以斜行的纤维组织，又称为Henle纤维层。

6. *内核层*　厚约为30μm，这些包括双极细胞的细胞核、水平细胞、无长突细胞和Muller纤维的细胞核。视网膜毛细血管也在上面。

7. *内丛状层*　厚为18～36μm，有双极细胞轴突、神经节细胞树突、无长突细胞突起、Muller纤维分支和视网膜血管。

8. *神经节细胞层*　厚为10～320μm，它主要由神经节细胞组成，包括Muller纤维、神经胶质细胞和视网膜血管分支。

9. *神经纤维层*　厚约为25μm，主要由神经节细胞发出的轴突组成，包括离心神经纤维、Muller纤维、神经胶质细胞和视网膜血管。

10. *内界膜*　是视网膜和玻璃体之间的透明膜。

九、血红蛋白、黑色素和叶黄素的光谱吸收特性

视网膜脉络膜的光学特性除了与它们的组织结构有关外，其中所含的血红蛋白、黑色素和叶黄素对光波能量的吸收起着重要的作用，它们在眼组织中的含量与分布决定了临床治疗时激光波长的选择。

1.血红蛋白　又分为氧合血红蛋白和还原血红蛋白两种。前者存在于视网膜脉络膜动脉系统中，后者主要存在于静脉系统，以及视网膜内、视网膜前和玻璃体的出血中。血红蛋白对不同波长的激光有不同的吸收率。

2.黑色素　在眼底主要分布于视网膜色素上皮和脉络膜中。从体外实验看，黑色素对光波的吸收率与波长成反比，波长越短吸收越多。但从整体眼的实测结果看，视网膜色素上皮的光谱吸收曲线呈山形。这是由于波长在440nm以下的紫色和紫外光被角膜和晶状体散射和吸收，而眼底无法到达，并不是色素上皮对其吸收减少。

3.叶黄素　在眼底主要分布于黄斑部视网膜的内、外丛状层，它对波长为400～488nm的紫光和蓝光吸收率很高，波长超过500nm，吸收率迅速下降叶黄素对绿光（波长为532nm）吸收很少，对黄光、红光和近红外光几乎不吸收。因此，对黄斑部实施光凝治疗时，应选用不被叶黄素吸收的红、黄、绿激光。它们在眼屈光间质不仅有良好的透过率，而且不易损伤视网膜内层细胞。

第六节　各种眼病的激光治疗

一、糖尿病视网膜病变

（一）糖尿病性视网膜病变的临床表现及分期

糖尿病（DM）是一种糖代谢紊乱。它可分为胰岛素依赖型和非胰岛素依赖型两大类。视网膜病变的发生与糖尿病的持续时间有关，病程越长，发病率越高。胰岛素和抗生素的广泛使用大大降低了糖尿病的死亡率，并且疾病的持续时间相对较长。使眼部并发症的发病率逐渐增高。

1.临床表现及分型　目前有两种分期法，国内大多应用1984年中华眼科学会推荐的简单易行的6期分法，此种分期因按疾病的病程及出现体征的先后分期，较易掌握：由轻而重分为6期，其中Ⅰ、Ⅱ、Ⅲ期属非增生性，Ⅳ、Ⅴ、Ⅵ期属增生性。Ⅰ期有微动脉瘤、点状出血和片状出血：少（＋），易计数，更困难（＋＋）。Ⅱ期眼底表现为刚性渗出，或出血：少，易（＋）；多，不易计数（＋＋）。Ⅲ期眼底出现棉絮状（软渗出）或出血：少，易数（＋）；多，不易计数（＋＋）。Ⅳ期眼底可见新生血管形成或纤维增生。Ⅴ期眼底出现玻璃体积血及新生血管。Ⅵ期视网膜脱离可见视网膜新生血管和纤维增生。

在新生血管增殖膜中可有静脉串珠或袢状改变，也可并有虹膜和房角新生血管。

2002美国眼科学会（AAO）在悉尼设立并推荐的5个阶段国际标准：①无糖尿病视网膜病变的表现。②轻度非增殖性糖尿病性视网膜病变（NPDR）：仅能发现微血管瘤。③中度NPDR：程度重于轻度，轻于中度。④严重NPDR(4∶2∶1原则)：出现以下任何非增殖在一个象限内，糖尿病视网膜病变的征象＞20，2个象限在内侧静脉内呈串珠状，或象限内微血管有显著变化。⑤增殖性糖尿病性视网膜病变（PDR）：出现一处或多处新生血管（虹膜、房角、视盘或视网膜任何一处）或玻璃体及视网膜前出血。

2.糖尿病黄斑病变

（1）糖尿病黄斑水肿（DME）：可在任何阶段发生。其主要临床表现为视网膜水肿和增厚。2种二甲醚分局具有分散性和局限性。前者局限于黄斑或其附近，后者累及整个后极部，是毛细血管扩张渗漏、色素上皮屏障与转运功能损害所致，严重者可导致囊样水肿甚至囊样变性，黄斑周缘毛细血管床缺血。按照美国AAO制定的标准DME可分为4期：①DME后未见明显的视网膜增厚或渗出。②轻度DME，后极部有部分视网膜增厚或硬渗出，但远离黄斑中心。③中度DME，视网膜增厚或硬渗出接近黄斑，但不涉及黄斑中心。④严重DME，视网膜增厚或硬渗出涉及黄斑中心。

（2）临床有意义的黄斑水肿：根据ERTDS小组1985年的定义，符合如下任何一条的都可被定义为临床上显著的黄斑水肿（CSME）。①视网膜增厚，黄斑病灶500 μm（1/3视盘直径）。②以黄斑为中心，500μm（1/3视盘直径）和相邻视网膜

增厚（除邻近视网膜）。水肿消退后遗留的局部硬性渗出，视网膜增厚范围超过1个视盘直径，他们中的一些在1个视盘中心有黄斑。

（二）糖尿病性视网膜病变的激光治疗

激光光凝可破坏代谢性强、耗氧量大的光敏细胞，从而改善视网膜内层缺氧状态，提高视网膜血管自主调节功能。同时，因色素上皮细胞破坏而释放新生血管抑制因子，抑制新生血管形成。对糖尿病性视网膜病变进行激光治疗的目的是延缓糖尿病视网膜病变的发展，保护视功能，减少增殖性DR的并发症，如虹膜发红、玻璃体积血和牵引性视网膜脱离。根据病变的性质和程度不同，可采用不同的激光治疗方法。

激光光凝是目前治疗DR的首选方法，它已被眼科医师认可。在各种波长中，氩-绿激光（波长为514.5nm）不仅效果好，而且对视细胞的损害也相对较轻，因此特别适用于黄斑及其附近的光凝。但当玻璃体伴积血（尚能勉强透见眼底）等屈光间质混浊时，氪红激光（647nm）或二极管半导体激光器（810nm）应被使用。因为DR不同，激光光凝技术处理也不同。

1.黄斑区光凝　必须保持从500μm到乳头边缘的距离。如果＞500μm远离黄斑中心，则可以在乳头的黄斑区进行治疗。点阵光凝区域中的局部泄漏也可以在局部进行。聚焦光凝。

局灶性光凝（focal photocoagulation）适用于上述国际DME分类标准的轻度和中度DME。光凝距离黄斑中心小凹（fovea）500～3000μm范围内显著的渗漏点、血点、成簇的微血管瘤、蜡样渗出斑环状排列中的视网膜局限性水肿增厚。氩绿激光直接照射，光斑直径为50～200μm，曝光时间为0.1秒，能量以照射处发白为度（距中心小凹500μm之内用50μm小光斑，时间为0.05秒）。

2.格栅样光（grid pattern photocoagulation）主要用于重度DME，此时黄斑中心凹已被累及，整个黄斑区甚至视网膜后极部弥漫性视网膜渗漏、广泛水肿、增厚和（或）不存在灌注。光凝目的在于促使水肿渗出的吸收。对中心凹外500～3000μm的膜进行格栅状光凝。

光采用绿光、黄光、红光或近红外光，曝光时间为0.1秒，光斑直径为100～200μm，光斑强度是肉眼能辨别的最弱的反应。如果有临床上显著的黄斑水肿，应考虑补充光凝。曝光时间的能量均应小于首次光凝。

对于增殖期或前期网膜病变伴有临床意义的黄斑水肿者应先行光凝治疗。光凝或视网膜光凝（PRP）后水肿消失，相反，黄斑水肿不会消退，但会加重视力的暂时或永久性损害。如果增生性视网膜病变严重，应赶紧做PRP。这时可采取ETDRS方案，采用聚焦或格栅样光凝治疗黄斑水肿，结合PRP，鼻下象限第一次光凝，并对颞下象限进行后续治疗，以避免在新生血管性青光眼中出现玻璃体积血。

3.全视网膜光凝、次全视网膜光凝及超全视网膜光凝术

（1）全视网膜光凝PRP：指视网膜光极性（上、下血管弓）和视盘PD边缘光凝后的所有视网膜。

1）适应证：①视盘新生血管超过1/4～1/3视盘直径的范围。②任何程度的视盘新生血管，伴随视网膜前出现或玻璃体积血。③视网膜新生血管超过1/2视盘直径范围，伴视网膜前出现或玻璃体积血。④虹膜或房角新生血管。

2）治疗方法及光凝范围：①前缘为赤道或赤道以上。后缘为椭圆形，距视盘边缘500μm，距黄斑中心、颞部和下端3000μm。也就是说，在光凝后，杆子的末端，下血管弓、视神经视盘缘一个PD以外的所有视网膜。光凝斑之间相隔一个光斑间隙。②光斑直径设置为200～500μm，后极部宜用小光斑，赤道部宜用大光斑，曝光时间为0.2秒，逐步增加激光功直到产生灰白色光斑为止。PRP通常首先治疗视网膜，因为一旦发生玻璃体积血，血液就会下沉，使其难以凝结。

3）注意事项：①PRI必须分3～6周做，光凝斑为1500～2000个。分多次做全视网膜光凝可降低黄斑水肿、渗出性视网膜脱离、脉络膜脱离和闭角型青光眼的风险。②治疗必须避免视网膜出血、主要视网膜血管或脉络膜视网膜瘢痕的光凝。网膜出血的直接光照可引起视网膜内层不必要的损伤；血管上的光凝固点可导致血管闭塞或破裂，光凝斑可导致色素性脉络膜视网膜瘢痕过度烧伤和引起视力丧失。

（2）次全视网膜光凝（sub-panretiopathy photocoagulation，SPRP）：适用于毛细血管广泛渗漏，以视网膜水肿为主要表现的重度非增生性DR，该方法光凝斑点、曝光时间、激光功率及光凝斑分布范围与PRP相同，但斑点之间的距离较大，

600～800个斑点被划分为1个或2个点。其目的是防止形成视网膜、视神经视盘面的新生血管。

（3）超全视网膜光凝（EPRP）：是除了视盘的视网膜和视神经的黄斑纤维束外，视网膜的光凝在赤道之外延伸到远侧边缘，并连接到黄斑光凝区域，并且光斑的分布更密集，主要用于视盘和视神经新生血管面积大，PDR出血或PDR合并新生血管性青光眼的病例。

4.局部融合光凝 对于在周围区域少量扁平化新生血管，可以直接对新生血管做局部融合光凝（汇合局部光凝），并对扇形光凝于凝固的局部毛细血管非灌注区。光凝斑块需0.1～5秒，中度灰白反应为200～1000μm，覆盖有轻度凝固点的新生血管超过500μm的界线。

视神经盘新生血管、邻近视盘新生血管或突起周边视网膜新生血管，不能直接光凝，否则会引起视神经损伤，导致继发性视网膜下、脉络膜视网膜或脉络膜玻璃体新生血管形成及视网膜、玻璃体积血。

新生血管的直接光凝有时可导致出血，立即停止使用隐形眼镜，低功率长曝光时间的绿色激光可用于凝固出血点。

（三）激光治疗后的随诊

激光光凝后必须定期复诊（3～6个月），如发现有新的活跃的新生血管（渗漏显著），应做补充光凝。

二、视网膜静脉阻塞

（一）激光治疗时机与指征

激光治疗视网膜静脉阻塞目的是抑制出血、促进吸收；减轻黄斑水肿和封闭无灌注区、抑制新生血管。通常的观点认为预防性视网膜光凝术不能有效预防虹膜新生血管的发生。视网膜新生血管的形成与视网膜缺血密切相关，缺血越严重，新血管的可能性越大。因此，有学者主张对有大片无灌注区的患者，尚无新生血管时也考虑激光光凝。

（二）治疗方法及注意事项

根据视网膜静脉阻塞的类型、有无黄斑水肿、无灌注区大小及是否有新生血管生成，激光治疗视网膜静脉阻塞的方法有视网膜分支动脉凝缩术、黄斑格栅光凝术和阻塞区视网膜光凝等。

1.治疗后，立即拍摄眼底图像，记录并确认斑块的正确位置。2周后也可拍照，为以后的光凝治疗提供参考。

2.患者术后球囊麻醉后应戴护目镜。

3.在新血管形成的情况下，避免在治疗后用力或剧烈运动，应避免过度使用眼睛。

4.记录激光功率大小、光斑直径、处理长度等。

5. 2周后，检查视力和瞳孔，检查眼底和眼底图像。4～6周后如需要可再次行眼底荧光血管造影，如有黄斑渗漏和视力，表明视网膜循环和水肿改善。如果新生血管无渗漏，说明其萎缩。如果仍有泄漏，根据泄漏程度，可考虑再次进行激光治疗。

6.对于新生血管的病例，经过1个疗程的激光治疗，应定期进行复查（6个月），并进行荧光素眼底血管造影以观察新血管的复发或其他部位的新血管新生。

三、视网膜脱离

视网膜脱离是视网膜神经纤维层与色素上皮之间的分离，其原因是多方面的，特发性视网膜脱离与视网膜空洞的形成有关。本部分主要介绍视网膜裂孔的激光治疗。

（一）视网膜裂孔

视网膜裂孔的形成是视网膜和玻璃体2种组织变性的结果。它分为裂孔和撕裂2种，前者是视网膜组织变性和萎缩形成，后者是由于视网膜变性，由于玻璃体的牵拉，形成一个孔。空洞形成后，液化视网膜的玻璃体进入视网膜下间隙，导致视网膜脱离。裂孔常发生于中老年人，尤其是高度近视患者。老年性近视或高度近视与玻璃体和视网膜变性有关。

1.萎缩性裂孔 圆形或椭圆形裂孔较多见，常见于视网膜的周边部和黄斑部，位于黄斑部者称为黄斑裂孔；它位于视网膜的周围，通常由单个或多个簇聚集，也可以分散。在退变前没有与囊大小对应的膜状孔帽。由玻璃体牵拉引起者，可以见到孔盖。小裂孔常容易与出血斑混淆，仔细检查可以用来识别。

2.牵张裂纹 马蹄形或其他类似的裂孔，如新月形、舌形和鱼口形最常见，占所有裂孔性视网膜脱离的25%～68%，主要在赤道和周边视网膜，以及单个裂隙。裂隙的边缘附着在玻璃体上，所以马蹄孔的底部总是指向末梢向后极。孔的形成往往导致视网膜脱离很快。

3.锯齿形边缘断开 锯齿状边缘的断裂通常发生在锯齿状边缘（玻璃体的基部）及其附近。它是所有裂孔中面积最大的部位，位于颞下象限，平行于角膜缘。它占据了一个象限或半周甚至全周，其原因是这个巨大的裂孔没有前缘，视网膜收缩的后边缘是灰色和白色的弧线与暗红色无视网膜之间的对比在年轻人中更为明显，其中大部分是有眼球钝伤的病史，它也可以继发于视网膜裂孔。

检查视网膜裂孔时要注意裂孔与周围组织的关系，特别是与玻璃体的关系，以及裂孔周围视网膜脱离的情况，这是评估预后及拟订预防性治疗措施的重要依据。

（二）激光治疗视网膜疾病的机制

光凝的基础是通过视网膜裂孔周围的光凝产生渗出性脉络膜炎，并最终在局部区域产生脉络膜视网膜粘连，从而视网膜神经细胞层牢固地附着在色素皮质A的上层。其次是脉络膜以下，以防止视网膜脱离的发生，视网膜和脉络膜在光凝部位必须非常接近，从而在激光照射后可以实现有效的组织粘连和愈合。

四、视网膜静脉周围炎

（一）激光治疗的机制

激光治疗视网膜静脉周围炎的效果是肯定的。过去认为激光直接光凝可抑制视网膜静脉和新生血管，以减少出血。但很多患者在光凝治疗前后仍有玻璃体积血的发生。目前更多学者倾向在病变血管和新生血管周围做广泛、密集的光凝，使局部视网膜萎缩。

（二）激光治疗时机和指征

屈光间质清晰是首要条件，经眼底详细散瞳检查和荧光素眼底血管造影检查可显示异常血管，如视网膜新生血管、微动脉瘤及大片毛细血管非灌注区（包括周边部和后极部），玻璃体无或有轻度纤维增殖者可考虑行视网膜光凝术。新生血管纤维增殖膜向后极部广泛增生，或大量伸入玻璃体腔，合并广泛牵引性视网膜脱离者列为光凝的禁忌证。

（三）治疗方法

一般选择如下参数：选用蓝、绿、黄色激光，它们都可以被血红蛋白和黑色素吸收。光斑为300μm，功率为200～250MW，曝光时间为0.2～0.5秒，光斑可间断点亮，也可逐一排列。视网膜反应以变轻度白为宜（对Ⅲ级轻度至中度者，在无灌注区做象限性散射光凝）。散射光凝对视网膜静脉周围炎是一种积极有效的治疗方法。周围视网膜血管首先被破坏，然后被清除。然而，由于其丰满度，新血管不能直接光凝，否则容易破裂出血，只能通过大面积散射光凝，使其萎缩。对微血管瘤可以直接光凝。另外，清楚鉴别营养血管与新生血管，应避免对明显扩张、迂曲的供养血管进行光凝，因为这样可能导致这些高流量血管管壁内的坏死和破裂，从而有发生大出血的危险。

（四）随访与观察

由于该病病因不明，没有特殊的药物治疗，血管病变有进一步发展的趋势，常有新生血管和出血，因此光凝后应定期检查，每2个月随访1次。发现新的病灶立即亮起直到整个眼底完全消失。玻璃体切割术对于大量的长期玻璃体积血患者是可行的，术后再行光凝治疗。

五、中心性浆液性脉络膜视网膜病变

（一）激光治疗机制

视网膜色素上皮在可见光波段有良好的吸收，能将光能转化为病变的色素。上皮热凝固反应，随着光凝损伤的修复，渗漏点被封闭。

（二）激光治疗适应证

中心性浆液性脉络膜视网膜病变90%可自愈，浆液性的视网膜脱离在数周后消失，视力逐渐恢复。

在少数情况下，浆液性视网膜脱离具有很长的持续时间。如果病程超过3个月，仍可见荧光渗漏，并有持续性浆液性脱离，可以考虑激光光凝。氪黄激光或氩激光治疗可视为视盘乳头状黄斑纤维束外的明显荧光泄漏和渗漏点，并从中心凹部超过250μm。距离中心小凹250μm以内，可以考虑光动力疗法。光凝的目的是缩短病程，从而尽快消除视力障碍，但不能防止复发。光凝1周后，神经纤维层浆液性脱落在2～3周开始消退。

（三）激光治疗方法

1.传统激光治疗 氪黄激光为首选，黄体制剂吸收较少，色素上皮较多，对黄斑区神经纤维层有保护作用。此外，可选用氪红或氪绿激光。光斑直径为100～200μm；能量为100～200MW；光凝时间为0.1秒；光凝强度：可获得灰斑效果

（Ⅱ级）。激光治疗时以近期的荧光素血管造影做指导，准确定位渗漏点。将激光聚视网膜色素层。大多数的渗漏点可1次完全封闭，但该病容易复发，复发多是新的渗漏点。

2.光动力治疗

（1）光动力治疗指征：渗漏点在离中心小凹250μm以内，缺乏明显渗漏边界，在潜在发生CNV可能的或已有可疑CNV发生的病例。

（2）光动力治疗方法：用半量的维速达尔治疗效果满意。

六、青　光　眼

（一）Nd ： YAG激光虹膜切除术适应证、治疗机制及操作方法

1.适应证

（1）急、慢性闭角型青光眼。

（2）尚未形成虹膜周边前粘连的瞳孔阻滞所致的继发性青光眼。

2.治疗机制　YAG激光（波长为1064nm）在施行周边虹膜切除术时是很有用的。它是应用光切的作用来完成周边虹膜，因此它不依赖于虹膜色素的多少，无论虹膜后发障是何种颜色，都能很好地完成周边虹膜切除术。与氩激光相比，Nd ： YAG激光完成穿通性周边虹膜比较省时，所需的激光能量比较少。在角膜雾状混浊眼中，Nd ： YAG激光比氩激光更容易进行周边虹膜切除术。Nd ： YAG激光完成的周边虹膜孔洞晚期关闭的可能小。

3.操作方法

（1）使用Nd ： YAG激光时，激光能量的设置决定于每个激光器所产生的能量密度，重要的是术者在治疗患者前，要熟悉所用激光器的能量特点，并试验检查激光的聚焦是否良好。对于单次烧灼可以提供多次爆破的激光器，开始使用时应用的能量为每次爆破1～3mJ，这对于大多数虹膜是有效的。如果应当单次爆破的激光器，通常需要应用较高一些能量。对于一些特别厚的棕色虹膜，就需要设置高能量（2～5mJ）。

（2）在进行治疗中，将激光束仔细地聚焦是非常关键的，可以通过接触镜将激光束聚焦于虹膜表面。因为Nd ： YAG激光是不可见的，所以采用氦氖激光束作为瞄准光线。由于激光烧灼时从聚焦点产生的冲击波会冲向术者，因此最好将激光束的聚焦位于虹膜基质内。可以将2束红色的氦氖瞄准光线聚焦于虹膜表面的一个点，然后向前稍微移动，使焦点位于虹膜基质内一定深度，这时单点再次变成2个点，表示聚焦的位置在虹膜表面之后的基质内。

（二）准分子激光小梁切除术，适应证、治疗机制及操作方法

1.适应证

（1）原发性开、闭角型青光眼。

（2）尚未形成虹膜周边前粘连的瞳孔阻滞所致的继发性青光眼。

2.禁忌证

（1）前房角关闭的各类青光眼。

（2）眼部炎症尚未控制的各类青光眼。

3.治疗机制　准分子激光能量波长为308nm，是可以应用导光纤维传导的。所以能用于施行经内路的小梁切除术，制作一个滤过泡，使房水经制作的新管道流入管。由于是通过导光纤维将激光能量直接传递到治疗的所在部位，所以对周围组织很少干扰。但不足之处是应用这种激光没有止血作用。

4.操作方法　在局部麻醉下，前房内注入黏弹剂，将导光纤维引入前房内，向前移动，到达接触到前侧的预定小梁网处。导光纤维的位置在前房角镜下或内镜下进行确认，用激光做5～10个切口进入Schlemm管，这时有小量血液反流是常见的，但并不会造成严重后果。然后从前房内拔出导光纤维，清除黏弹剂。术后不会产生巩膜瘘管和滤过泡。

七、后发性白内障

（一）适应证

1.患眼有明显的虹膜炎症，人工晶状体与虹膜粘连者，这种情况应积极治疗炎症，否则囊膜切开后也会在短时间内再次在人工晶状体后表面形成机化膜。

2.角膜有瘢痕或明显水肿者，它们会影响激光在后囊膜准确聚焦。

3.患眼不能保持固视或不合作者，激光治疗极易损伤人工晶状体。

4.合并有囊样黄斑水肿者，这种情况即使切除了混浊囊膜，视力不会增加，可能加重黄斑水肿。

5.眼压偏高者，最好先控制好眼压再手术，以免手术后眼压更高而造成伤害。

（二）注意事项

在使用Nd：YAG激光人工晶状体后囊切开术时，应根据激光的性能和胶囊的情况确定接触镜。有些仪器的激光聚焦角度为24°，有些仪器是16°。特殊接触透镜的前部为凸球面，106nm光波镀有增透透镜。其主要功能是提高聚焦光束的会聚角，焦深较浅，进一步减少焦距，可减少对人工晶状体的损伤。对于激光治疗，裂隙灯显微镜观察系统的放大倍数为10～15倍。在进行后囊膜切开术之前，最好将裂隙灯显微镜观察系统、氖激光瞄准光束和YAG激光束三完全对准在纸靶（或塑料膜）上。当激光被去除时，尽可能少地使用脉冲能量。各厂家的激光性能不同，出发点的脉冲能量不同，一般从最小能量增加到胶囊膜厚，在处理膜时应随时调整能量。

激光后囊膜切开术中最重要的是避免激光诱导的人工晶状体损伤。因此，术中护理必须慎重，患者要密切配合。理论上，光学击穿在2个介质的界面处具有最低阈值，而均匀材料中的阈值更高。因此，激光的焦点应落在阴囊后囊上。然而，在某些情况下，后囊紧密附着于人工晶状体的表面。为了避免对人体的伤害，建议将激光瞄准点稍稍移动到胶囊上，从而在玻璃体中发生光学击穿，后囊受到光爆破冲击波的破坏。有必要改善激光的脉冲能量，并且在眼睛中存在较大的冲击时，对眼睛中其他组织的潜在损伤是值得考虑的。

八、屈光不正

详见第六篇第47章第一节

九、准分子激光角膜切削术治疗角膜表层病变

详见第六篇第47章第五节

十、虹膜病变

（一）先天性永存瞳孔膜

胎儿时的晶状体被血管膜包围者，在绝大多数情况，胎儿发育到8个月时该膜被完全吸收。但也有极少数在出生后晶状体前囊仍残存一部分血管膜，其颜色与虹膜相同，有2个丝状和膜状。丝状膜的一端位于虹膜环上，另一端与瞳孔区、晶状体前表面或角膜内皮相连。残膜也起源于虹膜的小环，呈网状，遮挡部分通孔的残余膜通常不影响瞳孔运动，而且视力受损的人并不多。对于影响视力者可用激光切除。

用来切除永存瞳孔膜的激光以Nd：YAG激光为宜。由于残膜各部位厚不一致，激光切除应以每脉冲2mJ试起，可用激光接触镜。激光治疗前是否散大瞳孔可根据情况而定。瞳孔扩大后，残膜张力增大，有利于切断永存瞳孔膜与虹膜的连接。但是，有的患者瞳孔扩大后残膜中部都贴靠到晶状体前表面，做中心切开易伤及晶状体前囊，这种情况下不宜扩瞳。由于永存瞳孔膜激光切除的目的是以增加视力为主，对膜状残膜与虹膜连接广泛者，且中心都与晶状体表面无粘连，可行残膜中心切开。对那些与虹膜连接较少者，可做残膜周围切除。对那些残膜中央与晶状体有广泛粘连者不宜做激光切除。

永存瞳孔膜切除的并发症主要有激光损伤晶状体，造成视力减退。因而在实施激光切除时，一方面需要患者保持眼球稳定，切断处宜选在瞳孔缘外，并从小能量试起。另一方面，由于激光切除残膜的过程中可造成大量色素脱落于前房中，因此它也会引起异常的视力。此外，大量的颜料和组织碎片堵塞角过滤器也可以导致眼压升高。术前应给予降眼压药物预防。术后给予散瞳剂和激素类滴眼液滴眼，直到裂隙灯显微镜检查房水闪光消失方可停药。对那些与虹膜小环部连接甚多的永存瞳孔膜可做分次切除，每次间隔1周左右。

（二）激光扩瞳

激光扩瞳前无须特殊处理，一般也不用接触镜。正在用缩瞳药滴眼治疗的患者应在术前24小时停药，使用口服眼压（IOP）。激光功率为250～500MW，曝光时间为0.2秒，首先在瞳孔1mm处有200μm的光斑，进行一次光凝治疗。然后用500μm光斑在第一圈光凝外再做一圈光凝，激光能量适合虹膜收缩，无明显色素沉着。这种光瞳孔的光凝方法经常被制作出来，成瞳孔缘色素外翻。另外一种氩激光散瞳的方法是500μm的光点，功率为200～300MW，时间0.2秒，在瞳孔边缘和虹膜根部密集的光凝环，从而放大瞳孔，从而不会造成色素外翻的瞳孔边缘。但是这方法所需要的光凝点较多，引起的虹膜色素脱落也较多。

光凝术后给予0.5%可的松滴眼液滴眼，每天6次，连用1周。口服乙酰唑胺，每天2～3次，

待裂隙灯显微镜检查房水闪光消失后可改用毛果芸香碱滴眼液滴眼。这项治疗的并发症有前房色素播散、瞳孔缘色素外翻和一过性眼压升高。

十一、泪道疾病

1.适应证　①泪小管及泪总管阻塞；②泪管阻塞及慢性泪囊炎；③泪囊鼻腔吻合术失败的病例；④生理性鼻泪管阻塞。

2.相对适应证　①泪小点闭塞；②化学性泪道灼伤；③严重沙眼继发泪道阻塞；④伴有正常骨结构的鼻泪管阻塞；⑤泪囊较小的鼻泪管阻塞；⑥新生儿鼻泪管膜。

3.禁忌证　泪囊明显缩小或纤维化、有严重萎缩性鼻炎者。

4.手术方法　可用于逆行激光泪囊鼻腔内激光治疗的方法有多种，包括氦氖激光、磷酸钛激光、Nd：YAG激光、二氧化碳激光、钬激光、铒激光等。不同的激光器具有不同的波长和输出方式，所以其治疗技术和激光参数也有差异。

影响激光泪囊鼻造术成功率的因素很多，主要有以下4个方面。

（1）吻合口的大小：鼻腔吻合术吻合口的大小是决定其预后的关键因素。只有开口宽敞才能获得远期良好效果，扩大造口、减少出血是保证形成吻合口足够大的关键。

（2）吻合口的位置：设计好骨窗的位置是保证手术顺利进行的重要环节。泪囊鼻腔造孔术的吻合口应开在中鼻道的外上侧壁。若因骨窗位置发生偏差，术中易伤及筛窦而造成中鼻甲大量出血，从而延长手术时间，容易导致手术失败。

（3）激光的总能量：经鼻内镜激光造骨孔时使用的激光总能量的大小也会影响此手术的成功率。激光对周围组织造成热损伤，容易造成瘢痕，从而导致骨孔的膜性闭塞。因此在造骨窗时最好使用高功率脉冲激光，若使用低功率连续激光，则以达到炭化和止血的目的。

（4）激光术后骨孔的膜性塞：是这种泪囊鼻腔吻合术失败的最常见的原因。膜性闭塞可由肉芽形成和瘢痫粘连引起。对于此类患者，可在鼻内镜下用激光环切割膜塞，将膜瘢痕汽化，然后通过泪小管插入鼻腔，保留3个月，这种简单的方法可以使一些失败的病例恢复正常。在鼻内镜下过行激光泪囊鼻腔造孔术不仅安全、无瘢痕、创伤小、出血少、视野清晰，还能明显暴露泪囊内壁，造瘘，缩短术后恢复时间，并减轻了术后疼痛。

十二、眼睑成形术

激光在眼部整形外科方面应用非常广泛，包括浅表血管性疾病、皮肤色素痣、选择性脱毛和眼睑皮肤表面重塑。

连续波CO_2激光治疗最常见的并发症是增生性瘢痕、瘢痕疙瘩或长时间的伤口。20世纪80年代末，低流量CO_2激光用于面部激光除皱术，但易引起瘢痕等严重并发症。随着高能二氧化碳激光器的出现，超短脉冲和瞬时高能量导致治疗区组织的热汽化，脉宽比热弛豫时间短，大大避免了对周围的热传导。这种高度选择性的组织破坏技术已被广泛应用于临床，如面部皮肤皱纹重塑和面部瘢痕治疗等。

在过去的几年中，高能脉冲二氧化碳激光在面部除皱术中的应用越来越受欢迎，尤其是对于嘴巴和眼睛的小皱纹。

黄种人属于Ⅲ型和Ⅳ型皮肤。治疗后，有明显的色素沉着，往往持续6个月以上，甚至1年后，仍有色素痕迹，这在患者的生活和工作中不可忽视局部治疗，如眼眶的治疗。这种效应使扫描的频率和能量在治疗中受到限制。因此，术后皮肤紧缩的效果很难长期维持。

综上所述，睑部激光表面重塑在黄种人中的使用应该十分谨慎。同时，在整形外科中，需要除皱的患者大部分皮肤都是绝对放松的，需要手术治疗。对于面部皱纹患者，尤其是眶额部和颜面部周围有小皱纹的患者，只有在适当的手术条件和全面的术前麻醉后才能考虑治疗。近年来，诱铒激光（Er：YAG）在除皱术中的应用可以改善上述并发症，需要更多的实践。

第七节　飞秒激光在眼科的应用

一、飞秒激光在LASIK中的应用

在LASIK手术中制作角膜瓣有以下主要优点：①避免使用机械刀具，减少角膜瓣并发症，如游泳皮瓣、扣瓣、皮瓣折断、皮瓣过厚或过薄等。②提高角膜瓣厚度的可预测性，从而增加精确性。③可制作薄瓣（90μm或更薄），适合于薄角膜及高度屈光不正患者进行手术。④增加手术医师对瓣直径、厚度、边缘角、蒂位置和长度，以及激光参数的选择。

飞秒激光角膜瓣厚度具有均匀性、规律性、准确性和可预测性。飞秒激光角膜瓣厚度均匀，与一平面相似，由传统的角膜刀制成的角膜瓣厚度与晶状体相似。飞秒激光制瓣的这些优势有利于增加手安全性，减少术后散光及高阶像差，提高患者视觉质量。由于飞秒制瓣的精确及可预测性，精确制作薄角膜瓣后可以留下更多的基质厚度用于准激光切削，不仅可以允许进行更高度数矫治或采用更大的切削区，而且可以降低发生术后角膜扩张的风险。然而，价格昂贵、设备庞大限制了飞秒激光完全取代机械角膜刀。另外，一些新型角膜刀系统也已经具有了高精确性并能制作薄角膜瓣，这对飞秒激光而是一种新的挑战。

二、全飞秒激光角膜屈光手术（飞秒激光微透镜取出术）

飞秒激光微透镜去除（Flex）是一种完全由飞秒激光完成的角膜屈光手术。该手术由飞激光对角膜同时进行制瓣和其下角膜基质内矫治近视相应微透镜的切割，然后打开角膜瓣，医师用特殊设备分离和取出微透镜，最后角膜瓣复位。该手术过程中不使用准分子激光，也不进行角膜基质的切削，只使用飞秒激光按设计的瓣和微透镜的大小、形状进行精确的板层切割。最新出现的飞秒激光小切口微透镜取出术（SMILE）是屈光改善的结果。其原理与FLEX相同，手术过程中不制作角膜瓣，取而代之的是制作一个位于微透镜边缘的小切口，属于一种无瓣微创角膜屈光手术。经过小切口由特殊器械将微透镜分离后经过侧切口一次性取出，完成手术。SMILE已非常成熟，屈光矫治效果好，已成为目前主流角膜屈光手术。

三、飞秒激光辅助角膜基质环植入术

角膜基质环植入术是将人工合成材料制作的角膜环片（ICRS）植入角膜深层基质中，通过调节角膜曲率来影响角膜形态及屈光度。角膜基质环的概念首先是由Reynolds在1978年提出的，其最初是设计用于矫正屈光不正的，但是其结果预测性及有效性都较差，无法和准分子激光角膜屈光手术相比，因而很少成为屈光手术医师的选择。但是后来发现，ICRS的植入对扩张疾病如圆锥角膜能产生矫治作用，原因是其能重塑角膜形态。

利用飞秒激光角膜内任意深度聚焦特性，能精确聚焦在设定的角膜基质中的位置，制作环植入隧道。另外，由于飞秒激光对焦点外组织不具有热损伤及冲击波作用，因此隧道规则大小合适，角膜损伤控制在最低程度，一些机械方法会产生的术中和术后并发症不会出现，而且由于隧道良好的预测性和同ICRS的匹配性，手术后的临床效果较传统方法有了明显提高。飞秒激光辅助角膜基质环植入术首先是在预定深度（70%～80%厚度）精确地使环形矩阵切割平面，然后在角膜表面切开，使角膜基质环可以插入。采用飞秒激光制作角膜基质隧道，明显缩短了手术时间，大大提高了手术的准确性和安全性。与传统技术相比，可以获得更好的视觉效果和其他临床效果。

四、前板层角膜移植术

飞秒激光在前板层角膜移植术（anterior lamellar keratoplasty，ALKP）中的具体应用是利用飞秒激光在设置深度上进行板层基质分离和所需直径大小的周边环形切割的制作。该过程也需要飞秒LASIK手术中使用的压平镜进行角膜的压平和固定。受体角膜板层分离的深度由角膜混浊的深度决定。环形切割的直径在6.0～9.0mm，由飞秒激光以环形连续扫描模式从板层分离界面由深到浅、由后到前连续切割至角膜上皮形成。激光能量参数的设置与飞秒LASIK术中相似，但环形切割过程中的能量水平要高些，原因是需要切断角膜基质纤维。对于较深的ALKP，激光能量需要增加，点距需要减少，以克服相对多的激光散射和衰减。捐献者角膜处理与上述相同。角膜板层需用器械从基质床上分离下来，最后捐献者角膜板层植入植床，以10-0尼龙线连续或间断缝合。

五、深板层内皮角膜移植术

深板层角膜内皮移植（深层角膜内皮移植术，DLEK）是一种角膜板层移植术，角膜内皮由后弹性层和后基质薄层所支配，用于替代病变的后弹力层和内皮层，主要用于大泡性角膜病变、角膜内皮失代偿和不可逆角膜内皮综合征（ICE综合征）。与ALKP相比，DLEK中飞秒激光的处理顺序正好相反：后方的板层边缘环形切割要先于前方的板层基质界面切割，这是为了防止板层界面内空化气泡对激光脉冲聚焦的影响。该处使用的压平镜与飞秒LASIK和ALKP使用的不同，其可使激光脉冲聚焦于更深的层次。边缘环形切割从前房开始，逐渐通过内皮层、后弹力层和后基质，直径为6.0～9.0mm，通常由于角膜后基质的水肿，为确保切割完全必须加大激光脉冲能量。之后，板层界面开始制作，位于内皮面之前150～350μm。

六、飞秒激光辅助穿透性角膜移植术

虽然许多新的内皮移植术，如DLEK，在某些方面具有很大的优势和良好的前景，但穿透性角膜移植术（PKP）的现状对于全角膜病变患者仍然是不可替代的。飞秒激光不仅可以精确地聚焦在角膜的任何表面，便于穿透整个层的切口，而且更重要的是，它可以精确地控制各种切割点，使每个点可以精确地对接成复合几何表面，形成一个HOL。

七、飞秒激光辅助超声乳化白内障手术

详见第六篇第47章第五节。

（杨　军　张仁俊）

第19章

磁场疗法

应用磁场治疗某些疾病已成为一种常用的物理治疗方法，称为磁疗法或磁场疗法。磁疗法是一门既古老又年轻的物理疗法。说它古老，是因为在2000多年前古人就已经利用磁石治疗疾病；说它年轻，是因为磁场治病的新理论、新器械及新方法不断出现。

1.我国磁疗的发展史　我国应用磁治疗疾病有悠久的历史。据《史记》记载，在西汉（公元前206～208年）初期，就有关于五石（磁石）治病的记载，五石是指红色的丹砂（HgS）、黄色的雄黄（As_2S_3）、白色的矾石［$Al_2(SO_4)3 \cdot K_2SO_4 \cdot 2Al_2O_3 \cdot 6H_2O$］、青色的曾青［$2CuCO_3 \cdot Cu(OH)_2$］和黑色的慈（磁）石（$Fe_3O_4$）。公元2世纪《神农本草经》记载，磁石性“味辛酸寒”，主治周痹（麻痹）、风湿、肢节肿痛、酸肩，除大热烦满耳聋。公元4世纪南北朝时期医学家陶弘景在《名医别录》中说，磁石可“养肾藏（脏），强骨气，益精除烦，通关节，消痈肿，治鼠瘘（颈淋巴结结核）、颈核、喉痛、小儿惊痫（抽风）”，饮用磁石“炼水”也可治病。公元9世纪北宋时期何希影在《圣惠方》中提到磁石可“治小儿误吞针”，“用磁石如枣核大，磨光，丝穿令含，针自出”。沈括（1031～1095年）在《忘怀录》中说：“在道院中，择好上地，凿一井……令人采掇一二石，揭如豆粒，杂投水中，磁石亦好”。公元17世纪《格致镜源》中说：“益服者，无如磁石。以为益枕，可老而不昏”。上述关于磁石应用的记载，充分说明2000多年来，磁石在医疗保健方面发挥过积极的作用。20世纪70年代末，北京、湖南等地应用磁性能良好的永磁材料制成了永磁吸取器，用于吸出进入体内软组织及眼球内的铁性异物，收到了良好的效果。后来出现的磁疗眼镜也有一定的近期疗效。20世纪80年代，沈阳有人研制出磁针，是中医针灸医学与现代科学相结合的一种治疗仪，磁鍉针按压穴位时，不仅有机械性压力刺激作用，而且有磁场的作用。20世纪90年代，又出现了哈慈五行针和磁极针，磁场强度较高，通过作用穴位或病变部位而产生治疗作用。除上述的介绍外，磁疗产品还有磁水杯、磁水器、磁性质链、磁性乳罩、磁椅、磁性床垫、磁疗表、磁疗鞋等。

2.国外磁疗的发展史　国外应用磁治病也有悠久的历史。最早应用磁石作为泻药的是古希腊医师加伦，但比我国用磁治病要晚约400年。古罗马医师艾蒂尤斯曾对用磁石治病进行了描述：“当人们手或足疼痛时，或痉挛、惊厥时，如果用手握磁石，即可解除疼痛。”公元1世纪，阿拉伯著名医学家阿维森纳曾利用磁石治疗脾病、肝病、水肿、秃头等。公元16世纪瑞士医学家帕拉歇卢利用磁石治疗脱肛、水肿、黄疸等疾病。公元18世纪，奥地利医师梅斯默与法国医师德勒泽等研究了磁场与疾病的关系，并研究了催眠术。公元18世纪，在法国巴黎成立了动物磁性的磁学会。1798年英国医师获得了称为“金属牵引器”的磁疗器械的专利，此种金属磁疗器通电后，能够治疗多种疾病。又有“电和磁现象及其相互关系”，该书评述了电磁对动植物和人的影响及临床上的应用。20世纪40年代，苏联应用磁场进行战伤镇痛。20世纪50年代末，日本出现了金银磁粒疗法，用金箔或银箔包裹磁珠，将金银磁粒置于相关穴位上，用以治疗某些疾病。20世纪70年代，利用恒定磁场治疗眼睑下垂；研制出一种“磁性假牙”；用磁流体注射液注入肿瘤及其供给肿瘤血液的血管内，再以外加磁场的作用，使瘤体及其供血的血管堵塞，使肿瘤失去血液供应而自行坏死，达到治疗肿瘤的目的。苏联关于应用磁场治疗疾病的报道较多，如莫斯科皮罗戈夫医院儿童外科专家给患者胸内置入一小块用磁性惰化材料制成的薄片，再在体外放一磁片，利用身体内外两磁片的南极（S）、北极（N）互相吸引的力量，矫正胸部畸形；拉脱维亚的医务人员认为，磁场对大脑动脉损伤及血管缝合手术中出血具有凝结作用，将钴磁片安装在耻骨与尿道部位可控制尿失禁，在面部安装磁场可治疗面神经麻痹等。磁疗经过近50多年的临床实践与实验研究，积累了较丰富的资料与经验，明确了其治疗作用；其应用范围、治疗疾病种类，包括对某些少见病、复杂病症的治疗还可能进一步拓展。磁疗法操作简便，便于推广应用，有着良好的发展前景。

第一节　各种磁场治疗眼病特点、禁忌证及注意事项

1.*特点*　磁疗法是应用磁场作用在肌体的痛点、患部、神经节段和穴位上达到治疗疾病目的的一种物理疗法。这种疗法，根据医疗实践证明具有以下四个特点。

（1）治疗中无痛苦，都容易接受。

（2）疗效快：如急性扭挫伤，平均10分钟基本上可以镇痛，对其他眼部及神经疼痛性疾病，也有明显的镇静、镇痛作用。

（3）适应证较广：根据国内外的资料，对内、外、妇、儿、眼科、皮肤及神经等科的上百种病，都有一定的疗效。

（4）治疗手续简便，费用低廉：除在医院施治以外，广大农村可随时进行治疗，不受更多条件设备的限制。所以磁疗是广阔前途的一种物理疗法。尤其近几年磁疗法已被引进临床的各个分科进行应用和研究。

2.*磁疗的禁忌证及注意事项*　在治疗过程中，占全部患者的4%～5%，可表现为头晕、心悸、恶心、乏力、局部疼痛加重、局部过敏、痒、起水疱，个别男性成年患者贴磁后连续遗精等，产生的不良反应可能与下列因素有关。

（1）与磁场强度有关：磁强越大引起的不良反应的概率也越高。

（2）与施治时间长短有关：特别是脉动磁场，一般第一次不应超过10～15分钟。

（3）与患者体质有关：年老体弱不良反应的概率高。

（4）与施治部位有关：如心前区，后颈部等均是磁敏感区，磁场以低高斯为宜，四肢就可用较高磁场。但“磁疗”不良反应一般较轻，时间短，一般停止治疗或撤磁后就很快消失，无须特殊处理。关于“磁疗”禁忌问题的研究报道不多，也未见需特殊处理的。有人报道磁场对某些动物受精卵有不良影响，眼球周围如以脉动磁场治疗后，眼球有胀痛感。动物实验表明，磁场长时间作用于眼球，有使前房液混浊的可能性，因此对幼儿、孕妇暂不开展“磁疗”，对老年体弱伴有严重心、肾、肝、肺、血液疾病，以及大出血患者不用或慎用。

第二节　磁场疗法机制

根据生物磁学的理论，生病是因为人体内磁场失调造成。人体代谢活动的结果，会产生频率不同，波形各异的生物电流和伴随而来的微弱生物磁场。外加磁场作用于经络穴位上对体内磁场失调给予补偿，促使不正常的经络和高级神经活动恢复平衡，协调着兴奋和抑制的过程，达到治病防病的目的。电动生磁、磁动生电。日本中川认为磁和电的关系是表里关系。磁体是外加的磁源，穴位是生物电流的触点，经络则是传输电磁波的通道。当磁场作用于穴位后，发现穴位的电晕、电压和电位发生变化，激发出几十微安的生物电流，产生了电磁波，然后传到纵横交织、遍布全身的经络网路，传到中枢神经形成刺激，以治疗某些病症。临床上，应用经络电阻仪测得的结果证实，健康人各条经络的电阻基本处于相对平衡状态。

当机体发生病变时相应经络上的电阻就会失去平衡。一般来说，功能亢进时电阻下降，减退时增高。调节经络的电阻平衡就可治疗疾病。有人用钐钴磁片贴于经络敏感者的穴位上34次，出现33次沿经络走行的传感现象，有凉感、热感和麻胀感等。感传带宽1～2cm，且两侧感传速度

不一样，加刺激后比单纯贴磁片的感传快，感传首先向近端方向，伴随经络感带。血管内含有水及钾、钠、钙、镁等多种无机盐类物质，因此血管这一导体与磁力线呈垂直方向运动时，磁疗作用机制建立在磁场对生物电流影响的基础上，一切生命现象如神经传导、肌肉运动、大脑的兴奋和抑制等无不与机体中电子的传递或离子的转移有关，磁场可以影响电子线离子的大小和方向，因而磁场可以导致生物电的量和质的变化。在磁场作用下，人体中有些顺磁性物质如铁、氧、镁等，它们可能被磁吸引，而磁化了的元素之间的相互作用加速，从而体内氧化过程也随之加速。磁疗的作用机制是多方面的，单从其一方面来说明其机制，都带有一定的片面性。在急性钝挫伤时，大量钾离子从损伤的细胞内逸出，局部钾离子浓度增高，使激肽酶、胆碱酯酶、组胺酶等被抑制，活性降低，同时也使乙酰胆碱、6-羟色胺、组胺、激肽等介质大量聚集，刺激血管，使其通透性增加，大量液体渗出，压迫和刺激神经末梢及感受器，从而引起水肿和剧痛。

我们在痛区或邻近穴位引入磁场，其产生的微扰作用改变了人体细胞膜内外电子的能级分布，波函数也相应地变化，于是体内分解的产物又重新结合起来，激肽等又组成了蛋白，促进了病理过程的好转，致病物质消失，疼痛也随之消失。人体带上磁场后，单核吞噬系统功能加强，白细胞显得活跃、健壮，这可能是对炎性病症产生效果的原因，在微循环中，血细胞就是在一层静电的磁场垫上流过毛细血管的，循环中的铁质受磁场影响，就拌和着血液里其他成分，这样就能促使血流更好的形成“轴流”，从而减少血液黏滞性，血细胞就不易集聚。磁疗之所以能治高血压、动脉硬化及一些因血液循环障碍而导致的疾病，其原理可能在此。在肠道螟虫患者的气海等穴放置磁体，往往排出蛔虫，这可能是由于磁场改变体液的化学性质，使蛔虫不适应其环境的缘故。阴雨气候对人的影响主要是寒冷和潮湿。寒冷可使小血管收缩，引起血供不畅；潮湿能增快热的传导，衣浸湿后易着凉，就是因体热外散，寒冷入侵，故可使多年的老伤、老病、关节炎、腰腿痛等来一次症状性发作。磁疗能改善血液循环，加速氧的代谢，还可促使其产热增多，这可能是磁疗能治风湿等病的原因。

水经磁化后发生物理性质改变。磁效应使下列参数发生变化。①导电率比普通水提高；②表面张力增大；③易于溶解空气中的氧；④pH由偏酸改变到偏碱；⑤水中杂质结晶由板结形态变为粉末形态；⑥活性和渗透压增大，易于渗透到生物细胞中，增强生物细胞对营养的吸收能力。因此有人设想在磁场作用下的水分子缔合度增大，这样血气运行障碍减少，运行速度加快，水就比较容易渗入到坚硬的水垢之中，这种设想得到了如下事实的支持和印证：锅炉用水加热后在锅壁上形成坚硬块状的碳酸钙积极物，但如将用水一开始就经磁场处理再加热，则形成蓬松的细小沉淀颗粒，有人得出磁处理水溶解结石能力比自来水大1.5～2倍的结论。这可能是磁疗可使结石患者产生疗效的原因。

磁穴治病上存在的一个问题就是永磁材料生产没有标准化、通用化，所以临床使用的磁体其形态、大小、磁强、体质等都不统一，品种极为繁复。为了便于地区间的学术资料交流，也为了便于管理，减少模具制造，提高经济效益，更为了抵制市场上非法、低劣的磁疗产品对医疗上的干扰，永磁材料的生产应规范化。

目前认为，磁疗的作用机制是通过磁场对机体内生物电流的分布、电荷的运动状态和生物高分子磁距的取向等方面的影响而产生生物效应和治疗作用。

一、磁疗与经络穴位的关系

磁穴疗法，简称“磁疗”，是利用磁场作用于人体经络穴位或患部，达到治疗疾病的一种疗法。现从祖国医学经络学说来探讨“磁疗”机制，经络的客观存在，已被证实，我们人体有700多个穴位为生物电的活动点，穴位产生较周围皮肤更强的电晕、更低的电阻。因此我们测定经络的电阻平衡状态可诊断疾病，调节经络的电阻平衡可治疗疾病。如果穴位给予某种理化刺激，则会产生特定诱电电反应，而且穴位之间有能量流产生。有人在研究人体电子特性时发现，磁场可以影响“气血的运行”，经络穴位不仅具有独特的生物电特性，而且是磁场的聚集点。因此应用经络、针灸现有的理论来解释、探讨磁场疗法的机制是较易理解的。

磁场与经穴有密切的关系，为了进一步探索这一原理，我们在针刺发现的循径感传显著者身上观察磁场用于穴位能否引起循经感传，在针刺出现感传的情况下，加磁场能否起阻滞感传的作用。通过3例感传显著的临床实验观察，我们认为，在某些感传显著者身上，磁场作用于穴位能发出与针刺引发的相同的循经感传现象，从而达到治疗疾病的目的。这种感传可以重复出现，有的可以阻滞感传，有的则加速感传。现将3例实验经过介绍如下所述。

例1：黄某，女，炊事员。为我院针灸针麻原理研究室针刺引起“入睡”的循经感传典型患者，在实验过程中加压阻滞由800～3000g/cm^2，感传在加压穴位上稍停，当压力达到3000g/cm^{2}以上，感传仍绕侧面而过，未能阻滞，为此，我们设想用磁场做穴位阻滞，第一次用恒磁2000高斯，直径0.8cm的磁片，贴压于左下肢解溪、足三里两穴，并于梁丘穴用旋磁照射，8分钟尚未针刺，患者就“入睡”了，去磁后12分钟才苏醒过来。第二次试验用相同的磁片，贴于右合谷穴，6分钟后感传至头而“入睡”，去磁后15分钟即苏醒，醒后自觉浑身酸胀无力。第三次在左合谷重复上述试验，结果与第二次相同。

例2：方某，男，30岁，工人。因骸骨骨折住院治疗3月余，仍感腰椎疼痛，并放射至双下肢、背、颈、胸、腹部，腰膝无力，弯腰和坐下均困难，扶拐杖由他人陪送来门诊治疗。经针刺后出现明显感传，并取得明显疗效，疼痛消失，腰可弯曲，去拐杖能步行，但维持时间不长。我们改用磁疗，在命门和长强穴（两处均是痛点，相距约8寸），各贴1200高斯磁片一块，3小时后，自觉两磁片处先感发热，然后出现反复来回地相吸引又相排斥的热感现象，持续达2小时后出现刺痛感，并向整个腰部扩散而不能耐受，自行将磁片去掉后约30分钟，刺痛消失。后来用2粒与磁片相同大小的扣子，贴压于其上两穴重复试验，结果未出现上述感传现象。第二次于左公孙穴贴磁片一块（磁强大小同上）。2小时后出现经络感传沿冲脉路线上行至小腹“经气冲入脊里”，沿腹部两侧向上达咽喉。24小时来回不停地行走，每次走完本经后又沿原经退回公孙穴，需要30分钟左右，当感传到达病所时，疼痛减轻。第三次在双侧太溪穴贴上相同的磁片2块，1小时后出现麻胀感，并向上慢慢移动，沿肾经上行至小腹反折下至肛门骶椎两旁腰（肾）处，从脐下2寸、旁开1寸处穿出，然后下行至会阴，沿肾经下行至太溪。每走完一次要20～30分钟，一直不停息地在感传，自觉是一种很舒适的感觉，当感传到达骸椎两旁则疼痛缓解，这种感觉与平时针刺太溪完全一样。另有一次，在太溪穴和后溪穴同时贴磁（因太溪穴为肾经原穴，肾经经气感传通向脊柱到达腰骸；后溪穴为八脉交会穴之一，通于督脉也到达腰骸），原想让两穴感传达腰骶以增强疗效，结果两穴感传同时到达腰骶，患者承受不了，疼痛加剧，于是自己去掉太溪穴处磁片，疼痛逐渐减轻。感传可重复出现，每次循行与古书记载相似。

例3：蒋某，男，20岁，工人。因小腹部被卡车压伤，左侧耻骨骨折，经住院治疗1月余，骨折愈合，后遗腰背胀痛，小腹拘急，小便余沥不尽，经磁疗治疗。在针灸过程中，发现该患者循经感传很典型，全身有20条经脉针刺后均可走完全程；于是，我们给他贴磁阻滞感传试验。一次在左三阴交穴及阴陵泉穴各贴1200高斯磁片2块，10分钟后，针刺同侧公孙穴，针感到达三阴交穴后，反复运针仍不能上传，去磁16分钟后，再行捻针，则较快地向上感传，30秒左右就达到腹部，比平时感传快3倍（平时感传到腹需要2分钟）。同天针刺右侧公孙穴，感传已上行到胸腹部之后，为了阻滞感传不退回来，我们在阴陵泉加旋磁3000高斯4块，北极对外，这时感传由上退至腹股沟停留3分钟，以后又向上反折到会阴部，不再传走，待去磁后6分钟，感传较快而下，像流水一样，退回原处公孙穴。有一次在腹部2个痛点，即脐上3寸建里穴与脐下3寸关元穴，各贴1200高斯磁片一块，于下午4时开始贴磁至晚上7时，自觉在两点间深部肌肉有一线带发痒感，自己用手摸不着，搔不到，这种感觉持续数小时，直到去磁后30分钟才停止。

为了进一步验证磁场对经穴感传的影响，我们做了一次“双盲试验”，即不让患者及术者事先知道有无磁场的奥妙，于右手肺经的督穴孔最贴一块未冲磁的铁片，15分钟后，在本经的列缺穴进行针刺，运针得气后3分钟，感传顺利通过孔最穴，沿肺经循行上传到胸，交任脉，止于中脘穴（止点如绿豆大）。同一天又在心包经的督穴都门贴一块不带磁性的铁片，20分钟后，在该经的内关穴进行针刺，运针得气后2分钟，感传上行通过都门至胸部，不受阻滞。综上所述，在3例针刺后出现循经感传现象的患者中，我们利用磁场，全部激发出循经感传，其中1例还能阻滞经络感传及感传回流。这种感传循行路线与针刺感传循行路线完全一致，所不同的是，磁场未去，感传可持续较长的时间，反复来回行走。其次，起效时间，大多比针刺慢，往往在磁场作用数分钟至数小时才出现感传。磁疗之所以能治疗各种疾病，主要是通过经穴来起作用的，进一步说明磁场与经络有密切的关系。

二、磁场对机体的影响

（一）外磁场为什么能治病

人体中有生物电流存在，众所周知的眼电生理检查、心电图、脑电图和肌电图就是记录到的视神经、心脏、大脑及肌肉在活动过程中所产生的生物电。并且已公认生物电的改变与生理功能变化存在着紧密地联系。在宏观上已认识到电与磁是一对矛盾，完全对称。电与磁是表里关系，磁动可以生电，电动可以生磁的客观规律是我们所熟悉的。目前能测生物磁，能记录眼磁、脑磁、心磁和肌磁。实测得人的心的磁场强度约为$\geqslant 5\times10^{6}$Oe，受伤后心的磁场强度变为$\geqslant 5\times10^{7}$Oe。正常脑（a波）的磁场强度约为$\geqslant 5\times10^{9}$Oe，而睡眠状态脑的磁场强度变为$\geqslant 5\times10^{8}$Oe。从上列结果可以粗略看出生理功能的变化，同样导致生物磁场的改变。

磁与生理能之间确实在着某种对应的关系。尽管疾病的病理变化复杂，但它是与生物的电磁场变化有关。当生物系统中磁（电）过程受到外界或者内在因素干扰时失去了动态平衡，偏离了正常范围，影响了正常生理功能就引起病变。有实验表明，外磁场对动物生理过程有明显影响。

如用2500高斯以上的磁场垂直作用于两栖动物的脑干，能减低知觉，并且记录到与深度麻醉脑电图相类似的脑电图变化，即由中等振幅的a-波型变成弱的b-波型。因此，我们可以用适量的外加磁场对生物磁（电）过程进行微扰，使之恢复平衡态，以达到治愈疾病的目的，这就是用磁场治病基本依据之一。

（二）外磁场影响生物系统的可能途径

（1）外磁场可以通过罗仑磁力，改变生物电流的方向。

（2）外磁场的变化可导致在生物体内产生一个涡旋磁场（磁动生电）使电子运动状态发生变化。

（3）外磁场与生物体中电子运动所生磁矩相互作用结果，使每个能级分裂成2～3个子能级，降低（或除去）能级的简并度。

（4）外加磁场能改变络合物（构成人体的活性蛋白质结构中有相当部分是络合物形式存在）分裂能级之间的能量差，引起络合物总磁矩的变化。

（三）外磁场作用于生物体所产生的直接影响生命现象的因素

（1）影响酶的活性，以加速或减缓某些生化反应。日本滕山用兔子做实验，发现在磁场作用下的兔子发育比没有磁场作用的兔子发育要增加1倍。国外又有人报道在4200～5900高斯的磁场作用下，被移植肿瘤细胞的大白鼠，其肿瘤的发展受到抑制。

（2）影响细胞液水分子的结晶态和缔合度，以及与神经膜电位有关的Na^{+}、K^{+}、Ca^{2+}等水合离子的某些物理、化学特性，从而影响膜电位，影响神经的兴奋性。

（3）直接影响体液中水的结晶态和缔合度（体液中含水80%～90%），因此水的磁化，势必影响血液、淋巴液、内分泌、激素等调节因素，也影响蛋白质、多肽和无机离子及其他活性物质。

（4）局部诱发焦耳热，使血管扩张，促进新陈代谢。对甲皱微循环显微镜观察，磁场作用于毛细血管15分钟后，可使血管扩张，并使血流加快1倍。

（5）磁场对人体的作用是通过体液。

现已查明，在生物体内有许多起着重要作用的酶和蛋白质中，含有一些微量的过渡元素，在人体的微量金属元素有13种，如Fe、Ca、Mn、Cr等。以Fe为例，在人体中含量较多，为每千克体重45mg，分布于人体血液和组织中，体液中的Fe以电子形式存在，在红细胞中均有铁的成分，铁具有输送氧气的作用，在磁场作用下使其浓度、活动速度发生改变随着Fe^{2+}功能改变输送氧的量也随之改变，直接影响生物化学过程。影响着酶和蛋白质的活性功能；同时磁场又能影响另一些带电离子Na^{+}、K^{+}、Cl^{-}等的渗透能力，因而也影响机体的代谢和生化过程及膜电位的变化等生命过程。所以说磁场的作用为促进健康、增强抗病和免疫的能力。

第三节　眼病的治疗

1.青少年近视治疗　我们采用磁电穴位治疗青少年近视患者301例，近视眼有581只。301例中，男性119例，女性182例，年龄在7～22岁，病程为2个月至2年半。使用磁电穴位治疗仪进行治疗，磁头圆形，直径为10mm，磁场强度为0.8～1T。将异名极并置，用疏密波治疗10分钟，10次为1个疗程。3～5天后可进行第2个疗程。581只近视眼经治疗后，显效179只，好转297只，总有效率81眼。疗效标准：显效，指视力提高5行以上（含1.0以）；好，提高2～4行；无，提高1行或无改变。581只眼治疗前平均视力为0.35，治疗后平均视力为0.69，提高0.34，其中119眼视力恢复到1.0以上，约占20%。

疗次和疗效有密切的关系，疗次增加，疗效有提高，因此治疗2个疗程以上，对提高疗效有重要意义。年龄和疗效成反比，年龄小，疗效高。我们对治疗完1个疗程记载完整的301只眼进行分析，结果表明屈光度愈低，治疗愈好，高度近视眼的疗效则差。电近眼是利用磁场和脉冲电流在眼区进行治疗。脉冲电能够引起眼周围肌肉有节律的收缩和舒张，促进血液循环，对睫状肌紧张有放松作用。脉冲电磁场对穴位的刺激，可反射性引起人脑皮质兴奋，调节大脑皮质的功能，增进视力的恢复。

2.眼部及其他急性软组织损伤　工农业生产和日常生活中经常遇到的疾病，如跌扑、闪挫撞击、强力提举、从高坠下或生产过程中碰撞而造成软组织损伤或急性的扭伤都包括在磁场疗法的治疗观察范围内，以急性损伤为多见。

本组病例尚包括少数可能与慢性损伤有关的病种及其他疾病。具体病种包括四肢软组织损伤、头而部外伤、急性腰扭伤、腰肌劳损、颈肩部挫伤、落枕、网球肘、肩关节周围炎、坐骨神经痛和颈椎病等。

本组185例中男性147例，女性38例。职业为铁路部门之车务、机务、工务、电务、建筑、列检、水电、机关干部、服务人员、医护人员等各种不同工种的职工和家属。

具备下列第1条合并2～4条中一条或数条者即诊断为软组织损伤，列为磁疗治疗对象：①暴力损伤史；②局部疼痛；③局部肿胀及淤血；④功能障碍。

本组病例中有3例伴有闭合性撕裂骨折，其他均无内脏损伤史。其他病种则根据X线或临床诊断。

根据我们现有磁性材料及设备情况，目前开展磁电疗法、转磁疗法、贴敷法三种。①磁电疗法：用导电磁片（如衫钴永磁、钵钴铜永磁片）2片连接在DSL-1型点送电疗仪或6·2 6电麻仪上。磁片磁强为1000～3000高斯。将磁片用胶布固定在病损部位或邻近的穴位上，接通脉冲电流感应或点送10～20分钟，每天1次，5～7天为1个疗程。②转磁疗法：磁片磁强为1600～2000高斯。把转磁疗器对准患者病变部位或选取的邻近穴位旋转10～20分钟，每天1次，5～7天为1个疗程。③贴敷法：在患者病损部位用乙醇消毒后，用磁片（钡铁氧体、锶铁氧体）磁强为300～800高斯，根据病变范围大小、体质强弱、年龄大小等确定使用磁片数量，一般由小到大，由弱到强，由少到多，用胶布固定在病变部位或穴位上，3天为1个疗程。对急性软组织损伤的患者进行磁疗一般3～5天为1个疗程，如第1个疗程不明显，可间隔1～2天开始第2个疗程，必要时可改变穴位、磁片磁强或增多磁片数量，绝大部分患者在磁疗后24～72小时能明显见效，并在3～5天痊愈。痊愈，是经磁疗1个疗程，症状、体征消失，功能恢复正常；显效，是经磁疗1～2个疗程，症状、体征基本消失，功能基本恢复正常。

3.糖尿病性血管病　用磁场疗法综合治疗糖尿病性血管病320例，胰岛素依赖型糖尿病（1型）188例（56%），非胰岛素依赖型（2型）152例（44%），年龄为17～70岁，病程最长者为30年。中、重型微血管病270例。大血管和微血管病并存者为50%。70%有糖尿病性视网膜病、肾病或脑病。2%有坏死，直径为3cm，深为0.3～0.5cm。患者主诉易疲劳，腓肠肌痛，怕冷，有烧灼感和蚁走感，小腿和足出现麻木区，腓肠肌痉挛，间歇性跛行，血糖平均值超过正常者的2～3倍。磁场疗法用磁疗机“Aoppa-M001”，磁感应强度为0.25～0.5 mT，用可移动的脉冲磁场，磁场移动线速度取决于患者肢体干血管血流速度的倍数，每次治疗20分钟，1个疗程为16～20次。

对照组为未用磁场疗法的糖尿病性血管病患者100例，1型糖尿病63例，2型糖尿病37例。两组都进行糖尿病常规治疗，即饮食疗法，给予胰岛素、降糖药，改善血液流变学性质的药物。

治疗结果磁疗组74%效果良好：无疼痛步行距离延长2倍以上，血管血流速度增加10%以上，血流图指数增加20%以上，多普勒超声检查外周血流改善，肢体温度提高0.5℃，皮肤溃疡愈合；对照组只28%疗效良好。

4.中心性视网膜脉络膜炎、视神经萎缩、视网膜震荡 本组包括中心性视网膜脉络膜炎82例，107只眼；视神经萎缩14例，25只眼；视网膜震荡14例，14只眼，共计110例，146只眼。本组男性88例，女性22例。年龄最小为8岁，最大为70岁，20～45岁80例，占72.7%。病程最短为1天，最长为15年，1年以内74例，占67.3%。治疗方法：①耳穴埋针磁片贴敷法。耳穴分为眼、目1、目2和肝、胆、肾两组。每次各取穴1个，在压痛点埋针后，外敷400高斯的铁氧体永磁片1片，每隔5～6天更换1次，一般连用2～4个疗次。②耳穴埋针磁片贴敷＋异名极旋磁机照射法。除耳穴埋针、磁片贴敷外，另加异名极旋磁机眼部照射，每天1次，每次15分钟，10天为1个疗程，2个疗程间休息2～3天，共治疗1～3个疗程。异名极旋磁机旋转时，开路磁场为500～600高斯，产生40周/秒的交变磁场。磁疗机直接对准患眼，与眶周和眼睑皮肤稍接触，睁眼或半睁眼。③耳穴埋针磁片贴敷＋同名极旋磁机照射法。耳穴埋针，磁片贴敷，另加同名极旋磁机眼部照射。同名极旋磁机旋转时，开路磁场为500～600高斯，产生脉动磁场。治疗方法同上。④耳穴埋针磁片贴敷＋电磁照射法。耳穴埋针，磁片贴敷，另加电磁照射眼部。用矽钢片做铁芯，外绕线圈，通电时调节表面剩磁为500～600高斯，产生50周/秒的交变磁场。治疗方法同上。在接受磁疗期间，一律停用其他治疗。对中心性视网膜脉络膜炎的病例，不加选择地分为4组用以上4种不同方法进行对比治疗；视神经萎缩及视网膜震荡病例均采用耳穴埋针磁片贴敷＋电磁照射法治疗。痊愈，为视力或矫正视力达1.0以上，自觉症状消失或基本消失，黄斑水肿消退，视野中心暗点消失；血管恢复正常或基本正常，乳头及网膜颜色近似正常。显效，为视力进步3行以上（视神经萎缩视力由黑矇、光感、手动、一尺指数、0.01～0.05、0.06～0.09、0.1、0.2等各作一级，进步三级者），自觉症状好转或消失，黄斑水肿消退或未全消退，视野中心暗点消失或缩小，血管部分恢复正常，乳头及网膜颜色好转。如视力已达1.0，而黄斑水肿未全消退仍属显效。好转，为有进步，但不及显效。无效，为视力无进步。疗效统计：本组146只眼中，痊愈81只眼，占55.5%；显效27只眼，占18.5%；好转37只眼，占25.3%；无效1只眼，占0.7%。总有效率达99.3%。

本疗法对中心性视网膜脉络膜炎的各种类型107只眼均有较好的疗效，痊愈68只眼，占63.6%；显效28只眼，占16.8%；好转20只眼，占15.7%。总有效率为99.1%，仅1例陈旧性者治疗无进步，视力维持原状。

疗效与治疗方法的关系：对中心性视网膜脉络膜炎不加选择地分成四组，采用四种不同治疗方法进行对比观察，结果以耳穴埋针磁片贴敷＋同名极旋磁机照射组的疗效为最好，以耳穴埋针磁片贴敷组的疗效为最差。疗效与治疗时间的关系：本组58.2%的病例只治疗1次就有不同程度的视力进步，治疗3次视力进步的占84.3%；在1周之内视力恢复正常的有46.3%，2周之内视力恢复正常的占76.8%。

磁场强度为500高斯的磁片，不能透过人体3cm厚的掌心；又对500～2000高斯的磁片做空中测定，结果证明距离磁片3cm处，磁力已消失。我们所用磁疗机的治疗磁强全部选用500～600高斯，治疗时磁体距眼底病变的距离已超过3cm或可能接近3cm的厚度，可知治疗时磁场的强度未能直接达到病变的区域，或仅非常有限的磁力达到病变部位。由此推论，本疗法可能是通过磁疗机直接照射眼周穴位和磁片直接贴敷耳穴而起作用的，其作用机制有待研究。从4种疗法对中心性视网膜脉络膜炎的疗效比较中可以看出，以耳穴埋针磁片贴敷加旋磁或电磁的疗效为好，但因病例不多，尚需进一步观察。至于耳穴贴敷磁体的极性（即南极或北极）对治疗作用的影响，根据我们的初步观察，尚未发现有明显差异。本组110例中有3例于治疗后出现头晕现象，均不严重，能坚持治疗。有1例由于埋针时间超过7天而发生耳软骨的炎性反应，经及时治疗治愈，因此必须强调耳穴埋针要严格消毒。治疗前后均扩瞳并以裂隙灯检查晶状体，未发现有晶状体损害，证明所用的治疗磁场强度和治疗时间是合适的。

至于对晶状体有无远期损害无待继续观察。

5.睑腺炎 旋转磁疗法是将2块以上磁片对称固定在一个直径为3～5cm的旋转平盘上，然后用小型马达带动，使磁片随之转动，产生脉动磁场。我们使用的旋磁机磁体静止时磁场强度为3000高斯，转速为1500～3500r/min。与超短波治疗16例作对照，认为取得较满意效果，治疗24例，其中男性18例，女性6例，年龄为5～17岁5例，18～30岁15例，31岁以上4例。治疗方法：旋转磁疗机旋盘对准病灶，每次治疗20分钟，3～5天为1个疗程。治疗结果：24例中，痊愈19例，显效4例，进步1例，显效以上为23例，占95.8%。治疗次数最短2次，最多6次，平均治疗次数3.9次。超短波和旋转磁疗治疗效果较优，痊愈率分别为87.5%和79.2%，经统计学处理，$P>0.05$，无显著差异。

6.慢性睑缘炎 交变磁场和磁性软膏治疗慢性睑缘炎60例，病程在2～20年。其中单纯性睑缘炎22例，鳞屑性33例，溃疡性5例。磁性软膏有3种：第1组以四环素软膏为基础，第2组是氢化可的松软膏，第3组是凡士林。在睑缘涂敷薄层磁性软膏，用轻便型磁疗机施行脉动磁场疗法，磁感应头直接置于睑缘，无空气间隙，调好转速，使磁场刺激频率和颈动脉血流搏动同步。磁场强度为0.1～0.25T，每只眼治疗10分钟，7次为1个疗程。对照组20例，病情和病程有可比性，用传统疗法。治疗结果各组疗效良好，第1组为87.5%，第2组为64.3%，第3组为41.8%。疗效良好的表现：治疗3次以后自觉症状好转，睑痒、沉重和眼不适感消失，对亮光的敏感性降低；疗程结束后睑外形恢复正常，睫毛根部没有鳞屑和痂皮。对照组治疗7天以后自觉症状好转，1个疗程不少于21天。考虑磁性软膏和磁场疗法的机制为磁力把药物导入睑组织深层，能增强药物的作用，还原铁微粒沿磁力线的运动，对病变的组织产生微细按摩作用，从而改善局部微循环，恢复睑板腺的功能，使睑末梢神经活动恢复正常。

（劳 伟 张仁俊 杨 军）

第20章

高压氧疗法

1921年，美国建造出直径为3m、长为25m的大型高压氧舱，时逢流感暴发，高原地区患者死亡率较高，医务人员推测与气压高低有关。因此，部分合并发绀、昏迷的重症患者被安排进行高压氧治疗，取得明显疗效。20世纪60年代，荷兰学者Boerema做了一个实验：将猪的血液全部放光，输入盐水和胶体溶液，随即将几乎没有红细胞的猪置于高压氧舱内，猪顺利生存15分钟，心电图正常，然后输还血液，减压出舱，猪生活良好；对照组不行高压氧舱治疗，猪很快缺氧死亡。据此，他在美国《外科杂志》发表著名的论文《无血的生命》，引起医学界广泛的兴趣和重视。2006年，美国宾州大学Stephen教授在《美国心脏与循环生理杂志》上发表题为“高压氧治疗使干细胞释放”的文章，将高压氧治疗带入第二个春天。他认为，干细胞对损伤的修复起决定性作用，高压氧治疗后患者体内循环干细胞的数量增加了8倍。高压氧治疗是临床上升高干细胞最安全的方法，比其他任何药物都安全。高压氧医学在我国于19世纪60年代起步，虽然开端较晚，但不断发展并呈星火燎原之势，社会影响力日增。

高压氧医学是一门新兴的现代医学学科，它是在潜水医学和现代临床医学相结合的基础上发展起来的。高压氧（HBO）疗法作为一种特殊的治疗手段在国内外已广泛应用，其治疗范围涉及内、外、妇、儿、五官、皮肤、老年医学及运动医学等多种学科，可治疗100多种疾病，并在许多危重患者的综合治疗中发挥十分有益的作用。

标准大气压地球被一层很厚的大气包围着，由于气体分子不停顿地向地面上的物体碰撞。从而产生大气对物体表面的压力，这种压力称为大气压强。我们把在地球纬度为45°的海平面上，在温度0℃时，测出每平方厘米面积所承受的大气压力（等于760mmHg）称为1个大气压，也就是我们常说的常压，即一个标准大气压。一个大气压强相当于每平方厘米面积承受1.0336kg的压力，通常以1kg/cm^{2}为一个大气压。目前压强单位用帕斯卡，简称为帕（Pa），因1mmHg≈133.3Pa≈0.13kPa（千帕），所以1个大气压强＝760×133.3≈101308Pa≈0.1MPa（兆帕）。

（一）附加压、绝对压

附加压是指常压以外增加的压力，即是高压氧舱内所加的压力。附加压力的大小是用压力来显示，故附加压又称表压。表压反应的数值是高压氧舱内与舱外环境之间的压差。绝对压是指单位面积上所承受的压力称为绝对压，绝对压通常用英文缩写ATA表示。临床应用高压氧治疗时，治疗压力一般以绝对压表示：绝对压（ATA）=常压（1个大气压）＋附加压（表压），即1 ATA=1个大气压=760mmHg=1kg/cm^2=0.1MPa（兆帕）；2 ATA=1个大气压＋1个附加压=1520mmHg=2kg/cm^2=0.2 MPa=水下10m处压力；2.5 ATA=1个大气压＋1.5个附加压=1900mmHg=2.5kg/cm^2=0.25 MPa=水下15m处压力；3 ATA=1个大气压＋2个附加压=2280mmHg=3kg/cm^2=0.3 MPa=水下20m处压力。

（二）高气压、高压氧和高压氧疗法

凡是高于常压（1个大气压强）的压力称为高气压。高压氧将机体置于高压氧舱内，在高于1个大气压的条件下吸纯氧称为高压氧。高压氧疗法用高压氧治疗疾病的方法称为高压氧疗法。

（三）氧分压、氧张力

大气是由氮（N_2）、氧（O_2）、二氧化碳（CO_2）、水蒸气等组成的混合气体，大气压就是这些气体所产生的压强的总和。而组成总压强各气体的压强称为该气体的分压，故氧气在空气中的压强称为氧分压。氧是空气的主要成分之一，约占空气的21%，因此在常压下空气中的氧分压为：760mmHg×21%＝159.6mmHg。气体与液体相接触时，气体分子向液体内弥散即发生溶解，溶解液体中气体分子运动产生的力，称为气体溶解在液体中的分压。为了便于和液体外气体的分压相区别，通常称为“张力”。因此我们把溶解在液体中的氧分压称为氧张力。氧气溶解速度和量决定氧气和液体的性质及氧分压的高低；另外也受温度影响，温度愈高，溶解量愈少。

（四）高压氧舱

用于实施高压氧疗法的设备称为高压氧舱。高压氧舱是按压力容器规定和高压氧治疗需求标准设计制造的，耐高压的密闭的舱体，是一种特殊的医疗设备，通过向舱内输入压缩气体（空气或氧气），在舱内形成一个高气压环境，患者在内实施吸氧治疗。现代的高压氧舱设置有各种先进的医疗监护系统，如动态脑电监护，保证临床治疗和科研的需要。同时舱内装饰力求美观，舒适，采光好，患者出入安全，解除患者恐惧。不同压力下气体分压的计算及意义：混合气体中某一组成气体，其对机体的生理影响和作用，不是取决于它的百分比，而是该气体的具体分压值。在高压氧舱内压缩空气中，组成气体的百分比没有改变，但是各气体分压值都随着总压的提高而增加。为了解不同压力下，某气体的分压值，以估计该气体对机体生理的影响，我们用道尔顿（Dalton）定律计算气体分压值。

道尔顿定律是当温度不变时，混合气体总压等于组成气体分压的和。我们知道空气压力＝氮气压力＋氧气压力＋CO_2压力＋等等之和。因此，当知道气体分压所占的百分比，就可以算出某种气体的分压值。以氧气为例，计算不同程度的氧分压，空气氧浓度为20.93%，在1 ATA下，氧分压（PO_2）＝760mmHg×20.93%＝159mmHg；在3ATA下，PO_2＝760mmHg×3×20.93%＝477.20mmHg，对生理功能就会产生影响。又如1 ATA下，吸空气中有1.5%CO_2，PCO_2（二氧化碳分压）＝760mmHg×1.5%＝11.4mmHg，这种PCO_2人是完全耐受的，但在6 ATA下，PCO_2＝760mmHg×6×1.5%＝68.4mmHg，人就耐受不了，就会产生中毒。

（五）气体在液体中溶解的计算及影响因素

气体与液体接触，气体分子可借分子运动而扩散入液体内，直至平衡，这就是气体溶解于液体。在1 ATA和一定温度下，一种气体能溶于1ml某种液体中的量，称为该气体在那种液体中的溶解系数。一般来说，溶解系数大即表示气体在液体中的溶解量大。气体在液体的溶解量受以下因素影响。①温度影响：温度越高，溶解度越小。②液体的性质：在一定温度下，同一气体在不同液体中溶解系数不同。由此可推论，在温度和压强相同条件下，各气体在机体内溶解总量及机体不同组织中的溶解量是有差异的，如溶解在水中、脂类、血液中溶解量是不同的。③与气体分压有关：气体分压愈高，溶解量愈大，若想知道气体在液体中的溶解量，可应用亨利（Henny）定律计算。亨利定律即是在一定温度下。气体的溶解量与气体的分压成正比。混合气体中各种气体同时溶入一种液体时，各气体的溶解量与各自的分压成正比，而与混合气体的总压力无关。例如，空气中氮分压为79%×760＝600mmHg，在37℃时，氮在水中的溶解系数是0.013，故在1 ATA空气中，1ml水中氮的溶解量是0.013×600/700＝0.011 14ml，在5 ATA空气中，1ml水中氮的溶解量则是0.011 14×5＝0.055 70ml即为1 ATA空气的5倍。如果氮气在较高气压下已经溶解于血液中，并达到平衡，然后进行减压，那么在较高气压中已经溶解的氮分子将逸出，直至达到新的平衡，这两种压强差度越大，气体分子逸出的速度愈快。但倘若减压速度过快，超过安全范围，氮气从液体中大量逸出，来不及排出体外，在体内组织中形成气泡，会给机体带来一定的损害，导致疾病发生。

（六）压力与气体体积的关系

波义耳-马略特定律指出，温度不变时，气体的体积同它的压强成反比。当压强增大时，气体的分子间隙被压缩，气体的体积自然缩小。依据这个原理，当机体由某种原因而导致血管或组织发生气体栓塞时，可用高压氧治疗。实践证明，压力升至0.2MPa时，气泡缩小至原来体积的1/2；升至0.3MPa时，气泡缩小至1/3，随着压力增大，气泡逐渐缩小，被气泡堵塞的血管逐渐恢复、血液流通、症状消失。

第一节　高压氧疗法治疗眼病适应证与禁忌证及注意事项

一、适 应 证

凡由急、慢性缺氧引起的各种疾病，基本上都属于高压氧治疗的范围，如急性脑缺氧、脑水肿；各种休克的辅助治疗；脑缺血性疾病如脑血栓形成、脑栓塞、脑动脉硬化；眩晕，包括椎-基底动脉缺血、颈椎病、梅尼埃病；冠心病，包括心绞痛和陈旧性心肌梗死；支气管哮喘；胃、十二指肠溃疡，溃疡性结肠炎；多发性硬化症；重症肌无力；肌营养不良；血管性头痛；脊髓及周围神经损伤，包括脊髓压迫症、周围神经损伤、面神经瘫痪、多发性神经炎；病毒性脑炎，包括乙脑、散发性脑炎；气性坏疽；破伤风；脑外伤及其后遗症；断肢再植及植皮术后；慢性骨髓炎；无菌性骨坏死；骨延迟愈合和骨不愈合；周围血管病，包括血栓闭塞性脉管炎、雷诺病等，顽固性溃疡；肠气囊肿病；急性有害气体中毒；包括一氧化碳中毒及其迟发性脑病、二氧化碳、硫化氢、氰化物、氨气、光气中毒；减压病；急性中心性浆液性脉络膜视网膜病变；中心性视网膜炎，急性视网膜动脉和静脉栓塞；急性葡萄膜炎；视神经炎，如视网膜色素变性、突发性耳聋；感觉-神经性耳聋，牙周病；复发性口疮；玫瑰糠疹，结节性红斑，圆形脱发症；弥漫性硬皮病；寻常性痤疮；配合放疗、化疗、激光等治疗癌肿。

二、禁 忌 证

1.有下列情况，未经处理者，属绝对禁忌证：内出血；气胸；恶性肿瘤；青光眼。

2.相对禁忌证：严重肺气肿，疑有肺大疱者；严重肺部感染，如上呼吸道感染，导致耳咽管堵塞；急、慢性副鼻窦炎；急性中耳炎；活动性肺结核；血压超过160/110mmHg；出凝血机制异常；癫痫；精神失常；月经期和妊娠期，高度近视；视网膜剥离，如氧敏感试验阳性者。

三、高压氧治疗的不良反应及其预防

1.气压伤　现为中耳、鼻旁窦、肺的挤压伤。因为这些腔窦与外界直接相通，在加压过程中，中耳鼓室内形成负压，鼓膜承受来自外界的较大压力，如果患者不能保持中耳内外压力的平衡，则易引起中耳气压伤。平时我们机体能自动调整咽鼓管管口压力的变化，如张口、吞咽咀嚼等动作。当不能调整中耳内外压力平衡时，则会出现鼓膜破裂或由于血管扩张、充血、渗出、黏膜水肿、鼓室内积液或积血，刺激神经末梢，患者有疼痛感、堵塞感或暂时性听力丧失。在减压过程中，速度若太快，可发生肺的气压伤或肺气肿等。所以治疗时应密切注意在患者耐受的速度下加压或减压。主要为：①中耳气压伤，主要表现为耳痛、鼓膜损伤。预防：加压时做鼓气、吞咽等动作，以平衡中耳压力；上感者避免进舱；②鼻旁窦气压伤，主要表现为疼痛、出血，并可使炎症恶化。预防：急性鼻旁窦炎者避免入舱。鼻塞者加压前鼻内滴血管收缩药后再试行缓慢加压。③肺气压伤，当肺内压超过外界压力80mmHg或肺内压低于外界压力80mmHg时可发生肺组织撕裂、出血等肺部损伤。预防：呼吸道有阻塞时不得进行减压；减压过程中绝对不准屏住呼吸。

2.减压病　由于减压不当而引起。预防：按治疗需要与生理要求制订治疗方案；严格遵守减压规定；入舱前避免过劳、饮酒等，压力在3～5分钟ATA以上，减压前一般最好吸纯氧，以助于氮气的排出。

3.氧中毒　高压下长时间吸入高浓度的氧，可能造成人体组织和功能上的损害称氧中毒。正常情况下，98%的分子氧（O_2）在线粒体内由细胞色素氧化酶系催化，进行四价还原，产生2个分子的水。1%～2%分子氧通过单价还原，产生对机体有害的物质——氧自由基（O_2、H_2O、OH^-），当吸入高压氧时间过长或氧分压过高时，产生的载自由基也随之增多。氧自由基能氧化细胞膜中膜脂结构内的不饱和脂肪酸，而直接损伤细胞的膜结构，使其丧失功能。线粒体膜被损伤时，则发生肿胀、崩解、功能丧失，更由于线粒体是分子氧进行单价还原的场所，故被损伤的线粒体也丧失了对氧的解毒功能，溶酶体膜被损伤后，释放出大量溶酶体酶，而直接损伤细胞或促进氧自由基损伤细胞，血管内皮细胞被损伤，则通透性增强，易发生水肿。氧自由基可破坏肺泡分泌细胞（Ⅰ型细胞），使肺泡表面活性物质减少，而发生肺不张。实验证明，长期接受高压氧治疗后，肺泡巨噬细胞所释放的纤维生成素与纤维细胞生长因子显著增多，纤维生成素作为成纤维细胞的化学吸引物，可传递信息以促进纤维细胞进入增殖周期（G 0期）。纤维细胞生长因子可发出信号使成纤维细胞与纤维生成素充分接触，共同促进肺泡胶原纤维生成导致肺纤维化。根据临床主要损害可分为神经型、肺型和眼型氧中毒。预防：①严格控制吸氧时间、氧压和氧浓度。在高压下持续吸纯氧的安全时限为2 ATA下2小时；2.5 ATA下1.5小时；3 ATA下1小时左右。②间歇性吸氧是预防氧中毒的有效方法。

第二节　设备和治疗方法

一、设　　备

我国经过30余年努力，在此领域已累积了丰富的治疗经验，开展了80多个病种治疗，拥有2000多台多种类型氧舱。而今我国高压氧医学已从直接借鉴国外医学实验成果和临床应用经验进入结合我国国情开展独创性工作阶段，虽然在基础研究方面与国外有较大差距，但应肯定差距在缩小，一些项目已进入国际领先行列。近年来，我国加强了高压氧的科学管理。2018年8月新GB12130-95正式批准执行，标志着我国氧舱管理进入法制化、规范化轨道，加强了氧舱制造质量及先进技术的引用，尤其在安全性能的标准上有了较大提高。2018年5月召开的全国“医用高压氧舱安全使用管理及旧舱改造研讨会”对我国在役使用的众多氧舱管理起了指导作用。

在医院建制中隶属于康复科、功能科等，称为高压氧室。如今，新建氧舱多使用空气加压舱，多舱室互通且独立的高压氧舱群成为主流，无论从规模还是技术含量都大幅跃升。2009年，中南大学湘雅医院高压氧大楼投入使用，建筑面积达3000 m^2，拥有供50人使用的高低压氧舱群，该舱三舱八门，拥有坐式治疗舱、担架式治疗舱、超高压治疗舱、低压治疗舱、VIP舱等，是全球技术最先进、容量最大的医用高压氧舱，配备有完善的监测、通信、换气、音乐欣赏等设施。宽敞、舒适，设施先进的高压氧舱是现代高压氧医学设备发展的方向。

我国于1999年9月18日颁布，2000年1月1日开始实施的《医用氧舱安全管理规定》（GB/T 17870 1999），使高压氧舱的使用进一步法制化、规范化、科学化和人性化。

其中我们应重点介绍持证上岗及三查制度。医用氧舱工作人员凭医用氧舱操作证上岗，并定期培训与继续教育。重点强调操舱过程中的三查：入舱前主要检查患者的禁忌证，查火种及易燃易爆物品，以及各种仪器仪表；入舱后定时检查舱内氧浓度，出舱后检查患者的治疗过程中的各种反应。

用于实施高压氧疗法的设备称为高压氧舱。高压氧的设备舱分单人舱和多人舱两种。单人舱的优点为造价低，易于操作和移动。在早期，单人舱适用于现场抢救CO大量中毒的伤员，拆卸舱也是单人舱用降落伞材料制成，而多人舱是为特殊用途发明的，一座典型的多人舱在1968年由种原教授等建于名古屋大学。每年治疗6000人以上，目前在日本差不多有高压舱170只，其中包括多人舱 36只。在舱体结构上有许多发展，如大的房间式舱、由医务人员控制的联合的病房系统（interloking system of the medinal locks）、空调、计算机控制的病房等。高压氧舱是按压力容器规定和高压氧治疗需求标准设计制造的，耐高压的密闭的舱体是一种特殊的医疗设备，通过向舱内输入压缩气体（空气或氧气），在舱内形成一个高气压环境，患者在舱内实施吸氧治疗。现代的高压氧舱设置有各种先进的医疗监护系统，如动电、脑电监护，保证临床治疗和科研的需要。同时舱内装饰力求美观，舒适，采光好，患者出入安全，解除患者恐惧。

近年来现场检验发现，不少在用医用空气加压氧舱应用部分防电击程度符号无外部标记，根据 GB 9706.1-2007《医用电气设备第 1 部分：安全通用要求》的规定，医用电气设备应用部分的防电击程度可以分为B型、BF型、CF型。在GB 9706.1 中已明确指出，医用电气设备必须在产品外部对防电击程度进行标记。医疗器械对于设备自身或设备部件的外部标记有要求严格，每一个外部标记代表着一个国际通用的专业术语，如果标记错误或未做标记，都可能导致使用人员和维修人员对医疗器械设备的误判。如果额定电源未标记，可能导致设备被烧坏，直接带来经济损失。就这次抽验的设备而言，由于B型、BF型、CF型设备在正常工作和单一故障状态下的漏电流限值各不相同，部分相差还较大，如果使用者或维修者对设备应用部分防电击程度没有了解清楚，则可能给使用者或患者带来因漏电电流过大而发生电击的安全危险。

观察窗的透光直径小于150mm根据GB/T 12130-2005《医用空气加压氧舱》中的要求，医用空气加压舱观察窗的透光直径应不小于150mm。而实际检验发现，不少氧舱的观察窗透光直径小于150mm。虽然现在不少氧舱都在舱内配备了摄像头用于观察患者治疗情况，但是由于摄像头的安装位置受限，可能存在视觉盲点的情况，此时必须由观察窗进行观察。如果观察窗的透光直径过小，可能会导致医护人员不能清楚的观察到每位患者的治疗情况。仅配备1组空压机、储气罐，根据GB/T 12130-2005《医用空气加压氧舱》中的要求，多人氧舱应配置2组空压机和储气罐。而实际检测过程中我们发现，部分多人氧舱只配置了1组空压机和储气罐。出现这种情况的氧舱大多为容积较小、使用年代较旧的氧舱。由于在旧的氧舱标准GB 12130-1995中并没有规定空气压缩机的数量，而医疗机构恰巧是在旧标准实施的时候购进安装氧舱的，在新标准发布实施后没有及时进行整改，以致配备的空压机、储气罐不足。在实际使用过程中，假如患者紧急情况下需要急救，配置的唯一一组空压机发生故障，医用空气加压氧舱将不能正常使用，急救工作将被迫中断。

应急排气阀手柄无红色警示、方向标记及卸压时间过长根据GB/T 12130-2005《医用空气加压氧舱》中的要求，氧舱舱内外均应设置机械式快速开启的应急排气阀，并配以红色警示标记和标示应急排气阀手柄开、关方向的标记。应急卸压时，氧舱各舱室从最高工作压力降至0.01MPa的时间，多人氧舱≤2.5分钟。而实际检验中发现，部分氧舱的应急排气阀手柄无红色警示或开、关方向标记，卸压时间大于2.5分钟。在我国GB 5226.1-2008《机械电气安全 机械电气设备 第1部分：通用技术条件》中，对按钮颜色要求十分严格：红色表示紧急，在危险或紧急情况下使用，通常用于急停或紧急断开操作GB 9706.1-2007《医用电气设备第1部分：安全通用要求》也规定：红色按钮应只用于紧急时中断。用其他颜色不能起警示作用，可能存在误操作可能。无开关方向标记，当发生紧急情况时，需紧急启动应急排气阀，但由于没有明显的方向标识而不能开启。

近年来，高压氧治疗已广泛应用于临床。实践证明它对多种疾病具有明显的治疗效果，且对某些疾病有特异性治疗作用，大大促进了患者的康复，深受临床医师及患者的欢迎。但高压氧治疗过程中容易出现安全事件，已屡有报道。所以，生产企业和使用单位应严格贯彻国家标准、行业标准及有关医用空气加压舱使用的法律法规，对医用空气加压舱产品质量进行严格把关，保障人民群众用械安全，构建良好的医疗环境。

二、高压氧的治疗方法

1.患者准备　向患者宣传火种及易燃品带入舱内的危险性并杜绝其入舱。详细询问病史、常规体检，对初次进舱患者应教会调整咽鼓管方法，交代治疗时的注意事项。对患有慢性鼻咽部炎症的患者治疗前应给麻黄素或萘甲唑啉滴鼻。

2.治疗程序　①加压：由常压上升至所需治疗压力的过程，加压时注意速度，避免引起中耳气压伤。②稳压吸氧：达到预定治疗压力后即可稳压（高压下停留），并进行吸氧治疗。一般采用间歇吸氧法，以防止发生氧中毒。③减压：吸氧结束后即开始减压，应按照规定的时间减压，防止发生减压病及肺部气压伤。

3.治疗方案　治疗压力一般为2～3 ATA（治疗减压病除外）；治疗次数一般为1次/天，必要时2～3次/天；10次为1个疗程，2个疗程间可休息数天，治疗总次数由医师根据患者病情决定。

第三节　高压氧对眼组织的影响

1.提高眼部氧含量　提高血氧分压，增加血氧含量。血液携氧有2种方式，一是“结合氧”，即与血红蛋白（Hb）结合的氧，1g Hb可结合1.34ml氧，正常人Hb为14g，常压下呼吸空气，约97%Hb与氧结合，故每200ml血液中的结合氧为14×0.97×1.34＝18.2ml。二是“溶解氧”，即物理溶解于血浆中的氧，常压下呼吸空气时每100ml血浆中溶解氧为0.3ml，而组织仅能利用溶解氧。因此，溶解氧是非常重要的供氧方式。在HBO下，当氧分压达200mmHg（26.7kPa）时，pH饱和度达到100%，而溶解氧可随氧分压的继续提高而增加，如在2.5～3.0绝对压（ATA，即为附加压加上地面上大气压）下吸纯氧，血氧分压可达230.1～270.8kPa，溶解氧可达5.3～6.4ml，比常压下呼吸空气时提高了17～20倍。

2.增加眼组织氧含量和氧储量　常压下机体组织内经常保持一定的氧储量，每千克组织平均氧储量为13ml，耗氧量为3～4ml/min，故当循环阻断时，其安全时限为3～4分钟，而在3 ATA氧压下，每千克氧储量增至53ml，其循环阻断安全时限可达8～12分钟，为眼玻璃体手术创造了良好条件。

3.增加血氧在视网膜各层组织中的有效弥散距离　常压下氧的有效弥散距离为30μm，在3 ATA氧压下可达100μm。因此，高压氧可治疗烧伤、冻伤、挤压伤、休克、植皮及断肢再植等具有一般氧疗所无可比拟的优越性。

4.收缩血管作用　处于HBO中，机体大多数重要脏器的血管和外周血管均可发生不同程度的收缩现象，能有效阻止血浆的渗出，阻断组织因缺氧造成的水肿，对脑、肺、肾、眼等重要器官及其他部位的水肿有极好的疗效。

5.促进血管再通及侧支循环建立　在HBO下，血小板聚集率降低，全血黏度下降，红细胞脆性增加，有利于血栓溶解，同时吞噬细胞功能增加，纤溶酶活性增强，使血凝块溶解，促进血管再通。在HBO下，组织新陈代谢旺盛，ATP生成增多，促进血管成纤维细胞的活动和分裂，以及胶原纤维的形成，从而促进新血管生成，加速侧支循环的建立。

6.对气泡的作用　在HBO下，体内气泡随压力加大而缩小，气体不断溶入液体，而氧又可置换出气泡内的氮气而加速气泡的吸收和排除。因此，HBO治疗减压病、气栓症等具有“压到病除”的特殊疗效。

7.抗微生物特性　HBO对厌氧菌感染有特效，对许多需氧菌也有抑制作用，在2.5～3 ATA氧压下，所有细菌都难于生长。HBO可增强白细胞的杀菌能力，同时也加强了机体对微生物的防御能力。在2 ATA氧压下，可使磺胺类药效增加5～10倍，对抗癌药也具有增效作用。

8. HBO具有细胞免疫及体液免疫抑制作用　可用于治疗角膜移植术后角膜排斥反应、葡萄膜炎、支气管哮喘、重症肌无力等免疫性疾病及器官移植。

第四节　高压氧治疗眼病的机制

1.提高血氧张力，增加血氧含量　正常人在常压下（即一个大气压）呼吸空气，动脉血氧含量约为19.1%容积，其中绝大部分以氧合血红蛋白形式存在，仅有0.3%容积溶解于血浆中。根据气体溶解定律，若温度恒定，任何气体在液体中的溶解量与其分压成正比。因此，在高气压环境中吸氧，可明显提高血氧张力，增加血氧含量。如在2.5～3个大气压下呼吸纯氧，血浆中溶解氧可提高5.4%～6.6%容积，比常压下呼吸空气时，氧含量增加17～20倍。由于动静脉血氧梯度大，而且血浆中溶解氧丰富，有利于氧从血液向组织弥散，供细胞利用。基于这个原理，高压氧可以改善眼球部位的缺血、缺氧状态。若病后视网膜血供受阻，在高压氧下，仅脉络膜的含氧量就足够供应视网膜的需氧量，使视细胞不致缺氧而发生坏死。

2.增加组织内氧的有效弥散距离　气体的弥散总是从高分压移向低分压，不断取得平衡，压差越大弥散愈甚，其弥散距离越远。以人脑的灰质为例，在一个大气压的空气下，氧的有效弥散半径约为30μm，在3个大气压下可达100μm。所以当部分毛细血管阻塞或组织水肿时，均要求氧的有效弥散距离延长，才能满足组织细胞的需氧量。常压下吸氧达不到这个目的，而高压氧可以达到这个目的。

3.高压氧能加快毛细血管的再生，促进侧支循环的建立　根据有关实验观察，皮瓣移植在高压氧下对新生血管的形成较常压下更早、更多、更迅速。由于侧支循环的建立，能改善损伤组织的血液供应。较好的侧支循环一旦形成，可获得理想的远期效果。

4.高压氧有强烈的血管收缩作用　在高压氧条件下，由于血氧张力的增加，视网膜的缺氧状态可以得到有力的纠正，同时还能使视网膜血管收缩。这样可降低毛细血管的通透性，减少水肿和渗出。这就有利于纠正因水肿、缺氧引起的组织的继发性损害。防止细胞功能的进一步恶化。

5.高压氧增强吞噬细胞的功能 高压氧可以增强吞噬细胞的功能，能使纤溶酶活力增加，易使溶解的血凝块和渗出物被微循环带走或弥散到淋巴组织中去，可加快眼底出血和渗出物的吸收。

6.高压氧增加红细胞的脆性 高压氧可使红细胞脆性增加，促进溶血发生。视网膜血管栓塞后，早期进行高压氧治疗，可促进栓子减少或消失，使阻塞血管再通，血供恢复。

7.高压氧的抑菌作用 在高压氧环境中，厌氧菌不能繁殖。一般细菌由于生活环境的改变其生长也受抑制。因此眼外伤及时进行高压氧治疗可以防止感染的加剧，临床上可见到分泌物减少。

第五节 高压氧治疗眼病的适应证及禁忌证

视网膜动脉闭塞，最近对缺乏有效疗方法的囊状黄斑水肿（CME）已引起关注。CME是并发于糖尿病性视网膜病、视网膜静脉血栓、葡萄膜炎及白内障内眼手术等各种眼病和手术的一种难治性疾病。由于黄斑局部血管壁病变，血中液体成分自血管漏出以致形成水肿。如果呈慢性改变则明显影响视力，预后不良。过去曾积极试用乙酰唑胺以减轻水肿。联合应用乙酰唑胺和高压氧治疗不仅改善了视力，还可使已恢复的视力保持长期稳定。视网膜可视为脑的一个组成部分，对缺血耐受性差，一旦转化为慢性改变则极易反复发作，高压氧治疗有效。

一、适 应 证

1.各种原因所致的眼部缺血、缺氧性疾病 急性眼中央动脉阻塞引起的缺氧、视网膜水肿，各种原因引起的窒息或心脏骤停，心肺复苏后的脑复苏；各类休克、冠心病；缺血性脑血管病；支气管哮喘；角膜溃疡；急性眼有害气体中毒（一氧化碳、二氧化碳、硫化氢、氰化物、光气等）及药物中毒；糖尿病（糖尿病视网膜病变）；病毒性角膜炎；眼外伤、挤压综合征、外周血管疾病、烧伤、角膜移植或再植后、植皮；突发性耳聋；牙周病；硬皮病；老年性痴呆等。

2.厌氧菌感染及其他创面感染：气性坏疽、破伤风、顽固性溃疡、慢性骨髓炎、压疮等。

3.减压病、气栓症。

4.治疗放射损伤，配合放疗、化疗等治疗恶性肿瘤。

二、禁 忌 证

1.绝对禁忌证 活动性出血、未经处理的气胸。未经处理的恶性肿瘤，氧过敏试验阳性者（2个大气压下吸纯氧，吸氧30分钟内出现苍白，心悸、出汗、面肌颤动等类似氧中毒前驱症状者为氧过敏试验阳性）。

2.相对禁忌证 血压超过21.5/13.5kPa，出、凝血机制异常，严重肺气肿，肺部感染及急慢性上呼吸道感染，急性鼻旁窦炎、中耳炎等，均可因咽鼓管的通气体障碍而产生不良后果，高热之体温未控制，精神失常，妊娠小于6个月者。

3.不良反应 常见为氧中毒、气压伤及减压病，多由于操作不当引起，严格执行操作规程可避免之。

第六节 高压氧治疗常见眼病

一、视网膜循环障碍

高压氧治疗视网膜动静脉栓塞效果明显。眼底改善和视力提高均有效。用单人高压氧舱，纯氧加压至2.5 ATA（即绝对大气压力），每次高压时间90分钟，加压及减压速度均为每分钟0.06kg/cm^2。治疗前后做视力检查、彩色眼底照相及荧光眼底造影。治疗后3例有效（大动脉炎综合征1例、视网膜静脉阻塞1例，眶假性肿瘤1例）。视力改善、视网膜水肿与混浊减轻，但眼底荧光血管造影及视网膜循环时间均无明显变化。治疗后患者视力视野有所改善。实验证明视网膜细胞的水肿与神经节细胞的变性减轻。本文3例视力与眼底改善，笔者认为OHP对维持视网膜特别是黄斑部的功能，以及作为初发性视网膜循环障碍患者的紧急治疗手段是有意义的。

各地报道其有效率在70%～90%。季文元报道19例，有效率为89.5%。河北医科大学附属第四医院报道因视网膜静脉栓塞失明3例，经高压氧治疗后2人恢复了有效视力分别为1.0和0.4。影响疗效的因素是病变严重程度和病程的长短。无效病例大部分为高压氧开始治疗时已太晚。但病变较轻的病例，病程长且有效，病程在9个月经20多次高压氧治疗仍有治愈的可能。笔者曾治疗1例视网膜静脉栓塞，原用药物治疗视力和眼底病理改变不仅未好转，经过近3个月的治疗，视力由0.8降到0.3，后改用高压氧治疗40次，眼底仅留有机化灶，视力恢复到0.8。由报道的资料可知，转到高压氧治疗的病例大部分为一般药物治疗无效或恶化的病例。急性栓塞如能及时得到高压氧治疗几乎都能获得痊愈或显效。日本高气压医学会现在已将视网膜栓塞列入高压氧的急救适应证。他们认为：①在OHP下血液的含氧增加。②在OHP下虽有视网膜血管收缩，血流量减少，但推测视网膜静脉氧饱和度上升，组织氧分压增加。③脉络膜血管血氧分压上升的同时很少有血管收缩，也不减少血流量，有向视网膜供应氧的重要作用。④在OHP下视网膜血管收缩是由于视网膜对过剩氧的防御性反应。在低氧状态下，正常的血管反应与此不同，不易引起收缩。⑤视网膜耗氧量可因动脉血二氧化碳分压上升而增加，但氧分压上升不引起耗氧量的变化。⑥黄斑部的视网膜较薄，在OHP下脉络膜血管中的氧，可供给黄斑部视网膜的全层。⑦视网膜缺血后，线粒体的电子传递系统显示过氧化，本来可以氧化的物质在细胞内积蓄。当循环恢复，虽再次供应氧，细胞对氧也不能充分利用。因此在视网膜缺血时，早期给氧十分重要。⑧用本疗法治疗，氧中毒很少发生。

对4例视网膜动脉阻塞患者，使用了高压氧疗法。治疗期间所有患者都收入院。根据病情每天做高压氧1～2次，每次暴露在2～3个大气压下2小时。每例在每次治疗前后皆进行眼部全面检查及电生理试验（视网膜电流图ERG和眼电图EOC），并做了数次荧光素血管造影。

例1：12岁女孩，发现右眼视物模糊，当即住院。视力为0.1，视野除鼻下象限外，其余象限均明显缩小。眼底呈现视网膜中央动脉下支阻塞，经2天常规治疗无效。第3天用高压氧治疗，治疗前ERG电位振幅（amplitude of oseil latory potential）轻度降低，EOG基值（base value）明显减少，仅做了一次治疗ERG与EOG就有一些显著进步，视力从0.1上升至0.9，视野扩大，尤其颈侧更明显。在治疗早期，治疗间歇效果稍有退步，坚持每天治疗2次共16天后，视功能波动逐渐稳定，随访4个月情况良好。进舱前荧光素血管造影显示病变动脉部分阻塞，治疗8天后视网膜血供恢复正常。

例2：44岁男性，右眼视力减退，治疗9天无效，第10天收入院。视力为0.7，视野鼻上象限缺损，其他象限缩小，眼底呈颞下支动脉阻塞。电生理试验与例1改变相似。荧光素血管造影该动脉显影和充盈均迟缓。入院当天开始高压氧治疗，每天1次，共15天。治疗中视力已达1.5，视功能和电生理检查都有明显的改善，发病第20天视网膜血供大致恢复正常。

例3：70岁男性，左眼忽然失明，发病2天后住院。视力光感，视野不能检查，眼底表现典型的中央动脉阻塞征象。EOC与ERG异常，荧光素血管造影中央动脉及其分支显影与迟缓充盈。入院当天开始作高压氧治疗，每天2次，连续26天。第一次治疗后视力为手动/1m，患者感到有些周边视觉，但是视野各象限普遍缩小，并有大的中心暗点。疗程中视野逐渐改善，中心暗点有比较明显的缩小，视力增至0.04。EOG大致正常，而ERG没有明显的恢复。发病后第18天荧光素血管造影表明血供近于正常。

例4：70岁男性，左眼突然视物模糊，检查视力为0.15，上半部视野缩小，双眼眼底表现中度高血压动脉硬化，左眼颞上支动脉阻塞入院后经过各种治疗无效。于第40天改用高压氧疗法。但是做了1周的尝试，各项指标均无改善，荧光素血管造影说明颞上支动脉几乎完全阻塞，因而停止治疗。

应用高压氧治疗视网膜动脉阻塞的早期报道，治疗效果不尽一致。而本组患者中高压氧对3例有明显疗效。荧光素血管造影显示动脉部分阻塞者在2～3周的治疗后，血供几乎恢复正常，视野扩大。EOG和ERG均有改善，而前者较后者更为敏感、EOG恢复正常，说明视网膜外层的复原，因而视功能得到改善。这与在高压氧条件，脉络膜几乎单独就能供氧给视网膜全层的假说是一致的。除了血管已完全阻塞或视网膜组织已产生不可逆的病变，高压氧对视网膜动脉阻塞是有效的。第4例则是因为延误治疗，动脉及其分支完全阻塞，所以无效。

二、糖尿病视网膜病变

糖尿病视网膜病变（diabetic retinopathy，DR），是糖尿病最常见的并发症之一，现已成为成人致盲的主要因素。近年来随着糖尿病发病率的不断攀升，糖尿病视网膜病变的发病率和致盲率也在逐年增加。目前世界范围内糖尿病患者约有2.4亿人，预计到2025年，糖尿病视网膜病变将达到3.5亿人。糖尿病视网膜病变与病程相关，糖尿病发病5年后DR发生率为25%，10年后增至60%，15年后可高达75%～80%。糖尿病视网膜病变的传统的治疗包括药物和激光治疗等。近年来的研究发现，高压氧疗法可以改善糖尿病视网膜病变。高压氧（hyper-baric oxygen，HBO）可以有效提高整个机体和病变组织的氧含量，在一氧化碳中毒、缺血性和炎性疾病及重症感染中有广泛应用，是临床上一种安全、有效的氧疗方法。

高压氧治疗（hyperbaric oxygen therapy，HBOT）不同于常压吸氧，高压氧治疗是将患者放置于高于一个标准大气压的密闭压力舱中，通过患者吸入纯氧或高浓度氧气进行治疗的一种方法。由于它是无创性的物理治疗方法，比较符合人们回归自然的心理，而且安全有效，不良反应少。因此被越来越多的人所认识和接受。1887年Valanzuela第一次在2个氧分压的环境下成功地治疗了疾病，为高压氧的临床应用打下了良好的开端。1956年荷兰Boeremd报道了大型氧舱的兴建及其在高压舱内行心内直视手术成功的经验，1961年Brummel kamp等应用于气性坏疽治疗取得突破性进展，并于1962年发表了《无血的生命》一文后，高压氧再度引起世界各国医学界的重视与极大兴趣，各国相继开始开展高压氧治疗。1999年由美国高压氧治疗委员会确定并经美国海底暨高压医学会（undersea and hyper-baric medical society，UHMS）建议的适应证主要有空气或气体栓塞、一氧化碳中毒、气性坏疽、减压病等。

近年来，随着HBOT应用的推广，高压氧临床治疗的适应证也发生了改变，2000年开始，HBOT又增加新的适应证，如急性脑血管病、脑水肿、脑外伤、脊髓损伤等。氧在机体内的生理作用取决于氧分压，常压下吸氧，氧浓度一般在25%～55%，动脉氧分压为100mmHg，而高压氧下吸氧浓度为85%～99%。可使吸氧者动脉血氧分压较常压下吸氧增加数倍，以至20余倍，可达1400mmHg，血液中物理溶解氧达4.2ml/100ml血液。而机体平均需氧量约为6ml/（kg・min），高压氧治疗还可以提高血氧弥散速率和增加有效弥散距离，克服组织氧供障碍，增加组织氧储量。同时，高压氧治疗后，可以调节机体的血管舒缩功能，改善微循环和血流动力学。促进了侧支循环的建立，增加缺血区的血流量和椎-基底动脉供血量。另外，高压氧治疗也能增强放射线和化学药物对恶性肿瘤的作用。抑制了厌氧菌的生长与繁殖，对体内气泡或禁锢于体内气体引起的疾病也有治疗作用。

Kakhnovaskii 等最先报道应用高压氧疗法辅助治疗糖尿病，认为其降糖作用是由于高压氧抑制了抗胰岛素激素（生长激素和胰高血糖素）的作用，并增加了S_2肽的分泌，使组织对胰岛素的敏感性得以提高，同时也纠正了机体内的酸碱平衡。进一步的研究表明高压氧与饮食及药物配合治疗能在18天内使糖代谢很快得以稳定，使得机体组织代谢、糖酵解和三磷酸循环均获得了显著改善，从而达到了治疗糖尿病的目的。而中医学则认为：目为宗脉之所聚，目中脉络属纤细之孙络。糖尿病视网膜病变多为糖尿病病程超过 10 年，正所谓“百日久恙，血络必伤”，而高压氧治疗被认为增加了人体吸入自然界清气的作用，对调理一身之气机、温养血脉等起到行之有效的作用。以气能行血推动血液运行，气能摄血固摄血液，使血循行于脉中，防止其逸出脉外，气的温煦作用也可以营养周围组织器官以维持其生理活动；维持血和津液等液态物质有序的运行和正常代谢，可以起到很好的活血化瘀的作用。

研究发现，长期高血糖状态，视网膜的微血管功能发生了改变，血-视网膜屏障破坏，引起视网膜毛细血管内液体、脂类和白蛋白等大分子物质渗漏至视网膜组织间隙，导致黄斑水肿，使视力受损；继而新生血管形成，引发玻璃体积血和视网膜脱离，最终导致失明。GU等的实验证明，暴露在合适的高压氧压力下，糖尿病大鼠的血糖水平明显改善。Birgit等实验证明了糖尿病患者视网膜渗透性较对照组明显增加，且与视网膜病变严重程度呈正相关。其研究表明，糖尿病视网膜病变时内屏障破坏造成的血管渗漏占主导地位。Chang等进行SD大鼠糖尿病模型实验研究，发现了经过治疗剂量的高压氧后，其破坏的血-视网膜屏障有不同程度的改善，为进一步讨论高压氧治疗糖尿病视网膜病变的机制提供了实验基础。由于糖尿病视网膜病变早期即出现视网膜缺血缺氧，进而导致一系列细胞因子紊乱，局部内环境失衡。所以Chiu等提出高血糖-HIF 通路。HIF（hypoxia-inducible factor，HIF）又称缺氧诱导因子，是一个可以对细胞环境内低氧状态进行应答的转录复合物，可调节葡萄糖代谢，还可在高血糖状态下提高 HIF 诱导基因的表达水平，如血管内皮细胞生长因子（vascular endothelialgrowth factor，VEGF）。而Ozaki等用早产儿视网膜病变动物模型（ROP），发现缺血缺氧的视网膜中 HIF 及 VEGF 的表达明显增加，而且两者呈时间和空间的上升关系，说明视网膜发生缺血缺氧时，HIF 可上调 VEGF 的表达。VEGF 被认为是促进全身特别是视网膜组织新生血管形成的重要因子，VEGF 能特异性的促使内皮细胞激活，与其受体结合后使之增殖、迁移、管腔形成，破坏血-视网膜屏障，显著地增加微血管的通透性加速眼部血视网膜屏障的破坏而氧是 HIF 最佳的抑制剂，而提高缺血组织氧含量正是高压氧治疗疾病的最显著特点。应用高压氧可以提高组织氧分压、改善缺血组织乏氧，成功抑制了HIF 的活化及下游蛋白的表达，减少了 VEGF 的表达，从而缓解了糖尿病视网膜病变的病情。

在国内进行的临床试验中，黄锦欢等临床研究显示，羟苯磺酸钙药物（对照组）治疗糖尿病视网膜病变3个月后，糖尿病视网膜患者的眼底病变有所改善，总有效率为68.13%，血液流变学指标下降；而高压氧治疗组（观察组）治疗糖尿病视网膜病变3个月后，患者的眼底病变改善更为显著，总有效率达到了90.12%，血液流变学指标下降更显著。陈鸿等临床实验则证明了高压氧配合血栓通、弥可保类药物治疗，效果要明显优于单纯药物治疗，可见高压氧联合药物治疗，有相互促进的协同作用。2007年，黄杜茹等曾将糖尿病性黄斑水肿患者 34例随机等分为单纯光凝组和高压氧加光凝组。两组的黄斑水肿程度基本相同。光凝组在黄斑区行局灶或格栅样激光光凝，而高压氧加光凝组在光凝的基础上加高压氧（0.22MPa）治疗，60分钟/日，1个疗程为12天。结果发现治疗3个月后，高压氧加光凝组的视力提高例数多于单纯光凝组；而眼底血管荧光造影或光学相干断层扫描显示，高压氧加光凝组治疗组，黄斑水肿消退有效率（77.4%）较单纯光凝组高（46.7%）。因此，结论就是高压氧联合黄斑区格栅样激光光凝有助于糖尿病性黄斑水肿吸收，而部分糖尿病视网膜患者的视力也能得到改善。

Averous 等对1例糖尿病视网膜病变患者进行高压氧后同样发现其黄斑水肿减轻，视力提高，但高压氧停止后易复发，需要重复的高压氧治疗。这也说明了高压氧的治疗需要科学连续的按疗程进行。上述的动物实验和临床研究都证实了高压氧对糖尿病视网膜病变的保护作用，但可能由于研究设计的局限性和一些干扰因素的影响，某些临床研究只是停留在表面的疗效上，样本量较少，而且没有长期随访和进一步观察，在高压氧作用机制上也没有进行太多的深入探讨分析。对于高压氧治疗眼科疾病，现在有的争议在于在治疗过程中出现的近视，不过这似乎不应该成为问题，因为这种近视并不严重，而且是可逆的。对于眼底出血、玻璃体积血、玻璃体机化的增殖性糖尿病视网膜病变的患者，迄今为止，还没有明确的研究证实高压氧治疗晚期糖尿病视网膜病变的疗效。而糖尿病患者多合并高血压、冠心病、肺结核等疾病，某些疾病也是高压氧治疗的相对禁忌证，还有一些临床医师和患者对高压氧的认识不足，多少影响了临床上推广高压氧治疗糖尿病早期视网膜病变。尽管如此，我们还是应该看到，高压氧治疗糖尿病早期视网膜病变效果确切，且安全经济，发展的前景还是比较乐观的。

目前的研究已经表明，高压氧治疗对于早期的糖尿病视网膜病变具有一定的保护作用，而高压氧治疗相对于传统治疗来说，安全简单，经济有效，不良反应比较少，值得在临床上进一步推广应用。但是高压氧压力的设定，吸氧时间和吸氧疗程的选择，高压氧和药物及激光治疗等如何更好地配合，还有待于我们今后进一步的研究和完善，我们还需要更多的高水平的基础实验和高质量的临床研究来证实高压氧治疗糖尿病视网膜病变的疗效，以此科学有效地指导高压氧在糖尿病视网膜病变中的临床应用。

三、视网膜脉络膜炎

高压氧治疗视网膜脉络膜炎，对眼底改变和视力提高也很明显，具有治疗次数少，疗效好的特点（一般20次左右）。张国新报道110例（145只眼），大部分为药物治疗效果不明显后转高压氧治疗，痊愈和显效率为64%，总有效率为95.4%。对36例随访3年，有8例复发。王郁周报道15例，河北医科大学附属第四医院报道30例，有效率都在90%以上。解放军四〇一医院报道16例（20只眼），平均每只眼视力提高0.46。疗效与病变的关系，眼底以水肿、渗出为主，效果最好，而伴随出血改变疗效较差。一般来说病程短，接受高压氧治疗及时效果好。无效病例其病程大多都超过1年。但有的病例病变轻，病程长，虽经药物治疗无效，改用高压氧治疗仍有效。解放军四〇一医院报道1例病程长达 6年，经高压氧治疗获得痊愈的病例。我国高压氧学术委员会已将急性中央性视网膜脉络膜炎列为高压氧显效适应证。

四、球后视神经炎

根据各地散发报道高压氧治疗球后视神经炎也取得了较好效果。第二汽车制造厂附属医院报道3例，痊愈1例，显效1例，无效1例。其中1例为双侧球后视神经炎，经其他疗法无效后，改用高压氧治疗。经20次治疗后，双眼视力由0.2提高到1.2。随访3个月病情稳定。

五、视神经萎缩

高压氧治疗原因不明和外伤引起的视神经萎缩也有一定效果，特别是早期视神经萎缩效果好。

笔者曾治疗1例脑外伤后视神经萎缩，伤后12天眼前数指，经5次高压氧治疗视力迅速达到0.3，后因故中断治疗无法观察最后效果。河北省廊坊地区一医院报道1例双侧视神经萎缩8年的病例，经高压氧治疗后由光感到数指。李志才报道1例双视神经萎缩10年的患者，经高压氧后视力由0.03提到0.08。蔡俊德报道1例外伤性视神经萎缩患者，用高压氧治疗30次视力由0.1提到1.5。实验性切断动物一侧股神经，立即用高压氧治疗，第4周时再生25mm；对照组再生14mm。可见在高压氧下神经的再生能力极强。

六、黄斑老化与变性

光学显微镜检查3～96岁的尸体眼104只的切片包括有黄斑区，其中52只眼包括有中心凹。有明显的炎症、变性或外伤者除外。一只眼至少查3张片子，数黄斑区内移位的细胞核总数。发现黄斑区内细胞核随年龄增长而减少，开始为外核层之细胞核移位或游走入外丛层及杆体锥体层。正常外核层的核一致呈圆形或卵圆形，有很多核染色质颗粒。中心凹处集中数层视锥细胞核。黄斑区锥体核均靠近外界膜并显得比杆体核略大略淡。外核层核的数目一生中不是固定不变的，随年龄而有明显的变化：可移位入外丛层或锥体杆体层。黄斑部细胞核移位入外丛层甚至在幼年时也是明显的，但30岁后增多，50岁后最显著。其主要是杆体核移位，有些核也许是来自内核层。外核层的核经过外界膜移至锥、杆体层是黄斑部最常见的正常变异，但青年人少见，40岁后常见，50岁后最常见，70岁后这种核减少。中心凹中心的核移位少见，主要见于黄斑区中心凹以外的区域。移至锥、杆体层的核正常形状改变，常变大而为卵圆形，其长轴与锥、杆体平行。移至外丛层的核形状不一，少数仍为圆形，多数变长，其长轴与Henle层的斜神经纤维平行。有些变大而色浅，有些非常不规则，少数似坏死。一些标本于外核层也看到类似变性。24只眼外核层有散在的、局限的核消失小区，有些是宽的核减少区。此类部位之色素上皮、Brcuh膜和脉络膜毛细血管常正常或稍有缺陷。

文献报道，使用高压氧疗法治疗视网膜分支静脉阻塞所致黄斑水肿5例5只眼，取得满意效果。本组患者男性2例，女性3例，年龄为61～74岁。从静脉阻塞到施行高压氧疗法的间隔时间，平均为12.3个月（3.5～20个月）。高压氧疗法是在2个大气压的治疗室内，通过面罩吸入100%的纯氧，每天上、下午各1次，每次60分钟，连续2周，有的病例第3周改为每天1次。平均吸氧25小时（23～28小时）。观察时间2～7个月。结果：5例视力均逐渐提高。治疗结束时，视力平均提高5.4行（4～7行）。最后一次观察，2例视力结果与治疗结束时相同，3例比治疗结束时视力稍有下降，其中1例白内障进展所致。30°中心视野阈值共检查4例，均较治疗前改善。眼底荧光血管照影示，2例荧光素渗漏减少，3例未变，无1例出现不良反应。

笔者指出，正常动脉血氧分压为95～100mmHg，在3个大气压内吸入纯氧时，动脉血试分压约可达生理值的20倍。此时，血液与组织间产生很大的梯度，氧从血液向组织的扩散速率加快，促进对组织的氧供给。血氧分压的升高，可引起视网膜血管收缩，血流减少。但脉络膜血流的减少甚微，视网膜可从脉络膜获得过量的氧。Dolleyr等推算，在空气中呼吸的情况下，从脉络膜获得氧供应可达视网膜深层约60μm，而在2.36个大气压下吸入氧时，脉络膜血液的氧可供应到视网膜深层260μm处，几乎达到了视网膜全层。笔者推测，高压氧疗法治疗黄斑囊性水肿的机制在于视网膜血管收缩，使渗漏减少；加之嗜气性代谢增强，能使血管通透性亢进的化学介质随之减少，视网膜细胞特别是视细胞的代谢得到改善。

七、视网膜震荡伤

蔡俊德报道4例视网膜震荡伤，1例痊愈，1例好转，2例无效，病程均超过3个月。郭守蔚报道6例，显效5例（视力提高5排以上），好转1例（视力提高1排），其中4例视力达到1.2以上，病程在6～12天。由这两组病例报道可见，病程越短，治疗越及时，效果越好。

八、视神经挫伤

视神经挫伤是一种常见的眼外伤疾病，该类患者的致伤原因，通常以道路交通事故、工矿事故、机械操作失误为主，占意外事故损伤的0.3%～5%，通常会导致患者视神经直接或间接的损伤，有不同程度的视力下降，甚至出现无光感现象，及时发现、早期治疗是关键。

诊断标准：外伤后视力下降、眼底水肿及传入性瞳孔对光反射异常是诊断神经损伤主要的临床依据。临床主要诊断标准：①有外伤史，多为眉弓外侧或前额颞部挫裂伤或伴上睑、眉弓血肿；②视力急剧下降或丧失；③瞳孔改变，伤眼瞳孔散大，直接光反射迟钝或消失，间接光反射存在；④眼底检查正常，病情严重且病程超过10天以上可见视盘苍白、视神经萎缩；⑤视力未完全丧失者，视野出现缺损，而且以视野下半部缺损为常见；⑥视神经诱发电位检查（F-VEP）：波幅下降，P_{100}潜伏期延长甚至波形消失；⑦CT或MRI检查提示视神经肿胀增粗，同时排除视神经管骨折的可能。

治疗方法：高压氧联合复方樟柳碱。采用糖皮质激素冲击治疗，同时给予胞磷胆碱针、维生素及能量合剂等；在常规治疗和复方樟柳碱治疗的基础上，给予高压氧治疗，高压氧动力为2～2.3 ATA，吸纯氧90分钟，中间吸一次空气5分钟，1次/天，治疗前30分钟口服硝酸甘油片扩张血管。以14天为1个疗程，共治疗3个疗程。在给予高压氧疗期间，观察血压、心率和呼吸的变化，有无氧气中毒及压耳等反应；每天对患者的视力进行检查，每个疗程开始前和结束后进行眼底荧光血管造影（FFA）和F-VEP等检查。眼底检查：治疗前均呈现出不同程度的视盘灰白色水肿，边界模糊不清晰，视网膜水肿伴有渗出。治疗后视力改善显著，眼底改善情况。P-VEP检查结果发现治疗后较治疗前比，P_{100}的波潜时均有显著地缩短（$P < 0.05$），振幅有显著增高。治疗期间无明显严重不良反应发生，少数患者注射复方樟柳碱后出现轻度口干症状，15～20分钟基本自行消失；有4名患者在高压氧疗时有轻微的眼底缺血，后采用吸入≤3%CO_2的高压混合氧，有效地改善和避免了此不良反应的发生。

总结：当眼球、眼眶或头颅受到挫伤时，视神经也可能被挫伤。视神经挫伤是眼科疾病中严重的眼外伤之一，对视功能可造成毁灭性损伤。目前相关文献报道，认为视神经挫伤的主要发病机制为眼部挫伤引起血管痉挛，血液循环障碍。而视神经对缺血缺氧高度敏感，迅速引起视神经传导功能障碍，致使进一步缺血、缺氧，从而加重视神经纤维肿胀，导致视力急剧下降乃至丧失。对于视神经挫伤的治疗措施，国内外有文献报道，大多采用糖皮质激素、血管扩张剂、营养神经药物等药物治疗。应用糖皮质激素治疗，虽然能抑制伤眼炎症和纤维增生，促进积血吸收，减轻渗出水肿，但因其能使交感神经兴奋，导致小血管痉挛，严重时甚至可引起血管闭塞，加重组织缺血，从而加重病情。循证医学证实樟柳碱可全面改善眼缺血，对于眼部缺血性疾病，提高视功能疗效确切。薛玲等报道证明了樟柳碱对于视神经挫伤是一种有效治疗药物。复方樟柳碱注射液不扩张血管，也无散瞳作用，它通过注射部位的自主神经末梢，调整自主神经系统而调整眼血管运动功能，缓解眼血管痉挛，增加眼血流量，改善眼组织血供状况，有稳定保护血管内皮细胞的作用，从而抑制后内皮素的异常表达和释放。

高压氧治疗，即在高压（超过常压）的环境下，呼吸纯氧或高浓度氧用于治疗缺氧性疾病和相关疾病的方法。目前高压氧疗在已广泛应用于阻塞性视网膜血管病变、黄斑病变、糖尿病视网膜病变等眼部疾病，取得了很好的疗效，对于视神经挫伤也应将HBO作为首选治疗手段。一方面

HBO可迅速提高血液及组织间液的氧分压，增加组织氧的弥散半径和物理溶解量，人体在高压环境中吸氧后动脉血氧比常压吸空气增加20多倍。而眼部组织的氧张力和氧含量更高；组织供养改善，毛细血管增生使视神经组织传导功能的恢复，以达到治疗目的。另一方面HBO对视觉中枢及视细胞尚有直接刺激作用，使其功能兴奋、活跃、视力提高。蒋美英等研究发现HBO能够有效地升高血浆中的黏蛋白和纤维粘连蛋白，它引导神经细胞迁移，并促使其分化，使神经膜细胞分裂增殖，从而使视神经的传导功能恢复。

九、中心性浆液性视网膜脉络膜炎

中心性浆液性视网膜脉络膜炎是一种常见的眼科疾病，具有发病急、易复发的特点，目前无特效药物治疗。55例患者均按标准诊断为中心性浆液性视网膜脉络膜炎。其中，男性38例，女性17例，年龄为25～68岁，平均为40岁。病程1天～4年，平均为102天；单眼发病51例，双眼发病4例。采用多人空气加压舱治疗，压力设定为0.2MPa，用活瓣式面罩间歇2次吸入纯氧各30分钟，中间休息10分钟，再经30分钟减压出舱。每天1次，10次为1个疗程，患者治疗10～40次，平均25次/人。

本病疗效主要根据视力、自觉症状和眼底改变决定。基本治愈：视力恢复至1.0以上或病前视力水平；自觉症状基本消失；眼底黄斑水肿消失，渗出物吸收或眼底病变基本静止。显效：视力进步4行以上，自觉症状减轻；黄斑部水肿消退，渗出物大部分吸收。有效：视力进步1～3行；自觉症状减轻；眼底黄斑部病变有改善。无效：视力稍有进步；自觉症状无改善；眼底病变无变化。

十、角　膜　伤

角膜伤比较常见，治疗不好严重影响视力，特别继发感染，后果更严重。用高压氧治疗，分泌物少，愈合快，形成斑翳薄，甚至荧光素钠不着色。蔡俊德报道2例为线状和片状角膜伤，深达实质层。经高压氧治疗15次，视力均恢复到1.2以上，荧光素钠不着色。笔者用高压氧治疗1例脑血栓伴随左眼陈旧性角膜斑翳22年，右眼仅有光感。当治疗30次后，最后视力达0.08。高压氧对角膜的再生能力极强，甚至对多年陈旧性斑翳也有效，其原因尚待探讨。

十一、其他眼外伤

因外伤引起的球内出血，可导致弹挫性视网膜脉络膜炎、眼球挤压伤、眼球贯通伤、眼球挫伤、眶尖综合征、视路障碍及黄斑部灼伤和其他眼病，如眼底出血、视神经脊髓炎等，用高压氧治疗都得到较好的效果。蔡俊德报道眼外伤21例，经高压氧治疗20～30次，视力恢复到1.0以上7例，增加2排以上的有8例，视力增加1排或不增加的6例。恢复到1.0以上7例均在伤后2个月内得到高压氧治疗，而无效的6例均是伤后8个月以上才接受高压氧治疗的，由此可见眼外伤如能达到及时的高压氧治疗疗效会相当显著。

例1：患者，男，13岁。右眼被塑料枪弹击伤后视力下降6天。诊断为右眼挫伤，右眼晶状体不全脱位，右眼视网膜震荡，右眼视力为0.06。经高压氧治疗1个疗程，右眼视力提高到1.2，黄斑水肿、出血明显吸收。

例2：患者，男，26岁。头部外伤后左眼视力下降20天。诊断为左眼视神经损伤，左眼视力为0.04。经高压氧治疗3个疗程，左眼视力提高到1.0。

例3：患者，男，13岁。被摩托车撞伤后右眼视力下降5月余。诊断为右眼视神经萎缩，右眼视为0.04。经高压氧治疗3个疗程，右眼视力提高到0.4。

例4：患者，男，14岁。左眼被泥块击伤视力下降6个月。诊断：为左眼外伤性瞳孔散大、左眼外伤性视网膜病变，左眼视力为0.1。经高压氧治疗12个疗程，左眼视力提高到0.7。

高压氧在提高全身血氧张力，增加血氧含量的同时，眼部组织的氧张力和血氧含量也相应增加，在2.5 ATA高压环境中吸纯氧可使动脉血氧比常压下吸空气增加20多倍，这可迅速改善和纠正眼组织和视中枢的缺氧状态，同时静脉血氧也明显增加，使其变成动脉样血，这可使视网膜众多视细胞免受或逆转缺氧性损害。高压氧能使小动脉和小静脉血管强烈收缩，从而减轻视网膜、视神经和视中枢的水肿，逆转组织细胞缺氧状态，恢复有氧代谢，改善细胞功能。血管收缩虽然减少了血流量，但因血液中携氧量大增，所以并不减少供氧量。再加上高压氧有加速侧支循环重建作用，这对视网膜震荡、视神经和视中枢挫伤起到非常有利的治疗作用。另外，充分供氧还能增强机体吞噬细胞功能，使纤溶酶活力增加，可帮助眼内出血及渗出的吸收，有利于视功能的恢复。

高压氧对视觉中枢和视细胞还有直接刺激作用，使其功能兴奋、活跃，提高视力。眼挫伤病程越短，高压氧治疗效果越好，病程长，则疗效差。实验证明视网膜对缺血乏氧耐受时间约为100分钟。时间过久，可造成视细胞、视神经、视中枢等不可逆性损害。因此，尽早采用高压氧治疗，力争在不可逆性损害发生前改善缺氧状态，可望获得满意疗效。对于病程长者，亦应该用高压氧试治，争取恢复视功能的机会，千万不可轻易放弃高压氧治疗，特别是儿童和青壮年患者更应坚持治疗。如本组例3、例4，虽然病程较长，有的视神经已萎缩，但经用足量高压氧治疗后，也获得显著疗效。由此可见于病程较长、受损害较重的眼挫伤病例，高压氧治疗也可能是实现复明的良好途径。

在意外事故的损害中，视神经挫伤占0.3%～5%，且多发生在男性儿童和青壮年中，轻者视力减退，重者视力丧失。既往单纯用药物治疗多难以取得理想效果。通过本组病例治疗观察，我们认为高压氧配合药物治疗眼挫伤效果明显优于单纯药物治疗，尤其是对于挽救青少年眼挫伤所致视功能损害更显出高压氧治疗的优越性。

第七节　高压氧治疗眼病的相关事宜及不良反应

1.高压氧舱　高压氧治疗需要高压氧舱，由于投资较大不易普及，但我国东北、华北、华东等大中城市已建有不少氧舱，应当充分利用现有设备，使一些眼病得到及时治疗。

为了提高疗效，治疗应及时，病程越短效果越好，特别是有条件地区一经确诊适应证，应及时转入高压氧治疗。

2.禁忌证　注意排除高压氧禁忌证，如肺结核、肺空洞、严重青光眼等。其余应在高压氧科医师监治下进行。

3.常见并发症

（1）中耳气压伤：是高压氧治疗最常见的并发症，主要发生在加压过程中，是加压时加压舱内环境气压改变，引起中耳鼓室内外压力不平衡所致。中耳气压伤的发生与咽鼓管的解剖特点密切相关，中耳腔鼓室内压力的平衡调节依靠咽鼓管的张开，正常咽鼓管可在吞咽、打哈欠、张口、捏鼻鼓气时开启，使鼓室内外压力保持平衡。加压时外界气压不断增高，患者由于病理性或非病理性等原因咽鼓管未能张开，鼓室内出现相对负压，轻者出现耳阻塞、闷胀、耳鸣、耳痛，继续加压时，产生由轻到重的疼痛，如不采取有效措施，鼓膜内陷甚至破裂。氧中毒是机体在一定氧压下经过相应时程，导致机体某些器官的功能与结构发生病理变化而表现的病症。

（2）氧中毒：发生主要原因与治疗压力与吸入高浓度氧的时间有关，也与个体差异、精神因素、劳动强度、温度有关。氧中毒易感部位为肺、脑及眼等。通常按中毒发生部位将氧中毒分为脑型、肺型和眼型。减压病是机体因所处环境气压降低的速度过快且幅度过大（即“减压不当”），以至减压前已溶解于体内的气体超过了饱和极限，游离为气相，形成气泡而引起的症状和体征。其发病基础一是呼吸长时间的高压气体，二是经历较大的压差和迅速而大幅度的减压速度，在压力变化较大环境中的人群有发生减压病可能。严格按照高压氧治疗方案进行减压。保持患者治疗期间充分吸氧，注意患者的吸氧质量。在减压过程中，嘱患者不要在舱内走动或做功能锻炼活动，嘱患者注意防寒保暖，身体裸露部分不要贴在舱壁上，以防受凉，影响气体的排出。出舱后嘱患者饮热水或热饮料和洗热水澡。严格控制减压速度，密切观察舱内患者病情变化，避免并发症发生。高压氧治疗和其他疗法一样，在一定范围内是安全的，如超出其一定范围，则可发生不良反应和并发症，因此从事高压氧治疗的医务人员必须加强责任心，熟练掌握氧舱操作规程，掌握高压氧治疗的基本原理、适应证、禁忌证和并发症的处理方法，做好健康宣教，这些并发症是可以预防和避免的。

4.临床医护人员对高压氧认识不足　由于高压氧疗法在国内尚未普及，多数医学院校未开设相关课程，导致部分临床医护人员对高压氧比较陌生，不了解高压氧的作用机制，认为高压氧只是比常压给氧多吸了一点氧，认为血氧饱和度正常就不需要高压氧治疗；对高压氧的疗效将信将疑，常是抱着“试一试”的态度治疗几次，不能接受正规的治疗疗程；不能认识到高压氧治疗与药物治疗的协同作用，孤立使用高压氧疗法；不了解高压氧对氧自由基的调节作用，错误夸大了对自由基的影响；甚至有人认为高压氧就是“可用可不用”的保健手段等，一定程度上制约了高压氧治疗在临床的进一步推广。

5.高压氧的介入时机问题 临床常在常规治疗无效或恢复后期才开始考虑高压氧治疗，经过多年来的临床实验，对其不良反应的预防均有一定的经验和手段。舱内吸痰、输液、监护和呼吸机等设施不能得到正常使用，医护人员陪舱制度执行不力，致使有些本可以早期治疗的患者延误治疗时机。

6.忽视或夸大高压氧的不良反应 高压氧治疗期间由于高压氧本身或操作不当，使机体造成损伤，甚至造成器质性病变等不良后果，称为高压氧治疗的不良反应。有效防止不良反应是高压氧治疗能够持续、健康开展的保证。

7.管理不够规范 缺乏重视、片面追求利润是影响高压氧疗法科学应用的重要因素之一。某些医疗机构对高压氧治疗的成本没有科学计算，以至部分高压氧从业人员盲目追求经济效益，过分夸大疗效，什么病都拿来治。另外，高压氧科工作人员普遍配备不齐，导致明知应该保持治疗连续性，却在周末中断；一些急、重患者需要陪舱治疗的却无法安排医护人员进舱，大大增加了风险。高压氧治疗价格低廉，收费条目粗糙单一，客观上造成了医疗资源的不正常利用，增加了医疗纠纷的风险。

8.高压氧治疗和常压吸氧的本质区别 高压氧与常压吸氧的区别在量上表现为氧浓度和氧分压的不同。临床常用的鼻导管吸氧，氧浓度仅30%～40%；常压吸纯氧，氧分压只能在650mmHg左右；而在2 ATA的高压氧环境下，氧分压可以达到1400mmHg。动物实验证明，高压氧能迅速提高血氧含量、血氧分压，在改善组织供血供氧等方面有着常压吸氧无法比拟的优势。量的变化导致质的改变，高分压的氧不但能抑制厌氧菌的生长，还能抑制需氧菌的生长，有广谱抗生素之称；能有效改善感染组织的缺氧状态，增强白细胞的杀菌能力，有利于控制感染；促进缺血区组织细胞粗面内质网的形成和肉芽组织的生长，加速溃疡的愈合。高压氧还能增加肿瘤对放、化疗的敏感性。高压氧暴露后，由于瘤体内部供氧改善，刺激大量的G0期细胞进入增殖期，增加对放、化疗的敏感性。

9.正确选择高压氧介入时机 高压氧的疗效可以表现为病因治疗作用、对症治疗作用或康复治疗作用，在疾病不同阶段进行干预将取得不同的治疗效果。早期高压氧治疗能改善疾病预后，减轻疾病的继发性损害，减少并发症的发生。有学者认为尽早开始高压氧治疗能减轻重型颅脑损伤患者的残疾程度。张树新等在比较了不同时间开始高压氧治疗的脑栓塞患者的疗效后认为，脑栓塞患者在48小时内开始高压氧治疗是安全有效的，高压氧治疗能显著改善脑栓死患者的预后。Kessler建议，尽早采用高压氧治疗突聋有助于听力的恢复。潘福琼等总结气性坏疽患者明确诊断后立即行高压氧治疗，7次后56%患者涂片转阴，20次治疗后50%伤口愈合。

10.应坚持足够剂量的高压氧治疗 高压氧治疗的剂量包括治疗压力、频度和疗程。研究表明，气性坏疽须采用3 ATA、3天7次法治疗；突聋多在7～8次开始显效，20～30次为最佳，超过30次听力进一步提高较少；有学者建议持续性自主状态的高压氧治疗一般不超过80次，理由是病程过长的持续性自主状态的患者一般都伴发神经系统的不可逆损伤，治疗效果差。对于缺血缺氧性疾病，坚持足够疗程的高压氧治疗意义重大。王培嵩认为，高压氧治疗脊髓损伤至少要达到30次以上甚至100次，对脊髓神经功能的恢复有明显改善作用。脑栓塞患者高压氧治疗次数最好要达到90次，有利于患者的预后。但疗程不是一成不变的固定模式，应视病情的变化而决定。

11.坚持高压氧与临床综合治疗相结合的原则 高压氧是临床综合治疗疾病的一部分。高压氧配合临床综合治疗对缺血性脑卒中有良好的治疗作用；配合糖皮质激素能提高突发性耳聋患者的听力恢复程度；配合化疗可提高肿瘤治疗的疗效；配合清创换药可促进伤口的愈合。视网膜的血供和内耳的血供有共同的特点，即来自终末血管，无吻合支和侧支。高压氧治疗视网膜中央动脉栓塞和突发性耳聋时，配合使用扩血管药物，可达到增加视网膜、内耳供血、供氧双重目的。

12.需要长期高压氧治疗的患者应配合使用自由基清除剂 自由基是指最外层电子轨道上存在不配对电子的原子、离子、原子团或分子。由于未配对电子的存在，化学性质非常活泼，参与机体的生理代谢。目前认为，适量的自由基可参与机体的组织代谢、参与机体的防御机制，有益于机体；过量的自由基可对机体造成损伤，有害于机体。因而机体进化出自由基清除系统，使自由基维持在正常范围。高压氧使体内自由基增多，但体内的自由基清除酶也随之增多。在高压氧治疗4天内，体内超氧化物歧化酶（SOD）的增多大于自由基的增多，表现为活性增高，在治疗5～7天时双方保持平衡，8～10天高压氧治疗在临床应用中的问题与对策开始下降，因此短疗程的高压氧治疗不会导致体内自由基的增加。自由基的产生与高压氧的压力、时间和疗程呈正相关，需要长期高压氧治疗的患者宜在治疗过程中加用抗氧化剂。

13.间断性吸氧 采用间断性吸氧防止氧中毒，氧中毒的发生与吸氧浓度和吸氧时间有关，常压下长时间吸高浓度氧、不规范的高压氧治疗均可能出现氧中毒。常见的氧中毒有肺型氧中毒、眼型氧中毒和惊厥（脑）型氧中毒。研究表明，连续吸入1 ATA氧，7小时出现肺型氧中毒症状；连续吸入2.8 ATA氧，2小时可能出现惊厥型氧中毒。眼型氧中毒常见于早产低体重儿，表现为晶体后纤维增生，其原因是不成熟的组织对高分压的氧（＞0.5 ATA）比成熟组织敏感。婴幼儿视月份和体质量选择适当的治疗压力和吸氧时间，极少出现氧中毒。常规高压氧治疗采用安全压力和安全时间、间断性吸氧预防氧中毒。一旦出现氧中毒，最佳的治疗是立即停止吸氧、改吸空气并给予对症处理。

14.严格遵守操作规程，防止气压伤 气压伤多见于体内空腔脏器与外界相通的管道狭窄或堵塞。其中，中耳气压伤是高压氧治疗时最常见的不良反应。其病因是各种原因引起的咽鼓管狭窄或堵塞。通常发生在第一次高压氧治疗的患者。其表现为升压阶段的耳闷、耳胀甚至耳痛，严重时可出现鼓膜穿孔。进舱前对患者进行宣教，教会患者咽鼓管调压动作，可消除患者的紧张情绪，有效防止耳气压伤的发生；工作人员在操舱时应严格遵守操作规程，缓慢加压并密切观察患者情况。已出现鼓膜充血的患者可适当休息2～3天，充血改善后酌情继续高压氧治疗。出现鼓膜穿孔的患者应暂停高压氧治疗，请耳鼻喉科配合治疗。

15.做好安全防范工作，杜绝减压病 机体因所处环境气压降低的速度过快且幅度过大，就可能出现减压病。减压病的发生与体内稀有气体（氮气）的不安全脱饱和有关。高压氧条件下，由于吸的是纯氧，且减压速度严格按照减压方案进行，一般不会有减压病的发生。但紧急情况下需要快速减压时，有可能出现减压病。因此，做好安全防范工作，杜绝安全隐患，避免紧急情况的出现是预防减压病的重要方法。而根治减压病的唯一方法是加压治疗。因而减压病虽然是高压氧治疗过程中可能引起的并发症，也是一个高压氧治疗的绝对适应证。

16.优化管理，促进高压氧的临床应用 总体来说，高压氧舱的投入成本较低，人均收入与临床科室没有太大的差距，在“摒弃以药养医”的新医改模式下，有较大的可为空间。而且，有了高压氧治疗，诸多临床难题得以解决，其社会效益远大于经济效益。应尽可能按照中华医学会高压氧分会对不同舱型人员配备的建议，为高压氧科配备医师、护士、技术员三级人员，以保障氧舱的正常、安全运行，保障危、急患者的陪舱工作。在不具备条件的单位，危、急患者的陪舱工作应由临床相关科室派出，以保障患者的医疗安全，降低医疗纠纷的风险。高压氧从业人员应本着“实事求是，以人为本”的原则，认真履行职责，做好高压氧诊疗工作。应强调高压氧医学的专业特征，每一个从业人员都必须具备必要的专业知识和实践能力，并在医疗活动中不断得以规范和完善，培养良好的道德操守，发挥高压氧治疗在临床上的应有作用。

现在，国内外普遍认为高压氧是一种安全可靠的疗法。经过多年来的临床实践，高压氧已为一些眼病提供了一个新疗法，这方面的工作仍在发展中。我们相信只要不断实践，不断总结。高压氧在一些眼科疾病治疗中一定会做出较大贡献。

（劳 伟 张仁俊 杨 军）

第21章

角膜接触镜

第一节　软性角膜接触镜

软性角膜接触镜（简称软镜）是目前使用最广泛的角膜接触镜，因其透氧性好、含水量高、湿润性好、质地柔软、佩戴舒适、适应快而最容易为患者所接受。最早用于软镜制作的材料为HEMA（聚甲基丙烯酸羟乙酯），含水量约为30%，但透氧率低，很难舒适佩戴，经过多年的发展和改进，现在已有88%的角膜接触镜佩戴者使用软镜。在美国，已有185种以上的软镜供临床使用。

1.软镜的优、缺点

（1）优点：①初次佩戴舒适性好、适应快。②可间歇佩戴。③镜片很少从眼中脱落。④容易找到库存镜片及时更换。

（2）缺点：①对于散光的矫正有一定的局限性。②镜片易损坏。③长期佩戴容易产生镜片沉淀物。

同时由于角膜接触镜戴于眼内，直接与角膜接触，可对角结膜和泪膜产生一定的影响，因此角膜接触镜必须进行规范的验配。

2.软镜的分类　在临床实际应用中，软镜可从使用周期、佩戴方式、含水量、中心厚度和功能等方面进行分类。

（1）使用周期：按使用周期的长短，软镜可分为传统型、定期更换/频繁更换型和抛弃型。

1）传统型镜片：使用周期为6～12个月。最大的优点是经济实惠，但很容易黏附病原微生物和抗原物质于镜片上，增加了眼部并发症的发生率。

2）定期更换/频繁更换型镜片：作为日戴，使用周期为2周至6个月的镜片，价钱较传统型镜片略高，但减少了眼部并发症的风险。

3）抛弃型镜片：佩戴一次后即抛弃不再使用。使用周期为一次性。明显减少了镜片上沉淀物、病原微生物和抗原物质的附着。

（2）佩戴方式：可分为日戴型、弹性佩戴型和长戴型。

1）日戴型镜片：在日间未睡眠时佩戴。所有镜片都可以用作日戴，这种方式可以减轻角膜缺氧，减少眼部并发症的产生。

2）弹性佩戴型镜片：主要用于日戴，偶尔也可日夜连续佩戴。连续佩戴时需要有好的卫生知识和卫生条件，并能及时前往医院就诊。

3）长戴型镜片：在日间和夜晚睡眠时仍可佩戴，可日夜连续佩戴。此种镜片的DK/t值需至少为87，才能避免角膜缺氧。目前已有连续日夜佩戴约1个月的镜片。

（3）含水量：按镜片的含水量不同可将镜片分为高、低含水量镜片。含水量≥50%为高含水量镜片，含水量低于50%为低含水量镜片。

（4）中心厚度：按中心厚度不同分为标准型、超薄型和厚型。中心厚度在0.04～0.09mm为标准型，＜0.04 mm为超薄型，＞0.09mm为厚型。

（5）功能：按不同的使用功能可分为屈光不正矫正镜片、治疗镜片和美容镜片。

3.佩戴者选择　软镜由于其美观、方便、视觉效果好等优点而广泛应用，但其可以直接对眼表及泪膜造成影响和损害，因此，要考虑软镜的安全性、有效性和舒适性。接触镜佩戴受职业、环境、卫生习惯、年龄等因素影响。验配时需考虑佩戴者屈光因素、健康因素、心理因素、环境因素、个人和职业需求等。

（1）矫正视力方面：可用于矫正近视、远视、散光和老视，尤其适用于中高度屈光不正、屈光参差、无晶体眼不宜植入人工晶状体者。

（2）职业方面：有屈光不正的运动员、警察、司机；戏剧、电影和其他舞台表演者等；显微镜操作者、摄影师可免除框架镜的阻隔；医师、厨师等戴口罩工作者，可避免呼吸或环境的水蒸气造成框架眼镜的模糊。

（3）美容方面：可用于角膜白斑、义眼或眼球萎缩的美容；用加深或改变眼睛的颜色，可以为电影角色起到化妆的作用；某些人群戴软镜会比框架更美观。

（4）医疗方面：主要是指高透氧率和含水量的治疗性绷带镜，可以保护角膜创面、缓解疼痛、流泪等刺激症状，促进角膜上皮损伤修复。防止角膜穿孔，并有助于角膜小穿孔的愈合。还有缓释给药、人工瞳孔等作用。

部分患者有佩戴接触镜的需求，但由于其眼部或其他问题的存在，佩戴软镜后，具有一定的潜在危险，不适合佩戴，需要特别慎重，包括：①眼病患者结膜急性炎症、角膜炎、睑缘炎、甲状腺突眼者、泪道阻塞、泪囊炎、泪液分泌减少者。②全身病糖尿病、鼻窦炎、胶原系统疾病、免疫功能缺陷、精神病者。③个人素质卫生知识差、不能依从医嘱并随访、不能规范护理镜片者。④环境因素烟尘多、过于干燥、挥发性酸或碱及海拔太高的环境。

第二节　硬性透气性角膜接触镜

硬性透气性角膜接触镜（rigid gas permeable lens，RGP）是角膜接触镜中的另一大类型，是使用高透氧性材料制作的硬性角膜接触镜。因其视觉效果好、使用寿命长、长期佩戴舒适性好、眼部并发症较少、镜片护理相对简单方便、能阻止青少年近视进一步加深等突出优点而越来越得到较广泛应用。

1. RGP的优缺点

（1）优点：①高透氧性RGP的透氧性是一般软镜的4～5倍，减少角膜缺氧引起的并发症。②不含水性RGP不含水，灰尘、细菌和代谢废物不会被吸入镜片内，减少感染风险。③泪液交换好RGP的镜片直径小于软镜，镜片在角膜表面的活动范围较大，新鲜泪液频繁进入镜片下，通过泪液交换将含有细菌、蛋白质等代谢废物交换出来，保持角膜表面的清洁。④成像质量高RGP有好的成形性，不容易变形，在角膜表面形成高光学质量和成像质量的屈光面，能更好地矫正角膜散光、能矫正角膜疾病如圆锥角膜等。

（2）缺点：①佩戴不如软镜舒适，适应时间长。②需试戴和定制，取片时间长。③验配有一定的难度，需由专业的眼科医师验配。④价格较昂贵。

2. RGP镜片的光学矫正质量

（1）视网膜像倍率与视野：根据矫正眼镜的放大倍率计算公式，以-10.00D来计算，框架眼镜的镜眼距离为12mm，放大倍率为-10.7%，RGP镜片的镜眼距离为1.5mm，放大倍率为-1.5%。RGP的视网膜像倍率更小，成像质量更高。

由于RGP镜片附着于角膜，视野基本与裸眼范围相同，而框架眼镜的周边视野约为裸眼的59%。

（2）泪液镜：佩戴RGP镜片，镜片后表面和角膜前表面之间有泪液堆积，光学方面体现了泪液透镜的作用。泪液透镜能矫正角膜散光，包括规则和不规则散光（角膜外伤、圆锥角膜和角膜手术等原因会造成角膜表面形态不规则也可以矫正），但不能矫正晶体散光。因此，验配RGP镜片时，需要分析散光及散光的性质，预测散光矫正的效果，来选择能否用球面RGP镜片矫正，还是利用环曲面镜片矫正。

3. RGP镜片的材料　RGP镜片的制作材料必须有高的透氧性，以满足角膜的氧气需求、能很好地和角膜相容、加工生产容易、持久佩戴舒适性好且能保持稳定的形状，从而达到矫正视力的目的。现在，有多种RGP镜片制作的材料可供选择。选择制作材料时主要要考虑材料的透氧性、湿润性、硬度和弹性模量等。

（1）透氧性：允许氧气通过材料的能力，称为材料透氧性。透氧性是RGP材料的一个很重要的特征，材料的透氧性用DK值来表示。镜片氧气通过率越高，可佩戴时间越长。如果长时间佩戴透氧性低的镜片，会因为缺氧而产生眼部并发症，要求过夜佩戴的镜片必须使用透氧性高的镜片。

（2）湿润性：镜片的湿润性是指泪液分布和停留在镜片表面的能力。因为只有在瞬目间隐形眼镜表面的泪膜保持平滑和稳定，才能获得良好的视力和舒适感。临床上多观察泪膜覆盖、泪膜厚度、泪膜破裂时间和泪液干燥速度评估镜片的湿润性。

（3）硬度：RGP材料的硬度是指镜片材料表面抗压缩或抗穿透的能力。在一定压力下，回弹越小，材料就越硬。抗穿透的性能越强，材料的耐磨性越好。较硬的材料抗磨损能力较好，但比较脆，容易破碎。

（4）材料的弹性模量：材料的弹性模量是指镜片材料表面受压时变形的能力。材料的弹性模量越大，制成的镜片就越硬或越不易弯曲。材料的弹性模量是确定镜片最小厚度的关键指标。

4. RGP镜片的适应证与非适应证

（1）适应证：①一般近视、远视、散光、屈光参差。②高度近视、高度远视、规则和不规则散光。③圆锥角膜等角膜变性疾病及眼外伤、角膜瘢痕等产生的高度不规则散光。④手术后无晶体眼、无虹膜。⑤角膜屈光手术后、角膜移植术后屈光异常。⑥青少年近视的控制。⑦长期佩戴软镜出现严重缺氧反应，或发生巨乳头性结膜炎而又想继续佩戴角膜接触镜的患者。

（2）非适应证：①一般接触镜禁忌证。②经常从事剧烈运动者，如运动员、拳击手等。③长期位于多风沙、高污染的环境。④眼睛高度敏感者。⑤偶尔戴镜者。

第三节　角膜塑形镜

1. 角膜塑形镜的定义　角膜塑形镜（Orthokeratology，简称OK镜），顾名思义，是“使角膜塑形”的科学，是一种根据每位患者角膜形态和屈光状态而特殊设计的RGP镜片，矫正原理是利用特殊设计的镜片佩戴于角膜上使角膜表面逐渐发生改变，促使角膜中央区曲率逐渐变平，以减少、暂时消除屈光不正，角膜塑形镜需持续佩戴，巩固治疗效果，才能一直保持最佳视力，一旦停戴一段时间，则角膜曲率回复到佩戴之前，是一种可逆的近视矫正方式。角膜塑形镜最初的设计师用于矫正近视，近年来开始尝试用于远视和老视的矫正。

2. 角膜塑形镜的发展

（1）传统角膜塑形镜的起源：在中国，据说古代时即有睡眠时将沙袋放在眼睛上，醒来时视力提高的现象发生。20世纪40年代末期，美国视光师首次申请了角膜接触镜的专利。此时设计的角膜接触镜基弧设计比角膜曲率平坦1～2D，以使镜片下有良好的泪液交换，能排出代谢废物，提高角膜的供氧，减轻角膜水肿等并发症。至20世纪60年代初，George Jessen首次尝试了角膜塑形镜，成为最早期的角膜塑形镜。但是此时的角膜塑形镜还有着很多的问题，未能在临床上的到推广，主要有以下原因：①早期镜片材料早期塑形镜的材料是用PMMA制成，透氧性差，不能长时间佩戴，只能在日间短时间佩戴，近视度数降低的效果维持时间很短。②早期镜片设计早期镜片设计与常规硬性角膜接触镜相同，患者需要在白天佩戴一系列逐渐平坦的硬性角膜接触镜后才能在摘镜后获得一定程度上较好的裸眼视力。③早期镜片配适状态早期镜片定位很差，很容易偏中心，角膜因此出现畸变，而呈现大的角膜散光，影响视觉质量。

（2）现代“反几何设计”角膜塑形镜：20世纪70年代初，由于接触镜工艺技术的发展，尤其是高透氧性片材料的问世，大大促进了角膜塑形镜的发展。1989年，美国视光师（Wlodyga & Bryla）提出了新的塑形镜设计，镜片设计成3个弧区，包括基弧、反转弧和边弧。光学区直径缩小6～7mm，在光学区外做出陡峭的第二道弧（反转弧）和略平的第三道弧（边弧），这种镜片设计被称为反几何设计的加速型角膜塑形镜（accelerated orthokeratology）。角膜正常的形态是中央陡峭，周边较中央平坦，而反几何学设计的镜片与角膜形态截然相反，即中央平坦而中周部较陡峭。三弧设计的中心定位有了很大的改善，加快了降低近视的效果，但由于反转弧较宽，仍然较难达到好的中心定位，而且患者仍然需要佩戴一系列镜片才能达到理想的裸眼视力。

自20世纪90年代，由于科学技术的发展，以下几个因素促进了OK镜的飞速发展：①计算机化的角膜地形图技术，能更好地评价角膜形态，使角膜塑形镜设计更符合个体角膜形状，更好的预测并评估戴镜后的角膜形状的改变。②国防工业的高端制造技术应用到角膜接触镜的制作工艺中。③角膜接触镜材料的进展，高透氧硬镜材料的应用，使角膜塑形镜可夜戴而更为简便和舒适。

基于上述因素的影响，后来的设计上多增加了稳定镜片作用的弧，研究出了4弧或多弧设计的角膜塑形镜，镜片使用高透氧的材料，可过夜佩戴，矫正近视程度明显增加，佩戴一对按照预计降低的近视度数设计的镜片即可完成矫正，多数佩戴者能更快地获得最佳裸眼视力，以上发展使得现代角膜塑形镜成为目前近视非手术治疗的主要方法之一。

（3）矫正远视的角膜塑形镜：Meyers和Legerton设计了可以矫正远视的角膜塑形镜，这种镜片的设计理念与矫正近视的角膜塑形镜相同，也同采用4弧设计，只是矫正远视的角膜塑形镜是使光学区的角膜变厚形成类似凸透镜形态的变化，与矫正近视的角膜塑形镜使光学区的角膜变薄相反。

（4）角膜塑形镜的前景：目前，美国食品药品监督管理局（FDA）正在进行一项关于角膜塑形镜的研究，将一种特殊的酶注入角膜，暂时软化角膜，然后戴上角膜塑形镜塑形，达到最佳裸眼视力后只需每月戴镜1～2天即可维持。

3.现代角膜塑形镜的基本设计原理　一般具有4个弧度，即基弧（光学弧）、反转弧、平行弧和边弧。有的设计将镜片设计成5弧，主要改变为将平行弧分为2个弧以获得更稳定的中心定位。

（1）基弧（base curve，BC）：即镜片后表面中央宽为6～8mm的光学弧区，基弧曲率比角膜前表面平坦，程度由预矫正近视屈光度来决定。计算公式为：基弧屈光力＝角膜前表面较平坦经屈光力－预定矫正的近视度数（0.50～0.75）。0.50～0.75为过矫的度数，目的是为了补偿取镜后角膜在日间的回弹。

（2）反转弧区（reverse curve，RC）：为镜片的第二弧区，宽度为0.60～1.00mm，弧度比基弧陡，是整个镜片弧度最陡的区域，比基弧陡3.00～12.00D，相当于预计减低近视屈光度乘以2，再加1.00D。镜片的反转弧与角膜之间存在空隙，对角膜产生负压吸收作用，使角膜在顶部位塑形变平时，伴随着中周部变陡，从而加速角膜的塑形。基弧越平，第二弧区越陡。

（3）平行弧区（alignment curve，AC）：也称为定位弧，宽度为0.60～1.60mm，主要与镜片的中心定位有关，其弧度与旁中央角膜表面基本一致。平行弧的存在使得镜片与角膜面呈一环形紧密的接触，增加了镜片佩戴的稳定性，有利于中心定位，同时也有利于第二弧区负压的形成。

（4）边弧区（peripheral curve）边弧区宽约为0.40mm，曲率半径为10.50～12.25mm，多为11.00mm；明显比周边角膜平坦，有利于镜下泪液循环。

4.角膜塑形镜的作用机制　现代角膜塑形镜的塑形效果由静水压和膜压力共同完成，有以下多种理论来解释角膜塑形镜作用机制：①眼睑压力睁眼瞬目时眼睑对镜片产生间断的压力，闭眼睡眠时在眼球上产生持续的压力，使得角膜变平而降低近视；②泪液挤压力（膜压力）均为负压，镜片下面的泪液可以对角膜产生独特的压力而使角膜变平；③重力理论较厚且相对较平的镜片产生一定的重力，可以对角膜产生机械压力致角膜中央变平，主要取决于镜片的比重、质量和重心；④表面张力存在于镜片边缘一周的力。镜片边缘的泪新月与空气接触产生一个大气压的负压，重力和表面张力是相互制约的；⑤角膜厚度变化最近的研究用角膜厚度的改变解释角膜塑形镜降低近视度的机制，认为中央角膜上皮变薄，中周角膜基质增厚，引起角膜矢状高度的改变而降低近视度数。

以上机制的目的均是使角膜前表面向球面变化，即佩戴OK镜后，较陡的中央角膜逐渐变平，而略平的周边角膜逐渐变陡，最终使角膜完全球面化，即角膜偏心率等于0。

5.角膜塑形镜的优点与适应证

（1）角膜塑形镜矫正近视的优点：①角膜塑形镜采用夜戴的戴镜方式，白天可维持良好视力。②角膜塑形镜能控制青少年近视的加深。③短期内即可提高视力。④为非手术性治疗，相对安全。⑤治疗年龄范围较宽，青少年患者不宜做激光治疗，可进行OK镜矫正近视。

（2）角膜塑形镜的适应证：①＜−5.00D近视患者；②＜−1.50D规则性散光患者；③左右眼屈光参差明显者；④任何年龄，有一定自理能力的角膜健康者；⑤特别适用于某些特殊职业，如驾驶员、警察与消防员及某些温度与水蒸气大的环境作业者。

（3）非适合人群：①角膜弧度太平、太陡者；②散光度数太高者（＞-1.50D或大于球镜的1/2）；③性结膜炎、重度沙眼、角膜疾病；斜视、弱视患者；④无法保证规范清洗处理镜片者。

6.角膜塑形镜的验配方式　角膜塑形镜的验配过程关键在于找到与角膜形状相匹配的合适镜片，从而使镜片发挥有效的塑形效果。角膜塑形镜的主要验配方式有以下几种。

（1）根据设计软件进行验配：经地形图采集角膜形态数据后，由专用计算机软件进行镜片参数计算并订制镜片，验配师对订制的镜片进行评估，如佩戴效果不好则调整参数重新定制。此法在定片前省去了试戴评估过程，但存在多方面缺陷：第一，对地形图数据的准确性要求高，数据的偏差可直接影响验配的结果；第二，仅考虑镜片的“静态配适”而忽略更为重要的“动态配适”状况；第三，此法仅以角膜的形态参数为依据，忽略眼睑、泪液等多种因素的影响。因此这种验配方法严重影响验配效率。

（2）试戴片法验配：根据不同厂家提供的试戴片选取方法选用标准片进行配适状态的动态评估，是角膜塑形镜验配的科学方法。验配师在选择配适状态良好的标准片基础上，根据角膜地形图特点、眼睑、泪液等影响因素对配适状态的影响对标准片参数进行修改，确定最终订制镜片参数。因此试戴片法能够更有效地提高验配成功率。

7.角膜塑形镜的验配流程　根据《硬性透气性接触镜临床验配专家共识（2012年）》总结角膜塑形镜验配流程如下所述。

（1）验配前准备：①了解患者的眼病史，角膜接触镜佩戴史，佩戴角膜接触镜的原因，工作和生活环境。②检查眼睑情况，除外睑裂宽度异常、上睑下垂、眼睑瘢痕、睑缘与角膜不帖服情况。③进行结膜、角膜常规检查，除外活动性炎症，未经治疗的春季结膜炎及睑板腺功能障碍等。④泪液检查，进行泪液分泌试验，测定泪液膜破裂时间。⑤屈光检查，了解屈光系统的内在散光情况。⑥眼轴测量，用IOL-Master或A超测量，作为判断近视进展的重要参数。⑦角膜地形图检查，是角膜塑形镜验配过程中的最重要检查，可评估角膜的形态对称性，角膜散光的范围和大小及试戴片选择的重要参数，如HVID，平坦*K*值，*e*值等。⑧角膜内皮检查。

（2）试戴片选择：镜片选择的参数包括镜片直径、基弧、平行弧及反转弧弧度、预期降度等。①镜片直径通常比HVID小1～1.5mm以保证良好的镜片活动度及角膜覆盖度。②平行弧参数主要根据平坦*K*值和*e*值计算。目前大多数镜片的设计是假设角膜*e*值为0.5而制作的，因此当0.3＜*e*值＜0.6时，平行弧的弧度可取平坦*K*值。当*e*值越大，应较平坦*K*值降低弧度值选取试戴片。

（3）目标降度：不同品牌提供的试戴片的降度不同，有同一平行弧对应不同降度，也有采取固定降度的。通常在试戴过程中根据荧光素评估情况及片上验光结果确定所需的降低。

（4）试戴评估：试戴时可适量使用表面麻醉剂，以减少反射性流泪，降低异物感以获得良好的配适评估条件。戴镜30分钟后于结膜囊内点入适量荧光素进行配适状态评估，包括中心定位、移动度、荧光素染色显像等。反复调整镜片的基弧和直径，反复评估，直至获得可以接受的良好的配适状态。

良好的配适状态包括：①镜片居中定位，静态时镜片可偏下方定位，但在眨眼过程中可使镜片回到正位。活动度为1～2mm，活动度过大提示配适偏松，活动度过小提示配适偏紧。②瞳孔区与镜片接触，表现为淡黑色荧光区，直径为3～5mm，预期降低的近视度数越高，初始接触面积越小。当小于3mm时考虑定位弧偏紧或反转弧矢高过高。③反转弧区为360°浓绿色荧光素环，宽度为0.6～1mm。反转弧越宽提示反转弧偏平坦，过窄提示反转弧过陡峭。④平行弧区为360°淡绿色荧光素环，宽度为0.6～1.5mm。如荧光较多提示过于平坦，如暗黑无荧光提示配适偏陡。⑤周边弧区为镜片边缘翘起所形成的360°浓绿色荧光素亮环，宽度为0.2～0.5mm。过窄提示配适偏紧影响泪液交换。

评估满意后再追加矫正确定屈光度，按MPMVA原则验光，只追加球镜度数，将所追加的球镜度数与试戴镜的降幅相加即为所需订制镜片的降幅，开具完整的OK镜片处方。

（5）正式戴镜前需对患者进行使用指导和培训。

1）戴镜指导：戴镜前要修剪指甲，洗手。用日用清洁液清洗镜片表面。使用隐形眼镜专用护理液清洗镜片表面的沉淀物。将湿润液滴在镜片上。将镜片放在示指或中指的指尖。指导患者向上方注视。用拿镜片手的中指或环指稳定地抓紧患者的下眼睑。接触患者下眼睑时尽量接近眼睑边缘。指导患者向下看，用另一只手的拇指或示指抓紧患者的上眼睑。将镜片尽量接近患者眼睛，指导患者向正前方看并保持直视，轻柔并迅速将镜片接近角膜中央。当镜片吸附在角膜上后，轻轻放松下眼睑。轻轻放松上眼睑，镜片能维持停留在角膜中央。缺乏经验的佩戴者由于镜片边缘能被感觉到而感觉不适。可以建议患者闭上眼睛，向下方注视，可以减轻不适感。

2）摘镜指导：指导患者注视正前方。用双手示指或拇指的指尖，放在患者上、下眼睑边缘，位于镜片12点和6点钟的位置。按压眼睑使眼睑边缘正好位于镜片边缘的外缘。在此过程中不能翻转眼睑或让镜片的边缘滑到眼睑的下方。轻轻地将镜片向眼球外方压出。移动上下眼睑互相接近以压出镜片，直到镜片的某一边缘从角膜前表面脱出。继续移动上下眼睑互相接近，直到整个镜片脱出。

3）镜片复位：如戴镜后偏位，应当使镜片复位。嘱患者眼球不转动（凝视），推开眼睑寻找偏位镜片在眼中的位置。指导患者向镜片偏位方向的反方向注视。2个示指放在眼睑边缘，用眼睑轻轻推镜片使其向角膜方向移动（在此过程中注意不能用手指接触到镜片本身）。如果镜片吸引到眼球上，用眼睑压迫镜片边缘外的巩膜，以阻止镜片吸附。当镜片接近虹膜位置，放松镜片的控制，指导患者眼球慢慢向镜片方向转。镜片能自动回到角膜中央。制订每天戴镜时间和复查计划。

（6）知情同意书签署：将角膜塑形镜佩戴的优缺点、原理、镜片护理维护、复诊、佩戴风险及双方责任等信息向戴镜者及其家长充分说明。设计合理的“知情同意书”让佩戴者阅读并理解后签署。

（7）角膜塑形镜佩戴的复诊和随访：复诊方案为首次戴镜后第2天早晨（不摘镜复诊）、戴镜后第1周、第1个月、第3个月、第6 个月及之后的每3个月进行复诊。复诊内容包括角膜情况、地形图检查、视力、屈光度、镜片配适状态、镜片损坏情况，以及患者戴镜、摘镜和镜片护理过程的评估及指导。

（钟兴武　丁　辉）

第22章

眼病针刺疗法穴位

第一节　十四经脉常用穴

一、手太阴肺经

1. 天府

【定位】在腋前皱襞上端3寸，肱二头肌桡侧缘处。浅层布有臂外侧皮神经，头静脉等。深层有肱动、静脉的肌支和肌皮神经的分支。

【眼科临床应用】黄斑变性。

【操作要求】直刺0.5～1寸。

2. 太渊

【定位】在腕前区，桡骨茎突与舟状骨之间，拇长展肌腱尺侧凹陷中。

【眼科临床应用】角膜炎，结膜炎，角膜薄翳。

【操作要求】避开桡动脉，直刺0.3～0.5寸。

二、手阳明大肠经

1. 合谷

【定位】在手背，第2掌骨桡侧的中点处。

【眼科临床应用】翼状胬肉，结膜炎，角膜炎，青光眼，面神经麻痹，白内障。

【操作要求】直刺0.5～1寸，可灸；孕妇不宜针。

2. 曲池

【定位】在肘区，屈肘，肘横纹外侧端与肱骨外上髁连线中点。

【眼科临床应用】角膜炎，结膜炎，白内障。

【操作要求】直刺1～1.2寸，可灸。

3. 迎香

【定位】在面部，鼻翼外缘中点旁，鼻唇沟中。

【眼科临床应用】角膜炎，结膜炎，面神经麻痹。

【操作要求】平刺或斜刺0.3～0.5寸；禁灸。

三、足阳明胃经

1. 承泣

【定位】在面部，眼球与眶下缘之间，瞳孔直下。

【眼科临床应用】急慢性结膜炎，角膜炎，泪囊炎，视神经炎，视神经萎缩，视网膜色素变性，近视，面神经麻痹，面肌痉挛。

【操作要求】以左手拇指向上轻推固定眼球，右手持针紧靠眶缘缓慢直刺0.5～1寸，不宜提插和大幅度捻转，以防刺破血管引起血肿。出针时稍加按压，以防出血；禁灸。

2. 四白

【定位】在面部，承泣穴直下0.3寸，眶下孔处。

【眼科临床应用】结膜炎，角膜炎，近视，面神经麻痹，面肌痉挛，三叉神经痛，青光眼。

【操作要求】直刺或向上斜刺0.3～0.5寸。或向上斜刺0.3寸透承泣穴，或平刺透睛明穴，不可深刺。

3. 地仓

【定位】在面部，口角旁开0.4寸。

【眼科临床应用】面神经麻痹，面肌痉挛，三叉神经痛。

【操作要求】斜刺或平刺0.3～0.6寸，可向颊车穴透刺。

4. 颊车

【定位】开口取穴，在下颌角前上方1横指凹陷中；或上下齿咬紧时，隆起的咬肌高点处。

【眼科临床应用】面神经麻痹，面肌痉挛。

【操作要求】直刺0.3～0.5寸，或向地仓穴透刺1.5～2寸。

5.下关

【定位】在面部，颧弓下缘中央与下颌切迹之间凹陷中，闭口有孔，张口即闭。

【眼科临床应用】面神经麻痹。

【操作要求】直刺0.5～1寸，禁灸。

6.头维

【定位】在额角发际直上0.5寸，头正中线旁开4.5寸。

【眼科临床应用】角膜炎，结膜炎，面肌痉挛。

【操作要求】平刺0.5～1寸，或可横刺透率谷。

7.足三里

【定位】在小腿外侧，犊鼻下3寸，距胫骨前嵴外1横指处。

【眼科临床应用】黄斑变性。

【操作要求】直刺1～2寸，可灸。

四、足太阴脾经

三阴交

【定位】在小腿内侧，内踝尖上3寸，胫骨内侧缘后际处。

【眼科临床应用】视物昏矇。

【操作要求】直刺0.5～1寸，或向悬钟透刺1～2寸；可灸。

五、手少阴心经

神门

【定位】在腕前区，尺侧腕屈肌肌腱的桡侧缘，腕横纹上取穴。

【眼科临床应用】头晕目眩，视物昏花。

【操作要求】直刺0.3～0.5寸，可灸。

六、手太阳小肠经

1.后溪

【定位】在手内侧，第5掌骨小头后下方，尺侧近端赤白肉际处。

【眼科临床应用】结膜炎，角膜炎，角膜薄翳。

【操作要求】直刺0.5～1寸。

2.养老

【定位】在前臂后区，腕背横纹上1寸，尺骨头桡侧凹陷中。

【眼科临床应用】视神经萎缩，视神经炎，视网膜炎，白内障，视力减退等内障眼病，结膜炎，眼球充血，上睑下垂等外障眼病。

【操作要求】直刺或斜刺0.5～0.8寸，可灸。

3.颧髎

【定位】在面部，颧骨下缘，目外眦直下的凹陷中。

【眼科临床应用】面神经麻痹，面肌痉挛，三叉神经痛。

【操作要求】直刺0.3～0.5寸，斜刺或平刺0.5～1寸。

七、足太阳膀胱经

1.睛明

【定位】在面部，目内眦内上方框内侧壁凹陷中。

【眼科临床应用】翼状胬肉，近视，夜盲，色盲，青光眼，视神经炎，视神经萎缩，结膜炎，角膜炎，角膜薄翳，睑缘炎，泪囊炎，干眼症。

【操作要求】嘱患者闭目，医者左手轻推眼球向外侧固定，右手缓慢进针，紧靠眶缘直刺0.5～1寸。遇有阻力时，不宜强行进针，应改变进针方向或退针。不捻转，不提插。出针后按压针孔片刻，以防出血。针具宜细，消毒宜严。禁灸。

2.攒竹

【定位】在面部，眉头凹陷中，额切迹处。

【眼科临床应用】眉棱骨痛，面神经麻痹，眼睑下垂，结膜炎，近视。

【操作要求】可向眉中或向眼眶内缘平刺或斜刺0.5～0.8寸。禁灸。

3.天柱

【定位】在颈后区，横平第2颈椎棘突上际，斜方肌外缘凹陷中。

【眼科临床应用】目赤肿痛，近视。

【操作要求】直刺或斜刺0.5～0.8寸，不可向内上方深刺，以免伤及延髓。

4.肝俞

【定位】在脊柱区，第9胸椎棘突下，后正中线旁开1.5寸。

【眼科临床应用】睑腺炎，青光眼，视神经萎缩，近视，夜盲。

【操作要求】斜刺0.5～0.8寸。

5. 三焦俞

【定位】在脊柱区，第1腰椎棘突下，后正中线旁开1.5寸。

【眼科临床应用】青光眼，近视，夜盲。

【操作要求】直刺0.5～1寸，可灸。

6. 肾俞

【定位】在脊柱区，第2腰椎棘突下，后正中线旁开1.5寸。

【眼科临床应用】黄斑变性，白内障，视网膜萎缩。

【操作要求】直刺0.5～1寸，可灸。

7. 申脉

【定位】在踝区，外踝尖直下的凹陷处。

【眼科临床应用】眶下神经痛，动眼神经麻痹，上睑下垂，结膜炎，面神经麻痹。

【操作要求】直刺0.3～0.5寸。

8. 至阴

【定位】在足趾，小趾末端外侧，趾甲根侧后方0.1寸。

【眼科临床应用】角膜炎，结膜炎。

【操作要求】浅刺0.1寸。

八、足少阴肾经

1. 涌泉

【定位】在足底，屈足卷趾时足心凹陷处。

【眼科临床应用】头痛目眩。

【操作要求】直刺0.5～1寸，可灸。

2. 太溪

【定位】在踝区，内踝尖与跟腱之间的凹陷处。

【眼科临床应用】视物昏矇，干眼症。

【操作要求】直刺0.5～0.8寸，可灸。

3. 照海

【定位】在踝区，内踝尖下1寸，内踝下缘边际凹陷处。

【眼科临床应用】目赤肿痛。

【操作要求】直刺0.5～0.8寸。

九、手厥阴心包经

内关

【定位】在前臂区，腕掌侧远端横纹上2寸，掌长肌腱与桡侧腕屈肌腱之间。

【眼科临床应用】结膜炎，视物昏矇。

【操作要求】直刺0.5～1寸。注意此穴下有正中神经。

十、手少阳三焦经

1. 关冲

【定位】在手指，第4指末节尺侧，指甲根上方0.1寸。

【眼科临床应用】角膜炎，角膜薄翳，结膜炎。

【操作要求】浅刺0.1寸或点刺放血。

2. 中渚

【定位】在手背，第4、5掌骨间，第4掌骨指间关节近端凹陷处。

【眼科临床应用】角膜炎，结膜炎。

【操作要求】直刺0.3～0.5寸。

3. 外关

【定位】在腕后区，腕背横纹上2寸，桡骨与尺骨指间取穴。

【眼科临床应用】结膜炎，角膜炎，角膜薄翳。

【操作要求】直刺0.5～1寸，或透内关至1.5寸。

4. 翳风

【定位】在颈部，耳垂后方，乳突下端前方凹陷中取穴。

【眼科临床应用】面神经麻痹，面肌痉挛。

【操作要求】直刺0.5～1寸。

5. 角孙

【定位】在头部，耳尖正对发际处取穴。

【眼科临床应用】角膜炎，视神经炎。

【操作要求】平刺0.3～0.5寸。

6. 丝竹空

【定位】在面部，眉梢凹陷中取穴。

【眼科临床应用】结膜炎，电光性眼炎，视神经萎缩，面肌痉挛。

【操作要求】平刺0.3～0.5寸；不灸。

十一、足少阳胆经

1. 瞳子髎

【定位】在面部，目外眦外侧0.5寸凹陷中。

【眼科临床应用】青少年近视，屈光不正，斜视，结膜炎，角膜炎，视网膜炎，睑缘炎，面神经麻痹，三叉神经痛。

【操作要求】平刺0.3～0.5寸；或用三棱针点刺出血。

2. 听会

【定位】在面部，耳屏切迹与下颌骨髁突之间凹陷处取穴。

【眼科临床应用】头痛昏矇，面神经麻痹。

【操作要求】直刺0.5～1寸。

3. 上关

【定位】在面部，颧弓上缘中央凹陷处取穴。

【眼科临床应用】面神经麻痹，面肌痉挛。

【操作要求】直刺0.5～1寸。

4. 阳白

【定位】在头部，眉上1寸，瞳孔直上取穴。

【眼科临床应用】视物模糊，目痛，眼睑下垂。

【操作要求】平刺0.3～0.5寸，或可透向鱼腰穴1寸。

5. 头临泣

【定位】在头部，前发际上0.5寸，瞳孔直上取穴。

【眼科临床应用】结膜炎，角膜炎，眶上神经痛。

【操作要求】平刺0.3～0.5寸。

6. 风池

【定位】在颈后区，枕骨之下，胸锁乳突肌上端与斜方肌上端之间的凹陷中取穴。

【眼科临床应用】视神经萎缩，面肌痉挛。

【操作要求】向鼻尖方向斜刺0.8～1.2寸。

7. 光明

【定位】在小腿外侧，外踝尖上5寸，腓骨前缘取穴。

【眼科临床应用】视神经炎，近视，复视，青光眼，早期白内障，面肌痉挛。

【操作要求】直刺1～1.5寸。

8. 丘墟

【定位】在踝区，外踝前下方，趾长伸肌腱的外侧凹陷处。

【眼科临床应用】角膜炎，角膜薄翳。

【操作要求】直刺0.5～0.8寸。

十二、足厥阴肝经

1. 行间

【定位】在足背，第1、2趾之间，趾蹼缘上方源头处。

【眼科临床应用】夜盲，青光眼，面神经麻痹。

【操作要求】直刺0.5～0.8寸。

2. 太冲

【定位】在足背，第1、2跖骨间，跖骨底结合部前方凹陷中，或触及动脉搏动。

【眼科临床应用】面肌痉挛，青光眼。

【操作要求】直刺0.5～1寸。

3. 蠡沟

【定位】在小腿内侧，内踝尖上5寸，胫骨内侧中。

【眼科临床应用】视神经萎缩。

【操作要求】平刺0.5～0.8寸。

十三、督　脉

1. 命门

【定位】在脊柱区，第2腰椎棘突下凹陷处，后正中线上。

【眼科临床应用】夜盲，视物昏矇。

【操作要求】向上斜刺或直刺0.5～1寸。

2. 大椎

【定位】在脊柱区，第7颈椎棘突下凹陷处，后正中线上。

【眼科临床应用】视物昏矇，头痛。

【操作要求】向上斜刺0.5～1寸。

3. 风府

【定位】在颈后区，枕外隆凸直下，两斜方肌之间凹陷处取穴。

【眼科临床应用】头痛目眩，角膜炎，结膜炎，角膜薄翳。

【操作要求】伏案正坐，头微前倾，项肌放松，向下颌方向缓慢刺入0.5～1寸。不可向上斜刺或深刺，以免刺入枕骨大孔，伤及延髓。

4. 神庭

【定位】在头部，前发际线正中直上0.5寸处取穴。

【眼科临床应用】头痛目眩，结膜炎，迎风流泪。

【操作要求】平刺0.3～0.5寸。

第二节　经外奇穴常用穴

1.球后

【定位】眶下缘的中点或眶下缘的外1/3处。

【眼科临床应用】视神经萎缩，视神经炎，视网膜色素变性，开角型青光眼，白内障早期，青少年假性近视。

【操作要求】眶下缘的中点或眶下缘的外1/3处进针，直至下眶缘的外侧与上眶缘的交点处，针体与眼球下壁紧贴进入。为避免疼痛与眶内出血，应采取快速刺入，深度为4.5～5.0cm，直达睫状神经节附近。患者感觉整个眼球、眼眶与眶尖出现麻、胀的感觉。出针时，为防止出血或感染，以75%酒精棉球压封孔眼，然后以患眼侧手掌加压压住眼球5分钟。

2.鱼腰

【定位】在眉毛中心，正对直视时之瞳孔。

【眼科临床应用】结膜炎，眼睑缘炎，眼肌麻痹，眼睑下垂，目赤肿痛，面神经麻痹，近视，三叉神经（第一支）痛，眶上神经痛，眼睑瞤动。

【操作要求】横刺0.5～1寸，治疗眶上神经痛时，可沿皮向两旁刺入，透至攒竹或丝竹空穴。

3.内睛明

【定位】位于眼内眦角泪阜和半月皱襞的外下方，与眶内壁平行。

【眼科临床应用】目赤肿痛，视物模糊，视神经萎缩，视网膜出血，结膜炎。

【操作要求】由眶内侧壁直刺0.5～1寸，留针40～60分钟，不做捻、转、提、插。

4.太阳

【定位】在颞部，当眉梢与目外眦之间，向后约1横指的凹陷处。

【眼科临床应用】急性结膜炎，电旋光性眼炎，眼底出血，青光眼，青少年近视眼，睑腺炎，中心性视网膜炎。

【操作要求】斜刺或横刺1～2寸；或三棱针点刺出血。禁灸。

5.印堂

【定位】在额部，鼻柱直上，当两眉头之中间。

【眼科临床应用】目痛、眼炎。

【操作要求】斜刺或横刺，向下或向左右透刺0.5～1寸，得气时局部酸胀。

6.大骨空、小骨空

【定位】大骨空穴在拇指背侧，指间关节的中点。

【眼科临床应用】风眩烂眼，内障久痛，吐泻，目痛，目翳。

【操作要求】艾灸多见，艾炷灸3～5壮；也可以针刺或火针针刺。

对过劳、过饥或精神过于紧张者不宜用本法；体虚者应尽可能取卧位治疗，针刺激不宜过强。若发现头晕、心慌、恶心、面白、冷汗出、脉微弱等晕针现象时，应立即全部出针，使患者平卧，放低头部，注意保暖，并指掐水沟、内关等穴。严重者，还应配合其他急救措施。由于眼组织和眼科疾病的特殊性，在眼眶周围的穴位，针刺时不宜过深和施行提、插、捻、转，手法要轻，起针时用棉球压按，避免损坏眶内组织和引起出血。针刺须特别注意：①进针准确、轻巧，在眼周穴操作最好双手进针，并慎用快速进针法。②眶内穴进针时如遇阻力则停止进针，一般不施捻、转、提、插等手法，必要时可施小幅度雀啄手法。③眼周穴特别注意出针时按压针孔以防出血；出现眼睑皮下出血或球周出血立即冷敷并加压，24小时后可热敷。④一般眼周穴位不用灸法。小儿患者不宜留针，囟门未闭者，不宜刺头顶部穴位。局部有感染、肿瘤、瘢痕的穴位不宜针刺。

第三节　雷火灸在眼病治疗中的应用

雷火灸是一种广泛应用的中医传统疗法，由多种中药（如沉香、穿山甲、干姜、茵陈、木香、羌活、乳香、麝香等）制作而成，其以经络学说为依据，依照不同的中药配伍达到不同的治疗效果，可以有通经活络、消肿止痛、活血化瘀、扶正祛邪等功效。雷火灸中较为常见的为赵氏雷火灸，其是在古代雷火神灸的基础上，通过改变其用法与配方创新发展而成的一种中医治疗方法，具有药效强、渗透力强等特点。

一、雷火灸的治疗原理

（1）雷火灸通过悬灸的方法刺激相关穴位，利用药物燃烧时的热量，使局部皮肤肌理开放，起到疏通经络、活血化瘀、开目利窍、加强循环的作用。

（2）雷火灸燃烧时产生的物理因子如热气等、药化因子如各种中药成分的燃烧物，与腧穴的特殊作用、经络的特殊途径相结合、相渗透，产生一种“综合效应”。

（3）燃烧时雷火灸能产生辐射能量，包括红外线和近红外线，通过对病灶周围、病灶位、穴周围形成高浓药区，在热力作用下，不断向组织渗出渗透，以此来调节人体各项的功能。

（4）激励人体穴位内的生物分子的氢键，通过神经体液系统来调节人体细胞所需的能量，达到祛风除邪、散祛风寒、扶养正气、温通经络、活血化瘀等功效来治疗人体各种疾病。但是，对于青光眼、眼底出血、孕妇、心脏病、呼吸衰竭、哮喘等病是禁止使用雷火灸的。

二、雷火灸的操作方法

患者处于仰卧位，在攒竹、丝竹空、阳白、四白、太阳穴位上用悬灸方法，要求灸疗部位皮肤发红，深部组织发热为宜，雷火灸的火头应该距离皮肤2～3cm，以防烧伤。当灸条燃烧至盒口后，应将灸条推出盒身部，固定牢固后继续进行，具体方法是将盒口两侧的大头钉轻轻取下，抠开艾灸盒的底座盖，在进行雷火灸的过程中，施灸人员要时刻在患者周围，不得离开，应注意要随时吹红火头，治疗结束后盖上盒帽，收好物品，以便下次再用。以上治疗拟订15天为1个疗程，连续治疗4个疗程。

三、雷火灸的注意事项

（1）施灸时，施灸人员要时刻保持火头与皮肤之间距离合适。

（2）治疗时，应注意随时吹红火头红火，观察患者表情，以防意外。

（3）治疗后，应让热力保持一段时间后再洗去灸灰，否则可能会影响治疗效果。

（4）如果患者有体质虚弱或者是神经衰弱的症状，那么治疗时火力应比正常情况下小，由于治疗时间较长，饥饿的患者应先嘱患者进食，补充糖分。

（5）治疗过程中施灸人员还应时刻注意对患者其他暴露部位的保暖，同时要保护好患者隐私。

第四节　治疗各种眼病的常用穴位

一、眼睑疾病

（一）针眼

本病与现代医学之睑腺炎、外睑腺炎相似，又称“眼丹”。以青少年较多见。针灸常用穴有风池、球后、睛明、攒竹、丝竹空、鱼腰、合谷、太冲、血海、内庭等。

1. 风池

【定位】在颈后区，枕骨之下，胸锁乳突肌上端与斜方肌上端之间的凹陷中。

【眼科临床应用】视神经萎缩，面肌痉挛，睑腺炎，外睑腺炎，溢泪症，轮胞振跳、青光眼。

【操作要求】向鼻尖方向斜刺0.8～1.2寸。

2. 攒竹

【定位】在面部，眉头凹陷中，额切迹处。

【眼科临床应用】眉棱骨痛，面神经麻痹，眼睑下垂，结膜炎，近视，睑腺炎。

【操作要求】可向眉中或向眼眶内缘平刺或斜刺0.5～0.8寸；禁灸。

3. 丝竹空

【定位】在面部，眉梢凹陷中取穴。

【眼科临床应用】近视，结膜炎，电光性眼炎，睑腺炎，视神经萎缩，面肌痉挛，眼睑下垂。

【操作要求】平刺0.3～0.5寸；不灸。

（二）睑弦赤烂

本病以睑缘红赤、溃烂、刺痒为主要症状，又称“风弦赤眼”“沿眶赤烂”“迎风赤烂”等。本病与现代医学之“睑缘炎”相似。针灸常用穴位为太白、鱼际、商阳、四白、内关、行间、中渚、侠溪、大骨空、小骨空、球后、承泣。

1. 商阳

【定位】在手指，示指末节桡侧，指甲根角侧上方0.1寸。

【眼科临床应用】青光眼，睑缘红赤。

【操作要求】浅刺0.1寸，可灸。

2.内关

【定位】在前臂区，腕掌侧远端横纹上2寸，掌长肌腱与桡侧腕屈肌腱之间。

【眼科临床应用】结膜炎，睑缘红赤，视物昏朦。

【操作要求】直刺0.5～1寸。注意穴下有正中神经。

3.承泣

【定位】在面部，眼球与眶下缘之间，瞳孔直下。

【眼科临床应用】急、慢性结膜炎，角膜炎，泪囊炎，睑缘红赤，视神经炎，视神经萎缩，视网膜色素变性，近视，面神经麻痹，面肌痉挛，眉棱骨痛。

【操作要求】以左手拇指向上轻推固定眼球，右手持针紧靠眶缘缓慢直刺0.5～1寸，不宜提插和大幅度捻转，以防刺破血管引起血肿。出针时稍加按压，以防出血；禁灸。

（三）上胞下垂

上胞下垂指上眼睑上举无力，睑裂变窄，掩盖瞳神的眼病，又称“胞垂”“侵风”“睢目”，严重者称“睑废”。本病与现代医学之“上睑下垂”相似，常因上睑提肌或支配上睑提肌的动眼神经分支病变、重症肌无力、先天异常、机械性开睑障碍所致。针刺常用取穴为攒竹、涌泉、肝俞、脾俞、肾俞、申脉、血海、中封、阳白、阳陵泉、丝竹空、足三里。

足三里

【定位】在小腿外侧，犊鼻下3寸，距胫骨前嵴外一横指处。

【眼科临床应用】黄斑变性，眼睑下垂，目劄等。

【操作要求】直刺1～2寸，可灸。

（四）目劄

该病以胞睑频繁眨动为主症。此病以小儿患者居多，与现代医学之小儿扎目（眨眼症）相似。取穴为大都、四白、头维、曲泉、涌泉、至阴、申脉、足三里、太溪、肺俞。

1.头维

【定位】在额角发际直上0.5寸，头正中线旁开4.5寸。

【眼科临床应用】角膜炎，结膜炎，面肌痉挛，青光眼。

【操作要求】平刺0.5～1寸，或可横刺透率谷。

2.曲泉

【定位】在膝部，腘横纹内侧缘，半腱肌肌腱内侧凹陷处。

【眼科临床应用】目痒，目劄，干眼症。

【操作要求】直刺0.8～1寸。

（五）轮胞振跳

轮胞振跳指眼睑不由自主地牵拽跳动的眼病，又称“目瞤”“睥轮振跳”。本病常见于成年人，上、下睑均可发生，但以上睑多见，可单眼或双眼发病。该病与现代医学之眼肌痉挛、眼轮匝肌抽搐引起的症状相似。针刺穴位为神门、隐白、大敦、风池、瞳子髎、阳白、攒竹、丝竹空等。

1.神门

【定位】在腕前区，尺侧腕屈肌肌腱的桡侧缘，腕横纹上取穴。

【眼科临床应用】头晕目眩，视物昏花，轮胞振跳。

【操作要求】直刺0.3～0.5寸，可灸。

2.瞳子髎

【定位】在面部，目外眦外侧0.5寸凹陷中。

【眼科临床应用】青少年近视，屈光不正，斜视，结膜炎，角膜炎，葡萄膜炎，视网膜炎，睑缘炎，面神经麻痹，三叉神经痛，轮胞振跳。

【操作要求】平刺0.3～0.5寸；或用三棱针点刺出血。

二、两眦疾病

两眦疾病主要有流泪症。该病与现代医学的因睑缘位置异常、泪管系统阻塞或排泄功能不全所引起的“溢泪症”相似。本病多因泪点位置异常、泪道狭窄或阻塞及泪道排泄功能不全等引起。针灸取穴为睛明、风池、蠡沟、四白、合谷、照海。

1.蠡沟

【定位】在小腿内侧，内踝尖上5寸，胫骨内侧中。

【眼科临床应用】视神经萎缩，溢泪症。

【操作要求】平刺0.5～0.8寸。

2.合谷

【定位】在手背，第2掌骨桡侧的中点处。

【眼科临床应用】翼状胬肉，结膜炎，角膜

炎，青光眼，面神经麻痹，白内障，溢泪症，视神经萎缩。

【操作要求】直刺0.5～1.0寸，可灸。孕妇不宜针。

三、结膜、巩膜疾病

（一）神水将枯

神水将枯是指因泪液减少，甚至枯竭，致使白睛、黑睛无泪液润泽，干燥失润，甚则黑睛混浊等症者。临证多为双眼发病，临床上是以眼干、口干、鼻干为主要表现。针刺取穴为三阴交、阴陵泉、四白、天枢、足三里、脾俞、胃俞、肝俞、肾俞。

1.三阴交

【定位】在小腿内侧，内踝尖上3寸，胫骨内侧缘后际处。

【眼科临床应用】视物昏矇，干眼症。

【操作要求】直刺0.5～1寸，或向悬钟透刺1～2寸；可灸。

2.肝俞

【定位】在脊柱区，第9胸椎棘突下，后正中线旁开1.5寸。

【眼科临床应用】睑腺炎，干眼症，青光眼，视神经萎缩，近视，夜盲。

【操作要求】斜刺0.5～0.8寸。

3.肾俞

【定位】在脊柱区，第2腰椎棘突下，后正中线旁开1.5寸。

【眼科临床应用】干眼症，黄斑变性，白内障，视网膜萎缩。

【操作要求】直刺0.5～1寸，可灸。

4.光明

【定位】在小腿外侧，外踝尖上5寸，腓骨前缘取穴。

【眼科临床应用】干眼症，视神经炎，近视，复视，青光眼，早期白内障，面肌痉挛，高风雀目。

【操作要求】直刺1～1.5寸。

（二）白涩症

白涩症是指白睛无红赤疼痛，而自觉眼内干涩灼热不适的病症。因不红不肿，故称为白，而沙涩不爽谓之涩。本病与现代医学的“干眼症”相似。针灸取穴为尺泽、孔最、四白、足三里、中都、肝俞。

四白

【定位】在面部，承泣穴直下0.3寸，眶下孔处。

【眼科临床应用】干眼症，结膜炎，角膜炎，近视，面神经麻痹，面肌痉挛，三叉神经痛，青光眼，溢泪症，睑缘红赤。

【操作要求】直刺或向上斜刺0.3～0.5寸；或向上斜刺0.3寸透承泣穴，或平刺透睛明穴，不可深刺。

四、角膜疾病

（一）聚星障

黑睛生多个星翳，或连缀，或团聚，伴有羞明流泪，沙涩疼痛的病症，称为聚星障。本病与现代医学的“病毒性角膜炎”相类似。针灸取穴为睛明、养老、承泣、合谷、大敦、瞳子髎、丝竹空、光明。

养老

【定位】在前臂后区，腕背横纹上1寸，尺骨头桡侧凹陷中。

【眼科临床应用】视神经萎缩，视神经炎，视网膜炎，白内障，视力减退等内障眼病，角结膜炎，眼球充血，上睑下垂等外障眼病。

【操作要求】直刺或斜刺0.5～0.8寸，可灸。

（二）凝脂翳

凝脂翳是指黑睛生翳，状如凝脂，多伴有黄液上冲的急重眼病。本病与现代医学的“匐行性角膜溃疡”相类似。本病在任何年龄，任何季节均可发生，但以夏秋收割季节多见，年老体弱又有漏睛者易患。针灸取穴为睛明、颧髎、四白、合谷、风池、光明、太冲。

颧髎

【定位】在面部，颧骨下缘，目外眦直下的凹陷中。

【眼科临床应用】面神经麻痹，面肌痉挛，三叉神经痛，结膜炎，角膜炎，视神经萎缩。

【操作要求】直刺0.3～0.5寸，斜刺或平刺0.5～1寸。

五、葡萄膜疾病

（一）瞳神紧小，瞳神干缺

本病是指瞳神展缩功能失常，紧缩变小，甚至小如粟米、针孔，并伴有目赤疼痛，畏光流泪，黑睛内壁沉着物，神水混浊，视力下降的内障眼病。本病类似于西医学的“虹膜睫状体炎”。针刺取穴为睛明、申脉、照海、中都、瞳子髎、列缺、三间、太阳。

1.申脉

【定位】在踝区，外踝尖直下的凹陷处。

【眼科临床应用】眶下神经痛，动眼神经麻痹，上睑下垂，结膜炎，葡萄膜炎，面神经麻痹。

【操作要求】直刺0.3～0.5寸。

2.照海

【定位】在踝区，内踝尖下1寸，内踝下缘边际凹陷处。

【眼科临床应用】近视，远视，目赤肿痛，葡萄膜炎。

【操作要求】直刺0.5～0.8寸

（二）绿风内障，青风内障

绿风内障是眼压增高，瞳神散大，瞳色淡绿，视力急降，伴有头目剧痛的眼病，类似西医学之闭角型青光眼，为常见致盲眼病。针刺取穴为睛明、风池、悬颅、太冲、头维、印堂、太阳、丝竹空、大椎、合谷。

1.悬颅

【定位】在头部，头维穴与曲鬓穴弧形连线中点处。

【眼科临床应用】结膜炎，目外眦痛，青光眼。

【操作要求】平刺0.5～0.8寸。

2.印堂

【定位】在额部，鼻柱直上，当两眉头之中间。在降眉间肌；两侧有额内侧动、静脉分支；布有滑车神经及面神经分支。

【眼科临床应用】目痛、眼炎。

【操作要求】斜刺或横刺，向下或向左右透刺0.5～1寸，得气时局部酸胀。若透至山根穴，则鼻部有酸胀感；或三棱针点刺出血。

六、眼 底 病

（一）视网膜动脉阻塞

视网膜中央动脉供应视网膜内层。该动脉为终末动脉，分支间无吻合支。一旦发生阻塞，所供区域的视网膜内层血供中断，发生急性缺血缺氧，以致视功能急剧损害或丧失，后极部视网膜呈灰白色水肿，黄斑区有樱桃红点。针刺取穴选用睛明、球后、曲池、承泣、风池、肾俞等穴，每次针3穴，每天1次。

曲池

【定位】在肘区，屈肘，肘横纹外侧端与肱骨外上髁连线中点。

【眼科临床应用】角膜炎，结膜炎，白内障。

【操作要求】直刺1～1.2寸，可灸。

（二）视网膜静脉阻塞

视网膜静脉的主干或其属支，因种种原因而发生阻塞，静脉血液回流被阻断，阻塞处远端的静脉扩张迂曲，管壁缺氧而渗透性增加，血细胞和血浆渗出。故本病以视网膜静脉怒张迂曲，沿受累静脉区域广泛的出血、水肿和渗出为特征。针刺取穴为睛明、球后、丝竹空、光明、风池、四白、合谷、太冲、申脉、照海。

睛明

【定位】在面部，目内眦内上方框内侧壁凹陷中。

【眼科临床应用】翼状胬肉，近视，夜盲，色盲，青光眼，视神经炎，视神经萎缩，结膜炎，角膜炎，角膜薄翳，睑缘炎，泪囊炎，干眼症。

【操作要求】嘱患者闭目，医者左手轻推眼球向外侧固定，右手缓慢进针，紧靠眶缘直刺0.5～1寸。遇有阻力时，不宜强行进针，应改变进针方向或退针。不捻转，不提插。出针后按压针孔片刻，以防出血。针具宜细，消毒宜严。禁灸。

（三）中心性浆液性视网膜病变

中心性浆液性视网膜病变，是发生在黄斑部及其附近视网膜神经上皮层的局限性浆液性浅脱离，简称“中浆”，属于中医视瞻有色范畴，是临床上最常见的眼底病之一。本病多见于20～45岁的青壮年健康男性，常为单眼发病。针刺取穴为睛明、球后、四白、足三里、瞳子髎、合谷、太阳、丝竹空。

球后

【定位】眶下缘的中点或眶下缘的外1/3处。

【眼科临床应用】视神经萎缩，视神经炎，视网膜色素变性，开角型青光眼，白内障早期，青少年假性近视，眉棱骨痛。

【操作要求】眶下缘的中点或眶下缘的外1/3处进针，直至下眶缘的外侧与上眶缘的交点处，针体与眼球下壁紧贴进入。为避免疼痛与眶内出血，应采取快速刺入，深度为4.5～5.0cm，直达睫状神经节附近。患者感觉整个眼球、眼眶与眶尖出现麻、胀的感觉。

（四）原发性视网膜色素变性

原发性视网膜色素变性，是一种遗传性视网膜感光细胞的退行性变。中医称为“高风内障”，又称“高风雀目”“阴风障”。其特征是双眼发病，慢性进行性视功能损害和伴有眼底色素变化。针灸取穴为睛明、肝俞、涌泉、太冲、光明、足三里。

1.涌泉

【定位】在足底，屈足卷趾时足心凹陷处。

【眼科临床应用】头痛目眩，高风雀目。

【操作要求】直刺0.5～1寸，可灸。

2.太冲

【定位】在足背，第1、2跖骨间，跖骨底结合部前方凹陷中，或触及动脉搏动。

【眼科临床应用】面肌痉挛，青光眼，高风雀目，近视。

【操作要求】直刺0.5～1寸。

（五）视神经炎

视神经炎是指视神经任何部位因诸多原因所导致的炎症。以视力障碍、视野缺损为主要临床特点。针刺治疗常用穴位为睛明、球后、太阳、风池、合谷、足三里、攒竹、三阴交、肝俞、肾俞等。

太阳

【定位】在额部，当眉梢与目外眦之间，向后约1横指的凹陷处。

【眼科临床应用】急性结膜炎，电光性眼炎，眼底出血，青光眼，青少年近视眼，睑腺炎，中心性视网膜炎，视神经炎、风牵偏视，眉棱骨痛。

【操作要求】斜刺或横刺1～2寸；或三棱针点刺出血。禁灸。

（六）视神经萎缩

视神经萎缩是指各种原因导致的视网膜神经节细胞轴索广泛损害，出现萎缩变性。以视功能损害和视盘苍白为主要特征。是诸多内障眼病的最终结局。针刺取穴为睛明、承泣、风池、阳白、合谷、中渚、颧髎、肝俞、光明、申脉、太冲、涌泉。

阳白

【定位】在头部，眉上1寸，瞳孔直上取穴。

【眼科临床应用】视物模糊，视神经萎缩，目痛，眼睑下垂，风牵偏视。

【操作要求】平刺0.3～0.5寸，或可透向鱼腰穴1寸。

七、其他眼病

（一）风牵偏视

本病多由风邪而起，具有眼珠突然偏斜，转动受限，视一为二等症状，故称风牵偏视。针灸治疗取穴常以三阳经穴为主。常用穴为内睛明、瞳子髎、承泣、四白、阳白、丝竹空、太阳、攒竹、颊车、地仓、太冲、行间、风池。

1.颊车

【定位】开口取穴，在下颌角前上方1横指凹陷中；或上下齿咬紧时，隆起的咬肌高点处。

【眼科临床应用】面神经麻痹，面肌痉挛。

【操作要求】直刺0.3～0.5寸，或向地仓穴透刺1.5～2寸。

2.地仓

【定位】在面部，口角旁开0.4寸。

【眼科临床应用】面神经麻痹，面肌痉挛，三叉神经痛。

【操作要求】斜刺或平刺0.3～0.6寸，可向颊车穴透刺。

（二）辘轳转关

辘轳转关是指眼珠如辘轳样旋转不定，可因多种疾病引起，又称“辘轳转关外障”“辘轳自转”。本病与西医学之眼球震颤相当。针灸取穴为睛明、瞳子髎、合谷、足三里、太冲。

瞳子髎

【定位】在面部，目外眦外侧0.5寸凹陷中。

【眼科临床应用】青少年近视，屈光不正，斜视，结膜炎，角膜炎，视网膜炎，睑缘炎，面神经麻痹，三叉神经痛，葡萄膜炎，轮胞振跳。

【操作要求】平刺0.3～0.5寸；或用三棱针点刺出血。

（三）眉棱骨痛

眉棱骨痛是一种自觉症状，又称“眉骨痛”。其可单侧出现，也可双侧发生，多见于成年人，女性多于男性。针灸治疗主穴取攒竹、鱼腰、太阳、承泣、球后、风池、阳白。配穴取睛明、列缺、合谷等。每天1～2次。

鱼腰

【定位】在眉毛中心，正对直视时之瞳孔。

【眼科临床应用】结膜炎，眼睑缘炎，眼肌麻痹，眼睑下垂，目赤肿痛，面神经麻痹，近视，三叉神经（第一支）痛，眶上神经痛，眼睑瞤动。

【操作要求】横刺0.5～1寸，治疗眶上神经痛时，可沿皮向两旁刺入，透至攒竹或丝竹空穴。点刺鱼腰放血治疗时，局部常规消毒后，医者左手固定患者患侧被刺穴位，右手持三棱针点刺之，然后轻轻挤压，流出数小滴血液即可。

（四）能近怯远，能远怯近

能近怯远是以视近清晰、视远模糊为特征的眼病。能远怯近即视远清楚，视近模糊。多发于青少年，成年人多系原有远视。概括了西医学之近视眼、远视眼。针灸取穴为内睛明、太冲、照海、丝竹空、光明、承泣、合谷、瞳子髎。

内睛明

【定位】位于眼内眦角泪阜和半月皱襞的外下方，与眶内壁平行。

【眼科临床应用】近视，目赤肿痛，视物模糊，视神经萎缩，视网膜出血，结膜炎，风牵偏视。

【操作要求】由眶内侧壁直刺0.5～1寸，留针40～60分钟，不做捻转提插。

在临床上应用针刺治疗眼病，首先要选择好适应证，这是治疗眼病的基础和关键，适应证掌握得适宜，针刺治疗手法得当，进针、出针迅速，留针时间合适，针刺治疗眼病就能取得较好的效果。另外，针刺法在眼科的应用虽然有许多优点，但并非万能，绝不能代替其他疗法，有时必须与其他疗法相伍为用，才能相互取长补短，提高疗效，缩短病程。眼周围组织疏松，血管丰富，针刺时必须仔细，避免造成不良后果。还应注意掌握好针刺的部位，手法的轻重，针刺的方法和针刺的时机。掌握好以上要领，选择好适当配穴，才能充分发挥针刺作用，达到最佳效果。

（喻京生　颜家朝　张仁俊）

第23章

眼睑疾病

第一节 先天性眼睑疾病

一、先天性上睑下垂

先天性上睑下垂是指上睑提肌和上睑板平滑肌发育薄弱、残缺或其支配神经及神经核先天发育不全导致上睑呈现部分或全部下垂，轻者遮盖部分瞳孔，严重者瞳孔全部被遮盖，还可造成弱视。本病可单眼或双眼发病，75%为单眼发病。

（一）西医诊治

【病因及发病机制】病因复杂，主要分为肌肉源性或神经源性。肌肉源性是上睑提肌发育不全或缺损，神经源性是支配上睑提肌神经及神经核先天发育不全。

【临床表现】根据上睑下垂程度分为轻、中、重度。轻度仅表现为睑裂小，眼睛无神，单眼患者两眼大小不一样；中、重度患者平视或向上注视时一般都需挑眉仰头形成特殊体位，长久扬眉还会增加额部皱纹，瞳孔部分遮盖或全部被遮盖；伴眼外肌麻痹者还会存在斜视；先天小睑裂综合征者具有特定面容。

【诊断及鉴别诊断】根据典型的临床症状即可诊断。本病需要与垂直斜视引起的眼睑皮肤松垂症、后天获得性重症肌无力及先天性小眼球、眼球萎缩等疾病导致的上睑下垂相鉴别。有垂直斜视者其低位眼外观类似上睑下垂，当遮盖注视眼，让低位眼向前方注视时，其睑裂可开大至正常。小眼球、眼球萎缩由于眼睑缺少支撑，也表现眼睑下垂，可以通过辅助检查证实。

【治疗】主要是防止视力减退和改善外貌，应针对病因治疗。先天性上睑下垂如果影响视力发育，应早期手术矫正。如果是轻度上睑下垂，不影响视力发育，可择期手术改善外观。单侧下垂遮挡瞳孔者更应争取早期手术，手术时间最好在6岁以前，以防形成弱视。

（二）中医诊治

本病属于中医“上胞下垂”。

【病因病机】《诸病源候论·目病诸候》指出，本病因“血气虚，则肤腠开而受风，客于睑肤之间”所致。结合临床归纳为：先天禀赋不足，命门火衰，脾阳不足，睑肌发育不全，胞睑乏力而不能升举。

【辨证论治】 脾虚气弱证。

临床表现：上睑提举乏力，掩及瞳神，晨起或休息后减轻，午后或劳累后加重；严重者眼珠转动不灵，视一为二；常伴有神疲乏力、食欲不振，甚至吞咽困难等；舌淡苔薄，脉弱。

辨证分析：脾虚气弱，清阳不升，午后阳气渐衰或劳累致气血亏耗，故上睑提举乏力，晨轻暮重或劳累后加重；舌脉为脾虚气弱之候。

治法：补中健脾，升阳益气。

方药：补中益气汤加减。重用方中黄芪以增补气升阳之功；若神疲乏力、食欲不振者，加山药、白扁豆、莲子、砂仁以益气、温中、健脾。

【其他治法】针灸治疗。主穴可选百会、阳

白、上星、攒竹、鱼腰、丝竹空、风池。先天不足、命门火衰者加关元、肝俞、三阴交、神阙（灸）；脾虚气弱者加足三里、脾俞、胃俞、气海；风痰阻络者加丰隆、太冲、申脉。根据虚实施以补泻。每天1～2次，10天为1个疗程。因先天所致，应用药物治疗不佳，宜行手术矫治。

二、先天性睑内翻

（一）西医诊治

【病因及发病机制】本病多见于婴幼儿，常发生在双侧下睑，女性多于男性，大多由于内眦赘皮、睑缘部轮匝肌过度发育或睑板发育不全所引起，通常伴有其他异常，如睑板发育不良、小眼球等。

【临床表现】本病常为双侧，患者有畏光、流泪、刺痛、眼睑痉挛等症状，检查可见睑板，尤其是睑缘部向眼球方向卷曲，倒睫摩擦角膜，角膜上皮可脱落，荧光素弥漫性着染，如继发感染，可发展为角膜溃疡，如长期不愈，则角膜有新生血管，并失去透明性，引起视力下降。

【诊断】根据典型的临床症状即可诊断。

【治疗】随年龄增长，鼻梁发育，可自行消失，因此不必急于手术治疗。如果患儿已5～6岁，睫毛仍然内翻，严重刺激角膜，可考虑手术治疗，行穹窿部-眼睑皮肤穿线术，利用缝线牵拉的力量，将睑缘向外牵拉以矫正内翻。

（二）中医诊治

本病与中医学中“睑弦内翻”及“倒睫拳毛”相似。

【病因病机】外感风热毒邪，内有脾胃积热，内外邪毒上壅胞睑，脉络阻滞，气血失和，邪毒郁积所致。

【辨证论治】风热客睑证。

临床表现：眼微痒不适，干涩结膜充血，睫毛乱生，排列不整齐；舌尖红，苔薄黄，脉浮数。

治法：疏风清热。

方药：银翘散（《温病条辨》）加减。金银花、连翘各15g，荆芥、牛蒡子、薄荷、芦根各10g，桔梗、竹叶各12g，淡豆豉9g，甘草6g。方中加生地黄、赤芍、当归以清热凉血退赤。

第二节　眼睑皮肤病

一、眼睑充血

【病因及发病机制】眼睑充血可因睑皮肤的炎症、睑腺炎症、睑周围组织炎症的蔓延造成，此外虫咬、化学物质刺激、物理性刺激如热、辐射等也可造成。

【临床表现】动脉性充血：睑部皮肤呈鲜红色，通常由于眼睑组织炎症如睑腺炎、高热、中暑、虫咬、热辐射等原因引起。静脉性充血：眼睑皮肤呈深紫色，可以见于海绵窦血栓形成，眼睑长期高度痉挛和鼻旁窦病变压迫等。

【治疗】根据病因进行治疗。

二、眼睑出血

全身原因造成的眼睑出血如咳嗽、便秘、高血压动脉硬化、败血症，有出血素质者、胸部挤压伤等，一般出血较局限。

【病因及发病机制】局部原因造成的眼睑出血多为外伤，可以是眼睑直接外伤引起，也可能是眼眶、鼻外伤或颅底骨折引起出血渗透到眼睑皮下所致。

【治疗】少量浅层出血无须治疗，数天后可自行吸收。出血多时，于当时做冷敷减少出血，同时可用止血药物如酚磺乙胺、维生素K、对氨甲基苯甲酸、三七粉或云南白药等，数天后做热敷以促吸收。可用压迫绷带包扎。有眶顶、眶尖、颅底骨折者请神经外科会诊治疗。

三、眼睑水肿

【病因及发病机制】生理性眼睑水肿：生理性水肿大多是由于夜间睡眠不好，或睡时枕头太低影响了面部血液回流。这种眼睑水肿多见于健康人，对身体没有什么影响，常能自然消退。

病理性眼睑水肿：又分炎性眼睑水肿和非炎性眼睑水肿。前者除眼睑水肿外，还有局部的红肿、热痛等症状，引起的原因有眼睑的急性炎症、眼睑外伤或眼周炎症等。后者大多没有局部红、热、肿等症状，常见原因是过敏性疾病或对眼药水过敏、心脏病、甲状腺功能低下，急、慢性肾炎，以及特发性神经血管性眼睑水肿。

【治疗】根据病因进行治疗。

第三节　眼睑炎症

一、睑腺炎

（一）西医诊治

【病因及发病机制】引起睑腺炎的细菌多为金黄色葡萄球菌。

【临床表现】外睑腺炎：初起时痒感逐渐加剧，睑局部水肿、充血，有胀痛或眨眼时疼痛，伴压痛，近睑缘处可摸到硬结，发生在外眦部者疼痛特别显著，外侧球结膜也发生水肿。炎症严重时上睑或下睑弥漫性红肿。轻者经治疗或未治疗可自行消退，或3～5天后硬结逐渐软化，红肿消退；重者常伴耳前或颌下淋巴结肿大并有压痛，致病菌毒力强者或全身抵抗力弱者，炎症可由一个腺体扩展到其他腺体，形成多个脓点，可发展为睑蜂窝织炎。

内睑腺炎：眼睑红肿、疼痛，主要因为发炎的睑板腺被致密的睑板纤维组织包绕。红肿一般较外睑腺炎轻，但疼痛却较之为重。在脓肿尚未穿破之前，相应的睑结膜面充血，常隐见黄色脓头，可自行穿破。少数情况下，脓液可从睑板腺的管道向外排出，但较为常见的是脓液突破睑板和结膜的屏障，而流入结膜囊内，脓液排出后，红肿即消退。如果致病菌毒性强烈，则在脓液未向外穿破前，炎症已扩散，侵犯整个睑板而形成眼睑脓肿。

【诊断】根据典型病史及查体即可诊断。

【治疗】内睑腺炎与外睑腺炎治疗方法大致相同：早期局部热敷，促使浸润、硬结吸收，或促进化脓。局部滴抗生素眼药水及涂眼药膏，一般常用广谱抗生素如喹诺酮类滴眼。局部炎症重者或伴淋巴结肿大者，可全身应用抗生素，口服或肌内注射，必要时静脉输液。顽固反复发作者，可做脓液培养，结合药敏结果选用合适的抗生素，或做转移因子注射，每次2mg，每周2次，5周为1个疗程，可调节免疫功能。应用上述措施2周左右，仍残留硬结者，可行手术切除。外睑腺炎手术开口位于皮肤面，与睑缘平行。内睑腺炎手术切口位于结膜面，垂直于睑缘，通常不需要缝合。不能配合手术的儿童宜在麻醉辅助下进行手术。

睑腺炎未成熟或已破溃出脓切忌挤压，以免感染扩散，引起蜂窝织炎，海绵窦脓栓等严重并发症。

（二）中医诊治

本病属于中医“针眼”范畴。

【病因病机】《诸病源候论·目病诸候》中曰：“此由热气客在眦间，热搏于津液所成。”而《证治准绳·杂病》中进一步指出：“犯触辛热燥腻风沙火”或“窍未实，因风乘虚而入”。结合临床归纳为：①风热之邪客于胞睑，滞留局部脉络，气血不畅，发为本病。②喜食辛辣炙煿，脾胃积热，火热毒邪上攻，致胞睑局部酿脓破溃。③余邪未清或脾气虚弱，卫外不固，复感风热之邪，引起本病反复发作。

【辨证论治】

1.风热客睑证

临床表现：初起眼睑局限性肿胀，痒甚，微红，可扪及硬结，疼痛拒按；舌苔薄黄，脉浮数。

治法：疏风清热，消肿散结。

方药：银翘散（《温病条辨》）加减。金银花、连翘、荆芥各20g，白芷、天花粉、蒲公英、牛蒡子各15g，桔梗、竹叶、芦根各12g，淡豆豉9g，薄荷、甘草各10g。若痒甚，加桑叶、菊花以助祛风止痒；若红痛较甚，加赤芍、牡丹皮、当归以凉血活血、消肿散结。未成脓者内外兼治，促其消散；已成脓者切开排脓。

2.热毒壅盛证

临床表现：胞睑局部红肿灼热，硬结渐大，疼痛拒按，或目赤肿胀突出于睑裂；或伴口渴喜饮、便秘溲赤；舌红苔黄，脉数。

治法：清热解毒，消肿止痛。

方药：仙方活命饮（《外科发挥》）加减。金银花、天花粉、皂角刺、黄连、蒲公英各20g，贝母、乳香、没药、赤芍药、穿山甲、陈皮各10g，当归尾、白芷各12g，防风15g，甘草9g。可去方中攻破药物穿山甲、皂角刺，加五味消毒饮合用以消散硬结，增强清热解毒之功；大便硬结者，加大黄以泻火通腑；若发热、恶寒、头痛者，为热重毒深或热入营血，可与犀角地黄汤配合应用，以助清热解毒、凉血散瘀。

【外治】

（1）滴眼液眼膏：患眼滴鱼腥草眼液或抗生素眼液，每天4～6次，或睡前涂抗生素眼膏。

（2）湿热敷：适用于本病初期，局部湿热敷可促进血液循环，以助炎症消散。

（3）药物外敷：如意金黄散外敷，每天1次。

（4）手术：脓已成者应行睑腺炎切开引流排脓术。

二、睑板腺囊肿

（一）西医诊治

【病因及发病机制】由于慢性结膜炎，皮脂腺和汗腺分泌物功能旺盛或睑缘炎所引起的慢性炎症刺激，是一种含有巨细胞的肉芽肿性炎症。

【临床表现】病程缓慢，一般并无明显症状，无疼痛有时仅有沉重感，可因有肿块压迫引起暂时性散光，或肿块压迫眼球而引起异物感。眼睑皮下可触及一个至数个大小不等的圆形肿块，表面光滑，不与皮肤粘连，边缘清楚，无触痛。翻转眼睑在肿块在结膜面，可见紫红色或灰红色局部隆起。小型肿块可自行完全吸收，或自行穿破结膜面，排出胶样内容物，形成蕈状肉芽状增殖，这种肉芽组织也可通过睑板腺的排出管道，而在睑缘表面形成乳头状的增殖。

【诊断及鉴别诊断】患者通常无自觉症状，通过眼部检查即可做出诊断。本病应与睑腺炎相鉴别。

【治疗】早期较小的睑板腺囊肿，可通过热敷或理疗按摩疗法促进消散吸收；可在囊肿周围或囊肿内注射泼尼松龙0.3～0.5ml，可促进吸收，获到良好地效果；对于惧怕手术又不愿长期服用中药者，可试行睑板腺囊肿囊腔内注射泼尼松龙；睑板腺囊肿继发感染时，应按睑腺炎处理，炎症消退后，最好做手术切除。手术治疗：大的睑板腺囊肿，行手术摘除，术中一定要将囊壁摘净，以防复发，切口于睑结膜面，取垂直方向，肉芽组织突出于结膜面时，应同时剪除。

（二）中医诊治

本病属于中医“胞生痰核”范畴。

【病因病机】《审视瑶函·睥生痰核症》曰：“凡是睥生痰核，痰火结滞所成。”临床多由恣食炙煿厚味，脾失健运，湿痰内聚，上阻胞睑脉络，与气血混结而成本病。

【临床表现】自觉症状：硬核小者自觉症状不明显；硬核较大者胞睑可有重坠感；如硬核从睑内面溃破，睑内生肉芽，可有摩擦感。眼部检查：胞睑肤色正常，可见硬核凸起，触之有米粒或豆粒样的硬核，按之不痛，与皮肤无粘连。睑内面呈局限性紫红或黄白色隆起；若硬核自行溃破，可见睑内肉芽。若硬核化脓，多系感受外邪所致。

硬核小者，经治疗可消散；较大或有溃破趋势者，宜用手术治疗；如已溃破生肉芽肿，则应及时手术切除。

【辨证论治】痰湿阻结证。

临床表现：胞睑内生硬核，皮色如常，按之不痛，与胞睑皮肤无粘连，若大者硬核凸起，胞睑有重坠感，睑内呈黄白色隆起；舌苔薄白，脉缓。

辩证分析：痰湿阻滞胞睑脉络，混结成核，故胞睑内生硬核；舌脉为痰湿之候。

治法：化痰散结。

方药：化化坚二陈丸（《医宗金鉴》）加味。陈皮12g，制半夏10g，茯苓15g，炙甘草9g，白僵蚕10g，黄连9g，防风12g，白芷12g，穿山甲10g，天花粉12g，丹参15g。酌加炒白术、焦山楂、鸡内金助健脾消食、化痰散结。

【外治】

（1）滴眼液：若睑内紫红或有肉芽时，可滴抗生素滴眼液，每天4～6次。

（2）局部按摩或湿热敷：适用于本病初起，可促其消散。

（3）手术：硬核大或已破溃形成肉芽肿者，宜在局部麻醉下行睑板腺囊肿刮除术。

三、睑 缘 炎

（一）西医诊治

【病因及发病机制】由于睑皮脂腺及睑板腺分泌旺盛皮脂溢出多合并轻度感染所致。其中鳞屑性睑缘炎多为酵母样真菌或糠疹癣菌；溃疡性睑缘炎以葡萄球菌为主；眦部睑缘炎则是摩-阿双杆菌感染引起，其他如风沙烟尘热和化学因素等刺激，屈光不正、眼疲劳、睡眠不足、全身抵抗力降低、营养不良如维生素B_2的缺乏等都是引起三种类型睑缘炎的共同诱因。

【临床表现】红痛、干燥感、奇痒。

溃疡性睑缘炎：睑缘皮脂腺分泌很多，干后结痂，并将睫毛黏着成束，痂皮除去后，睫毛根部可见出血性溃疡及小脓包。因病变深达皮脂腺及毛囊，毛囊被破坏，睫毛易脱落，不易再生，形成秃睫。附近瘢痕收缩，形成倒睫刺激角膜；病变长期拖延，可使睑缘肥厚变形。伴发慢性结膜炎、溢泪，周围皮肤湿疹，甚至下睑外翻等，导致溢泪加重。

眦角性睑缘炎：睑缘及附近皮肤显著充血糜烂，自觉干燥刺痒和异物感，常合并慢性结膜炎，称为眦部睑缘结膜炎。

【诊断】根据典型的临床表现及查体即可诊断。

【治疗】鳞屑性睑缘炎：首先除去病因，避免一切刺激因素，矫正屈光不正，注意营养，锻炼身体，治疗全身其他慢性病，借以提高机体素质。其次局部用棉签蘸3%～4%碳酸氢钠溶液或温生理盐水，除去痂皮使睑皮脂腺及睑板腺的过剩分泌排泄通畅。然后于睑缘涂用抗生素软膏，或用1：5000氧氰化汞软膏涂搽睑缘，每天2～3次，用药需至痊愈后2周，以防复发。如汞剂过敏或局部刺激反应过重者，则改用抗生素或5%磺胺眼药膏。同时伴有结膜炎，则应滴用抗生素眼药水。

溃疡性睑缘炎：每天清除痂皮，并拔除受累的睫毛，用抗生素或磺胺眼膏搽涂。治疗务求彻底，不可中断。对屡发和长期不愈的患者，应做细菌培养与药物试验，以选择有效药物。严重的溃疡性睑缘炎可用1%硝酸银涂布，生理盐水冲洗，每天1次，数天可愈。

眦部睑缘炎：改善健康状况，增强体质锻炼。眼部勤点0.25%～0.5%硫酸锌溶液或抗生素眼膏涂布具有特殊治疗功效。也可用硫酸锌电离子透入法治疗，涂布1%氯化氨基汞软膏也有效。

（二）中医诊治

本病属于中医“睑弦赤烂”的范畴。

【病因病机】《诸病源候论·目病诸候》曰：“此由冒触风日，风热之气伤于目。”结合临床归纳其病因病机为：①脾胃蕴热，复受风邪，风热合邪触染睑缘，伤津化燥。②脾胃湿热，外感风邪，风、湿、热邪相搏，循经上攻睑缘而发病。③心火内盛，风邪犯眦，引动心火，风火上炎，灼伤睑眦。

【辨证论治】治疗其病势缠绵，必须坚持治疗数月才能痊愈，且宜内外合治。

1.风热偏盛证

临床表现：睑弦赤痒，灼热疼痛，睫毛根部有糠皮样鳞屑；舌红苔薄，脉浮数。

辨证分析：风盛则痒，热盛则痛，风热客于睑弦，故睑弦赤痒，灼热疼痛；风热伤津化燥，故睫毛根部有糠皮样鳞屑；舌脉为风热偏盛之候。

治法：祛风止痒，清热凉血。

方药：银翘散（《温病条辨》）加减。金银花、连翘、荆芥、牛蒡子、白芷、蒲公英各20g，薄荷、芦根各10g，桔梗12g，竹叶15g，淡豆豉9g，甘草6g。可加赤芍以增清热凉血之功；加蝉蜕、乌梢蛇以祛风止痒；加天花粉以生津润燥。

2.湿热偏盛证

临床表现：患眼痒痛并作，睑弦红赤溃烂，出脓出血，移浊结痂，眵泪胶黏，睫毛稀疏，或倒睫，或秃睫；舌质红，苔黄腻，脉濡数。

辨证分析：风湿热邪上攻睑弦，又因湿热偏盛，故患眼痒痛并作，睑弦红赤溃烂，眵泪胶黏；舌脉为湿热偏盛之候。

治法：清热除湿，祛风止痒。

方药：除湿汤（《眼科纂要》）加味。连翘20g，滑石15g，车前子15g，枳壳12g，黄芩10g，黄连10g，木通12g，陈皮10g，荆芥12g，防风15g，茯苓12g，赤芍12g，牡丹皮10g，桃仁10g。加金银花、蒲公英、黄柏、栀子以助清热除湿之力。

3.心火上炎证

临床表现：眦部睑弦红赤，灼热刺痒，甚或睑弦赤烂、出脓出血；舌尖红，苔薄，脉数。

辨证分析：心火素盛，复受风邪引动，心火上炎，灼伤睑眦，故眦部睑弦红赤、灼热刺痒；舌脉为心火偏盛之候。

治法：清心泻火。

方药：导赤散（《小儿药证直诀》）合黄连解毒汤（《外台秘要》）加味。生地黄15g，甘草10g，木通15g，淡竹叶12g，黄连10g，黄柏10g，黄芩10g，栀子12g。若患处红赤较甚者，可加赤芍、牡丹皮以凉血退赤；痒极难忍者，酌加地肤子、白鲜皮、菊花、防风、川芎以祛风止痒。

【外治】

（1）中药熏洗：熏洗前应清洗患处，拭去鳞屑、脓痂、已松脱的睫毛，清除毛囊中的脓液，充分暴露病损处，才能药达病所。①可用内服药渣煎液，或选用千里光、白鲜皮、苦参、野菊花、蒲公英、蛇床子等药煎水熏洗，每天2～3次。②用0.9%氯化钠注射液或3%硼酸溶液清洗睑缘，每天2～3次。③二圣散煎水外洗。

（2）滴眼液：可选用0.5%熊胆滴眼液、0.5%

硫辛酸滴眼液或抗生素滴眼液（如0.5%新霉素滴眼液、10%磺胺醋酰钠滴眼液）滴眼。

（3）涂眼药膏：涂抗生素眼药膏，如红霉素眼药膏等。

四、眼 睑 疖

【病因及发病机制】眼睑疖肿和脓肿是由金黄色葡萄球菌侵犯毛囊深部及周围组织引起的皮肤炎症。本病发病与体质有关，又与皮肤不洁、多汗和搔抓有关。

【临床表现】初起时眼睑红肿、疼痛、发热，出现结节，有时耳前淋巴结肿大，部分患者体温升高，数天后结节顶部出现脓栓，后脓栓破溃。病变深且面积广泛的，于组织内局限性化脓，即形成脓肿。破溃后脓栓及脓液溢出，周围组织坏死脱落，所形成的深在性溃疡逐渐由肉芽组织充填、修复。严重病例有时可并发脓毒血症、海绵窦血栓或向颅内蔓延而危及生命。

【诊断】根据典型的临床症状即可诊断。

【治疗】早期热敷、理疗。局部切勿挤压，为防炎症扩散。有波动感则采用平行睑缘切开排脓，脓多时置入引流条，局部涂抗生素眼膏全身适当使用抗生素、清热解毒中药。

第四节 眼睑位置与功能异常

一、睑 内 翻

（一）西医诊治

【病因及发病机制】先天性睑内翻：详见本章第一节。

痉挛性睑内翻：多发生于下睑，常见于老年人，又称老年性睑内翻，是由于下睑缩肌无力，眶隔和下睑皮肤松弛失去牵制睑轮匝肌的收缩作用，以及老年人眶脂肪减少，眼睑后面缺少足够的支撑所致。如果由于各种因素刺激引起眼轮匝肌、特别是近睑缘的轮匝肌反射性痉挛，导致睑缘向内倒卷形成睑内翻，称为急性痉挛性睑内翻。

瘢痕性睑内翻：上下睑均可发生。由睑结膜及睑板瘢痕性收缩所致，常伴倒睫。沙眼引起者常见。此外结膜烧伤、结膜天疱疮等病之后也可发生。

【临床表现】患者有畏光、流泪、刺痛、眼睑痉挛等症状，老年性睑内翻可急性发作，症状发作性加重。检查可见睑板尤其是睑缘部向眼球方向卷曲。倒睫摩擦角膜，角膜上皮可脱落，荧光素弥漫性着染。如继发感染，可发展为角膜溃疡。如长期不愈，则角膜有新生血管，并失去透明性，引起视力下降。瘢痕性睑内翻可见睑结膜瘢痕形成。

【诊断及鉴别诊断】根据患者年龄，有无沙眼、外伤、手术史及临床表现等，容易做出诊断。本病需与眼睑畸形、眼睑下垂等相鉴别。

【治疗】先天性睑内翻：详见本章第一节。

老年性睑内翻：可行肉毒毒素局部注射。如无效可手术切除多余的松弛皮肤和切断部分眼轮匝肌纤维。对急性痉挛性睑内翻应积极控制炎症。为暂时缓解刺激症状，可用胶布将下睑牵拉。无眼球者可安装义眼，由包扎绷带引起者可去除绷带。

瘢痕睑内翻：必须手术治疗，可采用睑板楔形切除术或睑板切断术。

（二）中医诊治

本病属于中医“睑弦内翻”及“倒睫拳毛”的范畴。

【病因病机】外感风热毒邪，内有脾胃积热，内外邪毒上壅胞睑，脉络阻滞，气血失和，与邪毒中医用瘀积所致。

【辨证论治】

1.风热客睑证

临床表现：眼微痒不适，干涩有眵，结膜充血，睫毛乱生，排列不整齐；舌尖红，苔薄黄，脉浮数。

治法：疏风清热。

方药：银翘散（《温病条辨》）加减。金银花、连翘、荆芥、牛蒡子各20g，薄荷10g，桔梗12g，竹叶10g，淡豆豉9g，芦根12g，甘草6g，白芷12g，天花粉15g，蒲公英15g。可加生地黄、赤芍、当归以清热、凉血、退赤。

2.热毒壅盛证

临床表现：眼灼热痒痛，羞明流泪，沙涩难睁，分泌物多，结膜充血，睫毛乱生，排列不整齐；舌红苔黄，脉数。

治法：清热解毒，祛风散邪。

方药：除风清脾饮(《审视瑶函》)加减。陈皮10g，连翘15g，防风15g，知母15g，玄明粉20g，黄芩15g，玄参10g，黄连10g，荆芥15g，大黄10g，桔梗12g，生地黄15g。若大便不干燥，去玄明粉；颗粒丛生较甚者，可加金银花、大青叶、赤芍、牡丹皮以加强清热、解毒、退赤之功；痒甚者可加菊花、地肤子、白鲜皮等以散邪止痒。

二、睑外翻

(一)西医诊治

【病因及发病机制】瘢痕性：由于眼睑外伤、烧伤、眼睑溃疡、眶骨骨髓炎或睑部手术不当等所造成的皮肤瘢痕牵引所致。痉挛性：由于眼睑皮肤紧张，眶内容充盈眼轮匝肌痉挛压迫睑板上缘(下睑的睑板下缘)所致，常见于泡性角膜结膜炎的小儿，或高度眼球突出的患者。麻痹性：仅见于下睑，由于面神经麻痹，眼轮匝肌收缩功能丧失，下睑依其本身的重量下垂面形成外翻。老年性：仅见于下睑，由于老年人的眼轮匝肌功能减弱，眼睑皮肤及睑外侧韧带也较松弛，使睑缘不能紧贴眼球，终因下睑本身重量下坠而外翻。

【临床表现】尽管病因多种多样，但临床表现基本相同，即睑缘向眼球外侧翻转，下睑外翻使泪小点离开泪湖，出现不同程度的溢泪症状，暴露的结膜由于失去泪液的湿润，最初局部充血、分泌物增加，久之变为干燥粗糙，高度肥厚，呈现角化现象；严重睑外翻常引起睑裂闭合不全，使角膜失去保护，角膜上皮干燥脱落，造成暴露性角膜炎及溃疡。

【诊断】根据典型的临床症状、体征，容易做出诊断。

【治疗】瘢痕性睑外翻须手术治疗，游离植皮术是最常用的方法。老年性睑外翻轻者，应嘱其向上擦泪，以减少或防止外翻加剧，重者手术矫正，以缩短睑缘为原则，最简易的方法是在结膜睑板层及皮肤肌肉层各做一个三角形切除，然后缝合之；睑外翻也可行整形手术，做“Z”形皮瓣矫正，或“V”“Y”改形术。麻痹性睑外翻轻者涂眼膏及眼垫包扎，重者应行眼睑缝合术以保护角膜，睑外翻关键在于治疗面瘫，可用眼膏、牵拉眼睑保护角膜和结膜，或做暂时性睑缘缝合术。

(二)中医诊治

本病属于中医“睥翻黏睑”范畴。

【病因病机】椒疮后期邪毒损及胞睑内面与白睛表面，牵引胞睑所致，或饮食不节、脾胃损伤、脾虚肝旺所致。

【辨证论治】

1.血热瘀滞证

临床表现：上睑或下睑外翻，羞明，流泪，眼睑厚硬、外翻，睑结膜充血；舌质暗红，苔黄，脉数。

治法：清热凉血，活血化瘀。

方药：归芍红花散(《审视瑶函》)加减。当归、赤芍药各20g，红花、栀子、黄芩各15g，生地黄、连翘、大黄、防风、白芷各12g，甘草9g。若眵泪多，沙涩羞明者，常加金银花、桑叶、菊花等以清热解毒。

2.脾虚肝旺证

临床表现：眼睑外翻，羞明流泪，伴角膜溃疡，分泌物多；偏食，纳差形瘦，烦躁不宁；舌淡苔薄，脉细数。

治法：健脾清热消积。

方药：肥儿丸(《太平惠民和剂局方》)加减。肉豆蔻15g，木香15g，六神曲12g，麦芽12g，黄连12g，槟榔10g，使君子仁10g。角膜生翳者，可加石决明、菊花以助清肝明目。

【针灸治疗】常用穴位为太阳、阳白、丝竹空、睛明、足三里、攒竹等，每次局部取穴2个，交替使用。

【外治法】复方熊胆、洛美沙星眼药水点眼，每天4次。

三、眼睑闭合不全

(一)西医诊治

【病因及发病机制】最常见原因为面神经麻痹后，眼睑轮匝肌麻痹，使下睑松弛下垂。其次为瘢痕性睑外翻。眼眶空寂与眼球大小的比例失调，如甲状腺相关性眼病、先天性青光眼、角巩膜葡萄肿和眼眶肿瘤引起的眼球突出。全身麻醉或重度昏迷时可发生暂时性功能性眼睑闭合不全。少数正常人睡眠时，睑裂也有一缝隙，但角膜不会暴露，称为生理性兔眼。

【临床表现】轻度：因闭眼时眼球反射性上转(Bell现象)，只有下方球结膜暴露，引起结膜充血、干燥、肥厚和过度角化。重度：因角膜暴露，表面无泪液湿润而干燥，导致暴露性角膜炎，实质角膜溃疡。而且大多数患者的眼睑不能紧贴眼球，泪点也不能与泪湖密切接触，引起溢泪。

【诊断】根据眼部临床表现，可以明确确诊。

【治疗】首先应针对病因进行治疗。针刺疗法可能对部分面神经麻痹患者有效。瘢痕性睑外翻者应手术矫正。甲状腺相关眼病眼球突出时可考虑对垂体及眼眶组织行紧急放射治疗，减轻组织水肿，制止眼球突出；否则可考虑眶减压术。

其次在病因未去除前，应及早采取有效措施保护角膜。对轻度患者结膜囊内可涂抗生素眼膏，再用眼垫遮盖，或用“湿房”保护角膜。重症者行睑缘缝合术。

（二）中医诊治

本病属于中医“兔眼”范畴。

【病因病机】本病多因正气不足、脉络虚空、卫外不固、风邪乘虚入中经络导致气血痹阻，而致少阳、阳明脉络经筋失于濡养以致肌肉纵缓不收而发。

【治疗】

1.*针灸治疗* 对于本病露睛流泪，口角下垂，病侧不能皱眉，蹙额闭目，露齿，鼓颊和噘嘴等，可治以祛风散寒，通经活络，选取太阳、阳白、地仓透颊车，翳风、合谷。人中沟㖞斜配合地仓透水沟，体弱者配足三里。毫针针刺，平泻平补，也可用温针灸，每次留针30分钟，合谷穴可取患侧穴位，10次为1个疗程。

2.*电针疗法* 选穴参照针刺法穴位。方法：选2穴为一组，得气后接通电极各一头，每次1～2组，通电15～20分钟，每天1次，10次为1个疗程。刺激量以患者能接受为宜。早期患者不宜用电针法。

3.*穴位注射法* 选穴参照针灸法穴。方法：用维生素B_1和维生素B_{12}或加兰他敏或胞磷胆碱注射穴位，每穴注射0.5ml，每次选用3～4穴，每天或隔天1次。

4.*穴位贴敷法* 选穴参照针灸法穴。方法：将马钱子锉成粉末，撒于胶布上，然后贴于穴位处，5～7天换药1次。或用蓖麻仁捣烂加少许麝香，取绿豆粒大一团，贴敷予穴位上，每隔3～5天更换1次。

5.*局部治疗* 3%乳酸左氧氟沙星眼液，每天3次滴眼；或迪可罗眼膏，每天3次涂眼；或泰利必妥眼液，每天3次滴眼；或0.5%红霉素眼膏，每晚1次涂眼，3～4周为1个疗程。

6.*手术治疗* 对睑外翻及组织缺损的病例，应及时手术矫治。格雷夫斯病的进行性眼球突出，应及时行放射治疗，使组织水肿减轻。眼球突出为应急期间，采用眶减压术。

四、上睑下垂

（一）西医诊治

【病因及发病机制】先天性：见本章第一节。后天性：其原因有外伤性、神经源性、肌源性及机械性等四种，其中肌源性者以重症肌无力引起者多见。癔症性：为癔症引起，双上睑突然下垂或伴有癔症性瞳孔散大，有时压迫眶上神经可使下垂突然消失。

【临床表现】麻痹性上睑下垂：动眼神经麻痹所致，多为单眼发病，常合并有动眼神经支配其他眼外肌或眼内肌麻痹。交感神经性上睑下垂：为上睑板肌的功能障碍或因颈交感神经受损所致，如为后者，则同时出现同侧瞳孔缩小、眼球内陷、颜面潮红及无汗等，称为霍纳综合征。肌源性上睑下垂：多见于重症肌无力症，常伴有全身随意肌容易疲劳的现象，这种上睑下垂的特点是休息后好转，连续瞬目时立即加重，早晨轻而下午重，皮下或肌内注射新斯的明，15～30分钟后症状暂时缓解。①外伤损伤了动眼神经或上睑提肌、Müller肌，可引起外伤性上睑下垂。②眼睑本身的疾病，如重症沙眼、睑部肿瘤等，使眼睑重量增加而引起机械性上睑下垂。③无眼球、小眼球、眼球萎缩及各种原因导致眶脂肪或眶内容物减少，可引起眼睑皮肤松垂症。

【诊断】根据典型的临床症状即可诊断。

【治疗】主要是防止视力减退和改善外貌，应针对病因治疗。先天性上睑下垂详见本章第一节。肌源性或麻痹性上睑下垂可应用腺苷三磷酸、维生素B_1或新斯的明。久治无效时再慎重考虑手术。

（二）中医诊治

本病属于中医“侵风”“眼皮下垂”的范畴。

【病因病机】《诸病源候论·目病诸候》指出，本病因“血气虚，则肤腠开而受风，客于睑肤之间”所致。结合临床归纳为：①先天禀赋不足，命门火衰，脾阳不足，睑肌发育不全，胞睑乏力而不能升举。②脾虚中气不足，清阳不升，睑肌失养，上睑无力提举。③脾虚聚湿生痰，风邪客睑，风痰阻络，胞睑筋脉迟缓不用而下垂。

本病因先天所致，应用药物治疗不佳者，宜行手术矫治；后天性者在内服中药的基础上常配合针灸治疗。

【辨证论治】

1.脾虚气弱证

临床表现：上睑提举乏力，掩及瞳孔，晨起或休息后减轻，午后或劳累后加重；严重者眼珠转动不灵，视一为二；常伴有神疲乏力、食欲不振，甚至吞咽困难等；舌淡苔薄，脉弱。

治法：补中健脾，升阳益气。

方药：补中益气汤（《脾胃论》）加减。黄芪20g，甘草10g，人参6g，当归15g，陈皮10g，升麻15g，柴胡15g，白术15g。重用方中黄芪以增补气升阳之功；若神疲乏力、食欲不振者，加山药、白扁豆、莲子、砂仁以益气温中健脾。

2.风痰阻络证

临床表现：上睑下垂骤然发生，眼珠转动不灵，目偏视，视一为二；头晕，恶心，乏吐痰涎；舌苔厚腻，脉弦滑。

治法：祛风化痰，疏经通络。

方药：正容汤（《审视瑶函》）加减。羌活20g，防风20g，秦艽15g，白附子10g，茯神10g，木瓜10g，胆南星10g，白僵蚕10g，制半夏12g，黄酒10g，甘草6g，生姜6g，金银花15g，黄连10g。若眼珠转动不灵、目偏视者，宜加川芎、当归、丹参、海风藤，以增强养血通络之功；若头晕，乏吐痰涎者，加全蝎、竹沥以助祛风化痰。

【其他治法】

（1）针灸治疗：主穴可选百会、阳白、上星、攒竹、鱼腰、丝竹空、风池。先天不足、命门火衰者加关元、肝俞、三阴交、神阙（灸）；脾虚气弱者加足三里、脾俞、胃俞、气海；风痰阻络者加丰隆、太冲、申脉。根据虚实施以补泻。每天1～2次，10天为1个疗程。

（2）其他：对重症应考虑手术治疗，如选用上睑提肌缩短或额肌瓣悬吊术。

五、睑球粘连

睑球粘连是眼睑与球结膜及角膜的黏着状态。严重睑球粘连可使眼球运动受限、复视，也可以形成睑内翻、倒睫及眦角畸形。根据粘连的范围，分为部分、广泛、全睑球粘连及闭锁性睑球粘连等。

【病因】多发生于化学性烧伤、热烧伤、爆炸伤、结膜本身疾病如史-约综合征、结膜天疱疮、重度沙眼及结膜手术等后遗症。

【临床表现】穹窿部因结膜瘢痕收缩而缩短甚至完全消失，尤以下方穹窿部为显著，当牵引下睑时在眼睑和眼球间的结膜可见有垂直的皱襞，严重患者眼球各方向转动受限多伴有不同程度的角膜静止性病变，如角膜白斑甚至眼球萎缩等。可并发白内障、葡萄膜炎、继发性青光眼、角膜白斑等。

【诊断】根据眼部外伤病史结合眼部临床表现，容易确诊。

【治疗】对闭锁性睑球粘连的治疗应考虑患者的年龄、眼部情况及全身状态，综合分析利弊区别对待。①老年人患此病，一般先不考虑成形术。②单眼闭锁性睑球粘连的年轻患者，尽管已没有视功能恢复的希望，为了改善外观所需可行全结膜囊再造。③双侧闭锁性睑球粘连的年轻患者只要还有光感，可行全结膜囊再造，其选材必须用自体唇黏膜，为争取丝毫的光明创造条件。④严重烧伤常致患者机体过敏，如有药物或食物过敏者尽管烧伤时间已过1年此时不宜做任何睑球粘连的手术。

第五节　眼睑痉挛

（一）西医诊治

【病因及发病机制】正常的瞬目过程是闭睑肌和开睑肌协同作用的结果。而睑痉挛就是由于闭睑和开睑的协同功能失调所致。而现代医学则认为眼睑痉挛是神经系统的一种功能性疾病，可能是由多种因素所造成的。但其确切的发病机制至今尚不明了。

【临床表现】原发性眼睑痉挛：是由于眼轮匝肌痉挛性收缩引起的眼睑不随意闭合，常为双侧病变，呈进行性进展，2/3患者为女性，多在60岁以上发病。痉挛的频率和时间不等，轻者眼轮匝肌阵发性、频繁的小抽搐，不影响睁眼；重症者抽搐明显，以致睁眼困难，影响视物，引起功能性失明。

半侧面肌痉挛：是累及单侧的病变，面肌周期性的强直性收缩。痉挛通常从眼轮匝肌开始，逐渐扩展到面部其他部分，无论睡眠或清醒时均可发作。其常起自中年，女性多见，可伴有单侧面肌无力。其病因常为第Ⅶ对脑神经根在小脑脑桥角被血管结构或肿瘤压迫。血管病变占90%，小于1%的病例是由于颅后窝肿瘤。

【诊断】根据眼部外伤病史结合眼部临床表现，容易确诊。

【治疗】轻者埋耳针或针灸治疗有效；重症者可用肉毒杆菌毒素A小剂量注射在眼轮匝肌肌肉内。方法：取肉毒杆菌毒素A注射于上、下眼睑内、外侧及外眦部眼轮匝肌内，分4～5个点注射，每个点注射0.1ml，含2.5～5U，注射后短期内见效，部分病例注射1次，复发者需再注射1～2次，疗效不变。

（二）中医诊治

本病属于中医“胞轮振跳”范畴。

【病因病机】《证治准绳·七窍门》认为，本病是“气分之病，属肝脾二经络，牵振之患。人皆呼为风，殊不知血虚而气不顺，非纯风也”。结合临床归纳为：肝脾血虚，日久生风，虚风内动，牵拽胞睑而振跳；久病或过劳损伤心脾，心脾两虚，气血不足，筋肉失养而跳动。

【辨证论治】

1.血虚生风证

临床表现：眼睑振跳不休，或牵拽颜面及口角抽动；头晕目眩，面色少华；舌质淡红，苔薄，脉细弦。

治法：养血息风。

方药：当归活血饮（《审视瑶函》）加减。苍术15g，川芎15g，薄荷10g，黄芪15g，熟地黄15g，防风10g，羌活10g，白芍药10g，甘草9g。若胞睑振跳持续不休者，酌加僵蚕、天麻、钩藤等以养血平肝息风。

2.心脾两虚证

临床表现：眼睑跳动，时疏时频，劳累或失眠时加重；可伴心烦眠差，怔忡健忘，食少体倦；舌质淡，脉细弱。

治法：补益心脾。

方药：归脾汤（《济生方》）加减。白术20g，茯神20g，黄芪20g，龙眼肉15g，酸枣仁15g，人参5g，木香12g，甘草10g，当归12g，远志12g。若伴心烦不眠等症候，可加桑椹、龟甲以加强养血、补心之功效。

【其他治法】

（1）针灸治疗：①本病针用补法，选攒竹、头维、四白、三阴交、血海、丝竹空、足三里等穴，每天或隔天1次。②梅花针点刺患侧眼睑及眶部。

（2）热敷按摩：轻柔按摩，并热敷眼睑及眶部。

（3）其他：肉毒素注射治疗及埋线治疗也有一定疗效。

第六节 眼睑肿瘤

一、良性肿瘤

（一）色素痣（nevus pigmentosus）

睑部色素痣多于出生时即有，少数为青春期出现，婴儿期生长较快，而后生长缓慢，到成年人逐渐停止发展，还有一部分可自行消失，仅有极少一部分可以恶变成黑素瘤。色素痣的大小、色素量多少各不一致。根据表面形态而分为：①斑痣，表面平滑而不隆起，没有毛发长出；②毛痣，高出于皮肤表面，其上有毛发长出；③乳头状痣，突起呈乳头状，色深黑，小至米粒、大至豆粒大小；④睑分裂痣，在上下眼睑皮肤上，包括睑缘有色素痣，当闭睑时两者合而为一，此为胚胎时期睑裂尚未分开时即已形成；⑤太田痣，常于出生时或稍晚在眼及上颌部出现淡褐色、青灰色或蓝褐色、无浸润、不隆起的色素斑片，在巩膜上有时也可见到蓝色斑块，偶见于结膜、角膜和视网膜，罕有恶变。

色素痣的治疗：①色素痣无症状、为良性肿物，一般不需要治疗。但注意避免搔抓，以免刺激发生恶变。如一旦增大，色素加重，表面粗糙，毛细血管扩张，且有出血倾向者，应考虑恶变的可能性，应尽早全部彻底的切除，送病理检查。②为美容，可用冷冻、艾灸、二氧化碳激光或整形手术治疗，也应治疗彻底，不残留以免激发恶变。

（二）黄斑瘤（xanthelasma）

黄斑瘤是黄色瘤的一种，多见于老年女性。常见于双上、下睑皮肤内侧，为对称性、扁平稍隆起皮肤表面的橘黄色斑块，呈长椭圆形或长三角形。其病理为真皮内多数泡沫状组织细胞。本病为脂肪代谢障碍性皮肤病，原发性者常有家族高脂蛋白血症，继发者常有某些血清蛋白升高疾病，也有不伴有血脂异常者。

黄斑瘤的治疗：①本病无自觉症状，因与脂肪代谢有关，应注意饮食调配。②肝素有促进脂肪代谢、消除血脂的作用，在无出血素质和不伴有凝血迟缓各种疾病的患者，可用肝素注射液注射，取0.1ml（含625单位）注于黄色瘤的下方，每周1次，较小者注射5～6次，大者需注射10次左右，瘤的范围可缩小，甚至消失。③皮肤松弛者可行黄斑瘤切除，但不能防止附近皮肤再发。

（三）血管瘤（hemangioma）

血管瘤较常见，是由新生血管组成的良性肿瘤。属于血管发育畸形，多发生于婴幼儿。临床上分为鲜红斑痣、草莓状血管瘤、海绵状血管瘤。鲜红斑痣又称火焰痣，出生时或出生后即发生，为淡红色或暗红色斑片，边缘不整，境界清楚，压之褪色，有时其表面有小结状增生，随年龄增长而扩大，但成年期可停止生长，无自觉症状，有的在2岁前可自行消退。草莓状血管瘤一般在出生后数周内出现，初发为粟粒或绿豆大的半球形丘疹，色红，境界清楚，质软，表面光滑，生后数月内生长较快，逐渐增大呈桑葚状或分叶状如草莓，压之不褪色，无自觉症状，1岁内长到最大限度，约3/4皮损在7岁前自行消退。海绵状血管瘤于出生后不久即出现，病变区为暗红色或青紫色、隆起性皮下结节状肿块，由血窦组成，质软、易于压缩、形状不规则、大小不等，色紫蓝，哭泣时肿瘤增大，无自觉症状，病变生长较快，但多数在5岁左右由于瘤内血栓或炎性纤维化而萎缩消退。

血管瘤治疗：①鲜红痣，可用冷冻、核素（磷-32或锶-90）敷贴于患处，早期效果好。②草莓状血管瘤，多数消退不必治疗，长期不退且病损面积大者，可用X线照射、CO_2激光或液氮冷冻，但可能留有瘢痕。国外对大而影响视线者，在肿瘤内注射激素按婴儿体重计算给最大量，注射后生长缓慢，效果良好。③海绵状血管瘤，在瘤内注射硬化剂鱼肝油酸钠，每2周1次，共5～10次，对局限性者可行手术切除。

（四）皮样囊肿（dermoid）

皮样囊肿又称皮样瘤，为先天发育异常，源于胚胎，常于出生时即有，婴幼儿时期缓缓增大，部分在5岁内才发现，所以就诊较早。囊肿主要在骨缝附近生长，多见于眶外上角（从颞额骨缝发生），也见于眶内上角（鼻额骨缝处起源）或眶内。囊肿大小不一，初起时小，坚实如豌豆，逐渐长大可达乒乓球大小，呈圆形或椭圆形，表面光滑，界线清楚，与皮肤无粘连，有弹性，因与骨壁相近，可压迫骨壁凹下。组织学检查为复层扁平上皮构成囊壁，可有汗腺、皮质腺，囊腔可为单房或多房，囊腔内含有皮脂腺样油脂、角化物质、毛发。穿刺时如抽出黄色酸臭如牛油样液则称之为“油囊肿”。本病需与脑膜膨出相鉴别，脑膜膨出多发于眶内上角骨缝，不能移动，有搏动，压迫时肿物可缩小，在无菌操作下穿刺为脑脊液。皮样囊肿需手术摘除。

二、恶性肿瘤

（一）基底细胞癌（basal cell carcinoma）

基底细胞癌是眼睑皮肤恶性肿瘤多见的一种。其好发部位为眼睑皮肤，从黏膜起源罕见，以下睑内眦部为多见。男性比女性多发，老年人多于年轻人。本病病变初起为微小、轻度隆起的、半透明的结节，如含有色素则类似黑痣。结节外围可有曲张的血管围绕，表面有痂皮或鳞屑覆盖，经数年或数月后缓缓增大，表面破溃形成浅溃疡，边缘参差不齐、变硬、隆起、内卷，是因为溃疡边缘部皮肤鳞状上皮向下高度增生所致、溃疡边缘常带色素、周围充血。溃疡呈潜行在皮下穿掘、向四周扩展，因此溃疡比表面皮肤范围要大，故也称侵蚀性溃疡，继续进行才使表面皮肤溃烂。溃疡较浅，其基底在同一平面上，易出血。如不治疗或治疗不当，癌扩大常改变其原来的面貌形成菜花状，可能会误诊为鳞状细胞癌或恶性黑素瘤。患者早期多无自觉症状，很少淋巴结转移。但继发感染、严重破坏组织后可引起剧烈疼痛，癌甚至可侵及鼻窦或颅内而死亡。基底细胞癌以早期治疗预后较好。未能确诊前应做组织活检，确诊为基底细胞癌后应彻底切除。但做活检时取材应在溃疡穿掘区，因溃疡基底有坏死肉芽组织，又如太浅则易误诊为鳞状细胞癌。基底细胞癌对放射治疗敏感，但放射治疗并发症较多，故仍以手术切除为主，或先行放射治疗为手术创造条件，然后再手术治疗。

（二）鳞状细胞癌（squamous cell carcinoma）

鳞状细胞癌是起自皮肤或黏膜上皮层的一种

恶性肿瘤。皮肤黏膜交界处的睑缘是好发部位。发病率较基底细胞癌少，但其恶性程度却较基底细胞癌高，发展也快，破坏力也大，可破坏眼组织、鼻窦或颅内而死亡，淋巴结常有转移。男性较女性多，老年人多于年轻人。鳞状细胞癌好发于下睑，围绕睑缘。其病变初起为限局性隆起如疣状、乳头状、结节状或菜花状，基底为蒂状。无自觉症状。其外观不易与基底细胞癌区别，但病变发展快，一面向浅层组织发展，一面向深部进行，表面破溃形成溃疡，出血、感染，有奇臭，能区别于一般良性的乳头瘤。溃疡的特点是边缘高起、参差不齐，有时可有潜行边缘，外观似基底细胞癌，但溃疡深，基底不在一平面，而是深浅不一，溃疡可呈现火山喷口状，边缘甚至外翻较饱满，最后破坏眼球，蔓延至颅内死亡。通过活检能与基底细胞癌相鉴别。鳞状细胞癌的治疗：高度未分化的梭形细胞鳞状细胞癌对放射治疗较敏感，离睑缘较远者可用放射治疗，但分化好的则对放射治疗不敏感。因此以手术治疗为主，手术切除的范围要较基底细胞癌大，切除后可行整形手术。如病变已累及穹窿结膜、球结膜，则要考虑做眶内容剜除术。对肿大的淋巴结要做清扫。也可考虑转肿瘤科进行化学治疗。

（三）睑板腺癌

睑板腺癌（meibomian gland carcino-ma）是原发于睑板腺的恶性肿瘤。发病率介于基底细胞癌和鳞状细胞癌之间。由于分化程度不同其恶性程度也不同，病程长短不一。临床上女性较男性多，老年人多，上睑较下睑发病多。其病变位置在睑板腺，因此表面皮肤多无改变，无自觉症状，仅在皮肤表面摸到小硬结，相应的结膜面显得粗糙，可见到黄白斑点，形似睑板腺囊肿；早期不破溃，肿瘤发展后可至睑板以外，此时在眼睑皮下则可摸到分叶状的肿块，表面皮肤血管可扩张；进一步发展可有乳头状瘤样物从睑板腺开口处脱出，少数肿瘤弥漫性发展，使睑板变厚，眼睑变形，皮肤结膜不破；也有肿瘤坏死，结膜破溃，露出黄白色结节状肿瘤组织，摩擦角膜引起角膜溃疡。晚期睑缘受累，皮肤溃疡，黄白色癌瘤由破溃处露出，一部分还可以沿结膜向眼眶深部发展，引起眼球突出，可转移至淋巴结，尤其分化不好的鳞状细胞型睑板腺癌发生率高。本病早期需与睑板腺囊肿相鉴别，如在切除睑板腺囊肿时，切开的内容物不是胶冻状物质，而是易碎的黄白色组织，应高度怀疑为睑板腺癌，需送病理进一步检查以免漏诊。

睑板腺癌的治疗：睑板腺癌为恶性肿瘤，不治疗则溃疡出血、感染或转移而死亡。放射治疗不敏感，以手术治疗为主。分化好的很少转移，仅局部切除即可，分化不良的可转移至耳前、颌下或颈淋巴结，如有淋巴结转移，除切除局部病灶，甚至做眶内容剜除术，还需要做淋巴结清扫术，以挽救生命。

（四）恶性黑素瘤

恶性黑素瘤（malignant melanoma）部分来源于黑痣恶变，部分来源于正常皮肤或雀斑。各年龄都可发生，但老年人多见。黑痣恶变原因不详，外伤或外来刺激可能是诱因。恶性黑素瘤发展过程变异很大，有的发展迅速、短期内即增大破溃、广泛转移，有的多年静止缓缓增大，也有的局部病灶很小，而早已转移到内脏。黑素瘤好发于内外眦部，向皮肤和结膜两个方向发展，初起似黑痣或大小不等高低不平的黑色素结节，表面粗糙，色素可浓淡不一，有的甚至无色素，在大的结节外围还可有卫星小结节，附近色素弥散，血管充盈，有的迅速发展成大肿块，也有发展成为菜花状被误诊为鳞癌，患者疼痛不明显，但终究病灶形成溃疡、易出血，合并感染可以引起疼痛，病程长短不一。恶性黑素瘤需与黑痣相鉴别，黑痣表面光滑，色素浓，质软，有的有毛；而黑素瘤表面粗糙，色素不等，质硬，有毛痣脱毛也应考虑恶变的可能性，表面有裂隙，形成溃疡、基底不平、易出血，淋巴结或内脏转移。因本病为高度恶性肿瘤，一经确诊应立即治疗。对放射治疗不敏感，故应手术切除，切除范围要大，距病变区需3cm，如有睑及球结膜受累应做眶内容剜除术，如有淋巴结转移，应进行清扫。本病预后多不良。

（张仁俊　赵永旺　周祝春）

第24章

泪器疾病

第一节 干 眼

干眼（dry eye），又称干燥性角结膜炎（keratoconjunctivitis sicca，KCS），是一种主要由于泪液质和量异常导致的泪膜稳定性下降，并伴有眼部不适，目前多数学者认为干眼包括干眼症、眼干燥病及干眼综合征。

（一）西医诊治

【病因及发病机制】

1.干眼的外因：湿度低、过敏、病毒感染、药物及防腐剂毒性，角膜、结膜改变、细胞损伤，泪膜异常。

2.干眼的内因：性激素降低、自身免疫疾病，泪腺功能异常，睑板腺泪液脂质层异常。

3.营养不良，维生素A缺乏。

4.泪液分泌障碍。

【临床表现】

1.视疲劳、异物感、干涩感并伴有烧灼感、眼胀痛、怕光、结膜充血等。

2.上皮性结膜干燥症：球结膜干燥失去光泽和弹性，透明度减低，当患者睁眼暴露结膜数秒钟后，则干燥更为明显。随后结膜活动性及弹性较差，在眼球转动时睑裂部球结膜出现与角膜缘平行的皱褶。在睑裂部角膜缘的两侧球结膜出现银白色泡沫状的三角形斑，基底向角膜缘，表面干燥不为泪液湿润称为干燥斑（Bitot斑）。开始只是很少数的微小泡沫散发在结膜表面，继而呈片状灰白色，由椭圆形变为三角形。结膜色素增生也是本病的早期表现，最初见于下穹窿部。在翻转下睑时，在下穹窿部结膜及半月皱襞处，最后在上穹窿部也可出现浅棕色色素沉着，病愈后结膜干燥首先消失，但色素增生消失较慢。

3.实质性结膜干燥症：早期结膜表面暗淡无光，组织变厚并趋向角化，以致外观如干燥的皮肤样，虽有眼泪也不能使其湿润。皱缩、干燥、角化的结膜上皮造成难以忍受的干燥感怕光等痛苦，在结膜变化的同时，角膜也受累，开始上皮层干燥、混浊，导致视力下降甚至丧失。对于睑外翻、眼睑缺损、突眼而使眼睑闭合不全时，可引起局部性结膜干燥与暴露性角膜炎。暴露部位的睑、球结膜充血、干燥、角化和增厚。

【诊断】

1.根据典型临床表现。

2.泪液分泌试验＜10mm/5min，泪膜破裂时间（BUT）小于10秒。

【治疗】①眼外补液；②防止眼表液体丧失；③病因治疗；④增泪疗法；⑤视黄酸治疗；⑥手术疗法；⑦其他。

治疗措施以预防为主：①保持正确的操作姿势，屏幕到眼的距离为40～70cm，视线稍向下形成一定的角度，使用1～2小时电脑后，休息10～15分钟，眺望远方，休息眼睛；适当活动身体。②屈光不正患者，应配戴合适度数的眼镜。③出现干眼症状时可使用人工泪液。④早诊断，早治疗。

1.上皮性结膜干燥症　局部予以鱼肝油滴眼，同时应用抗生素溶液及眼膏，以预防和治疗继发感染、角膜溃疡及角膜软化，并要滴阿托品散瞳及抗生素眼膏。食用含维生素A丰富的食物，如牛奶、鸡蛋、猪肝及含胡萝卜素的蔬菜；口服鱼肝油，如有消化不良或胃肠道疾病患者可肌内注射维生素A或维生素AD，每天1次；全身合并症应与儿科或内科协助共同采取积极治疗措施。

2.实质性结膜干燥症　目前尚无有效治疗，主要是对症处理，为了减少痛苦可频繁滴入生理盐水、人工泪液或抗生素眼膏；或用电烙封闭小泪点，以减少泪液的流出；也有人施行腮腺管移植术对改善症状有一定好处，但当就餐时由于腮腺分泌量过多，常使患者流泪不止，而近年来则用亲水性软角膜接触镜，但效果尚不确切。对于眼睑闭合不全所致的眼球干燥，可行眼睑成形术。一旦睑裂闭合不全得到矫正，结膜还可在一定程度上得到恢复。

（二）中医诊治

干眼相似中医“神水将枯”“白涩症”“燥证”等范畴。

【病因病机】本病是以泪液少而引起的病变。肝开窍于目，泪为肝之液，肝肾同源，肾为水之下源，肺为水之上源，脾主运化水湿。因此本病的脏腑病机与肺、肝、肾、脾关系密切。①外感燥热之邪，内客于肺，致肺阴不足，不能上润于目，而发生神水将枯。②肝肾阴虚，致泪液生化无源，兼有虚热蒸灼，故神水将枯。③脾虚气弱，运化水湿失职，清阳不升，气化不利，液泪不能上营，故神水将枯。

【辨证论治】

1.肺阴不足证

临床表现：眼干涩明显，甚则畏光，自汗，咽燥口干，或干咳无痰，舌质红无津，脉细无力。

治法：滋阴润肺。

方药：养阴清肺汤（《重楼玉钥》）加减。生地黄10g，麦冬12g，白芍10g，玄参10g，牡丹皮6g，薄荷6g，南沙参6g，玉竹10g，防风6g。若虚热明显加地骨皮、银柴胡以滋阴清热；角膜溃疡加木贼、蝉蜕、密蒙花以疏风退翳。

2.气阴两虚证

临床表现：结角膜干燥欠光泽，涩磨畏光，眼极易疲劳，视物模糊，甚至眼睑痉挛，口干少津，神疲乏力，舌淡红，苔薄，脉细。

治法：养阴益气，滋补肝肾。

方药：生脉饮合六味地黄丸（《实用中医眼科学》）加减。太子参15g，麦冬10g，五味子10g，熟地黄10g，山药10g，山萸肉10g，牡丹皮10g，茯苓15g，泽泻6g，甘草6g，枸杞10g。若口舌干燥，加石斛、花粉；咽喉干燥，加沙参、玉竹；角膜溃疡，加蝉蜕、木贼。

3.肝经阴虚证

临床表现：眼干涩，畏光，睁眼不适，情志抑郁，喜叹息，口干舌燥，舌红质干，脉象弦细。

治法：疏肝解郁，滋养阴津。

方药：逍遥散合生脉散（《实用中医眼科学》）加减。柴胡10g，当归10g，白芍10g，茯苓15g，白术10g，薄荷6g，人参10g，麦冬10g，五味子10g。口苦咽干者，加黄芩、山栀子；畏光不适者，加防风、蔓荆子；口干舌燥者，加生地黄、玉竹养阴润燥。

4.湿热困脾证

临床表现：角结膜干燥欠光泽，干涩畏光，易疲劳甚至眼睑痉挛，视物模糊，病情反复，舌质红，苔黄腻，脉数、滑、实。

治法：利湿清热。

方药：除风清脾饮（《审视瑶函》）加减。黄芩10g，黄连6g，知母10g，连翘6g，桔梗10g，荆芥6g，防风6g，陈皮10g，玄参10g，生地黄15g。若口干舌燥，加石斛、花粉；咽喉干燥，加沙参、麦冬；角膜溃疡，加蝉蜕、木贼以明目退翳。

【外治法】玻璃酸钠、聚乙二醇、聚乙烯醇、小牛血清等滴眼液。

【中成药】养阴清肺丸，杞菊地黄丸，加味逍遥丸。

【针刺疗法】针刺治疗攒竹、承泣、迎香、睛明、少泽、后溪等穴，每次选2～3穴，隔天1次，10次为1个疗程，采用补法。

【食疗方】

（1）枸杞山药小米粥

组成：枸杞子5g，桑椹5g，山药5g，大枣5g，小米100g。

功效：补肝养血，明目润燥。

适应证：角结膜干燥症。

方解：枸杞子、桑椹滋补肝肾明目；山药益气滋阴、补肺肾；大枣补血、益气生津；小米补中和胃。上述5种食材搭配在一起具有滋阴润肺、益气生津、润燥明目的功效。

制法：将上述5种食材洗净放入砂锅内，加适量水煎熬60分钟后混合均匀即可。

用法：每次200ml，分早晚口服，7天为1个疗程。

（2）百合老鸭汤

组成：百合10g，老鸭100g，精盐等作料适量。

功效：养肝，滋阴明目。

适应证：角结膜干燥症。

方解：百合甘、寒，滋阴养肝；老鸭肉性味甘、寒，滋阴补血、益气利水。上述2种食材搭配在一起具有养肝、滋阴补血、益气利水的功效。

制法：将上述食材洗净后切片放入砂锅内，加适量水熬烂，加入精盐等作料即可。

用法：可供中、晚餐菜肴，7天为1个疗程。

（3）决明菊花麦冬汁

组成；决明子10g，菊花5g，麦冬15g，蜂蜜适量。

功效：健脾益胃，清肝明目。

主治：角结膜干燥症。

方解：决明子、菊花清肝明目；麦冬养阴生津、润肺、益胃生津。上述3种食材搭配在一起具有养阴润肺、益胃生津、清肝明目的功效。

制法：决明子略捣碎后，菊花、麦冬一起洗净，放入砂锅内加水适量，煮沸约30分钟后加入蜂蜜适量即可。

用法：当茶饮，7天为1个疗程。

【经验方】

（1）熟地黄、茯苓、山药、山茱萸、牡丹皮、泽泻、白芍、当归、甘菊花各9g，柴胡3g。水煎服，每天1剂。

（2）地肤子、枸杞子、蔷薇果实各30g。水煎服，每天1剂。

【名医经验】

（1）湖南中医药大学第一附属医院张氏加味十珍汤《张怀安眼科临床经验集》。生地黄、玉竹、桑椹、女贞子各10g，当归、白芍、麦冬、天冬、地骨皮、知母、牡丹皮、墨旱莲各10g，甘草5g。配合人工泪液滴眼。治疗结膜干燥症阴虚火旺者36例（72只眼），有效为64只眼，总有效率为88.9%。

（2）陆绵绵治疗肝肾下足证。治法：补益肝肾，滋阴养血；方药：枸杞、菊花、生地黄、熟地黄、山药、茯苓、牡丹皮、泽泻、山茱萸、麦冬、鬼针草、淡竹叶。

【中西医结合治疗经验】张怀安《张怀安医案精选》中西医结合治疗结膜干燥症。张怀安认为："肝肾亏损，阴血不足，目失所养，而至双眼干涩不爽"。此属肝肾阴虚证，方用加味杞菊地黄汤。熟地黄、山药、枸杞、茯苓各15g，当归、白芍、泽泻、牡丹皮、菊花各10g，山茱萸6g，蔷薇果实30g。水煎服，每天1剂。

【中西医结合治疗新思路】根据我国干眼的诊断标准及干眼严重程度诊断标准，对干眼的病因和分类诊断，用现代医学检测手段得出的诊断，运用中西医病证结合进行辨证论治。本病是以虚证为主，实证少见。气血津液亏虚贯穿疾病的始终。其中阴津亏虚更常见。临床见患眼干涩不适，口干，甚则全身皮肤干燥。实证主要为肝郁，痰湿、血瘀及六淫之邪外袭，如风邪外袭者，患眼发病时间短，眼痒畏光流泪。总之，阴精亏虚是干眼发病的基础，阴津不足、内燥伤津、虚火浮越、气不布津是本病发病的主要病机。所以在治疗本病时首先要辨虚实辨证选方，而且还要做到辨病、证相结合，外用药和辨选方相结合。

第二节　泪腺炎症

一、急性泪腺炎

【病因及发病机制】急性泪腺炎由各种传染病引起，如腮腺炎、流行性感冒、伤寒、肺炎，急性咽喉炎等，也可以是周围组织炎症蔓延的结果。另外还有原因不明者，一般均称为原发性，双侧或单侧发病，睑部泪腺较眶部泪腺易受累。本病常见的病原菌有葡萄球菌、肺炎链球菌等，少数病例为病毒引起。

【临床表现】病变限于睑部腺或眶部腺，甚至同时发炎，局部疼痛流泪，上睑外1/3处睑缘红肿，上睑下垂（炎症），同时伴有眼睑高度水肿，若提起上睑，令眼球下转时，可见泪腺膨出部分，严重者可使眼球向下内移位，耳前淋巴结肿大压痛，通常1～2周后炎症消退，化脓者可自行穿破形成暂时性瘘管，亦可转变成亚急性或慢性。全身方面可出现全身不适，体温升高等。

【诊断】急性泪腺炎的诊断可分别或同时累及泪腺的睑叶或眶叶，表现为眶外上方局部肿胀、疼痛，上睑水肿呈"S"形弯曲变形，耳前淋巴结肿大。触诊可扪及包块，有压痛，结膜充血、水肿，有黏性分泌物。提起上睑，可见泪腺肿大充血。急性液腺炎病程通常短暂，可自行缓解，但也可形成脓肿。具体诊断依据为：①发病急，多为单侧，局部红肿，疼痛、压痛，伴有炎性上睑下垂，邻近结膜水肿充血。眶部泪腺发炎时还可伴有眼球向内下方移位、运动受限、复视等症状。②眶上缘外侧下方可触到肿胀的泪腺，将上睑提起眼向下转时，可看到肿胀的泪腺从外上方结膜下膨出。③耳前淋巴结肿大，体温升高，全身不适。

【治疗】局部热敷，全身应用抗生素，如已成熟则切开排脓，睑部者由结膜切开，在眶部者则应由皮肤切开。

急性泪腺炎一般为细菌或病毒感染。轻至中度感染：口服阿莫西林，250～500mg/8h；或头孢氨苄，250～500mg/6h；中至重度感染：替卡西林，3g，静脉注射4～6小时；或头孢唑林，1g，静脉注射4～6小时，若发生脓肿，需行切开引流。

二、慢性泪腺炎

（一）西医诊治

【病因及发病机制】原发性：慢性泪腺炎多为原发性，也可由急性转变而来，经过缓慢，病变多为双侧，腺组织逐渐扩大使上睑外上侧有一无痛之隆起，但可有触痛，肿物还可触及分叶状，伴有眼球向下内方移位，上转受限，而发生复视或导致上睑下垂表现。发病前可有上呼吸道感染，有时呈流行性，并伴有明显的全身症状。

继发性：①局部来源，穿通伤、烧伤，常引起局部化脓或坏死；睑板腺或结膜的葡萄球菌感染，睑腺炎、眶蜂窝织炎等均可直接扩散至泪腺。②病灶转移，远处化脓性病灶转移而来，如扁桃体炎、中耳炎、龋齿、肾盂肾炎等。③全身感染，如葡萄球菌所致的疖肿，链球菌所致的猩红热肺炎链球菌和大肠埃希菌感染，多为化脓性，一侧泪腺受累。

【临床表现】慢性泪腺炎没有急性泪腺炎的明显的临床症状。泪腺局部可触及结节状物，疼痛并不明显，可以活动。眼睑可以红肿，脓肿形成后可以有波动感，泪腺增大明显时可出现上睑下垂及眼球运动障碍。

【诊断】结核性泪腺炎：为最常见的一种，随血行扩散而致，双侧或单侧肿大，无疼痛，伴有耳前淋巴结肿大。本病常表现为孤立型结核球，多数能自愈，但也有呈干酪样坏死，形成寒性脓肿，穿破皮肤后形成结核性瘘管。

沙眼性泪腺炎：沙眼对泪腺的影响可能有两方面，一是沙眼在结瘢的过程中，引起泪腺排出管道之阻塞，而导致泪腺继发性萎缩；二是沙眼病毒沿排泄管侵入泪腺，而形成沙眼性泪腺炎，但需充分证实。

泪腺类肉瘤结节瘤：为一种侵蚀网状内皮系统的肉芽炎症，原因尚未明确，常为全身病的一个局部症状，患者多发生在20～40岁，双侧发病，但不一定同时发病，泪腺表现为逐渐肿胀，呈无病结节状，质地坚硬，与眶组织有联系，但在皮肤与眶缘下可被自如推动，最后确诊需靠活体组织检查。

米古利兹（Mikutiez）病：典型者是双侧泪腺和腮腺肿大的慢性炎症，多发生在30岁以上，也可发生在任何年龄，病因不明，多数开始缓慢，也可有急性发生者。本病初发为单侧，继发为双侧，不伴疼痛及全身反应。泪腺肿胀、对称、柔软，可移动，有弹性，无压痛，有时伴肝脾大及全身淋巴结肿大，常在同时或在数周或数年以后，腮腺开始对称性肿胀，有时侵犯副泪腺及腺，使唾液分泌量减少，致口腔、鼻腔、咽喉黏膜干燥。

【治疗】西医治疗：病因治疗，给予抗生素、皮质激素、水杨酸钠、X线照射。必要时做泪腺切除术。

（二）中医诊治

本病属于中医“胞生痰核”范畴，眼睑属肉轮，酿湿生痰，凝结于脾，以致营气不从，风热郁结，递于肉里壅结于胞睑之间而成。故予以化痰散结、清热解毒、健脾利湿方剂。

第三节　泪液排出系统疾病

一、泪道功能不全

泪道功能不全是指有溢泪症状但无泪道器质病变，冲洗泪道通畅，在结膜囊内滴入荧光素溶液，在鼻腔内不能查出。

（一）泪囊功能不全

眼轮匝肌在引流泪液进入泪囊方面起重要作用。当轮匝肌收缩或闭合眼睑时，泪小管被压迫和缩短，而肌肉放松，开睑时泪小管扩张产生负压，泪液从结膜囊吸入泪小管内。眼轮匝肌纤维附着于泪囊壁的方式有着同样的机械作用，轮匝肌收缩时，泪囊上部扩张、下部压缩，泪液从泪小管进入泪囊，当轮匝肌放松（开睑）时，泪囊上部塌陷，下部扩张，迫使泪液向下进入鼻泪管。在眼轮匝肌功能不足或麻痹时，这种机械作用减弱或消失，产生溢泪，鉴别于泪道狭窄或阻塞可通过冲洗泪道证明通畅。

（二）瓣膜功能不全

在正常情况下，在鼻腔内鼻泪管下口处，有一跨越管口的黏膜活瓣称为Hasner瓣，对鼻泪管起活门作用，当瓣关闭时能阻止鼻腔空气流至泪囊，如此瓣膜先天薄弱或细小，则瓣膜关闭不全，空气上行至泪囊。由于空气在泪囊内使泪囊壁弹性减低，以致引起溢泪。

二、泪道狭窄或阻塞

（一）西医诊治

【病因及发病机制】泪小点异常，包括泪小点狭窄、闭塞或缺如。泪小管至鼻泪管的阻塞或狭窄，包括先天性闭锁、炎症、肿瘤、结石、外伤、异物、药物毒性等各种因素引起的泪道结构或功能不全，致泪液不能排出。

【临床表现】溢泪。

【诊断】根据患者溢泪或流脓症状，查体见泪点异常或泪道冲洗情况可明确诊断。

【治疗】

（1）探通置管：可采用重复探通并逐步增大探针以扩大鼻泪管的方法，对少数轻度的或纤维蛋白粘连阻塞有效，已有固定瘢痕则很难奏效。探通后置线如丝线、肠线、聚乙烯或硅胶管等，留置3～6个月使形成通道。

（2）阻塞切开：特制刀切开，电凝或电解，从上路或鼻内逆行切开阻塞等，效果均不满意。

（3）鼻泪管义管手术：探通扩大鼻泪管后置入一内径1.5～3mm义管。

（4）泪囊鼻腔吻合术：鼻泪管阻塞的最理想方式是泪囊鼻腔吻合术。

（5）激光泪道成形术：利用Nd：YAG近红外光，击开泪小管、泪总管或鼻泪管的狭窄阻塞处，联合药物灌注，这种手术方法可恢复泪道的生理通道。

（二）中医诊治

本病属于中医“泪窍不畅”范畴。

【病因病机】该病在《诸病源候论·目病诸候》中谓：“若脏气不足，则不能收制其液，故目自然泪出。”而《银海精微·迎风洒泪症》中说：“为肝虚风动则泪流，故迎风泪出。”结合临床归纳为：①肝血不足，泪窍不密，风邪外袭而致泪出。②脾气亏虚，生化乏源，气血不足，不能收摄泪液而致泪出。③泪为肝之液，肝肾同源，肝肾两虚，不能约束其液而流泪。

【辨证论治】

1.血虚夹风证

临床表现：流泪，迎风更甚，隐涩不适，患眼无红赤肿痛；兼头晕目眩，面色无华；舌淡苔薄，脉细。

治法：补养肝血，祛风散邪。

方药：止泪补肝散（《银海精微》）加减。熟地黄、白芍、当归各20g，川芎、刺蒺藜、木贼、防风、夏枯草各15g，黄芪、党参各12g。若流泪迎风更甚者，可加白薇、菊花、石榴皮等以祛风止泪。

2.气血不足证

临床表现：无时泪下，泪液清冷稀薄，不耐久视；面色无华，神疲乏力，心悸健忘；舌淡，苔薄，脉细弱。

治法：益气养血，收摄止泪。

方药：八珍汤（《正体类要》）加减。人参5g，白术、白茯苓、当归各15g，川芎、白芍药、熟地黄各12g，炙甘草10g，生姜5g，大枣10g。如迎风泪多者，加防风、白芷、菊花以祛风止泪；遇寒泪多，畏寒肢冷者，酌加细辛、桂枝、巴戟天以温阳、散寒、摄泪。

3.肝肾两虚证

临床表现：眼常流泪，拭之又生，或泪液清冷稀薄；兼头晕耳鸣，腰膝酸软；脉细弱。

治法：补益肝肾，固摄止泪。

方药：左归饮（《景岳全书》）加减。熟地黄、山药、枸杞子各15g，炙甘草10g，茯苓、山茱萸各12g。若流泪较甚者，加五味子、防风以收敛祛风止泪；若感泪液清冷者，加巴戟天、肉苁蓉、桑螵蛸，以加强温补肾阳之力而助固摄止泪之功。

【外治】①滴滴眼液，选用含硫酸锌的滴眼液。②手术治疗，如泪道阻塞者，可试行激光治疗或泪道硅管留置治疗。

【其他治法】①中成药治疗，根据临床证型，可选用杞菊地黄丸等口服。②针灸治疗，肝血不足、复感风邪证以补法为主，可选肝俞、太冲、合谷、风池；肝肾两虚、约束无权证以补法为主，针灸并用，可选肝俞、肾俞、涌泉、太冲；若流泪清冷者，可加神阙艾灸及同侧睛明穴温针治疗。

三、急性泪囊炎

（一）西医诊治

【病因及发病机制】急性泪囊炎可以在并无泪道阻塞的基础上突然发生；也可由于鼻泪管阻塞的同时尚有泪小管的阻塞，使脓性分泌物不能排出，或在慢性泪囊炎的基础上发生，继发性感染所致，致病微生物有肺炎双球菌，金黄色葡萄球菌，β-溶血性链球菌，流感病毒等。

【临床表现】局部：泪囊局部组织表现为急性蜂窝织炎、充血、肿胀、发热剧痛，重者可引起上下睑及鼻梁部肿胀，结膜充血水肿、流泪加剧，继则形成脓肿，可有波动，若穿破皮肤则形成瘘管。炎症消退后通过瘘管，脓液由筛或鼻腔排出。全身方面：全身发热、血象升高，头痛，下颌淋巴结及耳前淋巴结肿大，压痛等不适。

【治疗】炎症早期超短波治疗或热敷，可促进炎症消退或加速化脓。用药物控制感染，常肌内注射青霉素80万U和链霉素0.5g（均需皮试），每天2次。或肌内注射庆大霉素8万U，每天2次。出现脓点后，应沿皮纹切开排脓，并放入引流条，每天换药1次，至无脓液排出时拔出，伤口愈合。反复发作或瘘管长期不愈合者，应在炎症完全消退后将泪囊及瘘管摘除，或行泪囊鼻腔吻合术，同时切除瘘管。

（二）中医诊治

本病属于中医“漏睛疮”的范畴。

【病因病机】《医宗金鉴·外科心法要诀》中谓：“漏睛疮在大眦生，肝热风湿病睛明。”结合临床归纳为：①心经温热，或素有漏睛，热毒内蕴，复感风邪，风热搏结所致。②过嗜辛辣炙煿，心脾热毒壅盛，致气血凝滞，营卫不和，结聚成疮，热盛肉腐成脓而溃。③气血不足，正不胜邪，邪气留恋，蕴伏之热邪上扰泪窍。

【辨证论治】未成脓时以消散为主，已成脓者切开排脓。

1.风热上攻证

临床表现：患眼热泪频流，内眦部红肿疼痛，其下方隆起，可扪及肿核，疼痛拒按；头痛，或见恶寒发热；舌红苔薄黄，脉浮数。

治法：疏风清热，消肿散结。

方药：银翘散（《温病条辨》）加减。金银花、连翘、荆芥、牛蒡子各20g，薄荷、桔梗、竹叶各15g，淡豆豉、芦根、甘草各10g。加白芷、浙贝母、天花粉，以加强消肿散结之功。

2.热毒炽盛证

临床表现：患处红肿焮热，核硬拒按，疼痛难忍，热泪频流，甚而红肿漫及颜面胞睑；耳前或颌下有肿核及压痛，可兼头痛身热，心烦口渴，大便燥结，小便赤涩；舌质红，苔黄燥，脉洪数。

治法：清热解毒，消瘀散结。

方药：黄连解毒汤（《外台秘要》）合五味消毒饮（《医宗金鉴》）加减。黄连、黄芩、黄柏各10g，栀子、金银花、野菊花、蒲公英、紫花地丁、紫背天葵子各20g。若大便燥结者，可加大黄以通腑泄热；患处红肿热痛甚者，加郁金、乳香、没药以助活血散瘀、消肿镇痛；欲成脓而未溃者，可加皂角刺、穿山甲、白芷以促使脓成溃破。

3.正虚邪留证

临床表现：患处微红微肿，稍有压痛，时有反复，但不溃破；或溃后漏口难敛，脓液稀少不绝；可伴畏寒肢冷，面色苍白，神疲食少；舌淡苔薄，脉细弱。

治法：补气养血，托里排毒。

方药：托里消毒散（《医宗金鉴》）加减。人参5g，生黄芪25g，川芎、当归、白芍、白术各20g，金银花25g，茯苓、白芷、皂角刺各15g，甘草、桔梗各10g。若红痛有肿核者，可加野菊花、蒲公英、郁金以清热消肿、活血止痛；溃后瘘口不敛已久、面色苍白者，宜加玄参、天花粉、白蔹以养阴清热、生肌排脓。

【外治】①滴眼液，可用清热解毒类滴眼液，0.5%熊胆滴眼液等；或用抗生素滴眼液，如环丙沙星滴眼液等。②湿热敷，早期局部宜用湿热敷，每天2～3次。③药物敷，未成脓者可用如意金黄散调和外敷，或用新鲜芙蓉叶、野菊花、马齿苋、紫花地丁等量，洗净捣烂外敷，以清热解毒，促其消散。④其他外治法，已成脓者应切开排脓，并放置引流条，每天换药，待脓尽伤口愈合。若已成瘘者，可行泪囊摘除术并切除瘘管。

【其他治法】①中成药治疗，根据证型选用黄连上清丸、牛黄解毒丸、人参养荣丸等口服。②抗生素治疗，全身可选用抗生素，根据病情选择口服、静脉给药或肌内注射等。

四、慢性泪囊炎

（一）西医诊治

【病因及发病机制】由于鼻泪管的阻塞或狭窄而引起，常见于沙眼、泪道外伤、鼻炎、鼻中隔偏曲、鼻息肉、下鼻甲肥大等阻塞鼻泪道，泪液不能排出，长期滞留在泪囊内。泪液中的细菌，如肺炎球菌、葡萄球菌等在此滋生，引起泪囊黏膜慢性炎症，产生黏液性或脓性分泌物。

【临床表现】溢泪，内眦部结膜充血，皮肤常有湿疹。以手指挤压泪囊部，有黏液或黏脓性分泌物自泪小点流出。可由于分泌物大量聚积，泪囊逐渐扩张，内眦韧带下方呈囊状隆起。

【诊断】根据典型的病史、症状、体征及泪道冲洗检查结果容易诊断。

【治疗】对患病不久鼻泪管未完全堵塞的病例，点抗生素眼药水，每天4～6次，点药之前，挤净分泌物，泪道冲洗，冲洗后注入少量0.25%氯霉素液加0.5%可的松及1∶5000糜蛋白酶，同时应治疗鼻腔疾病。如鼻泪管仅部分狭窄，可试做泪道探通术或鼻泪管插管术。泪点和泪小管正常者，可做泪囊鼻腔吻合术。如泪囊过分狭小，或患者年老体弱，或伤后合并有严重瘢痕者，可行泪囊摘除术。

（二）中医诊治

本病属于中医“漏睛”的范畴。

【病因病机】《诸病源候论·目病诸候》中认为，本病为“风热客于睑眦之间，热搏于血液，令眦内结聚，津液乘之不止，故成脓液不尽”所致。结合临床归纳为：心有伏火，脾蕴湿热，流注经络，上攻泪窍，热腐成脓。此外，本病的发生也可由椒疮及相关鼻病引起。

【辨证论治】心脾积热证。

临床表现：内眦头微红潮湿，可见脓液浸渍，拭之又生，脓多其稠；按压泪囊区时，有脓液自泪小点溢出；小便黄赤；或可见舌红苔黄腻，脉濡数。

治法：清心利湿。

方药：竹叶泻经汤（《原机启微》）加减。柴胡、栀子、羌活、升麻各20g，炙甘草10g，赤芍、决明子、茯苓、车前子各15g，黄芩、黄连各12g，大黄、竹叶、泽泻各10g。脓液多且黄稠者，可去羌活，加天花粉、漏芦、乳香、没药，以加强清热排脓、祛瘀消滞的作用。

【外治】①滴眼液，可用清热解毒泪滴眼液，如熊胆滴眼液、鱼腥草滴眼液等；或抗生素滴眼液，如0.25%氯霉素滴眼液、0.4%环丙沙星滴眼液等。每天4～6次。②泪道冲洗，可用1%双黄连溶液冲洗泪道，每天或隔天1次；也可用抗生素液冲洗。③泪道探通术，若为婴儿患者，一般先行睛明穴下方皮肤按摩；日久无效者，可于6个月后行泪道探通术，术后抗生素滴眼液滴眼。④手术治疗，经药物或泪道探通术治疗不愈者，应行泪囊鼻腔吻合术、泪囊摘除术或泪道激光成形术等相关手术治疗。

第四节　泪腺、泪道肿瘤

泪道肿瘤不常见，因为易与泪囊炎症或其他原因引起的泪道阻塞相混淆，因此长时间不易诊断出。典型的泪囊肿瘤引起溢泪，内眦韧带上方皮下有肿块，从泪点可有血性液体溢出，冲洗泪道可能通畅。鳞状乳头瘤是泪囊常见的良性肿瘤，而表皮样癌是最常见的恶性肿瘤。

泪腺肿瘤少见，眶部泪腺肿瘤较睑部者为多，其中以泪腺混合瘤（良性）常见，其次为泪腺癌（恶性）。

一、良性肿瘤

泪腺混合瘤又称多形性腺瘤。是泪腺上皮性肿瘤最多见的一种。通常发生在35～50岁，男性较女性多见。组织学上，泪腺混合瘤包含双层腺管上皮，同时含有异常的基质成分如脂肪、纤维、软骨组织多种等，因此称为“混合瘤”，肿瘤有完整包膜。

【发病机制】大部分的泪腺混合瘤在黏液性的实质中可见到腺管状组织，它是由2层上皮组织组成，内层上皮可分泌黏液物质，又可引起扁平上皮鳞状化生。外层细胞向黏液瘤样、纤维性或软骨样物质化生。从泪腺的腺泡或导管的上皮细胞发生腺瘤，又可引起间质的各种变化，呈现复杂的组织改变。肿瘤的实质有丰富的透明质酸酶抗酸性黏多糖物质。肿瘤的包膜及肿瘤本身有明显纤维组织可以引起非异性炎症反应。

【临床表现】眼球突出及眼球运动障碍：睑部泪腺起源的泪腺混合瘤，侵及上皮下及穹窿部结膜，肿块易于早期发现及扪及，又可引起上睑下垂。眶部泪腺混合瘤，早期无症状，随着肿瘤生长，在眼眶缘外上方可扪及硬而不规则肿块，有移动性，一般与皮肤、眶缘无粘连，继之眼球向前方及内下方移位突出，并有向外、向上运动障碍。视力障碍：早期视力无明显变化，可有复视。随着病程的发展，可有视力减退，其原因可有肿瘤压迫眼球引起明显散光，或是暴露性角膜炎，也可能是视神经受累。

【诊断】X线检查：对诊断多形性腺瘤具有特征性。X线可显示（20°后前位）眶腔扩大或泪腺向外上方膨隆，边界清晰整齐，无骨破坏。因肿瘤位于泪腺窝邻近骨壁并受骨壁和眼球的限制，肿瘤增长后首先压迫泪腺窝，造成泪腺窝向外上方扩大。此种X线征所见具有定性诊断价值。

超声检查：典型的良性多形性腺瘤B超显示为眶外上方圆形或类圆形占位病变，边界清楚、光滑，内回声多或中等而分布均匀，声衰减为中等，无可压缩性。由于肿瘤压迫引起的泪腺窝扩大，在B超上显示为肿瘤后界局部向后突出，这是骨压迫征，这些声学特征非常符合多形性腺瘤的组织学所见。A超则为眶外上方占位病变，出入肿瘤波峰较高，内为均匀的中高波，中等衰减非常类似海绵状血管瘤的超声学特征。

CT扫描：在泪腺上皮性肿瘤的诊断中具有重要位置。CT显示肿瘤位于眶外上方泪腺区，肿瘤呈膨胀性增长，圆形或类圆形高密度块影，边界清楚、光滑，内密度基本均质。泪腺窝骨壁可有压迫性改变（骨凹）及泪腺窝扩大。病变较大时冠状CT可显示眶顶骨吸收或骨缺损，但很少有明显骨破坏这可与发生于泪腺的炎性假瘤或恶性淋巴瘤区别。而泪腺凹扩大是良性泪腺上皮性肿瘤较为特征性的改变，也是和其他病变区别的重要指征之一。肿瘤前界一般不超出眶缘，即病变主要累及眶部泪腺，很少波及睑部泪腺，复发性泪腺良性多形腺瘤形状不规则或成扁平形，可侵及眼眶周围软组织（眼外肌、上睑提肌）及骨骼。

MRI：对良性多形性腺瘤的诊断如同其他眼眶良性肿瘤一样，T_1WI呈中信号，T_2WI为高信号，但部分肿瘤T_2WI信号较低，呈中信号。由于扫描多个角度而使对肿瘤的空间位置了解得更清楚，增强后扫描显示肿瘤明显增强。复发性肿瘤形状不规则或呈结节状，也可向颅内蔓延。

【治疗】手术是主要治疗手段，注意完整切除肿瘤，保持包膜完整，避免过度挤压。若肿瘤切除不完全或术中肿瘤囊膜破裂，容易导致残留复发或恶变。若复发多次手术可能刺激瘤细胞恶变。因此，最恰当的手术方式是外侧开眶术，在显微镜下细心从骨膜外完整切除肿瘤及其导管包膜。有助于减少复发或恶变。

若肿瘤发生恶变，要做眶内容摘除术，同时切除受累骨膜及骨质。如相邻鼻旁窦受累也要做相应处理。泪腺肿瘤切除手术多选用外上眶缘切口，从眉弓中1/2弧形切开到外眦部，依次切开皮肤、皮下、眶缘骨膜，眶隔，暴露泪腺窝，切除肿瘤。

二、恶性肿瘤

泪腺癌又称圆柱瘤，是泪腺导管肌上皮起源的恶性肿瘤，发病率仅次于泪腺混合瘤。女性多于男性，年龄在35～45岁居多。癌容易侵及眶骨而引起疼痛来就诊，肿瘤与眶骨粘连紧密，病程短，发展快，手术时不易取净，术后复发率高。病理上瘤组织为实心的瘤细胞群构成，瘤细胞小，核色深或为囊性，在瘤细胞中有囊腔，外观如圆柱状故称圆柱瘤。手术彻底切除辅以放射治疗。

本病中西医结合无特殊治疗。

（张仁俊　赵永旺　周祝春）

第25章

眼眶疾病

第一节　眼眶炎症

一、眼眶蜂窝织炎

眼眶蜂窝织炎（orbital cellulitis）是发生于眼眶软组织内的急性化脓性炎症，多发于青少年，也可见于免疫力低下的成人，常单眼发病，可引起永久性视力丧失，并通过颅内蔓延或败血症危及生命，常被视为危症。

（一）西医诊治

【病因及发病机制】本病原发性较少见，多因细菌感染引起，通常继发于眼眶邻近组织结构感染，其中来源于鼻窦，尤其是筛窦的感染最常见。原发性眼眶蜂窝织炎主要见于外伤性异物滞留或眶内囊肿破裂所致感染。本病常见的致病菌有金黄色葡萄球菌和溶血性乙型链球菌等。

【临床表现】根据病变位置和发展阶段，眼眶蜂窝织炎可表现为眶隔前蜂窝织炎、眶隔后蜂窝织炎、眼眶骨膜下脓肿、眼眶肌锥内脓肿/肌锥外脓肿、海绵窦血栓五种情形（可单见或合并发病），其中以前两种病变多见（图25-1-1）。

（1）眶隔前蜂窝织炎：红、肿、热、痛等感染性炎症表现，以眼睑红肿、球结膜充血水肿为主，痛感不显或较轻，无视力下降、眼球运动障碍，常伴发热、耳前淋巴结肿大等全身不适。相对其他情形病变表浅，且反应较轻。

（2）眶隔后蜂窝织炎：临床表现较重，主要表现为眼球突出、眼球运动障碍及视力显著下降，甚者可发生同性眼肌麻痹，同时伴有眼睑、球结膜高度充血水肿，严重者可见球结膜突出于睑裂之外、睑裂闭合不全、暴露性角膜炎等，也可导致严重的颅内并发症或败血症。

【诊断及鉴别诊断】

1.具有典型临床表现。

2. CT和MRI检查有助于明确病变的位置、形态，是否有脓肿形成或侵犯海绵窦。

3.根据致病菌的不同，实验室血常规检查结果会有所不同，细菌性感染者外周血白细胞数升高，以中性粒细胞为主。

4.蜂窝织炎应与儿童时期眼眶恶性肿瘤进行鉴别，如横纹肌肉瘤、绿色瘤等。

（1）横纹肌肉瘤（rhabdomyosarcoma）：是儿童时期最常见的原发于眶内的恶性肿瘤。恶性程度高，发展快，死亡率高。部分病例有外伤史。常见于10岁以下儿童。患儿全身情况差，眼部疼痛，眼睑充血水肿，眼球突出，多向前下方突出。由于肿瘤出血，坏死，眼球突出可以突然加重。多在眶缘可扪及肿物。眼球运动障碍，视力下降。眼底可见视盘水肿，视网膜水肿。超声显示眶内

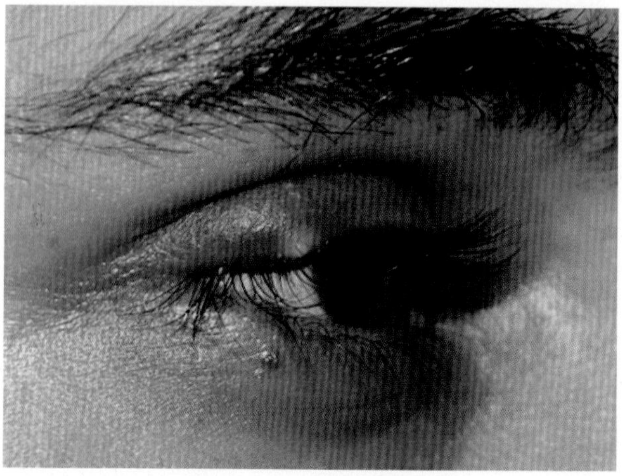

图25-1-1　眼眶蜂窝织炎

有占位性病变，边界清楚，前缘不规则，肿瘤内回声低而少，眼球筋膜囊加宽。眼球受压变形。CT显示眶内有软组织密度影，形状不规则，边界不清。外周血检查正常。

（2）绿色瘤（chloroma）：是粒细胞性白血病直接浸润眶骨或眶内软组织形成的肿块。儿童时期发病率高，发病急，发展快，死亡率高，其常见于10岁以下儿童。伴低热或鼻出血，眼球突出，眼睑结膜充血水肿，睑裂不能闭合，暴露性角膜炎，眼球运动障碍。全身检查发现肝脾大，可发现身体其他部位肿物。超声及CT均可发现眶内占位病变。外周血检查见幼稚白细胞。骨髓穿刺见大量不成熟的粒细胞可以确诊。

【治疗】

1.*抗感染治疗*　早期给予足量有效的广谱抗生素控制感染，根据细菌培养及药物敏感试验结果调整用药。

2.*对症治疗*　眼压升高者给予脱水剂降低眶内压。眼局部应用抗生素滴眼剂、眼膏控制炎症和保护角膜，如0.3%氧氟沙星滴眼液、0.5%红霉素眼膏。眼睑闭合不全者必要时可试用湿房镜。

3.*手术治疗*　炎症局限化脓后，可选择波动最明显处切开引流或抽吸脓液，但避免过早手术；经抗生素治疗后，蜂窝织炎和鼻窦炎无明显好转者，应行患侧鼻窦引流术。

（二）中医诊治

本病属中医学“突起睛高”的范畴，又称“睛高突起”“突起睛高外障”的范畴。

【病因病机】本病多因外感风热邪毒，循经上乘，正邪相搏，上攻于目，眶内脉络气血蕴结不解而成；或火热亢盛，邪毒流注，外邪内热相搏，火热毒风攻冲于目，气血凝滞，壅阻清窍；或有头面疖肿、丹毒、鼻渊等病灶邪毒蔓延于眶内，火毒所致肉腐血败而成。

【辨证论治】

1.*风热毒攻证*

临床表现：眼球轻微突起，眼睑充血肿胀；伴有发热等全身不适，或有耳前硬结压痛；舌红，苔薄黄，脉浮数。

治法：疏风清热，解毒散邪。

方药：散热消毒饮子（《审视瑶函》）加减。牛蒡子10g，羌活10g，黄连10g，黄芩10g，薄荷5g，防风5g，连翘10g。红肿疼痛较重者，可去升麻、柴胡，加赤芍、红花、夏枯草、金银花以凉血解毒、化瘀止痛。

2.*火毒壅滞证*

临床表现：眼球突出显著，眼球运动障碍，眼睑红肿高起，结膜充血，疼痛拒按；伴恶心呕吐，高热头痛，烦躁；舌红，苔黄，脉数有力。

治法：泻火解毒，消肿止痛。

方药：清瘟败毒饮（《疫疹一得》）加减。生石膏50g，水牛角30g，生地黄18g，栀子10g，黄芩10g，连翘10g，知母10g，牡丹皮10g，黄连6g，赤芍10g，玄参10g，竹叶10g，桔梗6g，甘草6g。大便干结或便秘者，加大黄、芒硝通腑泄热；高热甚至昏迷者，可用清营汤送服安宫牛黄丸。

【物理疗法】病变早期，可用野菊花、金银花、防风、蒲公英、赤芍，桑叶、黄连等水煎服，取汁做眼部湿热敷或局部离子导入，每天2～3次，每次15～20分钟，有物理及药理双重治疗作用。

【外治法】可局部应用抗生素滴眼剂、眼膏，如0.3%氧氟沙星滴眼液，0.5%红霉素眼膏，以控制炎症和保护角膜。

【中成药】清开灵注射液，清热消炎宁片。

【针刺疗法】常选用攒竹、承泣、风池、太阳、合谷等穴，每次局部取2穴，远处1～2穴，每天1次，交替轮换，用泻法；也可用三棱针做耳垂放血，每天1次。

【经验方】

（1）固本汤（《近代中医珍本集》）：枸杞果9g，牡丹皮9g，玄参9g，杭茱萸9g，茯苓9g，栀子9g，赤芍6g，薄荷6g。本方适用于眶蜂窝织炎，血虚精亏证。

（2）目珠突出方（《韦文贵眼科临床经验选》）：炒栀子6g，薄荷3g，赤芍10g，枸杞子10g，苍术5g，车前子10g。本方适用于眶蜂窝织炎，热毒炽盛证。

【名医经验】姚和清《中西医临床眼科学》。患者右眼红肿半月，眼珠突出，疼痛剧烈，睑裂不能闭合，眼球运动障碍，角膜水肿，前房消失。左眼正常。全身症状伴头痛，身热恶风，口唇干燥，大便不畅，苔薄黄，脉浮数者。他认为由风热化毒、热毒上攻所致，治以清热解毒、祛风逐邪。初诊用防风通圣散加减（防风、荆芥、连翘、麻黄、薄荷、川芎、当归、白芍、白术、黑山栀子、大黄、芒硝、石膏、黄芩、桔梗、甘草、滑石）。二诊，大便通畅，疼痛减轻，右眼炎症略减轻，原方去麻黄、荆芥、大黄，加金银花，又服2剂后病情好转，但右眼肿势仍未消，改用仙方活命饮加减（穿山甲、花粉、甘草、乳香、没药、白芷、赤芍、贝母、防风、皂荚刺、当归尾、陈皮、金银花），共服10余剂，眼内炎症好转，因舌苔黄，脉数有力，改用黄连解毒汤加鲜生地黄、赤芍、牡丹皮、金银花、紫花地丁、野菊花。此方增减连服1个月，最后炎症消退，右眼眼球萎缩而终止治疗。

【中西医结合治疗经验】李巧凤《中西医临床眼科学》中记载，运用中西医结合治疗外伤性眼眶蜂窝织炎，诊为突起睛高，辨证为外伤瘀滞化热，治以化瘀行滞、清热消肿。方用桃红四物汤加味：桃仁6g，红花6g，当归尾10g，生地黄10g，赤芍10g，川芎5g，桑白皮12g，黄芩12g，服上方4剂后，眼球突出明显恢复，流泪、结膜充血减轻。再加刺蒺藜12g，防风6g，又服4剂。上方加怀山药15g，大黄10g，再服6剂巩固。

二、眼眶脓肿

眼眶脓肿（orbital abscess）是指眼部炎症局限、坏死组织及化脓性致病菌在眼眶脂肪内聚积，纤维组织包绕其四周，遂成脓肿。本病多发于肌肉圆锥内，位于肌肉圆锥外也可见到。脓腔内脓液培养大多数为金黄色葡萄球菌、链球菌、流感嗜血杆菌、类白喉菌和厌氧菌等。

【病因及发病机制】本病多由细菌感染引起，其感染途径为：①由邻近组织感染，如筛窦炎、上颌窦炎、牙龈感染等；②血行感染，如流行性感冒、单纯疱疹等；③由植物性穿通伤或钝挫伤引起，也可由眼眶蜂窝织炎治疗不彻底引起。

【临床表现】

1.眼部症状：患眼肿胀、疼痛，眼睑红肿明显，局部温度升高，有压痛，上睑机械性下垂，睑裂小甚至消失。结膜充血水肿，瞳孔反射减弱或消失，视力下降，视盘水肿，视神经炎。若皮肤破溃，脓液溢出，充血水肿等症状有所缓解，但一段时间后，充血水肿又会加重，随后再次破溃排脓，如此反复。严重者眼球突出，眼球运动障碍，结膜干燥坏死，睑裂不能闭合，角膜溃疡，前房积脓。

2.可有全身症状，如发热、头晕、头痛，严重者可出现神志不清，也可无全身症状。

【诊断及鉴别诊断】

1.实验室检查

（1）血常规：周围血中白细胞数升高，中性粒细胞比例升高。

（2）眶内穿刺抽吸物或在瘘口处取脓液做细菌培养并同时进行药物敏感试验，可证实感染细菌属。

2.辅助检查　超声探查、CT扫描及MRI均有助于诊断。CT可发现异物存留的位置，尤其是金属异物，植物性异物早期显示为低密度，后期为高密度。MRI显示眶内脓肿及鼻窦炎的位置、形状，较CT更清晰。MRI对植物性异物的显示明显，高信号脂肪背景下，异物为低信号或无信号。

3.本病可与以下疾病相鉴别

（1）眼眶神经鞘瘤：当眼眶脓肿局限，眼部及全身急性炎性症状不明显时，需与其进行鉴别。神经鞘瘤病程一般为逐渐加重的过程，无炎性病史。超声探查多为实性占位病变，可呈分叶状或囊样变。CT图像无鼻窦炎症改变，病变可被强化剂强化。仔细询问病史和病变过程，常有助于鉴别诊断。

（2）眼眶恶性肿瘤：儿童眼眶脓肿与横纹肌肉瘤、绿色瘤等进行鉴别。成人与恶性淋巴瘤及转移癌进行鉴别。恶性淋巴瘤多发于中老年人，多见于泪腺区。病程短，眼睑水肿，上睑下垂，结膜水肿明显，眼球突出，眼球运动障碍，视力下降。眶区触及肿物。临床症状与眶脓肿有相似之处。超声探查见眶内形状不规则占位病变，内回声少，不可压缩。眶脓肿为囊性病变，可压缩。CT显示淋巴瘤为高密度影，并且可被强化，可与眶脓肿进行鉴别。

【治疗】

1.全身治疗同“眼眶蜂窝织炎”。

2.脓肿距眶缘较近或有瘘管时应切开排脓或将瘘管引流，必要时放置引流条或引流管，用抗生素每日冲洗脓肿腔，引流条7天后去除。脓肿较深时可在超声引导下，用粗针穿刺抽吸出脓液后，囊内注入广谱抗生素药液。吸出物做细菌培养，待结果回报后，改用敏感抗生素囊内注入灌洗。

3.如有异物存留，应行开眶异物取出术。否则，炎症很难完全控制。

4.鼻窦炎症在全身治疗未见好转时，请耳鼻喉科医师做鼻窦引流术。

三、急性海绵窦栓塞性静脉炎

急性海绵窦栓塞性静脉炎（acute cavernous sinus thrombophlebitis）是一种严重的海绵窦及其周围静脉的化脓性炎症。其多是头面部疖肿处理不当而发生，常伴败血症和脑膜炎。若治疗不及时，死亡率极高，最常见的致病菌为金黄色葡萄球菌，占70%～92%。还有溶血性链球菌、肺炎链球菌等（图25-1-2）。

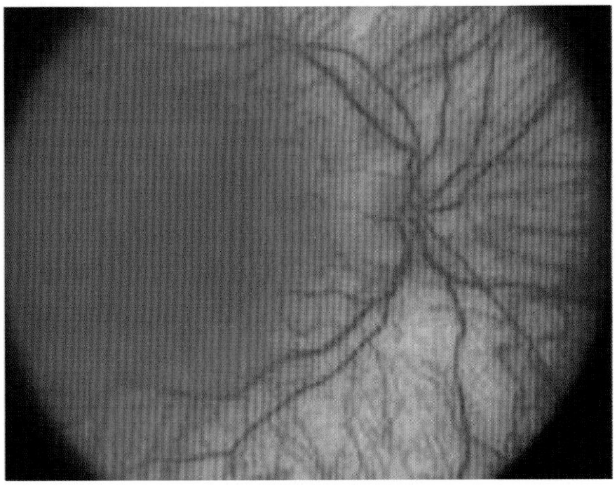

图25-1-2 急性海绵窦栓塞性静脉炎

（一）西医诊治

【病因及发病机制】本病由化脓性细菌感染引起，主要感染途径分为2种：①邻近部位化脓性感染的脓毒栓子经血流引流致海绵窦；②邻近部位直接蔓延至海绵窦。临床上，由远处化脓性病灶播散至海绵窦者少见。

【临床表现】

1.眼部症状 初期症状与一侧眶蜂窝织炎相似。经数小时后，炎症经窦间隙扩散至对侧，出现双眼症状。眼睑及结膜高度水肿，结膜突出于睑裂外，严重者结膜坏死，睑裂变小。眶内压增高，眼球突出，眼球运动障碍，眼球向内偏斜或者眼球固定，角膜、眼睑、眶上区痛觉消失。眼底静脉扩张，视盘水肿，视力减退。

2.全身症状 常有急性感染病史，发病急，突然高热、头痛、呕吐、嗜睡甚至昏迷。咽部轻度疼痛、水肿及眼眶内上方可扪及扩张、实体变的眼上静脉交通支。

【诊断及鉴别诊断】

1.实验室检查：血常规提示感染性疾病。

2.辅助检查：B超及CT检查可以明确诊断。

（1）B超：显示眼眶脂肪垫回声增大，眼外肌肥厚或眶内有脓肿形成。眼科专用超声不能探及眶尖部及海绵窦。

（2）CT扫描：眼上静脉扩张，弯曲，密度增高，眼外肌轻度加宽。CT扫描示一侧或双侧海绵窦扩大，眶内软组织密度高，眼外肌肥厚，眼球突出。

3.应注意与眶蜂窝织炎相鉴别，影像学检查有助于诊断。

【治疗】

1.抗感染治疗 早期处理面部及其周围的感染病灶，以防止其蔓延。及时静脉给予大剂量抗生素。首选广谱抗生素及联合用药。

2.对症治疗 中毒症状明显者同时给予皮质激素。同时给予支持疗法，增加机体抗病能力，降低体温及镇静。角膜暴露，睑裂不能闭合者，保护角膜，给药或缝合睑裂。

3.手术治疗 若脓肿形成，及时切开引流。

（二）中医诊治

本病属于中医学“突起睛高”范畴。

1.郑宏飞《仙方活命饮治疗炎性突眼20例》 金银花30g，天花粉12g，防风、白芷、当归尾、陈皮、皂角刺、贝母、制乳香、制没药、炮穿山甲、赤芍、生甘草各10g。若眼部红肿，疼痛剧烈，白芷、陈皮减至6g，加蒲公英20g，夏枯草、蔓荆子各10g；便秘加酒大黄、枳壳各10g；舌红偏绛，高热头痛，去防风、白芷，加生地黄15g，牡丹皮、黄连各10g。服药剂数视具体眼部情况而定，7天为1个疗程，一般治疗2～4个疗程。若服药1～2个疗程后，眼部红肿、疼痛已消，但仍有上睑下垂、瞳孔散大或有口干神疲、脉虚者，改拟益气养阴、疏风散瘀法治疗，方用还睛丸加减：细辛、五味子各5g，党参、白术、茯苓、山药、茺蔚子、远志、天花粉、丝瓜络各10g，防风6g，生黄芪、金银花各10g。有明显头痛发热或白细胞数明显高于正常者酌情使用抗生素。治疗炎性突眼，属风热毒邪外袭者，20例（20只眼），痊愈12只眼，显效3只眼，好转5只眼，总有效率为100%，痊愈率为60%。

2.吴立连《中西医结合治疗海绵窦血栓性静

脉炎3例》 患者，男，17岁，学生。因鼻部疖肿，自行用缝衣线挑破并挤压。继之高热、头痛、畏寒，右眼肿胀、视物模糊，急诊以海绵窦血栓性静脉炎收住入院。查体：急性热病容，神清，体温为39℃，血压为13.3/9.3kPa（1mmHg=0.133kPa）；鼻尖、右侧鼻翼处有多个破溃疖肿；右眼突出，上睑下垂，眼周红肿，眼球固定，球结膜水肿，瞳孔比左侧稍大，对光反应迟钝，眼底（—），视力为0.5，左眼正常；项强，心肺（—），腹部（—），病理反射（+）。查血Hb为10.8g/L，RBC为3.4×10^{12}，WBC为1.16×10^{9}，N为82%，L为18%，血培养（—）。给予青霉素800万U，氯霉素1.5g，地塞米松10mg，静脉滴注，每天1次；20%磺胺嘧啶4ml，肌内注射，每6小时1次，同时配合中医凉血、定惊、清热解毒，方药予以犀角地黄汤加味（水牛角、鲜生地黄、赤芍、牡丹皮、紫草、焦山栀子、黄连、天花粉），每天1剂，水煎服，分2次温服。病灶处外敷中药活血消炎膏（黄白片、生川乌、生胆南星、生半夏、生栀子、白芷等），每天外敷患处，治疗1周，痊愈出院。

四、眼球筋膜炎

眼球筋膜炎（ocular tenonitis）是一种生于眼球筋膜囊的炎症，分为浆液性筋膜炎（serous tenonitis）和化脓性筋膜炎（purulent tenonitis）。本病早治疗，治愈率高，但浆液性者多复发。若治疗不及时，特别是化脓性筋膜炎，可发生较严重的并发症。

【病因及发病机制】浆液性筋膜炎常被认为是过敏反应性病变，与全身免疫性疾病有关，如风湿病、结节性动脉炎、红斑狼疮等。化脓性筋膜炎多因眼球发炎，邻近结构化脓源蔓延，外伤及眼外肌手术感染所致。

【临床表现】

1.浆液性眼球筋膜炎　发病急，发展快，双眼发病，常复发。其主要症状为眼部疼痛，球结膜充血水肿，可有眼球运动障碍。视力一般无影响；球结膜浆液性水肿，呈堤状。眼球突出，眼球运动受限，眼球转动痛。眼底可见视盘充血。

2.化脓性眼球筋膜炎　临床表现一般比浆液性筋膜炎严重。眼部疼痛明显，结膜水肿，眼球突出，眼球运动受限，甚至眼球固定。视力可受影响。球结膜下可积脓，积脓侵入眶内或眼球内可引起眶内脓肿或眼内炎。

【诊断及鉴别诊断】

1.实验室检查　周围血中白细胞计数增加，红细胞沉降率加快。

2.辅助检查

（1）浆液性眼球筋膜炎：超声探查显示眼球壁强回声光带外有弧形无回声区，与视神经无回声区形成“T”形征，说明筋膜囊水肿伴有浆液性渗出。球壁受累时见球壁强回声光带增厚，可以向眼球内突出而误认为球内肿物。CT扫描显示眼球壁增厚，球壁不光滑。炎症波及视神经时视神经增粗。MRI显示眼球壁增厚，不光滑，可向眼球内突出，T_1WI为中信号强度，T_2WI为低信号眼外肌止点受累并增厚。

（2）化脓性眼球筋膜炎：超声探查除显示“T”形征外，化脓灶显示为局部不规则无回声区，边界清。有时见眼外肌水肿增厚，或视神经增粗。当有眼内炎时见玻璃体内有强回声光点及条状纤维增生。CT扫描显示眼球壁增厚，边界呈磨玻璃状，眼外肌附着处密度增高，还可见玻璃体内密度增高及眶内脂肪密度增高。

由于眼球筋膜炎特征性症状不明显，容易引起误诊，应注意与结膜炎鉴别，影像学检查可明确诊断。

【治疗】

1.浆液性眼球筋膜炎　应用糖皮质激素治疗，辅以抗生素，但易复发。局部采用球后或球周注射法，全身多采用口服给药，病情稳定后逐渐减为维持量。必要时可辅以免疫抑制剂，如环磷酰胺、环孢素等。

2.化脓性眼球筋膜炎　治疗应全身应用足量广谱抗生素。局部滴用或结膜下注射抗生素。酌情考虑使用皮质类固醇激素。有脓肿形成时及时切开引流。同时针对病因治疗，积极治疗周围邻近组织的感染灶。

五、炎性假瘤

炎性假瘤是一种眶内慢性炎症细胞浸润伴纤维组织增生性病变，以淋巴细胞为主，与自身免疫性或感染有关。炎性假瘤常累及眼眶内多种组织，根据侵犯部位不同分为疏松结缔组织肿块型、肌炎型、泪腺炎型、视神经周围炎型；根据病理可分为淋巴细胞浸润型、纤维硬化型、混合型。

该病在眼眶病中排第3位，常见于40～50岁的中年人，也可见于儿童，男女均可发病。多累及单眼，约25%可发生于双眼。

（一）西医诊治

【病因及发病机制】炎性假瘤的发病原因至今尚不明确，一般认为炎性假瘤与自身免疫性或感染相关，但具体的病因和发病机制尚不清楚。

【临床表现】

1.眼部症状　最典型的症状是眼周疼痛，表现为突然发病，眼球突出、运动受限，眼睑红肿下垂，结膜充血，常伴眼睑肿胀，斜视，复视及视力下降；眼球突出常伴有眼球移位，尤其以泪腺炎型和肌炎型多见，伴有组织水肿和细胞浸润，压迫眼球可还纳，而纤维硬化型不可还纳，甚至发生眼球内陷。

2.全身症状　急性期主要表现为水肿等非特异性临床表现，亚急性期和慢性期伴随结缔组织形成而逐渐纤维化。

另外，成人多见于单侧发病，儿童可见于双侧发病，并伴有葡萄膜炎，视盘水肿。

【诊断及鉴别诊断】眼眶炎性假瘤具有炎性疾病和肿瘤性疾病的特征，故临床表现多样，需在影像检查的支持下，方能确诊。少数病例只有在组织病理学支持下确诊。

1.眼底检查可见视网膜脱离，视网膜中央静脉阻塞，视盘水肿，脉络膜炎。

2.对于炎性假瘤的显示，CT优于超声，CT扫描可分为4种类型：肿块型可见边界清楚的肿块组织；弥漫型可见密度增高，眶内结构分界不清；肌炎性可见眼外肌增粗；泪腺炎型可见泪腺肿大，呈类圆形，但无骨质破坏。

3. MRI成像：可区分淋巴细胞浸润型、纤维硬化型及肌炎型。

本病可与恶性肿瘤相鉴别。恶性肿瘤多见于老年人和少年，单侧发病，病程短，发展快，外眼红肿疼痛明显，对视力影响较大。有时鉴别很困难，常需开眶探查，组织活检方能确诊。如无条件，可试用激素进行试验治疗，如为炎性假瘤，一般经1～2周治疗后眼球突出度可以减轻。

【治疗】

1.早期给予足量糖皮质激素　糖皮质激素对弥漫性淋巴细胞浸润型、肌炎型和泪腺炎型有显著效果。该病容易复发，小剂量用药应延续3个月以上。对于不适于使用激素者，可用环磷酰胺等免疫抑制剂代替。纤维增生型炎性假瘤，对各种治疗效果均不显著。

若对糖皮质激素不敏感者，可采用免疫抑制剂、放射或联合治疗。

2.手术治疗　主要适用于对药物不能控制及慢性期眶内静止局限性肿块。较多手术并发症，如肌炎型炎性假瘤，当肿大的眼外肌稳定6个月以上，眼位偏斜，复视不能矫正，可手术矫正眼位。

（二）中医诊治

眼眶炎性假瘤属中医学“鹘眼凝睛”，又名“鱼睛不夜”，因眼珠突出，红赤如鹘鸟之眼，呈凝视状而得名。

【病因病机】本病多因风热毒邪壅滞于目，日久不解，热盛伤阴，导致眼络涩滞，阴液亏耗，气血不行，气滞血瘀，故眼珠胀而欲出。

【辨证论治】

1.风热壅目证

临床表现：眼球突出，转动不利，复视，眼睑及结膜表层轻度红肿，头痛，流泪，舌苔薄黄，脉浮数。

治法：清热散风，泻火解毒。

方药：泻白散（《小儿药证直诀》）加减。当归尾10g，大黄5g，黄芩10g，知母10g，防风10g，薄荷10g，茯苓15g，赤芍15g，栀子10g，甘草6g。大便秘结者，加决明子，以通腑泄热；体虚无便秘者，去大黄。

2.气滞血瘀证

临床表现：眼睑紫红肿胀，结膜充血水肿，眼球突出严重，运动受限，复视，兼口渴，便秘，小便色黄，舌质紫暗，舌苔黄，脉涩。

治法：活血化瘀。

方药：血府逐瘀汤（《医林改错》）加减。桃仁15g，红花10g，当归12g，生地黄15g，川芎10g，赤芍、牛膝各15g，炒枳壳、柴胡各10g，甘草6g。若兼五心烦热，口燥咽干，便结者，加玄参、麦冬各10g，以滋阴软坚。

【物理疗法】放射治疗，常用于淋巴细胞为主的假瘤。同时适用于：①患有全身性疾病，不适于使用激素治疗者；②激素治疗导致不良反应明显者；③糖皮质激素治疗无效者。

【外治法】①可应用广谱抗生素合并糖皮质激素类药联合治疗。②睑裂闭合不全者，可应用大量抗生素滴眼液或眼膏，以保护角膜，并加以遮盖。

【中成药】龙胆泻肝丸（《实用眼科药物学》）：具有清肝胆、利湿热的功效，适用于炎性假瘤、肝胆湿热证。

【针刺疗法】可用三棱针刺迎香、太阳、上星，开涩导滞，泻其有余，或针刺天柱、风池、瞳子髎、攒竹、合谷等穴，留针30分钟，每周2～3次，20次为1个疗程。

【名医经验】朱华英《清热化坚汤治疗眼眶特发性炎性假瘤的临床研究》。自拟清热化坚汤加减：夏枯草12g，蒲公英30g，蚤休15g，半枝莲15g，葛根15g，牛蒡子12g，青礞石12g，白僵蚕12g，白芥子9g，玄参12g，乳香6g，没药6g，木瓜9g，汉防己12g，葶苈子（包）14g。发热者，加黄芩、连翘；心烦失眠者，加酸枣仁、夜交藤；便秘者，加瓜蒌仁、火麻仁。配合口服泼尼松龙。治疗炎性假瘤，属风热痰湿蕴结、热邪上壅于目者，15例（15只眼），痊愈5只眼，显效6只眼，无效2只眼，有效2只眼，总有效率为86.67%。

【炎性假瘤中西医治疗新思路】眼眶炎性假瘤有多次发作与复发的特点，发病机制不明，目前更多地认为是一种自身免疫性疾病。激素治疗是其最主要的治疗方法，但长期全身用皮质激素又会带来严重的不良反应，如高血压、血糖升高、胃溃疡出血等。因此，探讨有效控制眼眶炎性假瘤的治疗方法具有十分重要的意义。李海武等在《生命力医疗模式治疗特发性眼眶炎性假瘤的应用体会》中谈到，在应用中西医结合治疗手段的基础上，配合自身或外在的激发因素，以救治生命力、激发生命力、保养生命力，达到解除疾苦、康复的目的。生命力医疗模式，作为一种全新的系统中西医结合疗法，在治疗自身免疫性疾病、肿瘤、各种慢性疾病及一些疑难杂症上具有独特的优越性，是一种非常值得在各个学科进行临床研究推广的新医疗方法。

六、甲状腺相关免疫眼眶病变

甲状腺相关免疫眼眶病变（thyroid associated ophthalmopathy，TAO）是与甲状腺功能相关的一种器官特异性自身免疫反应引起的慢性、多系统损害的疾病。本病是成人眼球突出最常见的原因，在成人眼眶疾病中发病率居第一位，约为20%，患者多为女性，男女比例为1 ∶ 4。

（一）西医诊治

【病因及发病机制】本病多与遗传有关，同时也是一种自身免疫或器官免疫性疾病，且与全身内分泌系统的功能状态密切相关。目前观点集中于球后组织促甲状腺素受体的异常表达是TAO发病的重要因素，此外吸烟与发病也密切相关。

【临床表现】本病病变主要累及眼外肌肌腹、泪腺及结缔组织，范围广泛，继发病变多样，导致该病临床表现复杂。病理组织学共同特征包括早期炎细胞浸润，水肿所致明显炎症反应，后期组织变性以及纤维化所致的功能障碍。本病主要以眼睑征（眼睑退缩、上睑迟落）和眼球突出为主要临床特征，甲状腺功能亢进患者多伴全身症状，如性情急躁、基础代谢率增高、消瘦等。

1.眼睑征　是TAO最重要的体征。眼睑退缩，即睑裂开大，暴露部分巩膜；上睑迟滞，即眼球下转时上睑不能随之下转，暴露上方巩膜。下直肌和内直肌最常受累，严重者发生暴露性角膜炎和角膜溃疡。

2.眼球突出　多表现为双侧眼球突出，也可先后发病。早期多为轴性眼球突出，后期因眼外肌纤维化和挛缩而出现眼球固定。伴甲状腺功能亢进者，症状发现较快，也有患者甲状腺功能亢进控制后，该症状更明显，称为恶性眼突。

3.复视、眼球运动障碍　早期水肿，炎细胞浸润，后期纤维化。患者可有不同眼位或多眼位复视，当眼外肌纤维化时，出现限制性眼外肌病变，即眼球向眼外肌运动相反的方向转动障碍。

4.结膜、角膜病变　眶内软组织水肿，眼压增高，结膜水肿充血，甚则结膜突出于睑裂之外，或发生暴露性角膜炎、角膜溃疡，出现疼痛、畏光、流泪等症状。

5.视神经病变　一般为继发性病变，由眶内水肿，眶压增高压迫视神经所致，出现视力下降、视野缩小等。

【诊断及鉴别诊断】

1.眼睑征，眼球突出，眼球运动障碍或有复视。

2. CT扫描可见眼外肌梭形肥大、筛骨纸板受压所致“细腰瓶”样改变，超声可见眶脂肪回声增强、眼外肌增粗。

3.甲状腺功能异常史及相关甲状腺功能的实验室检查有助于诊断。

本病应与以下疾病相鉴别。

1.眼眶肿瘤 多发单侧突眼，双眼突出不对称，其程度明显超过甲状腺相关性眼病，突出方向总与病变部位相反，无眼睑征，如无眼睑退缩和上睑迟落等症状。

2.眼眶炎性假瘤 多急性发病，眶深部明显疼痛，眼球突出向前，伴上睑下垂。CT可有助于鉴别诊断。

【治疗】

1.全身治疗 协同内分泌科，治疗甲状腺功能异常。

2.眼部治疗 药物治疗、放射治疗、手术治疗。

（1）药物治疗：局部应用抗生素类滴眼液滴眼或涂眼膏以保护角膜，预防暴露性角膜炎和角膜感染。必要时静脉、口服或眶内注射糖皮质激素减轻眼眶急性炎症引起的突眼和眼外肌运动障碍，改善视力，促进结膜充血水肿消退。有禁忌证者可用免疫抑制剂，除传统免疫抑制剂，也可选用环孢霉素A［3～5mg/（kg·d）］与泼尼松联合用药。

（2）放射治疗：适用于药物治疗无效或有禁忌证者，以及早期和活动期的TED患者，以消除组织水肿，减轻压迫性视神经病变，提高视力，一般采用双颞侧投照以避免晶状体损伤。

（3）手术治疗：适用于晚期患者因眼外肌和上睑提肌纤维化病变而出现的视神经病变、斜视、眼睑退缩及角膜暴露。包括眼睑手术、眼肌手术和眶减压术。

（二）中医诊治

本病属中医学“鹘眼凝睛”范畴。

【病因病机】本病多因情志失调，肝郁化火，火热上炎，目眶经络阻滞；或因气郁伤脾，运化失职，津液凝聚成痰，痰瘀互结；或因阴虚阳亢，气血凝结日久而眼球突出。

【辨证论治】

1.肝郁化火证

临床表现：眼球逐渐突出，不能转动，球结膜充血水肿；可伴有情志不舒，急躁易怒，口干口苦，多汗；舌红苔黄，脉弦数。

治法：清肝泻火，解郁散结。

方药：丹栀逍遥散（《内科摘要》）加减。牡丹皮10g，栀子10g，当归10g，白芍10g，柴胡3g，茯苓10g，龙胆草10g，夏枯草10g，丹参12g。加减：大便秘结者，加大黄10g。黑睛生翳者，加防风10g，金银花15g。

2.痰瘀互结证

临床表现：眼球突出明显，转动受限，视物重影，畏光流泪；伴胸闷、胁肋胀闷；舌暗红，苔黄，脉弦。

治法：疏肝理气，化瘀祛痰。

方药：逍遥散（《太平惠民和剂局方》）合清气化痰丸（《医方考》）加减。柴胡10g，当归10g，芍药10g，白术10g，茯苓10g，炙甘草5g，煨生姜3g，薄荷3g，陈皮6g，杏仁6g，枳实6g，黄芩6g，瓜蒌仁6g，胆南星9g，制半夏9g。若热象不明显，可去黄芩，加郁金、川芎、桃仁以行气活血化瘀，加生牡蛎、浙贝母、夏枯草、昆布以软坚化痰散结。

3.阴虚阳亢证

临床表现：眼球微突，凝视不能转动，球结膜轻度充血；伴头晕耳鸣，心烦失眠，腰膝酸软；舌红少苔，脉细数。

治法：滋阴潜阳，清肝泻火。

方药：一贯煎（《柳州医话》）加减。北沙参、麦冬、当归各10g，生地黄30g，枸杞子12g，川楝子5g。若热象较为明显，加知母、黄柏清热降火；心烦失眠者，加莲子心、酸枣仁、夜交藤清心安神。另外，可加海藻、昆布、夏枯草、三棱、莪术以软坚散结。

【物理疗法】

（1）放射治疗：适用于早期和活动期患者，也可用于激素治疗无效或不良反应严重者。

（2）湿热敷：用桑叶、荆芥、防风、菊花、大青叶、当归、赤芍等水煎，取汁做眼部湿热敷。

【外治法】

（1）若眼球突出严重或伴有视神经受压者，可行眼眶减压术。

（2）局部可用抗生素滴眼液或眼膏，以保护角膜。

【中成药】龙胆泻肝丸（《实用眼科药物学》）：具有清肝胆、利湿热的功效，适用于甲状腺相关免疫眼眶病变，肝胆湿热证。

【针刺疗法】

（1）取风池、天柱、百会、阳白、外关、内关、合谷、行间、太冲等穴，每次2～4穴，交替轮取，泻法为主，每天1次。

（2）取迎香、太阳、上星、合谷等穴及上睑，点刺放血，以开郁导滞。

【食疗方】

（1）地龙茯苓半夏汁

组成：地龙10g，茯苓12g，半夏10g，蜂蜜适量。

功效：化痰散结，活血通脉。

适应证：甲状腺相关免疫眼眶病变。

方解：地龙、半夏化瘀散结，茯苓利水除湿；上述3种药材搭配一起具有化痰散结、活血通脉的功效。

制法：上述4种药物洗净后同时放入砂锅内，加入适量水煎熬30分钟后，加入蜂蜜适量即可食用。

用法：每次200ml，分早晚口服，7天为1个疗程。

（2）墨旱莲知母黄柏汁

组成：墨旱莲10g，知母30g，黄柏20g，蜂蜜适量。

功效：滋阴降火，凉血散瘀。

适应证：甲状腺相关免疫眼眶病变，阴虚火旺证。

方解：墨旱莲知母滋阴降火，黄柏凉血散瘀，上述3种食材搭配一起具有滋阴降火、凉血散瘀的功効。

制法：上述4种食材洗净后同时放入砂锅内，加入适量水煎熬30分钟后，加入蜂蜜适量即可食用。

用法：每次200ml，分早晚口服，7天为1个疗程，当茶饮。

【经验方】

（1）海藻玉壶汤（《中医眼科临证备要》）：海藻15g，昆布15g，半夏10g，青皮12g，贝母10g，独活12g，连翘15g，当归12g，川芎10g，生甘草6g，白术15g，扁豆20g，薏苡仁18g。本方适用于甲状腺相关免疫眼眶病变，痰湿凝结证。

（2）立退散（《中医眼科历代方剂汇编》）：人参6g，天冬（去心烘干）30g，石菖蒲30g（炒），远志30g（去心），麦冬30g，白茯苓60g，共为细末，炼蜜为丸，如梧桐大。本方适用于甲状腺相关免疫眼眶病变，气血亏虚证。

（3）四海舒郁丸（《疡医大全》）：青木香15g，陈皮10g，海蛤粉10g，海带30g，海藻30g，昆布30g，海螵蛸30g。

（4）泻脑汤（《审视瑶函》）：防风15g，车前子10g，木通10g，茺蔚子20g，茯苓12g，熟大黄10g，玄参16g，玄明粉10g，桔梗10g，黄芩10g。

（5）消坚汤（《经验方》）：柴胡10g，青皮15g，郁金15g，赤芍15g，川芎10g，瓦楞子25g，浙贝母15g，牡蛎30g，夏枯草30g，乳香6g，没药6g，甘草6g，黄芩10g。

第二节 眼眶肿瘤

一、皮样囊肿

皮样囊肿（dermoid cyst）是一种常见的眼眶先天性囊肿，多发生于眼眶外上方或内上方，多表现为进行性眼突和侧位移向。先天性皮样囊肿在眼眶占位性病变中发生率仅次于眼眶血管瘤，在儿童眼眶肿瘤中居首位。该病生长缓慢，常于出生后到十几岁甚至成年后才确诊。

（一）西医诊治

【病因及发病机制】皮样囊肿是一种先天发育异常。在胚胎早期，头部的表皮和硬脑膜相接触，正常情况下颅骨形成可使两者分开，仍有粘连者在颅骨形成过程中，小块表皮埋于深层组织内，出生后此种异位上皮继续增长即形成囊肿。

【临床表现】

1.位于眶隔前浅表的囊肿，可触及肿物表面光滑、边界清晰而稍有弹性，无压痛，多发于眶上缘或外上方。

2.深部囊肿多表现为渐进性眼球突出、眼位偏斜和视力减退，常有细蒂与眶骨骨缝相连，而眶缘触诊为阴性。

3.自发性囊肿破裂，可引起炎症反应。

【诊断及鉴别诊断】

1.浅表囊肿易诊断，深部囊肿CT和超声波检查可显示眶内囊性病变。

2.辅助检查

（1）X线：眶壁骨压迫性改变，可出现骨硬化环，即骨压迫吸收密度减低和周围骨密度增高。

（2）CT：边界清楚的囊性病灶，密度不均匀，可见多形态骨压迹，或瘤体呈哑铃状沟通眶、颞窝或颅腔。

（3）B超：边界清晰的不规则形，透声性好。

本病应与眼眶血肿相鉴别，眼眶血肿多发生于健康的青少年，多为一侧眼眶。血肿引起急性高眶压，最显著的症状和体征是眼球突出，伴有胀痛、恶心、呕吐、复视、眼球运动障碍、视力减退或丧失，以及眼睑和结膜水肿、充血，而后眼睑或结膜下出现青紫色瘀斑。眼球突出往往在数分钟或数小时之内达到高峰，两眼差值可达10mm，突出方向可以判断病变的位置。疼痛是由于眶内压急剧增高，知觉神经末梢受压迫及眼压增高引起的。影像学检查有助于鉴别。

【治疗】

1.手术治疗。

2.应尽量将囊壁彻底切除，对无法完全切除者，刮除后可用石炭酸、苯酚烧灼处理，或以酒精中和、盐水冲洗，以免复发。

（二）中医诊治

本病属于中医学“鹘眼凝睛”范畴（参考本章“眼眶炎症”“甲状腺相关性眼病”“炎性假瘤”部分）。

二、眼眶海绵状血管瘤

眼眶海绵状血管瘤（orbital cavernous hemangioma）是特殊类型的眼眶中胚叶肿瘤，好发于30～50岁的成年人，女性患者居多。其特殊性表现在以下三点：①其外观及影像学上类似良性肿瘤，形态规整、边缘清晰；②病理检查示病变为类似海绵状结构，故因此得名；③病变的血管成分类似动静脉畸形，血流动力学类似低流速静脉畸形；④包膜完整，大多可通过手术完整取出（图25-2-1）。

（一）西医诊治

【病因及发病机制】本病病因尚不明确。以往有学者认为，海绵状血管瘤是由毛细血管扩张而成，应该与血管形成因子相关。血管形成因子是能促进毛细血管形成的细胞因子，包括血管内皮生长因子（VEGF）、血管生成素（Ang）等多种因子。

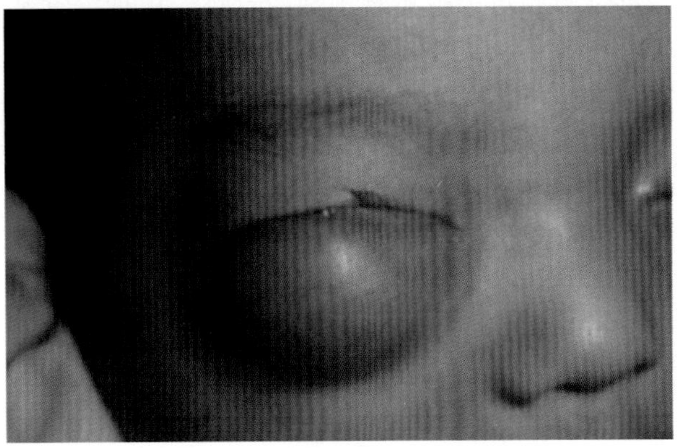

图25-2-1 眼眶海绵状血管瘤

【临床表现】

1.早期无症状或偶有眶区轻度疼痛，多在体检时发现。其主要表现为渐进性眼球突出，肿瘤多位于肌锥内，呈轴性，其突出程度与体位无相关性。

2.肿瘤压迫视神经，引起视力下降、视神经萎缩及眼底改变；肿瘤压迫眼球后极也可导致视力下降；肿瘤较大或疾病晚期可导致眼球运动障碍。

【诊断及鉴别诊断】

1.具有典型临床表现。

2.影像学检查可明确诊断。

（1）超声探查：具有特征性声像图，可见边界清晰、类圆形、均匀性多回声，透声性较好，可压缩。

（2）CT扫描：提示肿瘤的准确位置及继发性改变，邻近眼球的肌锥内病变的CT可显示三角形透明区。

（3）MRI：显示肿瘤与视神经的关系，注射造影剂肿瘤增强明显，表现为花瓣状渐进性增强。

3.海绵状血管瘤的CT和MRI影像学表现缺乏特征性，需与眶内其他病变相鉴别。

（1）神经鞘瘤：多位于肌锥外，形态多样，密度较海绵状血管瘤低，一般CT值＜60 HU。密度不均匀，内有囊变或坏死的低密度区。增强扫描见肿瘤迅速不均匀强化，强化值一般＜20 HU，其中囊变或坏死灶呈不强化的低密度区。发生于眶尖部的神经鞘瘤，MRI常见经眶上裂向颅内蔓延，而海绵状血管瘤一般不超过眶壁边界。故肿块紧贴眶尖或眶上裂扩大时，多考虑为视神经鞘瘤。

（2）视神经胶质瘤：多见于儿童期，肿块呈梭形。冠状位扫描辨别视神经较难，视神经管常扩大。增强轻度强化，可有坏死囊变低密度区。

（3）脑膜瘤：眶内原发脑膜瘤。来源于视神经鞘者，视力减退，视盘水肿，继发视神经萎缩。CT示视神经柱状、梭形增粗或圆锥形肿块，可见增强的“双轨征”和“靶点征”。异位脑膜瘤鉴别较难，钙化灶对脑膜瘤的诊断有利。MRI可见肿瘤起自视神经鞘，向管内或颅内蔓延。在肿瘤未穿破硬脑膜进至眼眶脂肪时，T_1WI和T_2WI均呈中等信号，而海绵状血管瘤T_2WI为高信号。

（4）泪腺多形性腺瘤：位于泪腺窝，其他肿瘤很少发生于此。CT示泪腺区肿块呈类圆形，密度均匀，一致性强化，邻近骨质有吸收。海绵状血管瘤几乎不发生于泪腺窝内。

【治疗】

1.手术治疗为主。

2.若患者视力正常且不影响外观者可观察；若肿瘤影响视力或有严重的眼球突出，多进行手术切除，一般将瘤体连同包膜完整切除；若眶尖粘连严重者，可采取血管瘤部分切除以保存视力，可采用内镜辅助或导航系统引导。

（二）中医诊治

本病在中医学中属“珠突出眶”范畴，又名“睛凸”。

【病因病机】本病多因暴怒气悖、高声吼喊、低头屏气等，以致气血并于上，脉络郁滞，眼珠突出。本病见于《证治准绳·七窍门》，该书谓：“乌珠忽然突出眶也。与鹘眼证因滞而慢慢胀出者不同……有因怒甚、吼喊而闸（意同挣）出者。”指出了本病之主证。

【辨证论治】

脉络瘀滞证。

临床表现：间歇性眼球突出，可伴有视力下降，眼胀，头痛，舌有瘀斑，脉涩或缓等。

治法：疏通脉络，活血行瘀。

方药：桃红四物汤（《医宗金鉴》）加减。桃仁10g，红花6g，熟地黄12g，白芍药10g，当归10g，川芎6g，丹参15g，昆布12g，海藻12g，牛膝10g。体质壮实者，加三棱、莪术各10g，以破血行瘀。头晕，复视者，加石决明、牡蛎各15g，以平肝潜阳。若恶心呕吐，加法半夏10g，陈皮6g以降逆止呕。

【外治法】按摩纳入法（《中医眼科临床手册》）。掌心涂以润滑剂，轻轻按摩眼球，纳入眶内。

【经验方】玄参散（《中医眼科历代方剂汇编》）。玄参45g，桔梗30g，大黄30g，羚羊角（代）屑30g，防风30g，黄芩30g，茺蔚子60g，炙甘草15g。上药共为粗末，每服12g，水煎去渣，食后温服，临卧时再服。本方适用于眼眶海绵状血管瘤，肝经风热证。

【名医经验】李薇等记录《裴正学教授治疗眼球后海绵状血管瘤验案1则》。患者，女，54岁，B超示：右眼眶实性占位（9.3mm×12.0mm）。诊断为海绵状血管瘤，患者不愿手术治疗。诊见：右眼凸出，眼球活动受限，不能上视，眼裂增大，眼睑闭合不严，视力正常，舌暗红、瘀斑、苔薄白，脉滑。证属瘀血阻滞眼络，治宜活血化瘀、软坚散结。处方：延胡索、三棱、莪术、海藻、昆布、穿山甲、皂角刺、炙乳香、炙没药、水蛭（冲服）各10g，三七末（冲服）3g，何首乌、白花蛇舌草、半枝莲、虎杖、重楼各15g。每天1剂，水煎服。二诊：服7剂，眼部发胀感略减轻，但仍干涩。药已奏效，原方加石决明、决明子各15g，续服20剂。三诊：患者眼困胀、干涩均好转，眼球仍突出，活动受限。守前方加茯苓12g，桂枝、车前子、白术各10g，炙甘草6g，生石膏、紫草各30g，伸筋草15g。每天1剂，水煎服，继服20剂。1个月后复查B超，示：右眼眶实性占位肿块明显缩小。自觉眼部困胀感明显减轻，眼球活动较前灵活，仍不能完全闭合。仍守前法治疗。处方：五倍子6g，黄芪、紫草各30g，当归、三棱、莪术、海藻、昆布、水蛭（分冲）、炮穿山甲（先煎）各10g，大戟、血竭、炙乳香、炙没药、三七（冲）、红花各3g，伸筋草、透骨草、山慈姑、紫苏梗、金银花各15g，麝香（分冲）0.1g。每天1剂，水煎服。服2个月，复查B超，示：右眼眶实性占位肿块约为1.2mm×0.6mm。患者右眼已无不适感，眼球活动灵活，闭合正常，外观也无异常。嘱以上方10倍剂量，共研细末、过筛，炼蜜为丸，每丸6g，每次1丸，每天3次，饭后温开水送服。服药1年后随访，患者病情稳定无复发。

三、眼眶脑膜瘤

眼眶脑膜瘤（orbital meningioma）按部位分为以下两种：①起源于眶内的脑膜瘤，发于视神经鞘脑膜及眶内异位脑膜细胞；②继发于颅内的脑膜瘤，因颅内蝶骨嵴脑膜瘤蔓延所致，好发于中年女性（图25-2-2）。

【临床表现】视神经脑膜瘤四联症分别为视力丧失、眼球突出、慢性视盘水肿、视神经睫状静脉。

（1）视力下降：是最重要且最明显的症状，或是仅有的临床表现，眼球突出是常见体征，早期眼底可见视盘水肿和继发性视神经萎缩；视神经睫状静脉即长期的静脉高压使视网膜中央静脉和脉络膜静脉间形成的侧支循环。

（2）福-肯综合征：来源于蝶骨嵴的肿瘤压迫视神经引起同侧原发性视神经萎缩，肿瘤体积增大引起颅内压增高，随即引起对侧视神经水肿；或肿瘤蔓延，可引起眶骨壁增生、后部隆起。

【诊断及鉴别诊断】

1.有典型的临床表现。

2.影像学检查如下所述。

（1）超声探查：眶内肿块、边界清晰、视神经增粗、内回声少而声衰减明显。

（2）CT：根据肿瘤原发部位、病程进展的不同，影像学呈现多样性，如管状、梭形、锥形视神经，眶内有边界不清楚的块状影，不规则钙化斑或套袖样钙化。

（3）MRI：增强可见典型“车轨征”。

鉴别诊断：侵犯眶内和前、中颅底的脑膜瘤可能起自颅内，如蝶骨嵴、鞍结节、鞍旁等处，也可能起自眶内视神经鞘的蛛网膜细胞。早期常误诊为视神经炎、炎性假瘤、视神经萎缩等病。在一定程度上延误了治疗，因此，我们认为凡是有不明原因的进行性视力减退和（或）眼球突出者均应进行辅助检查。

【治疗】因脑膜瘤不易完整切除，复发率高，且易在多次手术后丧失视力、危及生命，根据肿瘤的性状、部位及患者的病情发展分为以下4种情况。

1.对于单侧肿瘤、体积小（局限于视神经前段）、视力影响较小、眼球突出不明显的及老年患者，一般采取CT扫描进行监测。

2.对于肿瘤体积巨大或已向颅内发展、视力丧失、眼球突出严重的及儿童患者，一般应手术治疗。

3.对于诊断及定位明确的眶内病变，可采取放射治疗以抑制肿瘤生长，保留有用视力。

4.对于手术不适用患者，可补充γ刀治疗。

四、眼眶横纹肌肉瘤

眼眶横纹肌肉瘤（rhabdomyosarcoma of the orbit）常见于儿童，是眶内恶性肿瘤，肿瘤生长迅速，恶性程度较高，经过系统综合治疗后可提高治愈率，但死亡率仍较高。发病多见于10岁以下儿童，青年人少见，偶发于成人。

【临床表现】

1.本病主要表现为迅速进展的眼眶肿块和眼球突出，多有眼球固定、视力丧失。

2.本病好发于眶上部，眼球向前下方突出，眼睑、球结膜水肿，或有球结膜突出于睑裂之外（图25-2-3）。

3.肿瘤发展迅速，眶缘可触及软性肿物，若

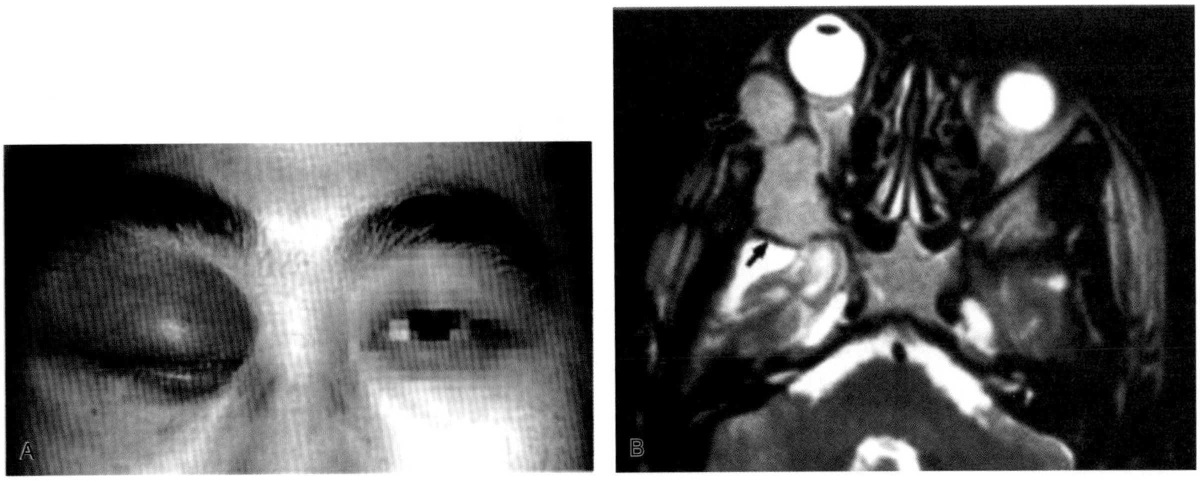

图25-2-2　眼眶脑膜瘤

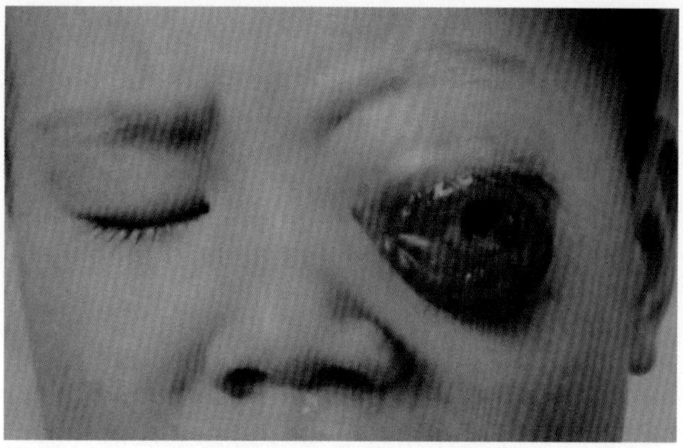

图 25-2-3　眼眶横纹肌肉瘤

肿瘤坏死，可在穹窿结膜处破溃，若肿瘤累及全眶，眶内软组织硬度增大，可向颅内蔓延，若眶内压持续升高，可出现角膜暴露而产生剧烈疼痛。

【诊断及鉴别诊断】

1. 10岁以下儿童有眼眶肿块、眼球突出，且肿块生长快速、病情发展迅速，可考虑为本病。

2. CT可见高密度占位病变及骨破坏，可根据肿块的形状、密度和对周围组织的浸润改变对肿瘤性质做出预估。

3.超声可见眶内有大块异常病变，内回声极少。

本病应注意与眼眶蜂窝织炎相鉴别，通常外周血白细胞数升高，提示有感染，影像学检查也可明确诊断。

【治疗】放疗、化疗，视情况决定是否进行手术治疗。

五、眼眶纤维瘤

纤维瘤（fibroma）是纤维组织的良性肿瘤，在眼眶比较少见，其发病率占眼眶占位病变的0.5%以下。纤维瘤大体为圆形或椭圆形，其切面呈实性黄白色。光学显微镜下肿瘤由分化良好的纤维细胞组成，并有数量不等的胶原纤维，胶原纤维少的肿瘤其质地较软，称为软性纤维瘤。而细胞成分多的肿瘤，其质地较硬，称为硬性纤维瘤，硬性纤维瘤多发生于眼眶（图25-2-4，图25-2-5）。

【临床表现】本病可发生于任何年龄，男性较常见，肿瘤生长缓慢，多单侧眼眶发病。根据纤维瘤生长的部位，临床表现有所不同。

1.位于眶缘者，可触及硬性肿物，边界清晰，表面光滑，少压痛。

2.眶深部肿瘤多位于眶上部，可致眼球突出

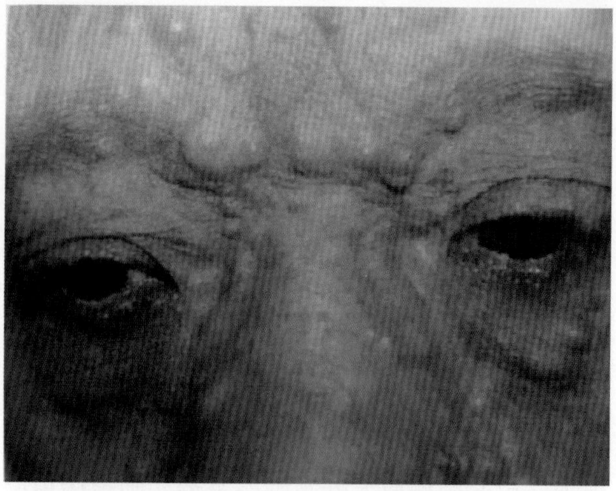

图 25-2-4　眼眶纤维瘤

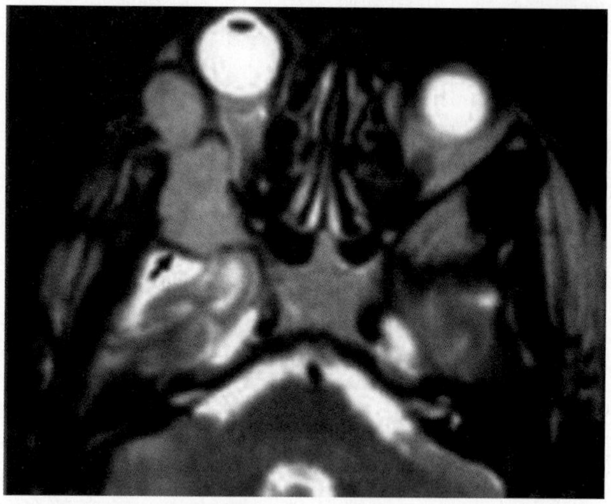

图 25-2-5　脑膜瘤

和移位，肿瘤较大时可压迫视神经和眼外肌，出现视力下降及眼球运动障碍。

【诊断】

1.具有典型临床特征　缘可触及肿物、眼球突出、视力下降和眼球运动受限等症状。

2.影像学检查　CT扫描可确定病变大小和部位，显示为一边界清楚的软组织块影，多为圆形，可见眶扩大和肿瘤压迫的继发性改变。

【治疗】手术治疗为主，将纤维瘤完整切除是目前较好的治疗方法。肿瘤对放射治疗不敏感。

六、眼眶脂肪瘤

脂肪瘤（lipoma）是脂肪细胞或脂肪性质肿瘤的代表，是由成熟脂肪细胞组成的肿瘤（图25-2-6），可发生于全身各部位，眼眶十分少见，患病率尚未确定。此种肿瘤的典型变异称为纺锤形细胞脂肪瘤。

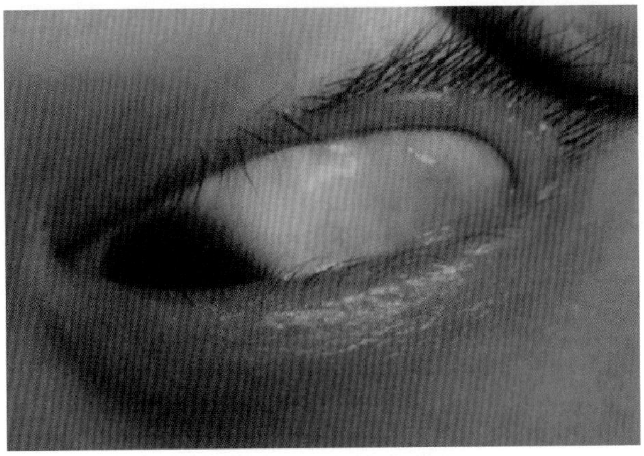

图25-2-6　眼眶脂肪瘤

【临床表现】

1.本病发于成年人，单侧眼眶发病。

2.眼球突出非轴性，位于眶上部者眼球突向前下方，位于眶外侧者眼球突向前内侧。

3.不觉疼痛，肿瘤向眶前部生长，翻转眼睑可透过结膜发现淡黄色肿物，质软，若推动结膜，肿瘤可在眼球表面滑动。

【诊断及鉴别诊断】

1.典型的临床表现、病史，特别是透过结膜发现淡黄色的肿物有助于诊断。

2.影像学检查

（1）B超：边界清楚，回声强，回声不均匀并有轻度的可压缩性。

（2）眼眶CT：病变边界清楚，密度与脂肪相同或稍高于脂肪，眶前部病变可使眶隔前突。久病患者可见眶扩大。

（3）MRI：肿瘤的位置形态同CT，但T_1Wl和T_2WI均呈中高信号。若瘤体内有较多的纤维组织，则信号呈斑驳样，MRI的肿瘤信号特征具有一定的诊断价值。

（4）CDI检查：显示瘤体内缺乏血流信号。

与血肿相鉴别：取病理检查可明确诊断。

【治疗】手术切除是主要的治疗方法。大多数眼眶脂肪瘤有明确界线，能被手术完全切除，但其囊膜薄易破裂，完整分离、切除是治愈的关键。因这种肿瘤大多数发生在眶上方，故常从上方手术处理。该肿瘤对放疗或其他治疗方式不敏感。

七、眼眶视神经胶质瘤

视神经胶质瘤（optic nerve glioma）是一种发生于视神经内胶质细胞的良性肿瘤。胶质细胞是中枢神经系统和神经节的支持细胞，分为星形胶质细胞、少突胶质细胞和小胶质细胞，其中以星形胶质细胞瘤的发生最为常见，又因多见于儿童时期，故又名儿童纤维星形胶质细胞瘤（juvenile pilocytic astrocytoma，JPA）。视神经分为眼内、眶内、管内和颅内视神经，以上皆可发生视神经胶质瘤，而眶内段视神经最长，发于此段的胶质瘤较为常见。该病多发于儿童时期，75%发生于10岁以内，90%多见于20岁以前，以女性多见。

【病因及发病机制】视神经胶质瘤的病因有多种学说，有学者认为该病是家族遗传性星形胶质细胞的良性增生，也有学说称视神经胶质瘤是一种新生物。目前有学者发现胶质瘤的染色体有异常改变，但遗传物质证据尚不足，且临床上家族遗传并不多见，所以对于该病的病因尚有争议。

【临床表现】

1.根据肿瘤位置的不同，有不同的临床表现。一般以视力下降、眼球突出和视盘水肿或萎缩为主，其他伴有如斜视、眶深部肿物、眼球运动障碍和皮肤棕色素斑。

2.胶质细胞位于视神经内部，若细胞的瘤性增殖压迫视神经纤维，引起视力减退和视野缺失；若波及视交叉，影响双眼视力及视野。肿瘤压迫瞳孔反射纤维，引起上行性瞳孔对光反应迟钝。单眼视力丧失，可发生失用性斜视，双眼视力丧失，发生眼球震颤。

3.眼球突出多为无痛性渐进性，若突出程度突然增加，并有视力丧失是由于肿瘤内囊样变、囊内液增多或囊内出血所致。眼球突出程度一般是轻度或中度。由于视神经位于肌肉圆锥内，可表现为轴性眼球突出，若肿瘤较大，眼球突出可偏离轴位，多向外下方移位。

【诊断及鉴别诊断】

1.神经纤维瘤病现症或家族史有助于诊断。

2.本病好发于儿童，早期表现为视力下降，眼球突出，视盘水肿或原发性萎缩。

3.眼底检查可发生视盘的改变，如视盘水肿或萎缩。

4.影像学检查

（1）X线：儿童期的视神经胶质瘤、脑膜瘤和视网膜母细胞瘤的颅内蔓延可见视神经孔扩。一般视神经胶质瘤发现时，视神经管呈圆形扩大，管壁规整，若有蔓延至视交叉，侵蚀视交叉沟，形成“J”形或“W”形蝶鞍。

（2）超声：视神经扩大呈梭形，边界清晰，内回声少而弱，若有囊样变可见液性暗区，衰减较少，加压变形不明显。视盘表面光点突入玻璃体腔，如果切面方向合适，则可见肿大的视神经，与此视盘水肿光点相连，形成一体。

（3）CT：显示肿瘤形状更为准确，视神经肿大呈梭形或管状，边缘光滑，分界清楚，内密度均匀，造影剂轻或中度增强。若肿瘤内有液化腔时，液体部分密度低，且不被增强。冠状像见视神经扩大。肿瘤较大时可见偏心肿大或多叶状，偶见钙化斑；薄层像或骨窗，常发现视神经管扩大。

（4）MRI：可显示肿瘤轮廓、范围和肿瘤内信号强度。MRI显示颅内蔓延较CT更为清楚。与颅内低信号的脑脊液对比，颅内视神经、视交叉、视束及其周围的侵犯所显示的也较CT清楚。

本病还应与下列疾病相鉴别。

1.视神经脑膜瘤　好发于成年女性，视力障碍多在眼球突出之后，视神经鞘脑膜瘤可为偏心性，CT值较高，可伴有斑点、环形或不规则的钙化，CT或MRI增强后可见“轨道征”。

2.视神经炎　视力急剧下降，伴有眼球转动时疼痛和眼眶深部胀痛等症状。MRI表现为视神经弥漫性增粗，一般不形成软组织肿块。本病可为多发性硬化的一种改变，MRI显示脑室周围硬化斑块，则可确定本病。

3.炎性假瘤　炎性假瘤与胶质瘤容易鉴别，前者常有炎症的表现，且视神经增粗的形状常呈不规则增粗。

4.脑膜瘤　多见于成年人，视神经增粗的形状差异，边界不规则。必要时可活检证实诊断。

【治疗】对于儿童视神经胶质瘤的治疗，有三种观点：观察、放射治疗和手术治疗。

1.一些学者认为儿童视神经胶质瘤是一种良性错构瘤，发展慢，或到一定程度会停止进展，在活检得到组织学证据后，不必积极治疗。

2.另外一些学者认为，多数临床病例终将蔓延至视交叉、视束，影响视力，继续发展蔓延至颅内，甚至死亡，不宜消极观察。

3.放射治疗对视神经胶质瘤虽有一定效果，但视力改进者仅约20%，且治疗后视力仍可恶化，表明病变进展，所以多数病例仍需手术切除。若视力不断减退，眼球突出渐增进，超声、CT和MRI发现肿瘤进展应尽早手术切除。根据肿瘤范围，确定肿瘤切除手术进路：①仅限于眶内者，外侧开眶即可完全切除。但不常见。②视神经孔已扩大，CT、MRI发现管内、颅内或视交叉病变，采用经颅开眶。手术大部分切除，术后进行放疗。

4.双侧视神经胶质瘤、视交叉或视束肿瘤，经颅手术也难以完全切除，保持视力和挽救生命均有困难，在此情况只能采用放射治疗。

（喻京生　张仁俊）

第26章

结膜疾病

第一节 结 膜 炎

一、细菌性结膜炎

细菌性结膜炎（bacterial conjunctivitis）是结膜炎中最为常见的。细菌性结膜炎按照发病快慢可分为超急性、急性和慢性。

（一）西医诊治

【病因及发病机制】细菌性结膜炎致病菌常见为金黄色葡萄球菌、Morax-Axenfeld双杆菌、变形杆菌、大肠埃希菌、假单胞菌属、流感嗜血杆菌、肺炎链球菌、Koch-Weeks杆菌、奈瑟淋球菌、奈瑟脑膜炎球菌，以及较少见的结核分枝杆菌、白喉杆菌等。

【临床表现】

1.超急性细菌性结膜炎 患眼出现疼痛、畏光、流泪。眼部体征初期为眼睑和结膜轻度水肿，继而症状迅速加重。眼睑高度水肿，球结膜充血水肿，可有假膜形成。分泌物最初为浆液性，很快转为黄色脓性，量多，不断从睑裂流出。本病常伴耳前淋巴结肿大和压痛，是引起耳前淋巴结肿大的唯一细菌性结膜炎。严重者可并发角膜溃疡和穿孔，继而发展成眼内炎，导致眼球萎缩而失明。

2.急性细菌性结膜炎 患眼初起有干涩、异物感，继而出现流泪、灼热、刺痛、异物感加重，分泌物增多。眼部体征出现眼睑肿胀，结膜充血，以穹窿部和睑结膜最为显著。结膜表面有分泌物，分泌物先为黏液性，后呈脓性。有些患者结膜表面可覆盖一层假膜或结膜下有出血斑点。

3.慢性结膜炎 患眼出现轻微痒、异物感、干涩和视疲劳。眼部体征可见结膜充血，少量乳头增生和滤泡形成，以睑结膜为主，分泌物增多。病程久的患眼可有结膜肥厚，但无瘢痕和角膜血管翳。

【诊断】

1.根据典型临床表现。

2.分泌物涂片或结膜刮片检查可诊断。

【治疗】

1.超急性细菌性结膜炎 用大量生理盐水或3%硼酸溶液冲洗结膜囊，直至分泌物消失。眼局部滴用5000～10 000U/ml青霉素滴眼液，或用15%磺胺醋酰钠、0.1%利福平、0.3%诺氟沙星、杆菌肽眼液等频繁滴眼，同时应用0.5%四环素或红霉素眼膏。全身予以肌内注射青霉素钠盐、大观霉素，或喹诺酮类药物口服。伴有衣原体感染的，补充用多西环素、阿奇霉素等。

2.急性细菌性结膜炎 对革兰氏阴性菌所致者，可选用氨基糖苷类或喹诺酮类药物，如0.4%庆大霉素、0.3%环丙沙星等滴眼液或眼膏。对革兰氏阳性菌所致者，常用的滴眼液有0.1%利福平、0.25%～0.5%氯霉素、10%磺胺醋酰钠等，眼膏有红霉素、多黏菌素B等。急性发作时，滴眼液要频用，待病情得到控制，可改为每天3次。

3.慢性结膜炎 细菌感染者局部使用抗生素，用药同急性细菌性结膜炎。如用药效果不好，可经结膜刮片做细菌培养和药敏试验，根据结果调整用药。非感染因素引起者去除病因，局部用0.25%～0.5%硫酸锌滴眼液滴眼。

（二）中医诊治

本病属于中医学“脓漏眼”“风热赤眼”“赤丝虬脉”的范畴。

【病因病机】

1.超急性结膜炎 外感风热邪毒，或眵泪相染，热毒上攻于目，以致邪毒炽盛。

2.急性细菌性结膜炎 风热之邪外袭，客于内热阳盛之人，风热相搏，内外相和交攻于目而发。

3.慢性结膜炎 本病常因暴风客热或天行赤眼治疗不彻底，外感风热，客留肺经；或肺阴不足，或热病伤阴，阴虚火旺，上犯结膜或饮食不节，过食辛辣，嗜酒过度，致使脾胃蕴积湿热，上熏于目。

【辨证论治】

1.超急性结膜炎

（1）热毒炽盛证

临床表现：起病急，患眼灼热疼痛，流泪畏光，球结膜高度充血甚至水肿，分泌物多而黄稠，拭之即有，源源不断；重症者可并发角膜感染，甚至角膜穿孔；舌质红，苔黄，脉数。

治法：泻火解毒。

方药：龙胆泻肝汤合五味消毒饮（《医方集解》）。龙胆草6g，黄芩9g，金银花20g，野菊花15g，蒲公英15g，紫花地丁15g，紫背天葵子15g，山栀子9g，泽泻12g，木通9g，车前子9g，当归8g，生地黄20g，柴胡10g，生甘草6g。若角膜溃疡加白芷、夏枯草、决明子；大便秘结加大黄、芒硝。

（2）余热未尽证

临床表现：起病数日后，脓性分泌物减少，灼热疼痛减轻，干涩不舒，睑结膜可见滤泡，球结膜充血减轻，角膜留有云翳；舌质红，苔黄，脉细数。

治法：清热消瘀，明目退翳。

方药：石决明散（《准绳·类方》）。石决明30g，井泉石20g，石膏30g，黄连6g，菊花6g，甘草30g。宜去方中的羌活、大黄，加川芎、牡丹皮以活血消瘀；加谷精草、密蒙花以增明目退翳之功。

2.急性细菌性结膜炎

（1）风重于热证

临床表现：涩痒交作，灼热感，畏光，结膜充血、黏液性或水样分泌物，眼睑微肿等；可伴有恶风发热，头痛鼻塞；舌质红，苔薄白或微黄，脉浮数。

治法：疏风散邪，兼以清热。

方药：银翘散（《温病条辨》）。连翘30g，金银花30g，苦桔梗18g，薄荷18g，竹叶12g，生甘草15g，荆芥穗12g，淡豆豉15g，牛蒡子18g。若球结膜充血明显，酌加野菊花、紫草等；若眼痒严重，加蝉蜕、蒺藜等。

（2）热重于风证

临床表现：患眼灼热疼痛较重，怕热畏光，分泌物多而黏稠，流泪，眼睑红肿，结膜充血；可兼有口渴，便秘，溲赤；苔黄脉数。

治法：清热泻火，疏风散邪。

方药：泻肺饮（《温病条辨》）。防风30g，黄芩30g，芍药30g，桔梗30g，大黄30g。若球结膜充血水肿明显，可重用桑白皮，加桔梗、葶苈子；便秘者加大黄、芒硝。

（3）风热俱盛证

临床表现：患眼焮热疼痛，刺痒较重，怕热畏光，球结膜红赤甚至水肿；兼见恶风发热，头痛鼻塞，口渴，便秘，溲赤；苔黄脉数。

治法：祛风清热，表里双解。

方药：防风通圣散（《宣明论》）。防风、川芎、当归、芍药、大黄、薄荷叶、麻黄、连翘、芒硝各15g，石膏、黄芩、桔梗各30g，滑石90g，生甘草60g，荆芥穗、白术、栀子各7.5g。若热毒较重，去麻黄、川芎；若刺痒较重，加蝉蜕、蒺藜等。

3.慢性结膜炎

（1）肺经风热证

临床表现：眼内痒涩、有异物感，晨起内眦部有分泌物，白天眦部可见白色泡沫状分泌物；球结膜正常或轻度充血；舌质红，苔薄白，脉数。

治法：疏风清热。

方药：桑菊饮（《温病条辨》）。桑叶7.5g，菊花3g，杏仁6g，连翘5g，薄荷2.5g，桔梗6g，甘草2.5g，苇根6g。眼干涩较重加沙参、麦冬等。

（2）肺卫湿热证

临床表现：眼内痒涩隐痛、有异物感，白天眦部可见白色泡沫状分泌物，较多且黏结；球结膜轻度充血，病程持久难愈；可伴有口臭或口黏，尿赤便溏或秘结不爽；舌质红，苔黄腻，脉濡数。

治法：清热利湿。

方药：三仁汤（《温病条辨》）。杏仁15g，飞滑石18g，白通草6g，白豆蔻仁6g，竹叶6g，厚朴6g，生薏仁18g，半夏15g。若球结膜充血显著，可酌加黄芩、桑白皮、牡丹皮。

（3）阴虚火旺证

临床表现：眼干涩不爽，不耐久视，球结膜轻度充血，病情迁延；舌红少苔，脉细数。

治法：滋阴降火。

方药：知柏地黄汤（《医宗金鉴》）。熟地黄24g，山茱萸12g，干山药12g，泽泻9g，茯苓9g，牡丹皮9g，知母24g，黄柏24g。若眼痒干涩较重，酌加当归、蝉蜕、蒺藜等；球结膜充血者，加地骨皮、桑白皮。

【外治法】可选用蒲公英、紫花地丁、野菊花、防风、黄连、黄芩等清热解毒药物熏洗患眼，每天2～3次。

【针刺疗法】

（1）针刺合谷、外关、曲池、攒竹、丝竹空、睛明、太阳、瞳子髎、风池等穴，每次选3～4穴，每天针1次，7天为1个疗程。

（2）点刺眉弓、眉尖、耳尖、太阳放血。

（3）耳针选眼、肝、目2、肺穴，每天1次。

【中成药】牛黄解毒片（《实用眼科药物学》）：具有泻火解毒的功效，适用于火热内盛的细菌性结膜炎。

【食疗方】

（1）黄花菜马齿苋汤

组成：黄花菜30g，马齿苋30g，精盐、姜末等作料适量。

功效：凉血清肝，清热解毒。

适应证：急性结膜炎。

方解：黄花菜性味甘凉，有止血消炎、清热利湿、明目等功效；马齿苋有清热利湿、解毒消肿、消炎等功效。上述2种食材搭配在一起可具有凉血清肝，清热解毒的功效。

制法：将黄花菜、马齿苋洗净，放入锅中，加适量水煮成汤后加入精盐、姜末等作料适量即可。

用法：可作中、晚餐菜肴，每天1次，15天为1个疗程。

（2）桑白皮泽泻菊花汤

组成：桑白皮10g，泽泻6g，菊花10g，精盐、姜末等作料适量。

功效：祛风清热。

适应证：慢性结膜炎。

方解：桑白皮、菊花清泻肺热；泽泻利水渗湿。上述3种药材搭配在一起具有清肺余热、渗利水湿的功效。

制法：上述3种药材同放入砂锅内，加适量水煎熬30分钟后，加入精盐、姜末等作料适量即可。

用法：分早晚口服，15天为1个疗程。

【经验方】桑叶30g，野菊花、金银花各10g。先将上药倒入砂锅内，加凉水500ml，浸泡10分钟左右，再用文火煎开15分钟。待药汁热气能耐受时，用热气熏患眼10分钟，过滤取其药液，用消毒纱布蘸药水反复洗患眼5分钟，每天3次，可清热解毒、退赤消肿。

【名医经验】

（1）姚和清《眼科名家姚和清学术经验集》中记载：羌活6g，薄荷3g（后下），炒栀子9g，赤芍9g，连翘9g，牛蒡子9g，川芎3g，当归尾9g，甘草3g，防风4.5g，大黄9g（后下），黄芩9g，2剂。配合黄连西瓜霜眼药水外用滴眼。治疗急性细菌性结膜炎。

（2）张怀安中西医结合治疗细菌性结膜炎。张怀安认为，患者常因感风热之邪外袭，风热相搏，上攻于目，故发此病。病变初起，风热之邪上犯白睛，故有目赤、痒涩多眵等眼症。治宜祛风清热解毒，方药：银翘荆防汤（《银翘荆防汤》）加减。金银花20g，板蓝根20g，蒲公英20g，连翘10g，荆芥10g，防风10g，柴胡10g，桔梗10g，黄芩10g，薄荷5g（后下），甘草3g。配合外治法：鱼腥草滴眼剂，滴双眼，每小时1次；玄明粉30g，局部冷敷、洗外眼，每天2次。

细菌性结膜炎是临床常见的疾病，按发病快慢可分为超急性、急性或亚急性、慢性。急性结膜炎通常有自限性，病程在2周左右，局部有效治疗可以减轻炎症程度和缩短疾病持续时间，慢性结膜炎无自限性，治疗比较棘手。而急性结膜炎若治疗不当，或不够彻底，也可转变为慢性结膜炎。治疗本病中医应当祛风清热、泻火解毒，内服加外熏，配合抗感染治疗，不可偏废。

二、衣原体性结膜炎

沙　眼

沙眼（trachoma）是由沙眼衣原体感染所致的一种慢性传染性结膜角膜炎，因睑表面粗糙不平，形状似沙粒，故称沙眼。20世纪50年代在我国广泛流行，现在已经基本控制，发病率大大降低，但仍然是常见的结膜病之一。

（一）西医诊治

【病因及发病机制】多由A、B、C或Ba抗原型沙眼衣原体所致。沙眼为双眼发病，通过直接接触或污染物间接接触传播，节肢昆虫也是传播媒介。

【临床表现】

1.本病好发于儿童和少年时期，一般起病缓慢，多为双眼发病，潜伏期为5～14天。

2.患眼出现眼红、畏光、流泪、异物感、眼痛及分泌物，也可能出现眼痒、眼干、烧灼感，甚至视力减退等。

3.眼部体征：结膜明显充血或污秽肥厚，乳头增生，上下穹窿部结膜布满滤泡，病程长的甚至有瘢痕形成。

【诊断及鉴别诊断】

1.根据典型临床表现进行诊断及鉴别诊断。

2.结膜刮片后行吉姆萨染色与荧光标记单克隆抗体染色检测，可以发现包涵体和衣原体。

本病主要与其他滤泡性结膜炎相鉴别。

1.慢性滤泡性结膜炎　常见于儿童及青少年，病因不清，皆为双眼发病。有少量分泌物，下睑结膜及下穹窿部见大小均匀、排列整齐的滤泡，结膜充血但不肥厚，无瘢痕或角膜血管翳。一般不需要治疗，有自愈性。

2.春季角结膜炎　结膜增生的乳头大而扁平，如铺石路样。上穹窿部无病变，也无角膜血管翳。结膜刮片涂片可见大量嗜酸性细胞。

3.巨乳头性结膜炎　本病结膜病变与沙眼相似，特点是有明确的角膜接触镜佩戴史。

4.包涵体性结膜炎　滤泡发生于下睑结膜和下穹窿部，无角膜血管翳，可以通过对不同衣原体抗原的单克隆抗体进行免疫荧光检测，确定其抗原血清型，从而与之鉴别。

【治疗】

1.局部治疗：0.1%利福平滴眼液、0.1%酞丁安滴眼液滴眼、四环素或红霉素眼膏每晚睡前涂眼1次，至少连续2～3个月。

2.全身用药：急性期或重症沙眼者，成人可口服四环素，儿童和妊娠期妇女可口服红霉素或多西环素。

3.并发症处理：睑内翻倒睫者应施行矫正术，滤泡多者可行沙眼滤泡压榨术联合上述局部药物治疗。

4.注意个人卫生，预防接触传染。

（二）中医诊治

本病属于中医学“椒疮”的范畴。

【病因病机】“血滞脾家火，胞上起热火”发为本病。结合临床可以归纳为：外感风热毒邪，内有脾胃积热，内外邪毒一起上壅于胞睑，脉络阻滞，气血失和，与邪毒郁积而成。

【辨证论治】

1.风热壅盛证

临床表现：眼微痒不适，干涩有眵；睑结膜轻度充血，有少量乳头，或见角膜血管翳；舌红，苔薄黄，脉浮数。

治法：疏风清热，退赤散结。

方药：银翘散（《温病条辨》）加减。连翘30g，金银花30g，苦桔梗18g，薄荷18g，竹叶12g，生甘草15g，荆芥穗12g，淡豆豉15g，牛蒡子18g。急性可加生地黄、赤芍、牡丹皮、紫草；眼干涩较重加沙参、麦冬。

2.湿热蕴结证

临床表现：眼灼热痒痛，沙涩不适，分泌物多而黏稠，畏光流泪；结膜明显充血，乳头较多，色红而坚，并见滤泡，角膜血管翳；舌红，苔黄，脉数。

治法：清热解毒，疏风散邪。

方药：除风清脾饮（《审视瑶函》）加减。陈皮6g，连翘10g，防风10g，知母10g，玄明粉12g（冲服），黄芩10g，玄参10g，黄连5g，荆芥10g，大黄10g（后下），桔梗10g，生地黄10g。结膜充血严重者加金银花、蒲公英、板蓝根、牡丹皮、赤芍等；眼痒沙涩甚者加白蒺藜、僵蚕等；湿盛者去玄参、知母，加苦参、地肤子、苍术等。

3.血热瘀滞证

临床表现：眼内刺痛灼热，沙涩畏光，流泪，分泌物多；眼睑厚硬，睑结膜充血明显，乳头滤泡较多，角膜血管翳明显；舌质红，苔薄黄，脉数或弦。

治法：清热凉血，活血化瘀。

方药：归芍红花散（《审视瑶函》）加减。当归、大黄、栀子仁、黄芩、红花（以上俱酒洗，微炒）、赤芍、甘草、白芷、防风、生地黄、连翘各10g。沙涩畏光、分泌物多、流泪较重者可加金银花、蒲公英、板蓝根等；角膜血管翳严重者加木贼、草决明、蝉蜕等；眼睑厚硬、睑结膜充血明显，乳头较多者加牡丹皮。

【物理疗法】椒疮颗粒累累者，可用海螵蛸棒摩擦法；粟状颗粒多者，可行滤泡压榨术。

【外治法】

（1）可选用0.5%熊胆滴眼液、0.1%利福平滴眼液、磺胺类滴眼液。

（2）晚上睡前涂抗生素0.5%金霉素眼膏或其他抗生素类、磺胺类眼膏等。

【中成药】银翘解毒丸，可辛凉解表、清热解毒，适用风热壅盛证。

【针刺疗法】分别以疏风通络、清热凉血、活血化瘀、养阴润肺为治则，以取手足太阳、阳明、少阳经穴为主；针灸并用，多针少灸。实证、热证用泻法，久病、虚证用补法。处方：睛明、攒竹、肝俞、脾俞、四白、曲池、丝竹空、风池、大骨空、小骨空。操作：大骨空、小骨空多采用艾炷灸，每次灸3～5壮，每天1次。肝俞、脾俞一般可针0.5～0.8寸，但以不刺穿胸背壁为宜，以预防气胸等事故发生；也可用相应的夹脊穴取代，作用相似，且更安全。其余各穴分别针刺0.5～1寸，比较安全，亦可配合各种灸法。

【经验方】 谷精草饮（《眼病的辨证论治》）。谷精草10g，决明子10g，冬桑叶6g，黄菊花6g，大枣3枚。以上水煎一沸后，倒入保温瓶中，每天1剂，当茶饮。

【名医经验】

（1）湖南中医药大学第一附属医院张氏《张怀安医案精华》。黄连5g，黄芩10g，连翘10g，玄参15g，知母10g，大黄10g（后下），荆芥10g，防风10g，桔梗10g，陈皮6g，生地黄15g，蝉蜕5g，刺蒺藜10g，地肤子10g，苍术10g。配合利福平滴眼液滴眼，玄明粉煎水湿热敷。治疗脾胃湿热型沙眼31例（62只眼），有效56只眼，占90.3%。

（2）张皆春《张皆春眼科证治》在治疗沙眼时，究其所因，本病病因一是外受风热毒邪，二是内有脾胃积热，气血瘀阻。外邪以疏散为宜，气血瘀阻以疏通为善。若用凉水洗脸，或点片脑（冰片）等寒凉之品，贪图一时爽快，后患无穷。因寒则凝滞，外邪不易疏散，热邪内困不解，气血不得流行，病必难除。因此，张皆春在内服中药、外用点眼液后，还会嘱患者在用药期间用温水洗脸。

WHO建议采用阿奇霉素和1%四环素等抗生素。中医治疗则可以疏风清热明目、活血散瘀，从抗病毒、抗菌及增强免疫三个方面对重症沙眼有良好的治疗作用。运用金银花、菊花、生地黄、连翘、木贼、山栀子等中药治疗重症沙眼，经中医药研究证实具有良好的治疗效果，未发现不良反应。目前，沙眼疫苗的研制也是科研工作者关注的焦点，如菌体疫苗、DNA疫苗、蛋白或多肽疫苗、重组疫苗等。

包涵体性结膜炎

（一）西医诊治

【病因及发病机制】包涵体性结膜炎（inclusion conjunctivitis）是D-K型沙眼衣原体引起的一种通过性接触或产道传播的急性或亚急性滤泡性结膜炎。

【临床表现】

1.成人包涵体性结膜炎

（1）多见于性生活频繁的年轻人。

（2）患者出现畏光、流泪等局部症状。

（3）眼部体征：接触病原体后14天内，单眼或双眼发病。其表现为眼红、刺激和黏脓性分泌物，部分患者可无症状。眼睑肿胀，结膜充血显著，滤泡形成，以下睑及下穹窿部结膜明显，并可伴有乳头增生，无炎性假膜形成，不发生瘢痕。2个月后可出现角膜炎，或角膜边缘及中央浸润，一般不发展成溃疡。3～4个月后急性炎症逐渐减轻、消退，但结膜肥厚和滤泡持续存在3～6个月之久方可恢复正常，不遗留瘢痕，无角膜血管翳。

（4）全身体征：可出现耳前淋巴结肿大，甚至生殖器、咽部的衣原体感染征象。

2.新生儿包涵体性结膜炎

（1）多见于刚出生的新生儿，潜伏期为出生后5～14天。

（2）患者出现畏光、流泪等局部症状。

（3）眼部体征：开始有水样或少许黏液样分泌物，随着病程进展，分泌物明显增多并呈脓性。睑结膜充血，浸润增厚，乳头增生，可出现假膜，持续2～3个月后，出现乳白色光泽滤泡。严重患儿可有假膜形成，结膜瘢痕化。角膜上皮点状染色，近角膜缘处可有小的上皮下浸润，一般不发生溃疡。数周后转入慢性期，3～6个月恢复正常。

（4）全身体征：除了耳前淋巴结肿大，衣原体还可引起新生儿其他部位的感染，威胁生命，如衣原体性中耳炎、呼吸道感染、肺炎。

【诊断及鉴别诊断】

1.根据典型临床表现进行诊断及鉴别诊断。

2.实验室检测：结膜刮片检查见中性粒细胞，上皮细胞胞质内见包涵体等特点即可诊断。

本病可与衣原体结膜炎相鉴别：后者上、下穹窿部均有滤泡，实验室检测可以鉴别。

【治疗】

1.局部用药　应使用衣原体敏感药物治疗，可用15%磺胺醋酸钠或0.1%利福平滴眼，睡前用0.5%红霉素或四环素眼膏涂眼，连用4周以上。

2.全身用药　婴幼儿可口服红霉素40mg/(kg·d)，分4次服下，至少用药14天。如果有复发，需要再次全程给药。成人口服四环素（1～1.5g/d）或多西环素（100mg，2次/天）或红霉素（1g/d），治疗20天。

（二）中医诊治

本病属于中医学“椒疮”的范畴。

【病因病机】脾胃湿热，复受风邪，风邪与湿热相搏，壅阻于眼睑而发。

【辨证论治】

1.湿热兼风证

临床表现：眼灼热磨痛，痒涩不适，分泌物多而黏稠，畏光流泪；眼睑肿胀，睑结膜及球结膜红赤，睑结膜滤泡黄白色颗粒累累；舌红，苔薄黄，脉数。

治法：祛风清热除湿。

方药：除风清脾饮（《审视瑶函》）加减。广陈皮、连翘、防风、知母、玄明粉、黄芩、玄参、黄连、荆芥穗、大黄、桔梗、生地黄各10g。球结膜充血者，加牡丹皮、赤芍、地骨皮、桑白皮；湿热较重，去生地黄、玄参、大黄、玄明粉，加苦参、地肤子、木通等；痒涩较甚者，加蝉蜕、白蒺藜等。

2.湿热壅阻证

临床表现：畏光、流泪、异物感，分泌物多而黏稠；睑结膜充血，滤泡增生，色黄而软，球结膜充血；可伴有腹胀、纳呆、便溏；舌黄腻，脉濡数。

治法：清热利湿。

方药：甘露消毒丹（《温热经纬》）加减。滑石粉45g，黄芩30g，绵茵陈30g，石菖蒲18g，川贝母15g，木通15g，藿香12g，连翘12g，白豆蔻仁12g，薄荷12g，射干12g。睑结膜充血、磣痛、分泌物多而黏稠者，加黄连、金银花、菊花等，球结膜充血者，加赤芍、地骨皮、桑白皮；纳呆、腹胀、便溏明显者，加厚朴、苍术、薏苡仁等。

三、病毒性结膜炎

腺病毒性角结膜炎

（一）西医诊治

【病因及发病机制】腺病毒性角结膜炎是由腺病毒感染所致，由腺病毒8型、19型、29型和37型（人腺病毒D亚组）引起，通过接触传染，常引起流行。

【临床表现】

1.患眼出现充血、疼痛、畏光、异物感、水样分泌物。

2.眼部体征：眼睑水肿，球结膜水肿，球结膜严重充血，耳前淋巴结肿大、压痛。3天内睑结膜和穹窿结膜有大量滤泡形成，可被水肿的结膜掩盖。

3.并发症：结膜炎于7～10天开始消退，约半数患者症状加重，畏光流泪加重和视物模糊，出现腺病毒性角膜炎。早期为上皮型角膜炎，继而发生皮下和浅基质层点状浸润。点状损害数量多少不等，一般直径在0.5～1.5mm，多位于角膜中央，少数侵犯角膜周边部。视力可略受影响，以后恢复正常。角膜损害可持续数月或数年后消失。

【诊断及鉴别诊断】

1.诊断

（1）双眼同时或者先后发病。

（2）典型临床表现：如充血、疼痛、畏光、异物感、水样分泌物、眼睑水肿、球结膜水肿、球结膜严重充血、耳前淋巴结肿大与压痛，并发浅层点状角膜炎等。

（3）分泌物涂片染色镜检见单核细胞增多；裂隙灯检查可见角膜上皮下和浅基质层点状浸润。

（4）病毒培养、PCR检测、血清学检查可协助病原学诊断。

2.鉴别诊断

（1）流行性出血性结膜炎：多由70型肠道病毒（偶尔由A24型柯萨奇病毒）感染引起，潜伏期短，为18～48小时（病程短，5～7天），除具有结膜炎的一般性症状和体征外，主要特征为结膜下出血，呈片状或点状，从上方球结膜开始向下方球结膜蔓延。少数人发生前葡萄膜炎，部分患者还有发热不适及肌肉痛等全身症状。

（2）慢性滤泡性结膜炎：常见于儿童及青少年，皆为双侧。其发病原因不明，下穹窿部及下睑结膜见大小均匀，排列整齐的滤泡，无融合倾向。结膜充血并有分泌物，但不肥厚，数年后不留痕迹而自愈，无角膜血管翳。

（3）急性细菌性结膜炎：又称“急性卡他性结膜炎”，临床表现为患眼红、烧灼感，或伴有畏光、流泪。结膜充血，中等量黏脓性分泌物，夜晚睡眠后，上、下睑睫毛常被分泌物黏合在一起。结膜囊分泌物培养细菌阳性。

【治疗】

1.局部抗炎药：常用的有4%吗啉胍、0.1%利巴韦林、0.1%碘苷等，每小时1次。合并细菌感染时加用抗生素滴眼液交替滴眼。

2.局部冷敷和使用血管收缩剂，可缓解症状。

（二）中医诊治

本病属于中医学“天行赤眼暴翳”的范畴。

【病因病机】外感疠气，内兼肺肝火旺，内外合邪，上攻于目而发病。

【辨证论治】

1.风热外袭证

临床表现：病初起，畏光流泪，涩痒刺痛，球结膜充血，分泌物清稀，眼睑轻度水肿，结膜少量点状浸润；兼见发热、头痛、鼻塞流涕、耳前淋巴结肿大；舌红，苔薄白，脉浮数。

治法：泻肺利气，兼以退翳。

方药：泻肺饮（《圣济总录》）。防风30g，黄芩30g，芍药30g，桔梗30g，大黄30g。加蝉蜕、白蒺藜以加强退翳之功。

2.热毒炽盛证

临床表现：患眼砂涩刺痛，流泪畏光，球结膜混合充血，视物模糊，角膜浸润灶增加；兼见口苦，咽干，便秘，耳鸣；舌红，苔黄，脉弦数有力。

治法：清肝泻火，退翳明目。

方药：龙胆泻肝汤（《医方集解》）。龙胆草6g，黄芩9g，山栀子9g，泽泻12g，木通9g，车前子9g，当归8g，生地黄20g，柴胡10g，生甘草6g。可酌加蝉蜕、密蒙花以加强退翳之功。若大便秘结，去木通，加玄明粉、茯苓。

3.余邪未清证

临床表现：眼干涩，轻度畏光流泪，视物模糊；球结膜充血消退，角膜点片状薄翳；舌红少津，脉细数。

治法：养阴祛邪，退翳明目。

方药：消翳汤（《眼科纂要》）。木贼5g，密蒙花5g，蔓荆子10g，枳壳6g，甘草5g，柴胡10g，川芎5g，当归尾10g，生地黄15g，荆芥10g，防风5g。角膜浸润明显者加石决明、蝉蜕、谷精草、海螵蛸以清肝明目退翳。

【外治法】蒲公英、金银花、紫花地丁、大青叶、菊花、防风，每天2次熏洗患眼。

【针刺疗法】

（1）针刺合谷、曲池、外关、攒竹、睛明、丝竹空、风池、太阳、瞳子髎等穴，每次选3～4穴，每天针1次，7天为1个疗程。

（2）点刺眉弓、眉尖、耳尖、太阳放血。

（3）耳针选眼、肝、目2、肺穴，每天1次。

流行性出血性结膜炎

本病是一种暴发流行的自限性的急性结膜炎。1969年在加纳第一次暴发，1971年曾在我国大范围流行。

（一）西医诊治

【病因及发病机制】流行性出血性结膜炎（epidemic hemorrhagic conjunctivitis）病原体为微小型核糖核酸（RNA）病毒中的70型肠道病毒。偶尔也由A24柯萨奇病毒引起。

【临床表现】

1.潜伏期短，大部分在18～48小时发病，多为双眼同时发病，也可先后发病。

2.患眼出现眼红、眼痛、畏光、流泪、异物感和分泌物等。

3.眼部体征：球结膜点状或片状出血，眼睑及结膜充血水肿。多数患者睑结膜有滤泡形成，伴有上皮角膜炎和耳前淋巴结肿大。发病数天后，角膜可见弥散的斑片状上皮损害（图26-1-1）。

【诊断】

1.正处于流行季节，或有接触史。

2.急性滤泡性结膜炎的临床表现，同时有显著的结膜下出血。

3.耳前淋巴结肿大。

【治疗】

1.局部抗病毒药：常用的有4%吗啉胍、0.1%利巴韦林、0.1%碘苷等，每小时1次，可配合抗生素滴眼液交替滴眼。

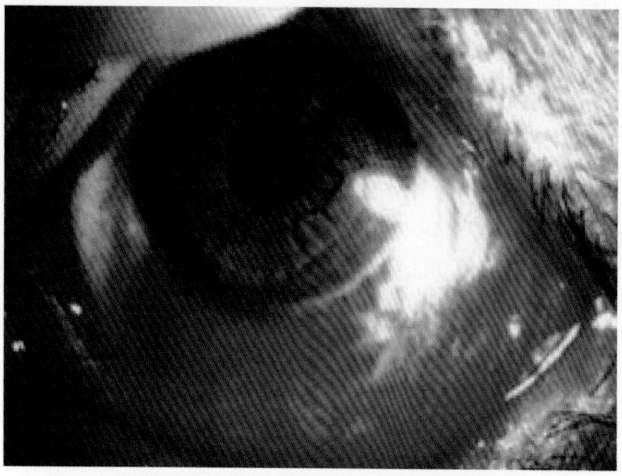

图26-1-1　流行性出血性结膜炎

2.鱼腥草注射液或穿琥宁注射液10ml配等量生理盐水，眼局部超声雾化，每天2次。

（二）中医诊治

本病属于中医学"天行赤眼"的范畴。

【病因病机】"天行赤眼者，谓天地流行毒气，能传染于人。"本病多因外感疫疠之气，疫热伤络，或肺胃积热，肺金凌木，侵犯肝经，内外合邪，交攻于目而发病。

【辨证论治】

1.疠气犯目证

临床表现：病初起，双眼同时或先后发病，碜涩灼热，畏光流泪，球结膜下点片状出血，分泌物稀薄等眼部症状悉俱，但不严重，耳前、颌下可扪及肿核。舌质红，苔薄黄，脉浮数。

治法：疏风清热。

方药：祛风散热饮子（《审视瑶函》）。连翘、牛蒡子、羌活、苏薄荷、大黄、赤芍药、防风、当归尾、甘草少许，山栀仁、川芎各10g。热证较重者，可加黄芩、金银花、蒲公英、板蓝根等；溢血严重者，可加生地黄、牡丹皮、紫草等。

2.热毒炽盛证

临床表现：患眼灼热疼痛，眼睑红肿，球结膜充血明显，弥漫点片状出血，流泪，耳前淋巴结肿大；兼有口渴、头痛、心烦，或便秘溲赤。

治法：泻火解毒。

方药：普济消毒饮（《东垣试效方》）。黄芩15g，黄连15g，陈皮6g，甘草6g，玄参6g，柴胡6g，桔梗6g，连翘3g，板蓝根3g，马勃3g，牛蒡子3g，薄荷3g，僵蚕2g，升麻2g。若球结膜出血严重者，加生地黄、牡丹皮、赤芍；角膜生翳者，可加石决明、木贼、蝉蜕；便秘可加大黄、芒硝。

【外治法】

（1）鱼腥草滴眼液滴眼，每天6次，症状严重者可每小时2次；也可选抗病毒滴眼液，配合抗生素滴眼液滴眼。

（2）选用大青叶、金银花、蒲公英、菊花等清热解毒之品，煎汤洗患眼，每天2～3次。

【针刺疗法】

（1）针刺：以泻法为主，可取合谷、曲池、攒竹、丝竹空、睛明、瞳子髎、风池、太阳、外关、少商，每次选3～4穴，每天针1次。

（2）耳针：选眼、肝、目2、肺穴，留针20～30分钟，可间歇捻转，每天1次。

【经验方】疏风清热汤（《肖国士医案精选》）：板蓝根、大青叶、金银花、夏枯草、连翘、白茅根各15g，白菊花、桑叶、黄芩、防风各10g，蝉蜕6g。本方适用于流行性出血性结膜炎，病机属外感风热、内传肺肝者。

【名医经验】

（1）湖南中医药大学第一附属医院张氏银翘荆防汤（《张怀安眼科临床经验集》）。金银花、蒲公英、板蓝根各20g，连翘、荆芥、防风、柴胡、桔梗、黄芩各10g，薄荷5g（后下），甘草3g，配合外用鱼腥草滴眼剂和玄明粉局部冷湿敷。治疗流行性出血性结膜炎风热偏盛者，25人（50只眼），其中治愈48只眼，有效率为96%。

（2）张怀安中西医结合治疗流行性出血性结膜炎（《张怀安医案精华》）。张怀安认为："此皆外感疫疠之气，热伤络脉所致"。方药：祛风散热饮子（《审视瑶函》）加减。连翘10g，牛蒡子10g，羌活10g，薄荷5g（后下），赤芍10g，防风10g，当归尾10g，栀子10g，金银花15g，蒲公英15g，板蓝根15g，甘草5g。配合鱼腥草滴眼液滴眼、玄明粉局部冷敷、洗外眼。

第二节 免疫性结膜炎

一、变应性结膜炎

变应性结膜炎（allergic conjunctivitis），又名过敏性结膜炎，是由于眼部组织对过敏原产生超敏反应所引起的炎症。

（一）西医诊治

【病因及发病机制】变应性结膜炎可以分为有速发型和迟发型两种。引起速发型的致敏原有花粉、角膜接触镜及其清洗液等；药物一般引起迟发型，如睫状肌麻痹药阿托品和后马托品、氨基糖苷类抗生素、抗病毒药物碘苷和曲氟尿苷、防腐剂硫柳汞和依他酸及缩瞳剂等。

【临床表现】

1.患眼出现瘙痒、畏光、烧灼感等症状。

2.眼部体征：速发型眼睑皮肤红肿，并有小丘疹、渗出和睑缘炎等。球结膜充血、球结膜乳头增生、滤泡形成，以下睑为重，有少量浆液和黏液性分泌物。角膜炎不常见，极个别严重病例可出现角膜实质性损害及虹膜炎。

【诊断】

1.根据药物或其他过敏原接触史进行诊断。

2.根据典型临床表现进行诊断。

3.脱离过敏原后，炎症迅速消退。

4.结膜囊分泌物涂片见嗜酸性粒细胞增多。

【治疗】

1.及时发现并去除过敏原，立刻停用致敏药物。

2.局部点皮质类固醇滴眼剂，如0.1%地塞米松；也可用抗组胺药物，如2%色甘酸钠滴眼液等；伴有睑皮肤红肿、丘疹者，可用3%硼酸溶液湿敷。

3.严重者可加用全身抗过敏药物，如氯苯那敏、阿司咪唑、抗组胺药或激素等。

（二）中医诊治

本病属于中医学“时复目痒”的范畴。

【病因病机】先天禀赋不足，或后天脏腑失调，复感外邪，风热上壅于目所致。

【辨证论治】

风热外袭证。

临床表现：眼痒，畏光，分泌物少，黏稠如丝，球结膜充血，睑结膜充血、水肿，或破溃流水，也可有乳头、滤泡；舌红，苔黄，脉数。

治法：清热疏风止痒。

方药：羌活胜风汤（《原机启微》）。羌活6g，独活6g，藁本3g，防风3g，甘草3g，蔓荆子2g，川芎1.5g。球结膜充血明显者，加连翘、桑白皮、牡丹皮等；眼睑皮肤湿烂、痒甚者，加地肤子、白鲜皮、茵陈、乌梢蛇等。

【外治法】

（1）局部中药洗眼或湿冷敷。可用艾叶、苦参、蛇床子、地肤子各15g，煎水，过滤澄清，做湿冷敷或加冷开水至1000ml洗眼。

（2）局部点皮质类固醇滴眼剂，也可用抗组胺药物；伴有睑皮肤红肿、丘疹者，可用硼酸溶液湿敷。

【食疗方】

（1）绿豆黑豆汁

组成：绿豆60g，黑大豆30g，蜂蜜适量。

功效：解热利尿，清热解毒，祛风止痒。

适应证：变应性结膜炎。

方解：绿豆解热利尿，清热解毒；黑大豆祛风止痒。上述3种食材搭配在一起具有清热解毒、祛风止痒的功效。

制法：用绿豆、黑大豆，洗净，加水熬烂，再加蜂蜜适量即可。

用法：当早餐，每天1次，15天为1个疗程。

（2）荆芥防风鸭肉汤

组成：荆芥10g，羌活10g，防风10g，鸭肉150g，精盐等作料适量。

功效：祛风，止痒。

适应证：变应性结膜炎。

方解：荆芥、防风、羌活祛风止痒，鸭肉益气利水；上述4种食材搭配在一起具有祛风止痒的功效。

制法：将上述4种食材洗净切片，放入砂锅内，加适量水煎熬30分钟后。鸭肉熟烂加入精盐等作料适量即可。

用法：分早晚2次服用，15天为1个疗程。

（3）泥鳅地肤子汤

组成：泥鳅150g，地肤子10g，防风10g，精盐等作料适量。

功效：利湿，止痒。

适应证：变应性结膜炎。

方解：地肤子清热利湿、止痒；防风疏散风邪；泥鳅有暖中益气、祛湿邪之功效。上述3种食材搭配在一起具有利湿止痒的功效。

制法：将蒲公英、地肤子、防风用纱布包好与泥鳅同放入砂锅内，加适量水煎熬30分钟后至200ml取汁，去其药渣，加精盐等作料即可。

用法：可供中、晚餐菜肴，15天为1个疗程。

二、春季角膜结膜炎

春季角膜结膜炎（vernal keratoconjunctivitis），又名春季结膜炎、季节性结膜炎等。本病常于青春期前起病，持续5～10年，多为双眼，男孩发病率高于女孩。本病多在春夏发作，秋冬缓解。

（一）西医诊治

【病因及发病机制】本病病因尚未明确。一般认为是对外源性过敏原的高度过敏反应。过敏原通常是花粉，以及各种微生物的蛋白质成分、动物皮屑、羽毛、紫外线等，目前尚未能鉴定出特殊的致敏原。

【临床表现】

1.本病多见于青春期前，常见于男孩。

2.患眼奇痒难忍，伴有轻微畏光、灼热、流泪及异物感，夜间症状加重。

3.眼部体征：临床按病变部位可分为三型，即睑结膜型、角结膜缘型及混合型。

（1）睑结膜型：结膜呈粉红色，上睑结膜巨大乳头呈铺路石样排列。乳头形状不一，扁平外观，包含毛细血管丛。下睑结膜可出现弥散的小乳头。严重者上睑结膜可有假膜形成。分泌物量少、色白、黏稠呈丝状，内含大量嗜酸性粒细胞。本病预后良好，乳头完全消退，不遗留瘢痕（图26-2-1）。

（2）角结膜缘型：上、下睑结膜均出现小乳头。其重要临床表现是在角膜缘有黄褐色或污红色胶样增生，以上方角膜缘明显。

（3）混合型：同时兼有以上两种病变。

各种类型春季结膜炎均可累及角膜，常为弥漫性上皮型角膜炎，表现为角膜弥漫性上皮点状病变。部分患者急性期可在角膜缘病变区内见到小的灰白Horner-Trantas结节。

【诊断】

1.男性青少年好发，季节性反复发作，奇痒难忍。

2.典型临床表现。

3.结膜分泌物中较多的嗜酸性粒细胞、血清和泪液中IgG增高等，可予以诊断。

【治疗】

1.应用血管收缩剂，如0.1%肾上腺素溶液；冷敷；抗组胺药物，如特非那定；应用细胞膜稳定剂，如2%～4%色甘酸钠，对消除瘙痒、畏光症状有明显疗效；非甾体抗炎药等。以上药物联合应用，可改善症状。

2.局部应用糖皮质激素。在症状加重时，间歇应用皮质类固醇眼液或眼膏。非甾体固醇类眼液也可减轻症状，且不良反应较小，如吲哚美辛眼液、迪非眼液等。

3.局部应用免疫抑制剂。对屡发不愈的病例，可用环孢霉素A、FK-506等，有较好效果。

4. 0.5%熊胆眼液，每天3次滴眼。

（二）中医诊治

本病属于中医学“时复目痒”的范畴。

【病因病机】风邪侵袭，经络受阻；或脾胃湿

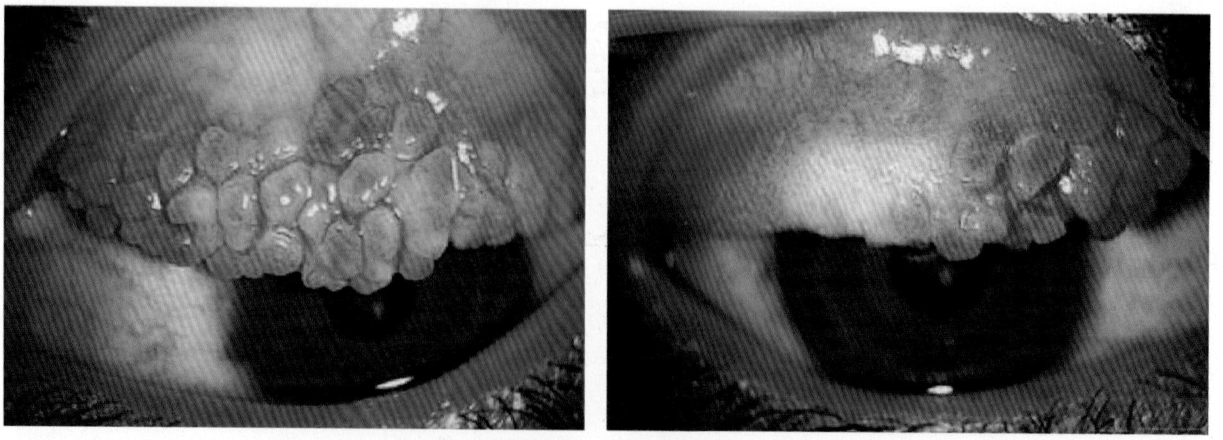

图26-2-1　春季结膜炎

热内蕴，外感风邪，风湿热相搏，上壅于目；或肝血亏虚，血虚生风。

【辨证论治】

1.外感风热证

临床表现：眼部奇痒，灼热微痛，分泌物白色黏丝样；睑结膜遍生弥漫性滤泡，状如卵石，球结膜暗红污秽；舌红，苔薄白，脉浮数。

治法：疏风止痒。

方药：银翘散（《温病条辨》）。连翘30g，金银花30g，苦桔梗18g，薄荷18g，竹叶12g，甘草15g，荆芥穗12g，淡豆豉15g，牛蒡子18g。若球结膜充血明显者，加赤芍、牡丹皮、桑白皮、郁金；痒甚者，加桑叶、菊花、刺蒺藜等。

2.湿热熏蒸证

临床表现：眼部奇痒，痒涩不适，泪多畏光，分泌物胶结呈黏丝状；睑结膜弥漫性滤泡，状如卵石，球结膜污黄，或球结膜、角膜交界处呈胶样隆起；舌红，苔黄腻，脉数。

治法：清热除湿，祛风止痒。

方药：防风通圣散（《宣明论》）。防风、川芎、当归、芍药、大黄、薄荷叶、麻黄、连翘、芒硝各15g，石膏、黄芩、桔梗各30g，滑石90g，生甘草60g，荆芥穗、白术、栀子各7.5g。痒甚者，加茵陈、白鲜皮、地肤子、乌梢蛇；睑内颗粒明显及有胶样结节者，酌加郁金、川芎等。

3.血虚生风证

临床表现：双眼痒痛较轻，干涩不适，时作时止；睑结膜滤泡颗粒大而扁平，球结膜稍污红；面色无华，或失眠多梦；舌淡苔白，脉细或弦细。

治法：养血息风。

方药：四物汤（《太平惠民和剂局方》）。当归10g，川芎8g，白芍12g，熟地黄12g。若眼痒较甚，宜加僵蚕、白芷、防风、蒺藜；若失眠多梦，加酸枣仁、远志、夜交藤、合欢花等。

【外治法】

（1）滴用清热解毒类滴眼液，如熊胆滴眼液，可配合用0.5%醋酸可的松滴眼液；也可用2%色甘酸钠滴眼液，配合用0.1%肾上腺素溶液；或用2%环孢霉素A滴眼液滴眼。

（2）局部冷敷可减轻症状。

【针刺疗法】选取承泣、外关、合谷、光明等穴，每天1次，10次为1个疗程。

【经验方】地肤子茵陈汤（《眼病的辨证论治》）。地肤子15～30g，茵陈15～30g，蝉蜕6g，蔓荆子15g，薄荷（后下）6g，秦艽9g，秦皮9g，刺蒺藜9g。以上水煎，1天内分2次温服。

【名医经验】刘益群认为本病为变态反应性眼病，顽固难愈，采用一方为主随症加减之法，自拟时复清窍汤治疗本病。时复清窍汤组成：丹参、牡丹皮、赤芍、白芍、白鲜皮、豨莶草、地肤子、刺蒺藜。球结膜型加生地黄、车前子；混合型加金银花、蝉蜕、六一散；每周5剂，30剂为1个疗程。同时以黄连、黄柏各10g，秦皮6g，玄明粉1g，煎水滤汁，待凉浴眼，每天2～3次。以上法治疗时复症，每每获效。刘氏治疗本病，以清热除湿、化瘀退赤、祛风止痒、清窍明目为法，总体上说为祛邪之法。

第三节　变性性结膜病

一、翼状胬肉

翼状胬肉（pterygium）俗称“攀睛”或“胬肉攀睛”，以中老年人多发，尤其是长期从事户外工作者多发，单眼或双眼发病，以鼻侧多见（图26-3-1）。按病变进展情况分为进行期和静止期。

（一）西医诊治

【病因及发病机制】本病病因不清，此病的发病率越靠近赤道地区越高，而且长期户外工作的人群发病率也相对较高。故可能与紫外线照射、风沙烟尘刺激有关，可也可能与营养缺乏、过敏、眼干燥等因素有关。

【临床表现】

1.本病多见于中老年人，尤以从事户外工作者多发。

2.患眼有轻度异物感或视力下降。

3.进行性翼状胬肉头部隆起，其前端有浸润，有时见色素性铁线（Stocker线），体部充血、肥厚，向角膜内逐渐生长。静止性翼状胬肉头部平坦、体部菲薄，静止不发展。

【诊断及鉴别诊断】睑裂部有成翼状的三角形纤维血管膜向角膜攀爬。

本病与以下疾病相鉴别。

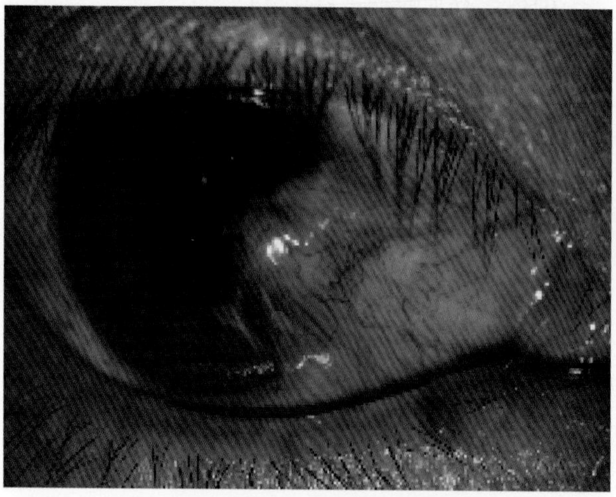

图26-3-1　右眼内眦部翼状胬肉

1.假性翼状胬肉　有角膜溃疡、化学性烧伤病史或其他外伤史，与附近结膜组织粘连，可发生于眼球表面的任何部位。

2.睑裂斑　通常呈黄色，不充血，基底朝向角膜缘，无向角膜攀爬趋势。

【治疗】

1.胬肉小但处于进行期时，用糖皮质激素类或非甾体固醇类眼液，如0.5%醋酸可的松眼液或0.025%地塞米松眼液，每天2～3次滴眼；同时给予抗生素类眼液滴眼，以预防继发感染。

2.胬肉进行性发展，侵及瞳孔区，可以进行手术治疗，但有一定的复发率。

（二）中医诊治

本病属于中医学“胬肉攀睛”的范畴。

【病因病机】《银海精微·卷之上》对胬肉攀睛发病之因记载甚详，云：“此症者，脾胃热毒，脾受肝邪，多是七情郁结之人，或夜思寻，家筵无歇，或饮酒乐欲，使三焦壅热；或肥壮之人，血滞于大眦。胬肉发端之时多痒，因乎擦摩，胬肉渐渐生侵黑睛。”结合临床可总结为：①心肺蕴热，风热外袭，内外合邪，热郁血滞，脉络瘀滞，渐生胬肉。②劳欲过度，心阴暗耗，肾精亏虚，水不制火，虚火上炎，脉络瘀滞，致生胬肉。

【辨证论治】

1.心肺风热证

临床表现：沙涩感、异物感明显，畏光流泪，胬肉向角膜攀爬，体部肥厚，充血明显，苔黄脉数。

治法：祛风清热，退翳明目。

方药：栀子胜奇散（《原机启微》）。蛇蜕、草决明、川芎、荆芥穗、蒺藜（炒）、谷精草、菊花、防风、羌活、密蒙花、甘草（炙）、蔓荆子、木贼草、山栀子、黄芩各6g。充血明显者，加赤芍、牡丹皮、郁金；便秘者，去羌活、荆芥，加大黄。

2.阴虚火旺证

临床表现：患眼痒涩间作，胬肉淡红，时轻时重；五心烦热，口渴不欲饮，舌红少苔，脉细数。

治法：滋阴降火。

方药：知柏地黄汤（《医宗金鉴》）。熟地黄24g，山茱萸12g，干山药12g，泽泻9g，茯苓9g，牡丹皮9g，知母24g，黄柏24g。失眠心烦重者，加五味子、麦冬、酸枣仁、栀子、夜交藤等。

【外治法】

（1）胬肉小但处于进行期时，用糖皮质激素类或非甾体固醇类眼液，如0.5%醋酸可的松眼液或0.025%地塞米松眼液，或吲哚美辛眼液或迪非眼液，每天滴眼2～3次；同时给予抗生素类眼液滴眼，以预防继发感染。

（2）拨云锭眼药，每天点眼3次。

【针刺疗法】胬肉有发展趋势者，选用太阳、丝竹空、四白、睛明，配合风池、足三里、少商等穴，每天1次，7天为1个疗程。

【食疗方】

（1）田螺芦荟丝瓜花汤

组成：田螺肉10g，芦荟12g，丝瓜花5g，精盐等作料适量。

功效：清热利水，凉血解毒。

适应证：翼状胬肉。

方解：田螺肉甘寒，能清热利水；芦荟清热通便、清肝除烦；丝瓜花清热化痰、凉血解毒；上述3种食材搭配在一起具有清热利水、凉血解毒的功效。

制法：将上述3种食材洗净，同炒熟后熬汤，加入精盐等作料即可。

用法：可供中、晚餐菜肴，7天为1个疗程。

（2）谷精草木贼黄芩汤

组成；谷精草10g，木贼10g，黄芩10g。精盐等作料适量。

功效：祛风清热。

适应证：翼状胬肉进展期。

方解：谷精草、木贼祛风散热，明目退翳；

黄清泻肺热。上述3种食材搭配在一起具有祛风热、退翳膜的功效。

制法：将上述3种食材洗净一起放入砂锅内，加水适量煎熬30分钟后，加入精盐等作料适量即可。

用法：每次200ml，分早、晚口服。7天为1个疗程。

（3）黄芩当归红花汤

组成：酒黄芩10g，当归尾10g，红花5g，精盐等作料适量。

功效：清心泻火，活血祛瘀。

适应证：复发性翳状胬肉。

方解：黄芩清肺热；当归尾、红花活血祛瘀。上述3种食材搭配在一起具有清热、活血散瘀的功效。

制法：将上述3种食材洗净，放入砂锅内，加水适量煎熬30分钟后，加精盐等作料适量即可。

用法：每次200ml，分早晚口服，7天为1个疗程。

【经验方】加味导赤散（《眼病的辨证论治》）。生地黄12g，黄芩（酒炒）9g，生草梢6g，淡竹叶15g，木通、当归尾、赤芍各9g，红花4.5g，蝉蜕4.5g。以上水煎，1日内分2次温服。

【名医经验】

（1）张皆春用导赤泻白散加减（《张皆春眼科证治》）。生地黄9g，木通、瞿麦各6g，桑白皮9g，桔梗6g，黄芩（酒炙）、赤芍各9g，当归尾6g，蝉蜕3g。本方可治疗胬肉攀睛的心肺风热证。

（2）张怀安中西医结合治疗翼状胬肉（《张怀安医案精华》）。张怀安认为："户外工作者，易外感风热，邪客心肺，心肺之火上炎，易发此病"。因此患者避免外界烟尘刺激，忌食五辛。方药：栀子胜奇散（《原机启微》）加减。栀子10g，刺蒺藜10g，蝉蜕6g，谷精草10g，木贼6g，赤芍10g，黄芩10g，决明子10g，菊花10g，牡丹皮10g，甘草3g。

二、结膜结石

结膜结石（conjunctival concretion）是在睑结膜表面出现的黄白色凝结物，常见于慢性结膜炎患者或老年人。

（一）西医诊治

【病因及发病机制】组织病理检查显示结膜结石为上皮细胞堆积和变性白细胞凝固而成，极少发生钙化，为上皮包裹性囊肿，而非真正的结石。

【临床表现】本病一般无症状。当结石突出于结膜表面，可有异物感，甚至引起角膜损伤而出现刺激症状。

【诊断】根据典型的临床表现可做出诊断。

【治疗】一般不需要治疗。当结石高出结膜有异物感时，可在表面麻醉下用尖刀或注射针头剔出。术后用抗生素滴眼液滴眼。

（二）中医诊治

本病属于中医学"睑内结石"的范畴，又名"粟子疾""目中结骨"。

【病因病机】风邪客于脾经，上壅眼睑，郁久化热，津液受灼，瘀阻睑内所致。

【辨证论治】脾经风热证。

临床表现：睑结膜内有一个或多个黄白色小颗粒，状若碎米，或隐于结膜内，或突出于外，触之坚硬。周围轻度充血，或有球结膜充血。突出于外者摩擦眼球，自觉涩痛、流泪、畏光。舌红，苔黄，脉数。

治法：清泻脾经风热。

方药：内疏黄连汤（《疮疡经验全书》）。黄连30g，芍药30g，当归30g，槟榔30g，木香30g，黄芩30g，山栀子30g，薄荷30g，桔梗30g，甘草30g，连翘60g。

第四节 结膜下出血

球结膜下出血（subconjunctival hemorrhage）常由球结膜下血管破裂或血管壁渗透性增加所引起。一般单眼发病，可发生于任何年龄组。

（一）西医诊治

【病因及发病机制】严格地说，结膜下出血只是症状，而不是真正的病种，极少数能找到确切的病因。偶尔可有激烈咳嗽、呕吐等病史。其他可能相关的病史有外伤（眼外伤或头部挤压伤）、结膜炎症、高血压、动脉硬化、肾炎、血液病（如白血病、紫癜、血友病）、某些传染性疾病（如败血症、伤寒）等。

【临床表现】初期呈鲜红色，以后逐渐变为棕色。一般7～12天可自行吸收。出血量大可沿眼球全周扩散。

【诊断】根据典型临床表现可以诊断。

【治疗】首先应寻找出血原因，针对原发病进行治疗。出血早期可局部冷敷，2天后热敷，每天2次，可促进出血吸收。

（二）中医诊治

本病属于中医学“白睛溢血”的范畴。

【病因病机】热客肺经，肺气不降，迫血妄行；年老精亏，或素体阴虚，虚火上炎，灼伤络脉，血溢络外；或剧烈咳嗽、呕吐导致气逆上冲；酗酒过度而湿热上熏，以及妇女逆经、眼外伤等，均可导致血不循经、目络破损而血溢络外。

【辨证论治】

1.热客肺经证

临床表现：球结膜下出血，血色鲜红；可兼见咳嗽气逆，咳痰色黄而稠，咽干口渴等；舌红，苔黄少津，脉数。

治法：清肺散血。

方药：退赤散（《银海精微》）。大黄、黄芩、黄连、白芷、当归、赤芍、栀子、桑白皮各10g。血瘀严重者，可加丹参、红花、郁金。

2.阴虚火旺证

临床表现：球结膜下出血，血色鲜红，反复发作；可兼见头晕耳鸣，心烦少寐，口燥咽干；舌红少苔，脉细数。

治法：滋阴降火。

方药：知柏地黄汤（《医宗金鉴》）。熟地黄24g，山茱萸12g，干山药12g，泽泻9g，茯苓9g，牡丹皮9g，知母24g，黄柏24g。若出血量多，可加赤芍等；若失眠多梦明显，可加酸枣仁、五味子。

【中成药】复方血栓通胶囊：具有祛瘀散血的功效，适用于结膜下出血热客肺经证和阴虚火旺证。

第五节　结膜肿瘤

结膜肿瘤可以分为原发结膜良性肿瘤和原发结膜恶性肿瘤。良性肿瘤常见的有结膜色素痣、结膜乳头状瘤和结膜血管瘤（图26-5-1）。恶性肿瘤以恶性黑素瘤和结膜鳞状细胞癌常见。

【病因及发病机制】良性肿瘤可因先天性发育畸形病变或病毒引起；恶性肿瘤由外伤或各种外在刺激引起。

【临床表现】

1.良性肿瘤

（1）结膜色素痣：多发于角膜缘附近及睑裂部的球结膜，呈不规则圆形，大小不等，境界清楚，稍隆起于结膜面。痣一般为黑色，色素深浅不一，有的为棕红色。痣内无血管。

（2）结膜乳头状瘤：常发生于角膜缘、泪阜及睑缘部位，瘤体色鲜红，呈肉样隆起。带蒂结膜乳头状瘤由多个小叶组成，外观平滑，有很多螺旋状的血管。宽基底部的乳头状瘤，表面不规则，有时会播散及角膜。

（3）结膜血管瘤：外观可以为孤立的、团块状，或弥漫性扩张的海绵血管瘤。

2.恶性肿瘤

（1）结膜鳞状细胞癌：多发生于睑裂区的角

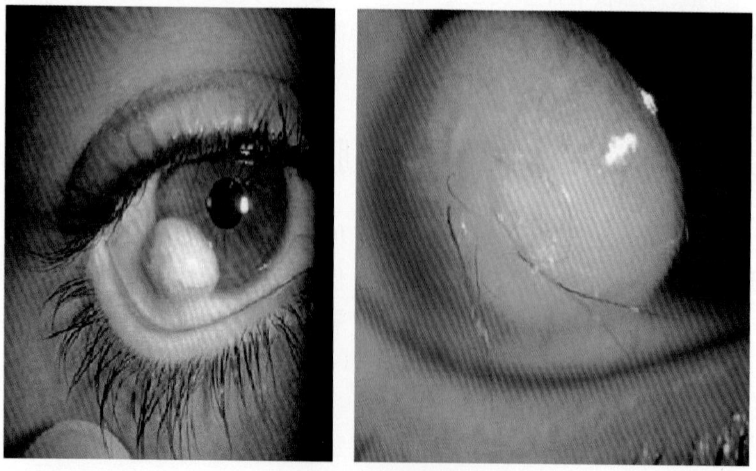

图26-5-1　结膜肿瘤

膜缘处、睑缘皮肤和结膜的交界处或内眦部泪阜等部位，很少见于结膜的非暴露区。一些肿瘤外观类似胬肉。大多数肿瘤呈胶质，上皮异常角化。肿瘤生长缓慢，但可向深部组织浸润，很少发生转移。

（2）恶性黑素瘤：较少见，多数起自后天原发性黑素瘤，一部分起自结膜色素痣，极少数起自正常结膜。其中一部分是结膜黑色素沉着病。

【诊断】

1.根据典型临床表现进行诊断。

2.组织病理检查可以帮助诊断。

【治疗】局部切除、激光治疗或放射治疗。

中西医结合治疗可酌情参照“眼部肿瘤”中西医结合治疗。

（喻京生　颜家朝）

第27章

角膜疾病

第一节　免疫性角膜病

一、角膜周边溃疡

角膜周边溃疡（marginal keratitis）是一种由于自身免疫功能异常引起的周边部角膜病变。

（一）西医诊治

【病因及发病机制】角膜缘血管及淋巴管丰富，可将某些自身免疫性抗原物质输送至角膜周边部，引起免疫反应。该病常与金黄色葡萄球菌感染有关，感染后抗原引起免疫反应，在角膜缘血管末端以内1～2mm处的角膜发生炎性浸润并形成溃疡。一些自身免疫性疾病，如类风湿关节炎、系统性红斑狼疮等也可并发角膜周边部溃疡。

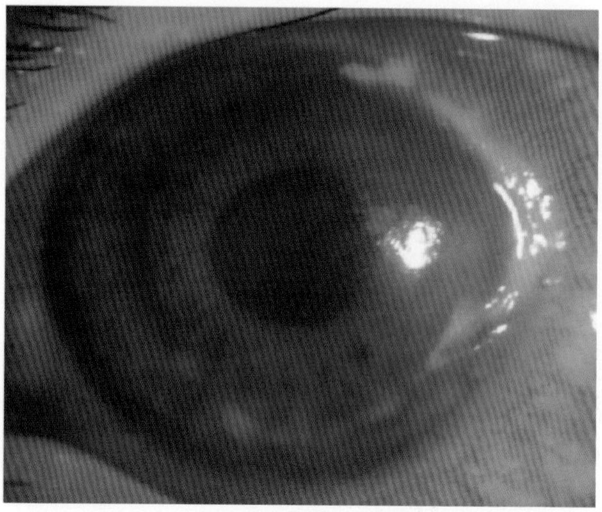

图27-1-1　椭圆形或新月形黄白色浸润灶

【临床表现】有睑缘炎或自身免疫性疾病病史，眼部疼痛、畏光、流泪及异物感等刺激症状。

【诊断及鉴别诊断】裂隙灯检查可见球结膜睫状充血，在角膜缘内1～2mm处可见1个或数个小圆形、椭圆形、新月形黄白色浸润灶，也可为粟粒样分布于全周角膜缘，好发部位为2、4、8、10点位，这可能与此处常与睑缘接触有关（图27-1-1）。在角膜缘内1～2mm处可见椭圆形或新月形黄白色浸润灶，随病情进展，浸润灶可逐渐融合形成溃疡，严重者可发生角膜穿孔。发病后角膜缘血管可伸向溃疡，促进溃疡愈合，有自愈倾向，但易复发（图27-1-2）。角膜上皮及基质层混浊水肿加重，角膜呈磨玻璃样外观，病灶相应处内皮层可见灰白色羊脂状沉着物。①角膜刮片、角膜共聚焦显微镜检查：排除真菌及阿米巴感染；②细菌培养及药敏试验：明确有无金黄色葡萄球菌感染，了解有无合并其他细菌感染；③边缘性

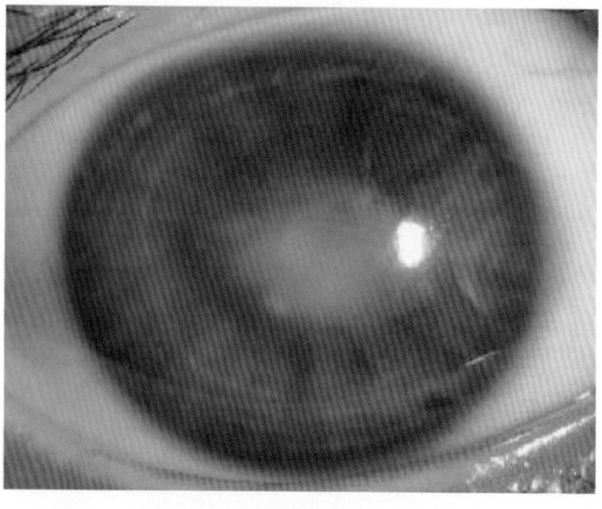

图27-1-2　角膜呈磨玻璃样外观

角膜变性：病变多位于角膜缘附近，但患眼一般无充血、眼痛等炎症表现；④蚕食性角膜溃疡：病变多位于睑裂区近角膜缘处，浸润缘呈特征性穿凿状改变。

【治疗】

1. *药物治疗*　治疗原发病，如有睑缘炎患者需首先治疗睑缘炎，选用敏感抗生素点眼及口服；有自身免疫性疾病者需进行相应治疗。反复发作者，可加用1%环孢素滴眼液。

2. *手术治疗*　①结膜或羊膜遮盖术：对于溃疡长期不愈合者，可行羊膜或结膜遮盖术促进溃疡愈合。②角膜移植术：对于角膜溃疡区基质明显变薄甚至穿孔者可行板层角膜移植术，必要时联合球结膜遮盖术避免术后复发。

（二）中医诊治

本病属中医学“星月翳蚀”的范畴。

【病因病机】本病多因外感风邪热毒，侵及肝经，或年老体衰，肝肾阴虚，阴虚生内热所致。

【辨证论治】

1. 肝经风热证

临床表现：角膜边缘灰白色或淡黄色凹陷，荧光素染色呈阳性，结膜充血，羞明流泪。伴全身症状：舌红苔黄，脉弦数。

治法：祛风清热，退翳明目。

方药：栀子胜奇散（《原机启微》）加减。白蒺藜、谷精草、黄芩、决明子、菊花、山栀子、荆芥、羌活、密蒙花、防风、蔓荆子各10g，蝉蜕、川芎、木贼、甘草各6g。

2. 阴虚内热证

临床表现：角膜边缘生翳灰白或淡黄色，结膜相应处红赤，眼内涩者，羞明。伴全身症状：咽干口燥，舌红少津，脉细数。

治法：滋阴清热，退翳明目。

方药：滋阴退翳汤（《眼科临证笔记》）加减。玄参、知母、生地黄、麦冬、白蒺藜、菊花、青葙子、菟丝子各10g，蝉蜕、甘草各5g。

【外治法】①50%鱼腥草滴眼液滴眼，每天3～4次。②八宝眼药点眼，每天3～4次。

二、角膜基质炎

角膜基质炎（interstitial keratitis）是一种角膜基质内非化脓性炎症，以细胞浸润和血管化为特点。

（一）西医诊治

【病因及发病机制】与细菌、病毒或寄生虫等感染有关，常见致病微生物有梅毒螺旋体、单纯疱疹病毒或带状疱疹病毒及巨细胞病毒等。虽然这些致病微生物可直接侵犯角膜基质，但大部分病变却是由于感染源所致的迟发型超敏反应所致。当机体第一次接触致敏病原后，T淋巴细胞致敏，当再次感染该病原时，T细胞迅速活化增殖，使角膜基质层发生炎性浸润，随后在一些炎性因子及血管生成因子作用下，基质内出现新生血管生长。

【临床表现】眼痛、畏光、流泪等刺激症状，可伴有水样分泌物及视力下降。结膜睫状充血或混合充血，角膜上皮一般完整，基质层可见扇形或弥漫性浸润，可伴有灰白色尘状角膜后沉着物（KP）。随着病情进展，角膜上皮及基质层水肿加重，角膜缘新生血管长入基质深层，呈毛刷状，加重角膜混浊。合并有虹膜睫状体炎者，可见房水混浊，甚至伴有前房积脓。炎症退行期，角膜混浊由角膜边缘开始消退，血管变细甚至闭塞，最终遗留程度不同的角膜混浊。本病易复发，反复发作可致角膜病灶脂质样变性，呈不均匀黄白色改变。

【诊断及鉴别诊断】病因检测：梅毒血清学检查、病毒PCR、胸部X线等检测可能存在的病因；前节OCT或UBM检查：了解病变部位及病灶累及深度；角膜共聚焦显微镜检查：可见树突状细胞及朗格汉斯细胞等免疫细胞增多。

与角膜挫伤相鉴别：角膜外伤时因角膜急剧内陷，内皮和后弹力层破裂，导致角膜基质层水肿、增厚、混浊，病变形状常与致伤物相似，有明确的外伤史可鉴别。

【治疗】

1. *病因治疗*　治疗原发病，如抗梅毒、抗病毒等治疗。

2. *药物治疗*　局部应用糖皮质激素点眼，病情较重者可给予结膜下注射。伴有虹膜睫状体炎时可给予散瞳药物。

3. *手术治疗*　对于角膜中央区遗留较致密混浊严重影响视力者，可根据UBM及OCT检查结果了解混浊累及深度，未累及后弹力层者可行深板层角膜移植术以降低术后排斥反应发生的概率，累及后弹力层者需行穿透性角膜移植术。

（二）中医诊治

本病属于中医学“混睛障”的范畴。

【病因病机】本病多因肝经风热，上扰双目，侵袭角膜；或肝胆热毒，循经上冲，致火郁目络，攻灼角膜；或湿热内蕴，上壅于目，熏蒸角膜；或肺肾阴虚，邪毒久伏，暗耗阴液，虚火上炎；或脾胃虚弱，清阳不升，浊阴郁而化火，上攻双目而致。

【辨证论治】

1.肝经风热证

临床表现：角膜混浊不清、结膜充血，眼内疼痛，羞明流泪。伴头痛、鼻塞流涕，舌红苔薄黄，脉浮数。

治法：祛风清热。

方药：羌活胜风汤（《原机启微》）加减。羌活、防风、荆芥、白芷、前胡、柴胡、黄芩、白术、枳壳各10g，川芎6g，甘草3g。

2.肝胆热毒证

临床表现：角膜深层混浊肿胀，结膜混合充血，畏光流泪，伴性情急躁、口苦咽干、喜冷饮、便秘尿赤、舌红苔黄、脉弦数。

治法：泻肝解毒，凉血化瘀。

方药：银花解毒汤（《疡科心得集》）加减。金银花、蒲公英各30g，黄芩、龙胆草、桑白皮、天花粉、大黄、枳壳、赤芍、牡丹皮各10g，生地黄15g，甘草3g。

3.湿热内蕴证

临床表现：角膜深层水肿混浊，睫状充血，畏光流泪，眼胀睑肿。伴头身重着，胸闷纳呆，舌红苔黄腻，脉濡数。

治法：清热化湿。

方药：甘露消毒丹（《温热经纬》）加减。藿香、白蔻仁、石菖蒲、滑石、茵陈、黄连各10g，木通6g。

4.阴虚火炎证

临床表现：病情反复发作或日久不愈，干涩隐痛，睫状充血。伴咽干口燥，形体瘦削，舌红少津，脉细数。

治法：滋阴降火。

方药：海藏地黄散（《千金要方》）加减。生地黄15g，熟地黄、玄参、麦冬、当归、木贼、谷精草、白蒺藜各10g。

5.脾气虚弱证

临床表现：角膜深层混浊，睫状充血，日久不愈。伴面色萎黄，少气懒言，周身倦怠，纳少便溏，舌淡胖大，边有齿痕，苔薄白，脉细数。

治法：健脾益气。

方药：参苓白术散（《太平惠民和剂局方》）加减。党参、白术、茯苓、砂仁各10g，甘草6g，白扁豆、山药、薏苡仁各15g，黄连3g，蒲公英12g。

【外治法】①用退云散、犀黄散或七宝膏点眼，每天3次。②内服药渣煎水过滤做湿热敷，每天3次。

【经验方】庞赞襄用清肝解毒的银花解毒汤和生发退翳，调和胃气的羌活胜湿汤治疗角膜实质炎例30只眼，年龄为7～22岁的17例，父亲有梅毒病史的12例，全部角膜基质混浊，17只眼有新生血管，治疗前视力光感者8例14只眼，眼前手动～1尺指数10只眼，2尺指数～0.2者6只眼。治疗后视力达1.0以上者26只眼，0.7～0.9者4只眼。

三、泡性及束状角膜炎

泡性角膜炎及束状角膜炎是一种由微生物蛋白质引起的迟发型免疫性眼病。

（一）西医诊治

【病因及发病机制】确切病因尚不明确，通常认为是结膜、角膜组织对内源性微生物蛋白质的细胞免疫有关。

【临床表现】儿童或青少年角膜炎反复发作病史，可有沙眼衣原体或细菌感染等病史有异物感、畏光等刺激症状，检查见角膜缘附近典型实性结节样小泡，其周结膜局限性充血，病变顶端溃烂形成病灶，愈合后形成浅基质层瘢痕并遗留基质层新生血管（图27-1-3）。角膜溃疡沿角膜缘呈环形进展，并向中央区浸润，浸润缘呈穿凿状，略隆起（图27-1-4）；或自角膜缘向中央长入的束状角膜病变，其内有平行的新生血管生长。

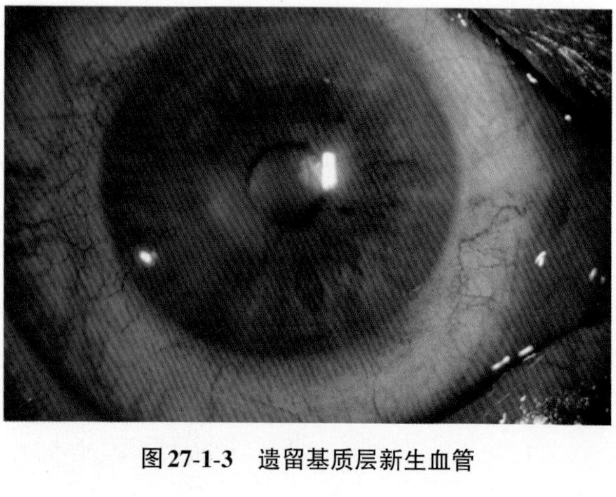

图27-1-3　遗留基质层新生血管

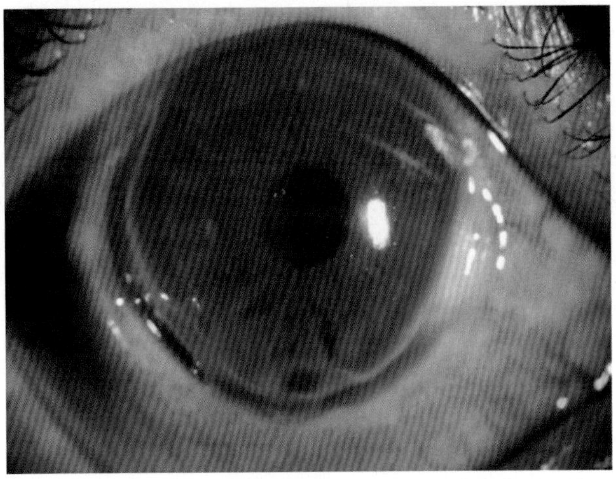

图27-1-4 角膜溃疡沿角膜缘呈环形进展

【诊断及鉴别诊断】病变区刮片可见淋巴细胞、中性粒细胞、单核细胞和巨噬细胞。

本病可与以下疾病相鉴别：①角膜缘异物，有眼部外伤史，可看到异物。②流行性角结膜炎，有急性感染病史，后期角膜呈钱币样损害，大小均匀，无新生血管。

【治疗】治疗沙眼衣原体、细菌等原发病原体感染，局部应用糖皮质激素滴眼液滴眼可有效控制炎症，但需监测眼压。对于反复发作严重影响视力者，可行板层角膜移植术。

（二）中医诊治

泡性角膜炎和束状角膜炎分别属于中医学“木疳”和“风轮赤豆”的范畴。

【病因病机】本病多发于体质较差的儿童和少年。其病因病机有肝经素有积热，复感风热外邪，火热上炎，郁于风轮，气血瘀滞失调；或积热日久，肝阴受灼，阴津不足而余热未清；或肝肾阴虚，虚火上炎。或先天不足或后天失养，致脾胃虚弱，正气不足，体虚夹痰而致。

【辨证论治】

1.肝经积热，复感风邪证

临床表现：角膜骤生颗粒状突起，大小不等，溃后凹陷；或角膜赤豆突起，赤脉追随缠布。痛涩羞明，热泪如汤，眼睑难睁。伴全身症状：口苦咽干，舌红苔黄，脉弦数。

治法：泻肝清热散风。

方药：泻肝散（《仁斋直指》）加减。大黄、栀子、羌活、防风、薄荷、当归、川芎各10g。

2.肝虚夹热证

临床表现：角膜时发颗粒突起；或赤豆时见，赤脉缠绕，涩痛流泪。伴全身症状：时觉中干渴，两胁不适，舌红少苔，脉弦细数。

治法：养肝清热。

方药：平肝清火汤（《审视瑶函》）加减。白芍、生地黄各15g，枸杞子、夏枯草、车前子、青葙子、柴胡、连翘、密蒙花各10g。

3.阴虚火旺证

临床表现：角膜赤豆或颗粒状翳障反复迁延，眼内干涩。伴视物昏花，腰膝酸软，耳中虚鸣，颧红盗汗，舌红少苔，脉细数。

治法：滋阴降火。

方药：滋阴降火汤（《寿世保元》）加减。生地黄、熟地黄、当归、白芍、川芎、麦冬、知母、黄柏各10g，柴胡3g。

4.脾虚痰结证

临床表现：角膜翳障或赤豆时隐时现，发作时仅有轻度涩痒。伴颈侧见瘰疬成串，面色无华，肢倦乏力，纳差，舌淡苔薄，脉细弱。

治法：健脾益气，化痰散结。

方药：香贝养荣汤（《医宗金鉴》）加减。党参、白术、茯苓、山药、白芍、当归、川芎、贝母、香附、桔梗各6g，陈皮、甘草各3g。

【外治法】①局部用朱砂煎或退云散点眼，每天3～4次。②内服药渣煎水做热湿敷，每天3次。

四、蚕食性角膜溃疡

蚕食性角膜溃疡（rodens corneal ulcer）又称Mooren's溃疡，是一种慢性、进行性、疼痛性角膜溃疡，初起病变位于角膜周边部，并向角膜中央匐行性进展，最终可累及全角膜。

（一）西医诊治

【病因及发病机制】确切病因尚不明确，多认为与自身免疫有关，其发病机制可能是某些炎症（风湿性关节炎等）、感染（寄生虫、病毒等）、角膜外伤及手术等因素诱导改变了角膜及结膜的抗原性，激活机体细胞和体液免疫反应，抗原抗体复合物沉积于角膜缘，局部浆细胞增多，补体活化，趋化中性粒细胞，释放胶原酶引起角膜溶解。

【临床表现】剧烈眼痛及畏光、流泪等其他眼部刺激症状。可单眼或双眼发病，易复发病变多起始于睑裂区角膜缘，睫状充血及角膜缘灰白色浸润，随后浸润区出现溃疡，溃疡沿角膜缘环形进展，沿溃疡呈穿凿状向角膜中央进展，溃疡区有新生血管生长（图27-1-5A、B）。

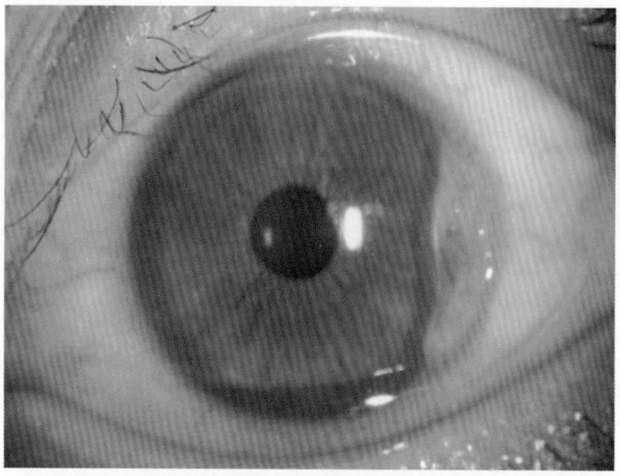

图27-1-5A　蚕食性角膜溃疡角膜缘（膜缘充血）

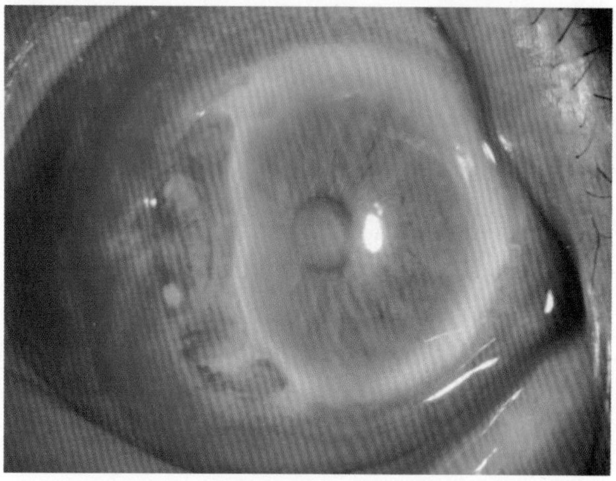

图27-1-5B　角膜缘发生深层溃疡（混合充血）

【诊断及鉴别诊断】病变最终可侵犯全角膜，部分患者溃疡向深层进展可导致角膜穿孔。在溃疡区和角膜缘之间无正常角膜组织分隔。临床根据病情分为两型：①良性型，多为老年人，常单眼发病，溃疡侵及1/3～1/2角膜基质，一般不向更深层进展，治疗效果较好，术后不易复发。②恶性型，好发于年轻人，常双眼发病，溃疡可深达后弹力层并造成角膜穿孔，病变有时可向巩膜发展，进展快、不易控制，治疗效果差，术后易复发。角膜溃疡刮片及细菌培养用于了解有无合并细菌或真菌感染。前节OCT及UBM有助于了解病变累及深度。

本病应与下列疾病相鉴别：①边缘性角膜变性，病因未明，可能与免疫性炎症有关，病变多位于角膜缘附近，角膜基质逐渐变薄，形成沟状凹陷，有新生血管长入，一般无充血、疼痛等炎症表现。②边缘性角膜炎，此溃疡一般无明显疼痛，且常伴有睑缘炎等金黄色葡萄球菌感染病变。

【治疗】

1.药物治疗　①糖皮质激素，局部及全身均需使用糖皮质激素，但因糖皮质激素能激活胶原酶使组织溶解加快，故可在使用糖皮质激素滴眼同时加用胶原酶抑制剂。②免疫抑制剂，酌情可局部及全身应用免疫抑制剂。③其他，非甾体抗炎药。

2.手术治疗　①结膜切除术，切除病变对应处球结膜，宽度约为3mm，以降低术后复发。②角膜移植术，根据病变面积及形状设计板层角膜移植术形状；在行角膜移植术同时联合球结膜切除术及部分球结膜遮盖术可有效降低术后复发率。即便角膜穿孔，一般仍采用板层角膜移植术，因病灶近角膜缘，该术式术后排斥风险较高。

（二）中医诊治

本病属于中医学“花翳白陷”的范畴。

【病因病机】本病多因风热毒邪外袭，或角膜外伤后毒邪乘侵袭，与内存之肝肺积热相搏，损及角膜，而生花翳；或外邪入里化热，或过食辛热、五志过极，肺经郁热，反侮肝木，致肝肺积热，上冲双目，灼烁黑白二睛，致角膜周边与白睛交界处生翳溃陷；或患者蕴蒸痰火，或饮食不洁，脾失健运，津液不步，肝失疏泄，木郁化火，灼津成痰，痰火上扰，侵蚀角膜；或素体阳虚，或过用寒凉药物，致阳气受伤，不能温煦双目，使目失所养而成花翳；或阴血不足，角膜失养，而生陷翳。

【辨证论治】

1.肺肝风热证

临床表现：角膜四周骤起白翳，状如花瓣，或如鱼鳞，渐渐扩展，中间低陷，结膜充血，羞明流泪，疼痛难睁。伴头胀痛不适，或见恶风发热，咽干咽痛，舌红，苔薄黄，脉浮数。

治法：疏风清热。

方药：加味修肝散（《银海精微》）加减。羌活、防风、木贼、白蒺藜、菊花、薄荷、栀子、黄芩、当归、赤芍、川芎各10g，金银花20g。症轻者可用蝉花散。蝉蜕、菊花、蒺藜、蔓荆子、草决明、车前子、防风、黄芩、甘草各等份。

2.热炽腑实证

临床表现：角膜周边花翳蔓生，中间低陷，形如浅槽状，或如蚕食扩展，蔓延整个角膜瞳孔缩小，结膜充血，眼睑红肿。伴头目剧痛，烦躁口渴，溲黄便结，舌红苔黄，脉数。

治法：通腑泄热。

方药：泻肝散（《银海精微》）加减。黄芩、龙胆草、知母、大黄、芒硝、车前子、羌活、当归、赤芍、牡丹皮各10g，玄参12g。

3.痰火蕴蒸证

临床表现：角膜花翳色白而微黄，边缘糜烂，自四周起渐及中央，结膜充血，眼睑红肿，伴胸闷咳嗽，痰多黄稠，舌红苔黄腻，脉滑数。

治法：清热化痰。

方药：桑白皮汤（《审视瑶函》）加减。黄芩、黄连、桑白皮、玄参、枳壳、杏仁、葶苈子、旋覆花、防风、菊花各10g。

4.阳虚寒凝证

临床表现：角膜陷翳，病久迁延，状如蚕食，不断进展，目赤紫暗，眼痛剧烈。四肢厥冷，面色淡白无华，舌淡苔白滑或无苔，脉沉细。

治法：温经通络。

方药：当归四逆汤（《伤寒论》）加减。当归、白芍、桂枝、生姜、大枣、丹参各10g，细辛2g，甘草3g。

5.阴血不足证

临床表现：角膜陷翳进展缓慢，结膜充血轻微，眼痛、流泪时轻时重，伴头晕目眩，舌淡少苔，脉细数。

治法：养血祛风。

方药：养血祛风退翳汤（《眼底妙方精选》）加减。玄参、生地黄、熟地黄、白芍各15g，当归、麦冬、白蒺藜、木贼、羌活、防风、菊花各10g，蝉蜕、川芎、甘草各5g。

【外治法】

（1）局部点用龙脑煎、立胜煎或黄芩苷眼药水，每小时1次。

（2）1%阿托品眼水散瞳，防止瞳神干缺。

（3）重症用银黄注射液行球结膜下注射，每次0.5ml，每天1次或隔天1次。

（4）外用金银花、蒲公英、黄连、当归尾、防风煎水过滤洗眼，也可水煎后做湿敷。

（5）后期可点用宝眼药或退云散，退翳明目。

【名医经验】

（1）割炽术治疗蚕食性角膜溃疡：蔡氏用割烙术除角膜缘及溃疡表面的病变组织，割除病变得筋膜组织，灼烙筋膜残端及创面的出点，并将结膜瓣后退，暴露角巩膜创面。治疗蚕食性角膜溃疡56例（59只眼），痊愈38只眼，好转17只眼，无效4只眼，痊愈率为64.4%。

（2）环割加烙术治疗蚕食性角膜溃疡：殷氏根据中医眼科割烙原理，改创为环割加烙术，即沿角巩膜膜缘剪开球结膜一环周，分离后剪除结膜下组织一环周，割除角膜缘的结膜组织，角膜溃疡做板层割除，灼烙巩膜表面的出血点及血管纡曲。治疗蚕食性角膜溃疡20例（21只眼），均治愈。通过4～7年的观察，认为疗效较割烙术好。

（3）黎氏用银黄注射液2ml加2%普鲁卡因0.3ml，在患侧球结膜下注射0.5ml，隔天或每天1次，直至溃疡愈合。治疗2例，皆痊愈。

五、与免疫相关的角膜内皮病

本病主要是角膜内皮炎症导致的功能障碍。临床表现为角膜水肿，角膜后沉着物和前房炎性反应等。常见有以下几种类型：①病毒性角膜炎内皮型，除病毒直接感染角膜内皮细胞外，同时有病毒抗原诱发的局部免疫反应参与，如病情反复发作，可导致角膜内皮细胞功能严重损害，出现大泡性角膜病变。②眼前节毒性反应综合征，由非感染性的毒性物质引起的术后眼前节的急性无菌性炎症反应。其临床表现为视力下降、眼部红痛，检查可见角膜弥漫性水肿、前房渗出明显，甚至出现前房积脓。其病因不明，可能与眼内接触的药物或液体的毒性反应有关，损伤角膜内皮致角膜内皮功能失代偿，损伤房角使眼压升高。本病的治疗主要是应用激素，对症治疗，密切观察病情变化。③角膜移植术后排斥反应，表现为眼部红、视力下降，检查可见睫状充血、植片水肿、前房闪辉、角膜后沉着物等体征。角膜后沉着物常为弥漫分布或链状排列，后者形成内皮排斥线，此线从边缘向中央延伸，排斥线以上的部分角膜植片仍保持透明。

第二节　角膜上皮病

一、丝状角膜炎

丝状角膜炎（filamentary keratitis）是一种由黏附于角膜上的上皮细胞和黏液引起的角膜功能异常，表现为角膜上皮部分剥脱，卷成丝状物，一端附于角膜表面，另一端游离（图27-2-1）。

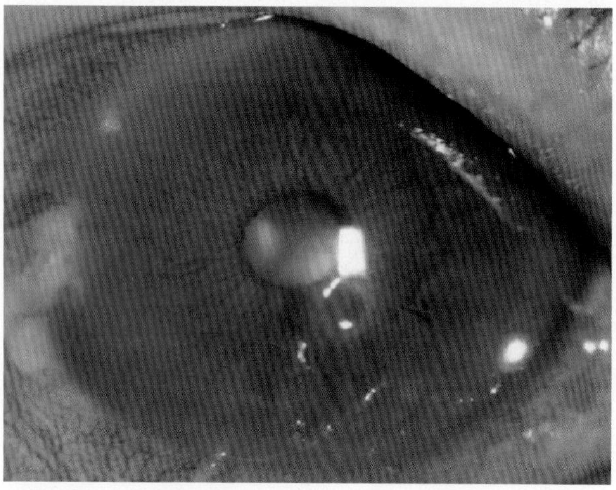

图27-2-1　角膜表面有数个灰白色细丝状物，一端附着于角膜表面，另一端游离

（一）西医诊治

【病因及发病机制】有干眼、长期佩戴角膜接触镜、眼部缺氧史等诱因。角膜表面丝状物是由变性的上皮细胞和黏液共同形成。各种眼部手术后长期包眼或闭眼时间过久缺氧者、神经麻痹性角膜炎、暴露性角膜炎、沙眼、病毒感染等，因眼表缺乏有效保护、泪液分泌异常或蒸发过快，可导致丝状角膜炎的发生。由于泪液缺乏，角膜上皮更易受眼睑剪切力影响而形成丝状物。

【临床表现】有异物感、眼干、畏光等症状，角膜表面有数个灰白色丝状物，一端附着于角膜表面，另一端游离，角膜荧光染色阳性，严重者丝状物可布满全角膜（图27-2-2）。

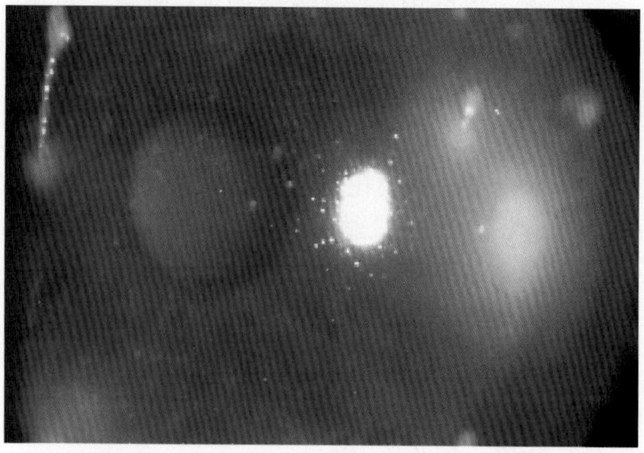

图27-2-2　角膜灰白色细丝状物荧光素染色着色

【诊断及鉴别诊断】根据临床表现可诊断。

复发性角膜上皮糜烂：角膜上皮局限性粗糙或剥脱，无丝状改变的特征，故可鉴别。

【治疗】

1.病因治疗：去除致病因素。

2.药物治疗：在表面麻醉下去除角膜表面丝状物后给予抗生素滴眼液预防感染，适当应用糖皮质激素滴眼液以减轻局部炎症反应；另外人工泪液也对该病治疗有效。

3.去除丝状物后佩戴绷带式角膜接触镜。

（二）中医诊治

本病属中医学“白涩症”和“神水将枯”的范畴。

【病因病机】因风邪外袭，肺卫不固，以致角膜生翳，如丝状；或肝肾亏损，阴血不足，目失濡养而致。

【辨证论治】

（1）风邪外袭证

临床表现：角膜表面附着灰白色丝状或水滴状物，睫状充血，眼痒干涩，异物感，轻畏光流泪。伴舌红苔薄黄，脉浮。

治法：疏风清热。

方药：桑菊饮（《温病条辨》）。桑叶、菊花、连翘、桔梗、杏仁、黄芩、荆芥、防风、芦根各10g，薄荷、甘草各5g。

（2）肝肾亏损，阴血不足证

临床表现：角膜生翳如丝如水滴状，结膜充血，眼干涩畏光，双目频眨，视物模糊，久视则诸症加重。伴口干少津，腰膝酸软，头晕耳鸣，夜寐多梦，舌红苔薄，脉细数等。

治法：补益肝肾，滋阴养血。

方药：杞菊地黄丸（《医级》）。熟地黄15g，山萸肉、山药、茯苓、泽泻、牡丹皮、当归、白芍各10g，蝉蜕、薄荷、谷精草各8g。

【外治法】犀黄散点眼。

二、表层点状角膜炎

表层点状角膜炎是常见的眼表疾病，角膜表面呈现点状灰白色混浊，由角膜表层细胞和翼状细胞脱落及细胞浸润引起，基底细胞一般不受侵犯。致病因素有多种，病毒感染是最常见的病因。另外，角膜激光手术后、某些药物点眼后（如丝裂霉素、阿昔洛韦、利巴韦林等）、佩戴隐形眼镜、糖尿病、沙眼、睑缘炎、结膜炎、睑内翻或倒睫等均可引起本病的发生。轻症者，患者可无任何感觉或症状轻微；严重者，可有异物感、畏光、流泪等，结膜一般不充血。裂隙灯下可见角膜表面散在细点状灰白色混浊，荧光素染色阳性。以病因治疗为主，可加用人工泪液点眼，并用抗生素预防继发感染（图27-2-3）。

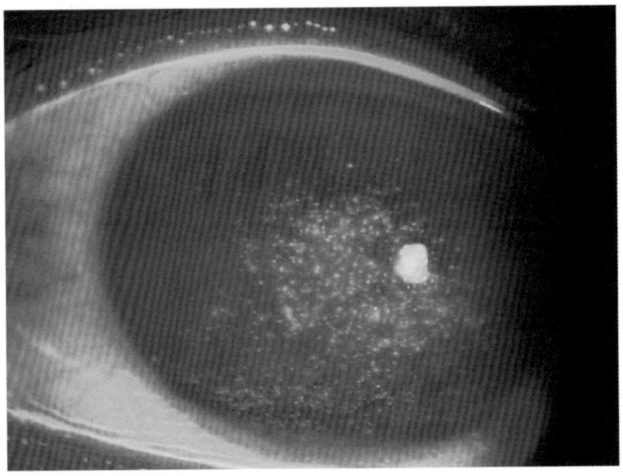

图27-2-3　表层点状角膜炎、荧光素染色

（一）中医诊治

本病属中医学“白涩症”的范畴。

【病因病机】因风热外袭，肺卫不固，以致角膜表层生翳；或肺阴不足，目失润养，或金不生水，肝肾两虚，阴液亏乏，角膜失养；或肝肾不足，精血亏损，阴虚血燥，目失濡润；或阴虚之体，易感风邪，阴虚夹风，侵及角膜，形成本病。

【辨证诊治】

本病症状轻微，多属于正虚邪侵的虚证，临床上多表现为阴血不足，又挟风邪，阴为本夹风为标。治疗自当扶正祛邪，以养阴为主，祛风为辅。除内服中药外，还可选用适当的外用治疗。

1.风热外袭证

临床表现：眼内干涩，怕光流泪，角膜表层荧光素着色点密集，结膜充血伴舌质红，苔薄黄，脉浮数。

治法：疏风清热。

方药：桑白皮汤（《审视瑶函》）。桑白皮、地骨皮、黄芩、旋覆花（布包）、茯苓、泽泻、玄参、麦冬、菊花、桔梗各10g，甘草5g。

2.肺肾两虚证

临床表现：眼内干涩：视物模糊，角膜表层有针尖大小荧光素着色点，数目不多。伴干咳少痰，腰膝酸软，舌红少苔、脉细数。

治法：滋养肺肾。

方药：十珍汤（《审视瑶函》）加减。生地黄15g，天冬、麦冬、白芍药、当归、玄参、知母、地骨皮、牡丹皮各10g，甘草5g。

3.肝肾阴虚证

临床表现：患眼干涩羞明，频频眨眼，视物模糊，久视加重。伴腰膝酸软，头晕耳鸣，失眠多梦，舌红苔薄，脉细数。

治法：滋补肝肾。

方药：杞菊地黄丸（《医级》）加减。熟地黄、山药、枸杞子各15g，山茱萸、泽泻、牡丹皮、茯苓、菊花各10g。

4.阴虚夹风证

临床表现：眼内干涩不爽，羞明流泪，时轻时重，反复不愈，重时角膜表层小星较多，睫状充血。舌红少苔，脉细数。

治法：滋阴祛风。

方药：地黄丸（《审视瑶函》）加减。熟地黄、生地黄、川牛膝、枳壳、杏仁、羌活、防风、当归各10g。

【外治法】

（1）可选千里光眼药水、鱼腥草滴眼液滴眼，每天3～6次。

（2）熏洗：蒲公英、鱼腥草、紫草各适量水煎，先熏后洗。

（3）针灸：取睛明、承泣、太阳、攒竹、瞳子髎、肝俞、肾俞、足三里等穴，每次取3～4穴，每天1次。

【经验方】助阳活血汤（《原机启机》）。黄芪、当归、防风、蔓荆子、白芷、柴胡各10g，升麻、甘草各5g。此方用于治疗气虚所致眼干涩难开，常欲闭目者。

【名医经验】赵亚滨将本病分为以下两型。①阴虚血燥型：治以补肝润燥、养血祛风，药用熟地黄、当归、白芍、川芎、何首乌、玄参、蝉蜕、白蒺藜、菊花、防风、决明子。眼内刺痛，苔薄黄者加黄芩、大青叶等。②阴虚内热型：治以养阴清热退翳，药用枸杞子、菊花、知母、黄柏、生地黄、女贞子、茺蔚子、五味子、蝉蜕、白蒺藜、青葙子。

三、弥漫性表层角膜炎

弥漫性表层角膜炎是表层点状角膜炎的一种类型，不同之处是角膜表面点状混浊呈弥漫性分布。

四、点状上皮-上皮下角膜炎

点状上皮-上皮下角膜炎为表层点状角膜炎和上皮下浸润同时存在或先后发生的角膜疾病。病毒感染为最常见的原因，另外也可见于沙眼衣原体感染。角膜表面散在分布的点状上皮脱失，FL（+）；上皮下出现多个近圆形灰白色浸润灶，直径约为0.5mm，FL（-）。该浸润灶可迁延数月或数年，常在感冒、疲劳、酗酒、熬夜时复发。需与盘状基质炎相鉴别，后者常单发，无表面上皮的脱失，可涉及基质的各层。首先治疗上皮脱失，可用抗病毒药物或抗生素治疗感染，待上皮愈合后，可应用皮质类固醇激素眼水滴眼，能明显缩短病程和疗程，迅速促使上皮下浸润消退。切不可突然停药，以防复发，但也应注意药物的不良反应。

五、钱币状角膜炎

钱币状角膜炎是角膜的钱币状上皮下浸润，多发生于热带种稻地区的青壮年农民，有明显季节性、地方性和职业性，有“稻田性角膜炎”之称。本病病因不明，多为单眼，无明显结膜炎表现。角膜病变主要位于上皮下的浅基质层内，表现为散在或密集分布的圆形钱币状浸润，直径为0.2～2mm。其病灶位于角膜中央者，一般无血管侵入，少数可侵犯角膜缘部，可诱发新生血管长入。早期病灶上皮混浊隆起，FL（+），以后逐渐吸收，上皮恢复透明，形成凹陷的光滑小面，视力有不同程度的下降。病程可达数月或数年。目前尚无特效疗法，一般采用抗病毒药物联合皮质类固醇激素滴眼，可促进角膜上皮下浸润的吸收，缩短病程。

【中医诊治】

本病属中医学“水晶障翳症”的范畴。

【病因病机】本病多因肝经风热或肝胆热毒，蕴蒸于目而致。

【辨证论治】

1.肝经风热证

临床表现：角膜有数个钱状混浊，抱轮微红，畏光流泪，眼痛；伴头痛，舌红，苔燥黄，脉浮数。

治法：祛风清热。

方药：羌活胜风汤（《原机启微》）加减。羌活、防风、白芷、荆芥、桔梗、柴胡、黄芩各10g，薄荷、川芎、甘草各5g，千里光15g，谷精草20g。

2.肝胆热毒证

临床表现：角膜生翳多个，如钱状，抱轮暗赤，刺痛流泪。伴便秘溺赤，口苦苔黄，脉数。

治法：泻肝解毒。

方药：银花解毒汤（《中医眼科临床实践》）加减。龙胆草、黄芩、桑白皮、大黄（后下）、枳壳、蔓荆子各10g，天花粉15g，金银花、蒲公英各20g。

【外治法】局部点用退云散、犀黄散。

六、上方角膜缘结角膜炎

上方角膜缘结角膜炎是一种原因不明的慢性炎症，累及部位主要在上睑结膜、上方球结膜、上方角膜缘及上部周边角膜。其病因不明，可能与某种机械性刺激有关。患者有轻度异物感、疼痛、畏光等，可见睑结膜乳头弥漫性增生（图27-2-4）上方球结膜充血角膜缘呈增殖性隆起，上方周边部角膜弥漫性灰白色浸润，上方角膜缘隆起，上方周边部角膜虎红染色呈弥漫性点状着色。多数患者角膜可出现丝状病变。上方角膜上皮可发生角化现象。目前尚无特效疗法，可用0.1%～0.5%硝酸银溶液点眼，佩戴软性角膜接触镜有时可取得一定疗效。

七、复发性角膜上皮糜烂

该病是指角膜持续或反复出现上皮剥脱的一类眼病。其发病机制与角膜基底膜功能障碍，导

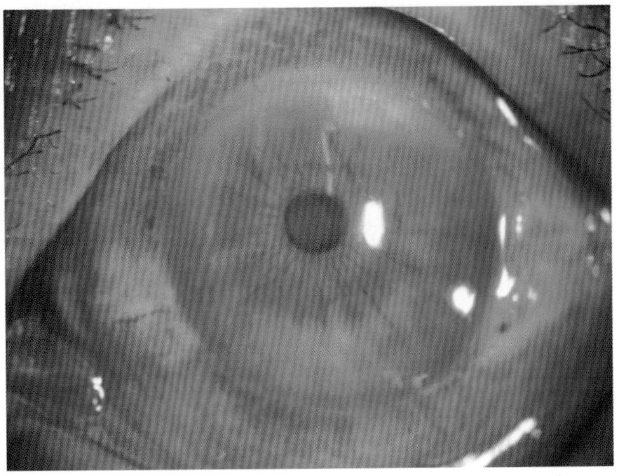

图 27-2-4　上方角膜缘结角膜炎

致无法产生基底膜复合体有关。其常见病因包括角膜外伤、某些角膜营养不良、角膜屈光手术、角膜移植术和白内障术后，以及其他一些眼病如眼干燥症、神经麻痹性角膜炎等。检查可见角膜上皮局限性粗糙或剥脱（图27-2-5），角膜上皮局限性剥脱，荧光素染色显示角膜上皮有剥脱，剥脱的上皮可在数小时内愈合。治疗可以采用遮盖患眼，佩戴绷带式角膜接触镜；滴用促进角膜上皮生长类药物；适当滴用抗生素滴眼液防止感染；对上述治疗无效时可采用适当的手术治疗，如睑缘缝合术、PTK准分子手术等。

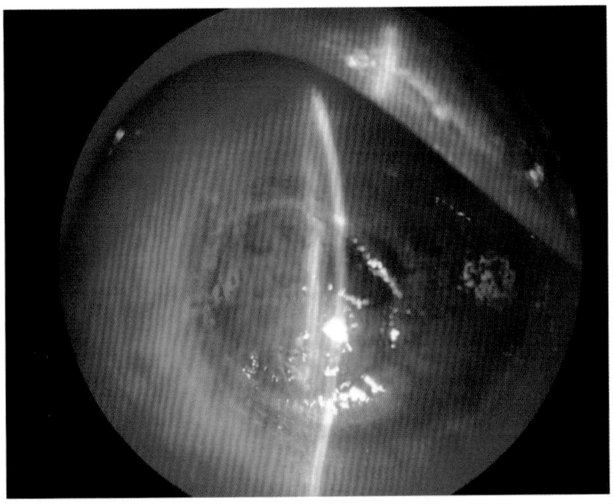

图 27-2-5　复发性角膜上皮糜烂

八、大泡性角膜病变

大泡性角膜病变（bullous keratopathy）是由于各种原因导致角膜内皮细胞密度严重降低或功能障碍，不能维持角膜正常生理功能而出现的一种临床表现。

（一）西医诊治

【病因及发病机制】有角膜内皮细胞损伤的病史，内皮细胞层位于角膜最内层，具有机械性屏障功能阻止房水进入角膜基质内及主动将基质水分泵入房水中的功能，在维持角膜透明性中起了重要作用。当角膜内皮细胞减少到某一临界范围，其作用不足以保持角膜的相对脱水状态，可导致角膜基质水肿、混浊，上皮下液体积聚形成水疱。

【临床表现】早期出现晨起视物模糊及异物感，午后症状减轻或消失；晚期出现强烈异物感及眼痛，伴畏光、流泪等眼部刺激症状。

【诊断】

1.裂隙灯检查　见角膜上皮呈雾状及上皮下水疱形成，大小不一（图27-2-6），角膜上皮下水疱，基质轻度水肿，晚期基质混浊、新生血管生长。

2.角膜内皮显微镜及角膜共聚焦显微镜检查　见角膜内皮细胞密度明显降低、形态不规则、面积增大，角膜厚度增加等，有助于疾病的诊断。

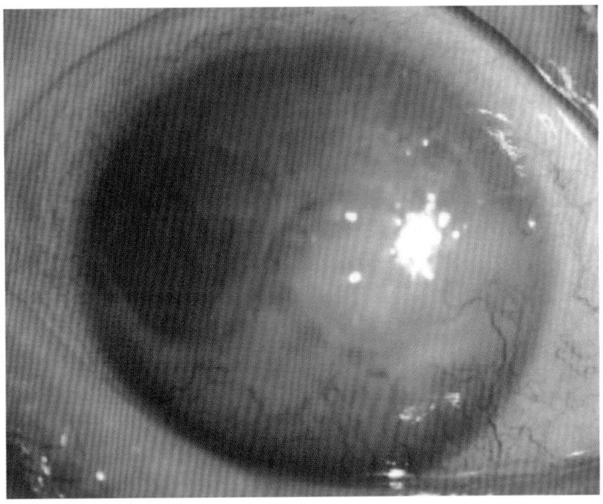

图 27-2-6　大泡性角膜病变

【治疗】

1.药物治疗　原则是积极处理原发病，对症治疗，减轻角膜水肿，促进上皮细胞恢复，缓解临床症状。药物仅可改善某些病例早期的症状，但不能根治本病，也不能阻止大泡再发。对于晚期病变上述药物不能使角膜水肿减轻及缓解症状。

2.绷带式角膜接触镜　可用于机械性隔离眼

睑与角膜大泡，避免眼睑对角膜上皮的摩擦以减少对病变区神经末梢的刺激，从而缓解疼痛、促进角膜上皮修复。但该方法不能从根本上解决问题，仅为一种临时处理方法，多用于准备行角膜移植术患者等待角膜材料时。

3.手术治疗 ①角膜移植术，该病最有效的治疗方法就是行穿透性角膜移植术或角膜内皮移植术。前者是将供体透明的全层角膜置换病变的全层角膜，为目前最常用的方法。对于病程长，角膜基质已形成瘢痕者，该手术方式为唯一选择。对于病程较短（通常小于3个月）者，因基质层尚未形成瘢痕，可行角膜内皮移植术，该术式可保留患者正常角膜前层组织而仅替换病变的内皮组织，有无缝线、创伤小及免疫排斥反应发生率低的优点。②结膜遮盖术，对于不要求恢复视力或视力恢复无望，仅要求解除症状者，可行全结膜瓣遮盖术，烧灼角膜缘及基质浅层形成瘢痕，可阻止角膜上皮再生，有利于术后结膜瓣与角膜基质紧密结合。

（二）中医诊治

本病属于中医学“宿翳”的范畴。

【病因病机】本病多因肝胆湿热，熏蒸角膜；或肝经阴血不足，目失濡养；或素体肾阴亏虚阳亢所致。

【辨证论治】

1.肝胆湿热证

临床表现：角膜雾状混浊呈哈气样，布满血丝，表面有水疱一个或多个，睫状充血，针刺样痛，沙涩流泪。伴便秘溺赤，舌红苔黄腻，脉滑数。

治法：清肝利胆化湿。

方药：龙胆泻肝汤（《和剂局方》）加减。龙胆草、栀子、黄芩、车前子（布包）、泽泻、木通、当归、生地黄、柴胡各10g，甘草5g。

2.肝血亏虚证

临床表现：角膜雾状混浊，有一个或多个水疱，畏光流泪，眼内干涩疼痛。伴头晕，面色无华，舌质淡，脉细数。

治法：补血养肝。

方药：明目地黄丸（《审视瑶函》）加减。熟地黄、生地黄、山药、牡丹皮、当归、泽泻、茯苓、柴胡、菊花各10g，山茱萸、五味子各5g。

3.阴虚阳亢证

临床表现：角膜混浊如雾，大疱时发，睫状充血，畏光流泪，眼胀疼痛。

治法：滋阴潜阳。

方药：耳聋左慈丸（《医宗已任编》）加减。熟地黄15g，枸杞子、菊花、怀山药、山萸肉、茯苓、牡丹皮各10g，磁石（布包）20g，五味子5g，羚羊角（代）粉0.8g。

【外治法】

（1）蜂蜜眼药水（《眼病的辨证论治》）：净蜂蜜（新割下的蜂蜜，去净蜡即是）。新法养蜂法用人工蜂房在离心机上取出的蜂蜜，不用去蜡，12.5滴眼剂溶媒（尼泊金A 0.229g，尼泊金C 0.114g，蒸馏水加在至1000ml。加热溶解，用垂溶漏斗过滤后煮沸消毒，密封备用）87.5ml。将溶媒煮沸，即将蜂蜜涌入，滤去沉淀物，分装滴眼瓶中备用，滴患眼，每天4～6次。

（2）桑明液洗剂（《韦文贵眼科临床经验选》）：霜桑叶10g，玄明粉5g。加水500ml，煮沸5分钟后去渣过滤，取汁备用，洗患眼，每天2～3次。

【经验方】詹行楷，申济奎，陈奕田等，采用20%消毒蜂蜜治疗大泡性角膜病变23例（23只眼）。

第三节 角膜内皮病

一、病毒性角膜内皮炎

病毒性角膜内皮炎是由单纯疱疹病毒引起的一种感染性角膜疾病，多单眼发病，潜伏感染和复发是该病特点。

【病因及发病机制】人类是HSV的唯一天然宿主，感染后HSV即潜伏在三叉神经节或角膜中，当机体抵抗力下降时，潜伏的病毒被激活，活化的病毒在三叉神经内逆轴浆流移行到达角膜上皮细胞，或从角膜基质细胞直接活化，引起HSK复发。

【临床表现】反复发作病史，可有引起机体抵抗力降低的诱因存在。在炎症反应期角膜基质无细胞浸润（图27-3-1），角膜轻度水肿，房水中炎性细胞聚集在角膜内皮细胞面形成KP。

【诊断】临床表现常可见结膜睫状充血、角膜

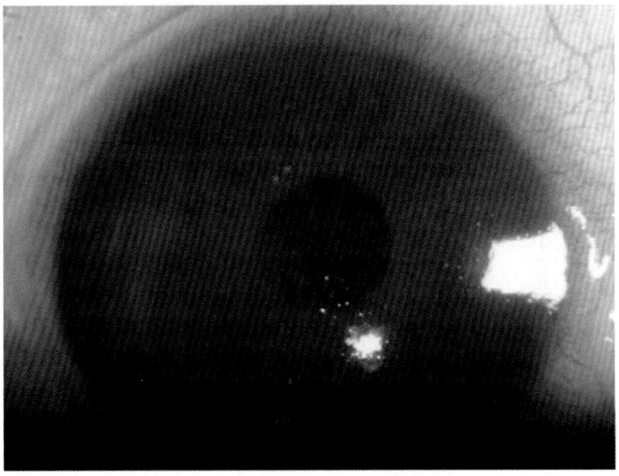

图27-3-1 病毒性角膜内皮炎

基质弥漫性水肿增厚、后弹力层皱褶及大量KP。若房水中HSV损伤小梁网可导致眼压升高，部分患者同时伴有前房炎症反应及渗出。角膜内皮细胞功能严重受损时可出现大泡性角膜病变。①细胞学检查：荧光抗体染色，病毒培养，聚合酶链式反应（PCR）技术检测单疱病毒DNA；②细菌及真菌镜检及培养排除细菌、真菌感染可能；③角膜共聚焦显微镜检查以排除真菌感染，并可检查角膜内皮情况。

【治疗】需在足量、有效抗病毒基础上联合应用糖皮质激素滴眼液以抑制病毒抗原诱发的免疫反应、减少角膜内皮损害。在炎症反应控制后一段时间内应继续使用维持剂量糖皮质激素，注意监测眼压情况。

二、急性特发性角膜内皮炎

急性特发性角膜内皮炎被有些学者报道为一种新的临床类型，但较多的学者认为其是一种疱疹病毒性角膜炎。其发病机制不明，可能与单疱病毒感染有关。一般与原发于角膜内皮的病毒性角膜内皮炎相似，但此病的特征为：①呈进展性；②充血轻；③角膜周边开始的扇形或半月形层深基质水肿；④角膜水肿与非水肿交界区可见内皮排斥线样色素性KP；⑤病灶区有时可见到卫星灶；⑥眼压升高的发生率较高。治疗同“病毒性角膜内皮炎”。

三、急性角膜中央水肿

急性角膜中央水肿可发生于角膜中央或旁中央，深层基质水肿，一般消退较快，可能是真正意义上的特发性角膜内皮炎的一种类型。目前尚未明了，可能与自身免疫有关。青壮年多见，单眼发病，既往无单纯疱疹性角膜炎病史。无睫状充血及房闪，眼压正常，角膜中央或旁中央圆形深基质水肿，面积约为瞳孔大小，病灶区角膜后有细小KP，皮质类固醇局部应用可取得较好疗效。治疗7天左右角膜基质水肿及KP即可消退，视力恢复。

四、角膜内皮损伤

各种原因如手术、外伤、炎症，高眼压等均可造成角膜内皮损伤，轻者表现为一过性后弹力膜皱褶，重者角膜内皮混浊、基质重度水肿、角膜大泡性病变等。根据临床特征及角膜内皮显微镜检查结果可诊断。治疗需去除病因，降低眼压，全身及局部应用糖皮质激素类药物，不可逆转时应行角膜移植手术。

第四节 感染性角膜疾病

一、细菌性角膜炎

肺炎链球菌性角膜炎

肺炎链球菌性角膜炎（pneumococcus keratitis），又称匍行性角膜溃疡或前房积脓性角膜溃疡，是常见的革兰氏阳性球菌所引起的急性化脓性角膜炎，具有典型的革兰氏阳性球菌所特有的角膜体征，局限性椭圆形溃疡伴前房积脓，如感染未得到控制，会导致角膜穿孔甚至眼内炎。

（一）西医诊治

【病因及发病机制】肺炎链球菌是革兰氏阳性双球菌，周围有多糖荚膜（具有抗原性和抗中性粒细胞的吞噬作用），故容易侵入角膜组织并迅速扩散。本病发于夏秋农忙季节，多见于农民、工人及年老体弱、营养不良者，婴幼儿或儿童少见。有角膜外伤史，如树状、谷穗、指甲、睫毛等擦伤，或有灰尘、泥土等异物及异物取出病史。长期应用肾上腺皮质激素。近来偶有佩戴角膜接触镜而引起者慢性泪囊炎、结膜炎、沙眼、眼睑闭合不全，也是引起本病的因素。

【临床表现】本病起病急、发展迅速。常在角膜受伤后1～2天发病。初期患眼表现有异物感、刺痛、畏光、流泪、眼睑红肿痉挛和视力下降。角膜缘混合充血，球结膜水肿。角膜损伤（多位于中央）出现粟粒大小灰白色微隆起浸润灶，周围角膜混浊、水肿（图27-4-1）。

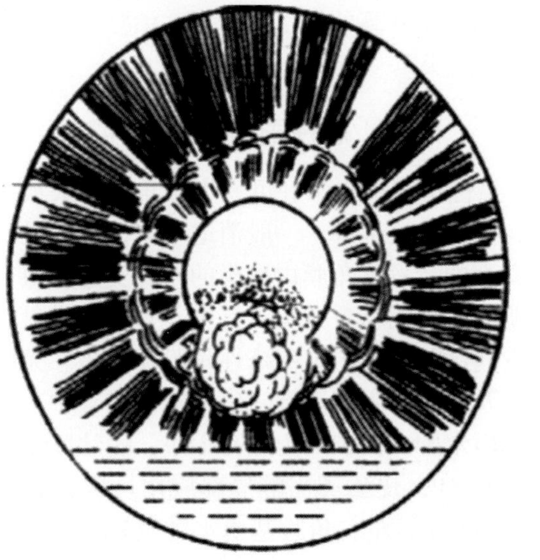

图27-4-1　肺炎链球菌性角膜炎正面

有个别病例的浸润灶表面不发生溃疡，而是向基质内形成致密的黄白色脓肿病灶，伴有放射状后弹力膜皱褶形成。严重的虹膜睫状体炎反应也是本病特征之一，由于细菌毒素渗入前房，刺激虹膜睫状状体，可出现瞳孔缩小，角膜后沉着物，房水混浊及前房积脓，有时可占前房1/3～1/2容积（图27-4-2，图27-4-3）。当溃疡继续向深部发展，坏死组织不断脱落，可导致后弹力膜膨出或穿孔，前房积脓，造成眼内感染，发展成为眼内炎，最终导致眼球萎缩。

【诊断及鉴别诊断】本病有角膜外伤、慢性泪囊炎或长期应用肾上腺皮质激素病史。其起病急，大多从角膜中央出现浸润病灶（图27-4-4）。

灰白色局限性溃疡呈椭圆形匐行性进展，很快向混浊、水肿的基质层发展，形成深部脓肿，如处治不当会造成角膜穿孔。角膜后纤维蛋白沉着及放射状后弹力层皱褶病灶刮片发现有革兰氏染色阳性双球菌，结合溃疡的典型体征。细菌学诊断需细菌培养证实有肺炎链球菌感染。

肺炎链球菌性角膜炎应主要与铜绿假单胞菌性角膜炎、真菌性角膜炎和单纯疱疹性角膜炎相互鉴别（表27-4-1）。

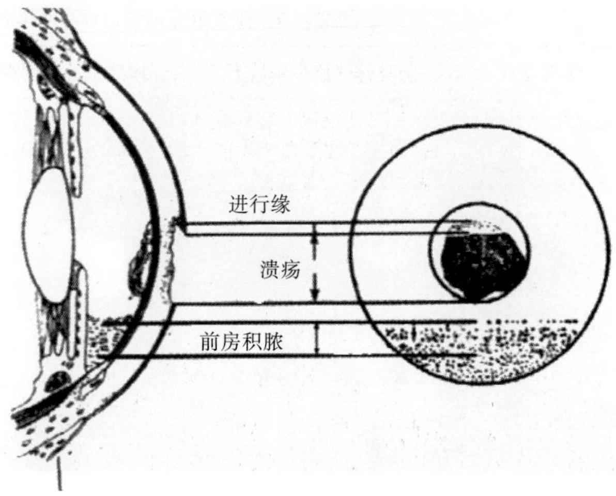

图27-4-2　肺炎链球菌性角膜炎

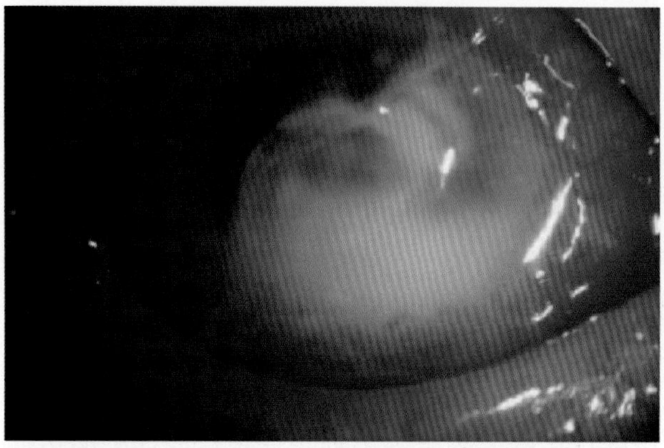

图27-4-3　肺炎链球菌性角膜炎伴前房积脓

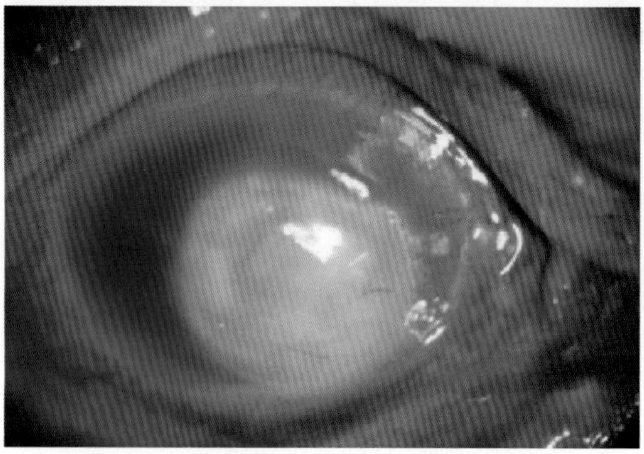

图27-4-4　肺炎链球菌性角膜炎荧光素染色

【治疗】寻找发病原因，积极去除病因。肺炎链球菌对氨基糖苷类抗菌药不敏感，对某些氟喹诺酮类药中度敏感，一般首选青霉素类抗菌药物（1%磺苄西林）、头孢菌素类（0.5%头孢噻肟）等滴眼液频繁滴眼。对青霉素耐药或过敏者，可选用红霉素、四环素等。重症病例要选用高效、广

表27-4-1 肺炎链球菌性、铜绿假单胞菌性、真菌性、单纯疱疹性角膜炎鉴别表

鉴别要点	肺炎链球菌性角膜炎	铜绿假单胞菌性角膜炎	真菌性角膜炎	单纯疱疹性角膜炎
起病情况	较急，发展较快，常有角膜外伤，慢性泪囊炎等病史	急，发展迅猛，常有角膜异物取出、戴角膜接触镜等病史	发展较慢，常有植物性所致角膜外伤史	发展慢，易反复发作，结膜反应轻，但病程迁延
潜伏期	1～2天	6～24小时	2天以上	3～9天
刺激症状	重	极重	较重	轻
分泌物	分泌物较少，黄白色，脓性	分泌物多，淡绿色，脓性、有臭味	分泌物少，黏液脓性	水样分泌物
溃疡形态	圆盘形，密度均匀，一侧匍行性扩展，呈新月状，另侧相对较整洁，坏死组织呈黄色脓肿状	圆或半圆形，黄白色，密度均匀，周围有一浓密的环形浸润圈，坏死组织呈半透明油脂状，有黏性	不规则圆形，微隆起，有菌丝苔被、伪足，卫星病灶、免疫环，内皮斑、坏死组织表面干燥，呈豆腐渣状	点状、树枝状、地图状、圆盘状、
前房积脓	较多	大量	约占50%	较少
分泌物涂片	可发现革兰氏阳性双球菌	可发现革兰氏阴性杆菌	阳性率为95%	可发现病毒
分泌物刮片	可发现革兰氏阳性双球菌	可发现革兰氏阴性杆菌	真菌菌丝	免疫组织化学检查PCR
分泌物培养	可证实致病菌	有铜绿假单胞菌生长	有真菌生长	病毒分离、培养、有病毒生长
治疗	对抗菌药物敏感	对抗菌药物敏感	对抗真菌药敏感	抗病毒药敏感

谱抗生素，必要时也可加用万古霉素。病情严重者可全身应用高效、广谱抗菌药物，目前认为下列三种联合用药方法较为理想：①新一代青霉素与氨基糖苷类；②头孢菌素类与氨基糖苷类；③新一代青霉素与头孢菌素类，可任选一种进行肌内注射、静脉滴注。也可以酌情选用万古霉素，待细菌培养及药物敏感试验有结果后，再选用敏感性药物治疗。一般来说，如果初始治疗48小时后没有好转，必须及时调整原来的治疗方案。对于严重角膜炎（深层基质层受累、在受累面积达2mm以上），应立即选择高效、广谱的抗菌药物。

散瞳：应用1%阿托品或复方托吡卡胺散瞳，以使睫状肌休息，减轻虹膜充血，减少疼痛，防止虹膜后粘连。对多次点滴散瞳剂无效者，应及时于球结膜下注射强力扩瞳剂（阿托品0.2mg，盐酸肾上腺素0.2mg，盐酸利多卡因0.4mg），一般每天1次，使瞳孔足够散大为止。但对伴有浅前房、心脑血管疾病、糖尿病及有穿孔倾向患者均需慎用，否则一旦发生穿孔，虹膜不能及时阻塞穿孔部位，并且散瞳状态也不利于治疗性角膜移植手术。

若溃疡发展至深层，有弹力层膨出时，即标志有发生穿孔的风险，应给予佩戴高透氧亲水性软性角膜接触镜加以保护，同时口服醋甲唑胺50mg，每天3次。必要时可行前房穿刺放液，或涂抗菌药物眼用凝胶，包扎患眼，卧床休息。

对于素有慢性泪囊炎者的患者，应及时给予积极治疗，并应尽早进行泪囊鼻腔吻合等手术治疗以此杜绝细菌的来源。

辅助治疗：口服吲哚美辛、维生素A、维生素C、B族维生素类药物。皮质类固醇激素的应用：目前仍有争议，多数学者原则上不主张使用。对久治不愈的角膜溃疡者，可考虑行角膜移植术。

（二）中医诊治

本病属中医学“凝脂障”的范畴。

【病因病机】角膜外伤，风热邪毒乘隙犯目，灼伤风轮，角膜溃腐，致生凝脂。若素慢性泪囊炎患者，邪毒内伏，易致本病。素体脏腑热盛，或阴虚体质，或年老体衰，或正气虚弱，更易患病，病情尤重。

【辨证论治】

首先辨虚实、表里。①表实证：病初起病变在浅层，范围较小，灼热刺痛，畏光 流泪，结膜混合充血，角膜溃疡面较小；②里实证：溃疡面迅速扩大，角膜上覆有一片凝脂，出现前房积脓，若病情继续发展，角膜溃破，虹膜脱出而形成角膜葡萄肿；③虚证：结膜混合充血较轻，或稍充血，角膜溃陷，溃疡面洁净，溃疡面很难修复。

1.肝经风热证

临床表现：病在初起，角膜溃疡面呈现黄白色或灰白色脓性分泌物，表面污浊，边缘不清，结膜混合充血，眼睑红肿痉挛，畏光流泪，视力下降。伴全身症状，如头痛咽痒，恶风发热，舌红苔薄白或薄黄，脉浮数。

治法：祛风清热。

方药：新制柴连汤（《眼科纂要》）加减。柴胡、黄芩、赤芍、蔓荆子、栀子、龙胆草、防风、荆芥各10g，千里光、金银花各15g，黄连、甘草各6g。加减：头痛明显者为风邪偏甚，加羌活、白芷；球结膜混合充血严重，眼睛剧烈疼痛，疼痛难忍者，加川芎、桃仁。

2.肝胆火炽证

临床表现：眼痛难忍，强烈羞明，热泪如汤，眼睑红肿，结膜混合充血、角膜溃疡面成片陷下，状如凝脂，房水混浊，前房积脓，瞳孔缩小，虹膜睫状体炎。伴全身症状：小便短赤，舌红、苔黄，脉弦数。

治法：清肝泻火解毒退翳。

方药：龙胆泻肝汤（《医方集解》）加减。龙胆草、栀子、黄芩、柴胡、生地黄、泽泻、木通、防风、蔓荆子各10g，当归15g，生石膏、蒲公英各30g，甘草3g。加减：重者需加清热解毒药，如黄连、连翘、金银花；脓性分泌物干结者为肺火甚，加桑白皮；便秘者加大黄；前房积脓较多者，加知母、大黄、瓜蒌、花粉。

3.正虚邪恋证

临床表现：病程日久，眼轻痛，稍有畏光流泪，或眼干涩，或眼欲垂闭，球结膜轻度充血，溃疡面久未修复，时轻时重。伴全身症状：倦怠乏力，纳少腹胀便溏，舌淡苔白，脉弱；或口唇干燥，大便干结，舌红少津，无苔，脉细数。

治法：托毒消翳。

方药：托里消毒散（《医宗金鉴》）加减。黄芪30g，白参、金银花各15g，当归12g，白术、白芷、皂角刺、桔梗、白芍、茯苓各10g，甘草6g。对于阴虚者可用海藏地黄汤（《审视瑶函》）加减。当归15g，熟地黄、生地黄、玄参、木通、羌活、防风各10g，白蒺藜、谷精草、木贼、蝉蜕各12g，黄连3g。溃疡面难以修复者，重用黄芪至50g，加怀山药20g；若舌红无苔，为气阴两虚者，加麦冬、五味子。

【物理疗法】患眼湿热敷、冲眼。熏洗、浴眼疗法：用荆芥12g，防风15g，金银花30g，黄芩12g，蒲公英20g，千里光15g，野菊花30g。诸药可祛风清热解毒。煎药约100ml澄清冷却，用消毒滤过器过滤，分3次冲洗患眼，每天3次，然后再煎上药熏洗、浴眼。如果角膜溃疡面脓性分泌物较多，可采用高效、广谱抗生素1 ∶ 5的浓度缓慢冲洗角膜溃疡面，1 ～ 2次/天。烧灼疗法：对顽固病例，可用5%碘酊、10% ～ 20%三氯醋酸、20%硫酸锌、纯苯酚等烧灼溃疡处，一次未愈者，可隔3 ～ 4天后重复1次。对已发生角膜穿孔的病例，若穿孔较小，可采用组织黏合剂方法治疗，即先用纤维素海绵轻拭穿孔处，使其干燥，然后用小棒蘸黏合剂直接涂于穿孔处，待孔闭合，前房形成后再戴亲水性软性角膜接触镜加以保护。对于穿孔较大者，可做结膜瓣遮盖修补术或治疗性角膜移植术。

【外治法】外用眼药。甲磺酸帕珠沙星滴眼液，加替沙星眼用凝胶、莫西沙星滴眼液，左氧氟沙星滴眼液、复方熊胆滴眼液、鱼腥草滴眼液、表皮生长因子滴眼液、小牛血去蛋白提取物凝胶，复方托品卡胺滴眼液、阿托品滴眼液，可以酌情任选2 ～ 3种滴眼液或凝胶交替频繁点患眼。至于古方外用散剂，必须谨慎使用。因药中不免有矿物渣滓，容易擦伤角膜，加重病情，所以用此方点眼，须待荧光素染色为阴性后方可应用。

针灸疗法、敷贴疗法、发泡疗法、摩顶法、吹耳法等辅助疗法视病情而定。

【中成药】明目蒺藜丸，拨云退翳丸。

【食疗方】

1.柴胡黄连小米粥

组成：柴胡10g，黄连6g，小米100g，生姜末、蜂蜜适量。

功效：清热解毒，养肾明目。

适应证：细菌性角膜炎早期。

方解：柴胡发散风热，黄连清热解毒，小米除湿热、补脾和胃、养肾气，上述3种食材搭配在一起具有除湿热、清热解毒、抗感染、养肾明目的功效。

制法：先将柴胡、黄连、甘草洗净后加水煎取汁，去渣后加入小米、生姜末、加水适量煮粥，待粥熟后时，加入蜂蜜适量。

用法：早餐服用，3 ～ 5天为1个疗程。

2.黄芩木通小米粥

组成：黄芩10g，龙胆草 10g，木通10g，泽泻10g，小米100g，生姜末、蜂蜜适量。

功效：清肝泻火、解毒利湿退翳。

适应证：细菌性角膜炎进行期伴前房积脓。

方解：黄芩清热解毒，龙胆草清肝泻火，木通泽泻清热利湿，小米除湿热、补脾和胃、养肾气，上述5种食材搭配在一起具有清肝泻火、解毒利湿、退翳解毒的功效。

制法：先将黄芩，龙胆草、木通、泽泻，洗净后加水煎取汁，去渣后加入小米、生姜末，加水适量煮粥，待粥熟后时，加入蜂蜜适量。

用法：早餐服用，3～5天为1个疗程。

3.黄芪鸡肉汤

组成：母鸡胸肉100g，黄芪30g，谷精球30g，蝉蜕10g，生姜末、精盐等作料各适量。

功效：健脾益气，托毒生肌消翳。

适应证：细菌性角膜炎恢复期。

方解：黄芪托毒生肌，谷精球、蝉蜕退翳明目，母鸡胸肉健脾益气生肌，小米除湿热、补脾和胃、养肾气，上述5种食材搭配在一起具有健脾益气、托毒生肌消翳的功效。

制法：先将黄芪、谷精球、蝉蜕用文火煎2次，取药汁熬母鸡胸肉煮烂加入适量生姜末、精盐等作料即可。

用法：可作中、晚菜肴，3～5天为1个疗程。

【经验方】银翘公英汤（《江苏中医药》）。金银花、连翘、龙胆草、菊花、青葙子、栀子、大黄、蝉蜕、黄连、黄芩、蒲公英，甘草。此方用于治疗本病急性期。排脓汤（《中西医结合眼科》）：大蓟、鱼腥草、紫花地丁、大青叶、牡丹皮、生地黄、甘草。此方用于治疗本病伴前房积脓。

【名医经验】陆南山（《眼科临证录》）根据五轮学说角膜为风轮，属于肝经，采用泻肝胆实火的龙胆泻肝汤作为治疗急性角膜溃疡的对症用药，尚可加用黄连等清热药，而钩藤能清热平肝，有明显的解痉作用，对具有角膜刺激症状并伴有眼睑痉挛治疗效果好。并提出溃疡位于角膜中央者，多与肝经实火有关。位于鼻或颞侧的溃疡，多与心火上扰有关；位于下缘者多与肺胃积热有关。同时还提到前房积脓是阳明热炽，在组方时必须牢记大便不结者需重用石膏，大便秘结者必须加芒硝、生大黄，一般只要大便通畅，前房积脓随即减少。李传课（《角膜炎证治经验》）将本病根据中医辨证分为三型：①风热壅盛，宜祛风清热，用荆芥、防风、柴胡、蔓荆子、黄连、黄芩、栀子各10g，金银花15g，千里光20g，甘草6g。②肝胆火炽，宜清泻肝胆，用龙胆草、栀子、黄芩、柴胡、寒水石、石膏、大黄、菊花各10g，蒲公英、金银花各20g，甘草6g。③正虚邪实，宜扶正祛邪，党参、黄芪各20g，当归15g，白芍、熟地黄、茯苓、金银花、连翘、白蒺藜、蝉蜕各10g，甘草6g。

【中西医结合治疗肺炎链球菌性角膜炎经验】冯春茂、陈家祺（《角膜病杂志》）运用中西医结合治疗本病50例，将本病分为三型，并自拟基本方，生地黄、柴胡、防风、龙胆草、蔓荆子各10g。热毒型兼有大便秘结、前房积脓用方：金银花、连翘，茯苓、赤芍各15g，柴胡、龙胆草、玄明粉、大黄各10g，生石膏、生地黄各30g。阴虚火旺型用甘露饮加减：生地黄20g，熟地黄、茵陈、天冬、石斛、麦冬、黄芩、枇杷叶各10g，甘草6g。溃疡恢复期用退翳方：连翘、生地黄、青葙子、决明子、陈皮、白蒺藜各15g，木贼10g，蝉蜕6g；局部点阿托品滴眼液及抗菌药物滴眼液、眼膏；球结膜下注射抗菌药物；口服维生素A、维生素B、维生素C、吲哚美辛。张仁俊（《中西医结合眼科杂志》）运用中西医结合治疗本病112例，自拟餔行溃疡方一至四，并将本病分为三型。方一：金银花、千里光各20g，连翘、柴胡、黄芩、荆芥、防风、泽泻、蔓荆子、生地黄各10g，甘草6g，此方适用于风热型。方二：金银花、生石膏各30g，连翘、赤芍、柴胡、龙胆、蒲公英、寒水石各15g，玄明粉、大黄、黄连各10g，甘草6g，此方适用于热毒型，如无大便秘结去大黄、玄明粉。方三：党参、熟地黄、茯苓、金银花、蝉蜕各10g，怀山药、当归、黄芪、白芍、谷精草各15g，甘草6g，此方适用于正虚邪留型。方四：蝉蜕、琥珀各10g，生地黄、青葙子、决明子、蒺藜、夜明砂各15g，此方适用于溃疡面愈合、上皮已修复仅下角膜薄翳。局部用阿托品滴眼液、复方托品卡胺滴眼液、复方熊胆滴眼液、加替沙星滴眼液、小牛血清去蛋白提取物凝胶。结膜下注射妥布霉素注射液、头孢唑林注射液。结果经中西医药物治愈109例，治愈率为97.3%。

【肺炎链球菌角膜炎中西医治疗新思路】现代医学认为本病主要由毒力较强的肺炎链球菌所引起。治疗新思路：早防早治，扩瞳抗感染，尽早配合中药治疗，减少并发症发生。西医以抗菌、扩瞳等局部治疗为主，中医学则以辨证论治为主。

彭清华（《今日中医眼科》）、张仁俊（《中西中角膜病学》）等专家认为：退翳药物使用，应宜早不宜迟，浸润期用之，可促使浸润迅速消退，不留瘢痕：溃疡期用之，可促使溃疡早期愈合，少留或不留瘢痕：瘢痕早期用之，可使瘢痕逐渐减薄。在诊疗过程中一定要注重整体观念，消除恶性循环，及时调理机体阴阳平衡，从而提高机体的抗病能力，促进角膜上皮早日修复。

葡萄球菌性角膜炎

葡萄球菌性角膜炎是最常见的革兰氏阳性细菌性角膜炎。

【病因及发病机制】广泛分布于自然界、空气、水、土壤，以及人和动物的皮肤与外界相通的腔道中。致病菌葡萄球菌可分为金黄色葡萄球菌和以表皮葡萄球菌为代表的凝固酶阴性葡萄球菌。前者可产生毒素及血浆凝固酶，故其毒力最强；后者毒性较少，不产生血浆凝固酶，近年来已成为眼科感染的重要机会致病菌之一。

【临床表现】临床上与肺炎链球菌所引起的匍行性角膜溃疡非常相似。

【诊断及鉴别诊断】局限性圆形灰白色角膜溃疡，边缘清楚，偶尔周围有小的卫星病灶形成，一般溃疡比较表浅，很少波及全角膜（图27-4-5），葡萄球菌性角膜炎进展较肺炎球菌性角膜炎缓慢，局限性圆形灰白色溃疡，边缘清楚。

表皮葡萄球菌性角膜炎是一种医源性角膜感染病，多发生于眼局部免疫功能障碍的个体，如糖尿病、长期滴用糖皮质激素及眼科手术后的患者。发病缓慢，临床表现轻微，病变一般较局限，溃疡范围小而表浅，与金黄色葡萄球性角膜炎相比，前房反应较轻。

【治疗】葡萄球菌性角膜炎一般采用头孢菌素类，青霉素类，或氟喹诺酮类抗生素滴眼液频繁滴眼。特别注意表皮葡萄球菌性角膜炎，对于氨基糖苷类药物治疗效果较差。对于药物治疗不能控制病情发展或病变迁延不愈，有穿孔倾向者，应早期施行治疗性角膜移植术。

中医诊治可参照“角膜基质炎”。

铜绿假单胞菌性角膜炎

铜绿假单胞菌性角膜炎是由铜绿假单胞菌感染引起的急性化脓性角膜感染，因其起病急、进展迅速、病情严重，可在24～48小时毁坏全角膜甚至全眼球，预后较差。

【病因及发病机制】铜绿假单胞菌可存在于正常人的皮肤、上呼吸道及健康结膜囊内，其毒性强而侵入力弱，只有在角膜外伤或营养不良抵抗力减低时，方可致病。铜绿假单胞菌能产生弹性蛋白酶及碱性蛋白酶，其本身毒性可直接损伤角膜，还可分解角膜蛋白使角膜溶解。

【临床表现】剧烈眼痛、畏光、流泪、大量脓性分泌物。角膜、眼睑肿胀，球结膜混合性充血水肿，基质浸润、溶解坏死，溃疡形成，周围可见免疫环，角膜浸润灶迅速扩展，基质出现液化坏死，溃疡表面有大量黏稠脓性分泌物，略呈黄绿色，周围角膜组织明显水肿（图27-4-6）。溃疡表面有大量略呈黄绿色坏死组织，前房可有积脓，可导致角膜穿孔、眼内容物脱出甚至全眼球炎。

【诊断及鉴别诊断】角膜外伤、异物取出、眼部手术或佩戴角膜接触镜病史。起病急，进展迅

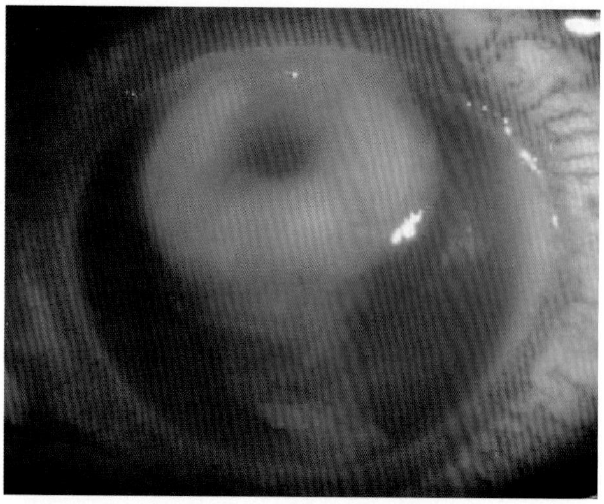

图27-4-5　葡萄球菌性角膜炎

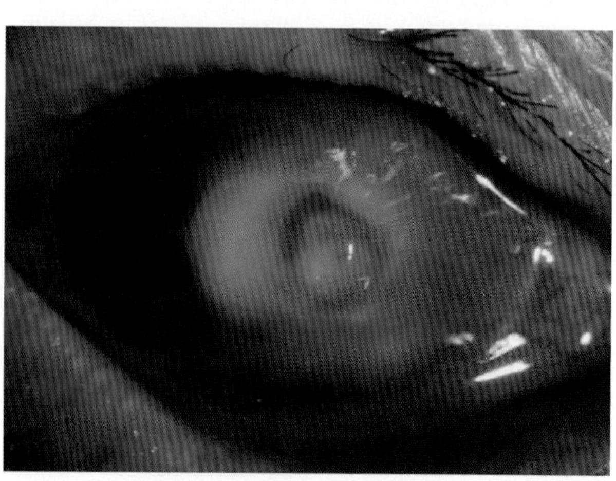

图27-4-6　铜绿假单胞菌性角膜炎

速。角膜刮片可见革兰氏阴性杆菌；细菌培养明确为铜绿假单胞菌。

本病应与真菌性角膜炎相鉴别，后者起病较慢，病灶呈表面干燥、隆起、致密的灰白色混浊，边界不清，病灶周围可有伪足或卫星灶形成，伪足大小不一，角膜刮片可见真菌菌丝或孢子。

【治疗】在角膜组织尚未破坏之前采取紧急治疗措施。对可疑病例，不必等待细菌培养结果，可先按本症处理。全身及局部采用广谱高效抗生素如氨基糖苷类、喹诺酮类滴眼液或多黏菌素治疗，根据病情和细菌药物敏感试验结果及时调整用药。应用睫状肌麻醉剂以散瞳、减轻虹膜睫状体炎症反应，避免虹膜后粘连。对于高眼压或角膜变薄有穿孔危险者，可给予降眼压药物。如果感染不能控制，角膜有穿孔危险，进行治疗性角膜移植术，术后继续抗感染治疗，术后继续应用敏感抗生素预防感染复发，并可适当应用小剂量糖皮质激素抑制炎症反应。住院患者必须严格隔离、消毒，避免交叉感染。

中医诊治可参照“肺炎链球菌性角膜炎”。

厌氧菌性角膜炎

厌氧菌性角膜炎是一种机会感染性角膜炎，常与需氧菌和兼性厌氧菌混合感染致病。多为角膜局灶性浸润，不易与一般细菌性角膜炎相区别。如果与需氧菌同时感染，则表现为典型的化脓性角膜炎及前房积脓。产气荚膜杆菌所致的角膜炎，常在眼外伤后发生，初起为角膜浅层小溃疡，以后急速发展、扩大，数小时后，基质浅层出现小气泡，有破裂倾向。各种厌氧菌对氨基糖苷类抗生素均有耐药性。作为首选治疗药物有林可霉素和克林达霉素，次选药物有第二、三代头孢菌素及氟喹诺酮类抗菌药。

二、真菌性角膜炎

真菌性角膜炎（fungal keratitis）是由致病真菌感染角膜引起的一种严重的角膜炎，其起病缓慢、病程长、致盲率高，多见于温热潮湿气候，在亚热带及热带地区，尤其是以农业为主的地区在夏秋农忙季节发病率高。

（一）西医诊治

【病因及发病机制】本病常有植物性外伤史或迷眼病史，因真菌存在于泥土和空气中，并寄生于植物和大多数动物上面，可随致伤物侵入角膜导致感染。近年来，抗生素及激素的广泛应用可使菌群失调，导致真菌感染发生率逐年升高。常见真菌有镰刀菌属、曲霉菌属，此两类真菌均属于丝状真菌。另外一类常见真菌为念珠菌属，白念珠菌为常见代表。真菌感染的发生取决于真菌毒力和宿主防御因素之间的相互作用。真菌毒力因素包括黏附力、形态改变、侵袭力、毒素和水解酶等；宿主防御因素包括解剖屏障和免疫防御机制。角膜上皮损伤后，真菌通过黏附作用进入角膜基质，在毒素和水解酶作用下向角膜基质内侵袭。不同菌种的菌丝在角膜内生长方式不同：镰刀菌属的菌丝在角膜内主要呈水平生长，曲霉菌属和念珠菌属的菌丝在角膜内主要呈垂直生长，菌丝可穿透后弹力层进入眼内，并发真菌性眼内炎。

【临床表现】眼痛、畏光、流泪等眼部刺激症状较轻，进展缓慢。角膜浸润灶呈白色或灰白色，致密，表面干燥、粗糙不平，稍隆起，形状不规则，可有伪足、卫星灶或免疫环，角膜内皮斑及前房积脓一般黏稠（图27-4-7，图27-4-8，图27-4-9，图27-4-10）。

【诊断及鉴别诊断】角膜植物性外伤或泥土等异物史，长期局部或全身应用抗生素及糖皮质激素。角膜刮片行染色镜检可见真菌菌丝或真菌培养有真菌生长或角膜共聚焦显微镜检查可见真菌菌丝可确诊。

本病应与细菌性角膜炎相鉴别，后者发病急，病灶表面湿润，周围角膜组织反应较重，边界不清，角膜后沉着物及前房积脓一般较稀薄，抗细菌治疗有效。

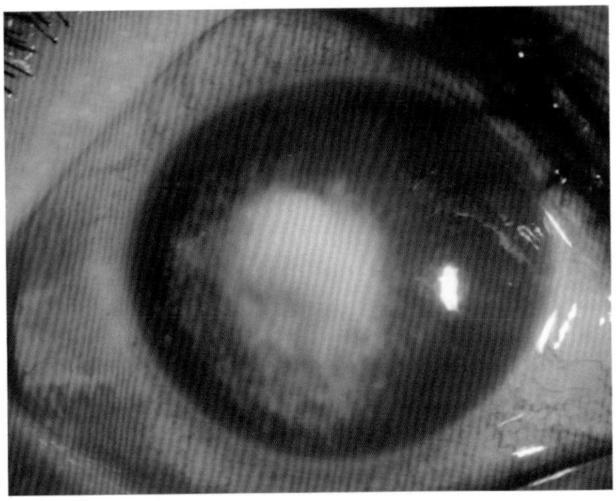

图27-4-7 角膜病灶可见卫星灶

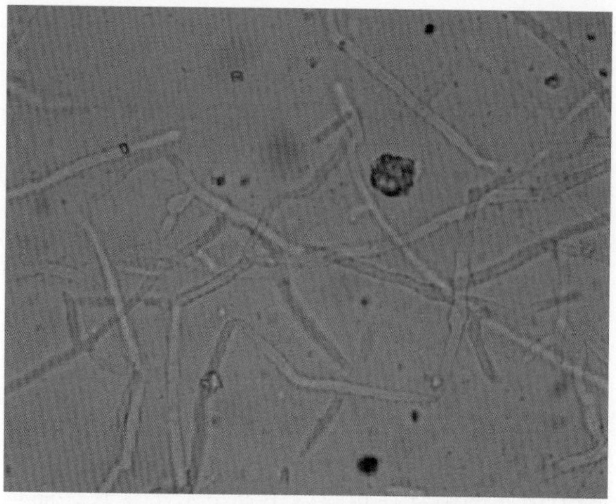

图 27-4-8　角膜刮片可见真菌菌丝

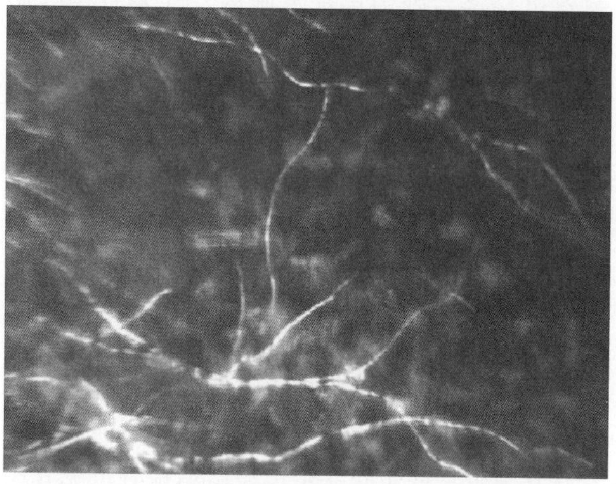

图 27-4-9　共焦显微镜下可见新鲜真菌菌丝图

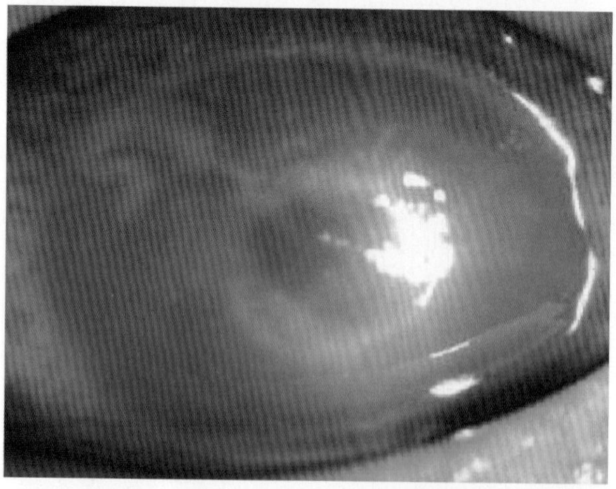

图 27-4-10　角膜病灶不规则，晚期呈环状浸润、混浊

【治疗】

1.药物治疗　在真菌菌种及药敏试验回报前可首选给予5%那他霉素滴眼液或两性霉素B滴眼液频繁点眼，合并有内皮斑、前房积脓或可疑眼内炎等严重感染者可联合全身抗真菌药物，禁用糖皮质激素。

2.清创治疗　对于病灶范围较小，累及深度较浅者，可每天或隔天1次刮取溃疡区菌丝苔被并用4%碘酊烧灼溃疡区，可缩短病程。

3.手术治疗　对于角膜感染累及深度小于1/2角膜厚度，病灶位于角膜中央或偏中央区，范围较局限且稳定者，可行角膜病灶切除联合球结膜遮盖术治疗以尽快控制感染、缩短病程；对于感染累及深度大于1/2且病程迁延或感染逐渐加重者，部分穿透性角膜移植术为首选术式；考虑真菌菌丝垂直生长特点，仅在感染控制良好且未累及深基质层时行板层角膜移植术，否则易出现术后复发情况；对于感染重、病灶累及全角膜者则需行眼前节重建术治疗。

（二）中医诊治

本病属中医学“湿翳”的范畴。

【病因病机】因角膜植物轻度外伤，湿邪入侵或湿郁化热，湿热上熏，灼角膜所致。

【辨证论治】

1.湿重于热证

临床表现：角膜表面如腐渣堆积，结膜混合充血，但有轻微的眼痛怕光流泪。伴脘腹胀满，口淡纳呆，大便溏薄，舌苔厚腻而白，脉缓。

治法：祛湿清热。

方药：三仁汤（《温病条辨》）加减。薏苡仁20g，杏仁、厚朴、法半夏、苍术、秦皮、羌活、防风、黄芩各10g，白豆蔻仁3g。随症加减：结膜混合充血，眼刺痛，加红花、川芎。

2.热重于湿证

临床表现：湿翳大片，干涩，色黄，表面如腐渣苔垢，黄液上冲，量多黏稠，结膜混合充血。伴全身症状，如溲黄大便结，口苦，苔黄腻，脉濡数。

治法：清热化湿。

方药：甘露消毒丹（《温热经纬》）加减。茵陈、黄芩、藿香、木通、连翘、苦参、栀子、佩兰、大黄各10g，滑石15g，薏苡仁、金银花各20g。随症加减：若兼有阴虚者，加生地黄、麦冬以养阴。

三、棘阿米巴性角膜炎

棘阿米巴性角膜炎（acanthamoeba *keratitis*）是由棘阿米巴原虫感染角膜引起的一种严重威胁

视力的角膜炎，因其临床表现多样，易与其他角膜炎混淆，误诊率高，治疗效果差。

【病因及发病机制】棘阿米巴原虫广泛存在于土壤、空气、水、谷物、家畜中，有包囊及滋养体两种存在形式。滋养体为棘阿米巴的活动形式，并以此形式侵入及感染角膜。棘阿米巴角膜炎的主要发病原因与佩戴污染的角膜接触镜有关，其次还有角膜外伤。

【临床表现】与体征不符的剧烈眼痛及畏光、流泪等眼部刺激症状。病变早期可表现为类似HSK的点片状或树枝状上皮浸润，呈灰白色，荧光素钠染色可不着色。角膜浸润灶形态多样，但基质内环状浸润及沿神经分布的放射状浸润为其典型特征。

【诊断及鉴别诊断】长期佩戴角膜接触镜史，眼部接触污水史，角膜外伤或异物史等，病程迁延。角膜刮片行染色镜检可见棘阿米巴滋养体及包囊，角膜共聚焦显微镜检查或病理检查出包囊可确诊。

本病应与真菌性角膜炎相鉴别，后者发病缓慢，病灶呈表面干燥、隆起、致密的灰白色混浊，边界不清，病灶周围可有伪足或卫星灶形成，角膜刮片可见真菌菌丝或孢子。

【治疗】

1.药物治疗　目前缺乏对棘阿米巴角膜炎针对性治疗的药物。常用药物有抗生素类，其可通过杀灭细菌治疗合并的细菌感染，并可抑制棘阿米巴食物链上的某些细菌；抗真菌药物也对治疗棘阿米巴角膜炎有效；消毒杀菌剂类对棘阿米巴滋养体和包囊均有杀灭作用。虽然糖皮质激素有缓解疼痛及减轻炎症反应的作用，但其同时可诱导静止期包囊脱包囊并刺激滋养体繁殖活化，可促进感染复发及加重，故需慎用糖皮质激素。

2.手术治疗　①对于角膜感染累及深度小于1/2角膜厚度，病灶位于角膜中央或偏中央区，范围较局限且稳定者，可行角膜病灶切除联合球结膜遮盖术治疗以尽快控制感染、缩短病程。②对于感染累及深度大于1/2且病程迁延或感染逐渐加重甚至穿孔者，可行部分穿透性角膜移植术彻底切除病灶；对于感染已控制，处于恢复期，但角膜混浊对视力影响较大者或已行球结膜遮盖术后要求提高视力者可行增视性板层或深板层角膜移植术。③感染严重不能控制者需行眼内容剜出或眼球摘除术。④近年来有应用准分子激光角膜切削术治疗棘阿米巴角膜炎的报道，但这一方法受限于角膜浸润深度和范围。

四、单纯疱疹性角膜炎

单纯疱疹病毒性角膜炎（herpes simplex keratitis，HSK）是由单纯疱疹病毒引起的一种感染性角膜疾病，多单眼发病，潜伏感染和复发是该病特点。

（一）西医诊治

【病因及发病机制】单纯疱疹病毒分为HSV-Ⅰ型和HSV-Ⅱ型两种血清型，大多数眼部感染由前者引起。人类是HSV的唯一天然宿主，感染后HSV即潜伏在三叉神经节或角膜中，当机体抵抗力下降时，潜伏的病毒被激活，活化的病毒在三叉神经内逆轴浆流移行到达角膜上皮细胞，或从角膜基质细胞直接活化，引起HSK复发。

【临床表现】多有复发感染病史。过劳、饮酒、日光暴晒、紫外线照射、角膜创伤、发热及免疫功能低下为常见的复发诱因。患眼有刺激症状及视力障碍。角膜病变可表现为树枝状（图27-4-11）、地图状溃疡灶（图27-4-12）或盘状基质炎病灶（图27-4-13）。前房一般无渗出物，重症病例可出现灰白色稀淡积脓（图27-4-14）。角膜病灶区知觉减退。如无合并细菌感染，溃疡面一般较洁净而无分泌物黏附。反复发作的病例，常有新、旧病灶并存。旧病灶呈不同程度的瘢痕性混浊，常有新生血管，新病灶可为浸润灶，也可与溃疡灶并存。

【诊断及鉴别诊断】反复发作病史，有引起机体抵抗力降低的诱因存在。典型角膜病灶特点如点状、树枝状或地图状上皮缺损或浅基质层浸润；上皮完整、边界清楚的角膜基质盘状水肿；角膜

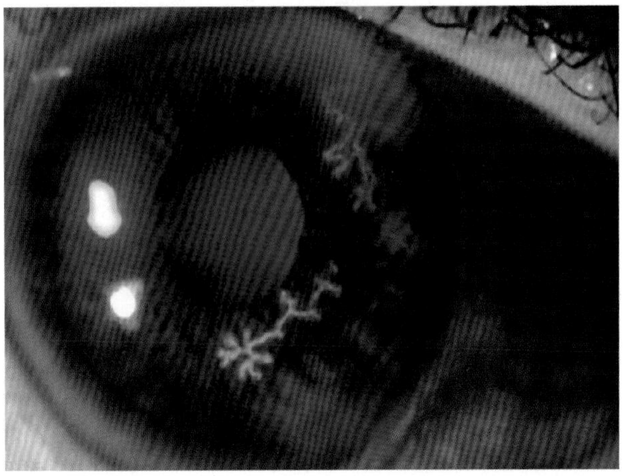

图27-4-11　单纯疱病毒性角膜炎树枝状

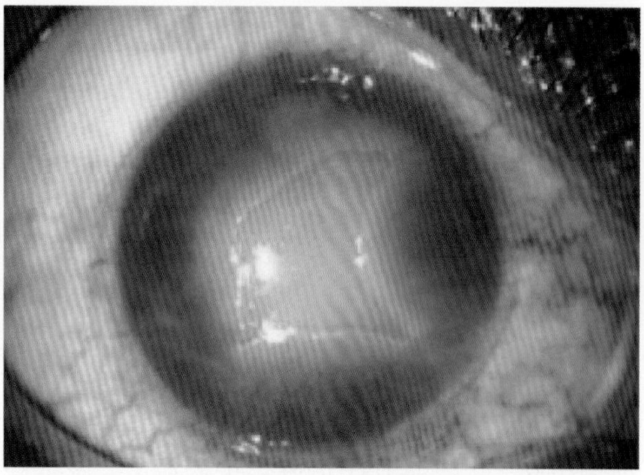

图27-4-12　单纯疱病毒性角膜炎地图状

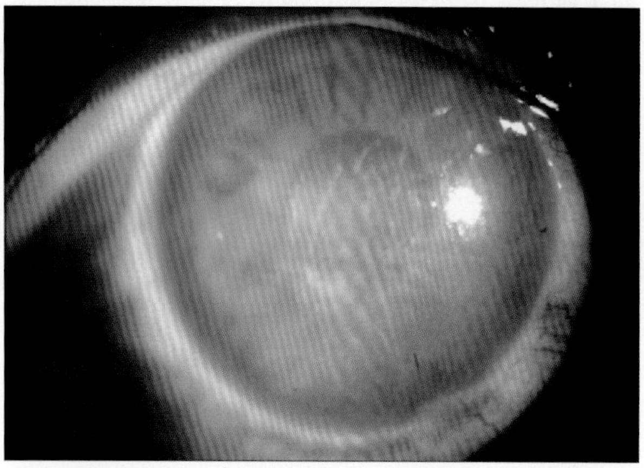

图27-4-13　单纯疱病毒性角膜炎盘状基质炎

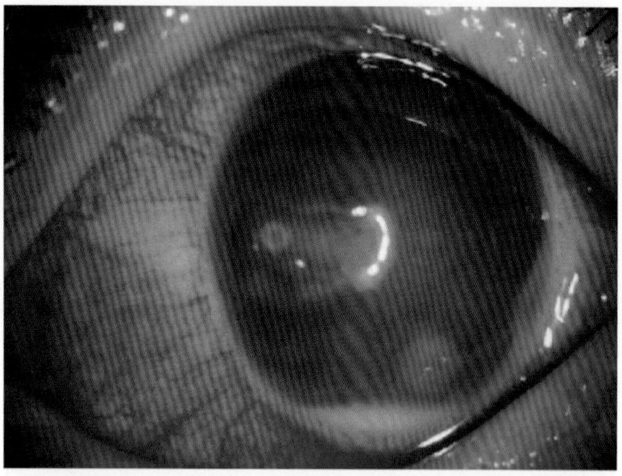

图27-4-14　单纯疱病毒性角膜炎灰白色稀淡积脓

中、深层基质内粗大新生血管长入病灶，末端可见基质坏死灶；基质水肿不明显或轻度水肿，内皮细胞面大量KP等。实验室检查：①胞核内嗜伊红包涵体，可见多核巨细胞。②角膜组织或刮片做荧光抗体染色检测病毒抗原。③病毒培养：对上皮性或溃疡性病变阳性率较高。④聚合酶链式反应（PCR）技术检测单疱病毒DNA，特异性和敏感性均高。⑤角膜共聚焦显微镜检查可见树突状细胞。

本病应与肺炎链球菌性角膜炎、铜绿假单胞菌性角膜炎，真菌性角膜炎相互鉴别，详见表27-4-1。

【治疗】

1.抑制病毒复制，防止复发，减少瘢痕形成。

2.抗病毒药物治疗选用对DNA病毒敏感也配合干扰素或干扰素诱导剂和抗病毒药物治疗，必要时还可口服阿昔洛韦片剂。

3.非溃疡性盘状角膜炎病例，应联合滴用糖皮质激素类眼药水。

4.如出现单纯疱疹病毒性角膜葡萄膜炎时，应适当使用散瞳剂。

5.注意防治细菌或真菌的合并感染。对可疑者应做细菌学检查，并加用广谱抗生素眼药水进行预防性治疗。

6.角膜中央区病灶反复发作应采用中西医结合治疗，若视力降至0.1以下，或药物疗效不理想而面临溃疡穿孔者，可考虑行治疗性角膜移植。

（二）中医诊治

本病属中医学“聚星障”“花翳白陷”的范畴。

【病因病机】

1.风热或风寒之邪外侵，上犯于目，袭于角膜。

2.肝经伏火，复感风邪，风火相搏，上攻角膜。

3.居住潮湿或长期水中作业，或淋雨涉水，或过食五辛、肥甘厚味，或常饮酒醪，以及忧思太过，脏腑功能失调，湿热滞留角膜而生翳。

4.肝肾阴虚，或热病后阴津亏耗，虚火上炎熏灼角膜而病。

【治疗】

1.辨证论治

（1）风热上犯证

临床表现：角膜点状或树枝状混浊，畏光流泪，结膜混合充血，伴全身症状；发热恶风，小便黄，舌苔薄黄，脉浮数。

治法：疏风清热。

方药：银翘散（《温病条辨》）加减。金银花20g，连翘、菊花、黄芩、牛蒡子、桔梗、荆芥、芦根、秦皮各20g，甘草3g，薄荷6g。若角膜点状、树枝状混浊扩大成团，聚集成片，结膜混合充血加剧，眼痛剧烈，为热毒盛，加板蓝根，大青叶，以增清热解毒之功。

（2）肝火炽盛证

临床表现：角膜混浊面扩大加深，球结膜水肿，结膜混合充血加重，畏光流泪。伴全身症状，如头痛、小便黄、口苦苔黄、脉弦数。

治法：清热利湿。

方药：龙胆泻肝汤（《医方集解》）加减。龙胆草、柴胡、车前子、生地黄、当归、栀子、黄芩各15g，木通、甘草各6g。若大便秘结，为胃肠积热、加大黄、芒硝，以通腑泄热；若角膜病灶色黄团聚，为热毒炽盛，加金银花、蒲公英、紫花地丁以清热解毒。

（3）湿热蕴蒸证

临床表现：角膜病灶色灰黄，反复发作，缠绵不愈，睑肿目赤，流泪疼痛。伴全身症状，如头重胸闷、小便黄、大便溏稀、口黏、舌红苔黄腻、脉濡。

治法：清热化湿。

方药：三仁汤（《温病条辨》）加减。杏仁9g，滑石12g（包煎），白豆蔻仁、厚朴、通草、淡竹叶、薏苡仁、半夏各10g，黄连6g。若病灶污秽，兼见胸闷恶心、咳嗽有痰，加黄芩，以清热化痰。

（4）阴虚邪留证

临床表现：病情日久，迁延不愈，角膜病灶渐愈，结膜混合较轻，仍然有轻度畏光，干涩不适。伴全身症状，舌红少津，脉细或数。

治法：滋阴散邪。

方药：地黄丸（《原机启微》）加减。生地黄、熟地黄各12g，石斛、牛膝、当归、羌活、防风各10g，枳壳9g，杏仁6g。若眼干涩、口干失眠、梦多、乏力加知母、黄柏以滋阴降火，加黄芪、党参、五味子以补中益气。

2.*物理疗法*

（1）鱼腥草注射液雾化：鱼腥草注射液10ml，生理盐水20ml，注射用水20ml将以上3种药液注入雾化器内雾化治疗，每次15～20分钟，每天1次，7次为1个疗程，适用于本病各证。

（2）眼浴：用大青叶注射液5ml浸泡角膜，要患者不断睁眼闭眼，每次15～20分钟，每天2次，适用于本病各证。

（3）清热解毒药湿热敷：大青叶、野菊花、金银花各20g，秦皮、防风各15g，煎水澄清过滤后，洗眼或湿热敷，每次45～60分钟，每天2次，适用于本病各证。

3.*外治法*

（1）可酌情选用下列2～3种滴眼液；阿昔洛韦、环孢苷、碘苷、三氟胸腺嘧啶核苷、更昔洛韦、干扰素或干扰素诱导剂、复方熊胆、鱼腥草等滴眼液，白天频滴患眼，1～2小时滴眼1次，睡时涂抗病毒眼凝膏。当出现虹膜炎症时可加用复方托吡卡胺、阿托品滴眼液。

（2）可酌情选用下列1种注射液0.5～1.0ml做球结膜下或穹窿部注射。如鱼腥草、板蓝根、银黄、干扰素、聚肌胞注射液，每天1次，5次为1个疗程。

4.*针刺疗法*　取睛明、攒竹、瞳子髎、承泣、曲池、足三里、合谷以祛风通络止痛、清泻肝胆，每次取局部2穴，远端1～2穴，每天1次，一般用泻法；眼病后期配合针刺肝俞、脾俞、肾俞，以滋养肝肾、降火明目。

5.*中成药*　板蓝根颗粒，双黄连口服液。

6.*食疗方*

（1）银花板蓝根小米粥

组成：金银花30g，板蓝根25g，连翘15g，小米100g，生姜末、蜂蜜各适量。

功效：清热解毒，泻火明目。

适应证：病毒性角膜炎早期。

方解：金银花、板蓝根、连翘均有清热解毒、抗病毒的作用，小米养肾气、补脾胃、除湿热。以上4种食材搭配在一起具有清热解毒、泻火明目的功效。

制法：先将金银花、杭菊花、葛根、车前子、洗净，洗净后加水煎取汁，去渣后加入粳米、生姜末加入适量水放入砂锅内煮粥，待粥熟后时，加入蜂蜜适量即可。

用法：可作中、晚餐服用，3～5天为1个疗程。

（2）芫荽鸡肝汤

组成：芫荽20g，蒲公英30g，鸡肝100g，生姜末、精盐等作料适量。

功效：祛寒发表，益肝明目。

适应证：病毒性角膜炎中期。

方解：芫荽可祛寒发表，蒲公英清热解毒，鸡肝含磷脂酰胆碱和微量元素，以上4种食材搭配在一起具有祛寒发表、益肝明目的功效。

制法：先将鸡肝、芫荽、生姜洗净切碎加入

适量水放入砂锅内煲汤，待汤煲好时，加入精盐等作料适量即可。

用法：可作中、晚菜肴，3～5天为1个疗程。

（3）山药黄芪瘦肉汤

组成：山药30g，黄芪15g，瘦肉100g，生姜末、精盐等作料适量。

功效：滋阴健脾，益气明目。

适应证：病毒性角膜炎恢复期。

方解：山药养阴健脾，黄芪补气升阳、托毒生肌，瘦肉益气养血。以上3种食材搭配在一起具有滋阴健脾、益气明目的功效。

制法：先将山药、沙参、生芪、瘦肉洗净切碎加入适量水放入砂锅内煲汤，待汤煲好时，加入精盐、姜末等作料适量即可。

用法：可作中、晚菜肴，3～5天为1个疗程。

7.经验方

（1）羌活胜风汤（《原机启微》）：羌活、独活、防风、柴胡、前胡、黄芩、枳壳、白术、川芎、白芷、桔梗、薄荷、甘草等药组成。本方为治疗“风热不制之病”之主方。从药物性能来看，本方辛温辛凉合一，偏于辛温，轻清发散，故风寒风热皆适宜，也适宜因体虚外感风寒湿邪而引起本病者。

（2）聚星决明散（《眼科临证录》）：钩藤、刺蒺藜、谷精草、决明子、荆芥、防风、蔓荆子、蝉蜕、蛇蜕等药组成，具有祛风清热、平肝退翳的功效。所以本方是治疗本病风热证的良方。

8.名医经验

（1）庞赞襄《中西医角膜病学》。在病因病机方面，庞赞襄认为：属肺阴不足，津液缺少，风邪侵目；或肝火内炽，外受风邪，风热相搏，上攻于目；或脾胃虚寒，运化失职，寒邪凝滞，阳气下陷；或脾胃失调，风邪易侵，邪火上乘于目所致，把本病分为4个证型，分别为肺阴不足、外挟风邪型，肝火内炽、风邪外侵型；脾胃虚寒型；脾胃失健、外挟风邪型。常以养阴清热汤、钩藤汤、健脾湿化消翳汤、归芍八味汤加减治疗。

（2）韦文贵《中西医角膜病学》。在病因病机方面，韦文贵认为本病属于肝肺热盛，外感风邪，内外合邪，上攻目窍而成，或阴虚肝旺，风邪外侵，风热交织，上乘目窍；若麻疹、肺炎等热性病后，阴伤津耗，热毒内炽，感受风邪，均可导致本病。其治疗原则均以祛风清热、滋阴活血、退翳明目为主。

（3）陈雅静《中西医角膜病学》运用中西医结合治疗本病120例，按其病期及证候分为3型及3个方剂为主，进行辨证论治。外感风热型：用银翘散或桑菊饮加减（金银花、连翘、黄芩、板蓝根、人青叶、防风、蝉蜕、甘草）。肝经湿热型：选用龙胆泻肝汤合石决明散加减（石决明、草决明、龙胆草、黄芩、青葙子、柴胡、茯苓、蒲公英、红花、赤芍、甘草）。阴虚火旺型：方用四君子汤合甘露饮加减（黄芪、白术、茯苓、生地黄、赤芍、麦冬、泽泻、蝉蜕、青葙子、甘草）。局部用抗病毒药点眼外，加用干扰素球结膜下注射，每次2U，每周2次，一般4～6次，有虹膜反应者以1%阿托品散瞳。结果显示：中西医结合疗效明显优于单纯西医疗效，具有病程短、疗效高、复发率少和视力恢复快等优点。

（4）张仁俊《中西医角膜病学》运用羌活胜风汤加减治疗病毒性角膜炎临床的研究：基本方为羌活、白芷、川芎、防风、柴胡、前胡、黄芩、薄荷、板蓝根、大青叶、金银花、蒲公英、桔梗、甘草随症加减，并配用复方熊胆、更昔洛韦、干扰素滴眼液每天4次点眼，并同时口服双氯芬酸钠、维生素A、维生素C。治疗病毒性角膜炎188例（198只眼），经3～5年的临床随访观察总有效率为94.4%，复发率为6.06%，平均疗程为16.25天，并将此病分四型。肝经风热型：用基本方；肝胆火炽型：用基本方减白芷、前胡、薄荷，加栀子、泽泻、木通、生地黄、龙胆草；湿热蕴蒸型：用基本方减白芷、川芎、柴胡、前胡，加杏仁、薏苡仁、豆蔻仁、半夏、厚朴；阴虚邪留型：用基本方减白芷、川芎、柴胡、前胡、蒲公英，加生地黄、熟地黄、当归、怀牛膝、黄芪、黄精、灵芝、蝉蜕、谷精草。

单纯疱疹病毒性角膜炎是由单纯疱疹病毒（HSV）引起的角膜感染，多数学者认为病变初期，多属风邪偏盛，常以祛风散邪为主的辨证施治。病至中期，眼红痛，怕光流泪，多为热证，常用清热解毒为主进行辨证论治。病变晚期，炎症已消退，正气虚损，免疫力低下，当以扶正退翳为主进行辨证治法。

单纯疱疹病毒性角膜炎发病率和致盲率均占角膜病首位。目前大量资料显示，采用中西医结合治疗可取得满意效果。但在临床治愈后，复发率仍然很高，这也是我们角膜病学者面临的挑战，为了减少复发应该从以下2点入手：①清除病源。

HSK发病原因相当复杂，因人而异，加强体育锻炼，增强体质，提高免疫力，减少感冒、上呼吸道疾病发生，做到有病早治，无病早防。②为了增强机体免疫力，常内服扶正祛邪中药，如人参、黄芪、当归、川芎、灵芝、枸杞子、黄精、大青叶、金银花，平常可适当应用免疫增强剂如转移因子、聚肌胞、左旋咪唑等。经常如因食牛肉、虾、鱼等复发的病史，平时应禁食此类食物。对于糖皮质激素则应慎用或不用。以上2点经临床验证是预防单纯疱疹病毒性角膜炎复发比较有效的方法。

五、结核、麻风、梅毒性、角膜病变

（一）结核性角膜病变

结核性角膜病变是在眼部其他部位有结核病灶的基础上发生，病程缓慢，有反复发作倾向。可见于以下几种情况：①由周围的结膜或巩膜的结核病变蔓延而来；②从葡萄膜沿着房角或角膜的后面蔓延波及。本病多单眼发病，仅侵入角膜的一部分，在基质的中层和深层出现斑状或结节状浸润灶，呈灰黄色，有新生血管长入，遗留浓密瘢痕。病理变化在前弹力膜及上皮层，早期在前弹力膜周边部有局灶性嗜酸性改变伴点状钙质沉着，上皮细胞基底膜呈嗜碱性着色随着病情向中央发展，前弹力膜进一步钙化并断裂，浅基质也可有类似改变，前弹力膜断裂而代之以无血管的纤维组织进入。治疗可以局部应用皮质类固醇及抗生素，严重者可行角膜移植。

（二）麻风病性角膜病变

麻风分枝杆菌其形态、染色与结核杆菌相似，可引起一种极为慢性且传染性较低的疾病，主要累及皮肤及外周神经，严重者可致容貌毁损和肢体畸残。麻风分枝杆菌直接通过上皮或角膜血管侵入角膜，局部繁殖发病或通过抗原-抗体变态反应而发病，主要表现为角膜基质炎。麻风分枝杆菌也可通过血液感染眼和面部，造成面神经的颞颧支和三叉神经的表面支受损，使眼睑位置异常，正常瞬目反应消失，导致麻痹性角膜炎、暴露性角膜炎及干眼症。治疗需全身抗麻风药物治疗；局部滴糖皮质激素或抗菌眼药水；晚期视角膜病灶范围大小及深度，可选用板层或穿透性角膜移植术。

（三）梅毒性角膜病变

梅毒是由苍白密螺旋体引起的一种慢性性传播疾病，主要通过性接触传染也可通过胎盘传给下一代而发生先天性梅毒。梅毒可以侵犯人体很多器官组织，如皮肤、黏膜、心血管系统、神经系统等。眼部可引起多种损害，如角膜炎、结膜炎、巩膜炎、葡萄膜炎、脉络膜视网膜炎、视神经炎等，角膜主要表现为梅毒性角膜基质炎。可通过快速血浆反应素试验、脑脊液检查、组织病理检查、暗视野显微镜检查、血清学检查明确诊断。全身给予驱梅治疗，全身及局部应用糖皮质激素可明显抑制炎症，缩短病程，恢复视力。对角膜炎后遗斑翳，可考虑行穿透性角膜移植术。

第五节　角膜变性与营养不良

一、角膜变性

继发于慢性眼病或全身性疾病类

最多见于带状角膜病变（band keratopathy），通常为钙盐沉积在角膜上皮下及前弹力层造成的病变。本病进展缓慢，可发生于各种年龄，多为单眼，也可双眼发病，常发生于眼部慢性疾病，如慢性葡萄膜炎、青光眼及眼球萎缩等；有钙、磷代谢紊乱的全身性疾病，如甲状旁腺功能亢进等。钙盐于碱性环境中更易沉着，对干眼症或暴露性角膜炎患者，其病情进展比一般患者迅速。混浊逐渐明显时可见其位于睑裂区角膜两侧，混浊区与角膜缘之间有一条1mm的狭窄透明带将其隔开。混浊区逐渐向中央缓慢地扩展、融合。混浊斑可逐渐致密、增厚，使其上方的上皮隆起，甚至发生上皮糜烂，引起眼部刺激症状。轻症患者无须治疗。当发生上皮糜烂引起刺激症状时，可佩戴绷带式角膜接触镜。带状混浊范围较大的患者可在表面麻醉下，刮去变性区角膜上皮及前弹力层，角膜创面行羊膜覆盖术，但原发病未治愈，术后仍可能复发。另外用准分子激光切削病变区（PTK）也可取得较满意的疗效。

中医诊治

本病属中医学“偃月侵睛”的范畴。

【病因病机】多因肝肾阴虚，水不涵木，或劳胆竭视，肝血耗损，目失所养；或过食肥甘，恣酒嗜辛，痰火内生，瘀阻经络所致。

【辨证论治】

1.肝肾阴虚证

临床表现：年老体弱，偃月侵睛，或沿角膜周边呈环形混浊，兼见腰膝酸软，头晕耳鸣，舌红少苔，脉细数。

治法：补益肝肾，滋阴明目。

方药：杞菊地黄丸（《医级》）。熟地黄15g，山药、枸杞子、山茱萸、泽泻、牡丹皮、茯苓、枸杞子、菊花各10g。

2.肝血不足证

临床表现：偃月侵睛，睑内色淡，兼见面色无华，舌淡，脉细数。

治法：补血养肝，退翳明目。

方药：四物补肝散（李传课主编《中医眼科》）。熟地黄、谷精草各15g，当归、白芍、谷首乌、川芎、木贼、蝉蜕各10g。

3.痰热犯目证

临床表现：黑睛周围环形混浊，渐向中央发展，兼见头重而眩，食少胸满，舌苔黄腻，脉滑数。

治法：化痰清热，活血通络。

方药：清痰饮（《目医三种》）加减。法半夏、陈皮、茯苓、枳壳、炒栀子、黄芩、天花粉、瓜蒌、丹参、赤芍各10g，胆南星5g，甘草3g。

老年性退变类

老年性退变类最多见于角膜老年环，是角膜周边老年性退行性病变及脂肪性病变，为双眼对称发病。其病因较为复杂，角膜组织结构及代谢方面的老年变化可能是其发病的基础。角膜缘毛细血管的退行性变，血清溶脂能力降低，脂质代谢紊乱等因素，均为形成老年环的条件。脂质主要沉着于周边角膜，以前弹力膜为最多，其次为后弹力膜，而在基质板层间则相对较少。患者无自觉症状，不受影响视力，无须治疗。

二、角膜营养不良

上皮及上皮下角膜营养不良

上皮基底膜营养不良是上皮及上皮下角膜营养不良中最常见的一种角膜病。本病主要由于上皮细胞基底膜异常，引起上皮细胞与基底膜黏附不良并发生退变所致。病变处的上皮细胞基底膜明显异常，增厚并呈多板状，上皮细胞不与基底膜形成半桥粒体联合，故易于脱落。

【诊断】本病在儿童罕见，主要见于成人，40～70岁多见，女性稍多。本病多为双眼发病，但双眼出现的角膜病变形态各异且不对称。在整个病程中，病变有时隐时现的多变性。其大小、形状、部位时有变化、或为点状、地图状，也可出现指纹状或泡状等多种形态。每种形态都可自发地时隐时现，并可变换病变位置、大小与形状。本病症状轻微，如发作角膜上皮糜烂，可出现畏光、流泪、视力下降。角膜共焦镜检查可见上皮基底膜与正常基底细胞分离，上皮内小滴样改变，基底膜环形结构。

【治疗】局部应用润滑剂或高渗药物，可减轻部分症状。角膜糜烂时，可佩戴绷带式角膜接触镜，虽可改善症状和提高视力，但有继发感染的潜在危险。当药物治疗无效时，可行PTK治疗。

Bowman层角膜营养不良

Reis-Bucklers角膜营养不良是一种较严重的Bowman层角膜营养不良。本病为外显率很强的常染色体显性遗传病。

【诊断】本病为双眼对称性疾病。早期出现反复发作的角膜上皮糜烂，每次发作历时数周后症状开始缓解，开始时每年发作3～4次。20岁后发作频率逐渐减少，但视力开始下降，角膜知觉也开始减退。早期在裂隙灯下可见，角膜上皮下灰白色不规则斑片状混浊，无新生血管。病变进行性向中周边扩展、增多，并有融合，且较前更加致密，使角膜表面不规则，从而影响视力，角膜知觉显著减退。

【治疗】本病治疗与“上皮基底膜营养不良”的治疗相同。

基质层角膜营养不良

（一）格子状角膜营养不良

格子状角膜营养不良为常染色体显性遗传，由5号染色体长臂5q31上的*TGFBI*基因产物角膜上皮素（KE）发生错义突变所致。这种有缺欠的角膜上皮素使上皮细胞于上皮下分泌一种糖蛋白，在基质内形成淀粉样沉积物。此沉积物可能是由异常角膜细胞直接产生，但也可能是异常角膜细胞释放溶酶体酶，促使实质中胶原或氨基葡聚糖变性，变性产物演变成淀粉样纤维细丝沉积于基质层。

【诊断】本病发病早，多为双眼发病，10岁后常出现复发性角膜上皮糜烂症状及逐渐加重的视力下降。基质层内有不规则的分支状细条和点状结节，逐渐扩展增粗增大，交织成网或带有结节的格子状。病变可向周边（一般不达角膜缘部）及基质深层扩展，也可向上皮层伸展，使角膜上皮表面不规则。晚期因瘢痕形成，知觉减退，上皮糜烂，症状逐渐消失。

【治疗】早期若有反复上皮脱落，可用高渗药物和包扎患眼治疗，或佩戴绷带式角膜接触镜。晚期视力显著下降者，可行穿透或板层角膜移植。

（二）颗粒状角膜营养不良

颗粒状角膜营养不良为常染色体显性遗传，是位于第5号染色体长臂5q31上的转化生长因子β-诱导基因的产物角膜上皮素发生错义突变所致，可能因此使角膜上皮细胞不能正常合成或加工其生物细胞膜，以致上皮细胞基底膜功能缺欠，使异常形成的沉着物在基质浅层沉着。

【诊断】童年开始发病，但一般无症状，往往到中年才被发现，男女均可罹病。本病为双眼对称性角膜病变。在裂隙灯下可见中央部角膜实质浅层有多个散发的、灰白色小点组成的面包渣样混浊。病变缓慢进展，混浊逐渐增多，融合变大。混浊之间角膜透明，形成局限的雪片状、星状、圈状、链状等不同形状的边界清楚而不规则的混浊，但周边2～3mm处角膜始终保持透明。50岁后混浊病变之间原为透明之处也开始混浊。

【治疗】本病早期无症状，视力好，无须治疗。晚期当病灶融合出现较大面积混浊影响视力时，可行穿透或板层角膜移植，术后一般效果较好，但术后层间易有病灶复发。

（三）斑状角膜营养不良

斑状角膜营养不良为常染色体隐性遗传，已将致病基因定位于16q22。异常基因不能合成含有正常硫酸角质素的葡萄糖氨基葡聚糖（GAGs），而将异常的GAGs沉着于角膜组织中，因而影响角膜的水化，基质变薄，胶原排列失序，角膜透明性受到损害。

【诊断】本病发病较早，双眼对称性角膜病，病情缓慢进展，视力进行性减退、角膜知觉减退。在裂隙灯下，初期表现为角膜基质层弥漫性雾状混浊，病变可达角膜缘，基质变薄；后期可见角膜基质间不规则形斑块状混浊，角膜混浊病灶间无透明区。病变进展，角膜内皮受损。

【治疗】穿透性角膜移植术是治疗本病的最佳选择，虽有在植片上复发的可能。

Descemet膜和角膜内皮细胞层的营养不良

富克斯角膜内皮营养不良是最常见的内皮营养不良，大多遗传方式不明确，部分患者为常染色体显性遗传病。本病的特点是在角膜内皮细胞与Descemet膜之间，缓慢地由中央向周边，进行性地形成滴状赘疣。当其增大并向前房突出时，角膜内皮细胞被挤长并脱落，由邻近内皮细胞扩展覆盖缺损区。由于角膜内皮细胞数目日渐减少，密度降低，六角形百分比下降，细胞形态变异，而导致原发性角膜内皮失代偿。

（一）西医诊治

【治疗】 本病早期无须治疗。角膜失代偿的早期可局部应用高渗药物，局部辅以预防感染、抗炎药物。佩戴绷带式角膜接触镜可减轻磨痛并可增加视力，但须警惕感染。后期视力严重受损时可施行穿透性角膜移植术或角膜内皮移植术。

（二）中医诊治

本病属中医学“阴阳翳症”的范畴。

【病因病机】是由先天之精不足，后天肝肾之精受损，黑睛失养而致。

【辨证论治】肾精不足证。

临床表现：角膜混浊，不伴红丝赤脉，视物模糊，幼儿可见五迟（立迟、行迟、发迟、语迟、齿迟），成人则见齿松发疏，耳鸣健忘等。

治法：补肾填精。

方药：杞菊地黄丸（《医级》）加减。熟地黄10g，山药、枸杞子、山茱萸、泽泻、牡丹皮、茯苓、枸杞子、菊花各6g。

角膜软化症

角膜软化症是由于缺乏维生素A的高度营养障碍造成的早期角膜、结膜上皮干燥、变质，晚期出现角膜基质细胞坏死、破溃。本病多见于3岁以下儿童，常为双眼受累。

（一）西医诊治

【病因及发病机制】角膜软化症是由于缺乏维生素A的高度营养障碍造成的早期角膜、结膜上皮干燥、变质，晚期出现角膜基质细胞坏死，破溃，多见于3岁以下儿童，常为双眼受累。

【临床表现】出现典型的临床症状，如结膜、角膜的上皮变质。夜盲期：患者最早的主要症状，是在黑暗环境下失去健康眼所具有的暗适应功能。干燥前期：眼球结膜表面失去正常光泽，角膜表面变为暗淡无光，结膜下血管呈现特殊的紫蓝色，此时做结膜上皮细胞刮片检查可以见到上皮细胞的角化颗粒及干燥杆菌。对于此期症状的发现具有意义。干燥期：角膜表面，光泽消失，呈雾状混浊，在睑裂部的角膜缘与结膜的干燥斑相接，角膜周围的混浊，可伴色素性变化，知觉可完全丧失。角膜软化期：球结膜粗糙肥厚，皱褶明显，角膜浸润混浊加重，呈灰黄色或黄白色，角膜迅速自溶成溃疡，最终形成角膜粘连白斑，或角膜葡萄肿，或扁平角膜，眼球萎缩而导致完全性失明。

【诊断】①有发热消耗性疾病，人工喂养不当或慢性腹泻等维生素A缺乏的病史。②出现典型的临床症状，如结膜、角膜的上皮变质。临床分4期：夜盲期、干燥前期、干燥期和角膜软化期。③血清维生素A含量低下。④尿沉渣检查角化上皮细胞阳性。

【治疗】角膜软化症治疗原则是改善营养，补充维生素A，防止严重并发症。

（二）中医诊治

本病属中医学“小儿疳眼”“疳积上目”的范畴。

【病因病机】多因小儿脏腑娇嫩，脾胃不足，又因饮食不节，损伤脾胃，脾阳不足，肝热上乘酿成疳积，或病后体虚，肝血不足，目失濡养而发病。

【辨证论治】

1.脾虚肝旺证

临床表现：结膜干燥，角膜混浊，畏光，兼见烦躁不宁，精神萎靡，舌红，苔薄白，脉虚数。

治法：健脾祛湿，清肝退翳。

方药：肥儿丸（《医宗金鉴》）加味。人参、白术各10g，茯苓、胡黄连、使君子、黄连、神曲、炒麦芽、山楂、甘草、密蒙花各6g，芦荟3g。

2.脾胃虚弱证

临床表现：角膜失润，睛珠干涩，夜盲，频频眨目，兼见面黄肌瘦，腹部膨胀，腹泻，舌淡红，苔薄白，脉缓无力。

治法：调补脾胃，养血退翳。

方药：归芍八味汤（《中医眼科临床实践》）。当归、白芍、枳壳、车前子（包煎）、金银花各6g，槟榔、莱菔子、甘草各3g。

圆锥角膜

圆锥角膜是以角膜中央变薄向前突出，呈圆锥形为特征的一种眼病。本病多于20岁左右发病，通常为双眼先后发病。

【病因及发病机制】确切病因不明，目前存在下述几种学说：遗传说、间质发育障碍说、内分泌紊乱说、代谢紊乱说、过敏反应说。

【临床表现】角膜出现向前锥状突起的圆锥，角膜基质变薄区在圆锥的顶端最明显。可导致严重的不规则散光、高度近视，视力严重下降。

【诊断】本病好发于16～20岁的青年人，女性较多，开始常累单眼，继而第二眼发病，在预后上，后者好于前者。

1.前部型圆锥角膜　临床分为5期。①潜伏期：圆锥角膜在此期很难诊断，如果一眼已确诊为圆锥角膜，另一眼再出现屈光不正时，就应考虑圆锥角膜潜伏期可能。②初期：在这一阶段临床表现以屈光不正为主，此时的屈光不正可以用眼镜来矫正。开始可能是近视，逐渐向散光和不规则散光发展。裂隙灯显微镜检查，可见角膜上皮与弹力膜的反射增强，实质层之间的反射乱而不清。角膜地形图检查可发现不规则散光。③完成期：出现典型的圆锥角膜症状，表现为视力下降，框架眼镜不能矫正，只能用接触镜进行矫正。当患者向下看时，角膜锥顶压向下睑缘，在下睑缘出现一个弯曲，称为Munson征。裂隙灯显微镜下所见：角膜圆锥一般被限制在角膜中心部分，锥顶多位于角膜中心偏鼻下侧，该处突出、变薄。弗莱舍环：它是由含铁血黄素沉积于前弹力膜而成，此环位于圆锥角膜周围，直径为5～8mm大小，它可以是完整的环形，也可为半环形，环宽0.3～0.5mm，内侧镜界清楚，外侧较模糊，呈淡黄或茶青色，用钴蓝光线看得更清。Vogt线位于圆锥顶的角膜基质层，垂直分布，互相平行，长约2mm的细线，愈来愈宽，似栅栏。此征并非器质性改变，而是由于上、下睑对角膜缘的压迫，上、下侧压力大于内、外侧所致。④急性水肿期：后弹力层破裂常突然发生，多有揉眼等外力作用病史，后弹力层破裂呈镰状或新月形，角膜中心出现水肿和混浊，水肿的范围常提示后弹力膜裂孔的大小，裂孔越大，水肿面积越广。⑤瘢痕期：后弹力层破裂愈合，局部基质形成瘢痕，由于瘢痕位于中心，视力锐减，用接触镜已不能矫正。有时可见到前弹力层破裂，多见于病变早期，破裂的地方被结缔组织所充填，留下线状瘢痕，成为永久性视力障碍。

2.后部型圆锥角膜　后圆锥角膜比较少见，后表面弯曲度加大，呈圆锥状，其顶端常偏离中心，而角膜前表面弯曲度正常。后弹力膜破裂较多，没有弗莱舍环。

【治疗】

1.光学矫正

（1）一般眼镜：圆锥角膜早期引起的屈光异常可用框架眼镜矫正。

（2）角膜接触镜：①硬角膜接触镜，当患者出现不规则散光时，一般眼镜已不能提高视力，矫正圆锥角膜的高度不规则散光适宜应用硬性角膜接触镜，成形性好，不易变形，光学矫正质量高，它有很好的生物相容性，抗沉淀，高清晰度，可控制近视、散光度数的加深。②软角膜接触镜，佩戴软性角膜接触镜后，再用一般眼镜矫正剩余散光，也可获得不错的效果。但也有其缺点，即由于接触镜片柔软，镜片的曲率容易变得和角膜表面曲率一致，所以在矫正圆锥角膜引起的高度散光时，视力改善常不理想。③软、硬混合角膜接触镜，有一些圆锥角膜患者，对于硬角膜接触镜不能耐受或难以得到适当的中心，软角膜接触虽然可以耐受，但常达不到最好的视力。这种软、硬接合角膜接触镜兼有软、硬角膜接触镜的优点。患者感觉比硬接触镜舒服。视力矫正比单一软接触镜好。但配镜比较困难，也可出现上皮水肿。

2.手术治疗

（1）角膜交联技术：主要治疗潜伏期、初发期患者，手术创伤小，如治疗效果不佳，仍可行角膜移植术。

（2）角膜移植术：①板层角膜移植、深板层角膜移植，主要用于对完成期患者进行治疗，目前部分急性水肿期患者也采用深板层角膜移植术。②穿透性角膜移植，当圆锥角膜发展瘢痕期时，后弹力层附近的瘢痕采用深板层角膜移植术已难以彻底切除，需采用穿透性角膜移植术。

第六节　其他类型的角膜病变

一、葡萄膜炎并发深层角膜炎

本症为一种由严重的虹膜睫状体炎或葡萄膜炎所引起的角膜深层炎症，角膜浸润可局限于一个区域内或为弥漫性。前房中有稠密的渗出物，与渗出物接触的角膜变混浊，后弹力膜起褶，有大量KP。角膜的深层常可留下不透明的灰色结缔组织膜。治疗同虹膜睫状体炎、葡萄膜炎及角膜炎的治疗。

二、暴露性角膜炎

暴露性角膜炎是由于眼睑闭合不全，使角膜暴露于空气中引起的角膜病变，可出现角膜上皮干燥、上皮脱落继而发生感染。

（一）西医诊治

【病因及发病机制】①眼睑畸形、眼睑缺损、面神经麻痹或脑血管疾病后遗症、上睑下垂术后等造成的眼睑闭合不全。②眶内肿瘤、甲状腺相关眼病、眶蜂窝织炎等可致眼球突出，眼睑不能完全遮盖角膜。③全身麻醉、深度昏迷等情况导致眼球暴露。

【临床表现】病变初期，可表现为异物感、眼痛，检查可见暴露区球结膜充血水肿、表面干燥，角膜病变多位于中下1/3处，表面粗糙，角膜上皮点状糜烂，继而融合成片，浅基质层呈灰白色混浊，由于长期炎症刺激且病变靠近角膜缘，常可见浅层新生血管自角膜下缘向病灶生长。角膜上皮缺损易继发感染，则表现为感染性角膜炎改变。

【诊断及鉴别诊断】长期眼睑闭合不全即可确诊。

本病应与神经麻痹性角膜炎鉴别，后者是三叉神经眼支受损，是角膜失去知觉和反射性瞬目的防御作用，以及角膜营养发生障碍，导致角膜上皮脱落并继发感染。角膜知觉是否存在是两者鉴别要点。

【治疗】

1.病因治疗　去除致病因素，如矫正睑内翻、眼睑整形修复，治疗眶内肿瘤或全身疾病，对于昏迷或全麻患者结膜囊内涂大量抗生素眼膏。

2.药物治疗　症状较轻者可白天滴用人工泪

液，睡前涂抗生素眼膏保持角膜湿润，重症患者可佩戴湿房镜。继发感染者按感染性角膜炎治疗。

3.手术治疗　可行睑缘部分或全部融合术，待致病因素改善或去除后可分离融合的睑缘，对于致病因素持续存在，又对外观要求不高者可不分离。不能接受上述术式者可行球结膜遮盖术减少感染机会。对于已继发严重感染者，可行角膜移植联合球结膜遮盖术治疗。

（二）中医诊治

本病属中医学“暴露赤眼生翳”的范畴。

【病因病机】本病多由于胞睑不能遮盖黑睛，泪液不能涂布于睛珠表面，黑睛失润而干燥；黑睛暴露于外，易受风热之邪侵袭，风热之邪伤津耗液，津液不足，目失濡养而干燥生翳；或风热之邪引动肝火，或暴怒伤肝，肝火上炎于目，则见黑睛生翳扩大加深而病重。

【辨证诊治】

1.阴津亏耗证

临床表现：眼干涩疼痛，羞明流泪，黑睛混浊，抱轮微红，舌红少苔，脉细数。

治法：滋阴润燥。

方药：十珍汤（《审视瑶函》）加减。生地黄、当归、白芍、天花粉、天冬、麦冬、石斛、人参、蝉蜕、白蒺藜各10g，甘草3g。

2.肝火上炎证

临床表现：角膜混浊，溃陷扩大加深，白睛混赤，眼痛畏光，口苦咽干，舌红苔黄，脉弦数。

治法：清肝泻火。

方药：龙胆泻肝汤（《医方集解》）加减。龙胆草、赤芍、黄芩、栀子、柴胡、生地黄、防风、白蒺藜、蝉蜕、菊花各10g，甘草3g。症状减轻，口苦咽干症状消失者，去龙胆草、栀子、黄芩，加天花粉10g，麦冬10g。

三、酒渣鼻性角膜炎

本病是由酒渣鼻性结膜炎蔓延而来，可侵犯眼睑、结膜及角膜，角膜炎开始时角膜边缘有新生血管及浸润。血管环小，有小分支，也可有深层血管，有清晰缘的浸润点，如地图形。表皮下浸润，混浊，反复糜烂可形成溃疡甚至穿孔，愈合后成角膜小面或角膜翳主觉异物感及灼热感，视力减退。由于原因尚不十分明确，治疗较难。治疗：①一般治疗，限制食用糖类、茶、咖啡。禁饮酒，以免精神因素的刺激。治疗面部酒渣鼻病变。②口服四环素治疗。③点用皮质类固醇类药物，但应注意眼压增高。④角膜瘢痕严重影响视力者，可做角膜移植术，但往往因原病灶侵犯移植片而失败。⑤有人认为酒渣鼻是由一种脂螨引起的，只要杀灭这种脂螨便可治愈。

第七节　角膜肿瘤

一、角膜良性肿瘤

角膜皮样瘤是最常见的角膜良性肿瘤，来自胚胎性皮肤，属典型的迷芽瘤。幼年即发生，肿瘤多发于颞下方角膜缘处，肿瘤随年龄增长，可侵犯瞳孔区影响视力。

【诊断】

1.病史　自幼起病，无诱因。

2.病理特征　皮样瘤为一圆形、扁平、黄色或粉红色肿瘤。表面可见有毛发，常发生在颞下及颞侧方，角巩缘常为肿瘤的中心，肿瘤部分在角膜上，部分在巩膜表面。肿瘤常造成角膜的散光，随着肿瘤的生长、散光及逐渐增大，造成视力下降，还会由此造成弱视。如皮样瘤同时伴有一个三联征，既有上睑缺损，到附耳和腰椎的异常时称为戈尔登哈尔综合征。皮样瘤一般不会发生恶变。

3.病理检查　为角膜、角巩缘及巩膜上一种胚胎性皮肤样组织的错位生长，肿瘤内含纤维和脂肪组织，还有些可见汗腺和皮脂腺等组织及表面的结膜上皮组织，是一个实质性肿块并非囊肿。

【治疗】手术切除肿瘤。如肿瘤侵犯较深，应同时行部分板层角巩膜移植术。术后积极纠正由于肿瘤造成的角膜散光以减少弱视的发生。

二、角膜恶性肿瘤

（一）角膜原位癌

角膜原位癌也称为鲍恩病。病程进展缓慢，好发于角巩膜缘部，也有些一开始就在角膜中央生长，肿物呈灰白色半透明隆起，常伴有一个伞缘状边缘浸润灶向角膜中央扩展，有血管时呈红色胶样扁平隆起，界线清楚，可局限生长。角膜原位癌是角结膜鳞状上皮癌的早期改变。需手术刮除乳头状增生上皮，可保留Bowman's层，如病变侵犯达角膜基质层，可在手术切除时联合部分板层角膜移植术。

（二）角膜鳞状上皮细胞癌

角膜鳞状上皮癌是一种眼表的原发性恶性肿瘤，常发生在50～70岁年龄患者睑裂处的角膜缘，以颞侧较多见。其病因不明，可能与长期紫外线照射、眼部的病毒感染或某些遗传性因素有关。早期有些像睑裂斑的形状。病灶发生在上皮基底膜，随着病程进展，肿瘤表面呈疣状或菜花状。血管丰富，触之易出血，有些肿瘤表面还有色素沉着，生长较快，往往可以穿透全层角膜和巩膜。也有一开始就在角膜中央部生长的病例，但与原位癌不同的是，肿瘤生长的同时有大量的新生血管长入肿瘤。组织病理常见鳞状细胞呈乳头状增生，细胞大小不一，排列紊乱，可见核分裂象。早期诊断，应尽早切除；若包括板层角膜、巩膜及球结膜组织，应结合冷冻处理。如肿瘤已侵到小梁及巩膜全层可考虑在行冷冻治疗的同时，联合放射治疗。一般不采用眼球摘除或眶内容摘除术。

（吴彦超　张仁俊　王　东　张培成）

第28章

巩膜疾病

第一节　巩膜外层炎

巩膜外层炎是指巩膜表层的炎症，有周期性发作的病史，多单眼发病，多见于女性。

（一）西医诊治

【病因及发病机制】病因不明，多见于外源性抗原抗体所致的过敏原性反应，其他全身病代谢性疾病如痛风，也与内分泌失调相关。

【临床表现】局限性浅表巩膜充血、有结节样改变，有疼痛及触痛。

【诊断】根据典型临床表现，如与结膜无粘连，不形成溃疡，视力下降不明显，容易复发，血常规、红细胞沉降率、肝功能、结核菌素试验、免疫指标检查等均有升高；前节荧光血管造影可表现为病变区流速慢，血管形态异常。

【治疗】首先明确病因，对因治疗。本病有自愈性，为减少病程可局部使用皮质类固醇滴眼液点眼，或使用非甾体类滴眼液滴眼，如并发角膜炎及虹膜睫状体炎时予以相应对症治疗。

（二）中医诊治

本病属于中医学“火疳”的范畴。

【病因病机】多因肺经实火，火郁白睛；或素患痹症，风湿热邪久郁经络，肺气失宣而发；或病情日久，火热伤阴、阴虚火炎及妇女经期血热所致。

【辨证论治】

1.肺热亢盛证

临床表现：浅层巩膜炎初起，涩痛流泪，巩膜表层充血或呈结节状隆起，不随球结膜移动，色紫红，有压痛；伴口干、咽痛、便秘，舌红，苔薄黄，脉数。

治法：泻肺利气，活血散结。

方药：加味泻白散（廖品正主编的《中医眼科学》）。桑白皮、地骨皮、葶苈子、杏仁、牛蒡子、连翘、浙贝母各10g，粳米20g，红花、甘草各3g。

2.风湿阻络证

临床表现：巩膜表层及球结膜弥漫性充血、水肿或呈鲜红色结节隆起，眼球憋胀而痛，且有压痛感；伴骨节疼痛，关节肿胀，胸闷纳呆，舌苔厚腻，脉濡或滑。

治法：祛风化湿，清热散结。

方药：散风除湿活血汤（《中医眼科临床实践》）。羌活、独活、防风、当归、赤芍、鸡血藤、前胡、苍术、白术、忍冬藤、枳壳各10g，红花6g，川芎4.5g，甘草3g。

3.肺阴不足证

临床表现：浅层巩膜炎后期，结节逐渐平复，充血减退，眼内干涩，舌红少津，脉细数。

治法：养阴清肺，兼以散结。

方药：养阴清肺汤（《重楼玉钥》）。生地黄、麦冬、玄参、牡丹皮、炒白芍、浙贝母各10g，生甘草6g，薄荷3g。

4.肝经郁热证

临床表现：多见中年妇女行经之际，巩膜表层充血，色紫红赤，眼睑水肿，消退较快，周期性发作，眼涩疼痛，羞明流泪，伴情志抑郁或易怒，舌红苔黄，脉数。

治法：疏肝解郁，清热养阴。

方药：丹栀逍遥散（《校注妇人良方》）。柴胡、当归、白芍、茯苓、白术、薄荷、煨生姜、牡丹皮、栀子、生地黄、木通、菊花各10g，炙甘草3g。

【经验方】

1.巩膜炎经验方（《中医治疗疑难杂病秘要》）。药物组成：桑叶、菊花、赤芍、当归各10g，荆芥、黄芩、木通、甘草、白芷各6g，川芎3g。水煎服，每天1剂。功效为疏风清热，适用于浅层巩膜炎初期，证属肺经风热者。

2.三仁汤加川乌方（《陈达夫中医眼科临床经验》）。药物组成：薏苡仁30g，豆蔻仁、竹叶、厚朴、法半夏各10g，滑石、杏仁各15g，通草6g，制川乌（先煎）3g。每天1剂，水煎服。功效为清热利湿、宣肺畅中，适用于浅层巩膜炎属湿热困阻、肺气不宣者。

3.加味泻肺汤（孙瑞芩《中国中医眼科杂志》，1993年3期）。药物组成：桑白皮、地骨皮、黄芩各15g，知母、麦冬各10g，当归、赤芍、川芎、桔梗各6g。水煎服，每天1剂。功效为泻肺养阴、活血散瘀，适用于浅层巩膜炎属肺热有瘀者。

4.蠲痹汤（《医学心悟》）。药物组成：独活、秦艽、海风藤、桑皮、当归、川芎各10g，羌活、肉桂心、乳香、木香各6g，甘草3g。水煎服，每天1剂。功效为祛风除湿通络，适用于浅层巩膜炎伴关节炎，属风湿攻目者。

第二节　巩　膜　炎

巩膜炎多发于血管穿过巩膜的前部巩膜，依部位可分为前巩膜炎及后巩膜炎。前巩膜炎较常见，多发于青年人或成年人，女性多于男性，双眼可先后或同时发病。

（一）西医诊治

【病因及发病机制】本病病因不明，主要为内源性抗原抗体免疫复合物所引起，多伴有全身胶原病。

【诊断】

1.典型临床表现　①弥漫性前巩膜炎，突发弥漫性充血及巩膜上组织肿胀，无法查清巩膜情况，严重者结膜高度水肿，病变范围可限于一个象限或占据全眼球前部，患者多数诉灼热感、轻度疼痛，不影响视力。②结节性前巩膜炎，患者眼痛剧烈，炎性结节成深红色不能活动，结节可单发或多发，浸润性结节可以围绕角膜而蔓延相接，形成环形巩膜炎，病变区逐渐变薄，严重者因眼压偏高可能导致巩膜膨隆或葡萄肿。③坏死性前巩膜炎，患者眼痛剧烈，多半有眼球压痛，病变区可见片状无血管区，病变可限于小范围内，也可大范围坏死，甚至损及整个眼球前部，病变痊愈后巩膜继续变薄，可透见蓝紫色葡萄膜色素。④后巩膜炎，患者有不同程度的眼痛、视力下降，重症患者有眼睑水肿、球结膜水肿，眼球突出或复视。

2.前节荧光素血管造影　可表现为病变区流速慢，血管形态异常；眼底荧光素血管造影可提示造影晚期病灶区荧光素渗入视网膜下液内，有助于后巩膜炎的诊断；B超可见球后部变平，眼球后部各层变厚及球后水肿，提示后巩膜炎症肥厚；CT可提示巩膜厚度变化。

【治疗】首先明确病因，对因治疗。弥漫性和结节性巩膜炎可局部使用皮质类固醇滴眼液点眼以缓解症状及对巩膜的损害，也可联合使用非甾体类药物滴眼。坏死性巩膜炎应予以针对病因的特效疗法，配合短效的全身糖皮质激素类药物抗病毒治疗及抑制病变的坏死过程，结膜下注射为禁忌，以防止出现巩膜穿孔。严重病例可使用环孢霉素A、环磷酰胺等免疫抑制剂抑制免疫。如出现巩膜穿孔，必要时只能采取手术治疗以保眼球。

（二）中医诊治

本病属于中医学“火疳”“白珠俱青”的范畴。

【病因病机】多因肺肝热盛、湿热蕴蒸，致气滞血瘀而发，晚期热邪渐退，其色青蓝，常属阴虚火旺之证。

【辨证施治】

1.心肺热毒证

临床表现：发病较急，巩膜呈弥漫性紫红色，或有结节，疼痛拒按，怕光羞明，热泪频流，伴口苦咽干，便秘溲赤，舌红苔黄，脉数有力。

治法：清热祛风，活血散结。

方药：还阴救苦汤（《眼科纂要》）。生地黄15g，知母、连翘、川芎、苍术、当归尾各10g，升麻、柴胡、龙胆草、红花、羌活、黄芩、黄柏、藁本、桔梗、防风各5g，细辛、炙甘草、黄连各3g。

2.风湿犯目证

临床表现：巩膜深层充血或有结节，颜色暗

红，触之疼痛，病情缠绵不愈，兼见头痛，胸闷，全身沉重，纳呆少寐，舌苔黄腻，脉濡数。

治法：清热利湿，兼消瘀滞。

方药：加味三仁汤（《陈达夫中医眼科临床经验》）。薏苡仁30g，蒲公英25g，滑石、杏仁各15g，豆蔻仁、竹叶、厚朴、法半夏、桃仁、红花各10g，通草6g。

3.阴虚火旺证

临床表现：巩膜紫红色斑块逐渐消退，渐变为青蓝色调，病情经久不愈，舌红无苔，脉细数。

治法：滋阴清热。

方药：滋阴地黄汤（李传课主编《中医眼科学》）。生地黄、熟地黄、丹参各12g，知母、黄柏、玄参、牡丹皮、天冬、当归各10g。

【经验方】

1.黄连天花粉丸（成都中医学院《中医眼科学》）。药物组成：黄芩、栀子、天花粉、黄柏、连翘各12g，菊花、川芎、黄连各6g，薄荷3g。水煎服，每天1剂。功效为泻火解毒，适用于本病属热毒火盛者。

2.还阴救苦汤（《新编中医眼科学》）。药物组成：黄芩、龙胆草、桑白皮、连翘、防风、知母、生地黄、桃仁各10g，黄连、红花各6g，甘草3g。水煎服，每天1剂。功效为清肺泻肝，适用于巩膜炎属肺肝热盛者。

3.养阴清热汤（《庞赞襄中医眼科经验》）。药物组成：生地黄、金银花、生石膏各30g，知母、芦根、黄芩、赤芍、龙胆草、荆芥、防风、枳壳各10g，天花粉12g，鸡血藤15g，甘草3g。水煎服，每天1剂。功效为养阴清热、活血通络，适用于巩膜炎属阴虚内热，脉络受阻者。

4.甘露饮（《陈达夫中医科临床经验》）。药物组成：天冬、麦冬、生地黄、熟地黄各12g，石斛、枳壳、黄芩各10g，茵陈、甘草各6g，枇杷叶25g。水煎服，每天1剂。功效为养阴清热利湿，适用于本病属阴虚湿热盛者。

第三节　巩膜葡萄肿

巩膜膨隆是指巩膜在眼内压增高或正常眼压作用下，由于巩膜的先天异常或病理性损害，致其抵抗力降低，巩膜部分或全部向外膨出、扩张。如果扩张部分仅为巩膜，不包含葡萄膜组织时，称为巩膜膨出，如果连同相应部位的葡萄膜一同向外膨出，状如葡萄的紫黑色隆起时则称为巩膜葡萄肿。依据其膨胀范围不同，可分为部分巩膜葡萄肿与全巩膜葡萄肿，按解剖部位又分为前部、赤道部和后葡萄肿。因高度近视所形成的后葡萄肿可行后巩膜加固术。

（吴彦超　王　东　张培成）

第29章

晶状体疾病

第一节　先天性白内障

先天性白内障，是常见的白内障类型之一，指由于各种因素导致胚胎期晶状体发育异常，晶状体出现不同程度的混浊所致。

（一）西医诊治

【病因及发病机制】确切的发病机制至今未能完全阐明，常见的病因有遗传因素和环境因素，其中遗传因素中以常染色体显性遗传多见，环境因素以孕初期3个月风疹病毒感染最常见。

【临床表现】瞳孔区发白，畏光，视力低下或视物不见，外斜，单眼或双眼患病。

【诊断及鉴别诊断】根据晶状体混浊部位的不同分为以下几类。

1.极性白内障　①前极性白内障，多为双侧、对称、静止。混浊位于晶状体前极部的囊下，呈圆形或类圆形的混浊斑，大小不一，境界清楚。可能合并永存瞳孔膜，其丝条与前极混浊粘连。影响视力较少。有时混浊斑向前房内突出呈圆锥状，又称前圆锥性白内障，会对视力有一定影响。②后极性白内障，混浊位于晶状体后极部，局限性圆盘状或不规则圆形，混浊可能在囊下，也可能是后囊膜。因混浊部位位于眼睛屈光结点附近，故一般对视力影响较大。

2.蓝点状白内障　晶状体内呈现大小不一的白色点状混浊，多见于胎儿核浅层，有时呈蓝色小点，称为蓝点白内障。一般为静止性，不影响视力。

3.绕核性白内障或绕核性白内障　常为双侧、对称，多属于常染色体显性遗传，混浊位于胎儿核外，呈圆盘状，为大小不等之白点所组成。好发于前后Y缝区。因为混浊位于核周围的层间，亦称为绕核性白内障。

4.结晶样白内障　多为双侧、对称，可以是常染色体显性遗传。混浊位于胎儿核，呈现为大小不一的雪球形结晶体簇集。一般为静止性，影响部分视力。

5.花冠状白内障　混浊位于晶状体核赤道部，呈典型短棒状、放射状排列，较粗的圆端朝向中央部，其前面可见不规则之混浊斑点。晶状体中央大部分透明，不散瞳难发现。

6.核性白内障　常为双侧、对称，多属于常染色体显性遗传，混浊位于胎儿核内，质厚色白，边界清晰，但也可由极细的灰白色点所组成，且有时与绕核性白内障或前极白内障合并出现。出生时就存在，进展缓慢，对视力的影响程度与混浊的范围及程度密切相关。

7.全白内障　晶状体灰白色混浊，在弥漫性灰白色的背景上可出现深浅不一、密度不等的混浊区域。也可在晶状体囊膜包围下，呈乳白色液体，称为液状白内障。此种液体可被吸收，而遗留厚薄不匀的膜状组织，称为膜性白内障。常伴眼球震颤，影响视力严重。

与外伤性白内障相鉴别，后者常有明确外伤史，锐器所致者多伴有角、巩膜的破裂损伤，钝器所致者晶状体前表面常有色素环或晶状体悬韧带的损伤。

【治疗】先天性白内障的治疗，应根据具体情况区别对待。如影响甚轻者，可不予以特殊处理，只需根据其屈光状态验配眼镜，如视力低下则需治疗弱视。晶状体混浊大于4mm且致密，则采取晶状体皮质吸出或23G玻切系统白内障切除术，特别是对双侧全白白内障，应当尽早手术，以免引起重度弱视、眼球震颤等不良后果。根据患儿的年龄及单双眼情况决定一期或二期植入人工晶状体。术后根据其视力情况及时治疗弱视。

（二）中医诊治

先天性白内障相似中医学“胎患内障”的范畴，多因父母具有本病的家族遗传史，或先天禀赋不足，脾肾两虚所致；或因母亲妊娠期饮食失调，过食肥甘厚味或辛辣之品，或误服某些药物，或患风疹，感受风毒，邪聚腹中，内攻胎儿眼睛，致晶状体发育不良而成。在治疗上要根据病情的轻重，采用不同的治疗方式。对于初期患者，可用中医辨证施治，内服中药为主，采用健脾益气、补肾益阴等方法，同时结合其屈光状态进行弱视治疗。若晶状体混浊，矫正视力低于0.3，药物治疗疗效不明显，应尽早考虑行白内障超声乳化加人工晶状体植入术。术后根据其视力情况及时治疗弱视。

第二节　年龄相关性白内障

年龄相关性白内障也称为老年性白内障，是最为常见的白内障类型，常见于50岁以上的老年人，通常双眼先后发病。

【病因及发病机制】可能环境、营养、代谢和遗传等多种因素对晶状体长期综合作用的结果。

【临床表现】渐近性无痛性视力减退，晶状体混浊，双眼患病，但发病有先后，单眼复视或视物显多、虹视、畏光或眩光，可伴有色觉减退或近视度数加深。

【诊断及鉴别诊断】体征：根据晶状体混浊部位的不同分为皮质性、核性、后囊下三类。

1.皮质性白内障　临床上最为常见的类型，可分为初发期、膨胀期、成熟期及过熟期。

（1）初发期：晶状体皮质出现水裂、空泡、板层分离，或周边晶状体皮质轮辐状混浊但瞳孔区未累及。

（2）膨胀期：又称未成熟期，晶状体混浊、水肿加重，晶状体体积增大，膨胀，前房变浅，晶状体为不均匀混浊，视力显著下降，虹膜投影阳性。

（3）成熟期：晶状体几乎全部混浊，皮质水肿减退，前方深度可恢复正常，视力下降至眼前手动或光感，虹膜投影阴性。

（4）过熟期：晶状体逐渐缩水，体积缩小，出现前房加深，虹膜震颤，囊膜皱缩、变性，皮质乳化乃至钙化，晶状体核下沉，部分晶状体悬韧带退行性变。可引起晶状体溶解性青光眼、晶状体过敏性葡萄膜炎、晶状体不全脱位等并发症。

2.核性白内障　较皮质性少见，发病年龄较早，进展缓慢。晶状体核白色或棕黄色混浊。随着疾病的进展，混浊可以呈棕红色，棕褐色甚至黑色。远视力下降缓慢。还由于核密度增加致屈光指数增强，可出现核性近视。

3.后囊膜下白内障　晶状体后极部囊膜下出现不规则的锅巴样混浊。混浊位于视轴区，早期即出现明显视力障碍，畏光症状明显。但由于检查视力的环境为室内，患者视力多较好，就可能出现患者症状与视力不一致的现象。

4.本病应与以下疾病相鉴别

（1）外伤性白内障：常有明确外伤史，锐器所致者多伴有角、巩膜的破裂损伤，钝器所致者晶状体前表面常有色素环或晶状体悬韧带的损伤。

（2）先天性白内障：自幼发病，常有家族遗传史或吸氧史。

【治疗】

1.目前尚无疗效肯定的药物用于治疗白内障。

2.白内障影响工作和日常生活时，可考虑手术治疗。

第三节　并发性白内障

并发性白内障是指由于眼部炎症或其他疾病引起的晶状体混浊。

【病因及发病机制】眼部炎症或退行性变使晶状体蛋白代谢障碍，导致晶状体蛋白发生变性，晶状体混浊。

【临床表现】晶状体混浊。

【诊断及鉴别诊断】根据原发病及晶状体混浊的形态、位置即可诊断。眼前段疾病引起的并发性白内障混浊多从前囊下皮质开始。眼后段疾病引起的并发性白内障混浊多从后囊下皮质开始。

高度近视眼所致者多为核性白内障。

本病应与外伤性白内障相鉴别，后者常有明确外伤史，锐器所致者多伴有角膜、巩膜的破裂损伤，钝器所致者晶状体前表面常有色素环或晶状体悬韧带的损伤。

【治疗】

1.积极治疗原发病。

2.根据眼部的实际情况，在病情许可的情况下可考虑白内障手术。眼部炎症引起的并发性白内障必须是炎症稳定3个月后才能考虑白内障手术。

3.不同类型的葡萄膜炎引起的白内障，对手术反应不同，术后可酌情局部应用阿托品散瞳或全身应用糖皮质激素治疗。

第四节　外伤性白内障

外伤性白内障是由眼球穿孔伤、钝挫伤、辐射性损伤及电击伤等引起的晶状体混浊。本病多见于儿童及年轻人，常单眼发病。

【病因及发病机制】眼外伤导致晶状体囊膜破裂，房水进入晶状体，渗透压发生变化，或电击、射线导致晶状体蛋白代谢障碍，发生变性混浊。

【临床表现】晶状体混浊。

【诊断及鉴别诊断】

1.钝挫伤白内障　眼部钝挫伤后，脱落的上皮细胞、纤维素性渗出等引起的晶状体前囊混浊及前皮质混浊，可伴有前房积血、前房角后退、晶状体脱位，继发性青光眼等。

2.贯通伤白内障　角膜或巩膜穿通伤直接损伤晶状体前囊膜，房水渗入到晶状体引起局限性或全部晶状体混浊。

3.辐射性白内障　主要发生于从事野外作业、放射线工作、电焊工作或高原地区的人们，可分为红外线性白内障、紫外线性白内障、电离辐射性白内障等。

4.爆炸伤所致白内障　爆炸时气浪可引起类似钝挫伤所致的白内障损伤，爆炸物本身或掀起的杂物造成类似于穿通伤所致的白内障。

5.电击性白内障　由于触电或雷电伤所致引起晶状体囊膜及囊下皮质混浊，可单眼或双眼发病。

6.年龄相关性白内障　没有外伤史。

【治疗】

1.不明显影响视力的晶状体局限性混浊可随诊观察。

2.当晶状体皮质进入前房，可选用糖皮质激素、非甾体抗炎药物积极控制眼前节炎症，待前节炎症反应稳定后考虑行白内障摘除手术；如眼压高，需使用降眼压药物治疗；若眼压不可控，应及时行白内障摘除手术。

3.由于外伤性白内障多为单眼，应尽早植入人工晶状体，维持双眼视觉平衡。

4.中医诊治：外伤性白内障相似中医学“惊振内障”的范畴。眼球受到挫伤，震击晶状体，气血失和，络脉滞涩，渐至气结膏凝，晶状体失去透明而变成混浊。眼球被锐物刺伤或金石碎屑飞溅入目，直接损及晶状体，晶状体混浊，凝而为白内障；或风热毒邪乘隙而入，伤及目中血络，瘀血停留，郁而化热，煎灼晶状体而发为本病。外伤性白内障要做到重预防，发生后及时治疗，减少并发症，保存伤眼视力。早期应积极的用药物治疗，一般以祛风清热、活血化瘀治疗为宜。控制眼部炎症后，若发生白内障，矫正视力低于0.3，可行白内障手术治疗。

第五节　代谢性白内障

代谢性白内障是指内分泌疾病所致的机体代谢改变、内环境生化异常引起的白内障。

【诊断】

1.糖尿病性白内障　血糖升高，使进入晶状体内葡萄糖增多，己糖激酶饱和，醛糖还原酶活化后使葡萄糖转化为山梨醇，山梨醇不能透过晶状体囊膜，蓄积于晶状体内，晶状体内渗透压增高吸水，纤维肿胀变性导致白内障。本病可分为以下两类。

（1）青少年型（胰岛素依赖）：双眼晶状体前后囊皮质区出现雪花样混浊伴屈光改变。

（2）成年型（非胰岛素依赖）：类似老年性白内障，但发病早，进展快。

2.半乳糖性白内障　半乳糖代谢有关的酶缺

乏所致，多见于儿童，多为绕核性白内障。

3.手足抽搐性白内障　又称低血钙性白内障晶状体皮质可见细小的、白色珠光色混浊或板层混浊，患者常伴有手足抽搐、骨质软化。

4.肝豆状核变性　先天性铜代谢障碍所致角膜色素环（Kayer-Fleischer）为其特征性眼部改变。

根据既往全身病史及晶状体混浊的形态、位置即可诊断。

【治疗】

1.积极治疗控制原发因素。

2.当白内障影响视力，在全身状况许可的情况下可考虑白内障手术。

第六节　药物与中毒性白内障

长期应用某些药物或接触某些化学物质引起的晶状体混浊，称为药物与中毒性白内障。常见的药物有糖皮质激素、氯丙嗪、抗肿瘤药物、避孕药物、缩瞳剂等；常见的化学物质包括三硝基甲苯、铜、铁、汞、银等。

【诊断】

1.激素性白内障　长期全身或局部使用糖皮质激素，激素可能使细胞膜上Na^+-K^+-ATP酶活性下降，从而导致晶状体后囊发生彩色结晶样改变，后囊下皮质混浊。皮质激素用药剂量越大，持续时间越长，发生白内障的可能性越大。初发期晶状体后极部后囊下皮质出现淡黄色颗粒状混浊，可有彩色结晶样小点。

2.氯丙嗪中毒性白内障　长期大剂量使用氯丙嗪，晶状体可发生混浊，但机制不明。晶状体呈白色星状或花瓣状混浊，瞳孔区有色素沉着。

【治疗】终止与化学物质或药物的接触，根据病情选择合适的手术时机。

第七节　后发性白内障

白内障摘除术后或晶状体外伤后存留的皮质和上皮细胞增生而形成的混浊，多为膜状。治疗通常因人而异，对视力明显下降者可行后囊膜切开术，包括手术或者应用ND ： YAG激光切开后囊膜。

【病因及发病机制】术后或外伤后血-房水屏障受损，残存的晶状体上皮细胞在炎症的刺激下增生，囊膜发生混浊。晶状体前囊膜下的晶状体上皮细胞，称为A细胞，受到刺激后增殖形成成纤维组织，前囊膜机化形成梅氏环（Soemmering ring）。赤道弓部的称为E细胞，受到刺激后增殖形成上皮样增生，后囊膜出现厚薄不均的混浊形成外观似珍珠的Elschnig珍珠样小体。

【诊断】

1.症状　白内障术后视力出现不同程度的下降，其下降程度与晶状体囊膜混浊程度相关。

2.体征　晶状体前囊膜机化形成梅氏环。后囊膜出现厚薄不均的混浊，形成外观似珍珠的Elschnig珍珠样小体。

【治疗】根据后囊膜机化混浊程度选择治疗方案。如果后囊膜增生较轻，可选择Nd ： YAG激光后囊膜切开术。如果后囊膜增生机化严重，可选择23G玻切系统后囊膜切开手术。

第八节　晶状体异位或晶状体脱位

晶状体异位或脱位是指晶状体悬韧带因先天或后天因素使其部分或全部断裂，导致晶状体部分或全部离开原位，是晶状体位置发生异常的一组疾病。由于晶状体脱离正常位置，故称为晶状体异位或脱位。晶状体部分脱离称为不全脱位或异位，全部脱离称为全脱位。

【病因及发病机制】

1.先天性晶状体不全脱位和全脱位　多为常染色体显性遗传，是各种原因所致晶状体悬韧带先天发育不全所致，可发生在出生时或出生后，双眼发病，一般进展缓慢。

2.后天性晶状体不全脱位和全脱位　常见于外伤性及继发性两种。

【诊断】裂隙灯检查：晶状体悬韧带发育异常或断裂，晶状体部分或全部离开原位，前房深浅不一，虹膜震颤；UBM、眼前节OCT检查提示晶状体位置变化，B超提示晶状体位置变化或玻璃体腔晶状体样异物（图29-8-1）。

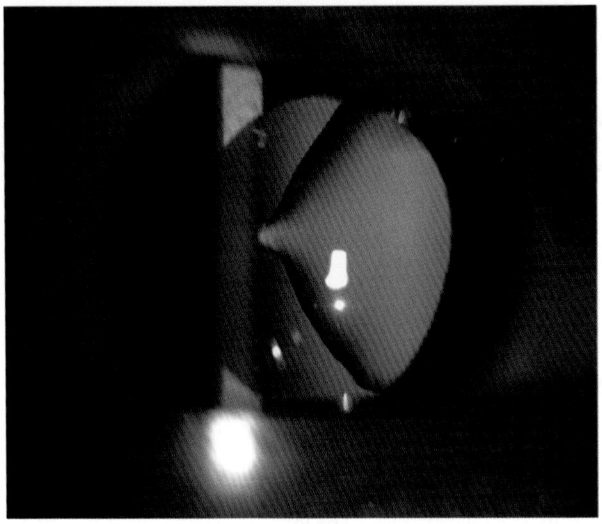

图29-8-1　右眼晶状体向鼻侧移位

根据病因分为先天性晶状体不全脱位和全脱位、后天性晶状体不全脱位和全脱位。

1.先天性晶状体不全脱位和全脱位　均为双侧，常伴有中胚层营养不良导致的全身异常。常见的有马方综合征、球形晶状体短指形综合征及同型胱氨酸尿症等。晶状体脱位导致高度散光及慧差增加，诱导患者眼球过度发育，眼轴过长，表现为近视发展过快。

（1）马方综合征（Marfan syndrome）：是常染色体显性遗传疾病，中胚层营养不良影响脑垂体功能而导致的发育不良。其主要特征：①双侧晶状体向鼻上方脱位；②骨骼异常有身材瘦长、四肢细长、蜘蛛样指、鸡胸、肌张力低、肌肉发育不良及皮下脂肪少等特征；③心血管系统异常有心瓣膜异常、房间隔缺损、主动脉瘤等特征。

（2）同型半胱氨酸尿症：是少见的常染色体隐性遗传病，由于β-脱硫醚合成酶异常导致代谢紊乱所致。晶状体常向下方脱位，发生近视、视网膜脱离、继发性青光眼，多伴有骨质疏松、高血压。尿同型半胱氨酸浓度升高。

（3）球形晶状体短指形综合征（Marchesani syndrome）：是常染色体隐性遗传疾病，可能为中胚叶组织增生所致。临床表现与马方综合征相反，患者矮胖、指短、球形晶状体是其特点。晶状体小而呈球形，且向鼻下方脱位，脱位后易进入前房，易发生继发性青光眼。

2.后天性晶状体不全脱位和全脱位

（1）外伤性晶状体不全脱位和全脱位：眼球钝挫伤使晶状体悬韧带断裂，而形成晶状体不全脱位或全脱位。①晶状体不全脱位：是晶状体悬韧带部分断裂所致。其表现为前房深浅不一，虹膜震颤和（或）晶状体震颤。前房可有玻璃体疝。严重时瞳孔区可见晶状体赤道部，眼底检查呈典型的双重眼底形态，患者主觉上可出现单眼复视，可致继发性青光眼。②晶状体全脱位：为眼球钝挫伤时晶状体悬韧带全部断裂，或由晶状体半脱位演变而来。晶状体可全脱位前房、玻璃体或嵌于瞳孔区，引起葡萄膜炎、继发性青光眼（图29-8-2）。

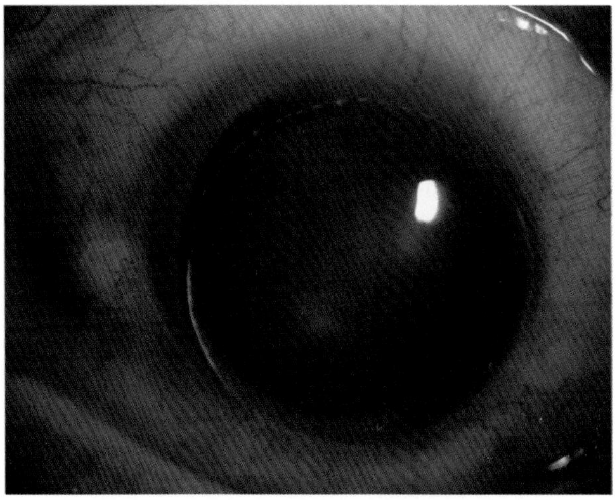

图29-8-2　外伤后左眼晶状体向前全脱位于前房

（2）继发性晶状体不全脱位和全脱位：假性囊膜剥脱综合征、葡萄膜炎、视网膜色素变性、先天性青光眼所致的牛眼、过熟期老年性白内障等疾病导致的晶状体悬韧带变性损害。

【治疗】

1.晶状体不全脱位　脱位范围小，对视力影响小，随访观察。脱位范围大，对视力影响较大，可以行超声乳化白内障吸除联合植入人工晶状体及囊袋张力环或囊袋张力环巩膜固定。

2.晶状体全脱位　可以行晶状体囊内摘除联合前部玻璃体切除及人工晶状体巩膜固定术。如坠入玻璃体腔，可行晶状体粉碎联合玻璃体切割术。

（张　越　张武林）

第30章

青　光　眼

第一节　原发性青光眼

一、原发性闭角型青光眼

原发性急性闭角型青光眼

原发性急性闭角型青光眼（acute primary angel-closure glaucoma，APACG）是由于前房角突然关闭而引起眼压急剧升高的眼病，常伴有明显眼痛、视力下降、同侧偏头痛、恶心、呕吐等症状，一般双眼先后发病，如未经及时恰当治疗，可于短期内失明。本病好发于40岁以上妇女，50～70岁居多，男女之比约为1∶3。情绪激动、气候变化等因素都可以诱发本病的急性发作。

（一）西医诊治

【病因及发病机制】发病机制尚不十分明确。眼球局部的解剖结构变异，被公认是本病的主要发病因素，包括眼轴较短、角膜较小、前房浅、房角狭窄；且晶状体较厚，推挤虹膜向前膨隆，使房角进一步变窄，造成周边部虹膜机械性堵塞前房角，房水外流受阻而引起眼压升高。

【临床表现】临床表现根据疾病发展过程分为6期。

1.临床前期　可无任何症状，但有急性原发性闭角型青光眼家族史，或一眼曾有急性发作，另一眼虽无发作史，但具有浅前房、窄房角的特点（图30-1-1）。

2.前驱期　表现为一过性或反复多次的小发作，轻度眼痛，雾视，虹视，并伴有同侧偏头痛、鼻根和眼眶部酸痛和恶心。体检发现眼局部轻度睫状充血或无充血，角膜轻水肿，前房稍变浅，轻度瞳孔开大，眼压常在40mmHg左右。

上述症状多发生于情绪波动或劳累之后，经休息等后症状可自行缓解。早期持续时间一般短暂，而间隔时间较长。多次发作后，持续时间逐渐延长，而间隔时间缩短，症状逐渐加重而至急性发作期。也有少数病例不经过前驱期而直接表现为急性发作。

3.急性发作期　眼压急剧升高，多在50mmHg以上。其表现为剧烈眼痛，同侧偏头痛，常伴有恶心、呕吐甚至体温升高等，视力严重减退。球结膜混合充血、水肿，角膜雾状水肿，前房极浅，可出现房水闪光，虹膜色素脱落或扇形萎缩，瞳孔中度散大，常呈竖椭圆形，对光反射消失，可有局限性瞳孔缘后粘连，晶状体前囊下可出现乳白色青光眼斑。前房角大部或全部关闭。如眼底可见，则视盘充血或伴出血、有动脉搏动。以上虹膜、瞳孔、前房角及青光眼斑等的改变，即使眼压下降后也不会消失，而作为急性大发作的标

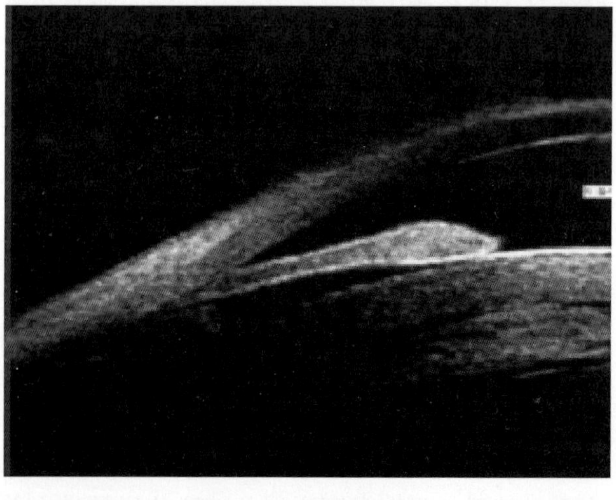

图30-1-1　重度窄房角

志被遗留下来。

4.间歇期　青光眼急性大发作经及时治疗或小发作自然缓解后，房角重新开放或大部开放，眼压恢复正常或仅需少许药量即可维持正常，称为间歇期或缓解期。由于瞳孔阻滞、浅前房等致病因素并未解除，以后还会复发。此时患者可无任何不适，体检可见有急性大发作时遗留下来的标志性体征。否则只能根据病史及激发试验确定诊断。

5.慢性期　急性期症状未全部缓解，迁延转为慢性，常因房角关闭时间过久，周边虹膜与小梁网发生永久性粘连。早期仍有轻度眼痛、眼胀、视物模糊等症状，此后逐渐减轻或消失。因房角已广泛粘连（通常＞180°），小梁功能已遭受严重损害，眼压中度升高，早期视盘尚正常，当病情发展到一定阶段时，视盘逐渐出现青光眼性病理凹陷及萎缩。并有相应的视野缺损，视野缺损逐渐进展，最后完全失明而进入绝对期。

6.绝对期　视力完全丧失。眼压持续升高，自觉症状时消时现，有时会出现剧烈疼痛，球结膜轻度混合充血，角膜水肿混浊，可反复出现大疱或上皮剥脱，视神经已遭受严重破坏。

【诊断及鉴别诊断】患者具有发生原发性闭角型青光眼的眼部解剖特征；急性眼压升高；单眼发病患者做对侧眼检查发现同样具有发生原发性闭角型青光眼的眼部解剖特征；眼部检查可见上述各种急性高眼压造成的眼部损害体征。超声生物显微镜（UBM）或前节光学相干断层扫描仪（AS-OCT）可比较直观的检查房角的关闭情况及进行定量。APACG患者早期房角状态是可变的，当眼压正常时，房角可以开放，诊断较难确立，因此对敏感人群应做彻底检查，必要时辅以激发试验，并结合病史，可提高早期诊断率。

要特别注意对侧眼检查，并详细询问病史。如发现双眼前房深浅度不对称应该做进一步检查。

1.睫状环阻滞性青光眼（恶性青光眼）：多发生在眼前段手术（如青光眼手术）后，眼压不降反而更高，前房极浅或消失。

2.急性虹膜睫状体炎：一般无角膜水肿，瞳孔缩小，前房深浅正常，眼压多正常。

3.急性结膜炎：分泌物多，角膜透明，前房、瞳孔及眼压都正常。

4.胃肠道、颅脑、偏头痛等内科疾病。

【治疗】

1.药物治疗：尽快控制眼压，可选用1%～2%毛果芸香碱滴眼液、布林佐胺滴眼液点患眼，口服醋甲唑胺，20%甘露醇快速静脉滴注。镇静、镇痛可以选用吗啡，或苯巴比妥、氯丙嗪肌内注射，并口服吲哚美辛、双氯芬酸钠。

2.局部按摩或前房穿刺降压。

3.为激光或手术治疗创造条件。

4.手术治疗：急性发作缓解后首选治疗是激光周边虹膜切开术，急性发作缓解后首选治疗是激光周边虹膜切开术（图30-1-2）。

能够解除瞳孔阻滞，控制眼压，预防再次发作。若房角已大部分粘连或全部粘连，则应选择滤过性手术如小梁切除术，详见第六篇第43章第二节。

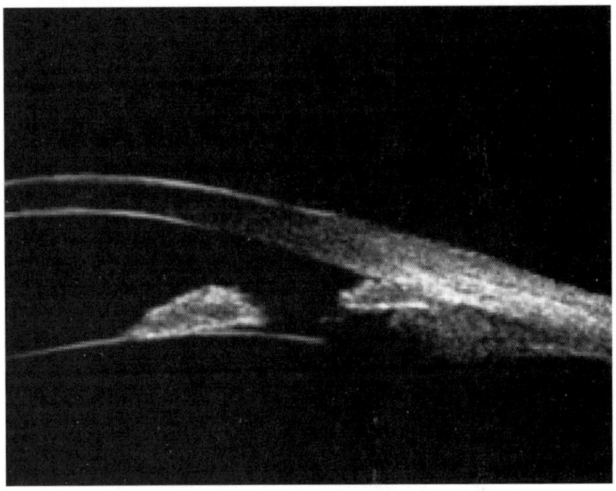

图30-1-2　激光虹膜周切

（二）中医诊治

本病相似中医学“绿风内障”的范畴。

【病因病机】“皆是虚风所作，当觉急须即疗，汤丸散煎针灸，禁慎以驱疾势”其病因为：“此疾之源，皆从内肝管缺，眼孔不通所致也。”瞳孔散大难收，失治日久，终必失明。

【辨证论治】

1.风火攻目证

临床表现：本病有急性发作期症状，伴烦躁口苦咽干，舌红苔黄，脉弦数。

治法：清肝泻火，凉肝息风。

方药：绿风羚羊饮（《医宗金鉴》）。玄参10g，防风10g，茯苓15g，知母10g，黄芩10g，细辛3g，桔梗10g，羚羊角（代）1g，车前子15g，大黄10g，夏枯草15g，甘草6g。加减：若呕吐者，加竹茹、制半夏；口苦胁痛者加龙胆草、山栀子。

2.饮邪上泛证

临床表现：本病有急性发作期症状，伴干呕涎沫，食少神疲，四肢厥冷，舌淡，苔薄，脉弦滑。

治法：温肝暖胃，降逆镇痛。

方药：吴茱萸汤（《审视瑶函》）。吴茱萸6g，人参10g，生姜3片，制半夏10g，陈皮6g，川芎6g，白芷5g，茯苓15g，炙甘草5g。头痛甚者，加细辛。

【物理疗法】Nd : YAG激光虹膜切除术基本原理及操作方法：详见第四篇第18章第六节。

【外治法】

（1）可酌选用下列缩瞳剂点患眼：1%毛果芸香碱滴眼液，1%槟榔滴眼液，1%丁公藤碱滴眼液。

（2）可酌选用糖皮质激素及非甾体滴眼液点患眼。

【中成药】将军定痛丸、龙胆泻肝丸、逍遥丸均适用于急性闭角型青光眼。

【针刺疗法】本病治疗分实证和虚证。实证：急性发作，剧烈头痛，眼痛，眼部充血严重，眼压甚高等症状，宜清肝泄热、息风止痛。耳穴：攒竹、太阳、风池、合谷、行间，同时配合耳针。头痛剧烈加头维、灸百会穴；呕恶严重加内关，足三里。采用强刺激手法，留针时间宜长，并每隔10～15分钟，捻动提插，以加强刺激。剧痛时，攒竹、太阳穴针刺出血，百会采取灸法。若头痛如裂，目痛如脱，急剧发作时，可急泻内迎香穴出血，其改善症状立竿见影，对保护视力具有较好的作用。

【经验方】

（1）养阴平肝止痛方（《韦文贵眼科临床经验选》）：炙鳖甲15g，炙龟甲10g，石决明24g（均先煎），桑叶、野菊花、沙苑蒺藜（盐水炒）、女贞子各10g，天麻、白芷、蝉蜕、川芎各6g。本方适用于急性闭角型青光眼，证属阴虚肝火旺者。

（2）羚羊角汤（《张皆春眼科证治》）：羚羊角（代）0.6g，防风10g，知母10g，玄参15g，茯苓15g，酒黄芩10g，车前子15g，夏枯草9g，五味子15g；若兼恶心呕吐加竹茹9g，半夏6g。本方适用于急性闭角型青光眼，证属肝经风热、夹湿上攻者。

（3）回光汤（《中医眼科全书·眼科临证精华》）及张怀安方：羚羊角（代）1g，防风16g，知母10g，玄参12g，茯苓15g，知母10g，菊花12g，龙胆草10g，荆芥15g，制半夏10g，僵蚕6g，细辛3g，川芎5g，茯苓、车前子各20g。本方适用于急性闭角型青光眼，证属肝经风热、痰湿上扰清窍者。

【名医经验】

（1）中山医学院中山眼科医院周氏泻肝汤（《临床青光眼》）：黄芩10g，龙胆草、大黄、芒硝、车前子、知母、玄参各15g，当归、羌活、桔梗各12g。配合毛果芸香碱滴眼，口服乙酰唑胺。治疗急性闭角型青光36例（42只眼），眼压降至正常为36只眼，占85.7%。又对7例（8只眼）单独使用泻肝散治疗，本组36例（42只眼）患者眼压降至正常。

（2）上海姚氏用龙胆泻肝汤加减（《中医眼科学》）：黄芩、龙胆草、木通各10g，炒栀子9g，车前子、泽泻、生地黄各24g，当归、柴胡各15g，甘草6g。眼压极高者，加大黄20g，玄明粉15g，羚羊角（代）粉0.6g（吞服）。配合毛果芸香碱滴眼，口服乙酰唑胺。治疗急性闭角型青光眼40例（65只眼），显效37只眼，有效17只眼，占56.9%。总有效率占83%。

（3）湖南彭氏用回光汤加减（《中医眼科学》）：防风16g，生地黄10g，玄参15g，茯苓15g，知母15g，菊花10g，龙胆草10g，荆芥15g，制半夏10g，酒炒大黄16g，栀子、木通、茯苓、车前子各15g。配合毛果芸香碱滴眼，口服乙酰酰胺，同时静脉推注高渗葡萄糖。治疗急性闭角型青光眼属肝经风热、痰湿上扰清窍者57例（85只眼），痊愈41只眼，显效7只眼，好转30只眼，无效8只眼，有效78只眼，总有效率为90.70%。

（4）陆南山（《眼科临证录》）中西医结合治疗原发性急性闭角型青光眼。陆南山认为："此疾之源，皆从内肝管缺，眼孔不通所致也"。瞳孔散大难收，失治日久，终必失明。因此先用20%甘露醇250ml快速静脉滴注，配合毛果芸香碱滴眼，口服乙酰唑胺。本病眼压急剧升高，视力骤降应该急则治标，保存患者视力。若属肝经实热证，应清热泻火、平肝息火而治之。方药：绿风羚羊饮（《医宗金鉴》）加减。羚羊角（代）0.5～1g（冲服），玄参15g，黄芩9g，知母9g，车前子15g，茯苓15g，大黄10g，桔梗10g，细辛3g，防风3g。若热盛者，加龙胆草、钩藤，以增强清肝息风之力；呕吐甚者，加竹茹、法半夏、天竺黄，以降逆止呕。

【原发性急性闭角型青光眼中西医治疗新思路】现代医学认为原发性急性闭角型青光眼，是指在无眼部继发因素的情况下，周边部虹膜机械性堵塞前房角，房水外流受阻而起眼压升高的一类青光眼，相似中医学“绿风内障”的范畴。中西医治疗新思路认为应紧急降低眼压，缓解症状，保护视力。待眼压控制到正常范围后，应及时进行抗青光眼手术，同时按辨证论治服用中药。李传课（《中医眼科学》）、张仁俊（《实用眼科药物学》）等专家认为，不管选择什么样抗青光眼手术方式，都只是暂时的治疗手段，不能确保终身。所以尽需定期随访观察，检查眼压、视力、视野、眼底情况，以求最大限度地保护患者视功能。在降低眼压和保护视功能方面，中西医结合治疗可以优势互补，制订更为完善的个体化治疗方案，这一点千万不能掉以轻心，否则就会前功尽弃。

原发性慢性闭角型青光眼

原发性慢性闭角型青光眼（primary chronic angel-closure glaucoma，PCACG）是由于周边虹膜与小梁网逐渐发生粘连，小梁功能受损，房水排出受阻，眼压进行性升高而导致视盘凹陷性萎缩，视野出现损害的一类青光眼。发病年龄较早，男女比例为1 ∶ 1，常在体检中偶尔发现严重视功能损害，所以是我国最常见的不可逆性致盲眼病。

（一）西医诊治

【病因及发病机制】发病原因比较复杂。首先眼局部解剖特点与急性闭角型青光眼相似，即具有浅前房和窄房角，此外虹膜根部附着点偏前、睫状突前移也是其发病的解剖特点之一；情绪紊乱，过度疲劳，可为眼压升高的诱因。

【临床表现】又分为虹膜膨隆型及虹膜高褶型。

1.*虹膜膨隆型*　反复性间歇性眼压升高，发作时症状轻微，仅轻度眼胀、视物模糊，但常有虹视。部分患者无任何症状。球结膜常无充血；角膜常透明；前房浅，虹膜稍膨隆；瞳孔正常，对光反应存在或稍迟缓；房角关闭先从入口处开始，逐渐发展形成房角粘连并逐渐扩展，眼压一般在40～50mmHg；晚期视盘出现病理性凹陷萎缩，伴随视野的相应缺损。

2.*虹膜高褶型*　患者多无自觉症状，早期眼压呈波动性升高，偶尔有虹视。其特点是前房轴深正常，虹膜平坦，而前房的周边部极浅。房角粘连由最周边的房角隐窝开始，逐渐向前扩展，逐渐达Schwalbe线。UBM或AS-OCT检查可清晰显示房角特征。随着病情进展，逐渐出现典型的青光眼视盘凹陷和视野缺损。

【诊断及鉴别诊断】

1.*虹膜膨隆型*　发作时症状轻，眼压升高，前房浅，虹膜稍膨隆；房角关闭由房角入口处开始。其主要与急性闭角型青光眼缓解期及慢性期鉴别。本病无急性发作史，无青光眼急性发作后遗留下来的眼前节标志性表现。

2.*虹膜高褶型*　除眼压升高外，前房轴深正常，虹膜平坦，周边前房极浅。房角粘连从房角隐窝开始。其主要与开角型青光眼相鉴别。本病周边房角狭窄，反复发作后出现房角粘连。UBM或AS-OCT检查特征性的房角改变更有助于确诊。

【治疗】

1.*药物治疗*　原则及药物选择上基本同急性闭角型青光眼，对视神经出现损害者应同时给予视神经保护药物治疗。

2.*手术治疗*　房角粘连小于1/2，局部用药可控制眼压时，采用周边虹膜切除术，如同时行周边虹膜成形术可能效果更好。当房角粘连在1/2周以上，局部用药不能控制眼压时，应考虑行滤过性手术。

（二）中医诊治

本病相似中医学“黑风内障”的范畴。

【病因病机】皆是肾受风邪，邪攻于眼所致。以瞳神内呈昏黑色，头眼胀痛，瞳神散大，视力下降、眼前见淡绿色为主要表现的内障类疾病。治宜祛风、清热、益肾。

【辨证论治】

1.*肝阳上亢证*

临床表现：眼胀头痛，视物模糊，虹视，眼压中等度升高，瞳孔散大。时愈时发，腰膝酸软，面红咽干，眩晕耳鸣；舌红，少苔，脉弦细。

治法：平肝潜阳。

方药：平肝潜阳汤（《中西医眼科临证备要》）加减。石决明20g，磁石20g，珍珠母20g，天麻10g，钩藤10g，熟地黄30g，枸杞子10g，菊花10g，山茱萸10g，泽泻10g。若见五心烦热，加知母10g，黄柏10g，以降虚火。

2.*肝肾阴虚证*

临床表现：头晕，耳鸣，咽干，面色憔悴，

腰酸，舌淡红少苔，脉细数。

适应证：闭角型慢性或开角型单纯性本症，或本症后期与手术后眼压虽稳定，但视力减退者。

治则：滋阴和血，补益肝肾。

方药：二地明目汤（《眼科汤头歌诀》）加减。生地黄20g，熟地黄20g，枸杞子10g，菊花10g，麦冬10g，五味子5g，石斛10g，石决明10g（包煎），茯苓10g，山茱萸10g。气血不足者，加黄芪10g，党参10g，当归10g，白芍10g，以补益气血；纳差者，加神曲10g，山楂10g，以健脾化食。

【物理疗法】Nd ： YAG激光周边虹膜切除术基本原理及操作方法。

【外治法】

（1）可酌选用下列缩瞳剂点患眼：1%毛果芸香碱滴眼液，1%槟榔滴眼液，1%丁公藤碱滴眼液。

（2）可酌选用糖皮质激素及非甾体类滴眼液点患眼。

【中成药】羚羊角胶囊，绿风安胶囊，复明片适用于各型青光眼。

【针刺疗法】

（1）体针：常选用太冲、行间、内关、足三里、谷合、曲池、风池、承泣、睛明、攒竹、翳明、球后等穴，每次局部取2穴，交替使用。每天1次，10次为1个疗程，强刺激。

（2）耳穴：可取耳尖、目1、目2、眼降压点、肝阳1、肝阳2、内分泌等。

【食疗方】酌情辨证选用本章第一节“食疗方”。

【经验方】丹栀逍遥散（《内科摘要》）加减。牡丹皮10g，栀子10g，当归10g，白芍10g，柴胡10g，茯苓20g，白术10g，薄荷6g，夏枯草10g，石决明20g，甘草3g。水煎服，每天1剂，服2剂，适用于肝郁火炎之慢性闭角型青光眼。

【名医经验】

（1）陆氏采用健脾利湿之加减五苓散配合缩瞳剂滴眼治疗慢性闭角型青光眼15例26只眼，经3个月至4年，平均23个月的观察，疗效满意（停用西药、眼压完全控制）10只眼，显效（同时用缩瞳剂1～2次眼压控制）10眼，有效（用缩瞳剂3～4次眼压控制）2只眼，无效4只眼。

（2）孟氏对慢性闭角型青光眼晚期视神经萎缩、小视野病例40例（66只眼）采取辨证论治法则，以复方煎剂内服为主，常用中药有党参、白术、玄参、生地黄、五味子、女贞子、川芎等，加用西药血管扩张剂，滴缩瞳剂治疗，在不同治程中，视力提高5行以上、视野扩大15°以上、症状消失、眼压正常者30只眼；视力提高3行以上、视野扩大5°～10°、症状改善、眼压稍偏高在25mmHg以下者25只眼，总有效率为83.4%。

中医辨证认为慢性闭角型青光眼属“黑风内障”的范畴，中医学认为该病的致病原因为脾湿生痰、阴阳失衡、肝气阻滞等导致的气血失和、经脉不畅，进一步引起玄府闭塞、神水阻滞不畅，这一辨证结果与西医对慢性闭角型青光眼是由房角闭塞导致房水无法排出的诊断一致。予以监测并控制眼压后，采取辨证论治法则，以复方煎剂内服为主，常用中药有党参、白术、玄参、生地黄、五味子、女贞子、川芎等，加用西药血管扩张剂，以营养神经保护视野。

【原发性慢性闭角型青光眼中西医治疗新思路】原发性闭角型青光眼是严重的不可逆的致盲眼病之一，而我国又是原发性闭角型青光眼的高发地区，根据不同证型给予相应的中药治疗，已达到气血平衡、经脉通畅的目的，观察组患者经中西医结合疗法治疗 2个疗程后，患者治疗前后的眼压显著降低，也显著低于单纯西药治疗组，患者视野平均缺损（MD）也显著优于对照组，由此可见中西医结合治疗 CACG 不仅能有效缓解眼压升高，改善患者即时症状，同时也能有效减轻对视神经的损害，对于患者的视力和视野恢复具有重要意义。

二、原发性开角型青光眼

原发性开角型青光眼（primary open-angle glaucoma，POAG）是指不伴有眼部或全身引起的其他眼部改变、前房角始终开放的情况下，眼压升高引起视神经萎缩和视野缺损的一种眼病。本病具有遗传性。

（一）西医诊治

【病因及发病机制】眼压增高可能的原因：小梁组织硬化，变性，网眼缩小，小梁板层变为不规则甚至遭受破坏，内皮细胞增大，胶原纤维化，弹性纤维退变，小梁网状结构间隙变窄。Schlemm管及其输出管或外集液管的排液功能减退。血管神经不稳定，周期性交感神经紧张，毛细管静脉压上升，上巩膜静脉压升高，致房水排出困难。此外多基因遗传因素也是可能的原因之一。

【临床表现】开角型青光眼临床特点为：①通常双眼发病，但发病时间不一。多数患者无明显的自觉症状，病程发展缓慢。②眼压升高，波动范围较大。③高低眼压的情况下房角均是开放的，即便稍窄，但在高眼压下房角形态仍不变。④眼底视盘以杯状凹陷扩大为主。⑤视野出现青光眼性缺损，如旁中心暗点、与生理盲点相连的弧形暗点、鼻侧阶梯、管状视野和颞侧视岛等。

【诊断及鉴别诊断】根据以上临床特点诊断并不困难，如有阳性家族史，则更加支持诊断。对于不典型病例，诊断较为困难，定期随诊可望及时发现病情进展，有助于诊断。

本病与以下疾病相鉴别。

1.高眼压症　眼压高，但无特征性的青光眼视盘杯状凹陷及视野缺损。

2.生理性视杯扩大　眼压正常，视野正常。

3.原发性闭角型青光眼间歇期　眼压升高时房角关闭。

4.继发性开角型青光眼　有原发病史或药物服用史。

5.前部缺血性视神经病变　眼压正常。

【治疗】

1.药物治疗　原则上以局部低浓度用药开始，若不能达到治疗目的，则逐步增加浓度或联合用药，将眼压控制在个体的靶眼压水平，并联合视神经保护药物的应用。

常用的降眼压药物有以下几种。

（1）β-肾上腺能受体阻滞药：常用0.25%～0.5%噻吗洛尔、0.5%盐酸左布诺尔和0.25%～0.5%盐酸倍他洛尔滴眼液等，每天1～2次。

（2）肾上腺素能药物：0.2%溴莫尼定、0.1%地匹福林等，每天滴眼1～2次，可维持降压作用12～24小时，其优点是不引起瞳孔缩小及睫状肌痉挛。

（3）缩瞳剂：常用1%～2%毛果芸香碱，必要时可用4%溶液或眼膏，每天滴眼4～6次，滴眼次数不宜频繁，用药浓度不宜太高，以尽量防止睫状肌痉挛的发生。

（4）碳酸酐酶抑制剂：减少房水生成。常用滴眼液有2%派立明，每天滴眼1～2次；片剂有乙酰唑胺、醋甲唑胺片，一般不宜长期服用，防止产生全身不良反应。

（5）前列腺素衍生物：可以有效减少房水生产，同时增加葡萄膜巩膜通路的房水引流，是目前治疗开角型青光眼的一线药物。常用滴眼液有0.005%拉坦前列素等。

2.手术治疗

（1）激光治疗：激光虹膜切开术；氩激光小梁成形术；选择性小梁成形术。

（2）滤过性手术：小梁切除术；非穿透小梁手术。

（3）新开展手术：Schlemm管成形术；小梁消融术。

（二）中医诊治

本病属于中医学“青风内障”的范畴。

【病因病机】《秘传眼科龙木论·青风内障》认为本病多因内虚所致，书中谓：“因五脏虚劳所作。”结合临床归纳为：①先天禀赋不足，命门火衰，不能温运脾阳，水谷不化精微，聚湿生痰，痰湿流窜目中脉络，阻滞目中玄府，玄府受损，神水运行不畅而滞留于目。②肝郁气滞，气郁化火，致目中脉络不利，玄府郁闭，神水瘀滞。③久病肝肾亏虚，目窍失养，神水滞涩。

【辨证论治】

1.肝郁气滞证

临床表现：时有视物模糊，眼球微胀，球结膜轻度充血，或瞳孔稍大，眼底视盘杯盘比大于0.6，或两眼视盘杯盘比差值大于0.2；可见视野缺损，眼压偏高；或兼神志不舒、心烦口苦；舌红苔黄、脉弦细为气郁化火之候。

治法：疏肝解郁，活血利水。

方药：逍遥散（《和剂局方》）加减。柴胡、当归、白芍、白术、茯苓、煨生姜各15g，薄荷、炙甘草各6g。可加香附行气以助解气郁；加川芎、丹参活血祛瘀以理血郁；加车前子利水明目。若头眼时有胀痛，视力下降，可加菊花、白芷以清肝、明目、止痛。

2.痰湿泛目证

临床表现：早期偶有视物模糊，或瞳孔稍大，眼底视盘杯盘比增大，或两眼视盘杯盘比差值大于0.2；严重时视盘苍白，可见视野缺损，甚或呈管状，眼压偏高；可伴头晕目眩、恶心欲呕；舌淡苔白腻，脉滑。

治法：温阳化痰，利水渗湿。

方药：温胆汤（《三因极一病证方论》）合五苓散（《伤寒论》）加减。生姜12g，半夏6g，陈皮9g，竹茹6g，枳实10g，猪苓12g，泽泻20g，白术12g，茯苓12g，桂枝8g，炙甘草3g，若痰湿上泛，头眼胀痛者，可加川芎、车前草、通草以活血利水渗湿。

3.肝肾亏虚证

临床表现：患病日久，视物模糊，瞳孔稍大，视野缺损或呈管状，视盘苍白；可伴头晕失眠，腰膝无力，舌淡苔薄，脉细沉无力为精血不足之表现；阴损及阳，则面白肢冷，精神倦怠，舌淡苔白，脉细沉。

治法：补益肝肾，活血明目。

方药：驻景丸（《原机启微》）加减。楮实子20g，菟丝子15g，枸杞子12g，茺蔚子15g，车前子12g，木瓜6g，寒水石10g，紫河车粉5g，五味子6g，三七粉2g。视力日减，视野渐窄者，加党参、白芍、川芎、当归等以益气养血；若见面白肢冷、精神倦怠，偏肾阳虚者，可用肾气丸加减。

【外治法】参考“绿风内障”。另外，还可选用滴眼液滴眼，增加房水排出以降低眼压。

【中成药】益脉康片，复明片，杞菊地黄丸。

【针刺疗法】主穴：同“绿风内障”的治疗。配穴：痰湿泛目证选脾俞、肺俞、三阴交、丰隆；肝郁气滞证选三阴交、丰隆、内关、太冲；肝肾亏虚证选肝俞、肾俞、太溪、三阴交。根据虚实选用补泻手法，每天1次，留针30分钟，10天为1个疗程。

【食疗方】

（1）苦瓜芥菜瘦肉汤

组成：鲜苦瓜150g，鲜芥菜100g，菊花末10g，瘦肉50g，姜末、葱头、精盐等作料适量。

功效：滋肝润脾补肾，泻火清心明目。

主治：原发性开角型青光眼伴肝肾阴虚患者。

方解：鲜苦瓜益肾利尿，清热解毒，泻火，益气止渴，清心明目，养血滋肝，润脾补肾；鲜芥菜健脾利水，降压明目；菊花末疏散风热，清肝明目，平肝阳，解毒。上述3种食材搭配在一起具有滋肝润脾补肾、泻火清心明目的功效。

制法：将瘦肉、苦瓜洗净、去子，切成细丝，与洗净、切碎的芥菜混匀，加水适量，放入砂锅内煮沸，待煮熟后，姜末、葱头、精盐等作料适量即可。

用法：可作中、晚餐菜肴，每天1次。

（2）芹菜炒虾米

组成：芹菜250g，水发海蜇皮80g，小虾米15g，食用油、姜末、葱头、精盐等作料适量。

功效：镇静利尿，化痰消积。

主治：原发性开角型青光眼伴痰热内积患者。

方解：芹菜镇静利尿；海蜇皮化痰消积、祛风解毒；小虾米有丰富的蛋白质及营养物质。上述3种食材搭配在一起具有镇静利尿、化痰消积、明目的功效。

制法：将芹菜去叶和粗筋，洗净，切成3cm长的段，将虾米用开水泡好，海蜇皮切细丝；将芹菜、虾米、海蜇皮和泡虾米的水拌匀，炒熟后加入食用油、姜末、葱头、精盐等作料适量即可。

用法：可作中晚餐菜肴，每天1次。

（3）枸杞蚌肉汤

组成：蚌肉150g，玉米须60g，枸杞子15g，姜末、葱头、精盐等作料适量。

功效：清热利尿，滋阴明目。

主治：原发性开角型青光眼伴肝肾阴虚患者。

方解：蚌肉清热滋阴、解毒明目；玉米须利尿泄热、平肝利胆；枸杞补肾益精、养肝明目。上述3种食材搭配在一起具有清热利尿、滋阴明目的功效。

制法：将玉米须、枸杞子洗净，放入纱布袋中扎口备用；蚌肉洗净、切小块，与药袋同入砂锅加水后煮沸，待蚌肉熟后加姜末、葱头、精盐等作料适量拌匀即可。

用法：可作中、晚餐菜肴，每天1次。

【经验方】

（1）逍遥散（《和剂局方》）加减。当归10g，柴胡10g，白芍10g，茯苓20g，白术10g，薄荷6g，香附10g，夏枯草10g，甘草3g。水煎服，每天1剂，服5剂。本方适用于肝郁气滞之开角型青光眼。

（2）归脾汤（《济生方》）加减。党参10g，黄芪20g，白术10g，当归10g，茯神10g，远志10g，酸枣仁12g，丹参15g，甘草3g。水煎服，每天1剂，服15剂。本方适用于心脾两虚之开角型青光眼。

【名医经验】

（1）陆南山注重全身辨证相结合治疗疑难眼病。对开角型青光眼，认为可以根据中医学脾虚不能制水理论遣方用药，以健脾利湿为主，平肝清热为辅，但应注意随症加减，不可固守一方。自拟方：生石决明15g，杭菊花9g，云茯苓12g，苍术6g，白术6g，猪苓6g，桂枝3g，楮实子9g。

（2）高培质认为开角型青光眼多为脾气虚弱，运化功能失调所致。全身多有容易疲劳，胃胀、便溏或大便黏滞，喜热食，脉沉细无力，舌苔白或白腻，有裂纹，舌质胖嫩伴齿痕。由此，采用益气养血方，方药组成：太子参、炒白术、茯苓、薏苡仁、丹参、川芎、炒白芍、柴胡、枸杞子、车前子等。

（3）彭清华根据多年的临床实践采用和血利水法治疗开角型青光眼，临床常选用地龙、红花、赤芍活血祛瘀通络，以开通目中玄府；用茯苓、车前子利水明目；益母草和血利水。多年临床实践证明，活血利水法确能降低开角型青光眼患者的眼压，提高视功能，延缓其失明时间。

【原发性开角型青光眼中西医治疗新思路】治疗的手段为降低眼压达到安全靶眼压、改善视网膜视神经血液循环及直接的视网膜神经节细胞保护。其主要方法有药物治疗、激光治疗、手术治疗，以及中西医结合治疗，任何一种治疗方法都只是一种治疗手段，并不代表治疗的终止，青光眼的随访和治疗是终身的。

第二节　继发性青光眼

一、新生血管性青光眼

新生血管性青光眼（neovascular glaucoma NVG），是患眼纤维血管膜长入房角组织引起的眼压升高。20世纪早期，房角镜检查法引入临床应用以后，Kurz认为纤维血管膜组织的收缩是造成粘连性房角关闭的原因，最终导致继发性闭角型青光眼。

（一）西医诊治

【病因及发病机制】广泛性视网膜缺血缺氧是导致新生血管生长的病理基础。如视网膜中央静脉阻塞、糖尿病视网膜病变、眼缺血综合征等是导致视网膜缺血的最常见原因。

【临床表现】可分为3期。

1.青光眼前期　瞳孔缘和（或）小梁网出现非放射状、走行杂乱的异常血管，无青光眼体征。

2.开角型青光眼期　在前期的基础上出现眼压升高，此期房角尚未关闭。

3.闭角型青光眼期　房角和小梁网纤维血管膜收缩引起部分或全部房角关闭。眼压可达60mmHg以上，并出现剧烈头痛、眼痛和大泡性角膜病变。

【诊断及鉴别诊断】有原发病的病史或体征；眼压高；虹膜表面及前房角可见到新生血管。

本病应与以下疾病相鉴别。

1.急性闭角型青光眼　虹膜、房角无新生血管；而NVG常有原发病史。

2.继发于虹膜睫状体炎的青光眼　有时可有虹膜血管暴露，但虹膜血管走行通常为放射状。

【治疗】努力降低眼压，力争保存视力，解除患者痛苦。

1.药物治疗

（1）β-肾上腺能受体阻滞剂、肾上腺素能激动剂、碳酸酐酶抑制剂、前列腺素衍生物类制剂（见“开角型青光眼”）的应用，以降低眼压。

（2）糖皮质激素类及睫状肌麻痹类药物如妥布霉素地塞米松滴眼液（或眼膏）、1%阿托品滴眼液等，可减轻疼痛及炎症反应。

（3）抗血管内皮生长因子（vascular endothelial growth factor，VEGF）的应用，如雷珠单抗（Lucentis）、康柏西普等。

2.手术治疗

（1）激光治疗：广泛视网膜光凝术（PRP）；睫状体光凝术。

（2）滤过性手术：首先复合小梁切除术。

（3）青光眼引流阀植入术：适用于前房较深者。

（4）睫状体冷冻或光凝术：适用于患眼已无光感者，为减轻患者疼痛及降低眼压的一种破坏性手术。

（二）中医诊治

新生血管性青光眼（neovascular glaucoma）相似中医学“乌风内障”的范畴，又名“乌风障症”“乌风”，为五风内障之一。

【病因病机】本病不多见，多由风痰之人或阴虚火旺之人所致，类似绿风内障，“头时痛而不眩晕，眼前常见乌花，瞳神色昏浊晕滞气，如暮雨中之浓烟重雾”（《张氏医通》卷八）。

【辨证论治】

1.风火攻目证

临床表现：眼胀欲脱，头痛如劈，眼压增高，眼球胀硬，睫状充血，角膜雾浊，瞳孔中等散大，或虹膜红变，舌红苔黄，脉弦。

治法：清肝息火，活血清热。

方药：羚羊角饮子（《审视瑶函》）加减。羚羊角（代）10g，玄参10g，防风10g，桔梗10g，知母10g，黄芩10g，车前子15g，大黄10g，茺蔚子10g，甘草6g。若呕吐甚者，加法半夏和胃止呕。

2.风痰上扰证

临床表现：头目抽搐，眼压升高，眼胀明显，虹膜红变，瞳孔散大，胸闷不适，舌苔白滑而腻，脉滑或濡。

治法：祛风除痰。

方药：白附子汤（《审视瑶函》）加减。荆芥10g，防风10g，菊花10g，白附子10g，苍术10g，羌活10g，白蒺藜10g，人参10g，木贼10g，甘草10g。若头晕眼胀，加僵蚕、羚羊角（代）、石决明平肝息风；若前房积血，舌质紫暗，加牡丹皮、三七祛瘀止血。

3.气滞血瘀证

临床表现：眼底出血，久不吸收，静脉怒张迂曲，时断时续，动脉狭细。眼胀头痛，眼压增高，虹膜红变，舌紫暗，脉弦数。

治法：活血化瘀，利水平肝。

方药：血府逐瘀汤（《医林改错》）加减。桃仁10g，红花10g，当归10g，生地黄10g，牛膝10g，川芎5g，桔梗5g，赤芍6g，枳壳6g，甘草6g，柴胡3g。可加泽兰、车前子利水明目；石决明平肝潜阳；三七粉活血止血；前房有新鲜出血者，去桃仁、红花、川芎，加大黄、黄芩、白茅根、大蓟、小蓟等凉血止血。

【外治法】

（1）可酌选用1%丁公藤滴眼液，1%槟榔碱滴眼液。

（2）部分患者眼压可以得到控制。对不能或不愿接受这些手术的，可行球后乙醇注射解痛，最终可行眼球摘除术。

【中成药】决明丸，滋肾丸适用于新生血管性青光眼。

【针刺疗法】选用攒竹、睛明、承泣、球后、太阳、风池、合谷、内关、三阴交、阳陵泉等穴，每次选局部穴2个、远道穴3个，交替使用，每天1次，强刺激。本法适用于新生血管性青光眼。

【食疗方】酌情辨证选用本章第一、二节“食疗方”。

【经验方】

（1）回光汤（《张怀安眼科临床经验集》）加减。山羊角15g（先煎），玄参15g，知母10g，龙胆10g，荆芥10g，防风10g，法半夏10g，僵蚕5g，菊花10g，细辛3g，川芎5g，茯苓20g，车前子15g（包煎），羌活10g，桃仁10g，红花3g，甘草5g。本方适用于风火攻目证新生血管性青光眼。

（2）清上瘀血汤（《证治准绳》）加减。羌活10g，独活5g，连翘10g，桔梗10g，枳壳10g，赤芍10g，当归10g，栀子10g，黄芩10g，甘草5g，川芎5g，桃仁10g，红花5g，苏木10g，大黄（后下）、生地黄15g，老酒、童便煎服。本方适用于气滞血瘀证新生血管性青光眼。

（3）三甲复脉汤（《温病条辨》）加减。炙甘草10g，生地黄30g，白芍18g，阿胶10g（烊化），火麻仁15g，麦冬10g，生牡蛎15g（先煎），生鳖甲15g（先煎），生龟甲（先煎）。本方适用于阴虚风动证新生血管性青光眼。

【名医经验】河南李氏用当归芍花散加减（《内蒙古中医学》）。当归、红花、芍药、钩藤、三七、猪苓、茯苓、生地黄、生蒲黄、大蓟、白茅根加减。治疗30例（30只眼）新生血管性青光眼患者。方法：使用硝酸毛果芸香碱滴眼常规降眼压，每天2次，对眼压高者，可使用20%甘露醇静脉滴注；2周后窥探眼底，对于可窥见眼底者，行全视网膜光凝，待新生血管消退后行小梁切除术，术中一次性使用丝裂霉素；对于无法窥见眼底的患者于前部视网膜冷凝术2周后行小梁切除术。术后予以用当归芍花散加减口服30天。其中眼压全部病例控制良好，新生血管消退及明显改善24例，取得了良好的疗效。

新生血管性青光眼的治疗重点在于预防，对于易引起本病的视网膜静脉阻塞、糖尿病性视网膜病变等患者，当发现视网膜有缺血现象时，应考虑做全视网膜激光光凝术，以预防虹膜红变。当虹膜已出现新生血管时，也可应用全视网膜激光凝固术，来防止本病的发生。另外，采用中医中药辨证论治视网膜中央静脉阻塞，以防止继发性青光眼，也是一个有效途径。

近年来，在采用手术治疗新生血管性青光眼方面取得了一定的进展，张仁俊用改良巩膜嵌顿术（《眼外伤职业病杂志》）治疗本病取得了较满意的效果。还有学者应用带有阀门的移植管植入前房，通过可控性的房水引流治疗本病，也取得了满意效果。另外，近年使用抗VEGF药物抑制新生血管形成及使已生成的新生血管消退，再酌情行抗青光眼手术亦有良好的效果。

二、眼钝挫伤相关性青光眼

眼钝挫伤相关性青光眼（relationship between ocular contusion glaucoma）指眼球钝挫伤导致前房内大量积血、房角后退可引起青光眼，眼压升高可在损伤后立即发生，也可迟至数月甚至数年才表现出来，眼压升高可以是暂时性的，也可以是持续性的，可以是轻度的，也可以是显著的，依据钝挫伤的程度和引起眼压升高的原因而不同。

（一）西医诊治

【病因及发病机制】

1.*前房积血* 红细胞等血液成分或血凝块直接引起机械性小梁网阻塞；同时血凝块也可引起瞳孔阻滞，造成眼压的升高。

2.*房角后退* 小梁组织损伤后瘢痕修复阻碍了房水外流致使眼压升高。

【临床表现】

1.有眼部钝挫伤史。

2.伤后短期内或一段时间后出现眼压升高。

3.眼压高时常有患眼及同侧头痛伴视力下降。

4.前房积血者可见前房内大量积血，出血量往往超过前房1/2，尤其是反复继发性出血者。严重者可引起角膜血染。

5.房角后退性青光眼者前房加深，房角镜下可见前房角撕裂，睫状体带明显增宽。

【诊断及鉴别诊断】

1.有眼部钝挫伤史。

2.眼压升高。

3.前房内大量积血。

4.房角镜检可发现前房角后退的特征性改变。

本病可与以下疾病相鉴别。

1.*新生血管性青光眼* 虹膜、房角有新生血管。

2.*开角型青光眼* 无房角后退性的前房角特征性改变。

【治疗】

1.*药物治疗* 降眼压药物的应用同其他青光眼用药。

2.*手术治疗* 前房冲洗术；眼压仍不能控制，则施行滤过性手术及引流阀植入手术。

（二）中医诊治

本病属于中医学“撞击伤目”的范畴。

【病因病机】本病病因病机为：“偶被物撞打，而血停滞于睑睥之间，以致胀痛也”以及“盖打动珠中真气，络涩滞而郁遏，精华不得上运，损及瞳神而为内障之急”（《证治准绳·七窍门》）。其病机在于脉络瘀滞，玄府不通，肝风内动。

【辨证论治】

血瘀气滞证。

临床表现：上睑下垂，目珠偏斜；或角膜混浊，瞳神孔紧小或散大不收；或视网膜水肿，视物模糊；或眼珠胀痛，眼压升高。

治法：行气活血，化瘀止痛。

方药：血府逐瘀汤（《医林改错》）加减。柴胡10g，芍药10g，枳壳10g，甘草5g，桃仁15g，红花5g，当归10g，川芎10g，生地黄10g，桔梗5g，牛膝10g。上胞下垂、眼珠偏斜者，可酌加防风、葛根、白芷、白附子、僵蚕，以祛风散邪、缓急通络；瞳神散大者宜去柴胡、川芎，加香附、五味子以顺气敛瞳；视衣水肿者可加茯苓、泽兰、薏苡仁、茺蔚子以祛瘀利水。

【物理疗法】电离子导入，血灌瞳神者可选用丹参、血栓通注射液电离子导入。

【外治法】①可酌选用1%丁公藤滴眼液，1%槟榔碱滴眼液；②可酌选用糖皮质激素及非甾体滴眼液点患眼，可有镇痛效果。

【中成药】丹红化瘀口服液、复方血栓通胶囊等口服。

【针刺疗法】

（1）症状：急性发作，剧烈头痛，眼痛，眼部充血严重，眼压甚高等症状，宜清肝泻火、息风止痛。

（2）耳穴：攒竹、太阳、风池、合谷、行间，同时配合耳针。头痛剧烈加头维、灸百会穴；呕恶严重加内关，足三里。剧痛时，攒竹、太阳穴针刺出血，百会采取灸法。若头痛如裂，目痛如脱，急剧发作时，可急泻内迎香穴出血，其改善症状立竿见影。

【食疗方】酌情辨证选用本章第一、二节“食疗方”。

【经验方】

（1）除风益损汤（《原机启微》）加减。生地黄10g，当归10g，赤芍10g，川芎10g，藁本6g，前胡6g，防风6g。本方适用于眼钝挫伤引起的房角后退性青光眼。

（2）息风通络汤（《证治备要》）加减。地龙10g，僵蚕10g，全蝎10g，天麻10g，郁金10g，红花10g，牛膝10g，麻黄10g，茯苓10g，猪苓10g，泽泻10g，甘草3g，大便干燥者加大黄、当归，目赤者加菊花、夏枯草，目胀痛者加延胡索，神疲乏力者加黄芪、白术、人参，水煎服，每天1剂。本方适用于眼钝挫伤引起的难治性青光眼。

【名医经验】

（1）江苏于氏用除风益损汤（《黑龙江中医学》）。藁本、前胡、当归、川芎、赤芍、生地黄、防风。治疗27例（27只眼）房角后退性青光眼患者，方法为使用硝酸毛果芸香碱眼液、噻吗洛尔眼液控制眼压，乙酰唑胺降低房水生成，再加用除风益损汤，观察6个月。其中眼压全部病例有效，明显改善24例，取得了良好的疗效。

（2）四川冯氏用息风通络法联合西药治疗眼球钝挫伤所致的难治性青光眼（《现代中西医结合杂志》）。地龙、僵蚕、全蝎、天麻、郁金、红花、牛膝、麻黄、茯苓、猪苓、泽泻等。大便干燥者加大黄、当归，目赤者加菊花、夏枯草，目胀痛者加延胡索，神疲乏力者加黄芪、白术、人参，水煎服，每天1剂。治疗20例（20只眼），联合噻吗洛尔眼液或布林佐胺眼液点眼，或口服醋甲唑胺，眼压＞40mmHg时给予前房穿刺放液。经治疗后20例均眼压降低明显，较单纯西医治疗组降眼压更明显。

（3）于红海通过临床治疗认为，早期中药的积极干预钝挫伤性房角后退青光眼的治疗在此类患者的治疗中有显著意义，中药可能有效清除了阻塞在小梁网的坏死红细胞，促进了管道的修复，还可能在促进小梁网水肿的吸收上起一定作用。

9.眼钝挫伤相关性青光眼中西医治疗新思路　中西医眼科专家采取中医药辨证论治的个体化治疗原则，利用中医药在眼压控制、保护视神经、改善症状等方面取得了很好的疗效。

三、青光眼-睫状体炎综合征

青光眼-睫状体炎综合征（glaucomato-cyclitic syndrome）是以发作性、复发性的虹膜睫状体炎和眼压升高为特征的一种继发性开角型青光眼。发作时视力轻度减退，眼压中等升高，房角开放，少量灰白色角膜内皮沉着物（KP）。

（一）西医诊治

【病因及发病机制】本病发病原因尚不十分清楚，有人认为可能与过敏因素、病灶感染、下丘脑障碍、自主神经功能紊乱、睫状血管神经系统反应异常和房角发育异常有关。近年来发现本病发作期间房水中前列腺素浓度增加。

【临床表现】

1.多发生于青壮年。单眼发病，且是同一眼反复发作，偶有双眼受累。

2.发作性眼压升高且反复性发作，间隔时间可数月至数年。眼压中度升高，每次发作高眼压持续时间一般1～14天，可自行恢复，少数延续达1个月以上。

3.无自觉症状，仅有轻度不适，视力一般正常或轻度下降。

4.轻度睫状充血，角膜上皮可轻度水肿，内皮出现1个至数个大小不等的羊脂状KP，瞳孔略大，对光反应存在。虽然有反复发作、轻度睫状体炎，但从不发生虹膜后粘连。高眼压时房角是开放的。

5.虽反复发作，但一般不引起视盘及视野的损害。

6. UBM检查可发现睫状体肿胀和渗出。

【诊断及鉴别诊断】根据病史、临床表现，本病较易诊断。本病应与以下疾病相鉴别。

1.急性闭角型青光眼　表现为眼压突然升高，患眼红、痛，以及头痛、视力下降等明显症状，检查见前房浅，房角窄或关闭，角膜可见细小的色素性KP。

2.虹膜睫状体炎　急性发作时患眼疼痛、结膜充血明显，瞳孔缩小，多次发作后出现虹膜后粘连，且晶状体前表面色素脱落。

3.异色性虹膜睫状体炎　虹膜有不同程度的脱色素，眼压升高为持续性，常伴有不同程度白内障。

4.新生血管性青光眼　虹膜、房角有新生血管。

【治疗】本病应尽快终止发作，促进缓解，同时兼顾睫状体炎和青光眼的治疗。

1.糖皮质激素　在患者出现眼压升高时，通常应给予糖皮质激素滴眼剂点眼治疗，可选用0.1%妥布霉素地塞米松、1%泼尼松龙、氯替泼诺等滴眼剂，3～6次/天，在眼压恢复正常时，则应迅速降低点眼频度或停药。

2.非甾体抗炎药 对一些患者可给予非甾体抗炎药，如吲哚美辛口服，也可给予非甾体抗炎药滴眼剂如普拉洛芬点眼治疗。

3.降眼压药滴眼液 可选用β受体阻断剂如0.25%～0.5%噻吗洛尔、0.5%盐酸左布诺洛尔和0.25%～0.5%盐酸倍他洛尔滴眼液等或肾上腺素能药物：0.2%溴莫尼定、0.1%地匹福林等，每天1～2次。

4.碳酸酐酶抑制剂 2%派立明，每天滴眼1～2次；片剂乙酰唑胺、醋甲唑胺服用。

5.手术 如发生视神经和视功能损害，可施行眼外引流手术。

（二）中医诊治

青光眼-睫状体炎综合征在中医学中指瞳神疾病，统归“五风内障”范畴。

【病因病机】中医学认为，本病的发生与机体气血津液的运行输布失常有关。由于肝的疏泄功能关系着整个人体气机的通畅，脾的运化对水湿津液的代谢至关重要。若七情所伤，肝失疏泄，气机郁滞，气血失调，气滞血瘀，神水瘀积；或肝木犯脾，脾失健运，津液停聚，化为痰湿，上犯目窍，玄府不通，神水滞留而成本病。

【辨证论治】

1.肝经风热证

临床表现：初发眼球结膜混合充血，角膜后KP，伴发热、头痛、口干、舌红苔薄黄，脉浮数。

治法：疏风清热消邪。

方药：抑阳酒连散（《原机启微》）加减。生地黄15g，羌活10g，连翘15g，黄芩10g，蔓荆子10g，防风10g，石决明10g，白芷10g，白蒺藜10g，生甘草5g。

2.肝胆火炽型

临床表现：眼球结膜混合充血，角膜后KP，伴口苦口干、烦躁易怒、大便干结、舌红苔黄，脉弦数。

治法：清肝泻火。

方药：龙胆泻肝汤（《医方集解》）加减。龙胆草5g，木通5g，炒山栀子10g，黄芩10g，牡丹皮10g，赤芍10g，车前子15g，生地黄15g，夏枯草20g，蒲公英10g。

3.风湿夹热证

临床表现：眼球结膜混合充血，角膜后KP：伴头痛如裹，胸脘痞胀、骨节酸痛、小便短涩灼痛、舌红苔黄腻、脉滑数。

治法：清热祛风湿。

方药：三仁汤（《温病条辨》）加减。薏苡仁30g，杏仁10g，白豆蔻10g，陈皮10g，厚朴10g，六一散10g，法半夏10g，土茯苓10g，青风藤10g。

4.阴虚火旺证

临床表现：眼球结膜混合充血，角膜后KP，病久伴手足心热、口干舌燥、五心烦热、腰膝酸软、舌红少苔，脉细数。

治法：滋阴降火。

方药：知柏地黄丸（《景岳全书》）加减。熟地黄10g，南沙参10g，知母20g，茯苓10g，牡丹皮10g，菟丝子10g，石菖蒲10g，酸枣仁10g，地骨皮10g，黄柏10g。

【物理疗法】湿热敷于患眼。

【外治法】可酌选用1%丁公藤滴眼液，1%槟榔碱滴眼液。

【中成药】和血明目片。

【食疗方】酌情辨证选用本章第一、二节“食疗方”。

【经验方】丹栀逍遥散是在《太平惠民和剂局方》所载逍遥散的基础上增加牡丹皮和栀子而成。处方：牡丹皮、栀子、柴胡、当归、白芍、川芎、泽泻、车前子、丹参，茯苓、白术、薏苡仁、黄连、甘草。

【名医经验】袁氏桃红四物与五苓散加减（中医眼科学）。当归、赤芍、川芎、泽泻、生地黄、桃仁、红花、牡丹皮、茯苓、车前子、白术、薏苡仁、地肤子。该方可治疗青光眼睫状体炎综合征，能增强机体的免疫反应、控制炎症反应。

本病手术要慎之又慎，并发症严重，疗效不理想所以不主张手术治疗。应该用中西医，配合现代物理疗法；也可减少发作次数及延长间歇时间。在病情较急症状较重的情况下，首先应用西药迅速控制眼压，挽救视力，待视力缓解后及时服用中药才能收到较好的治疗效果。

【青光眼-睫状体炎综合征中西医治疗新思路】青光眼-睫状体炎综合征大多是自限性疾病，一般的抗炎及降眼压治疗效果较为理想。但对于反复发作的病例，应考虑加用睫状肌麻醉剂、干扰素和抗炎药物治疗。反复高眼压造成视神经损伤，在常规抗炎、降眼压治疗的同时口服中药治疗在视神经保护上有一定疗效，而且目前应用中医药治疗能增强机体的免疫反应、控制炎症反应，并同时起到保护视神经和视功能损害的作用。

四、晶状体相关性青光眼

晶状体溶解性青光眼

晶状体溶解性发青光眼（phacolytic glaucoma）指过熟期白内障皮质溶解引起巨噬细胞反应，这些细胞和晶状体皮质蛋白大量逸出，阻塞了小梁网引起眼压升高导致继发性开角型青光眼。

（一）西医诊治

【病因及发病机制】晶状体囊膜渗透性增加或自发破裂，溶解的晶状体皮质溢入前房引起。

【临床表现】

1.晶状体溶解性青光眼多见于60～70岁老年人，均有视力减退的长期白内障病史。

2.突然发病，眼痛、结膜充血、视力锐减，伴同侧头痛，同时伴有全身症状，如恶心、呕吐。

3.眼压急剧升高；角膜弥漫性水肿，前房深，房水的细胞及闪辉反应显著，角膜后壁、房水、房角、虹膜及晶状体表面可见白色晶状体皮质或彩色反光颗粒。

4.晶状体完全呈乳白色混浊，晶状体囊膜皱缩，或可见棕黄色核下沉。

5.房角镜检查房角为开角，在虹膜根部、巩膜突以及小梁表面，可见散在的灰白色或褐黄色点状和片状沉着物。

【诊断及鉴别诊断】根据病史、眼压升高及其他临床检查所见一般可确定诊断。本病可与以下疾病相鉴别。

1.急性闭角型青光眼　有前房浅，房角窄特征。

2.白内障膨胀期继发性青光眼　晶状体混浊膨胀，晶状体虹膜隔前移，前房浅。

3.晶状体残留皮质性青光眼　有白内障手术或晶状体外伤史，在房水中自由移动的晶状体残留物阻塞小梁网引起眼压升高。

4.继发于葡萄膜炎的青光眼　有葡萄膜炎的表现。

5.眼内炎　有明显眼内炎症表现，眼压一般不高。

【治疗】降低眼压，控制炎症反应，去除病因。

1.药物治疗　降眼压药物同开角型青光眼。

2.糖皮质激素　可选用0.1%妥布霉素地塞米松或1%泼尼松龙滴眼剂。

3.手术治疗　眼压控制后尽快施行晶状体摘除术，术中彻底冲洗前房晶状体残留物。

（二）中医诊治

本病属于中医学“绿风内障”的范畴。其病因病机参照“绿风内障”。

【辨证论治】

1.风火攻目证

临床表现：本病有急性发作期症状，伴烦躁口苦咽干，舌红苔黄，脉弦数。UBM提示为房窄角。

治法：清肝泻火，凉肝息风。

方药：绿风羚羊饮（《医宗金鉴》）加减。玄参10g，防风10g，茯苓15g，知母10g，黄芩10g，细辛3g，桔梗10g，羚羊角（代）1g，车前子15g，大黄10g，夏枯草15g，甘草6g。加减：若呕吐甚者加竹茹、制半夏；口苦胁痛者加龙胆草、山栀子。

2.饮邪上泛证

临床表现：本病有急性发作期症状，伴干呕涎沫，食少神疲，四肢厥冷，舌淡，苔薄，脉弦滑。

治法：温肝暖胃，降逆止痛。

方药：吴茱萸汤（《审视瑶函》）加减。吴茱萸6g，人参10g，生姜3片，制半夏10g，陈皮6g，川芎6g，白芷5g，茯苓15g，炙甘草5g。加减：头痛甚者加细辛。

晶状体过敏性青光眼

晶状体过敏性青光眼（phacoanaphylactic glaucoma）发生在行白内障囊外摘除术后或晶状体外伤后，经一段潜伏期，患者对其自身的晶状体蛋白产生免疫反应，累及房水外流通道，导致眼压升高。

（一）西医诊治

【病因及发病机制】晶状体蛋白逸出进入房水或玻璃体中。

【临床表现】

1.有白内障摘除手术或眼外伤病史。

2.因眼压升高出现眼红、眼痛、视力下降，伴同侧头痛，恶心、呕吐等。

3.前房内可见晶状体碎片，渗出物和浮游细胞及羊脂样角膜KP，瞳孔后粘连和膜闭。

4.前房水穿刺检查可发现泡沫状的巨噬细胞。

【诊断及鉴别诊断】根据病史、眼部表现一般可确诊。本病应与以下疾病相鉴别。

1.交感性眼炎 一眼有外伤史。

2.晶状体溶解性青光眼 常发生于过熟期白内障。

3.术后反应性葡萄膜炎 炎症反应一般不太重，糖皮质激素治疗效果较好。

4.感染性眼内炎 有眼内炎表现，眼压正常。

【治疗】降低眼压，控制炎症反应，清除残留的晶状体皮质。

1.药物治疗 单独或联合应用降眼压药物及糖皮质激素。

2.睫状肌麻醉剂 阿托品滴眼液或眼膏。

3.手术治疗 彻底清除残留的晶状体皮质。

（二）中医诊治

晶状体过敏性青光眼类似中医学“绿风内障”的范畴。

【辨证论治】酌情参照“白内障膨胀期继发青光眼”的治疗方案。

【外治法】

（1）可酌选用下列缩瞳剂点患眼：1%毛果芸香碱滴眼液，1%槟榔滴眼液，1%丁公藤碱滴眼液。

（2）可酌选用糖皮质激素及非甾体滴眼液点患眼。

（3）待控制眼压后，及时行前玻璃体切割术，恢复前房改善房水流出通道阻力。

白内障膨胀期继发青光眼

老年性白内障膨胀期继发急性眼压升高是一种继发性闭角型青光眼，其临床表现、疾病的演变过程及对眼部组织的损害与原发性闭角型青光眼相似。

（一）西医诊治

【病因及发病机制】白内障膨胀期继发性青光眼（intumescent cataract secondary glaucoma）是因晶状体发生白内障致膨胀期晶状体水肿体积增大，晶状体虹膜隔前移，前房变浅，房角变窄，导致房水流出阻力增加，从而引起眼压升高。

【临床表现】

1.有视力减退的长期白内障病史。

2.临床表现类似于原发性急性闭角型青光眼。

3.晶状体混浊及有水裂现象。

4.双眼前房深度特别是中央前房深度、房角宽度不对称。

【诊断及鉴别诊断】根据白内障病史、眼压突然升高、晶状体混浊肿胀及双眼前房深度不一致等特点可做出诊断。

本病可与原发性急性闭角型青光眼急性期鉴别：后者多无长期白内障视力减退病史，具有双眼特征性浅前房和窄房角。

【治疗】控制眼压，及时摘除晶状体，改善房水流出通道阻力。

1.药物治疗 包括局部及全身降眼压药物的应用。

2.手术治疗 ①激光治疗，如周边虹膜切开术；②白内障摘除术；③白内障青光眼联合手术。

（二）中医诊治

本病属于中医学“绿风内障”的范畴。

【病因病机】“此疾之源，皆从内肝管缺，眼孔不通所致也。”瞳孔散大，前房消失，失治日久，终必失明。

【辨证论治】

1.风火攻目证

临床表现：本病有急性发作期症状，伴头痛烦躁口苦咽干，舌红苔黄，脉弦数。

治法：清肝泻火，凉肝息风。

方药：绿风羚羊饮（《医宗金鉴》）。玄参10g，防风10g，茯苓15g，知母10g，黄芩10g，细辛3g，桔梗10g，羚羊角（代）1g，车前子15g，大黄10g，夏枯草15g，甘草6g。若呕吐甚者，加竹茹、制半夏；口苦胁痛者加龙胆草、山栀子。

2.饮邪上泛证

临床表现：本病有急性发作期症状，伴干呕涎沫、食少神疲，四肢厥冷、舌淡、苔薄、脉弦滑。

治法：温肝暖胃，降逆止痛。

方药：吴茱萸汤（《审视瑶函》）。吴茱萸6g，人参10g，生姜3片，制半夏10g，陈皮6g，川芎6g，白芷5g，茯苓15g，炙甘草5g。头痛甚者，加细辛。

【中成药】将军定痛丸、龙胆泻肝丸、逍遥丸适用于急性闭角型青光眼。

【针刺疗法】本病分实证和虚证。实证：急性发作，剧烈头痛，眼痛，眼部充血严重，眼压甚高等症状，宜清肝泻火、息风止痛。耳穴：攒竹、太阳、风池、合谷、行间，同时配合耳针。头痛剧烈加头维、灸百会穴；呕恶严重加内关、足三里。采用强刺激手法，留针时间宜长，并每隔10～15分钟，捻动提插，以加强刺激。剧痛时，攒竹、太阳针刺出血，百会采取灸法。若头痛如裂、目痛如脱，急剧发作时，可急泻内迎香穴出血，其改善症状立竿见影，对保护视力具有较好的作用。

【食疗方】酌情辨证，可选用本章第一、二节“食疗方”。

【经验方】

（1）养阴平肝止痛方（《韦文贵眼科临床经验选》）。炙鳖甲15g，炙龟甲10g，石决明24g（均先煎），桑叶、野菊花、沙苑蒺藜（盐水炒）、女贞子各10g，天麻、白芷、蝉蜕、川芎各6g。本方适用于急性闭角型青光眼属阴虚肝火旺者。

（2）羚羊角汤（《张皆春眼科证治》）。羚羊角（代）0.6g，防风10g，知母10g，玄参15g，茯苓15g，酒黄芩10g，车前子15g，夏枯草9g，五味子15g；若兼恶心呕吐加竹茹9g，制半夏6g。本方适用于急性闭角型青光眼属肝经风热、夹湿上攻者。

（3）回光汤（《中医眼科全书·眼科临证精华》）及张怀安方。羚羊角（代）1g，防风16g，知母10g，玄参12g，茯苓15g，知母10g，菊花12g，龙胆草10g，荆芥15g，制半夏10g，僵蚕6g，细辛3g，川芎5g，茯苓、车前子各20g。本方适用于急性闭角型青光眼证属肝经风热、痰湿上扰清窍者。

第三节 混合型青光眼

一、原发性开角型青光眼合并原发性闭角型青光眼

有一些开角型青光眼，其房角虽无关闭，但有解剖上的窄房角和短的小梁网，可出现青光眼性视神经及视野的损害，诊断为窄角性原发性开角型青光眼。这些患者，随年龄的增长，晶状体会增厚、变大，晶状体虹膜隔前移，有可能发生闭角型青光眼的急性发作。这一类型的患者尽管坚持用药控制眼压，但房角仍会进行性变窄，尤其在应用强缩瞳剂或肾上腺素制剂的情况下，瞳孔阻滞力更大，前房更浅，房角更拥挤，而诱发青光眼的急性发作。这就是两种原发性青光眼并存的混合型青光眼。

治疗上如房角镜下肯定有房角关闭，应先行周边虹膜切除术，再用药物控制开角型青光眼。术后可使用强缩瞳剂和肾上腺素制剂。

混合型青光眼是指在一个眼睛上同时存在2种或2种以上不类型青光眼称为混合型青光眼，这是周文炳教授1978年提出来的，HYans在1977年报道267只眼青光眼有6只眼为混合型青光眼，占2.2%。中医学也应该是指在一只眼睛上同时存在绿风内障又有青风内障或黄风、乌风、黑风统称为混合型青光眼。但由于近20年对混合型病因病机，辨证论治还没有规范标准。在临床中只能根据患眼临床表现、体征和UBM检查结果再进行辨证论治。

中医诊治

【病因病机】“久病则虚，阴虚阳亢。肝肾亏虚，目失所养。此疾之源，皆从肝管缺，眼孔不通所致也”。本病常有虹视，起病隐伏，眼压时高时低，视野变窄，视力下降。

【治疗】

1. *辨证论治*

（1）肝郁气滞，气火上逆

临床表现：眼胀头痛，眼珠变硬，眼压升高，视物模糊，反复发作。兼见情志不舒，急躁易怒，胸胁胀满，口苦咽干，舌红苔黄，脉弦数，经UBM检查提示为重度窄角。

治法：疏肝清热，和胃降逆。

方药：丹栀逍遥散（《校注妇人良方》）和左金丸（《丹溪心法》）加减。牡丹皮10g，栀子10g，柴胡10g，茯苓12g，白术12g，当归10g，白芍10g，黄连10g，吴茱萸6g。眼痛明显者加香附、郁金以增行气止痛之功。

（2）阴虚阳亢，风阳上扰

临床表现：头目胀痛，视物昏矇，观灯有红晕，瞳孔散大，眼珠变硬，眼压升高，时愈时发。伴有健忘失眠，腰膝疲软，眩晕耳鸣，口燥咽干，舌红少苔，脉弦细，经UBM检查提示为重度窄角。

治法：滋阴养血，平肝息风。

方药：阿胶鸡子黄汤（《通俗伤寒论》）加减。阿胶10g，鸡子黄1枚，生地黄15g，白芍15g，石

决明20g，钩藤15g，牡蛎20g，络石藤10g，茯苓12g，甘草6g。心烦热者，加知母、黄柏以降虚火，或改用知柏地黄汤。

（3）肝肾两亏

临床表现：久病瞳孔散大，眼球胀痛，眼压升高，视野明显缩窄，中心视力渐减，眼底视盘凹陷扩大加深呈杯状，颜色苍白。兼见耳鸣头旋，健忘失眠，腰膝酸软，舌红少苔，脉沉细数；或面白肢冷，夜尿频繁，精神倦怠，舌淡苔白，脉沉细无力，经UBM检查提示为房角开放。

治法：补益肝肾。

方药：杞菊地黄丸（《医级》）或肾气丸（《金匮要略》）加减。地黄24g，山药12g，山茱萸12g，茯苓9g，泽泻9g，牡丹皮9g，桂枝3g，炮附子3g，可酌加菟丝子、女贞子、五味子、楮实子。肾气丸为六味地黄丸在滋养肾阴的基础上加附子、桂枝而成，于水中补火，阴中求阳，鼓舞肾气，协调阴阳，用于肝肾不足、阳偏虚者。

（4）气虚血瘀，神水瘀积

临床表现：久病不愈，眼压正常或偏高，神野日渐缩窄，视盘凹陷苍白，兼见面色无华，气短乏力，舌质淡紫或有瘀斑，苔白，脉沉细。经UBM检查提示为房角开放。

治法：益气活血利水。

方药：补阳还五汤（《医林改错》）加减。黄芪20g，当归10g，赤芍10g，川芎10g，红花10g，桃仁10g，葛根20g，丹参15g，茯苓15g，猪苓10g，泽兰10g。加减：眼压高加羚羊角粉（冲服）。

2.外治法　0.05%～1%丁藤碱滴眼液，1%槟榔碱滴眼液或用槟榔碱药膜，1%葛根素滴眼液。

二、原发性青光眼合并继发性青光眼

（一）原发性青光眼在眼部手术后合并继发性青光眼

原发性青光眼（开角或闭角型），在行白内障摘除或滤过性手术后，由于术中发生了小梁的损害或术后前房迟缓形成而发生了房角的周边前粘连，结果此原发性青光眼由于术后的继发性开角青光眼（小梁与外流管道功能下降）或继发性闭角型青光眼（房角闭塞）而变得复杂化，成了另一类的混合型青光眼。

这时应按继发性青光眼治疗，除有瞳孔阻滞需行手术外，应以恰当的药物治疗。药物不能控制眼压时考虑滤过性手术。

中医诊治可参照本节“辨证论治”酌情选用方药。

（二）原发性青光眼在炎症过程之后合并继发性青光眼

原发性青光眼术后由于虹膜炎（或隐蔽性虹膜炎）的原因或因长期应用缩瞳剂所引起的虹膜炎可导致房角的周边前粘连或伤害了小梁网的排水功能，最终酿成了一种复合机制的混合型青光眼。

治疗上应控制炎症，改善小梁功能，如有后粘连伴有虹膜膨隆和房角关闭时，应行周边虹膜切除术。

中医诊治可参照本节“辨证论治”酌情选用方药。

（三）原发性开角型青光眼静脉阻塞后的新生血管性青光眼

原发性开角型青光眼伴发视网膜中央静脉阻塞时，虹膜出现新生血管，纤维血管膜长入房角组织并收缩造成粘连性房角关闭，引起眼压升高形成混合型青光眼。本病主要按新生血管性青光眼进行治疗。

中医诊治可参照本节“辨证论治”酌情选用方药并加用活血化瘀药。

（四）原发性青光眼合并青光眼睫状体炎综合征

原发开角型青光眼出现了典型的视盘及视野损害基础上又出现葡萄膜炎的表现，如角膜内皮出现羊脂状KP、房水混浊、闪辉等。

按开角型青光眼治疗基础上加强抗炎治疗。

中医诊治可参照本节“辨证论治”酌情选用方药加用清热解毒药。

第四节　先天性青光眼

一、原发性先天性青光眼

婴幼儿型青光眼

婴幼儿型青光眼（infantile glaucoma）是指新生儿或3岁内发病，主要因小梁网或前房角发育异常，导致房水外流受阻的一种青光眼。其发病有遗传因素。

（一）西医诊治

【病因及发病机制】胎儿在发育过程中，前房角发育异常，小梁网及Schlemm管系统不能发挥有效的房水引流功能，致使眼压升高。

【临床表现】因高眼压的作用，常出现以下表现：①畏光、流泪及眼睑痉挛是早期角膜水肿伴有角膜刺激症状所致是早期角膜水肿伴有角膜刺激症状所致，特别在强光下。②角膜水肿混浊，后弹力层破裂（Haab线）。③角膜增大，横径常＞12mm。④眼球扩张增大，前房深。⑤由于眼球的扩张，常有轴性近视。⑥视盘凹陷扩大。⑦如查前房角可见为宽角，虹膜根部附着点靠前，小梁网出现鲨革样粗糙外观。

【诊断及鉴别诊断】根据年龄及眼部典型的症状及体征，一般可做出诊断。但儿童检查常不合作，对疑有青光眼的患儿可给予镇静剂如水合氯醛后检查。

本病可与以下疾病相鉴别。

1.先天性大角膜　眼压正常，非进展性。

2.外伤性角膜水肿　角膜正常大小，眼压及眼底正常。

3.泪道阻塞　压迫泪囊常有脓性分泌物溢出，角膜、眼压等指标正常。

4.先天性遗传性角膜内皮营养不良　双角膜水肿，但角膜直径、眼压正常。

【治疗】由于药物的毒副作用，手术治疗是婴幼儿型青光眼的主要措施。

1.药物　缩瞳剂可能引起眼压升高，其他用药同“开角型青光眼”。

2.手术治疗　可行前房角切开术、小梁切开术或小梁切除术（见第43章）。

（二）中医诊治

本病属于中医学“水眼”的范畴。

【病因病机】本病多由于先天禀赋不足，眼部发育异常，肝肾阴虚，肝阳上亢，或肾虚不能化气行水，眼孔不通，神水瘀积所致。

【治疗】

1.辨证论治

（1）阴虚阳亢

临床表现：角膜及眼珠不断扩大，眼球胀痛，畏光、流泪及眼睑痉挛，兼烦躁面红。舌红少苔，脉弦细。

治法：滋阴潜阳。

方药：阿胶鸡子黄汤（《通俗伤寒论》）加减。阿胶10g，鸡子黄1枚（兑服），熟地黄10g，石决明12g，钩藤10g，白芍10g，车前子10g。加减：眼压较高加羚羊角粉以平肝息风。

（2）肝肾虚弱

临床表现：患儿双眼角膜及眼球增大，视物模糊，瞳孔稍大，光反射迟缓，眼底视盘凹陷扩大加深，兼腰腿软，脉沉细。

治法：补益肝肾。

方药：补肾丸（《济生方》）加减。磁石10g，菟丝子6g，五味子6g，枸杞子6g，车前子6g，茺蔚子6g，覆盆子6g，熟地黄10g，山药10g，肉苁蓉6g，泽泻6g。加减；眼压较高加泽泻、猪苓、白术以利湿消肿。

2.外治法　0.05%～1%丁藤碱滴眼液，1%槟榔碱滴眼液，或用槟榔碱药膜，1%葛根素滴眼液。

青少年型青光眼

青少年型青光眼（juvenile glaucoma）是指3～30岁发病，发病机制与婴幼儿型青光眼一样的一种青光眼。但由于青光眼症状出现较晚，不易被发现。

西医诊治

【病因及发病机制】由于前房角及小梁网的发育异常，不能发挥有效的房水引流功能，致使眼压升高。

【临床表现】

1.发病隐蔽。早期无症状，发展到一定程度时可出现虹视、眼胀、头痛、恶心等症状。

2.眼压升高，眼底视盘出现青光眼性杯状扩大及视野缺损。

3.前房角为宽角，虹膜根部附着点靠前，可有较多的虹膜突或小梁色素沉着。

4.常合并有轴性近视。

【诊断与鉴别诊断】根据发病年龄、眼部典型的症状、体征及眼底、视野、前房角改变，可做出诊断。本病可与以下疾病相鉴别。

1.*原发性开角型青光眼* 发病年龄较大。

2.*继发性开角型青光眼* 伴有原发性病变及病史，如葡萄膜炎、眼外伤等。

3.*先天性视神经缺损* 眼压正常。

【治疗】同“开角型青光眼”。

中医诊治可参照本节“辨证论治”酌情选用方药。

青光眼合并先天异常

青光眼合并先天异常（glaucoma complicated congenital anomalies）是一类同时伴有角膜、虹膜、晶状体、视网膜、脉络膜等先天性异常，或伴有全身其他器官发育异常的先天性青光眼，多以综合征的形式表现出来。其中有些发生于婴幼儿期，有些可发生于任何年龄。

【临床表现】

1.*马方综合征* 又称蜘蛛指综合征（Marfan syndrome）：①肢体修长，指、趾纤细等特殊体形。②眼部主要表现为晶状体小且呈球形，悬韧带脆弱、易于断裂，常有晶状体半脱位或全脱位。房角发育异常。部分病例合并青光眼。

2.*球形晶体短指综合征*（Marchesani syndrome）①与马方综合征相反，表现为肢体、指、趾粗短。②除晶状体小呈球形及伴有脱位外，常由于悬韧带松弛致使晶状体前后凸度增大而形成瞳孔阻滞和晶状体性近视。同时伴有房角的发育异常，故常合并有青光眼。

3.*同型胱氨酸尿症* ①是一种隐性遗传性代谢紊乱，眼部表现主要是晶体脱位、瞳孔阻滞而引起继发性青光眼。②可能存在骨骼系统异常及神经系统的损害。③血浆和尿中同型胱氨酸增高。

4.*颜面血管瘤青光眼综合征*（Sturge-Weber综合征） 临床上主要表现为青光眼、脉络膜血管瘤和颜面血管瘤。

5.*先天性无虹膜* 先天性虹膜发育不良，可从轻度发育不全到完全无虹膜，伴有房角的发育异常，周边虹膜残根与小梁相贴引起眼压升高。

【诊断及鉴别诊断】根据典型的症状和体征，特别是先天异常，可以明确诊断。这一类型的青光眼均伴有全身和（或）眼部特异性异常，据此可与其他类型的青光眼进行鉴别。

【治疗】

1.*药物治疗* 局部及全身降眼压药物的应用，须注意药物的毒副作用。

2.*手术治疗* ①晶状体脱位合并青光眼者需行手术摘除晶状体。②药物不能控制眼压者需行滤过性手术。

中医诊治可参照本节“辨证论治”酌情选用方药。

二、儿童期继发性青光眼

永存原始玻璃体增生症与青光眼

永存原始玻璃体增生症（persistent hyperplasia of primary vitreous，PHPV）是一种原始玻璃体及玻璃体血管未退化并在视神经表面和晶状体之间增殖形成纤维血管膜，部分可继发青光眼。本病常见于足月产婴儿，多单眼发病。

【病因及发病机制】未退化的原始玻璃体及玻璃体血管继续增殖，形成纤维血管膜并产生收缩牵拉导致眼前节发生构形改变而出现包括晶状体、睫状突、晶状体虹膜隔等组织发生变化导致青光眼的发生。

【临床表现】

1.足月产婴儿，90%为单眼发病。

2.瞳孔区白色反光，晶状体后灰白色膜组织，散瞳可见被拉长的睫状突牵向瞳孔区。有时可见晶状体后永存玻璃体动脉。

3.常伴有斜视、小眼球、浅前房、小晶状体。

4.由于膜的牵拉导致晶状体囊膜破裂，晶状体出现混浊、膨胀并继发眼压升高。

5.偶见视盘周视网膜皱褶、视盘纤维增生伴玻璃体纤维条索。

【诊断及鉴别诊断】根据白瞳孔、晶状体后灰白膜组织、小眼球、浅前房和小晶状体等临床特征伴发眼压升高，可做出诊断。

本病可与以下疾病相鉴别。

1.*视网膜母细胞瘤* 无小眼球及白内障，辅助检查CT、MRI可见眼球内占位病变。

2.*早产儿视网膜病变* 发生于早产低体重儿，双眼发病，晶状体透明，玻璃体及视网膜出现增殖性病变。

3.先天性白内障　常为双眼发病，前房正常，眼压无升高。

【治疗】提倡早期手术治疗：包括晶状体摘除术、晶状体后纤维增殖膜切除与前部玻璃体切割术或玻璃体切割术等。继发青光眼时按青光眼治疗。

中医诊治可参照本节“辨证论治”酌情选用方药。

早产儿视网膜病变与青光眼

早产儿视网膜病变（retinopathy of prematurity，ROP）是指未成熟、低出生体重的早产儿，其未血管化的视网膜发生纤维血管增生、收缩。病变轻者不影响视力，重者双眼发生不可逆增生性病变直至失明。增生性病变导致前房变浅、房角变窄时可引起继发性青光眼。

【病因及发病机制】确切病因仍未明确，目前公认的低出生体重、早产、氧疗等为危险因素。未成熟的视网膜血管暴露于高浓度氧，引起毛细血管内皮细胞损伤、血管闭塞，刺激纤维血管组织增生、收缩直至引起牵拉性视网膜脱离。

【临床表现】

1.急性期　又分为5个阶段：即血管改变阶段、视网膜病变阶段、早期增生阶段、中度增生阶段、极度增生阶段。

此期视网膜动静脉均有迂曲扩张。静脉管径有时比正常管径大3～4倍。周边部血管末梢可见如毛刷状的毛细血管、新生血管及微血管瘤等改变。病变进一步发展新生血管增多，周边视网膜局限性隆起成嵴状，伴有视网膜出血甚至玻璃体积血，继续加重者出现局限性或全视网膜脱离。

2.退行期　急性期病变可在病程的不同阶段停止进行，约85%的患儿随年龄增大病变停止。此期特征是嵴上血管继续生长成为正常视网膜毛细血管，嵴逐渐消退，周边视网膜逐渐透明。

3.瘢痕期　分为1～5度。轻者周边视网膜残留不规则的小色素沉着斑，重者出现视网膜皱褶，黄斑、视盘移位，晶状体后纤维血管膜增生、机化，前房变浅，虹膜前后粘连，继发闭角型青光眼、角膜混浊或眼球萎缩。

【诊断及鉴别诊断】根据早产病史、低出生体重儿，双眼部特异性改变，高眼压可做出诊断。本病可与以下疾病相鉴别。

1.家族性渗出性玻璃体视网膜病变　为常染色体显性遗传，有家族史，病变呈慢性过程，无早产、吸氧史。

2.视网膜母细胞瘤　无早产，有家族史，超声波及CT检查见肿块及钙化灶。

3.外层渗出性视网膜病变　无早产史，多单眼发病于男性青少年。

4.永存原始玻璃体增殖症　患儿无早产史，多单眼发病，晶状体后膜呈灰白色无视网膜血管。

【治疗】

1.病变进行期，可根据不同的病变选择光凝、冷凝、巩膜环扎或玻璃体手术。有文献报道玻璃体腔注射抗血管内皮生长因子（VEGF）可降低血管活动生，有利于玻璃体手术。

2.出现继发性青光眼者应立即降眼压治疗，药物不能控制眼压者手术降压治疗。

中医诊治可参照本节“辨证论治”酌情选用方药。

第五节　高眼压症及恶性青光眼

一、高眼压症

高眼压症（ocular hypertension）是指眼压长期高于统计学正常值上限，即21mmHg，但既没有存在房水通路障碍，也没有出现青光眼性视神经损害及视野缺损的一种临床状况。

（一）西医诊治

【病因及发病机制】病因尚未清楚。但统计资料显示女性患者尤其是闭经前期的女性患者、血压升高和季节变化特别是冬季等因素与高眼压相关。

【临床表现】

1.多数患者没有任何临床症状。

2.眼压高值＞21mmHg。

3.前房角开放。

4.视盘杯/盘及视网膜神经纤维层正常。

5.无视野缺损。

【诊断及鉴别诊断】根据长期高眼压，但视神经和视网膜神经纤维层正常，无视野损害可诊断。本病可与以下疾病相鉴别。

1.原发开角型青光眼 有特征性的青光眼视盘及视野改变。

2.皮质类固醇性青光眼 有眼部或全身使用激素的病史，以及特征性的青光眼视盘及视野改变。

3.青光眼睫状体炎综合征 发病急，角膜有羊脂状KP。

【治疗】

1.密切随访，监测眼压及眼底视盘形态和视野的变化。

2.如果眼压高于30mmHg时建议干预。

（二）中医诊治

【病因病机】中医学认为，本病多因七情所伤，肝气郁结，郁而化火，上绕清窍，或劳瞻竭视，真阴暗耗，肝肾阴亏，阴不潜阳，肝阳上亢等，以致气血不和，脉络不利，玄府闭塞，神水淤积，酿生本病。本病中医没有相似的病名，在辨证论治时根据临床表现和阳性体征进行遣方用药。

【辨证论治】

1.气郁化火症

临床表现：常在情绪波动后出现头目胀痛，眼压升高，情志不舒，胸胁满闷，食少神疲，心烦口苦，舌红苔黄，脉弦细数。

治法：疏肝清热。

方药：丹栀逍遥散（《太平惠民和剂局方》）加减。牡丹皮10g，炒栀子10g，当归12g，白芍12g，炒柴胡6g，茯苓10g，炒白术10g，炙甘草3g。若肝郁而阴血亏虚较甚者，加熟地黄，女贞子、桑椹滋阴养血，若肝郁化火生风，去薄荷、生姜，加夏枯草、菊花、钩藤、羚羊角（代）等以增清热、平肝、息风之力。

2.阴虚阳亢症

临床表现：劳倦后眼症加重，头痛目胀，眼压偏高，视物昏曚，心烦面红，舌红少苔，脉弦细。

治法：滋阴潜阳。

方药：平肝熄风汤（《眼科证治经验》）加减。组成：生石决明30g，白芍24g，桑椹30g，菊花12g，炒栀子12g，地骨皮24g，酸枣仁2g，川芎6g，天麻12g，当归10g，蔓荆子12g，竹茹12g。若心烦失眠、加酸枣仁、茯神养心安神；口苦者，加夏枯草清肝泻火；阴虚风动而头眩者，可改用阿胶子鸡黄汤滋阴养血、柔肝息风。

【外治法】眼压高达25～30mmHg时，可选用0.05%～1%丁藤碱滴眼液、1%槟榔碱滴眼液，或用槟榔碱药膜、1%葛根素滴眼液。

【中成药】羚羊角胶囊、绿风安胶囊、复明片适用于各类高眼压。

【针刺疗法】针刺选取太溪、太冲为主穴，配合太阳、承泣，攒竹。每穴先用安尔碘消毒，再采用28号毫针针刺，采用平补平泻手法，每天1次，10天为1个疗程。

【食疗方】酌情辨证选用本章第一、二节“食疗方”。

【经验方】柴苓汤（《丹溪心法附余》）。组成：柴胡、茯苓、柴胡、制半夏、黄芩、人参、甘草、白术、猪苓、茯苓、泽泻、桂枝。

【名医经验】

（1）江苏潘氏自拟方清目平压汤（《国医论坛》）。石决明20g，夏枯草10g，苦丁茶6g，菊花15g，炒栀子10g，决明子15g，黄芩10g，石斛10g，杭白芍10g，川楝子10g，炙甘草3g。治疗高眼压症20例，用法为水煎服，1剂/天，治疗后痊愈14例，有效5例，无效1例，总有效率为95%。

（2）潘嘉珑（《国医论坛》）认为高眼压症有别于青光眼，可选用清目平压汤，治疗高眼压，疗效可靠，无不良反应，复发率较低，值得临床进一步观察。

【中西医治疗新思路】临床上常见的高眼压症，可考虑应用越婢加术汤、五苓散、当归芍药散，临床取得一定的效果。日本植田俊彦有报道青光眼或高眼压症，眼压控制不理想者，并用柴苓汤有降低眼压的作用，而且眼压越高下降越明显。

二、恶性青光眼

恶性青光眼（malignant glaucoma）又称睫状环阻滞性型青光眼。由于房水迷流进入玻璃体并蓄积，造成晶状体虹膜膈前移及睫状体前旋，使全部前房明显变浅，甚或消失和眼压升高。临床上常见于原发性闭角型青光眼滤过手术后。

（一）西医诊治

【病因及发病机制】小眼球、小角膜、短眼轴、浅前房、大晶状体是其解剖上因素。由于年龄的增长，晶状体逐渐变厚，而与虹膜后表面发生相贴造成瞳孔阻滞为其生理方面的因素。在此基础上一些诱因如手术、点缩瞳药、外伤、炎症、情绪激动等情况下出现睫状体水肿、痉挛、瞳孔阻滞、晶状体虹膜膈前移，眼压升高并出现房水迷流。

【临床表现】

1.常发生于闭角型青光眼滤过性手术后数小时、数天以至数个月。

2.出现头痛、同侧眼痛、恶心呕吐、视力下降等表现。

3.前房普遍变浅或消失。

4.眼压升高。

5.滴用缩瞳剂后眼压不降反升，而滴用睫状肌麻痹剂时眼压下降。

【诊断及鉴别诊断】有眼内手术、葡萄膜炎或眼外伤史等，尤其是闭角型青光眼滤过性手术后，出现前房普遍变浅或消失，高眼压。应用缩瞳剂后眼压不降反升，滴用睫状肌麻痹剂后眼压降低可确诊。本病可与以下疾病相鉴别。

1.瞳孔阻滞性青光眼　双眼前房深度一致，缩瞳剂治疗有效。

2.脉络膜脱离　眼压低，眼底可见隆起的脉络膜。

3.脉络上腔出血　眼底可见脉络膜隆起。B超检查有助于诊断。

【治疗】对恶性青光眼应及早采取紧急措施，减低眼球后部的压力，打破睫状环阻滞。

1.药物治疗　①睫状肌麻痹剂散瞳，可选用1%～3%阿托品滴眼液，4次/天；10%新富林溶液4次/天；②高渗剂可用20%甘露醇注射液，1～2g/kg；③碳酸酐酶抑制剂选用乙酰酰胺等；④皮质类固醇抗炎可选用妥布霉素地塞米松滴眼液等。

2.手术治疗

（1）氩激光睫状突光凝术。

（2）玻璃体穿刺放液及前房成形术，如无效则采取晶状体摘除或玻璃体切割术。

（二）中医诊治

本病与中医学“绿风内障”相似，源自《太平圣惠方》。

【病因病机】中医学认为，素有头风痰火，又因七情所伤，肝之阴阳失调，肝阳亢盛，阳亢动风，风阳上扰清窍；或已患绿风内障，复因手术创伤，脉络受损，组织肿胀，气血瘀积，眼孔不通，玄府闭塞，神水瘀积而成本病。

【辨证论治】风火上扰证。

临床表现：青光眼术后或滴缩瞳剂后，骤然发病，头目疼痛加剧，眼胀欲脱，头痛如劈，恶心呕吐，结膜混合充血，角膜雾状混浊，前房极浅，眼珠胀硬，眼压增高，持续不降；口苦口干，便秘尿赤；舌红苔黄，脉弦数。

治法：清肝息火，活血利水。

方药：绿风羚羊饮（《医宗金鉴》）加减。玄参10g，防风10g，茯苓15g，知母10g，黄芩10g，细辛3g，桔梗10g，羚羊角（代）1g，车前子15g，大黄10g，夏枯草15g，甘草6g。大便干结者，加大黄清热解便；恶心呕吐，加法半夏、代赭石和胃降逆；若体质肥胖并常有头晕，即有痰湿，合温胆汤清热祛痰。

【中成药】羚羊角胶囊、绿风安胶囊、复明片，适用于各型青光眼。

【食疗方】酌情辨证选用本章第一、二节“食疗方”。

彭清华认为丹栀逍遥散加减配合前部玻璃体切割联合超声乳化治疗恶性青光眼，在控制眼压和改善视力方面优于单纯前部玻璃体切割联合超声乳化治疗（《湖南中医杂志》）。方药：丹栀逍遥散（《丹栀逍遥散》）。牡丹皮10g，炒栀子10g，当归12g，白芍12g，炒柴胡6g，茯苓10g，炒白术10g，炙甘草3g。

【恶性青光眼中西医治疗新思路】恶性青光眼的治疗，西医现有的各种手术方式已趋近成熟，而中医运用整体观及辨证论治辅助治疗带来的疗效已凸显优势，但单纯中医药的治疗效果不能解决其根本病因。

（张仁俊　陈　惠　谢　青　赵永旺）

第31章

葡萄膜疾病

葡萄膜又称血管膜、色素膜，由前向后分为虹膜、睫状体和脉络膜三个相连续的部分，葡萄膜组织内血流丰富，为眼组织提供必要的营养。葡萄膜病以葡萄膜炎最为常见，其次为肿瘤、先天异常及葡萄膜退行性改变。

第一节 葡萄膜炎

葡萄膜炎多发于青壮年，易合并全身性自身免疫性疾病，常反复发作，引起一些严重的并发症，在致盲性眼病中占有重要地位。

一、前葡萄膜炎

前葡萄膜炎是指累及虹膜和（或）前部睫状体的炎性疾病，根据发病部位分为虹膜炎、虹膜睫状体炎和前部睫状体炎三类。虹膜炎是指炎症局限于虹膜和前房，有前房细胞和房水闪辉，但前玻璃体内无细胞存在。前部睫状体炎是指炎症仅局限于前部睫状体，前玻璃体内有细胞存在。虹膜睫状体炎指炎症累及虹膜和睫状体，前房和玻璃体内细胞和房水闪辉。

（一）西医诊治

【病因及发病机制】前葡萄膜炎病因复杂，可分为内源性（病原微生物抗原、免疫复合物和自身抗原引起的免疫反应）、外源性（外伤、手术等引起的炎症反应和杂菌感染）和继发性（继发于眼部邻近组织或全身其他感染）。

【临床表现】眼红、眼痛、视物模糊、畏光流泪，严重者视力急剧下降，可伴有头痛，球结膜睫状充血，角膜后尘状或羊脂状沉着物，前房闪辉和前房浮游物，严重者前房积脓、虹膜充血水肿，或出现虹膜结节及虹膜粘连，严重者瞳孔闭锁或瞳孔膜闭。

【诊断及鉴别诊断】畏光流泪，视力急剧下降，球结膜混合充血，角膜后尘状或羊脂状沉着物，前房闪辉和前房浮游物。

本病可与下列疾病相鉴别。

1.急性结膜炎　急性发作，多有流行性，以眼睑肿胀、结膜充血、分泌物增多为主，一般无眼部疼痛感，无KP、前房浮游物及房水闪辉等。

2.急性闭角型青光眼　急性发作，眼球胀痛，眼压升高，视力下降，角膜上皮水肿，瞳孔散大，前房变浅，房角闭塞，并伴有头痛、恶心、呕吐。

【治疗】

1.睫状肌麻痹及散瞳剂　阿托品滴眼液、托吡卡胺滴眼液，或选用混合散瞳剂（阿托品注射液、肾上腺素注射液、2%利多卡因注射液等量混合）0.1～0.2ml球结膜下注射。

2.局部应用糖皮质激素　醋酸泼尼松龙滴眼液、醋酸泼尼松龙、氟米龙滴眼液等点眼，睡前予妥布霉素地塞米松眼膏涂眼。严重者给予地塞米松注射液2.5mg球结膜下注射。

3.非甾体抗炎药　普拉洛芬滴眼液、双氯芬酸钠滴眼液每天4～6次点眼。

4.全身应用糖皮质激素　严重者或局部用药疗效差者给予泼尼松片30～40mg，早晨顿服，病情好转后每5～7天减少5mg，直至停药。

5.病因治疗　应积极寻找病因，针对病因治疗。

（二）中医诊治

本病属于中医学“瞳神紧小”的范畴。

【辨证论治】

1.肝经风热证

临床表现：患眼发病急，眼痛明显，眼睑痉挛，畏光，流泪，视力下降，球结膜混合充血，瞳孔缩小，角膜后有沉着物（KP），房水混浊、闪辉。

治法：清肝经风热。

方药：新制柴连汤（《眼科纂要》）加减。柴胡、蔓荆子、荆芥、防风、黄连、黄芩、栀子、龙胆草、赤芍、木通各15g，川芎、丹参、郁金、红花各10g。

2.肝胆湿热证

临床表现：患眼发病急骤，眼痛剧烈，拒按，不能睁眼，热泪频流，视力急降，球结膜混合充血，角膜后有羊脂状KP，虹膜纹理欠清，部分后粘连，瞳孔缩小，光反射消失，房水混浊、闪辉。

治法：清肝降火。

方药：龙胆泻肝汤（《和剂局方》）加减。龙胆草、生地黄、当归、柴胡、木通、泽泻、车前仁、栀子、黄芩各15g，甘草、川楝子、泽兰、大黄各10g。

3.风热夹湿证

临床表现：患眼发病或急或缓，病程缠绵，反复发作，眼前有星点或黑花飘动，球结膜混合充血持久不退，角膜后沉着物羊脂状KP，房水混浊，虹膜纹理模糊，并有部分后粘连，瞳孔缩小，光反射消失。

治法：祛风清热解毒。

方药：抑阳酒连散（《原机启微》）加减。独活、羌活、白芷、防风、防己15g，黄连、黄芩各10g，栀子、知母、生地黄、川芎、甘草各12g。

4.阳虚火旺证

临床表现：患眼前葡萄膜后期，眼部疼痛时轻时重，球结膜仍有混合充血，角膜后还有少许沉着物（KP），房水混浊，并有部分后粘连。

治法：滋阴降火。

方药：知柏地黄汤（《医宗金鉴》）加减。知母、黄柏、生地黄15g，熟地黄、茯苓、怀山药、山萸肉、泽泻、牡丹皮各12g，菊花、青葙子、楮实子各10g。

5.脾肾阳虚证

临床表现：病程迁延，结膜充血不明显，角膜后沉着物呈棕灰色或灰白色，虹膜呈泥土色，瞳孔欠圆，部分后粘连。

治法：温补脾胃，滋阴明目。

方药：附子理中汤（《和剂局方》）加减。党参、白术各15g，炙甘草、制附子、干姜各10g。

二、中间葡萄膜炎

中间葡萄膜炎是指累及睫状体平坦部、睫状体基底部、周边视网膜和脉络膜的一种炎性和增殖性疾病，好发于儿童及青壮年，多累及双眼，发病隐匿，呈慢性炎症过程。

（一）西医诊治

【病因及发病机制】中间葡萄膜炎的病因尚不清楚，多认为细菌、结核、弓形虫、病毒、梅毒的感染，以及过敏反应、免疫反应及一些非感染性疾病如风湿性关节炎等均可导致中间葡萄膜炎的发生。

【临床表现】眼前有黑影飘动，严重者有显著的视力下降或视物变形。

【诊断及鉴别诊断】体征细小尘状或羊脂状KP，前房闪辉，前房浮游物，三面镜检查见睫状体扁平部有白色或黄白色雪堤样渗出物，视网膜小血管闭塞，视网膜点状渗出或出血、黄斑区囊样水肿；晶状体后囊呈灰白色混浊；玻璃体尘样、雪球状或絮样混浊。UBM检查表现为睫状体平坦部雪堤样改变、渗出、水肿。

1.异色性虹膜睫状体炎　特征性表现为角膜后弥漫分布的或角膜中央区分布的星形KP、虹膜脱色素、Koeppe结节、并发性白内障，但不出现雪堤样渗出和黄斑囊样水肿。

2. Behcet病性葡萄膜炎　多引起急性非肉芽肿性前葡萄膜炎、全葡萄膜炎、视网膜炎和非肉芽肿性前葡萄膜炎，其导致的中间葡萄膜炎很少单独出现。本病有复发性口腔溃疡、多形性皮肤病变、生殖器溃疡、关节炎、神经系统受累等表现。

【治疗】①有眼前段炎症者，按前葡萄膜炎治疗（参照“前葡萄膜炎”治疗）。②单眼受累者，予糖皮质激素后Tenon囊下注射，如甲泼尼龙琥珀酸钠40mg每周1次，地塞米松5mg每周2次，曲安奈德注射液20mg每3～4周1次。③双侧受累或重症患者给予醋酸泼尼松片1～1.2mg/（kg·d），晨起顿服，7～10天或病情好转后逐渐减量，治疗持续6个月以上。④反复发作或激素治疗无效者，选用免疫抑制剂治疗，如复方环磷酰胺片每天2mg/kg，分为1～3次口服或秋水仙碱0.25～0.5mg，每天1～2次口服。⑤药物效果不佳者，可行睫状体扁平部冷凝；出现视网膜新生血管，可行视网膜光凝治疗，必要时行玻璃体切割术。

（二）中医诊治

本病属于中医学“视瞻昏渺”或“云雾移睛”的范畴。

【辨证论治】

1.肝胆实热证

临床表现：患眼视力下降，视物模糊，眼前有星形飘动，睫状体平坦部、脉络膜周边部炎性渗出物较多。

治法：清肝泻火。

方药：龙胆泻肝汤（《新编中医眼科学》）加减。龙胆草、栀子、黄芩、柴胡、当归、生地黄、泽泻、木通、车前仁各15g，甘草、知母、牡丹皮各10g。

2.湿热内蕴证

临床表现：患眼视力下降，眼前有明显星形飘动，眼底周边部可见大片渗出，黄斑囊样水肿。

治法：除湿、滋阴、明目。

方药：八正散汤（《太平惠民和剂局方》）加减。车前仁、瞿麦、萹蓄、滑石、山栀子各15g，炙甘草、煨大黄、灯心草各10g，牡丹皮。生地黄、木贼、蝉蜕各12g。

3.痰浊上犯证

临床表现：患眼病程较长，时轻时重，玻璃体混浊，眼底周边部有渗出灶。

治法：清热利湿。

方药：二陈三仁汤（《今日中医眼科》）加减。茯苓、半夏、橘红、杏仁、滑石、白蔻仁、厚朴各15g，淡竹叶、薏苡仁、白通草、白术、枳壳、石菖蒲、郁金各10g。

4.阴虚夹热证

临床表现：患眼病情反复发作，迁延不愈，视力下降，视物模糊。

治法：清热解毒。

方药：清肾抑阳丸汤（《审视瑶函》）加减；寒水石、盐黄柏、生地黄、盐知母、枸杞各15g，酒黄连9g，白茯苓、独活、炒草决明、酒当归、酒白芍、牡丹皮、丹参、昆布、海藻各12g。

三、后葡萄膜炎

后葡萄膜炎是指累及脉络膜、视网膜、视网膜血管和玻璃体的一种炎性疾病，包括脉络膜炎、脉络膜视网膜炎、视网膜炎、视网膜脉络膜炎、视网膜色素上皮炎、神经视网膜炎、视网膜血管炎及血管周围炎和巩膜后葡萄膜炎。

（一）西医治疗

【病因及发病机制】后葡萄膜炎的病因复杂，分为感染性（病毒感染、寄生虫感染、细菌性或螺旋体感染、真菌感染）和非感染性（原发于眼部疾病或伴有全身性疾病）。

【临床表现】视力下降，闪光、眼前黑影、视物变形、色觉异常、眼痛。

【诊断及鉴别诊断】视网膜局灶性或弥漫性水肿、视网膜渗出、出血、局灶性坏死灶视网膜血管迂曲扩张、血管鞘形成，或血管闭塞，玻璃体混浊、积血或增殖性改变。FFA和ICGA检查可明确视网膜血管炎及视网膜色素上皮病变和脉络膜病变。

本病应与眼内中枢神经系统淋巴瘤所致的伪装综合征相鉴别，后者的典型表现为视网膜内或视网膜下黄白色隆起病灶，可伴有视网膜血管鞘、出血等改变，玻璃体混浊，前房炎症轻或无，可有头痛、意识障碍、癫痫、脑神经麻痹等改变，玻璃体液活检、脑脊液检查可明确诊断。

【治疗】①对病因明确的给予相应的抗感染治疗。②糖皮质激素全身应用：每天0.5～1mg/kg的醋酸泼尼松片口服，急重病例可给予同等剂量的甲泼尼龙琥珀酸钠每天1次静脉滴注，病情好转后逐渐减量并改为醋酸泼尼松片口服，在炎症控制后应逐渐减量直至停用，治疗持续6个月以上。③对于顽固性后葡萄膜炎，可给予激素后Tenon囊下注射（见“中间葡萄膜炎”）。④反复发作者可加用复方环磷酰胺片、环孢素、甲氨蝶呤、硫唑嘌呤等免疫抑制剂。

（二）中医诊治

本病属于中医学“云雾移睛”及“视瞻昏渺”的范畴。

【辨证论治】

1.肝郁化火证

临床表现：患眼视力下降，眼底视网膜水肿、出血，视盘充血。

治法：疏肝解郁，清肝泄火。

方药：丹栀逍遥散（《眼科耳鼻喉科等病中医临床治疗》）加减。牡丹皮、栀子、柴胡、枳壳、茯苓、生地黄、泽泻、茺蔚子、车前仁、仙鹤草、旱莲草各15g，三七、浙贝母各9g，三棱、黄连、黄芩各6g。

2.痰湿内阻证

临床表现：患眼视力下降，眼前黑影飘动，

玻璃体混浊，视网膜水肿，或后部视网膜脱离。

治法：清热利湿。

方药：三仁汤（《温病条辨》）加减。杏仁、飞滑石、白豆蔻仁、竹叶、厚朴、生薏苡仁、半夏各15g，通草、黄芩、栀子各10g。

3.肝肾亏损证

临床表现：患眼视物模糊，眼前黑影飘动，玻璃体混浊，视网膜有散在性白絮样机化病灶。

治法：滋阴明目。

方药：明目地黄丸（汤）（《原机启微》）加减。熟地黄、生地黄、山萸肉、怀山药、泽泻、茯苓、牡丹皮各15g，柴胡、当归、五味子各10g。

四、急性视网膜坏死综合征

急性视网膜坏死综合征（acute retinal necrosis syndrome，ARN综合征）是一种主要由疱疹病毒感染引起的以视网膜坏死、视网膜动脉炎、玻璃体混浊、晚期发生视网膜脱离为特征的疾病，单眼受累者约占65%。发生于年轻组的多为单纯疱疹病毒Ⅰ型所引起，发生于年龄较大组的多为水痘-带状疱疹病毒所致（图31-1-1）。

（一）西医诊治

【病因及发病机制】是由疱疹病毒直接侵犯视网膜所致，在发病过程中免疫反应也起一定作用。

【临床表现】发病前可有带状疱疹、水痘、脑炎、皮肤溃疡、头痛、发热、全身肌肉疼痛、关节痛等改变。眼前黑点飘动，眼红、眼痛或眶周疼痛，视力下降甚至失明。

【诊断及鉴别诊断】睫状充血，细小或羊脂状KP，前房闪辉，浮游细胞，白色或黄白色斑块状视网膜坏死灶，后期融合呈大片状，并向后极部发展闭塞性视网膜动脉炎、视网膜出血、玻璃体混浊甚至视网膜裂孔、视网膜脱离。FFA检查视网膜动、静脉节段性扩张、管壁着色和染料渗漏；视网膜染料渗漏，呈斑片状强荧光；出血性遮蔽荧光；动脉期局灶性脉络膜充盈缺损；静脉期活动性病变区无或仅有少的视网膜灌注；急性期视盘荧光素渗漏；黄斑区囊样水肿；恢复期视网膜萎缩灶处呈斑驳状荧光斑。B超检查可见玻璃体混浊或可见视网膜脱离。眼内液、眼组织病毒分离培养阳性，或眼组织学检查发现病毒包涵体。眼内液和血清抗体及免疫球蛋白检测，Witmer系数≥4有助于诊断。

1.巨细胞病毒性视网膜炎　是坏死性视网膜炎，常发生于免疫功能严重损害的人群。典型的眼底病变呈奶油状、黄白色全层视网膜混浊，并有数量不等的视网膜出血。其病变较大，常为多个，沿视网膜血管分布，呈“奶油加番茄酱”样改变。出现视网膜血管血管不等程度的狭窄、阻塞和血管白鞘。晚期视网膜萎缩呈灰色、视网膜血管硬化狭窄、视网膜色素上皮萎缩、视网膜裂孔，可发生渗出性或孔源性视网膜脱离。

2.弓形虫性视网膜脉络膜炎　患者有食生肉和与猫接触史。其表现为局灶性视网膜脉络膜炎

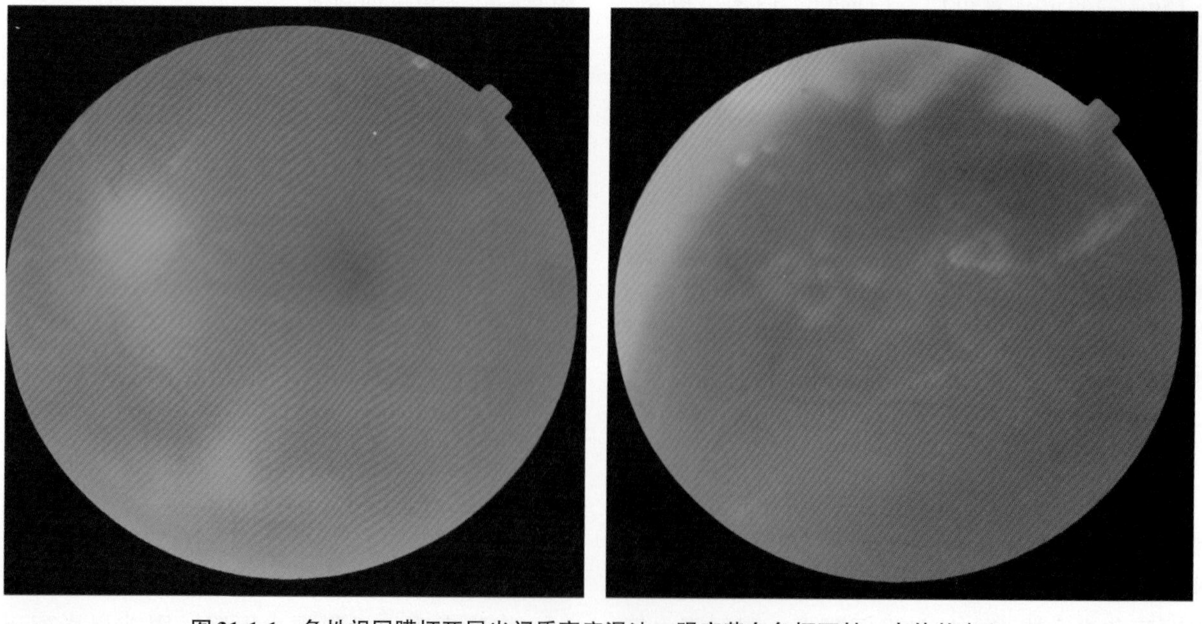

图31-1-1　急性视网膜坏死屈光间质高度混浊，眼底黄白色坏死灶，点片状出血

和瘢痕，或严重的广泛的视网膜坏死灶，严重的玻璃体炎和前葡萄膜炎。进行眼内液和血清抗弓形虫抗体及免疫球蛋白检测，Witmer系数≥4可确定眼弓形虫病的诊断。

【治疗】

1.抗病毒治疗

（1）阿昔洛韦：对单纯疱疹病毒Ⅰ型、水痘-带状疱疹病毒均有抑制作用。用法：阿昔洛韦注射液10～15mg/kg静脉滴注，1小时内输完，每8小时1次，静脉用药持续10～21天，改为阿昔洛韦片剂400～800mg，每天5次口服，连用4～6周。

（2）更昔洛韦：阿昔洛韦治疗无效、高度怀疑或证实由水痘-带状疱疹所致者选用。用法：更昔洛韦注射液5mg/kg静脉滴注，每12小时1次，连用3周，更昔洛韦注射液5mg/（kg·d）静脉滴注，连用4周。

2.糖皮质激素　可抑制病毒的免疫反应，但可促进病毒复制，应在使用有效的抗病毒治疗后应用。用法：泼尼松片0.5～1mg/（kg·d），口服，1周后减量，总疗程为2～8周。有眼前段炎症者给予糖皮质激素滴眼剂联合睫状肌麻痹剂治疗（参考“前葡萄膜炎”）。

3.抗血栓治疗　肠溶阿司匹林片75～100mg，每天1次，口服。

4.激光光凝治疗　活动性视网膜病变之外进行预防性光凝治疗对预防视网膜脱离有一定作用。

5.玻璃体切割术　发生严重的玻璃体混浊或发现了视网膜裂孔可能发生视网膜脱离的患者，已经出现视网膜部分脱离的患者行玻璃体切割术治疗。

（二）中医诊治

急性视网膜坏死属中医学“瞳神干缺”或“视瞻昏渺”的范畴，并发视网膜脱离属于“暴盲”范畴。

【病因病机】中医学认为，本病多因肝胆湿热，热盛化毒，上犯目窍，或郁热伤津，阴虚火旺而发病。

【辨证论治】

1.湿热上壅证

临床表现：视力骤降，神膏混浊，视衣水肿，黄白色渗出，兼见头痛目胀、胁痛口苦，耳鸣，烦躁易怒，大便干结，小便黄赤，舌质红，苔黄腻，脉弦数。

治法：清热利湿，活血通络。

方药：龙胆泻肝汤（《医方集解》）加减。龙胆草、栀子、黄芩、柴胡、泽泻、当归、枳壳、大黄、板蓝根各10g，生地黄、车前子、金银花、通草各15g，甘草6g，白茅根30g。

2.热毒伤目证

临床表现：白睛红赤，眼痛畏光，视力剧降，视网膜渗出出血，兼见口干，大便干结，舌质红，苔黄，脉弦数。

治法：清热解毒，凉血活血。

方药：四妙勇安汤（《验方新编》）加味。金银花、玄参、当归、夏枯草、白茅根各30g，甘草、连翘、枳壳、牡丹皮、大黄、淡竹叶各10g，生地黄、车前子各15g。

3.阴虚火旺证

临床表现：多见于病情晚期，视物昏矇，白睛隐隐红赤，兼见头晕耳鸣，心烦失眠，口渴口干，五心烦热，舌质红，少苔，脉弦细数。

治法：滋阴降火，活血化瘀。

方药：加味知柏地黄丸（张欣《中国中医眼科杂志》，2000年第1期）。知母、黄柏、山茱萸、牡丹皮、山药、泽泻、茯苓、赤芍各10g，丹参12g，生地黄15g，板蓝根30g。

【经验方】

（1）五味消毒饮（《医宗金鉴》）：金银花、蒲公英、紫花地丁、紫背天葵各12g。本方功效为清热解毒，适用于急性视网膜坏死证属热毒炽盛者。

（2）解毒活血汤（张欣等《中国中医眼科杂志》，2000年第1期）：板蓝根、大青叶、野菊花、金银花、生薏苡仁各30g，连翘、赤芍、牡丹皮、大黄各10g，生地黄12g。本方功效为清热解毒、凉血活血，适用于急性视网膜坏死证属热毒伤目者。

【名医经验】

（1）郝小波治疗急性视网膜坏死：早期属热毒炽盛，治拟清热解毒、凉血活血，药用板蓝根、大青叶、金银花、蒲公英、土茯苓、紫草、赤芍、丹参、生地黄、牛膝、白及、甘草。晚期以滋补肝肾、活血化瘀为法。药用菟丝子，枸杞子、楮实子、茺蔚子、车前子、丹参、牛膝、赤芍、紫草、生地黄、土茯苓。

（2）闫泽英治疗急性视网膜坏死：急性期，

治宜祛风散邪、清热解毒。方用普济消毒饮加减（黄芩、黄连、牛蒡子、防风、薄荷、柴胡各10g，紫草、板蓝根、连翘、金银花各15g，升麻8g，甘草6g）；后期治宜益气养阴，予以益气养阴方（自拟方：党参15g，黄精、山药各12g，熟地黄、女贞子、枸杞子、白芍各10g，甘草6g）。

急性视网膜坏死综合征的临床表现复杂，误诊现象严重，其预后较差。提高早期诊断率，尽可能挽救患者的视功能。ARN的治疗主要包括应用抗炎药物、糖皮质激素抗炎治疗及抗血小板治疗，必要时结合激光治疗和玻璃体切除手术预防或治疗视网膜脱离。中医药的使用可以改善患者的全身症状，减轻局部的炎症反应，同时对已发生坏死脱离并有鱼网状裂孔的视网膜在与正常视网膜交界处进行激光拦截术，可防止周边视网膜进一步向后极部脱离。但对玻璃体发生增生性改变的患者，玻璃体切除手术是主要的治疗手段。玻璃体腔注射抗病毒药物可有效控制病毒感染，对怀疑视网膜坏死的患者早期进行眼内液的检测并及早应用抗病毒药物治疗，可有效提高治疗效果，预防视网膜脱离的发生。

五、眼 内 炎

眼内炎是指眼球壁的一层或多层膜及相邻眼内腔的炎症，临床上眼内炎是指视网膜、脉络膜和玻璃体腔的潜在性炎症。

【病因及发病机制】眼内炎的病因包括外因感染性和内因感染性，病原体以细菌为主，真菌少见。外因性眼内炎通常由外界直接进入眼内。内因性眼内炎的致病菌来自眼外感染灶或全身败血症。

【临床表现】眼痛、畏光、流泪、结膜混合充血、视力下降甚至在短期内视力丧失。

【诊断及鉴别诊断】结膜混合充血、角膜水肿、羊脂状或尘状KP，前房浮游细胞、前房闪辉甚至前房积脓、虹膜白色结节或白斑，虹膜后粘连，瞳孔闭锁、瞳孔膜闭，晶状体囊内奶油色斑，玻璃体混浊，脉络膜呈白色或黄白色的感染灶，视网膜水肿、坏死、出血、视网膜血管迂曲充盈。前房及玻璃体标本涂片及培养及房水或玻璃体标本培养可诊断。

与术后无菌性眼内炎或炎症反应相鉴别，后者患者严重的前房反应多发生于术后当天，出现大量尘状KP，前房大量浮游物，一般不出现眼睑肿胀、上睑下垂、结膜水肿、严重的混合性充血、显著视力下降等表现，用糖皮质激素和非甾体抗炎药滴眼剂点眼可使炎症显著减轻和消退。

【治疗】

1. 细菌性眼内炎　首选抗生素治疗，对于高度可疑者，在进行实验室检查的同时即应给予广谱抗生素治疗。对于已确诊者立即给予敏感的抗生素治疗。

（1）玻璃体腔注射：革兰氏阳性菌感染引起的眼内炎应给予万古霉素1mg/0.1ml；革兰氏阴性菌感染引起的眼内炎可选用阿米卡星0.4mg/0.1ml或头孢他啶2.25mg/0.1ml；对于尚未确定病原体者给予万古霉素1mg/0.1ml和头孢他啶2.25mg/0.1ml，但两者应分别注射。

（2）全身应用抗生素：革兰氏阳性菌感染者予万古霉素1g缓慢滴注，每12小时1次；革兰氏阴性菌感染者予头孢他啶1g缓慢滴注，每8～12小时1次。

（3）局部应用抗生素：妥布霉素滴眼液、乳酸左氧氟沙星滴眼液等频点患眼。

（4）严重者联合玻璃体切割术。

2. 真菌性眼内炎　常选用两性霉素B 5～10μg玻璃体腔注射联合玻璃体切割术。

六、晶状体相关葡萄膜炎

晶状体相关葡萄膜炎是指因手术操作、人工晶状体、残留的晶状体物质及感染等因素所导致的炎性疾病，可分为感染性和非感染性两大类，术后感染性葡萄膜炎详见“眼内炎”。本节主要论述非感染性术后葡萄膜炎。

（一）西医诊治

【病因及发病机制】由于机体对晶状体抗原耐受性遭到破坏而引起一系列免疫反应，或由于创伤、人工晶状体的刺激诱导发生葡萄膜炎，或患者原有葡萄膜炎的复发或加重。

【临床表现】眼红、眼痛、视物模糊、畏光流泪等，多为单眼发病。

【诊断及鉴别诊断】

1. 全葡萄膜炎或眼内炎　睫状充血或混合性充血，大量尘状或羊脂状KP，房水混浊，显著的前房闪辉和前房浮游物，严重者可见前房积脓，玻璃体炎性混浊。

2. 慢性前葡萄膜炎　球结膜睫状充血轻微或

无，羊脂状KP，前房闪辉、前房浮游物，人工晶状体前表面可见类似肉芽肿的结节状沉着物，有隆起外观，虹膜新生血管形成，一般无眼底受累，易发生眼压升高，原有葡萄膜炎复发或加重。

其与交感性眼炎相鉴别，后者有内眼手术史或各种眼球穿通伤史，主要表现为全葡萄膜炎、后葡萄膜炎，眼前段受累炎症反应较重，眼底可见脉络膜视网膜萎缩灶，易反复发作，B超检查可见脉络膜增厚、视网膜脱离，OCT显示视网膜神经上皮脱离、脉络膜新生血管等。

【治疗】

1.糖皮质激素滴眼液（参照“前葡萄膜炎”）。

2.泼尼松片30～50mg，早晨顿服，病情好转后每5～7天减少5mg，直至停药。

3.由晶状体物质引起的葡萄膜炎应手术清除残存的晶状体物质。

4.对原有葡萄膜炎加重或复发者可根据原有葡萄膜炎类型采取相应的治疗措施，必要时可加用免疫抑制剂治疗。

（二）中医诊治

葡萄膜炎属中医学“瞳神紧小”“瞳神干缺”“云雾移睛”“视瞻昏渺”的范畴。

【病因病机】多由风热外袭，或肝胆湿热内蕴，内外合邪，上攻于目；或风湿热邪，上扰目窍。又因瞳神内应于肾阴，实热阳邪上攻于目，而致强阳转实阴，蒸灼瞳神。如热病日久耗损精液，可致阴虚火旺，灼伤瞳神；或因痰浊上犯，或湿热蕴蒸，上攻于目，或肝肾阴虚，目失濡养而发病。

【辨证论治】

1.肝经风热证

临床表现：畏光流泪，目珠坠痛，头额痛，视物模糊，抱轮红赤，舌质红，舌苔薄白或微黄，脉浮数或弦数。

治法：祛风清热。

方药：新制柴连汤（《眼科纂要》）加减。龙胆草、黄连、荆芥、蔓荆子、柴胡、通草、黄芩、栀子、防风、枳壳各10g，甘草3g。

2.肝胆火炽证

临床表现：畏光流泪，目珠坠痛，痛连眉棱颞颥，视力锐减，畏光、灼热、多泪，口苦咽干，烦躁不眠，便秘溺赤，口舌生疮；舌红，舌苔黄而糙，脉弦数。

治法：清泻肝胆。

方药：龙胆泻肝汤（《医方集解》）加减。龙胆草、栀子、黄芩、柴胡、生地黄、泽泻、当归、枳壳各10g，车前子（另包）15g，甘草、通草各6g。

3.热郁伤津证

临床表现：畏光流泪，目珠疼痛，视物模糊，口渴欲饮，烦躁不眠，手足心热；舌红少苔或舌绛无苔，脉细数。

治法：清热养阴。

方药：养阴清热汤加减（《中医眼科临床实践》）。生地黄、生石膏、金银花各15g，花粉、知母、芦根、黄芩、防风、荆芥、枳壳、龙胆草各10g，甘草3g。

4.肝肾阴虚证

临床表现：起病较缓，反复发作，疾病后期，缠绵难愈或时轻时重。目珠干涩，黑睛后壁沉着物长久不退或间断发作，神水混浊，黄仁色泽不荣或后粘连，神膏混浊等；兼见头晕耳鸣，失眠多梦，腰膝酸软，舌红少苔，脉细数。

治法：滋补肝肾。

方药：明目地黄丸加减（《医略六书》）。生地黄、熟地黄、白蒺藜、茺蔚子各15g，山茱萸、泽泻、牡丹皮、当归、五味子各10g，柴胡6g，怀山药、丹参各12g。

【物理疗法】清开灵注射液患眼电离子导入。

【外治法】熏洗法：将菊花、金银花、蒲公英、大青叶等中药煎剂制成，加以稀释后注入熏蒸器，利用其产生的蒸汽熏眼，每天熏眼2次，每次10～15分钟。

【中成药】肝胆风热型及肝胆火炽型者可选用龙胆泻肝丸（颗粒、胶囊、片），或开光复明丸、熊胆丸，或黄连羊肝丸。

【名医经验】

（1）陆绵绵治疗本病以清热除湿为主。阳明经热兼夹湿邪，热重于湿型处方：生石膏、薏苡仁、知母、苍术、猪苓、茯苓、葛根、益母草、黄连、生甘草、黄芩；肝胆湿热型处方为龙胆泻肝汤加减；脾胃湿久化热，湿重于热型处方：黄连、豆蔻仁、黄芩、黄柏、厚朴花、陈皮、法半夏、地肤子、防己、焦楂曲、车前子。

（2）庞赞襄治疗葡萄膜炎辨证为4型：肺阴不足、外挟风邪型，治以养阴清热、散风除邪，方用养阴清热汤加减；肝胃实热型治宜清泻肝胃、通腑解毒，方用银花复明汤加减；风盛型治宜健脾清热、散风除邪，方用羌活胜风汤加减。肝经虚寒型，治宜温中补虚、降逆止呕，方用吴茱萸汤加减。

葡萄膜炎是一类治疗棘手的疾病，西医对葡萄膜炎的治疗是采用睫状肌麻痹、激素、免疫抑制和非甾体抗炎药等方法。由于药物的不良反应和患者的个体差异，疗效差异也较大。而中医治疗葡萄膜炎是在整体观指导下的辨证论治，注重患者的整体辨证和不同患者的特殊性，重视个性化治疗。中医药及中西医结合治疗葡萄膜炎可起到缓解症状、控制病情、减轻激素及免疫抑制剂的作用，中医有扶正祛邪、治未病理念使机体阴阳调和，不易感受外邪，减少复发。但是，中药及中西医结合治疗在诊断标准和疗效判断标准方面欠统一，采用多中心的前瞻性研究，建立规范的中医临床疗效评价体系将是未来葡萄膜炎研究的趋势。

七、交感性眼炎

交感性眼炎是指一眼穿通伤或内眼手术，发生慢性或亚急性肉芽肿性全葡萄膜炎后，继之另一只眼也发生同样性质的全葡萄膜炎，这种双眼葡萄膜炎称为交感性眼炎。受伤眼称为诱发眼或激发眼，另一只眼称为交感眼。其间隔时间从2周至2年不等，但多数在2个月以内发病。一般发病隐匿，多发于男性。有学者认为“交感性眼炎”没有特异性的临床体征和特异性的病理改变，可能为特定情况下发作的Vogt-小柳-原田综合征的一种。

【病因及发病机制】其病因和发病机制尚不完全清楚，认为与病毒感染和自身免疫因素有关。

【临床表现】眼球穿通伤病史或内眼手术史。而持续有炎症并有刺激症状，出现眼红、畏光、流泪、眼痛或视力下降可有陈旧性瘢痕、眼组织结构紊乱及组织肿胀，羊脂状KP，虹膜肿胀、虹膜Koeppe结节和（或）Bussaca结节，前房闪辉、前房浮游物、虹膜前、后粘连。

【诊断及鉴别诊断】

1.交感眼：畏光、流泪、短暂近视、远视或调节困难，眼痛、眼眶疼痛，视物模糊、眼前黑影飘动、闪光感、视物变形或明显视力下降。球结膜充血，羊脂状和（或）尘状KP，前房闪辉、前房浮游物，虹膜后粘连，虹膜Koeppe结节和（或）Bussaca结节，虹膜肿胀。初发者眼底表现为弥漫性脉络膜炎、多发性视网膜轻度隆起呈“丘陵”状外观、渗出性视网膜脱离、视神经及视网膜水肿、出血、视网膜血管炎等。复发患者还可见视网膜色素脱失、色素增殖、视网膜下纤维素增殖等改变而呈现晚霞状眼底改变，眼底见达-富结节，视网膜萎缩灶。

2.脱发、毛发变白、皮肤白癜风、耳鸣、听力下降、头痛、颈项强直、恶心、呕吐等。

3. FFA：早期多发性细小点状视网膜色素上皮层荧光渗漏，造影后期荧光渗漏灶扩大形成多湖状强荧光。反复发作者可见视网膜色素上皮损害、色素遮蔽荧光、视盘染色、视网膜血管渗漏、血管壁染色、多发性视网膜点状强荧光灶等改变。毛细血管通透性增加，多灶性视网膜色素上皮染色，多灶性片状暗区，遮蔽荧光、脉络膜弱荧光黑斑。

本病与Vogt-小柳-原田综合征相鉴别，后者无眼球穿通伤及内眼手术史是鉴别这两种疾病的重要依据。VKH综合征往往双眼同时发病，且病变发展同步，往往有明显的眼外表现，不易于发生视网膜血管炎，可与交感性眼炎相鉴别。

【治疗】参照“Vogt-小柳-原田综合征”。

第二节 非感染性葡萄膜炎

一、Vogt-小柳-原田综合征

Vogt-小柳-原田综合征（Vogt-Koyanagi-Harada syndrome，VKH综合征）是一种以双眼弥漫性肉芽肿性全葡萄膜炎为特征并常伴有脑膜刺激征、听力障碍、皮肤和毛发异常的一种自身免疫性疾病。此病多发生于有色人种。

（一）西医诊治

【病因及发病机制】病因和发病机制尚不清楚，视网膜抗原或葡萄膜色素抗原诱发的免疫反应、病毒感染诱发的机体免疫反应、遗传因素、HLA-DR4、HLA-DRw53抗原等均可能与本病发生相关。

【临床表现】发热、乏力、颈项强直、头痛、恶心、眩晕、耳鸣、听力下降、头皮触觉异常、眼痛、畏光、流泪、眼红、视物模糊、脱发、白发、白癜风等改变。

【诊断及鉴别诊断】双眼弥漫性渗出性脉络膜炎、渗出性视网膜脱离、视盘水肿、视网膜皱褶，晚期晚霞状眼底改变、达-富结节或多发性脉络膜视网膜萎缩病灶，伴有色素增殖和萎缩（图31-2-1）。复发患者表现为反复发作的肉芽肿性前葡萄膜炎，羊脂状KP、西米状或胶冻状Koppe结节、虹膜肉芽肿、虹膜前、后粘连，并发性白内障、继发性青光眼、黄斑脉络膜新生血管等。FFA检查：急性期可见视网膜色素上皮层出现多发性点状强荧光，晚期呈现出多湖状荧光积存。ICGA检查表现为放射状脉络膜荧光暗带和亮带。在炎症缓解或静止后，有广泛色素脱失，FFA呈斑驳状，色素脱失处透见荧光，色素斑处荧光被遮盖，OCT示多灶性视网膜神经上皮浆液性脱离，局限性视网膜色素上皮脱落、视盘水肿。

本病可与下列疾病相鉴别。

1.眼内中枢淋巴瘤所致的伪装综合征　多发生于60岁以上，通常双眼不同步发病，眼底表现为多灶性视网膜内或视网膜下黄白色奶油状病变，可伴有出血、血管鞘等改变，有明显的玻璃体混浊，可有头痛、意识障碍、癫痫、脑神经麻痹等改变，玻璃体液活检可确定诊断。

2.交感性眼炎　有眼球穿孔伤或内眼手术史，一般双眼不同时发病，可发生于任何年龄，表现为肉芽肿性葡萄膜炎，但脉络膜毛细血管受累、浆液性视网膜脱离少见，皮肤、毛发、听力及神经系统的异常也少见。

【治疗】

1.初发者给予泼尼松1～1.5mg/kg（或同等剂量的甲泼尼龙琥珀酸钠静点，病情好转后每3天减少10～20mg，每天1次静脉滴注，直至40mg，每天1次静脉滴注后改同等剂量的泼尼松片口服），病情好转后，每3～5天减少10mg直至减至40mg，每天1次顿服，然后一般每7～14天减少5mg直至维持剂量15～20mg/d，治疗维持8～12个月以上。

2.眼前段炎症，给予糖皮质激素滴眼剂及睫状肌麻痹剂点眼（参考“前葡萄膜炎”治疗）。

3.复发或不能应用激素治疗的患者应联合或选择应用免疫抑制剂。常用以下制剂：环磷酰胺片，初始剂量1～2mg/（kg·d）；环孢素胶囊，初始剂量3～5mg/（kg·d），硫唑嘌呤片，初始剂量2mg/（kg·d）；依据病情逐渐减量。

（二）中医诊治

Vogt-小柳-原田病属中医学“瞳神紧小”“瞳神干缺”“视瞻昏渺”的范畴。

【病因病机】中医学认为，本病多由外感风热，或热毒炽盛，或肝胆湿热，火邪上炎目窍，蒸灼瞳神所致；或热邪伤阴，阴津亏虚，阴虚火旺，灼伤瞳神；或久服激素伤及阳气，阳虚温化不及而导致病情反复发作。

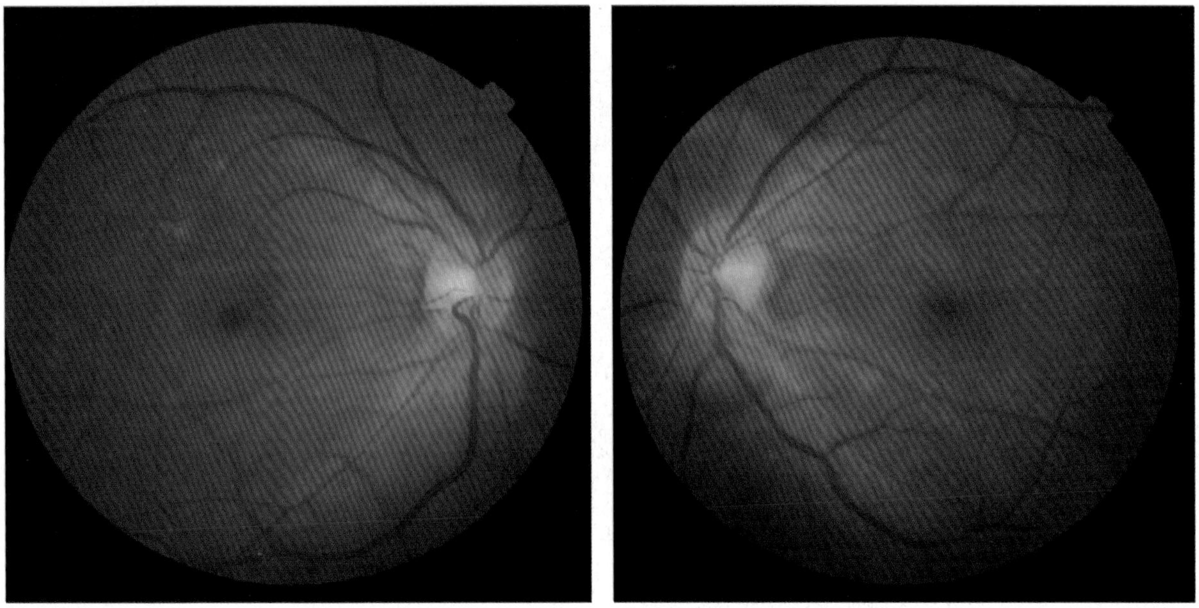

图31-2-1　Vogt-小柳-原田综合征后极部视网膜水肿、皱褶

【辨证论治】

1.肝经郁热证

临床表现：眼红，眼痛，视物模糊，兼见头晕头痛，颈项强痛，口渴咽干，小便短赤，大便秘结，舌质红，苔黄燥，脉滑数。

治法：养阴生津，疏风清热。

方药：养阴清热汤（《中医眼科临床实践》）加减。生地黄、生石膏、金银花各15g，花粉、知母、芦根、黄芩、防风、荆芥、枳壳、龙胆草各10g，甘草3g。

2.肝经湿热证

临床表现：眼症如前，兼见口干口苦，大便干结，小便黄赤，舌质红，苔黄腻，脉滑数。

治法：清肝泻火，利湿解毒。

方药：龙胆泻肝汤（《医方集解》）加减。龙胆草、栀子、黄芩、柴胡、生地黄、泽泻、当归、枳壳各10g，生地黄、车前子（另包）各15g，甘草6g。

3.阴虚火旺证

临床表现：长期应用糖皮质激素，眼部炎症反复发作，兼见咽干口燥，心烦易怒，面部烘热，手足心烦热，或夜寐多梦，心悸，小便短赤，目干涩痛，骨蒸潮热，男子遗精，女子梦交，口苦，大便干结，舌质红绛，脉细数或弦细。

治法：滋阴降火。

方药：知柏地黄汤（《医宗金鉴》）加味。知母、黄柏、山茱萸、牡丹皮、山药、山茱萸、泽泻、茯苓、木贼、蝉蜕各10g，熟地黄12g。

【经验方】

（1）白虎汤加味（《眼科证治经验》）：石膏30g（先煎），知母、生甘草、牡丹皮、赤芍各12g，粳米24g，金银花、连翘、茺蔚子各10g，用于治疗Vogt-小柳-原田综合征证属胃火上燔者。

（2）清瘟败毒饮加减（李传课《中医眼科学》）：生石膏、水牛角各30g，生地黄、栀子、玄参、连翘、赤芍各12g，黄芩、知母、牡丹皮、淡竹叶各9g，黄连、甘草各6g。本方功效为清气凉血、泻火解毒，适用于Vogt-小柳-原田综合征证属气血两燔者。

【名医经验】

（1）庄曾渊治疗Vogt-小柳-原田综合征经验：辨证分为4型，分别为肝经风热型，治宜祛风清热，方用新制柴连汤加减；风湿化热型，治宜祛风清热除湿，方用抑阳酒连散加减；肝火炽盛型治宜清肝泻火，方选龙胆泻肝汤加减；阴虚火旺型治宜养阴清热，方用甘露饮加减。

（2）张铭连治疗Vogt-小柳-原田综合征经验：辨证分为3型，分别为肝胆湿热型，方用龙胆泻肝汤加减；热郁伤津型，方用养阴清热汤加减；阴虚内热型，方用知柏地黄汤加减。随访发现泼尼松减至20mg时复发患者较多，认为可以在泼尼松减至20mg时应用1个月的中药或免疫抑制剂以减少复发。

Vogt-小柳原田病的西医治疗以全身应用糖皮质激素为主。由于糖皮质激素类药物有诸多副作用，所以合理选择激素，合理给药、减量、停药，在取得疗效的同时减轻其不良反应甚为关键。而早期的失治、误治是导致继发性青光眼发作的主要原因；缩短治疗时间及过快的减少激素用量是导致本病复发的高危因素。对于早期诊断不清的患者应及早进行FFA检查以明确诊断；大剂量激素冲击治疗Vogt-小柳-原田病有良好的效果，必须坚持足量、全程、规律地使用，配合中医辨证治疗可以明显提高疗效，减轻激素的不良反应，降低复发率。

二、白塞综合征

白塞综合征是一种以复发性葡萄膜炎、反复发作的口腔溃疡、生殖器溃疡和多形性皮肤损害为临床特征的多系统受累的自身免疫性疾病。本病多双眼发病，好发于20～45岁的青壮年男性。

（一）西医诊治

【病因及发病机制】可能与细菌和病毒感染等诱发的自身免疫反应有关。Th1细胞、Th17细胞及IL-17、IL-23等多种细胞因子参与其发病，遗传因素在其发病中起着一定的作用。

【诊断及鉴别诊断】双眼反复发作的非肉芽肿性前葡萄膜炎或全葡萄膜炎，易发生前房积脓，且积脓出现快，消失也快，偶见前房积血，反复发作者可以没有球结膜睫状充血，常为灰白色尘状KP。炎症易于复发和慢性化。①后部组织受累则严重影响视力，可表现为玻璃体高度混浊，视网膜弥漫水肿、视网膜血管炎、新生血管形成或增殖性视网膜病变、黄斑囊样水肿、出血、渗出或变性，晚期视网膜血管闭塞、视网膜萎缩、视神经萎缩等复发性口腔溃疡（1年内至少复发3次）。②下面4项中出现2项即可诊断：复发性生殖器溃疡或瘢痕；葡萄膜炎；多形性皮肤损害；皮肤过敏反应试验阳性。

本病可与以下疾病相鉴别。

1. 内源性感染性眼内炎　多有全身感染病灶，发病急，进展快，患者有严重的眼红、眼痛、混合性充血、角膜水肿等，有严重的玻璃体反应且玻璃体混浊迅速加重，瞳孔区呈黄白色反光，视网膜黄白色病灶。血、房水、玻璃体细菌培养有助于诊断和鉴别诊断。

2. 视网膜静脉周围炎　多发生于男性青壮年，双眼同时或先后发病，呈周期性，主要表现为视网膜血管炎、反复视网膜玻璃体积血，这些易与白塞综合征相混淆，但它不出现眼外的损害，不伴明显眼前部炎症及全身多器官病变。

【治疗】

1. 局部用药（参照"前葡萄膜炎"）。

2. 全身应用皮质激素：泼尼松片30～40mg口服或换算成同等剂量的甲泼尼龙片口服，同时联合免疫抑制剂治疗。严重者给予甲泼尼龙琥珀酸钠0.8～1.2mg/（kg·d），每天1次静脉滴注，病情控制后快速减量至泼尼松30～40mg，每天1次晨服。

3. 免疫抑制剂

（1）根据患者病情选用1～2种制剂：环磷酰胺初始剂量为1～2mg/（kg·d），维持剂量为1mg/（kg·d）；秋水仙碱初始剂量为0.5mg，分2～3次口服；环孢素：初始剂量为3～5mg/（kg·d），维持剂量为2mg/（kg·d）。

（2）对环孢素、环磷酰胺不敏感的患者选用：硫唑嘌呤初始剂量为2mg/（kg·d），维持剂量为50～100mg/d。甲氨蝶呤初始剂量为3～5mg/（kg·d），维持剂量为2mg/（kg·d）。

（二）中医诊治

白塞综合征属中医学"狐惑病""黄液上冲""云雾移睛""瞳神紧小"或"瞳神干缺"的范畴。

【病因病机】本病多由肝胆湿热或热毒炽盛，上熏目窍，下伤阴部；或湿热久滞，伤阴耗液，形成阴虚兼夹湿热；或久病伤阴，虚火上炎，导致正邪相争而反复发病，缠绵难愈。

【辨证论治】

1. 肝胆湿热证

临床表现：黄液上冲，视网膜渗出水肿，兼见口干口苦，大便干结，小便黄赤，舌质红，苔黄腻，脉弦数。

治法：清泻肝胆湿热。

方药：龙胆泻肝汤（《医方集解》）加减。龙胆草、栀子、黄芩、柴胡、泽泻、当归、枳壳、大黄、板蓝根各10g，生地黄、车前子、金银花、通草各15g，甘草6g，白茅根30g。

2. 毒火内炽证

临床表现：眼症如前，兼见面红目赤，烦躁口渴，口舌生疮，恶寒发热，皮肤疮疖或脓肿，小便短赤，大便秘结，舌质红，苔黄燥，脉洪数。

治法：泻火解毒，凉血通便。

方药：泻火解毒凉血方（《葡萄膜病学》）。生地黄、金银花、蒲公英各20g，石膏25g，牡丹皮、知母各12g，紫草15g，黄连、大黄（后下）各10g。

3. 阴虚火旺证

临床表现：病情反复发作或迁延不愈，眼部炎症时轻时重，瞳神干缺，视力下降，兼见口腔溃疡隐隐作痛，头晕耳鸣，腰膝酸软，口干咽燥，虚烦盗汗，舌质红，少苔，脉细数。

治法：滋阴降火。

方药：知柏地黄汤（《医宗金鉴》）加减。知母、黄柏、山茱萸、泽泻、茯苓、木贼、蝉蜕各10g，生地黄、熟地黄各15g。

【经验方】

（1）滋阴降火汤（杨培增等《葡萄膜炎》）：生地黄、枸杞子、麦冬、山萸肉、泽泻各12g，熟地黄、白芍、女贞子各15g，生龙骨、生牡蛎各30g，适用于白塞综合征证属阴虚火旺者。

（2）三仁汤加味（《陈达夫中医眼科临床经验》）：薏苡仁30g、杏仁、滑石各15g，豆蔻仁、法半夏、竹叶、厚朴各10g，通草6g，蒲公英25g，适用于白塞综合征证属湿热蕴结、湿重于热者。

【名医经验】

（1）庞万敏将本病辨证分为4型。血分瘀毒型：治宜散瘀解毒，方用十味消毒饮（金银花、蒲公英、紫花地丁、连翘、皂刺、大青叶、玄参、白蔹各30g，陈皮10g，大黄15～30g）。余毒伤津型：治宜清热解毒，方用养阴清热汤加白蔹30g，玄参30g，麦冬30g，麦冬15g。余毒伤肾型：治宜滋补肝肾，佐以活血解毒。方用滋阴地黄汤（生地黄、熟地黄各15g，天冬、五味子、地骨皮、党参各10g，当归、黄芩、黄连、柴胡、枳壳各6g，甘草6g）加金银花、白蔹各30g。余毒伤脾型：治宜健脾散瘀，方用陈藏器六神散加金银花30g，炒川黄连5g，土茯苓30～60g。

（2）庄曾渊治疗白塞综合征：急性发作期肝经湿热，选用龙胆泻肝汤加减（龙胆草10g，黄芩10g，栀子10g，泽泻10g，柴胡8g，生甘草10g，车前子10g，当归10g，生地黄20g）；慢性期阴虚血热，选用四妙勇安汤加减（玄参20g，双花20g，当归10g，生甘草10g，徐长卿10g，百合10g，石斛10g，牛膝10g，赤芍10g，牡丹皮10g，地榆10g，黄芩10g，生白术12g，枳壳10g）；缓解期血瘀络热选用温清饮合升降散加减（当归10g，白芍10g，生地黄15g，川芎10g，黄连10g，黄芩10g，黄柏10g，栀子10g，僵蚕8g，蝉蜕10g）。

白塞综合征早期诊断十分重要。一旦确诊，应尽快控制炎症，预防其复发。该病的有效治疗为糖皮质激素、免疫抑制剂、中药。糖皮质激素宜小剂量应用。中药治疗本病可有效改善全身症状，预防疾病复发，减轻免疫抑制剂的毒副作用。患者在疾病后期，病情反复，再加上长期服用激素或者其他免疫抑制剂，往往出现肾阳虚的表现，此时合理地应用温补肾阳药物，可以起到减轻激素等免疫抑制剂不良反应和保护视功能的双重作用。

第三节 脉络膜血管病变

一、特发性息肉状脉络膜血管病变

特发性息肉状脉络膜血管病变（idiopathic polypoidal choroidal vasculopathy，IPCV），又称多灶复发性浆液血清样视网膜色素上皮脱离、后部葡萄膜出血综合征，是一种以眼底后部脉络膜血管局限性膨隆，呈息肉状改变，伴反复性出血，并有浆液性或出血性色素上皮脱离为其特征的眼底疾病。1982年由Yannuzzi首先报道，并于1984年确认命名。本病多以单眼受累，50岁以上的老人多见，与年龄相关性黄斑变性的发病年龄相近。

（一）西医诊治

【病因及发病机制】目前IPCV的病因及发病机制尚不明确。研究表明，高血压、吸烟及既往中心性浆液性脉络膜视网膜病变病史等均是IPCV的易感因素。

【临床表现】

1.症状　患者有眼前黑影，视物模糊，视力下降或伴视物变形等症状。

2.眼底表现

（1）视网膜下可见橘红色病灶，并伴有视盘周围、黄斑附近及中周部眼底有浆液性或血液性色素上皮脱离，也可有神经上皮脱离。

（2）多数患者可在其附近见到典型的脉络膜血管病变，其表现为大小不等、一个或多个橘红色结节样或球状息肉样隆起（图31-3-1）。

（3）后极部斑块状视网膜下出血并伴有脂样沉积或渗出，主要是位于视盘旁边血管弓周围。

（4）部分患者可发生玻璃体积血、混浊。

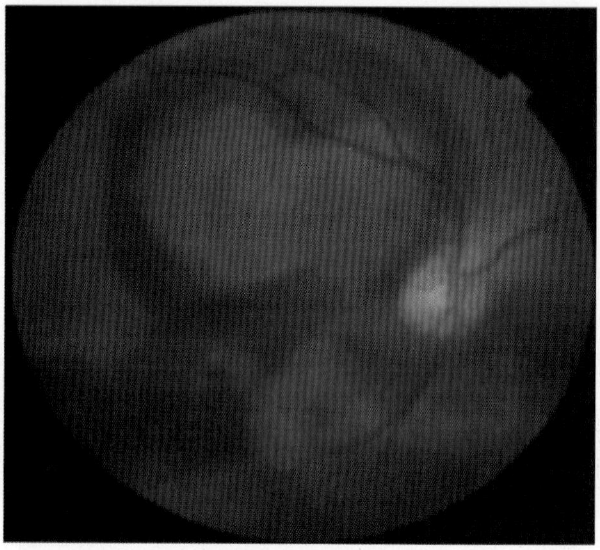

图31-3-1　IPCV

（5）少数反复发作的患者晚期表现为广泛的色素上皮变性和萎缩，但也可见薄层的灰白色纤维血管性瘢痕。

3.眼底血管造影特征

（1）FFA检查：若无明显遮盖荧光时，典型的息肉状扩张血管病变表现类似CNV，造影早期病变血管呈花边状或斑块状强荧光，晚期可有不同程度的荧光渗漏，而多分支的异常血管网往往不能看到，缺少特征性表现。有时候在周边视网膜也可见到PCV的息肉样扩张表现（图31-3-2）。

（2）ICGA检查：典型的表现为ICGA早期相显示内层脉络膜伞样的分支状血管网，随之在其末端呈息肉状或呈动脉瘤样簇状扩张的强荧光。活动性病变随造影时间的延长局部可有荧光渗漏，

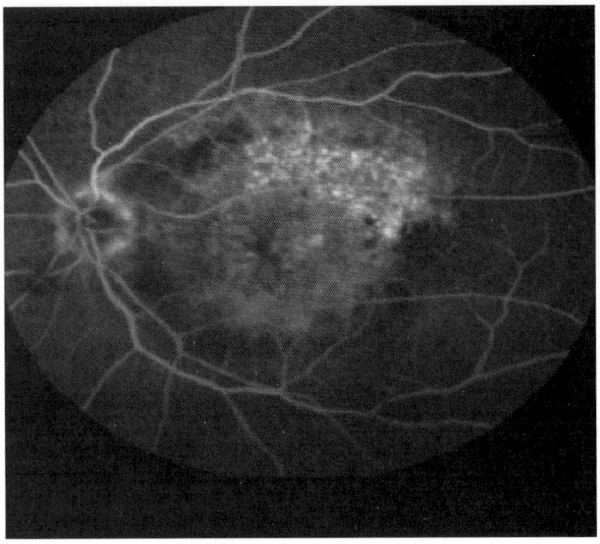
图31-3-2　FFA

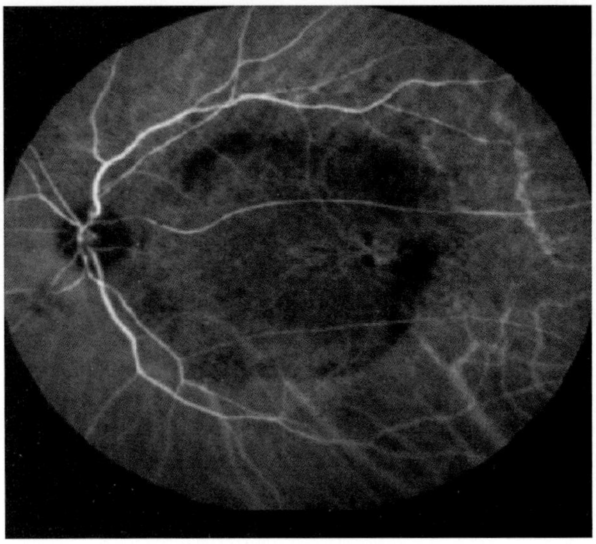
图31-3-3　ICGA

晚期可见冲刷现象，而静止型者造影晚期表现为荧光减弱或出现血管负影。ICGA的这种特征性改变对诊断本病有极其重要意义，医家一致认为ICGA检查是诊断PCV的唯一金标准（图31-3-3）。

（3）OCT光学相干断层成像：视网膜线状扫描特征性表现为“指样”隆起的色素上皮脱离，其内中高反射为息肉样病灶，脉络膜异常分支血管网表现为“双层征”，还可见神经上皮浆液性或出血性脱离。血管成像OCT（Angio OCT）可以清晰显示脉络膜异常分支血管网，表现为黄斑部不规则网状血流信号，周围低信号为水肿渗出区。En face图像上息肉状病灶为高发射区，神经上皮脱离为低反射区，其内点片状高反射信号为渗出（图31-3-4）。

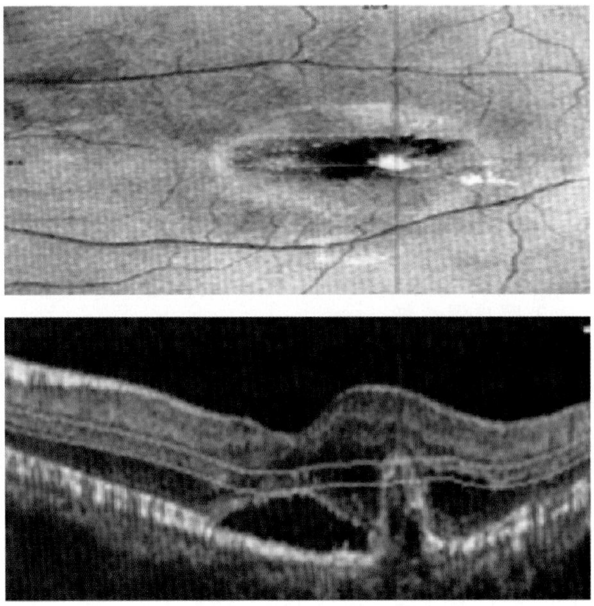
图31-3-4　OCT

【诊断及鉴别诊断】根据病再结合眼底改变，OCT、FFA及ICGA脉络膜血管的特征性改变即可诊断。

1.新生血管性年龄相关性黄斑变性（nAMD）　FFA表现为隐匿性CNV，ICGA显示“热点”现象或晚期“斑状”强荧光。而PCV的ICGA晚期显示特征性“冲刷”现象是其鉴别的重要依据。

2.中心性浆液性渗出性视网膜脉络膜病变（CSC）　FFA表现为中期多灶性强荧光点，ICGA显示脉络膜血管通透性增强，晚期可见脉络膜血管负影。可以与PCV鉴别。

【治疗】研究认为PDT对IPCV有较好的疗效，特别是黄斑中心凹及其附近，PDT治疗是安全的，还有学者推荐抗VEGF联合PDT治疗的方法。

（二）中医诊治

PCV其眼底表现与nAMD很相似，从临床症状来看同属于中医学“眼科血证”“暴盲”和“视瞻昏渺”的范畴。

【病因病机】中医学认为本病多因患者年老体衰，精、气、血亏损，肾、脾和肝的功能失调所致，可出现眼底视网膜出血、水肿、渗出等病变。以本虚标实多见，晚期多虚实夹杂，以虚为本。本虚与肝肾阴虚、阴虚火旺、气血不足有关，标实多以瘀血内阻、痰湿阻络常见。

【辨证论治】

1.血热瘀阻证

临床表现：视力突然下降、眼前黑影、视物变形，眼底可见视网膜下橘红色病灶、渗出和水肿，ICGA血管造影提示为PCV。兼头痛失眠，颜面红赤，口渴咽干，烦躁易怒，便结小便黄，舌红苔黄，脉弦或弦数。

治法：清热凉血，化瘀止血。

方药：凉血散瘀汤（《中医眼科临床实践》）加味。生地黄30g，赤芍30g，夏枯草30g，牡丹皮10g，木贼10g，蝉蜕10g，白茅根30g，生甘草10g，金银花30g，枳壳10g，大黄10g，黄芩10g。加减：心烦失眠者加栀子。

2.肝肾亏虚证

临床表现：视物模糊或眼前固定暗影，眼底可见视网膜下橘红色病灶、渗出和水肿，ICGA血管造影提示为PCV。兼头晕耳鸣，腰膝酸软，失眠多梦，舌红少苔，脉细。

治法：滋补肝肾，活血明目。

方药：驻景丸加减方（《中医眼科六经法要》）。菟丝子10g，楮实子10g，茺蔚子10g，车前子10g，枸杞子10g，木瓜10g，寒水石10g，紫河车10g，生三七3g，五味子10g。

加减：有瘢痕者，可加山楂、昆布、鸡内金等以软坚散结；五心烦热、失眠盗汗者，可加黄柏、知母、地骨皮以降虚火。

3.脾虚湿困证

临床表现：视力下降，眼疵可见视网膜下橘红色病灶水肿，渗出者，ICGA管造影提示为PCV。兼见食少口黏，大便溏薄，肢困身重，舌质淡，苔白腻，脉细弱或濡者。

治法：健脾利湿，活血明目。

方药：六君子汤（《医学正传》）加味。党参12g，炒白术12g，茯苓15g，泽泻10g，制半夏10g，陈皮6g，薏苡仁15g，丹参10g，郁金10g，牡丹皮10g，炙甘草10g。如出血多者，加生蒲黄、藕节、三七粉；水肿者，加猪苓、车前子、益母草等利水渗湿。

4.痰瘀互结证

临床表现：眼前有黑影、视物变形，视力严重减退、病程日久，眼底可见视网膜下橘红色病灶、渗出和灰白色纤维血管性瘢痕，经眼底血管ICGA造影提示为PCV。兼见倦怠乏力，舌体有瘀斑，舌淡苔白腻，脉弦滑。

治法：化痰祛瘀，软坚散结。

方药：化坚二陈汤合升降散（《医宗金鉴》）加减。制半夏10g，陈皮10g，茯苓10g，白僵蚕10g，黄连10g，浙贝母10g，夏枯草15g，当归10g，姜黄10g，玄参10g，牡蛎15g，炙甘草8g，蝉蜕6g，三七粉3g。有玻璃疣及渗出物者，加白芥子、香附行气、化痰散结；有出血者，加血竭止血；有灰白色纤维血管性瘢痕者，加桃仁、红花等软坚散结。

【外治法】外用眼药：七叶洋地黄双苷滴眼液、丹参壳聚糖凝胶、八宝拨云散眼药。

【中成药】和血明目片，止血祛瘀明目片，知柏地黄丸。

【针刺治疗】主穴取睛明、球后、承泣、瞳子髎、攒竹、丝竹空、风池。配穴原则：针对主症配穴，一般将眼周穴位和肢体穴位配合应用，每次眼周穴位2个，肢体穴位2～4个，分组交替运用，每天或隔天1次，每次30分钟，10次为1个疗程。

【食疗方】

（1）白茅根三七老鸭汤

组成：白茅根10g，三七粉6g，墨旱莲15g，老鸭肉100g，姜末、葱白、精盐等作料适量。

功效：宁血止血、活血散瘀。

适应证：各类因阴虚火旺而致眼底出血早期。

方解：白茅根、三七、墨旱莲宁血止血、活血化瘀。上述3味药和老鸭肉配合一起煮汤，具有宁血止血、活血散瘀的功效。

制法：先将老鸭肉、白茅根墨旱莲洗净，把老鸭肉切成薄片，再把白茅根、墨旱莲、三七粉装入纱布袋子内，加入适量水、姜末、葱白放入砂锅内煲汤，最后加入精盐等作料适量。

用法：早晚餐服用，3～5天为1个疗程。

（2）当归丹参母鸡汤

组成：当归10g，丹参15g，桃仁12g，三棱10g，母鸡肉100g，姜末、葱白、精盐等作料适量。

功效：活血化瘀散结。

适应证：各类因气滞血瘀而致眼底出血中期。

方解：当归、丹参、桃仁活血化瘀、三棱破瘀散结。上述4味药和老母鸡肉配合一起煮汤，具有活血化瘀散结的功效。

制法：先将母鸡肉、当归、丹参、桃仁、三棱洗净，把母鸡肉切成薄片，再把当归、丹参、桃仁、三棱装入纱布袋子内，加入适量水、姜末、葱白放入砂锅内煲汤，最后加入精盐等作料适量。

用法：早、晚餐服用，3～5天为1个疗程。

（3）藕节海带鸽子汤

组成：生藕节25g，三七粉6g，昆布10g，党参15g，鸽子肉200g，姜末、葱白、精盐等作料适量。

功效：益气除痰，活血化瘀散结。

适应证：脾虚湿困而致眼底出血的后期，有渗出物或有机化斑者。

方解：党参补中益气，生藕节、三七活血化瘀，昆布破瘀散结。上述4味药和鸽子肉配合一起煮汤，具有益气除痰、活血化瘀散结的功效。

制法：先将党参、生藕节、三七、昆布、鸽子肉洗净，鸽子肉切成薄片，加入适量水、姜末、葱白放入砂锅内煲汤，鸽子熟后，加精盐等作料适量。

用法：早、晚餐服用，3～5天为1个疗程。

【经验方】

（1）止血明目颗粒（张铭连经验方）：墨旱莲、丹参、牡丹皮、郁金、蒲黄、三七等，功效为养血活血、凉血散瘀、补益肝肾，用于血热瘀阻所致的眼底出血性疾病。

（2）二至明目汤（唐由之经验方）：女贞子、墨旱莲、川芎、丹参、白芍、枸杞子、楮实子、五味子等，功效为滋养肝肾、活血明目，用于治疗年老体衰、精血不足、肝肾亏虚的黄斑变性。

【名医经验】①唐由之认为湿性AMD多属本虚标实，患者多由肝肾阴虚、精血不足、虚火上炎、灼伤目络、瘀血不祛、变生痰湿引起。在治疗上以补益肝肾、滋阴清热、凉血止血、化瘀通络为主。②张梅芳针对不同病机灵活使用各种调脾法治疗眼底血证，采用健脾益气、健脾补血、健脾化痰、温补脾阳四法，分别采用四君子汤、归脾汤、温胆汤、理中汤，认为有一部分的眼底血证就是由于脾气亏虚、脾不摄血等脾虚所导致，在治疗时要分析由于脾所引起的病因及病机；在眼底血证的病机发展中，"瘀"邪可转化成"痰"邪，对于出现"痰"邪时候，也要注重健脾化痰；对于病情日久，伤及阳气，损伤脾阳之时，要予以温补脾阳。在眼底血证治疗中，经常使用到活血化瘀的药物，如桃仁、红花、水蛭、莪术等比较峻猛的药物，可能会损伤脾胃，特别是对于原本就脾胃虚弱的患者更加容易；如果在治疗中出现脾胃功能异常，应以调理脾胃为先，以免脾胃损伤影响药物的吸收，影响治疗效果。所以在眼底血证的治疗中，切不可只注重活血化瘀，一定要顾及脾胃。如果眼底见渗出，有形则为痰、眼底见视网膜下新生血管形成，或有视网膜色素上皮脱离，则为痰瘀相合，治当健脾化痰、祛瘀明目同用。③彭清华采用中医辨证分型治疗AMD，分为脾气虚弱、脾虚湿热、肝肾阴虚三个证型，分别采用归脾汤、参苓白术散、杞菊地黄丸，长期黄斑水肿，则酌情加入赤小豆、白茅根、益母草以利水活血，黄斑渗出者，加入石决明、生蒲黄、郁金以化痰健脾，新鲜出血者加入藕节、三七、白茅根以凉血止血。

PCV是1982年由Yannuzzi首先报道，并于1984年确认命名。因此我国对PCV认识与研究起步较晚。PCV在我国是一种较常见的好发于老年人眼底的疾病，属于中医学"眼科血证"的范畴，其眼底表现与nAMD相似，故目前PCV的中医辨证论治参照nAMD及眼科血证的辨证论治原则进行加减。

治疗新思路：唐由之、张铭连、张仁俊等专家认为本病多因年老体衰、肝肾阴精亏损，脾和肝的功能失调而致精、气、血不能上注于目，神光失养致视力下降。要通过现代医学检查手段明确诊断，西医行抗VEGF联合PDT或激光光凝治疗，以治其标；中医根据辨证施治应用中药治疗，以治其本，中西医结合达到标本共治的目的。并且强调一定要做到将现代医学检查手段与中医辨证论治相结合PCV依然是眼科目前疑难病症之一，中西医PCV病证结合研究仍有待进一步深入。

二、脉络膜脱离

脉络膜脱离又称脉络膜渗漏综合征，是指巩膜与脉络膜或睫状体之间潜在的腔隙出现液体或血液集聚。由于睫状体和脉络膜与巩膜之间有一潜在的间隙，即睫状体上腔和脉络膜上腔，两腔相连通，所以脉络膜脱离常合并睫状体脱离。

【病因及发病机制】由于内眼手术如抗青光眼滤过手术、白内障摘除、视网膜脱离放液术及眼外伤等导致低眼压由于脉络膜血管内皮细胞结合疏松，血管外力突然降低致使血浆大量渗出，积聚在脉络膜上腔形成脉络膜与巩膜的脱离。

【临床表现】眼压降低，前房变浅，内眼手术后的脉络膜脱离可有前房延缓形成或低眼压；眼底可见棕褐色环形或球形隆起。出血性脉络膜脱离可影响黄斑区导致视力严重下降。B超表现为玻璃体暗区出现单个或多个圆顶形强回声光带。

【诊断及鉴别诊断】球形视网膜脱离与单个脉络膜脱离，球形网脱位于赤道部前后，脉络膜脱离位于锯齿缘至赤道部，位置较周边，B超表现上脉络膜脱离反射较球形网脱弱，球形网脱凸向玻璃体腔，脉络膜脱离凹向玻璃体腔，球形网脱有后运动而脉络膜脱离无后运动。

本病可与脉络膜炎相鉴别。脉络膜炎伴有低眼压时引起的巩膜皱褶可以与脉络膜脱离相近，眼B超检查表现为后极部脉络膜弥漫性增厚，可与之鉴别。

【治疗】①糖皮质激素治疗：地塞米松注射液10～15mg，每天1次，静脉滴注7天突然停药。②高渗脱水剂：如甘露醇注射液静脉滴注、50%葡萄糖注射液静脉注射。③碳酸酐酶抑制剂：口服醋甲唑胺片25mg，每天2次，以加速脉络膜上腔积液的吸收，增加视网膜脉络膜的黏合力。④针对病因治疗：找出低眼压的原因，对症处理。

第四节　伪装综合征

一、视网膜母细胞瘤

视网膜母细胞瘤（RB）是儿童期最常见的眼内恶性肿瘤，发病率约占儿童恶性肿瘤的4%。本病进展快、病死率高，具有遗传性和自发退行等特点。

【病因及发病机制】视网膜母细胞瘤是在视网膜发育过程中，由原始神经外胚层组织未成熟的视网膜母细胞形成的原发性眼内恶性肿瘤。*RB*基因缺失或失活是RB发生的重要机制。

【临床表现】

1.早期表现为白瞳（俗称猫眼）、斜视、视力下降，其次为畏光、流泪、眼红、眼球震颤等。

2.眼内期眼底检查可见肿瘤呈白色结节状隆起，可为单个或多个，孤立或相互融合，表面可有新生血管或出血、坏死。

3.当肿瘤体积不断增大，可引起眼压增高，导致继发性青光眼，即青光眼期，患者出现结膜充血，角膜水肿变大，瞳孔散大，有些表现前房积血或假性积脓、眼球突出，患儿哭闹不安（图31-4-1）。

4.肿瘤细胞侵犯视神经或直接侵犯眼球壁可蔓延至眶内，即眼外期，表现视神经增粗，眼球扩张，球壁增厚，甚至眶内形成占位病变。

5.肿瘤可通过视神经侵入颅内，或沿淋巴管转移至局部淋巴结，或经血管造成全身转移。

6.视网膜母细胞瘤多数单眼发病，少数为双眼，如双眼RB患者同时伴有垂体区、蝶鞍或鞍旁原发性RB病变，则形成三侧性视网膜母细胞瘤。1%～2%的RB病例可发生肿瘤自发性萎缩，表现为眼球痨或良性RB。

7.影像学检查：B超显示肿瘤为呈半圆形或不规则形实质性、强回声反射团块及强回声钙斑。CDI检查可见肿瘤内有丰富的彩色血流，多普勒频谱显示为高阻力型动脉频谱。CT可见眼内占位

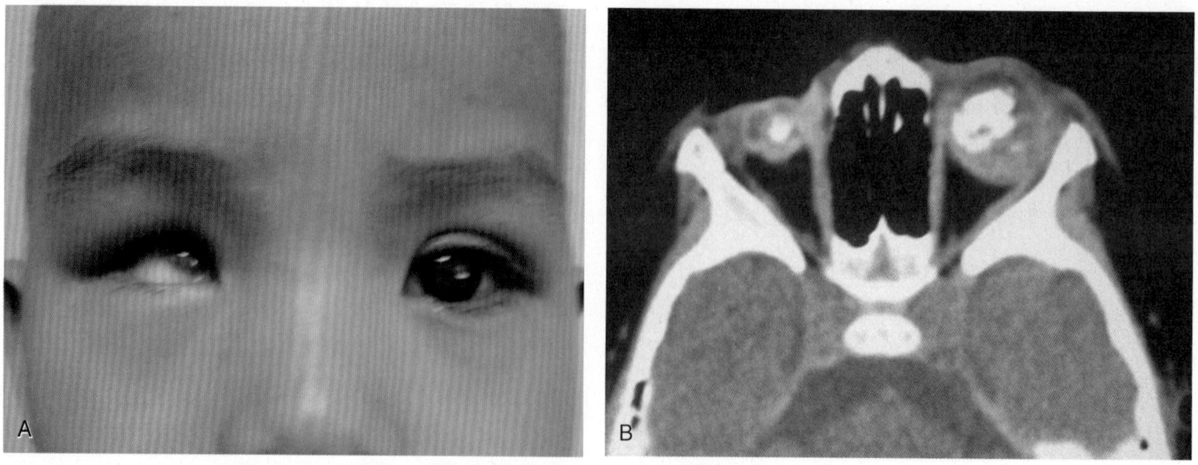

图31-4-1　双眼视网膜母细胞瘤

A.患者，男性，3岁，双眼视网膜母细胞瘤，右眼球自行萎缩，左眼黄瞳孔，前房有出血；B.横轴位CT显示右眼球萎缩，左眼球扩张，双眼球内可见高密度肿物影及钙化斑

病灶，不均质，90%以上有钙化斑（图31-4-1）。MRI球内病变T_1呈中等或高信号，T_2呈中等或低信号，当钙化较大时，T_1、T_2均为低信号。

【诊断】PHPV（永存性原始玻璃体增生症）多见于婴幼儿，90%为单眼发病，典型表现为小眼球、小晶状体和晶状体与视盘之间有管状或三角形的高密度影（Cloquet's管），其病因为胚胎原始玻璃体不能正常退化和胚胎结缔组织过度增生的一种先天性病变，极少发生钙化，CT表现为玻璃体内条片状密度增高影。

【治疗】

1.个体化治疗，包括全身化学药物治疗及各种眼部局灶性治疗。

2.早期和中期局限性肿瘤可行激光光凝、TTT、冷冻、放射敷贴器治疗等。

3.肿瘤体积大于眼内容积50%的大肿瘤，以及伴有眼前段受累、继发新生血管性青光眼、长期存在视网膜脱离、肿瘤在玻璃体腔内广泛种植、可疑肿瘤发生眼外蔓延并已无希望获得有用视功能者，以及采用保守疗法失败的病例可行眼球摘除术并联合化学治疗。

二、脉络膜恶性黑素瘤

脉络膜恶性黑素瘤是成年人中最常见的眼内恶性肿瘤，发病率仅次于视网膜母细胞瘤，居于眼内恶性肿瘤的第二位，成年人眼内恶性肿瘤的第一位，多见于中老年人（图31-4-2）。

【病因及发病机制】脉络膜恶性黑素瘤是由恶性黑素瘤细胞组成的神经外胚叶性肿瘤，其组织发生于脉络膜基质内的黑素细胞，发病原因和种族、先天性黑变病或痣恶变、染色体异常、基因突变、日光照射、病毒感染者等有关。

【临床表现】眼底后极部或周边部脉络膜呈棕色或灰黑色圆顶形、蕈伞形或弥漫性肿物隆起。MRI检查可见其在T_1WI呈高或极高信号（图31-4-3）。

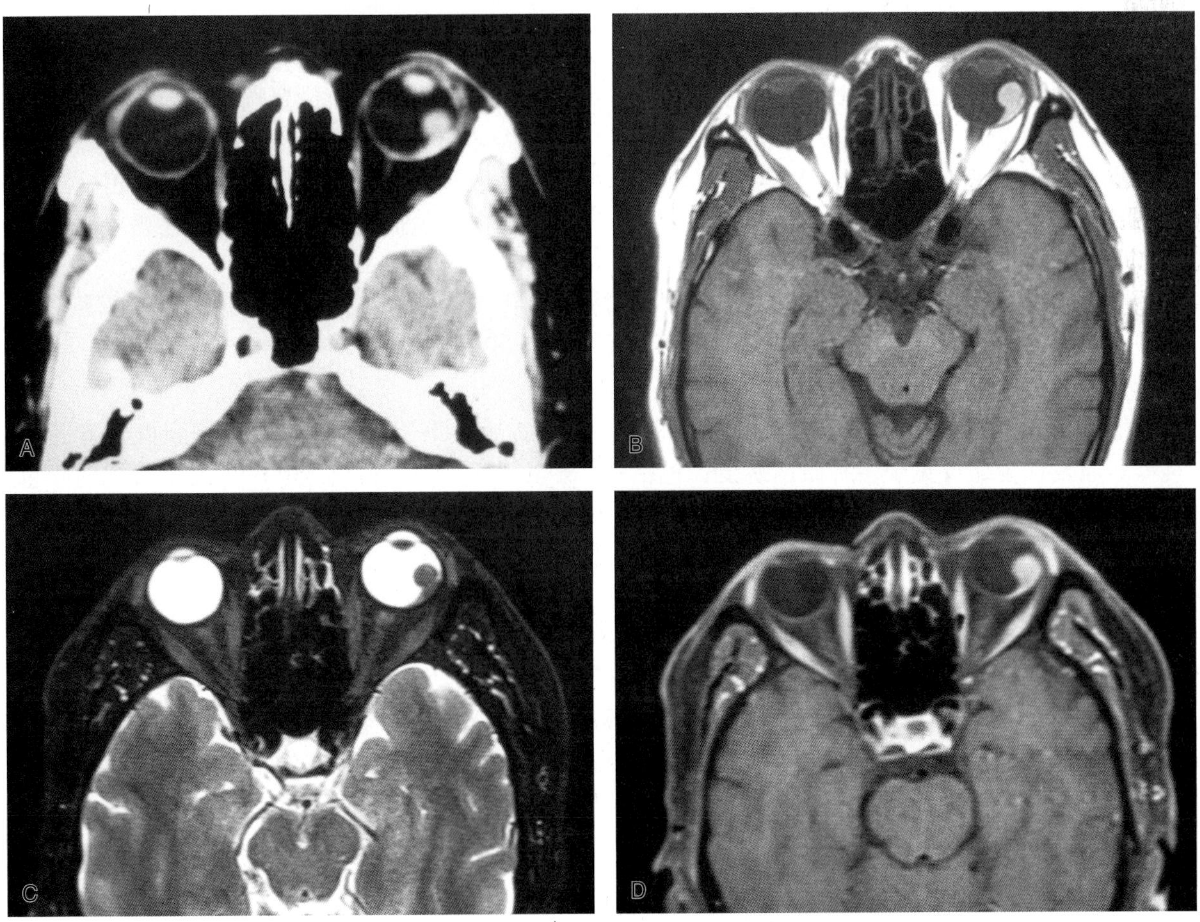

图31-4-2 左眼脉络膜恶性黑素瘤

A.横轴位CT显示左眼高密度脉络膜肿物影；B.横轴位MRI显示左眼脉络膜肿物T_1WI呈高信号；C.脂肪抑制MRI表现T_2WI肿物为低信号；D.增强后T_1WI显示肿物明显强化

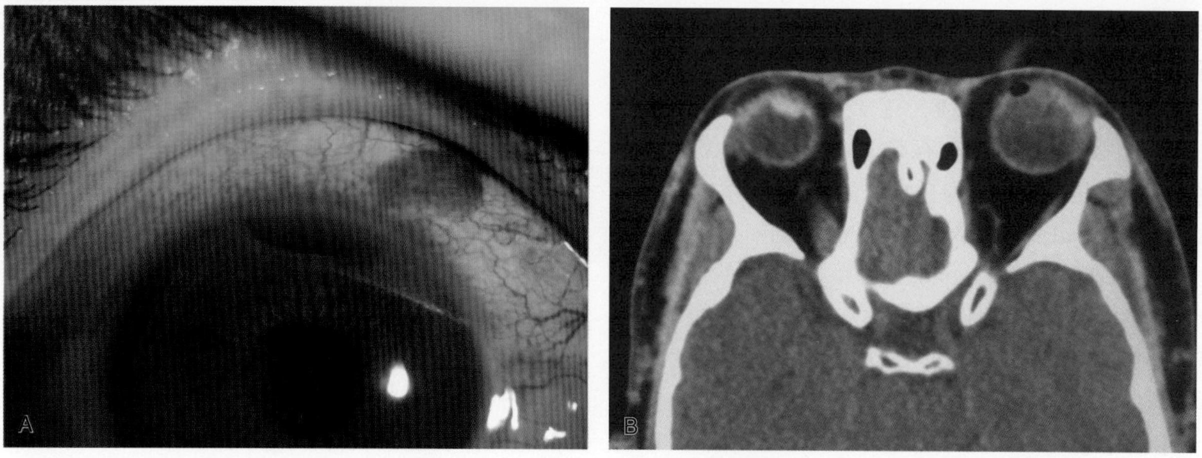

图31-4-3　右眼睫状体黑素细胞瘤

A.右眼上方结膜下局限性棕黑色隆起，对应11：00～1：00方向虹膜根部黑色隆起占位；B.横轴位CT显示右眼睫状体部局限性高密度占位影

【鉴别诊断】

1.脉络膜转移癌　形态多为无色素性扁平型肿物，呈暗红色，常见双眼受累或单眼多灶发病，全身检查可发现原发灶。CT表现为眼环后部局限性增厚；MRI检查表现为T_1为低或中信号，T_2为高信号。

2.脉络膜血管瘤　病变呈橘红色，隆起度不高。FFA显示动脉前期或动脉期有脉络膜大血管强荧光影。血管瘤以T_1WI中高信号和T_2WI高信号为特点，明显均匀强化，脉络膜血管瘤在B超检查时其内反射高，结构规则，CDFI示脉络膜血管瘤显示“血池样”弥漫血流，血流呈低阻型。

3.脉络膜黑素痣　厚度一般＜2mm，直径多在5mm以下，很少伴有视网膜下液体，一般不增大，FFA为遮蔽荧光，ICGA检查肿瘤血管未见显影。脉络膜痣在二维超声检查中仅表现为实性的扁平隆起，CDFI检查在其内探测不到血流信号。少数可以发生恶变。

【治疗】静止的小肿瘤可定期观察，发展的肿瘤可根据肿瘤大小、位置选择放射治疗、局部冷冻或局部切除，近年有报道脉络膜黑素瘤眼内切除术已取得良好效果。如果肿瘤生长迅速或肿瘤较大，视力的损失已不可避免或已丧失者，一般需摘除患眼。

第五节　葡萄膜萎缩和退行性变

葡萄膜萎缩可分为原发性、继发性和老年性3种类型。原发性萎缩可见于多种眼内病变，包括虹膜角膜内皮综合征、虹膜劈裂症、无脉络膜症、回旋状脉络膜视网膜萎缩、原发性脉络膜毛细血管萎缩、中央晕轮状脉络膜萎缩等。继发性萎缩通常是葡萄膜炎症、眼外伤、青光眼、缺血性或神经性疾病引起的葡萄膜萎缩。

一、葡萄膜老年性萎缩

葡萄膜随着年龄的增长而逐渐出现萎缩性改变，包括葡萄膜的血管、基质和色素上皮等。

1.虹膜基质萎缩与变性　表现为虹膜基质变薄，纹理紊乱变平，隐窝、褶及虹膜小环消失、色素弥漫性脱失而变为带灰色、虹膜血管可转变成白色线条。

2.脉络膜老年性萎缩　脉络膜血管管腔收缩甚至闭塞，形成白色线状，进而导致视网膜色素上皮退行变形及增殖，形成玻璃膜疣。偶尔可见玻璃膜有裂缝，出现豹纹状眼底改变，可出现脉络膜大血管暴露的萎缩斑。

二、继发性葡萄膜萎缩

（一）炎性萎缩

葡萄膜炎症发生萎缩最为常见，虹膜呈暗棕色或泥土色，虹膜变薄，纹理不清呈丝瓜络状。虹膜基质层变薄而收缩，色素上皮由瞳孔缘处向外翻，在裂隙灯下虹膜可透见光亮。局限性虹膜萎缩可形成裂孔（图31-5-1）。

（二）外伤性萎缩

外伤性萎缩表现为虹膜局限性脱色素、脉络

膜色素沉着及白色机化斑块、弥散性线状、块状不规则黄白色夹以脱色素斑块。

（三）青光眼性萎缩

1.急性青光眼后虹膜萎缩　表现为节段性虹膜基质性萎缩，有时发生上皮层萎缩，虹膜变薄，瞳孔呈垂直卵圆形，对光反应消失（图31-5-2）。

2.慢性青光眼导致的虹膜萎缩　虹膜普遍萎缩变薄，可发生血管硬化，基质收缩色素上皮外翻，广发的色素上皮紊乱。

（四）神经性萎缩

神经性萎缩见于睫状神经节及神经梅毒病变，早期为脱色素，虹膜基质萎缩，虹膜变薄，纹理消失，色晦暗而无光泽，近瞳孔缘色素上皮褪色，但无虹膜后粘连。

（五）缺血性葡萄膜萎缩

缺血性葡萄膜萎缩表现为虹膜实质性萎缩、虹膜变薄，虹膜表面、瞳孔缘可见散在或局限性白色块状物，虹膜扇形萎缩，脉络膜血管消失，色素上皮细胞可出现增殖或脱失，色素不规则团状分布。

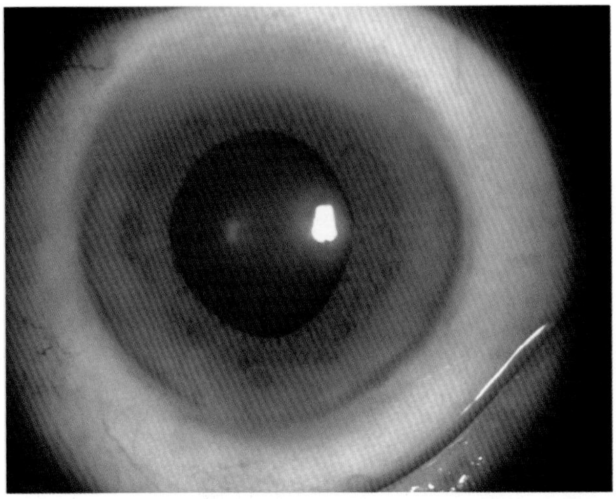

图31-5-1　周边虹膜呈环形萎缩，颜色变浅

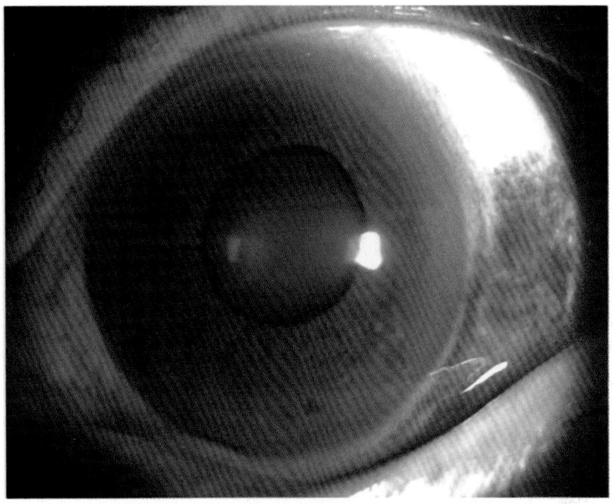

图31-5-2　虹膜局限性萎缩，颜色变暗

第六节　葡萄膜囊肿和肿瘤

一、虹膜及睫状体囊肿

虹膜睫状体囊肿有原发性和继发性两种类型，前者可分为虹膜色素上皮囊肿、虹膜基质性囊肿和睫状体上皮囊肿；后者主要是由于上皮内生引起的植入性上皮细胞性囊肿、眼内炎症引起的虹膜或睫状体上皮假性囊肿和长期滴用缩瞳药引起的虹膜瞳孔缘部囊肿。

【病因及发病机制】病理机制尚不十分清楚，一般认为本病有遗传史，较常发生于成年女性。

【临床表现】虹膜囊肿可位于基质内、虹膜后、瞳孔缘、虹膜周边部，囊肿较小时，无明显症状，多数常规检查时偶然发现，可单眼或双眼，单发或多发，囊内为透明液体。睫状体囊肿好发于睫状体冠部，体积一般较小，单发或多发。少数较大囊肿可引起继发性青光眼、并发性白内障、晶状体不全脱位等。

1.裂隙灯房角镜检查　囊肿呈圆形、椭圆形，表面光滑。

2. UBM检查　可显示虹膜睫状体囊肿发生的位置及数量，病变呈囊状声空性（图31-6-1）。

【诊断及鉴别诊断】根据裂隙灯房角镜及UBM发现的虹膜睫状体囊性病变可证实诊断。

本病可与下列疾病相鉴别。

1.虹膜色素上皮腺瘤　通常呈深黑色或暗棕色，无透光性，呈实性。

2.虹膜黑素瘤　肿物颜色不均匀，瘤体周围有营养性血管，肿瘤呈实性。

3.睫状体黑素瘤　肿瘤呈棕黑色或棕褐色实性病变，UBM显示肿物形态规则，边界清楚的中高内回声。

【治疗】小的囊肿无症状及体征可观察如囊肿引起并发症应给予治疗采用治疗方法有手术、冷冻、Nd ： YAG激光或氩激光光凝等。

二、脉络膜血管瘤

脉络膜血管瘤是常见的脉络膜良性肿瘤，由先天性血管发育不良发展而成，可表现为孤立性，位于后极部的肿瘤或弥漫性侵入大部分脉络膜。

【病因及发病机制】本病为先天性血管发育异常所形成的错构瘤，无家族遗传性倾向。临床分为孤立性脉络膜血管瘤和弥漫性脉络膜血管瘤两类。孤立性脉络膜血管瘤多数在成年后才被发现，弥漫性脉络膜血管瘤比较少见，多伴有同侧面部血管瘤或属于Struge-Weber综合征的一种表现。

【临床表现】早期自觉视力下降及变形。后极部橘红色实性轻度隆起，多位于视盘颞侧，表现为孤立性或弥漫性，表面视网膜血管纡曲扩张，肿瘤周围可伴有视网膜渗出性脱离。

【诊断及鉴别诊断】B超：脉络膜有回声的实体，孤立性脉络膜血管瘤瘤体边界清楚，常伴有不同程度视网膜脱离，弥漫性脉络膜血管范围广泛，显示脉络膜弥漫增厚。彩色多普勒显示肿瘤内血流丰富。FFA荧光至晚期持续不退（图31-6-2）。

本病可与下列疾病相鉴别。

1.*脉络膜恶性黑素瘤*　多表现为位于后极部的蘑菇状、半球形或类圆形的灰色、棕色实性肿物，少数侵犯睫状体区，发展较快。MRI检查表现为T_1WI高信号，T_2WI低信号，可被增强剂均匀强化。

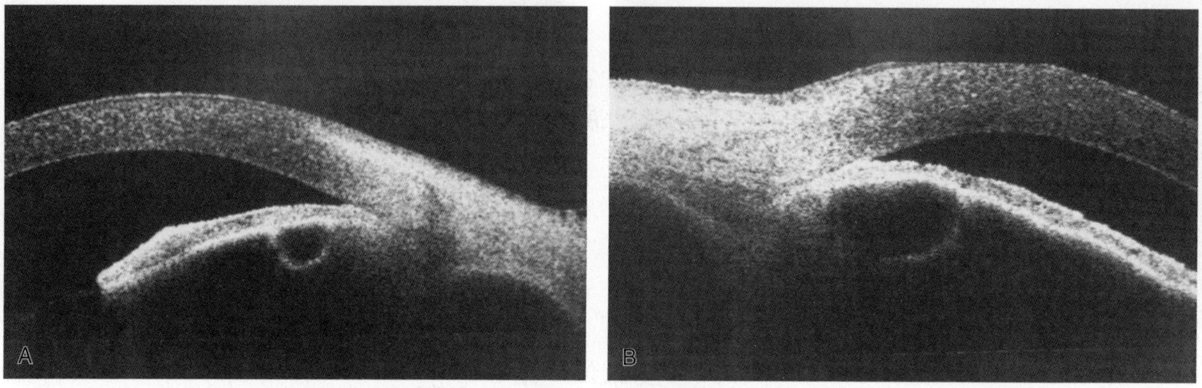

图31-6-1　虹膜囊肿

A.虹膜囊肿位于虹膜后；B.囊肿位于虹膜周边睫状体前部

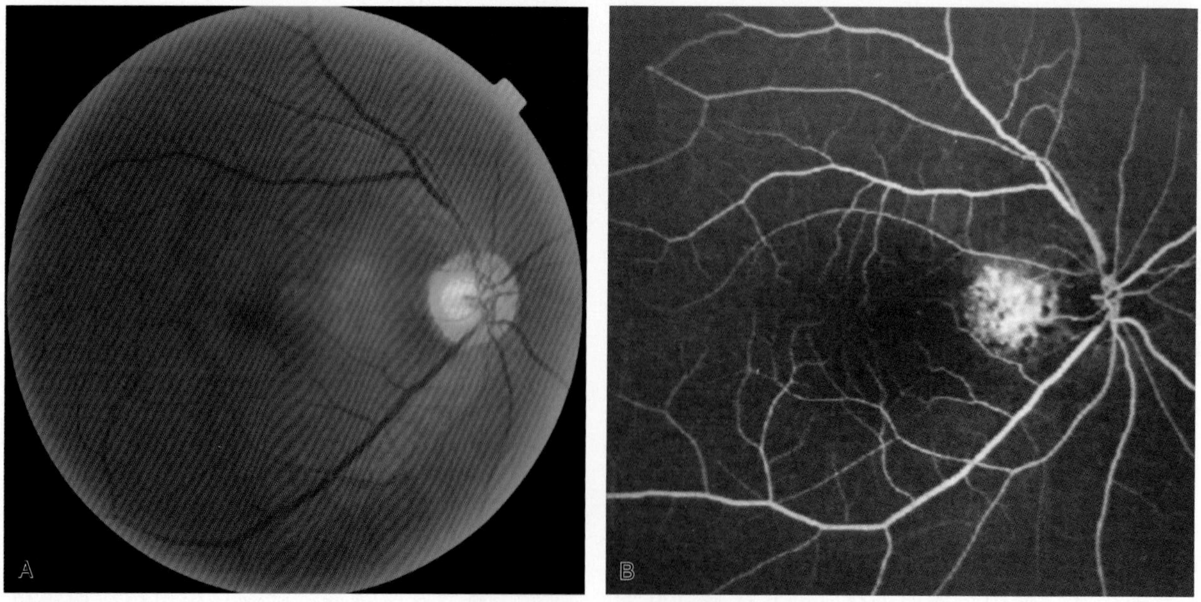

图31-6-2　脉络膜血管瘤

A.彩色眼底像，显示视盘颞侧孤立性橘红色隆起；B. FFA显示脉络膜血管瘤强荧光

2.脉络膜转移癌　通常为无色素扁平肿物，病灶呈灰黄色或奶黄色，可单个或多个，单眼或双眼，女性多见，发病迅速。FFA早期呈无脉络膜背景的暗区，晚期病变呈斑驳状荧光。

【治疗】采用光凝、电凝、冷凝治疗均可使瘤体内的异常血管封闭，使其萎缩，减少渗漏，近年来经瞳孔温热疗法（TTT）、光动力疗法（PDT）逐渐成为治疗脉络膜血管瘤的最有效的方法。

三、脉络膜转移癌

葡萄膜血供丰富而且比较缓慢，大多数眼内转移癌发生于葡萄膜，是转移癌最常发生的部位。转移癌发展较快，病程短，是恶性肿瘤的晚期表现。

【病因及发病机制】本病是全身体内其他任何部位或器官的恶性肿瘤经血行扩散转移到葡萄膜的肿瘤性病变，以肺癌及乳腺癌居多，其次为肾、胃肠道、肝、甲状腺、睾丸及前列腺等部位的肿瘤。

【临床表现】本病好发于中老年人，有原发肿瘤或手术史，双眼患病。眼底呈多发、黄白色结节状隆起，生长快，早期可有头痛或眼痛。B超显示眼内与球壁相连实性占位病变，呈中到高的肿物实性内回声反射，没有脉络膜凹陷征及挖空现象。彩色多普勒显示肿物内有较丰富的血流。CT显示软组织密度肿块影，密度不均匀，病灶可呈半圆形、扁平状或不规则形，扁平的隆起病灶基底广泛，侵犯范围较大。MRI表现为眼环局限性或弥漫性增厚、隆起或呈扁平状肿块，边界较清楚，在T_1WI上病灶呈高于玻璃体的中高信号，在T_2WI上呈低信号。FFA早期转移灶处呈弱荧光，逐渐出现点状或针尖状强荧光，晚期病灶处荧光融合呈中等或强荧光（图31-6-3）。

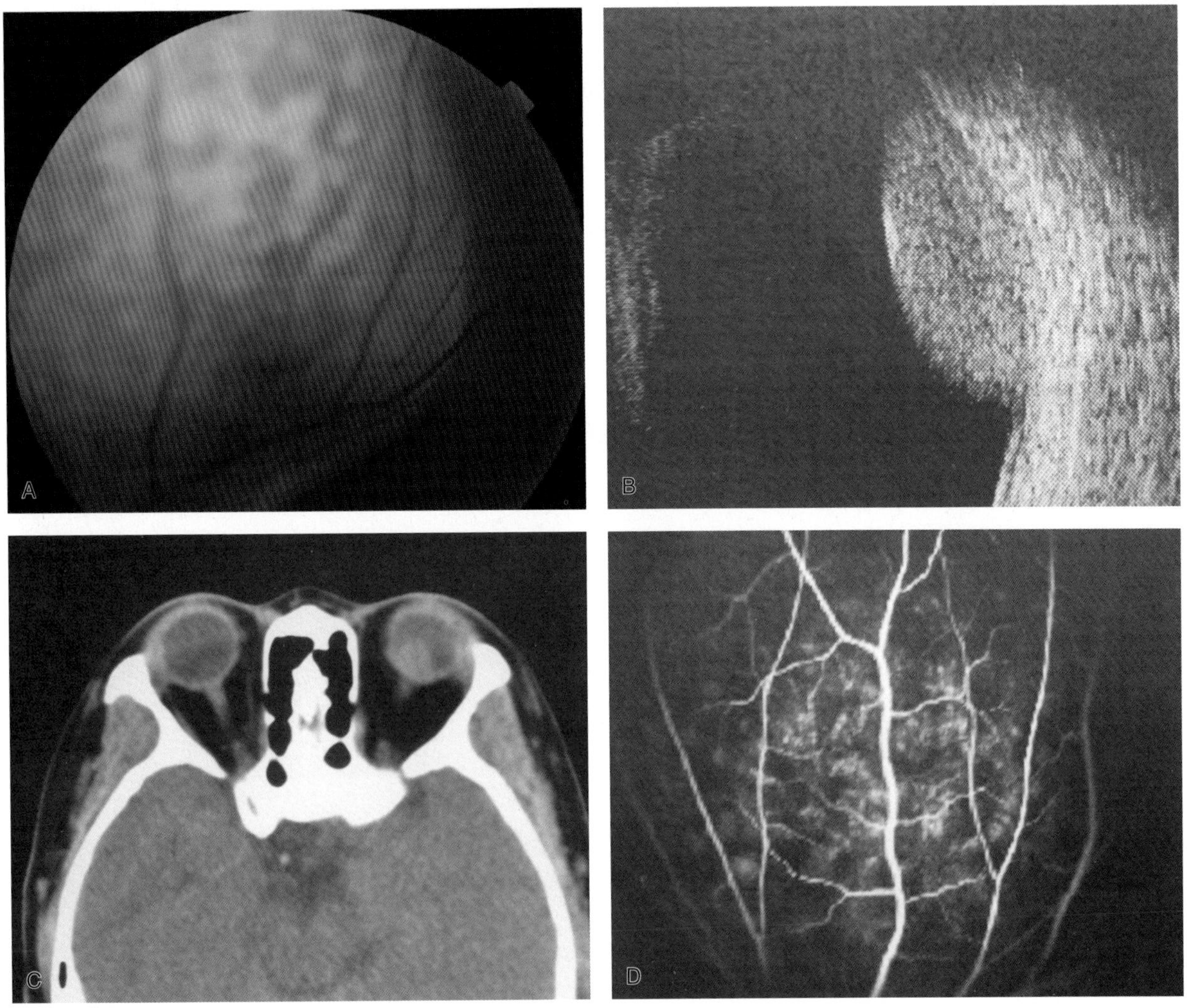

图31-6-3　左眼脉络膜转移癌

A.彩色眼底照相，显示脉络膜橘黄色肿物；B. B超显示脉络膜实性内回声椭圆形肿物；C.横轴位CT显示左眼后极部高密度肿物影；D.眼底血管造影显示病变点片状荧光渗漏

【鉴别诊断】

1.脉络膜黑素瘤　多为灰黑或棕黑色隆起，表面光滑；其超声检查多表现为半球形或蘑菇形，肿瘤边缘部分较光滑，内部回声较强且均匀，后部可有脉络膜凹陷征。

2.脉络膜血管瘤　视盘颞侧橘红色实性隆起病灶，有弥漫型和孤立性两种形态，T_1WI相对于玻璃体呈高信号，强化显著，T_2WI较玻璃体呈等或低信号，FFA为早期窦状强荧光，动静脉期荧光渗漏呈强荧光，晚期瘤体呈强荧光。

【治疗】本病治疗主要是处理原发病灶，需结合全身化疗和（或）眼局部治疗，如放射疗法、化学疗法、激光光凝法、经瞳孔温热疗法、γ刀治疗法。继发性青光眼眼痛难忍者，可考虑摘除眼球。

（高占国　张仁俊　张铭连　常永业）

第32章

视网膜疾病

第一节　视网膜血管病

一、视网膜中央动脉阻塞

视网膜中央动脉阻塞（central retinal artery occlusion，CRAO）主要表现为单眼无痛性视力急剧下降至指数甚至无光感。该病预后差，临床上需抢救治疗，并注意患者的全身情况。

【病因及发病机制】本病的发生与高血压、糖尿病、冠心病、动脉粥样硬化等全身疾病有关，而年轻患者常与伴有偏头痛、血液黏度异常、外伤、口服避孕药、心血管疾病、妊娠等有关。但临床上常为多因素综合致病。

【临床表现】突然发生或多次短暂发作黑矇后单眼无痛性视力下降。患眼瞳孔中等散大，直接对光反射明显迟钝或消失，间接对光反射灵敏。视网膜灰白色水肿，以后极部明显，呈弥漫性乳白色，黄斑相对呈樱桃红色（图32-1-1），是诊断CRAO的重要临床体征。

【诊断及鉴别诊断】荧光素眼底血管造影显示视网膜中央动脉无灌注或迟缓充盈，“前锋”现象可见，视网膜动静脉回流时间延长。OCT：视网膜各层均增厚，光感受器宽度增加，视网膜神经上皮增厚；视网膜各层结构不清楚，黄斑区视网膜厚度和视神经上皮厚度均增加。Angio-OCT主要表现为视网膜毛细血管血流信号明显减少，与动脉阻塞所致毛细血管供血减少直接相关。

本病应与下列疾病相鉴别。

1.眼动脉阻塞　视网膜中央动脉和睫状动脉的血流均受阻，因而影响视功能更为严重，视力可降至无光感。全视网膜水肿更重，黄斑区无樱桃红点。

2.前部缺血性视神经病变　起病突然，中等视力障碍，多为双眼先后（数周或数年）发病。视盘呈缺血性水肿，相应处可有视盘周围的线状出血，视野呈与生理盲点相连的象限缺损或水平缺损。

【治疗】

1.按摩眼球持续压迫眼球10～15秒，然后突然放松，这样不断重复，改善灌注。

2.吸氧持续低流量吸氧。

3.前房穿刺术：发病数小时内就诊的患者，可行前房穿刺放液术，迅速降低眼压，以将栓子冲向远端，但因为具有创伤性，且效果有限，因

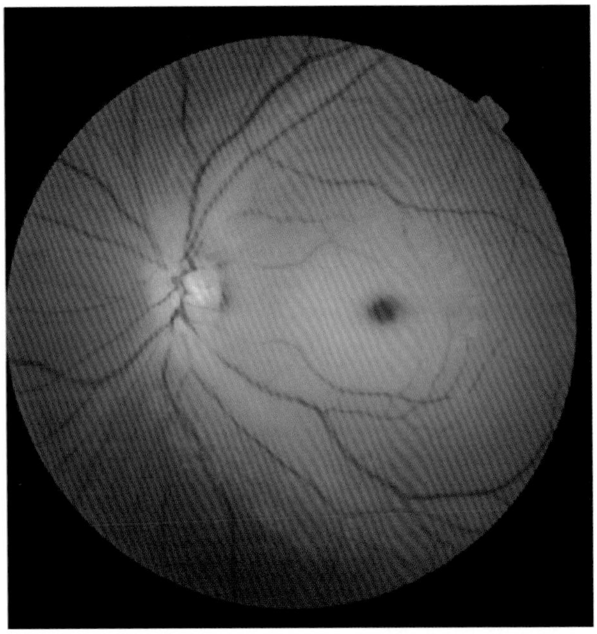

图32-1-1　视网膜动脉普遍变细，视网膜呈灰白色水肿，黄斑区呈樱桃红改变

此目前临床上较少应用。

4.扩张血管球后注射阿托品或山莨菪碱，舌下含服硝酸甘油，静脉滴注血管扩张药。

5.溶栓治疗疗效有争议，且要注意该治疗方法的全身并发症，以防脑血管意外。

6.控制治疗全身系统性疾病，如高血压、动脉硬化等。

二、视网膜分支动脉阻塞

视网膜分支动脉阻塞（branch retinal artery occlusion，BRAO）发生于视网膜的分支动脉。其病因与CRAO相似，如果阻塞发生在动脉分叉点，一般都是栓子阻塞。

【诊断】

1.不累及黄斑者，视力可无下降，或仅有视物模糊或眼前固定黑影，累及黄斑者，可有视力急剧下降。

2.阻塞血管支配区域的视网膜灰白色水肿。FFA可见受累血管迟缓充盈。

【治疗】BRAO的治疗原则与CRAO相同，但由于BRAO一般预后好于CRAO，一般不采取有创的治疗手段（前房穿刺、球后注射）。

三、睫状视网膜动脉阻塞

睫状视网膜动脉阻塞是指睫状视网膜动脉阻塞引起的眼部损害。睫状视网膜动脉来自睫状后短动脉，一般是与视网膜中央动脉分开从视盘的颞侧进入视网膜。其病因与CRAO相似，如合并前段缺血性视神经病变，则需注意是否存在巨细胞动脉炎。

【诊断】

1.典型的临床表现为睫状视网膜血管分布区域对应的旁中心暗点。

2.睫状视网膜血管支配区域的视网膜灰白色水肿（图32-1-2）。

【治疗】同“BRAO”。

四、视网膜毛细血管前小动脉阻塞

视网膜毛细血管前小动脉阻塞（precapillary arteriole occlusion）表现为棉绒斑，临床中常见的棉绒斑为毛细血管前小动脉阻塞，不单独出现，常合并高血压视网膜病变、糖尿病视网膜病变、白血病等。毛细血管前小动脉阻塞可能与血管内皮受损、血栓形成、血管炎症或红细胞阻塞等有关。本病可见于高血压、糖尿病或放射性视网膜病变或红斑狼疮、白血病、妊娠高血压综合征等全身疾病。

（一）西医诊治

【诊断】

1.患者多无症状，常为其他眼底病变的一个表现。

2.眼底可见局部水肿的棉绒斑，走行与神经纤维一致，边界不清。FFA表现为斑片状无灌注区，邻近毛细血管扩张，有的呈瘤样扩张，晚期荧光渗漏。

【治疗】同“CRAO”，注意原发病的治疗。

（二）中医诊治

本病属中医学“暴盲”的范畴。

【病因病机】主要病机是脉络瘀阻，目窍失养，神光泯灭。本病多因忿怒暴悖，气机逆乱，气血上壅，血络瘀阻，窍道不利，或偏食肥甘厚味，痰热内生，血脉阻塞，或年老体虚，肝肾阴亏，肝阳上亢，气血并逆，脉络瘀阻，或心气亏虚，血动乏力，血行涩缓，络脉闭塞而致。

【辨证论治】

1.气滞血瘀证

临床表现：眼外观端好，骤然盲无所见，眼底表现同眼部体征；兼情志抑郁，胸胁胀满，头痛眼胀，或病发于暴怒之后；舌有瘀点，脉弦

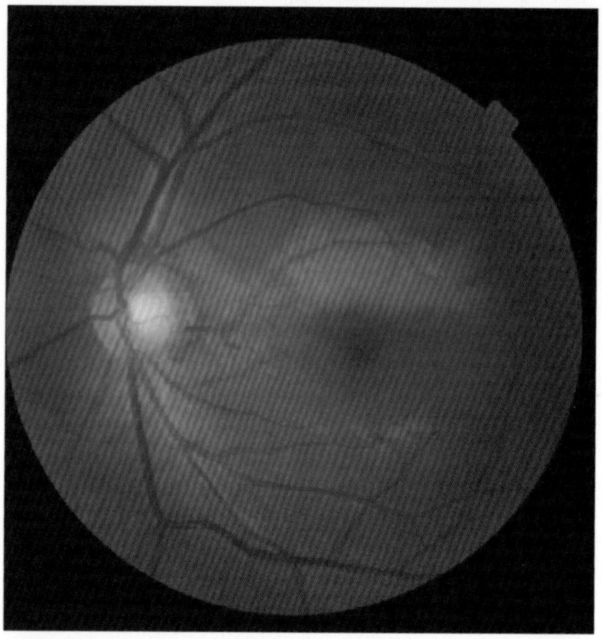

图32-1-2　视盘颞侧睫状视网膜动脉纤细，其分布区域的视网膜呈现一舌形灰白色混浊

或涩。

治法：行气活血，通窍明目。

方药：通窍活血汤（《医林改错》）加减。麝香3g，老葱、大枣、红花、桃仁、赤芍、川芎、泽兰各10g，石菖蒲15g，路路通30g，黄酒10ml。

2.痰热上壅证

临床表现：眼部症状及体征同前，视力骤降；形体多较胖，头眩而重，胸闷烦躁，食少恶心，口苦，痰稠；舌苔黄腻，脉弦滑。

治法：涤痰通络，活血开窍。

方药：涤痰汤（《济生方》）加减。法半夏、胆南星、桔梗、橘红、枳实、竹茹各10g，茯苓、人参、石菖蒲各15g，甘草6g，路路通30g。

3.肝阳上亢证

临床表现：眼部症状及体征同前，目干涩；头痛、眼胀或眩晕时作，急躁易怒，面赤烘热，口苦咽干；脉弦细或数。

治法：滋阴潜阳，活血通络。

方药：镇肝熄风汤（《医学衷中参西录》）加减。生龙骨、生牡蛎、生龟甲各30g，玄参、茵陈、怀牛膝、白芍、生赭石各15g，天冬、生麦芽、川楝子各10g，甘草6g。

4.气虚血瘀证

临床表现：发病日久，视物昏矇，眼底见视盘色淡白，动脉细而色淡红或呈白色线条状，视网膜水肿；或伴短气乏力，面色萎黄，倦怠懒言；舌淡有瘀斑，脉涩或结代。

治法：补气养血，化瘀通脉。

方药：活血通络汤（《中西医结合眼科疾病诊疗手册》）。黄芪、葛根各30g，丹参12g，当归、赤芍、川芎、桃仁、红花、地龙、石菖蒲、路路通、丝瓜络各10g，水蛭3g。

【中成药】

（1）复方丹参滴丸，每次10粒，3次/天，口服，适用于各型络阻暴盲。

（2）川芎嗪注射液，每次80mg，静脉滴注。适用于气血瘀阻证。

【针刺治疗】可选用睛明、球后、承泣、瞳子髎、合谷、攒竹、太阳、风池、内关、太冲、命门、肾俞、肝俞等穴，每次选2～4穴，强刺激，每天1次，10天为1个疗程，可行2～3个疗程。

五、视网膜静脉阻塞

视网膜静脉阻塞（retinal vein occlusion，RVO）是视网膜中央静脉的主干或其分支发生血栓或阻塞的视网膜血管病。临床上根据阻塞部位和视网膜波及范围，将视网膜静脉阻塞分为中央静脉阻塞（CRVO）和分支静脉阻塞（BRVO）。

（一）西医诊治

【病因及发病机制】目前广泛认为视网膜静脉阻塞的发生原因与视网膜动脉阻塞基本相同。

【临床表现】视力骤降，或于数天内快速下降，甚至可降至数指或仅辨手动。

【诊断及鉴别诊断】

1.视网膜中央静脉阻塞　眼底表现为视网膜静脉粗大迂曲，血管呈暗红色，静脉管径不规则，呈腊肠状，大量火焰状出血斑遍布眼底，视网膜水肿、隆起，使静脉呈断续状埋藏在水肿的视网膜内，严重者可见棉絮斑及视盘充血、水肿。出血量较多者可发生视网膜前出血，甚至玻璃体积血。病程久者出现黄白色渗出，黄斑囊样水肿甚至囊样变性（图32-1-3）。FFA因阻塞部位、程度及病程早晚而有所不同，早期可见视网膜静脉荧光素回流缓慢，充盈时间延长，出血区遮蔽荧光，阻塞区毛细血管扩张或有微血管瘤；造影后期可见毛细血管的荧光素渗漏，静脉管壁着染；或可见毛细血管无灌注区、黄斑区水肿，新生血管强荧光等表现。

2.视网膜分支静脉阻塞　较中央静脉阻塞更常见。视力可正常或轻度减退，视力减退程度与出血量、部位及黄斑水肿有关。本病常为单眼颞上支或颞下支静脉阻塞，尤以颞上支为多见。阻塞部位多见于第一～三分支动静脉交叉处，周边小分支阻塞机会较少。眼底表现为阻塞的远端静脉扩张、迂曲、视网膜水肿，常呈三角形分布，三角形尖端指向阻塞部位。该区视网膜有散在大小不等火焰状出血斑；阻塞严重者有时可见棉絮斑，病程久后呈现黄白色脂质沉着，还可见视网膜新生血管或侧支循环建立。黄斑分支静脉阻塞可致整个黄斑区水肿、出血及环形硬性渗出，黄斑囊样水肿。

3.视网膜静脉阻塞的分型　还可根据视网膜血液灌注情况分为缺血型与非缺血型两种。①非缺血型视网膜中央静脉阻塞：通常视力损害为中等程度，有时伴间歇性模糊和短暂视力下降。眼底检查有数量不等的点状及火焰状视网膜出血，可见于所有的4个象限，常见特征性的视盘水肿及扩张和扭曲的视网膜静脉。黄斑出血或水肿可

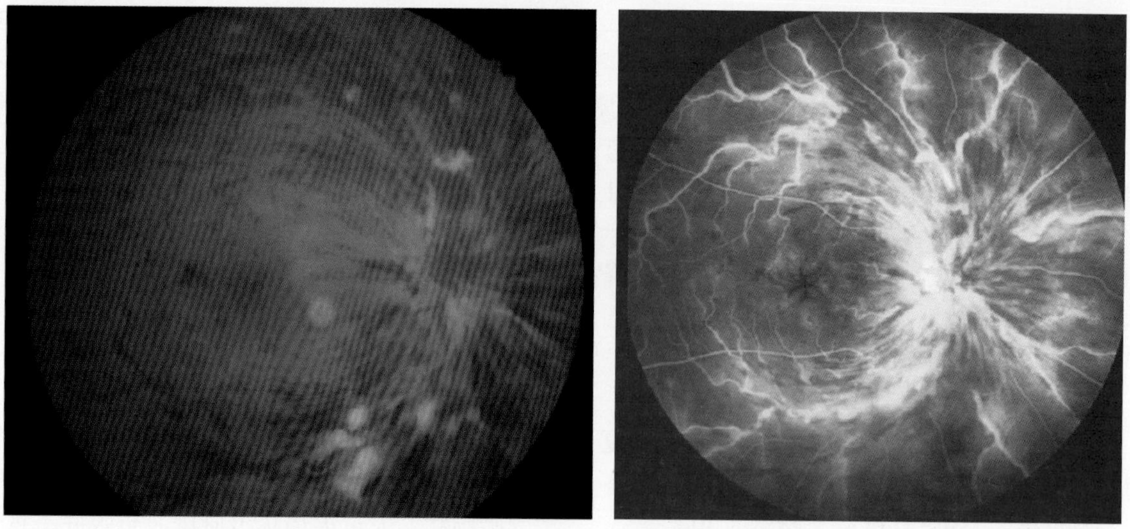

图32-1-3 眼底见大量火焰状出血FFA造影可见黄斑区后期呈囊样荧光潴留

致视力大幅下降。非缺血型视网膜中央静脉阻塞可转化为缺血型。缺血型视网膜中央静脉阻塞：视力急剧下降，视力在0.1至手动。明显的相对性传入性瞳孔缺陷有代表性。如继发新生血管性青光眼，则可出现疼痛症状。②缺血型视网膜中央静脉阻塞：特征性眼底表现为所有4个象限广泛的视网膜出血，以后极部更显著。视盘通常出现水肿，视网膜静脉明显扩张并扭曲，常有棉絮斑且量较多。黄斑水肿比较严重，但可被出血所遮盖而看不清。低灌注视网膜病变：由于颈内动脉阻塞或狭窄导致视网膜中央动脉灌注减少，致视网膜中央静脉压降低，静脉扩张，血流明显变慢，眼底可见少量出血，偶可见小血管瘤和新生血管。

4.视网膜静脉周围炎　多为年轻患者，其出血及血管伴白鞘或血管白线多位于周边部，在患眼玻璃体混浊不能看清眼底时，应检查另眼周边部视网膜，可有血管炎症或出血表现。

【治疗】

1.全身治疗高血压、动脉硬化、高血脂、糖尿病、血液情况和感染病灶等。

2.阿司匹林可抑制血小板聚集，双嘧达莫可抑制血小板的释放反应、减少血小板凝集。

3.对青年患者特别是由炎症引起的可给予抗炎治疗，如抗结核、抗风湿、抗链球菌感染等。对有水肿者可适当加用糖皮质激素。

4.激光治疗缺血型视网膜静脉阻塞可做广泛视网膜光凝术，防止新生血管性玻璃体积血及新生血管性青光眼。

5.发生黄斑水肿、视网膜新生血管或新生血管性青光眼时，可以考虑抗血管内皮生长因子（抗VEGF）玻璃体腔内注射治疗。

（二）中医诊治

本病属中医学“暴盲”或“视瞻昏渺”的范畴。

【病因病机】本病的病机关键是脉络瘀阻，血溢脉外，遮蔽神光。本病多因情志郁结，气滞血瘀，血溢络外，蒙蔽神光；或因年老体弱，阴气渐衰，劳思竭视，房事过度，阴虚阳亢，气血逆乱，血不循经，溢于目内；或因嗜食烟酒，辛辣厚味，痰热内生，上扰清窍而成。

【辨证论治】

1.气滞血瘀证

临床表现：视力骤降，眼底可见视网膜静脉阻塞；或见眼胀头痛、胸胁胀闷，或情志抑郁、食少嗳气，或忿怒暴悖，或乳房胀痛、月经不调等症；舌质紫暗或有瘀斑，脉弦紧或涩。

治法：理气解郁，化瘀止血。

方药：血府逐瘀汤（《医林改错》）加减。柴胡、当归、桃仁、枳壳、川芎各10g，生地黄、赤芍、牛膝、生蒲黄各15g，桔梗8g，甘草、红花各6g。

2.肝阳上亢证

临床表现：多有高血压动脉硬化病史，视力骤降，眼底可见视网膜静脉阻塞；兼见眩晕耳鸣，头目胀痛，急躁易怒，口苦口干；舌红苔薄黄或苔少，脉弦或弦数。

治法：平肝潜阳，化瘀止血。

方药：天麻钩藤饮（《杂病证治新义》）加减。天麻、钩藤、栀子、黄芩、杜仲、桑寄生、茯神各10g，生石决明、牛膝、益母草、夜交藤各15g。

3.阴虚火旺证

临床表现：视力骤降，眼底可见视网膜静脉阻塞；兼见头晕目眩，耳鸣耳聋，五心烦热，口干；舌红，脉细数。

治法：滋阴降火，凉血化瘀。

方药：知柏地黄丸（《景岳全书》）加减。熟地黄、山药、茯苓各15g，山茱萸、泽泻、牡丹皮、知母、黄柏、牛膝、生蒲黄各10g。

【针刺治疗】

（1）体针：眶周围穴位可选睛明、球后、瞳子髎、承泣、攒竹、太阳等；远端穴位可选风池、合谷、内关、太冲、翳风。每次选眶周穴位2个，远端穴位2个，留针15分钟，每天1次，10天为1个疗程。

（2）耳针：取肝、胆、脾、肾、心、耳尖、目1、目2、眼、脑干、神门等穴，针刺与压丸相结合，每天2次。

（3）头针：取视区，1～2天1次，10天为1个疗程。

（4）穴位放血：取耳尖或耳背小静脉，刺放少许血液。

第二节　糖尿病性视网膜病变

糖尿病视网膜病变的发生率与患者年龄及患糖尿病的年限有密切关系。年龄愈大、糖尿病病程愈长，视网膜发病率愈高。

（一）西医诊治

【病因及发病机制】糖尿病视网膜病变是糖尿病导致的视网膜微血管损害所引起的一系列典型病变。

【临床表现】一般均为双眼发病，有糖尿病史。本病主要以视网膜血管异常为主，其眼底表现复杂多样。微血管瘤是糖尿病视网膜病变最早出现的病变，呈细小、圆形红色斑点，疾病早期主要分布在黄斑周围，晚期在后极部视网膜弥漫分布。棉絮斑的出现，提示视网膜毛细血管前小动脉发生阻塞，棉絮状斑呈白色羽毛状，主要分布在后极部视网膜。视网膜新生血管的出现，表示糖尿病视网膜病变进入一个更严重的阶段。视网膜新生血管开始呈芽状，逐渐长大部分或完整的车轮状网状结构，跨越视网膜动静脉分支形成网络，轻微隆起。糖尿病视网膜病变的患者出现玻璃体腔出血时，高度怀疑存在新生血管。如伴随玻璃体后脱离，当其受到牵拉时则出现反复的出血。视网膜的新生血管，常伴随纤维膜共同存在。如纤维膜收缩、牵拉，造成玻璃体积血或牵引性视网膜脱离。如果虹膜出现新生血管和机化膜，阻塞房角，可以造成新生血管性青光眼。视盘水肿是糖尿病性视网膜病变的一种特殊表现形式，其原因可能是视盘前部的缺血。严重的视盘水肿常造成明显而持久的视力下降。糖尿病黄斑水肿在非增殖期糖尿病视网膜病变和增殖期视网膜病变均可出现，通常可见黄斑区红色斑点及各种形态的硬性渗出。

【诊断】眼底照相：可以客观的记录眼底的表现，有助于患者的长期随访对比。FFA：有助于发现细微病变，评价视网膜血管屏障功能。检眼镜难以发现小的微血管瘤和视网膜内微血管异常，其在FFA时分别表现为点状强荧光和视网膜微血管不规则扩张。而出血则表现为遮蔽荧光；视网膜水肿可表现为荧光积存；囊样水肿可表现为花瓣状荧光积存，血管闭塞可以见到弱荧光。OCT：可以显示病变所在视网膜层次，并对视网膜病变如视网膜水肿进行精确的测量，有助于疾病变化的对比，治疗效果的评价。在合并白内障或玻璃体积血等原因屈光介质不清时，可行B型超声检查。

糖尿病视网膜病变的分期可参考（中华医学会眼科分会）2014年眼底病学组的指南（表32-2-1）。

【治疗】

1.控制血糖　有助于减少糖尿病视网膜病变的发展。同时需要控制原发性高血压和高脂血症。

2.光凝治疗　根据视网膜病变的程度及是否合并黄斑水肿决定是否行激光治疗。对非增生期糖尿病视网膜病变临床有意义的糖尿病黄斑水肿进行光凝可以减少5年内视力严重下降的风险，一般先行黄斑局部光凝＋推迟的全视网膜光凝，即全视网膜光凝只在发生重度糖尿病视网膜病变Ⅲ期或增殖性糖尿病视网膜病变时再进行。

表32-2-1　糖尿病视网膜病变临床分期

分期	描述
Ⅰ期（轻度）	仅有毛细血管瘤样膨出改变（对应我国1985年DR分期Ⅰ期＋）
Ⅱ期（中度）	介于轻度到重度之间的视网膜病变，可合并视网膜出血、硬渗和（或）棉絮斑
Ⅲ期（重度）	每象限视网膜内出血≥20个出血点，或至少2个象限已有明确的静脉串珠样改变，或至少1个象限视网膜内微血管异常，无明显特征的增殖性DR（对应我国1985年DR分期Ⅲ期＋＋）
Ⅳ期（增殖早期）	视网膜（NVE）或视盘新生血管（NVD），未达高危增殖期（对应我国1985年DR分期Ⅳ期）
Ⅴ期（增殖高危期）	NVD＞（1/4～1/3）DA或NVE＞1/2DA，合并纤维膜（胶质型PDR），可伴视网膜前出血或玻璃体积血（对应我国1985年DR分期Ⅴ期）
Ⅵ期（增殖晚期）	牵拉视网膜脱离，或严重玻璃体积血眼底不能看到视盘黄斑（对应我国1985年DR分期Ⅵ期）

3.药物治疗　口服导升明可降低毛细血管通透性，减少毛细血管渗漏，并可以抑制血管病变和血栓形成。玻璃体注射抗VEGF可减少血管的渗出，抑制新生血管的增殖，从而改善患者的视力，并为手术或激光治疗创造条件。

4.对于有临床意义的糖尿病性黄斑水肿　球内注射抗VEGF可以提高糖尿病性黄斑水肿患者的视力，但是需要重复注射，必要时联合局部病灶光凝或格栅光凝治疗效果较好。也可以注射糖皮质激素治疗糖尿病性黄斑水肿，但是应注意其可以导致眼压升高和白内障等并发症。

5.手术治疗　增殖期糖尿病视网膜病变可以考虑玻璃体手术。其适应证为：不吸收的玻璃体积血、增生性DR纤维增生膜、视网膜前出血、视网膜被牵拉及牵拉导致的视网膜脱离，牵拉孔源混合性视网膜脱离；玻璃体积血合并白内障，玻璃体积血合并虹膜新生血管等。手术的主要目的清除不透明的玻璃体，解除增殖膜对视网膜的牵拉。

（二）中医诊治

本病属中医的“消渴内障”的范畴。

【病因病机】常因气阴两虚，目失所养，或因虚致瘀而成内障；先天禀赋不足，劳伤过度，目失濡养；病久伤阴，阴虚血燥，损伤目络；饮食不节，脾胃受损或情志伤肝，肝郁犯脾，致脾虚失运，痰湿内生，上蒙清窍。

【辨证论治】

1.肺胃燥热证

临床表现：视力下降或骤然失明；眼底可见微动脉瘤及圆点状或不规则形出血，严重者玻璃体积血，眼底无法窥见；伴有口渴多饮，消谷善饥，腰酸，尿多色黄；舌红，脉数。

治法：清热生津，凉血止血。

方药：白虎汤（《伤寒论》）合玉女煎（《景岳全书》）加减。生地黄、生石膏各15g，知母、麦冬、天花粉、山药、牛膝、黄柏各10g，白茅根20g，三七粉3g。

2.气阴两虚证

临床表现：视物模糊或视力突然下降，眼前黑影飘动，病程较长，视网膜有陈旧性出血和新鲜出血互见，硬性渗出，或有新生血管，机化膜；伴口渴多饮，精神不振，四肢乏力；舌淡红，舌下有紫点，脉细无力。

治法：益气养血，活血通络。

方药：生脉散（《医学启源》）合增液汤（《温病条辨》）加减。人参6g，黄芪15g，玄参、麦冬、生地黄、丹参、当归、赤芍各10g，五味子3g。

3.肝肾阴虚证

临床表现：视物模糊或视力突然下降，眼前黑影飘动，病程较长，视网膜反复出血、渗出，或有新生血管，机化膜；伴口渴多尿，腰膝酸软；舌红少苔，脉细数。

治法：滋养肝肾，化瘀散结。

方药：知柏地黄汤（《医宗金鉴》）加减。知母、黄柏、生地黄、山药、泽泻、山茱萸、牛膝、牡丹皮、茯苓、赤芍、丹参各10g。

第三节　视网膜静脉周围炎

视网膜静脉周围炎也称为Eales病，它不仅累及视网膜静脉，也可累及视网膜小动脉，主要发生于无全身其他疾病的青壮年，最常见的发病年龄为20～30岁，男性占绝大多数，多累及双眼。

（一）西医诊治

【病因及发病机制】目前尚不清楚，已经发现此病可伴有一些全身性疾病，如结核、血栓闭塞性脉管炎、多发性硬化，急性或亚急性脊髓病、脑卒中、局灶感染、血液系统异常等。

【临床表现】初次发病可无任何眼部症状，但不少患者诉有眼前黑影、视物模糊或视力下降。反复发作者，通常有显著的视力下降，严重者视力可降至光感。

【诊断及鉴别诊断】眼底改变主要有周边部视网膜血管周围炎、周边视网膜毛细血管无灌注、视网膜或视盘新生血管和复发性玻璃体积血。荧光素眼底血管造影：可以确定炎症病变和新生血管膜的位置，对指导激光治疗和随访观察均有重要价值。由于患者经常出现的玻璃体积血影响眼底的可见性，所以对患者进行超声波检查有助于发现牵引性或孔源性视网膜脱离。类肉瘤病在我国少见，其典型地表现为肉芽肿性前葡萄膜炎或全葡萄膜炎，易累及视网膜血管，特别是在视网膜血管旁易出现蜡烛泪斑样病变，患者多有肺门淋巴结肿大和多形性肺部改变、多种皮肤病变、急性关节炎及多种中枢神经系统损害。典型地表现为睫状体平坦部和玻璃体基底部的雪堤样改变，常有玻璃体雪球状混浊，易伴发下方周边视网膜炎症、视网膜血管周围炎、囊样黄斑水肿和前葡萄膜炎，也可导致新生血管形成和玻璃体积血。

【治疗】

1.药物治疗　有出血者可给予止血药物治疗，早期血管炎症阶段，可给予激素治疗。

2.激光治疗　对于出现视网膜新生血管、视盘新生血管、大片视网膜毛细血管无灌注的患者，应行激光光凝治疗，根据患者的实际情况可选用氙弧激光、氩绿激光、红氪激光等。

3.手术治疗　对于出现大面积视网膜新生血管膜或玻璃体内出现新生血管造成的玻璃体积血，需尽早行玻璃体切割术，以清除积血和新生血管膜，同时行激光光凝。对于发生牵引性或孔源性视网膜脱离的患者，可进行玻璃体切割术、玻璃体内充填、巩膜扣带等手术。

（二）中医诊治

视网膜静脉周围炎根据不同的发病阶段和对视力的影响程度，分别属于中医学“暴盲”“云雾移睛”和“视瞻昏渺”的范畴。

【病因病机】因心肝火旺，循经上攻目窍，灼伤脉络，血溢络外；或七情内郁，肝失疏泄，五志化火，火郁脉络，血溢络外；或瘀热内伤，阴虚火旺，虚火上炎，灼伤脉络，血不行经而外溢。

【辨证论治】

1.肝郁血瘀证

临床表现：视网膜静脉扩张、迂曲，或玻璃体多量积血；伴头痛眼胀，眩晕耳鸣，烦躁易怒，胸胁胀痛，口苦咽干；舌质紫暗或有瘀斑，脉弦紧或涩。

治法：疏肝解郁，活血祛瘀。

方药：血府逐瘀汤（《医林改错》）加减。桃仁、红花、赤芍、牛膝、川芎、枳壳、柴胡、当归、桔梗各10g，生地黄15g，甘草6g。

2.胃火炽盛证

临床表现：视物昏矇或眼前黑影，或视白如赤，眼内出血量多，颜色鲜红；可伴齿衄、口臭，口渴喜饮，嘈杂易饥，大便秘结；舌质红舌苔黄厚，脉数。

治法：清胃泻火，活血祛瘀。

方药：玉女煎（《景岳全书》）合泻心汤（《金匮要略》）加减。石膏30g，知母、麦冬、黄芩、黄连、大黄、连翘、赤芍、车前子、菊花各10g，生地黄、玄参各15g。

3.肝肾阴虚证

临床表现：视网膜反复出血，或有新生血管视物昏花；兼见五心烦热，颧红唇赤，口干咽燥，腰膝酸软，虚烦梦遗；舌质红，舌苔少，脉细数。

治法：滋阴降火，活血祛瘀。

方药：知柏地黄丸（《景岳全书》）加减。知母、黄柏、泽泻、牡丹皮、三七、丹参、泽兰各10g，熟地黄、山药、山茱萸、茯苓各15g。

第四节　早产儿视网膜病变

早产儿视网膜病变（retinopathy of prematurity，ROP）是一种发生于未足月出生或妊娠期营养不良、出生时低体重儿的视网膜血管增生性眼病，可引起部分患儿失明。

【病因及发病机制】ROP的发病机制至今尚未明确，但明确与不规范吸氧、母体及患儿全身病等因素有关。

【临床表现】明确早产及吸氧史。

【诊断及鉴别诊断】因不同病程体征表现各异。1984年国际ROP会议制定的分类标准。①定位：Ⅰ区以视盘为中心，以视盘至黄斑的2倍长度为半径，约60°圆周内；Ⅱ区以视盘为中心，至鼻侧锯齿缘为半径的圆周内；Ⅲ区其余颞侧部分。②范围以累积眼底的钟点数计。③病程分期：1期有和无血管区之间出现分界线；2期分界线处嵴样隆起；3期嵴处纤维血管膜增生伸向玻璃体；4期纤维血管膜牵拉部分视网膜脱离，以累及黄斑与否分为4A及4B期；5期全视网膜脱离，呈不同程度的漏斗状。"附加"病变如存在后极部视网膜血管扩张、扭曲，即"附加"病变，在2期、3期出现，提示病变在进展。

本病可与下列疾病相鉴别。

1.*永存原始玻璃体增生症*（PHPV）　一般发生在正常初生儿。大多单眼发病，另眼也有不同程度的玻璃体异常，在晶状体后黏附有纤维血管性膜。

2.*家族性渗出性玻璃体视网膜病变*　胚胎期玻璃体和视网膜发育异常，为染色体显性遗传，85%双眼发病，发病过程与ROP几乎相同，有ROP样眼底改变。但本病见于成熟初生儿，无吸氧史，约55%有家族遗传史。

【治疗】对于1、2期ROP无须特殊处理，应密切观察，大部分可以自然回退。3期采用冷凝或光凝术，以防止新生血管形成。已发生部分视网膜脱离者采用巩膜扣带术，全视网膜脱离需行玻璃体切割术。目前，玻璃体腔注射抗VEGF药物治疗取得了促进患眼视网膜血管继续正常发育和不需要激光治疗的效果，但尚未得到ROP防治指南的肯定，也缺乏长期疗效观察。

第五节　外层渗出性视网膜病变

外层渗出性视网膜病变又称视网膜毛细血管扩张症，或称Coats病，是以视力障碍，眼底有大块白色或黄白色渗出物和出血，血管异常，晚期发生视网膜脱离为特征的眼底病，多发生于男性儿童，12岁以下者占97.2%，通常单眼发病。

（一）西医诊治

【病因及发病机制】本病病因迄今不明，多认为因先天视网膜小血管异常，致血-视网膜屏障受损所致。

【临床表现】早期无症状，当病变波及黄斑区时出现视力减退。部分儿童出现白色瞳孔、斜视或看电视时头位不正、眯眼。

【诊断及鉴别诊断】眼底可见视网膜第二分支或第三分支以后的小血管，呈显著扭曲、不规则囊样扩张或串珠状等畸形变化，可有新生血管形成。视网膜深层和视网膜下有大块白色或黄白色类脂样渗出。严重者发生视网膜脱离，并发白内障、继发性青光眼，甚至眼球萎缩（图32-5-1）。

辅助检查：①FFA示典型表现为视网膜毛细血管扩张，视网膜小血管、毛细血管扩张迂曲，小动脉壁囊样扩张，呈梭形或串珠状，还可见到粟粒状动脉瘤、视网膜大动脉瘤、微血管瘤及大片毛细血管无灌注区。出血或渗出性荧光遮蔽。②超声、CT检查显示病灶无钙化斑形成，对视网膜母细胞瘤的鉴别诊断有重要价值。

本病可与下列疾病相鉴别。

1.*视网膜母细胞瘤*　好发于儿童，且可能有白瞳征，临床上容易与Coats病混淆。视网膜母细胞瘤多在3岁前发病，视网膜呈灰白色实性隆起，呈结节状，肿块表面血管扩张，易出血。超声波检查为实质性肿瘤波形，CT检查可见钙化斑。

2.*早产儿视网膜病变*　常为接受过氧疗的早产儿，多为双眼发病；也可见于儿童患者，由于晶体后机化组织增殖，于瞳孔区可出现猫眼状反光，但眼底没有血管瘤及毛细血管扩张等血管异常改变。

【治疗】

1.由于发病原因不明，目前无药物可以阻止病情发展。

2.病变早期以激光光凝治疗为主，光凝粟粒状动脉瘤、微血管瘤及毛细血管扩张区可使异常血管封闭萎缩，减少视网膜的渗出，阻止病变的进一步发展。病变靠近视网膜周边部，光凝治疗困难时可考虑冷冻、透巩膜光凝或通过间接检眼镜进行光凝治疗。

3.如晚期并发视网膜脱离或新生血管性青光眼可行玻璃体手术联合光凝治疗。

（二）中医诊治

本病属中医学"视瞻昏渺"的范畴，若发生

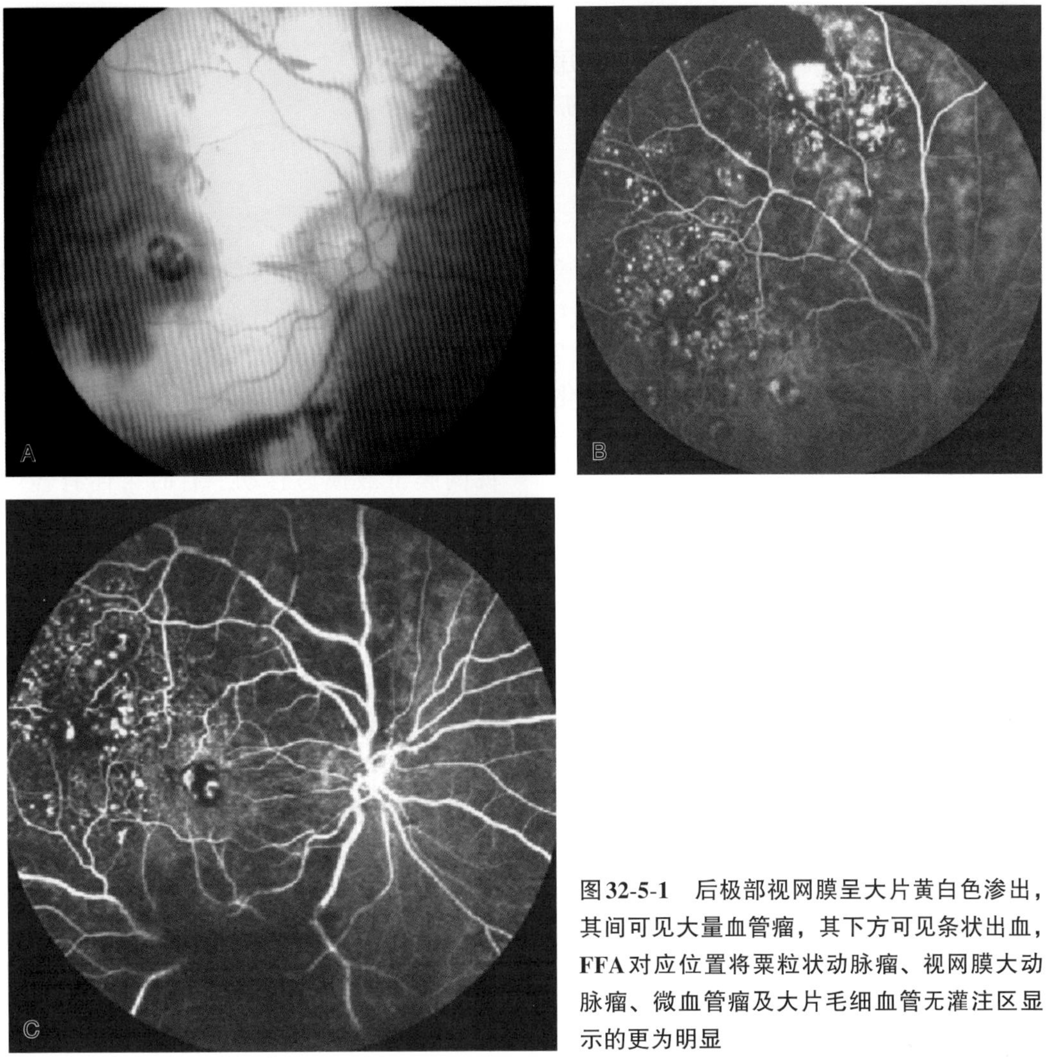

图32-5-1　后极部视网膜呈大片黄白色渗出，其间可见大量血管瘤，其下方可见条状出血，FFA对应位置将粟粒状动脉瘤、视网膜大动脉瘤、微血管瘤及大片毛细血管无灌注区显示的更为明显

视网膜脱离则属于“暴盲”的范畴。

【辨证论治】

1.脾虚气弱证

临床表现：病变区域视网膜血管扩张、迂曲，或渗出、出血；伴神疲乏力，胃纳欠佳；舌质淡，舌苔白，脉无力。

治法：健脾益气，活血祛瘀。

方药：益气聪明汤（《东垣试效方》）加减。黄芪、人参、白芍各15g，炙甘草、升麻各6g，川椒、蔓荆子、泽兰、茺蔚子、黄柏各10g。

2.痰瘀滞结证

临床表现：病程迁延，视网膜反复出现黄白色渗出物、出血灶，视网膜血管扩张迂曲，新生血管形成；且眼胀不舒；舌有瘀点或瘀斑，脉滑或涩。

治法：化痰散结，活血祛瘀。

方药：温胆汤（《备急千金要方》）合桃红四物汤（《医宗金鉴》）加减。陈皮、甘草各6g，法半夏、竹茹、枳实、桃仁、红花、川芎、赤芍、当归各10g，茯苓、生地黄各15g。

3.肾精亏虚证

临床表现：视物昏矇，眼内干涩，视网膜反复出现渗出物，出血灶；兼见头晕耳鸣，腰膝酸软，夜卧多梦；舌红苔少，脉沉细。

治法：滋补肝肾，益精明目。

方药：驻景丸（《银海精微》）加减。楮实子、枸杞子、五味子、菟丝子、乳香、茺蔚子各10g，肉苁蓉、熟地黄、泽兰、人参各15g，川椒5g。

【中成药】

（1）川芎嗪注射液：每次80mg，静脉滴注，每天1次，适用于兼血瘀者。

（2）黄芪注射液：每次20ml，静脉滴注，每天1次，用于兼气虚者。

（3）温胆丸：每次6g，每天3次，温开水送服，适用于痰瘀滞结证。

（4）杞菊地黄丸：每次6g，每天3次，温开水送服，适用于肝肾亏虚证。

【外治法】眼部直流电药物离子导入。可选用川芎嗪注射液、丹参液、红花液等作为导入药物，每天1次，每次15分钟，15天为1个疗程，适用于兼血瘀者。

第六节　视网膜脱离

一、孔源性视网膜脱离

孔源性视网膜脱离是由于视网膜萎缩变性或玻璃体牵拉形成视网膜神经上皮全层裂孔，液化的玻璃体经裂孔进入视网膜下形成的视网膜脱离。常单眼发病，少数可为双眼。

（一）西医诊治

【病因及发病机制】本病的真正病因，尚不十分清楚。目前认为孔源性视网膜脱离有如下三个特征：①玻璃体凝胶液化；②视网膜受到牵拉；③存在视网膜裂孔。

【临床表现】早期患眼前常出现闪光感等前驱症状。随着视网膜脱离的出现和发展，出现眼前有黑影遮蔽，或从一个方向朝中央部移动，当脱离达黄斑部时，则中心视力严重受损。

【诊断及鉴别诊断】

1.玻璃体变化　裂隙灯检查玻璃体，常可发现玻璃体液化、混浊、多可见棕褐色色素颗粒等。严重者形成玻璃体视网膜增殖病变（PVR）。

2.眼底变化　①视网膜脱离，多自周边部开始，逐渐向中央扩展，并因视网膜下液体重量的关系，脱离有向下方移位的趋势，严重者可呈漏斗状脱离或全脱离。②视网膜裂孔，裂孔颜色多呈鲜红或暗红，数目多少不定，形态多种多样，多发生在颞上象限，其次为颞下及鼻上象限，鼻下象限最少。③以三面镜检查视网膜周边部，除上述裂孔外，尚可见视网膜变性及囊肿。

3.辅助检查　①眼部B超在视网膜脱离时是最基本的检查。在眼内屈光间质混浊情况下，B超可明确是否有视网膜脱离，同时还可以了解玻璃体视网膜增殖程度。②视网膜电图是治疗前后视网膜功能评价的重要指标，视觉诱发电位主要用于判断视力极差时，患眼治疗与否的评价指标。

本病可与下列疾病相鉴别。

1.视网膜劈裂症　是一种少见的视网膜变性疾病，通常双眼对称发生。其特点为周边部视网膜（常在颞下方）外网状层发生变性与分裂，分裂的内层向眼内隆起，形成边缘清楚、外形固定、表面光滑的透明泡样隆起，内含透明液体。其内层可发生裂孔与囊样变性。若其外层也同时破裂时，则引起视网膜脱离。

2.渗出性视网膜脱离　视网膜呈无孔性脱离，脱离面多为球形隆起，也可在周边部呈环状脱离，视网膜下液极易移动。有时可伴有轻度的葡萄膜炎。

【治疗】

1.激光封闭疗法　如果视网膜脱离不超出裂孔周围一个视盘直径，不超越赤道部时，可采用激光的光凝固法重新连接锯齿缘或环绕裂孔边缘封闭。

2.手术疗法　为目前治疗视网膜脱离的基本方法。手术的原则是封闭裂孔。

手术方法主要分为外眼手术和内眼手术。外眼手术以巩膜外加压或巩膜环扎外加压为代表，内眼手术以玻璃体切割术（必要时气体或硅油填充）为主。外眼手术适应证为：透明晶状体的视网膜脱离，PVR C级以下，可同时伴有锯齿缘剥脱、周边视网膜萎缩孔、马蹄形裂孔位于赤道部前，低于90°、累及1个或2个象限的单一视网膜裂孔。

内眼手术适应证为：裂孔靠后或难以填压，多个裂孔出现在3个象限以上，巨大视网膜裂孔（大于一个象限的裂孔），人工晶状体眼或无晶状体眼，伴玻璃体大量出血，严重玻璃体炎症，PVR C级以上的病例。

（二）中医诊治

本病属医学“视衣脱落”“暴盲”的范畴。手术治疗是唯一的有效治疗手段，按基本手术前后辨证论治可分为以下三证。

【辨证论治】

1.脾肾阳虚证

临床表现：患眼术前经B超、OCT、眼底照相确诊为视网膜脱离，围术期。

方药：视网膜脱离基本方（《中国中医眼科杂志》第2期）加减。党参、白术、茯苓、泽泻、枸杞子、生地黄、丹参各15g，车前子、薏苡仁、猪苓、木通各10g。

2.湿热蕴脾证

临床表现：患眼经视网膜脱离复位术后第1～15天。

方药：视网膜脱离基本方（《中国中医眼科杂志》第2期）加减：党参、白术、茯苓、泽泻、枸杞子、生地黄、丹参、黄精各15g，苍术、猪苓、狗脊、草决明、赤小豆、陈皮各10g。

3.肝肾阴虚证

临床表现：患眼经视网膜脱离复位术后中晚期（16天后）。

方药：视网膜脱离基本方（《中国中医眼科杂志》第2期加减）：党参、白术、茯苓、泽泻、枸杞子、生地黄、丹参、怀山药、牡丹皮各15g，菊花、柴胡各10g，当归、菟丝子、赤小豆、五味子各15g。

二、牵拉性视网膜脱离

玻璃体内纤维增生膜机械性牵拉，使感光视网膜从RPE层分开，称为牵拉性视网膜脱离。

【病因及发病机制】眼外伤、视网膜血管病致玻璃体积血、眼内手术、葡萄膜炎等均可发生玻璃体或是视网膜下机化条带，造成牵拉性视网膜脱离。

【临床表现】大部分眼底可见原发病变，如血管炎、视网膜血管阻塞、糖尿病视网膜病变等。

【诊断】眼底可见玻璃体混浊，牵拉性视网膜脱离隆起处的视网膜表面多呈帐篷外观，表面平滑，常较局限，很少延伸至锯齿缘，一般无视网膜裂孔。如果因玻璃体视网膜牵引力增加造成视网膜破裂孔者，则称牵拉-孔源性视网膜脱离。眼B超可辅助诊断。

【治疗】

1.积极治疗原发病。

2.玻璃体切割术　关键在于彻底分离玻璃体内增殖膜，解除其对视网膜对牵引。

三、渗出性视网膜脱离

渗出性视网膜脱离是由于视网膜色素上皮或脉络膜的病变，引起液体聚集在视网膜神经上皮下造成的视网膜脱离。它常为原发性疾病的一种体征，一般不作为独立诊断。

（一）西医诊治

【病因及发病机制】一般由眼部其他疾病所引起，常见于葡萄膜炎、眼内肿瘤、眼内寄生虫、肾炎性视网膜改变、妊娠中毒性视网膜改变、Coats病、巩膜炎、眼球筋膜炎、眶蜂窝织炎等。

【临床表现】视网膜脱离表面光滑无裂孔。

【诊断】①多有视网膜渗出、出血等原发病变。②视网膜脱离范围随体位改变。

【治疗】继发性视网膜脱离病因复杂，表现不一，临床应根据原发病情况、脱离程度及裂孔的有无，进行非手术或手术疗法。首先要积极治疗原发病；视网膜脱离长期不吸收者可行外路视网膜放液及冷冻；个别的可行巩膜开窗术等治疗。

（二）中医诊治

本病属中医学“暴盲”或“视衣脱离”的范畴。

【病因病机】①因禀赋不足或劳瞻竭视，精血暗耗，肝肾两虚，神膏变性，目失所养；②脾胃气虚，运化失司，固摄无权，水湿停滞，上泛目窍；③头眼部外伤导致视衣受损。

【辨证论治】

1.脾虚湿泛证

临床表现：视物昏矇，玻璃体混浊，视网膜脱离；或术后视网膜下仍有积液者，伴倦怠乏力，面色少华，或有食少便溏；舌淡胖有齿痕，苔白滑，脉细或濡。

治法：健脾益气，利水化浊。

方药：补中益气汤（《内外伤辨惑论》）合四苓散（《丹溪心法》）加减。黄芪、猪苓各15g，甘草、升麻各6g，人参、当归，陈皮、柴胡、白术、茯苓、泽泻各10g。

2.脉络瘀滞证

临床表现：头眼部外伤后视网膜脱离，或网脱术后视网膜下残留积液；伴视物模糊，眼痛，头痛；舌质暗红或有瘀斑，脉弦涩。

治法：养血活血，祛风止痛。

方药：除风益损汤（《原机启微》）加减。生地黄、白芍、当归、藁本、前胡、防风各10g，川芎6g；或用归芍红花散加减：当归、生地黄各12g，大黄、栀子、黄芩、赤芍、白芷、防风、连翘各10g，红花6g，甘草5g。

3.肝肾阴虚证

临床表现：久病眼见黑花、闪光，或手术后视力不升；伴头晕耳鸣，失眠健忘，腰膝酸软；舌红少苔，脉细。

治法：滋补肝肾。

方药：驻景丸（《银海精微》）加减。菟丝子12g，楮实子、茺蔚子、枸杞子、木瓜、寒水石、河车粉各10g，车前子15g，三七粉3g，五味子6g。

第七节　视网膜变性

一、视网膜色素变性

视网膜色素变性（retinitis pigmentosa，RP）为一种遗传性渐进性光感受器细胞受累并最终导致视网膜变性萎缩为特征的一组疾病。临床主要症状为夜盲、视野向心性狭窄及视网膜上的骨细胞状色素沉着。

（一）西医诊治

【病因及发病机制】本病为遗传性疾病。其遗传方式有常染色体隐性、显性与X性连锁隐性三种，以常染色体隐性遗传最多，显性次之，性连锁隐性遗传最小。双基因和线粒体遗传也有报道。

【临床表现】早期最突出的症状为夜盲。病变早期，视野呈部分或完全的环形缺损，随着病情发展，视野逐渐向心性缩小，而成管状，终至中心视力丧失。

【诊断及鉴别诊断】视盘呈蜡黄色萎缩，视网膜血管呈一致性狭窄，甚至呈细线状。视网膜出现典型的骨细胞状黑色素斑，多沿血管分布（图32-7-1）。视网膜呈青灰之污秽色，有时黄斑部发生囊样变性或呈金箔样反光。

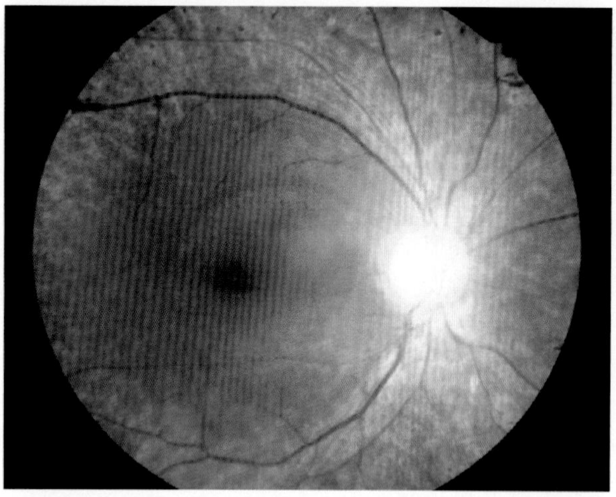

图32-7-1　视盘呈蜡黄色萎缩，视网膜呈青灰之污秽色，骨细胞沉着

电生理：ERG无反应，尤其b波消失是本病的典型改变，其改变常早于眼底出现改变。EOG LP/DT明显降低或熄灭，即使在早期，当视野、暗适应甚至ERG等改变尚不明显时，已可查出。故EOG对本病诊断比ERG更为灵敏。视野：早期有环形暗点，位置与赤道部病变相符。其后环形暗点向中心和周边慢慢扩大而成管状视野。暗适应检查：早期锥细胞功能尚正常，杆细胞功能下降，使杆细胞曲线终末阈值升高。

本症与梅毒性弥漫性脉络膜视网膜炎有相似之处。但后者色素增生的形状极不规则，可遍及整个眼底，其位置在视网膜血管之下，于色素间有萎缩灶出现。视野变化也无特异性，血清康、瓦氏反应阳性。无视网膜色素变性的家族史。

【治疗】西医对此病尚无有效的疗法，有学者认为低剂量血管扩张药物、维生素A及维生素E对本病或有帮助，但剂量不宜过大。由于尚无特殊的治疗手段，现已成为世界眼科重点研究的难题之一。目前全世界也是有很多眼科专家在进行研究，不过目前都只在试验阶段，并没有找到能够应用于临床的根治办法。

（二）中医诊治

视网膜色素变性，应属中医学“高风雀目”“高风内障”的范畴。

【病因病机】先天禀赋不足乃本病发生的主要原因，肝肾两亏，精血不足，阴阳不济，阳气不能为用而夜盲；肾阳虚亏，命门火衰，入暮之时阳弱无以抗阴，致夜无可视；脾胃虚弱清阳不升，浊阴上盛，阳不彰明而夜盲；气血不足，养目之源亏乏，入暮不能视物。最后可因脉道闭塞，气机阻滞而失明。

【辨证论治】

1.肝肾阴虚证

临床表现：夜盲，视物模糊，视野缩小，眼干涩；头晕耳鸣，失眠梦扰，口干，腰膝酸软；舌红，少苔，脉细数。

治法：滋补肝肾，活血明目。

方药：明目地黄汤（《审视瑶函》）加减。生地黄、熟地黄、牡丹皮、柴胡、当归、枸杞子、白蒺藜、茺蔚子各10g，山茱萸、泽泻各6g，山药、丹参各12g，五味子5g，夜明砂（布包）15g。

2.脾虚气弱证

临床表现：夜盲，视物模糊，视物疲劳，不能久视，视野缩小；面无华泽，肢体乏力，食纳不馨，口淡无味，或有便溏泄泻；舌质淡，有齿痕，苔薄白，脉细弱。

治法：补脾益气，活血明目。

方药：补中益气汤（《脾胃论》）加减。柴胡、党参、白术、当归、蔓荆子、苍术、白蒺藜各10g，黄芪15g，葛根20g，红花3g，丹参、夜明砂（布包）各12g，甘草5g。

3.肾阳虚衰证

临床表现：夜盲，视物模糊，视野缩小；面色萎黄，神疲乏力，畏寒肢冷，耳鸣耳聋，阳痿早泄，夜尿频多，女子月经不调，量少色淡；舌质淡，苔薄，脉细无力。

治法：温补肾阳，活血明目。

方药：右归丸（《景岳全书》）加减。熟地黄、楮实子各15g，枸杞子、肉苁蓉、菟丝子、覆盆子、杜仲、牛膝、沙蒺藜、苍术、当归各10g，山茱萸6g，丹参12g。

4.气虚血瘀证

临床表现：夜盲，视野狭窄，视物模糊；病情日久，视盘蜡黄色，视网膜血管纤细，脉络膜血管硬化；舌质暗，苔薄，脉细。

治法：益气活血明目。

方药：十全大补汤（《太平惠民和剂局方》）加减。党参、丹参各12g，白术、生姜、大枣、当归、山楂各10g，茯苓、熟地黄、黄芪各15g，甘草、川芎各5g，肉桂2g，红花、三七各3g。

【中成药】

（1）滋阴明目丸：具有滋养肝肾、活血明目等作用。本方适用于肝肾阴虚型视网膜色素变性患者。妇女月经期、孕妇及哺乳期妇女慎用。

（2）益气明目丸：具有健脾益气、活血明目等作用。本方适用于脾虚气弱型视网膜色素变性患者。妇女月经期、孕妇及哺乳期妇女慎用。

（3）舒肝明目丸：具有疏肝解郁、活血明目等作用。本方适用于肝郁气滞型视网膜色素变性患者。妇女月经期、孕妇及哺乳期妇女慎用。

二、结晶样视网膜变性

结晶样视网膜变性一般泛指有相应异常致病基因，以视网膜出现弥漫性黄白色细小结晶样反光物质为特征，并伴有视网膜或身体其他系统异常的一类视网膜遗传变性类疾病。双眼对称发病。

【病因】本病为常染色体显性或隐性遗传性疾病。

【临床表现】视力中重度下降和夜盲为最常见症状，眼底可见结晶样物质广泛分布，以后极最密集，伴RPE色素紊乱改变。FFA显示弥漫性RPE萎缩、脱色素改变，并有脉络膜小血管萎缩及大血管暴露。

【诊断及鉴别诊断】

1.范科尼综合征　结晶样物质见于身体多个器官，眼底的结晶样物质位于RPE和脉络膜层，结膜和角膜也可见结晶样物质。患者畏光及视力不良。身体其他异常包括发育迟缓、身材矮小、糖尿病、吞咽困难、甲状腺功能减退等。

2.草酸盐血症　多发于儿童或青年，草酸钙盐可在许多器官沉积，以肾最多，导致进行性肾衰竭，进而威胁生命。结晶样物质可沿眼底动脉分布，周围可伴RPE萎缩，眼底还伴有视盘苍白和黄斑区异常等。

3. Kjellin综合征　全身多系统异常性疾病，包括痴呆、痉挛性截瘫、眼底黄斑区变性为该病的三联征。有近亲婚配史。眼底改变似眼底黄色斑点症的黄色斑点眼底改变，中心凹外黄色斑点伴RPE色素异常。

本病需与药物致视网膜结晶相鉴别，此类患者有长期服用药物史，无家族遗传史，多无全身其他系统的先天异常。

【治疗】Bietti结晶样视网膜变性、Kjellin综合征无特殊治疗方法。范科尼综合征一旦确诊需终身服用促胱氨酸排空药物巯乙胺治疗。草酸盐血症可用维生素B_6、枸橼酸盐降低体内草酸钙。

三、眼底黄色斑点症

眼底黄色斑点症（fundus flavimaculatus），是从后极部到周边部视网膜深层的灰黄色斑点，形态可呈圆点状、鱼尾状等，在疾病发展过程中，常不断吸收又不断出现。其曾被描绘成一种与Stargardt病完全不同的疾病，现在一直认为眼底黄色斑点和Stargardt病在基因上相连，前者代表了Stargardt病临床上的一个亚型。然而，眼底黄色斑点和Stargardt病有着很多不同，眼底黄色斑点患者发病较晚，视力下降较慢，病情较轻，眼底表现为广泛视网膜受累及，斑点密集散布在后极部并一直达中周部眼底，但很少累及黄斑，故患者视力较好。

四、视网膜劈裂症

视网膜劈裂症是指视网膜神经上皮层本身的

层间裂开。视网膜劈裂症可分为先天性和获得性两类。先天性视网膜劈裂的病变位于视网膜神经纤维层。至今其病理机制仍不确知，Schepens认为本病起于内层的视网膜与玻璃体。病理性玻璃体可能对内层视网膜产生不正常的牵拉，导致神经纤维层的分裂。获得性视网膜劈裂发病位于邻近内核层的外丛状层，可在年长者视网膜周边部囊样变性基础上发病，也可发生外伤、肿瘤、视网膜囊肿、视盘小凹、增殖性糖尿病视网膜病变等。由于此种视网膜劈裂症大部分在广泛囊变的区域内，多数学者认为可能是视网膜周边部小囊肿融合发展的结果。当这种视网膜囊样退行变性较严重时，相邻的囊壁因破坏而融合，但保存一些放射状胶质细胞或神经胶质细胞的支撑。如果病变愈益严重，视网膜层间更加分开，这种支撑被撕断，从而就发展为视网膜劈裂。此外，另一种原因是视网膜内层受到牵拉，可发生在已有广泛囊样变性而薄弱的视网膜部位，已可出现在以前并无囊样变性的视网膜部位。本病常见于外伤、增殖性糖尿病视网膜病变等所致的玻璃体增殖条索。患者可有不同程度视力下降，眼底可见视网膜内层呈薄纱样，OCT可明确显示视网膜色素上皮层见分离。若视力和眼底无明显变化，可观察随访，若合并视网膜脱离，需行手术治疗。

第八节　黄斑病变

一、中心性浆液性脉络膜视网膜病变

中心性浆液性脉络膜视网膜病变（central serous chorioretinopathy，CSC）是主要累及黄斑区的局限性视网膜神经上皮脱离为主要特征的眼底病变，常简称为“中浆”，好发于青壮年，男性多于女性，呈自限性，预后良好，但易复发。

（一）西医诊治

【病因】病因尚不明确，中浆的患者发病时多伴有紧张、劳累、睡眠不足、感染、妊娠等因素。

【临床表现】单眼视力下降，视物变形、变暗，色调发黄，视物变小，并伴有中央相对暗区。

【诊断及鉴别诊断】黄斑部可见圆形或类圆形、1～3个视盘直径大小、颜色稍灰、微隆起的病变，边缘可见弧形光晕，中心凹反光消失，部分可伴有色素上皮层脱离（图32-8-1）。OCT显示黄斑区神经上皮与色素上皮之间出现液体（图32-8-2）。FFA示病变区荧光渗漏随造影时间延长而增加，强荧光点逐渐扩大，呈炊烟状或墨渍弥散状。黄斑囊样水肿：一般伴有原发病，神经上皮层的增厚。OCT显示神经上皮层内可见液性暗腔，FFA显示造影晚期黄斑区荧光素渗漏呈花瓣状。

本病应与特发性息肉状脉络膜血管病变鉴别：后者患者年龄较大，眼底常伴有视网膜下出血、橘红色的结节病灶，ICGA上可见到异常脉络膜血管网，末端扩张呈囊袋样，晚期囊袋可见冲刷现象。

【治疗】无有效药物。应向患者介绍本病自限性的特征，应消除可能的诱因。可加用一些活血的中成药和营养神经的药物，但没有特异性。糖皮质激素可加重RPE损害，增加液体渗漏，故禁

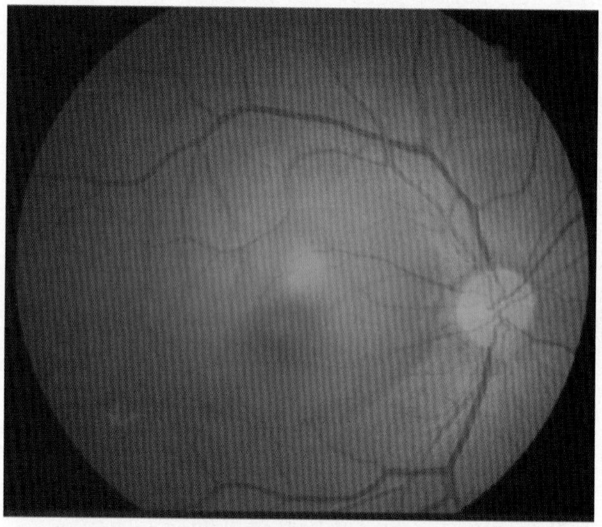

图32-8-1　黄斑区圆形盘状浆液性神经上皮脱离

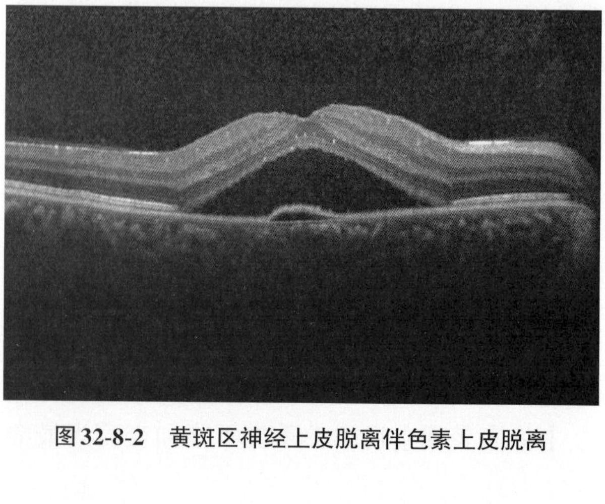

图32-8-2　黄斑区神经上皮脱离伴色素上皮脱离

用。视网膜光凝是目前较有效、安全且并发症少的治疗方案。对于迁延不愈或反复复发的患者，可使用PDT治疗。

（二）中医诊治

本病属中医学“视直如曲”“视瞻有色”和“视瞻昏渺”的范畴。

【病因病机】多有饮食不节，或思虑过甚，内伤于脾，脾不健运，水湿上泛；或湿聚为痰，痰湿内蕴，上扰清窍；或肝肾两亏，精血不足，目失所养而致。

【治疗】

1.辨证论治

（1）水湿上泛证

临床表现：视物模糊，眼前出现有色阴影，视物变小或变形，眼底可见视网膜反光晕轮明显，黄斑水肿、中心凹反光减弱或消失；胸闷纳呆，呕恶，大便稀溏；舌苔滑腻，脉濡或滑。

治法：利水渗湿。

方药：四苓散（《丹溪心法》）加减。白术12g，茯苓、猪苓、泽泻各15g。

（2）痰湿内壅证

临床表现：视物模糊，眼前棕黄色阴影，视物变小或变形，眼底可见黄斑水肿及黄白色渗出；脘腹痞满，纳呆呕恶，小便短赤；舌红苔黄腻，脉濡数。

治法：健脾祛痰利湿。

方药：三仁汤（《温病条辨》）加减。飞滑石、生薏苡仁各15g，白通草、竹叶、杏仁、白豆蔻仁、厚朴、半夏各10g。

（3）肝肾不足证

临床表现：视物模糊，眼前可见暗灰色阴影，视物变小或变形，眼底可见黄斑区色素紊乱少许黄白色渗出；或兼见头晕耳鸣，梦多滑遗，腰膝酸软；舌红少苔，脉细。

治法：滋补肝肾，和血明目。

方药：四物五子丸（《医方类聚》）加减。熟地黄、车前子各15g，当归、地肤子、白芍、菟丝子、川芎、覆盆子、枸杞子各10g。

2.外治法 可选用昆布、丹参、三七注射液做电离子导入，每天1次，每次15分钟，10次为1个疗程，间隔2～5天再进行第2个疗程。

二、中心性渗出性脉络膜视网膜病变

中心性渗出性脉络膜视网膜病变（central exudative chorioretinopathy, CEC），目前多称为特发性脉络膜新生血管（idiopathic choroidal neovascularization, ICNV）是一种发生于黄斑部孤立的渗出性脉络膜视网膜病变，并伴有脉络膜新生血管。

（一）西医诊治

【病因及发病机制】病因与发病机制尚不明确，患者多为中青年，单眼发病。

【临床表现】视力下降，视物变形。黄斑部圆形或类圆形灰白色浸润病灶伴视网膜下出血，大小约为1/4视盘直径大小，很少超过1个视盘直径。

【诊断及鉴别诊断】OCT表现为RPE和脉络膜层反射光带局部增强。FFA早期可见脉络膜新生血管显影，呈花边状、轮辐状或不规则状，荧光素很快渗漏，后期荧光病灶范围扩大，边界模糊。本病可与下列疾病相鉴别。

1.渗出性年龄相关性黄斑变性 发病年龄较大，多在50岁以上，病变范围较大（常超过1个视盘直径），常双眼同时发病或先后发病，有玻璃膜疣及色素的改变。

2.高度近视性脉络膜新生血管 患者有高度近视病史及高度近视眼底改变。

【治疗】其目的为封闭CNV。目前主要方法是激光光凝治疗、PDT、玻璃体腔内注射抗VEGF药物及联合治疗。

（二）中医诊治

本病属中医学“视直如曲”“视瞻有色”和“视瞻昏渺”的范畴。

【病因病机】本病多由肝气郁结，肝郁化火，血热妄行；或痰湿内蕴，蕴久化热，或肝肾阴虚，虚火上炎；熏蒸于目所致与肾、肝、脾三脏的功能失调有关。

【治疗】

1.辨证论治

（1）肝经郁热证

临床表现：视力下降或视物变形，黄斑区出现圆形病灶并有出血、渗出，头眼胀痛；伴胸胁胀满，情志不舒，心烦易怒，妇女月经不调，经期乳房胀痛；舌红苔薄黄，脉弦数。

治法：疏肝清热，兼以行气活血。

方药：丹栀逍遥散（《内科摘要》）加减。柴胡、当归、牡丹皮、栀子、白术各10g，白芍、茯苓各15g，甘草6g。

（2）湿热内壅证

临床表现：视力下降或视物变形，黄斑区出

现圆形病灶并有水肿及渗出；伴头重，胸闷，肢体困重，食少腹胀，口干口苦，舌红苔黄腻，脉濡数。

治法：利湿清热，兼以升清降浊。

方药：三仁汤（《温病条辨》）加减。杏仁、半夏、厚朴、通草、车前子各10g，白蔻仁、竹叶、甘草各6g，薏苡仁、滑石、茯苓各15g。

（3）阴虚火旺证

临床表现：视力下降或视物变形，黄斑区出现圆形病灶并有出血，眼部干涩；伴头晕耳鸣，口燥咽干，五心烦热，失眠多梦；舌红少苔，脉细数。

治法：滋阴降火，兼以凉血散血。

方药：知柏地黄汤（《医宗金鉴》）加减。知母、黄柏、泽泻、牡丹皮各10g，生地黄12g，山茱萸6g，山药、茯苓各15g。

2.针刺治疗　主穴取瞳子髎、攒竹、球后、睛明，配穴选合谷、足光明、足三里、肝俞。针法：每次选主穴2个、配穴1个。轻刺激留针15～20分钟，1～2天1次，10次为1个疗程。

三、年龄相关性黄斑变性

年龄相关性黄斑变性（age-related macular degeneration，AMD）患者多为50岁以上，双眼先后发病或同时发病，并且进行性损害视力是发达国家老年人致盲最主要的原因。

（一）西医诊治

【病因及发病机制】确切的病因尚不明确，可能与遗传因素、环境影响、视网膜慢性光损伤、营养失调、代谢障碍等有关。目前普遍认为，AMD是一种与年龄增长相关的脉络膜毛细血管层-玻璃膜-色素上皮-外层视网膜的变性，是多种因素综合作用的结果。

【临床表现】萎缩性（干性）起病缓慢，视力下降，视物变形，双眼程度相近。

【诊断及鉴别诊断】

1.萎缩性（干性）　早期表现为黄斑区玻璃膜疣、RPE色素脱失、萎缩，晚期表现为脉络膜视网膜地图样萎缩（图32-8-3）。

2.渗出性（湿性）　急性起病，单眼视力下降，视物变形或出现中心暗点，另一眼可在较长时间后出现相似症状。后极部视网膜下出血、渗出，有时可见到灰黄色病灶，附近有时可见玻璃膜疣（图32-8-4）。造影早期出现边界清楚的强荧光新生血管形态，称为典型的新生血管，部分患者无清晰的界线，则为隐匿性新生血管，迅速渗漏荧光素，其边界不清，晚期仍呈相对的强荧光（图32-8-5）。OCT的图像较为复杂，如新生血管、出血和瘢痕（图32-8-6）。

本病可与下列疾病相鉴别。

1.中心性渗出性脉络膜视网膜病变　多见于青壮年，单眼发病，病变范围小，1/3～1/2视盘直径大小，患眼和另眼无玻璃膜疣。

2.高度近视性黄斑　CNV发生在高度近视眼，眼底呈豹纹装改变，后巩膜葡萄肿，黄斑区可见红色、色素紊乱、变性、萎缩。

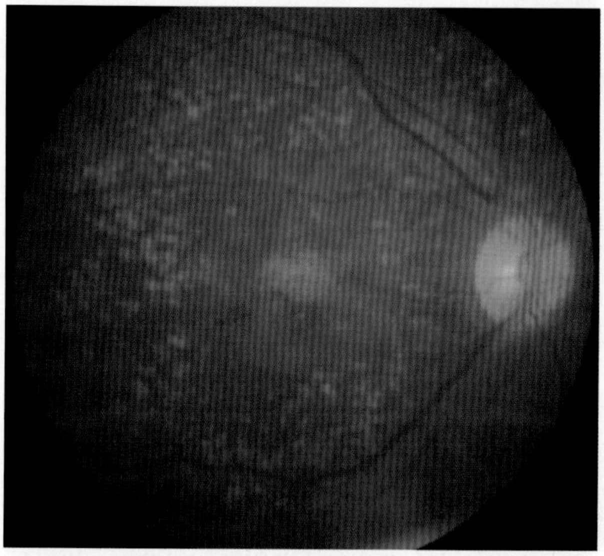

图32-8-3　黄斑区可见色素萎缩及增生，外围可见大量密集、大小不一的黄白色玻璃膜疣

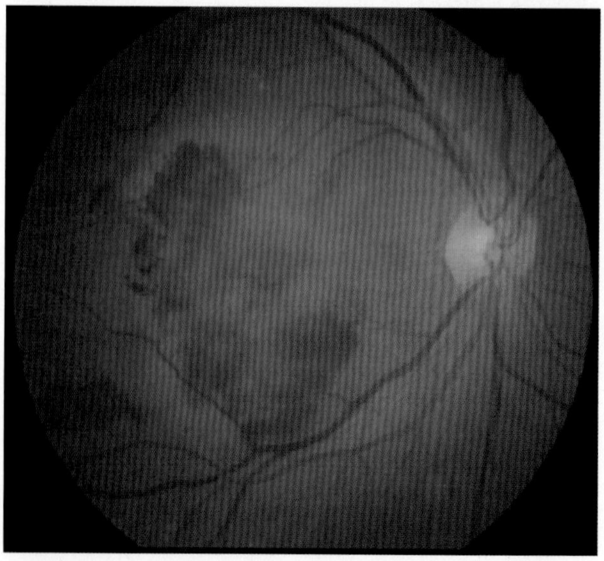

图32-8-4　黄斑中心灰白色病灶周围可见出血及渗出

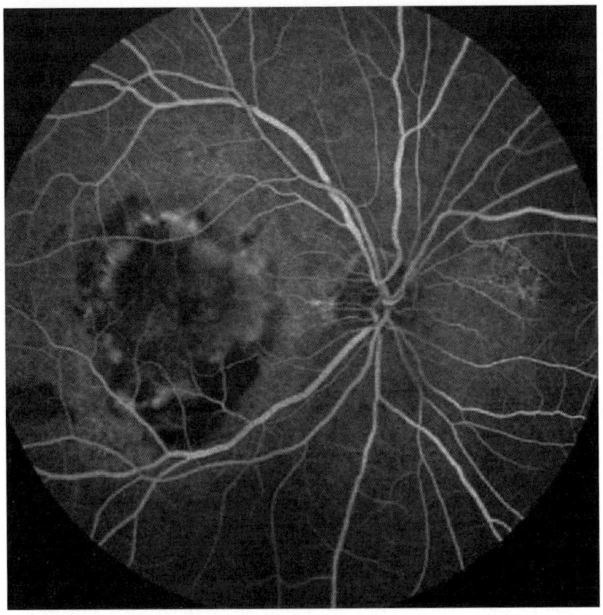

图32-8-5　荧光素眼底血管造影可见黄斑区脉络膜新生血管渗漏呈花边状强荧光其周围出血性遮荧光

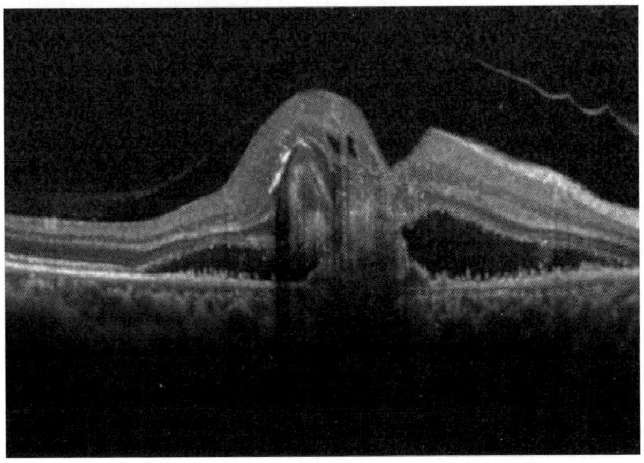

图32-8-6　黄斑区视网膜隆起增厚，神经上皮层脱离，其下可见团状强反射

3.脉络膜黑素瘤　当渗出性年龄相关性黄斑变性视网膜下出血量多时，形成视网膜下血肿，呈青灰色易误诊为脉络膜黑素瘤，应用B超、FFA及脉络膜造影有助于鉴别诊断。

【治疗】萎缩性年龄相关性黄斑变性无特殊治疗。渗出性年龄相关性黄斑变性；光动力学疗法（PDT）：利用与CNV内皮细胞特异结合的光敏剂，受一定波长光照射激活光敏剂，产生光氧化反应，杀伤内皮细胞，从而达到破坏CNV的作用。抗VEGF治疗：目前国内应用较多的为雷珠单抗、康柏西普、贝伐单抗，它们针对新生血管形成机制，抑制血管生成成为预防和治疗的关键。

（二）中医诊治

本病属中医“眼科血证”“暴盲”和“视瞻昏渺”等范畴。

【病因病机】本病多因年老体衰，精、气、血亏损，肾、脾和肝的功能失调所致。以本虚标实多见，晚期多虚实夹杂，以虚为本。本虚与肝肾阴虚、阴虚火旺、气血不足有关，标实多以瘀血内阻、痰湿阻络常见。

【治疗】

1.辨证论治

（1）血热瘀阻证

临床表现：视力突然下降、眼前黑影、视物变形，眼底可见视网膜下橘红色病灶、渗出和水肿。兼头痛失眠，颜面红赤，口渴咽干，烦躁易怒，便结小便黄，舌红苔黄，脉弦或弦数。

治法：清热凉血，化瘀止血。

方药：凉血散瘀汤（《中医眼科临床实践》）加味。生地黄、赤芍、夏枯草、白茅根、金银花各30g，牡丹皮、木贼、蝉蜕、生甘草、枳壳、大黄、黄芩各10g。

（2）肝肾亏虚证

临床表现：视物模糊或眼前固定暗影，眼底可见视网膜下橘红色病灶、渗出和水肿，ICGA血管造影提示为PCV。兼头晕耳鸣，腰膝酸软，失眠多梦，舌红少苔，脉细。

治法：滋补肝肾，活血明目。

方药：驻景丸（《中医眼科六经法要》）加减。菟丝子、楮实子、茺蔚子、车前子、枸杞子、木瓜、寒水石、紫河车、五味子各10g，生三七3g。

（3）脾虚湿困证

临床表现：视力下降，眼疷可见视网膜下橘红色病灶水肿、渗出者，ICGA血管造影提示为PCV。兼见食少口黏，大便溏薄，肢困身重，舌质淡，苔白腻，脉细弱或濡者。

治法：健脾利湿，活血明目。

方药：六君子汤（《医学正传》）加味。党参12g，炒白术12g，茯苓15g，泽泻10g，制半夏10g，陈皮6g，薏苡仁15g，丹参10g，郁金10g，牡丹皮10g，炙甘草10g。

（4）痰瘀互结证

临床表现：眼前有黑影、视物变形，视力严重减退、病程日久，眼底可见视网膜下橘红色病灶、渗出和灰白色纤维血管性瘢痕。兼见倦怠乏力，舌体有瘀斑，舌淡苔白腻，脉弦滑。

治法：化痰祛瘀，软坚散结。

方药：化坚二陈汤合升降散（《医宗金鉴》）加减。制半夏、陈皮、茯苓、白僵蚕、黄连、浙贝母、当归、姜黄、玄参各10g，夏枯草、牡蛎各15g，炙甘草8g，蝉蜕6g，三七粉3g。

2.中成药

（1）和血明目片：适用于各类眼底出血早、中、后期，AMD的血热瘀阻证。

（2）止血祛瘀明目片：适用于阴虚肝旺、热伤络脉所致的各类眼底出血，AMD的血热瘀阻证。

（3）知柏地黄丸：适用于阴虚肝旺各类的眼底出血，AMD的肝肾亏虚证。

3.针刺治疗　主穴取睛明、球后、承泣、瞳子髎、攒竹、丝竹空、风池。配穴原则：针对主症配穴，一般将眼周穴位和肢体穴位配合应用，每次眼周穴位2个，肢体穴位2～4个，分组交替运用，每天或隔天1次，每次30分钟，10次为1个疗程。

4.经验方

（1）止血明目颗粒（张铭连经验方）：墨旱莲、丹参、牡丹皮、郁金、蒲黄、三七等。其功效为养血活血、凉血散瘀、补益肝肾，用于血热瘀阻所致的眼底出血性疾病。

（2）二至明目汤（唐由之经验方）：女贞子、墨旱莲、川芎、丹参、白芍、枸杞子、楮实子、五味子等。其功效为滋养肝肾、活血明目，用于治疗年老体衰、精血不足、肝肾亏虚的黄斑变性。

（3）金明、毕宏生经验方（《中国中医眼科杂志》）：黄芪、当归、三七、生蒲黄、郁金、陈皮等药。其功效为益气养血助阳、凉血化瘀止血、化痰软坚，用于治疗湿性黄斑变性。

5.名医经验

（1）唐由之认为湿性AMD多属本虚标实，多由肝肾阴虚、精血不足、虚火上炎、灼伤目络、瘀血不祛、变生痰湿引起。在治疗上以补益肝肾、滋阴清热、凉血止血、化瘀通络为主。

（2）张梅芳针对不同病机灵活使用各种调脾法治疗眼底血证，采用健脾益气、健脾补血、健脾化痰、温补脾阳四法分别采用四君子汤、归脾汤、温胆汤、理中汤。

（3）彭清华采将AMD分为脾气虚弱、脾虚湿热、肝肾阴虚三型，分别采用归脾汤、参苓白术散、杞菊地黄丸。长期黄斑水肿，加入赤小豆、白茅根、益母草以利水活血；黄斑渗出者，加入石决明、生蒲黄、郁金以化痰健脾，新鲜出血加入藕节、三七、白茅根以凉血止血。

AMD在我国是一种较常见的好发于老年人的眼底疾病，应属于中医学“眼科血证”的范畴，其眼底表现与nAMD相似，故目前AMD的中医辨证论治参照眼科血证的辨证论治原则进行治疗。其新思路：唐由之、张铭连、张仁俊等专家认为本病多因年老体衰、肝肾阴精亏损，脾和肝的功能失调而致精、气、血不能上注于目，神光失养致视力下降。要通过现代医学检查手段明确诊断，西医行抗VEGF联合PDT或激光光凝治疗，以治其标；中医根据辨证施治应用中药治疗，以治其本，中西医结合达到标本共治的目的。一定要做到早发现、早治疗。并且强调一定要做到将现代医学检查手段与中医辨证论治相结合，早期病因主要与肝、脾、肾不足有关，治疗以补益肝肾、健脾利湿、补养气血为主。中后期则以阴虚火旺，痰瘀互结为主，其治法主要以凉血化瘀、活血明目、软坚散结化瘀为主，辅以补益肝肾，明目的药物。AMD依然是眼科目前疑难病症之一，中西医病证结合治疗AMD研究有待进一步深入探讨。

四、卵黄状黄斑变性

卵黄状黄斑变性又称卵黄状黄斑营养不良或Best病，常在幼年及青年时期发病。患者双眼黄斑区常有对称性鸡蛋黄样特征性的损害，晚期可形成瘢痕或萎缩。

（一）西医诊治

【病因及发病机制】该病为不规则常染色体显性遗传疾病。致病基因位于11号染色体的q13上。

【临床表现】早期视力多正常，直至卵黄病灶出血或破裂，视力会突然下降。

【诊断及鉴别诊断】常双眼对称发病，可将病情分为四个阶段。①卵黄病变前期：中心凹处可见黄色小点。②卵黄病变期：黄斑中央有圆形或类圆形橘黄色隆起，1/2～3视盘直径，边界清楚，半透明状，形态似煎鸡蛋时中央的蛋黄，此期视力多正常或轻度异常。③卵黄破碎期：似蛋黄打碎的形状，部分患者可出现视网膜下新生血管，出血、渗出，此期视力可突然下降。④萎缩期：后期病变吸收，在黄斑区形成脉络膜视网膜萎缩灶，可见瘢痕及色素形成，视力重度减退。FFA：卵黄完整时呈遮蔽荧光。破碎后，可见透见荧光和遮蔽荧光相混合，若已有CNV形成，可表现为新生血管造影表现。晚期表现为透见荧光。OCT：表现为黄斑区光感受器层和RPE之间中度密度反射区域，随病情进展，该反射区域变厚，卵黄破碎期可见感受器层和RPE层之间形成空腔，期内可见散在高反射物质。萎缩期可见RPE与脉络膜萎缩变薄，若并发CNV可见新生血管膜。

本病可与下列疾病相鉴别。

1.年龄相关性黄斑变性　结合患者是否有家族史及电生理检查异常可鉴别。

2.黄斑区炎性病变　例如弓形虫引起的视网膜脉络膜炎，此时应观察前房及玻璃体的炎症细胞，有无家族史，EOG正常。

【治疗】本病无须特殊治疗，一般预后较好，并发CNV时可行PDT或抗VEGF治疗。

（二）中医诊治

本病属中医学“视瞻有色”和“视瞻昏渺”的范畴。

【病因病机】本病为先天胎禀不足，肝肾虚衰所致；或为先天不足，后天脾胃失调；或脾胃气虚，痰湿瘀阻所致。

【辨证论治】

1.肝肾虚衰证

临床表现：视物模糊，或视赤如白；黄斑有圆形或椭圆形，边界清晰，似鸡蛋黄样有特征性的损害；舌淡，苔少，脉沉细尺弱，指纹淡。

治法：温阳益气，填精补髓。

方药：补肾丸加减（李传课主编《中医眼科学》）。熟地黄、茯苓各10g，泽泻、牡丹皮、牛膝各5g，山茱萸3g，丹参、枸杞子各6g，鹿角胶（蒸兑）2g。

2.脾气虚弱证

临床表现：视物模糊，于后极部至中央部可见多发性黄白色、多角形的鱼尾状改变，双侧眼底呈对称性改变；面色萎黄，舌淡苔滑，脉沉无力。

治法：补中益气，升举清阳。

方药：扶元散加减（《医宗金鉴》）。党参、白术、茯苓、黄芪、熟地黄、山药、当归、白芍、大枣各10g，川芎3g，甘草、远志各5g，丹参、生姜、石菖蒲各6g。

3.脾湿痰瘀证

临床表现：视物模糊，黄斑区类似卵黄样橘红色病灶，胃呆纳少，苔薄腻，脉滑。

治法：健脾益气，化痰软坚。

方药：化坚二陈丸加减（《医宗金鉴》）。党参、白术、茯苓、赤芍、当归、生蒲黄各10g，制半夏、陈皮、僵蚕各5g，泽泻6g。

4.针刺治疗　主穴取太阳、承泣、风池、攒竹；配穴取阴陵泉、足三里。用法为太阳穴斜刺0.5寸，睛明穴直刺1寸。球后、承泣穴沿眶下缘缓慢直刺1寸，风池穴针尖微下向鼻尖方向斜刺1.2寸，足三里、阴陵泉穴直刺1.5寸，攒竹穴平刺1寸，每天1次。

五、病理性近视性黄斑变性

病理性近视是以屈光度进行性加深、眼轴不断增长、眼内容和视网膜脉络膜组织进行性损害引起视功能障碍为特征的一种眼病。

【病因及发病机制】高度近视导致眼球后极部向后扩张，呈后巩膜葡萄肿，该区视网膜色素上皮和脉络膜毛细血管层萎缩，导致玻璃膜破裂，形成黄斑区视网膜下新生血管。

【临床表现】远视力不好，近视力有时尚可，黄斑区新生血管出血，可出现视力突然下降。

【诊断】视盘颞侧可见脉络膜萎缩弧，有时可环绕视盘一圈，后极部脉络膜大血管暴露呈豹纹状改变，黄斑部脉络膜和色素上皮萎缩，黄斑区数片脉络膜萎缩或相互连接波及全区。黄斑中心凹可发生出血、漆裂纹、富克斯斑及视网膜下新生血管。因CNV多发生在近黄斑中心，检眼镜很难发现CNV，仅能用FFA及ICGA明确诊断。

【治疗】对于高度近视合并CNV的治疗，目前可采取激光光凝、抗VEGF药物、PDT和中医中药等方法，均取得了不错的效果。也可参照“年龄相关性黄斑变性”治疗。

六、眼底黄色斑点症

眼底黄色斑点症是一种遗传性萎缩性黄斑变性类疾病，常双眼对称发病，常于儿童期或青少年期发病。

（一）西医诊治

【病因及发病机制】主要为常染色体隐性遗传，常发生于近亲结婚的后代，也有显性遗传的报道。

【临床表现】双眼视力进行性对称性的下降，

伴有畏光、色觉异常、中心暗点和暗适应缓慢。

【诊断及鉴别诊断】早期：眼底完全正常，易被误诊为癔症性弱视、球后视神经炎或伪盲。进展期：最早出现中心凹反光消失，继而黄斑区出现颗粒状色素及黄色斑点，可表现为中央深棕色，外面是环形灰黄色颗粒，状如牛眼样。逐渐形成双眼对称横椭圆形境界清楚的萎缩区（图32-8-7）。晚期：后极部RPE、视网膜神经上皮及脉络膜毛细血管层进一步萎缩，裸露脉络膜大中血管及白色巩膜。①FFA的诊断作用有限，不作为常规检查，但眼底改变不明显时，FFA可提供有意义的线索。早期眼底正常时，FFA可显示斑点状透见荧光，由RPE早期萎缩引起。FFA在暗的脉络膜背景荧光下，黄斑透见荧光或窗样缺损，或"牛眼状"强荧光（图32-8-8）。②OCT表现为黄斑中心凹神经上皮变薄。

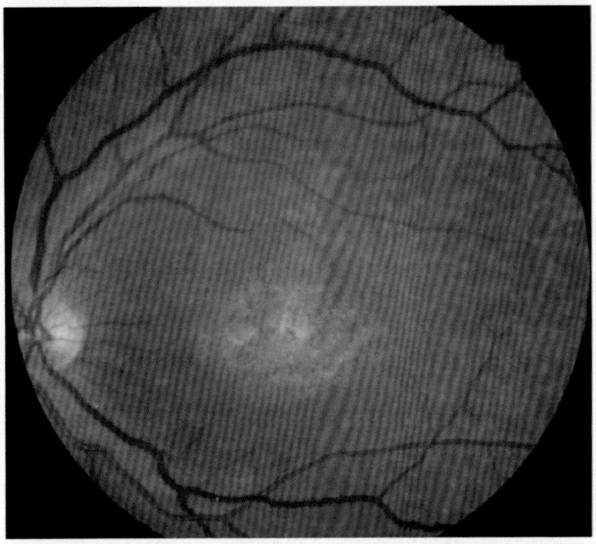

图32-8-7　眼底黄色斑点症眼底彩照

本病应与下列疾病相鉴别。

1.卵黄状黄斑营养不良　常染色体显性遗传，有明确的家族史，多发生于5～15岁，黄斑区有对称的圆形或卵圆形黄色或橘黄色囊样隆起，边界较清，ERG多正常。

2.视网膜色素变性　常染色体显性、常染色体隐性及性连锁隐性遗传方式均有报道。以夜盲、视野缩小、眼底骨细胞样色素沉着和光感受器功能不良为特征。FFA表现为斑驳状强荧光，ERG和EOG表现为降低火熄灭。

【治疗】尚无有效治疗方法。

（二）中医诊治

本病属中医学"视瞻有色"和"视瞻昏渺"的范畴。

【病因病机】本病属瞳神疾病，多由先天胎禀不足、体弱或劳瞻竭视，耗损肝肾，元精亏虚，不能上注于目，或属脾胃失和，痰湿瘀阻，清气不能上承，或纳差，腰膝酸软，健忘怔忡，大小便频数，精气不能濡养于目等皆可发为本病。

【辨证论治】

1.肝肾不足证

临床表现：视力下降，视物变形，矫正视力

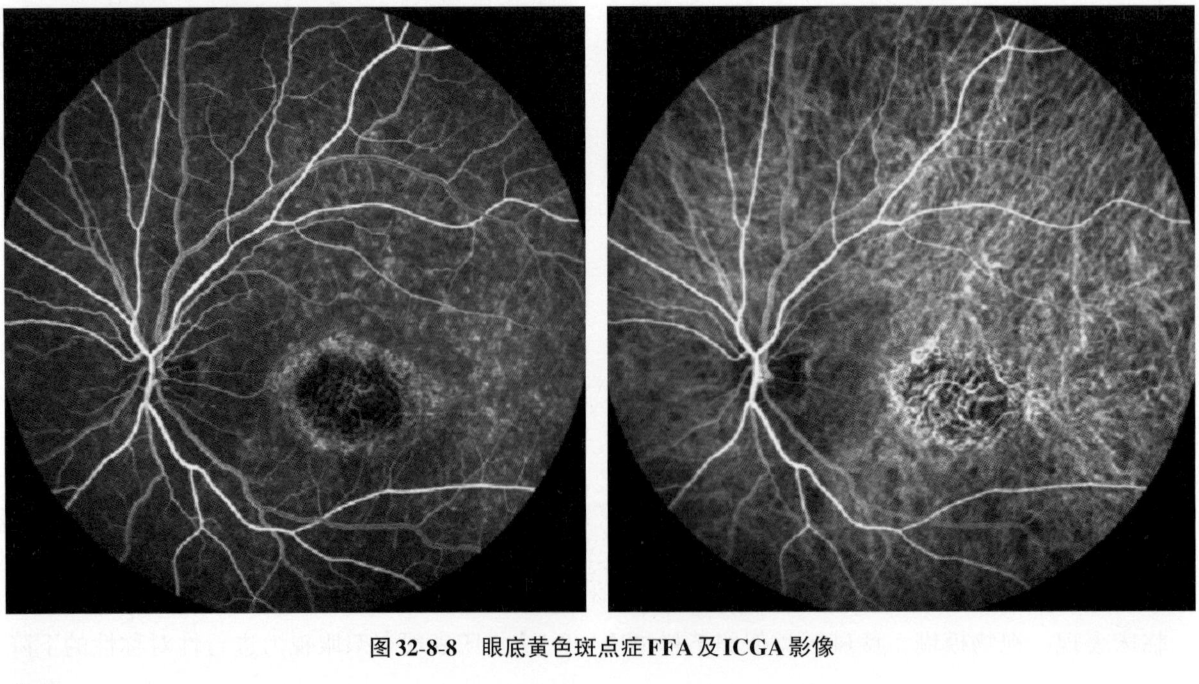

图32-8-8　眼底黄色斑点症FFA及ICGA影像

不佳；视野中心绝对暗点；黄斑部萎缩，脉络膜新生血管膜形成，并有形态不规则的色素斑；全身症见头晕耳鸣，腰膝酸软；舌质淡或紫暗，脉弱细或细涩。

治法：滋补肝肾。

方药：左归饮加味（《景岳全书》）。熟地黄、山药、茯苓、炙甘草各6g，枸杞子、菟丝子、刺蒺藜各5g，山茱萸3g。

2.脾气虚弱证

临床表现：视力下降，眼底可见黄色斑点；全身症见疲倦乏力，食纳缺乏，气短懒言；舌质淡，苔薄腻，脉细弱。

治法：益气健脾。

方药：益气聪明汤加减（《东垣试效方》）。黄芪10g，党参6g，葛根、荆芥、白术、茯苓、白芍各5g，炙甘草3g，升麻、五味子各2g。

3.痰湿内聚证

临床表现：视力下降，眼底可见黄色斑点；全身症见头目晕眩、体胖乏力、短气心悸、喜吐涎沫；舌苔白滑或黄腻，脉弦滑。

治法：化痰祛湿。

方药：苓桂术甘汤合二陈汤（《伤寒杂病论》）。茯苓、白术、陈皮、夏枯草各6g，桂枝2g，法半夏、甘草、车前子各3g。

七、黄斑囊样水肿

黄斑水肿（macular edema）是指黄斑区的视网膜水肿，液体积聚在外丛状层和内核层之间的蜂房样空隙时，呈放射状排列的黄斑区外丛状层Henle纤维将积液分隔呈多个特征性的囊样小腔，即黄斑囊样水肿（cystoid macular edema，CME）。

【病因及发病机制】常见于视网膜静脉阻塞、糖尿病视网膜病变、慢性葡萄膜炎、眼外伤及眼内手术后等。其发病机制是由于各种原因导致的黄斑区毛细血管受损。

【临床表现】视力下降，视物变形或变暗。

【诊断及鉴别诊断】黄斑区视网膜增厚，中心凹颜色加深或有蜂窝状外观，严重者出现视盘水肿和点状出血，甚至出现黄斑裂孔。①FFA：可以很好地评估黄斑水肿的渗漏程度，表现为黄斑部弥漫性的深层荧光渗漏和花瓣状强荧光（图32-8-9）。②OCT：黄斑中心凹消失，严重者可隆起，神经上皮层明显增厚，CME可见有数个反射均匀的囊样暗腔（图32-8-10）。

本病应与下列疾病相鉴别。

1.先天性视网膜劈裂　为一种X连锁遗传疾

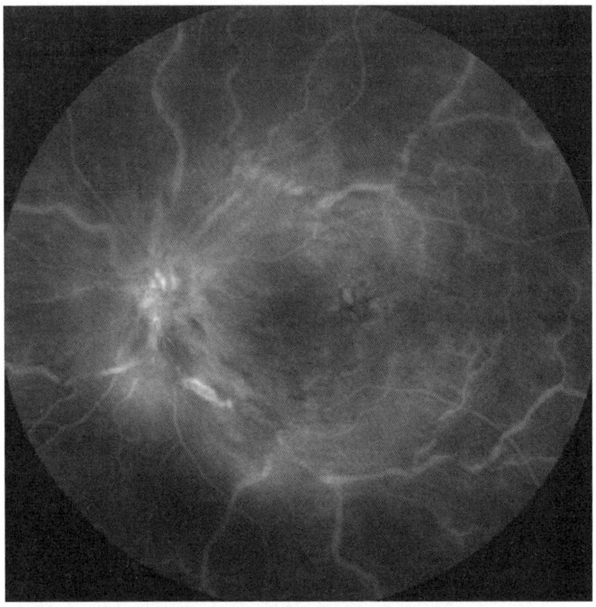

图32-8-9　黄斑部花瓣状强荧光

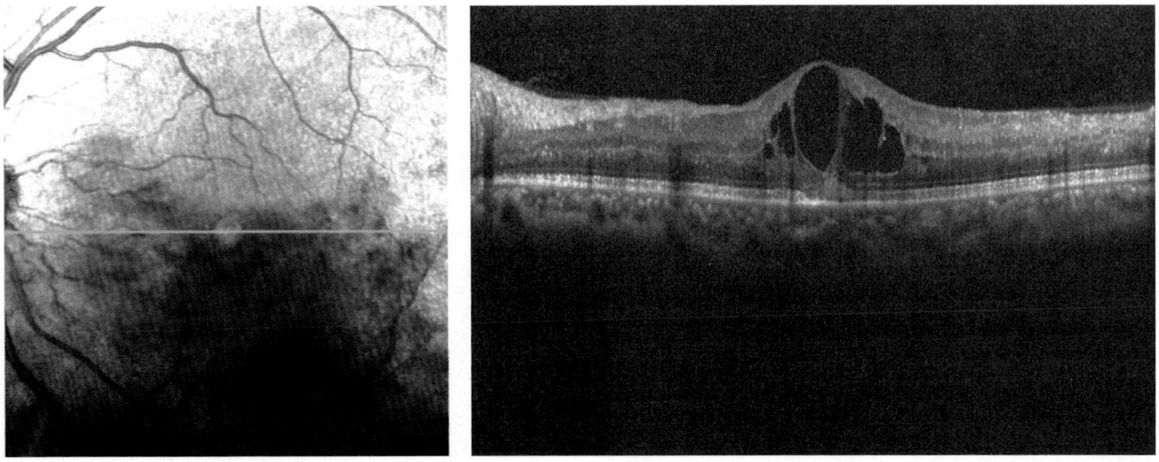

图32-8-10　黄斑区神经上皮层明显增厚，其内可见液性暗腔

病，眼底可见黄斑区囊样微隙、纤细的微皱褶和黄斑色素紊乱。OCT显示黄斑区外丛状层出现许多纵行空腔，空腔之间被纵隔分开。

2.*特发性黄斑裂孔*　黄斑中心视力下降，视物变形、变暗，临床表现为黄斑中心凹全层裂孔，OCT显示黄斑区视网膜神经上皮全层缺损。

【治疗】一般均应治疗原发病。由于炎症所致应进行消炎治疗，对于糖尿病视网膜病变、视网膜静脉阻塞引起的黄斑水肿可行格栅样光凝。玻璃体腔注射曲安奈德可得到较好的效果，但因其高眼压并发症，使其应用受限。近年来，抗VEGF药物玻璃体腔注射，减轻水肿后再行光凝治疗取得较好的效果。

中医诊治可参照“中心性浆液性视网膜脉络膜病”。

八、黄斑裂孔

黄斑裂孔（macular hole）是指黄斑中心凹发生的全层视网膜缺损。根据其形成原因分为四类：特发性、外伤性、高度近视黄斑裂孔和继发性。

（一）特发性黄斑裂孔

特发性黄斑裂孔（idiopathic macular hole，IMH）是指无明显全身或眼部病因，排出眼底疾病导致的黄斑裂孔。

【病因及发病机制】尚不清楚。

【临床表现】早期一般无任何症状，视力受影响程度不一，患者可有视力下降、视物变形。

【诊断及鉴别诊断】不同时期的眼底表现各有特点。早期裂孔未形成时仅见黄斑区有黄色斑点和黄色环，有时可见玻璃体牵引和视网膜前膜存在。病情进展后形成黄斑裂孔，检眼镜下呈现基底为暗红色圆形孔洞，也可见半月形或马蹄形，直径不等，但多为1/4～1/2PD。①FFA：早期患者FFA可正常，晚期裂孔处可透见荧光。②OCT：可提供玻璃体后界面与IMH的关系，了解是否为全层裂孔、周围视网膜情况、是否伴有黄斑前膜。对IMH患者具有诊断、判断病情轻重、了解手术预后的特殊作用。③视觉电生理：可客观评价患者的视觉功能，对病情发展及手术疗效评价具有意义。④临床分期：根据目前常用的Gass分期法，将IMH分为四期。Ⅰ期：玻璃体无后脱离，黄斑中心凹受玻璃体牵拉形态变浅或消失，无裂孔形成。Ⅱ期：直径小于400μm的全层裂孔形成。Ⅲ期：圆形全层黄斑裂孔形成，周围视网膜水肿，裂孔前有或无游离盖，玻璃体牵拉伴玻璃体不全后脱离。Ⅳ期：在Ⅲ期基础上发生玻璃体完全后脱离或伴有游离盖（图32-8-11）。

本病可与以下疾病相鉴别。

1.*假性黄斑裂孔*　视网膜前膜收缩致中心凹周围视网膜增厚似黄斑裂孔，OCT检查显示视网膜神经上皮层完整，伴有黄斑前膜的存在。

2.*黄斑出血*　中心凹附近视网膜有圆形出血，易误诊为特发性黄斑裂孔，但眼底表现界线不清楚且随病程的发展会逐渐减小。OCT显示视网膜神经上皮层完整。

【治疗】Ⅰ期黄斑裂孔可观察随访，一般对于Ⅱ期、Ⅲ期及部分Ⅳ期患者可考虑玻璃体切除联合内界膜剥除手术。

（二）外伤性黄斑裂孔

外伤性黄斑裂孔（traumatic macular hole，TMH）是指眼球钝挫伤所致的黄斑中心凹区的视

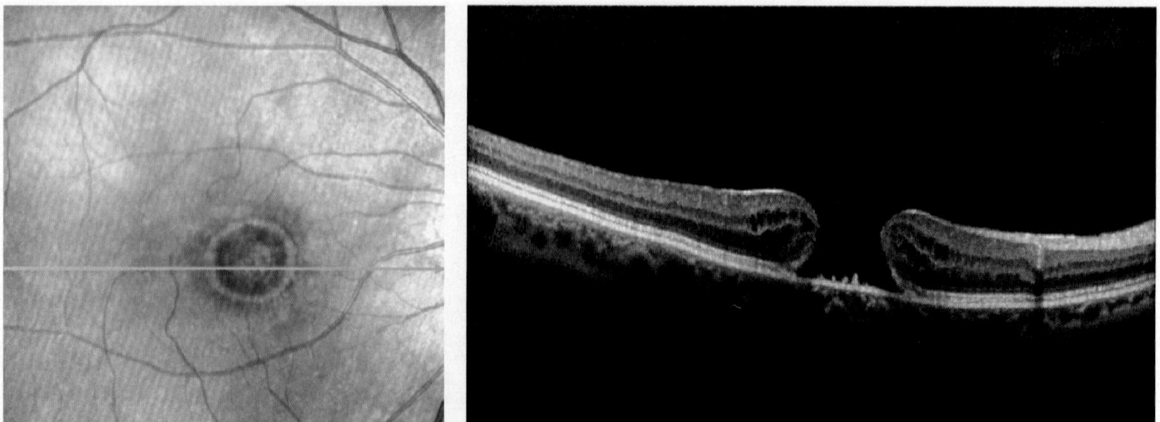

图32-8-11　黄斑区视网膜神经上皮层断裂

网膜全层缺损，也有报道激光损伤、光损伤可致黄斑裂孔形成。

【病因及发病机制】具体发病机制不详。

【临床表现】不同程度的视力下降、视物变形。

【诊断及鉴别诊断】钝挫伤所致的黄斑裂孔黄斑区可见一圆形或椭圆形的孔洞，与特发性黄斑裂孔相似，但形状不规则，裂孔大小差异较大，小的如针尖，大的可大于1.5mm。日光损伤所致的黄斑裂孔多累及双眼，有观察过日蚀或暴露在强光下的病史。激光损伤所致的黄斑裂孔有激光损伤病史。

外伤性黄斑裂孔需要与特发性黄斑裂孔、高度近视黄斑裂孔、继发性黄斑裂孔相鉴别，主要鉴别点为有无外伤史。

【治疗】

1.对于裂孔较小、裂孔缘处无脱离和玻璃体后脱离的年轻患者，可随访观察，部分外伤性黄斑裂孔可在3个月内自愈。

2.炎症刺激和黄斑水肿在黄斑裂孔行程中起到一定作用，因此，减轻炎症、消除水肿可能会促使裂孔闭合，可全身或局部应用糖皮质激素联合非甾体抗炎药，辅以扩张血管及营养神经药物治疗。对于裂孔较大、随访观察3个月后不能闭合的裂孔考虑行玻璃体切割术治疗。

（三）高度近视黄斑裂孔

高度近视黄斑裂孔（highly myopic macular hole）是由于黄斑区视网膜组织变性、萎缩或发生囊样变性所致的黄斑区全层缺损，常伴有视网膜脱离。

【病因及发病机制】后巩膜葡萄肿高度近视的后巩膜不断拉长，使黄斑区视网膜、脉络膜组织变薄，毛细血管减少或消失，加重黄斑区视网膜组织退行性变性。高度近视常伴有玻璃体异常粘连，对黄斑区视网膜形成前后牵拉和切线方向的牵拉。

【临床表现】视力下降，因患者伴有高度近视多视力不好，因此视物变形症状常不明显。

【诊断】黄斑区可见到圆形或椭圆形裂孔，对于裂孔处于脉络膜萎缩区的，称为“白孔”，肉眼常难以发现，需借助OCT加以诊断。

【治疗】对于高度近视黄斑裂孔，不管是否合并视网膜脱离，都应采取玻璃体切割术治疗。

（四）继发性黄斑裂孔

视网膜血管炎、黄斑前膜、视网膜脱离术后均可引起黄斑裂孔，其临床表现、治疗原则与特发性黄斑裂孔相似，但该类患者均可找到原发病，且应积极治疗眼部的原发病。

九、黄斑视网膜前膜

黄斑视网膜前膜（epiretinal membrane of macula），简称黄斑前膜，是由于细胞增生在黄斑区视网膜内界膜表面形成的一层无血管的纤维组织。根据病因可分为特发性黄斑前膜和继发性黄斑前膜两类。

【病因及发病机制】发病机制目前尚不十分明确。

【临床表现】早期患者可无自觉症状，随着前膜的增长、收缩出现视物模糊、视物变形。

【诊断】发病初期黄斑区视网膜表面反光强，似玻璃纸样。进一步发展牵拉视网膜，出现黄斑皱褶、黄斑水肿，血管弓被牵引向中央移位，小血管迂曲，纤维逐渐增殖形成灰白色纤维膜。严重增生者可牵拉形成黄斑裂孔或视网膜神经上皮层脱离。OCT：对黄斑前膜的面积、厚度进行分析。并且对黄斑水肿的程度进行了解（图32-8-12）。FFA：显示比较严重的黄斑前膜所引起的血管扭曲变形，血管壁染色、荧光素渗漏，黄斑水肿呈现的荧光积存。多焦视网膜电图（mfERG）：能客观评价黄斑区视网膜的功能，了解黄斑前膜对黄斑区视网膜功能的影响，对预后进行评价。

玻璃体黄斑牵拉综合征常伴有黄斑前膜形成，容易与黄斑前膜混淆，OCT可鉴别。

【治疗】除个别患者随着玻璃体后脱离将黄斑前膜牵拉脱离外，大多数黄斑前膜需要手术治疗。早期的黄斑前膜不影响视力或对视力影响较小时可观察随访，对于严重的黄斑前膜需行玻璃体切割术治疗。

中医诊治无特殊方法。

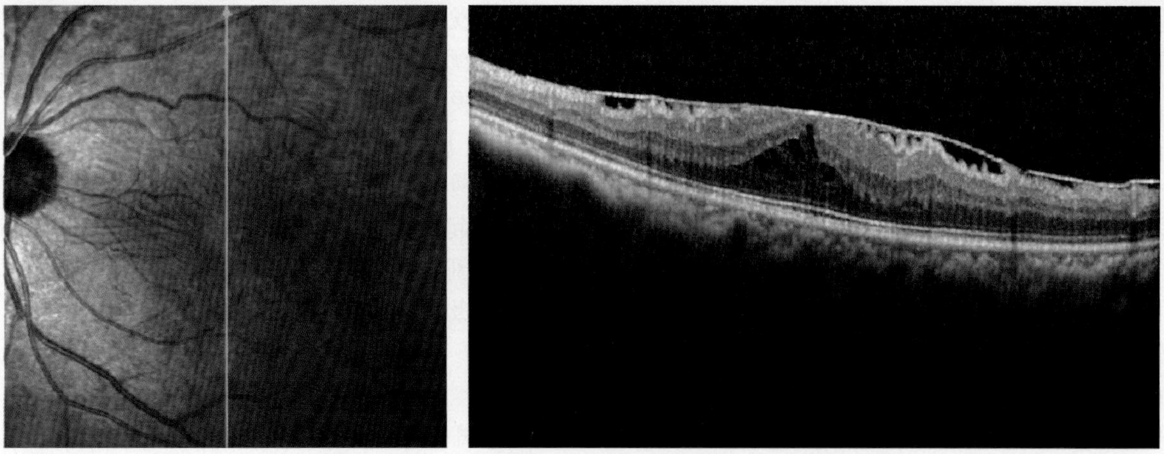

图32-8-12　黄斑前膜形成，牵拉视网膜，黄斑水肿

第九节　视网膜肿瘤

一、视网膜血管瘤

视网膜血管瘤可以合并脑或全身内脏器官病变，称为Von-Hipple-Lindau病，也可单独发生在视网膜，称为von Hipple病，单眼或双眼患病，多发生于青年人，视网膜血管瘤多位于周边部，呈红色或粉红色球形，表面因增生组织也可呈白色，均有异常扩张、迂曲的滋养血管与其相连，患者常因继发渗出性视网膜脱离累及黄斑，出现视力障碍而就诊。对于该病的治疗可采取光凝、冷凝或电凝术，但术后可复发，故应长期观察。出现视网膜血管瘤时应检查全身，特别是神经系统，除外颅内和全身病变。

二、视网膜大动脉瘤

视网膜大动脉瘤是视网膜动脉管壁局限性纺锤状或梭形膨胀，产生不同程度的视网膜出血、渗出或玻璃体积血，常引起视力下降。

【病因及发病机制】发病机制尚不明确，目前主要认为动脉硬化导致血管管壁纤维化是其形成的主要原因，高血压、高脂血症、全身血管性疾病是常见的相关危险因素。

【临床表现】无痛性视力下降。

【诊断】眼底颞侧视网膜动脉第二级和第三级分叉处，动脉瘤呈橘红色囊样或梭形。眼底出血可表现为视网膜下、视网膜前、视网膜内。玻璃体内见积血位于动脉瘤附近。大量黄白色脂质渗出物环绕动脉瘤周围。FFA显示瘤样扩张的动脉立即充盈和荧光渗漏受累及的动脉可表现为变细或不规则，周围毛细血管渗漏荧光。ICGA可穿透致密出血，比FFA更清楚地显示出动脉瘤。

【治疗】因大多数动脉瘤能自行退化，视力恢复良好。治疗全身疾病，激光光凝、玻璃体腔内注射抗VEGF药物。对于大量的玻璃体积血，非手术治疗无效的可行玻璃体切割术。

（王莉菲　李雅琳　张仁俊）

第33章

玻璃体疾病

第一节　玻璃体混浊

玻璃体混浊是一种常见的病理现象，严重时可有视力减退或眼前黑影飘动等症状。

（一）西医诊治

【病因及发病机制】常见于老年性玻璃体液化或高度近视，或伴有全身性疾病，如肾炎、妊娠高血压综合征等。玻璃体是一种围绕着中心管的向心性、层次性结构，在上述作用的影响下，玻璃体内出现变性、出血、渗出等改变时，则形成玻璃体混浊。

【临床表现】视力减退，轻者为只有视物模糊或眼前有蚊飞现象。

【诊断】眼部检查可看到黑色的混浊改变，B超检查表现为玻璃体絮状或条索状混浊。

【治疗】普罗碘铵肌内注射，每次0.4g，隔天1次，10次为1个疗程。

（二）中医诊治

玻璃体混浊属中医学“云雾移睛”的范畴。

【病因病机】玻璃体属于水轮，在脏属肾，与风轮相邻，风轮属肝，故一般认为玻璃体内混浊、变性等改变，与肝肾有关。肝肾阴虚或气血两虚、目失濡养，而致本病。

【辨证论治】

1.肝肾亏损证

临床表现：眼前云雾飘浮，蝇飞蚊动，视力下降，眼涩不适，不耐久视，腰膝酸软，体倦乏力，舌质淡红，苔薄白，脉细。

治法：补益肝肾，养血祛瘀。

方药：明目地黄丸加减（《中医眼科学》）。熟地黄18g，山萸肉、山药、茯苓、当归、牛膝、郁金各12g，牡丹皮、泽泻、柴胡、五味子各9g，丹参15g。

2.气血两虚证

临床表现：自觉眼前黑影色淡量少，视物模糊，不能久视；或病变日久，面色无华，气短懒言，心悸失眠；舌淡，脉细数。

治法：补益气血。

方药：柴胡参术汤（《审视瑶函》）加减。当归、熟地黄、白芍、人参、白术、柴胡、青皮各10g，川芎15g，甘草6g。

【物理疗法】3%碘化钠溶液，50%决明子溶液或三七溶液，用电流将药物导入眼内。

【食疗方】杞子地黄粥。

组成：枸杞子15g，熟地黄50g，小米100g。

功效：滋补肝肾。

方解：枸杞子、熟地黄、山药补益肝肾、滋阴明目，小米益气和胃。4种食材搭配一起具有补益肝肾、滋阴明目的功效。

适应证：各类因肝肾不足而引起的玻璃体混浊。

制作：先把枸杞子、熟地黄、山药、小米洗净一起放入砂锅内，加水适量煮粥。

用法：每天早餐服，7天为1个疗程。

第二节　玻璃体积血

玻璃体积血是指视网膜或葡萄膜血管损伤或新生血管出血进入玻璃体内。

（一）西医诊治

【病因及发病机制】糖尿病视网膜病变、视网膜静脉阻塞、视网膜血管炎；眼球穿孔伤、眼内异物、眼球钝挫伤、各种内眼手术等；视网膜裂孔形成；Terson综合征：蛛网膜下腔出血进入玻璃体腔；脉络膜新生血管、脉络膜黑素瘤等。

【诊断及鉴别诊断】眼前黑影飘动或视物模糊，严重者视力急剧下降或仅有光感。反复发生玻璃体积血的患者可自觉"冒烟"，不久即感眼前似有黑布挡住视线。眼部检查：玻璃体内可见尘状、块状、片状、絮块状黄色或红色的血凝块；或眼底检查仅见微弱的红光反射，甚至红光反射消失。

本病可与下列疾病相鉴别。

1.玻璃体后脱离　自觉眼前闪光或眼前暗影，光线较暗时症状大多消失，玻璃体内可见一个或多个分散的浅灰色的环形混浊物，悬浮于视盘前方，眼底检查大多正常，偶尔可见周边视网膜或视盘周围少量线状出血，一般无视力变化。

2.玻璃体炎症　玻璃体呈尘状、白点状、灰白色块状混浊，并有眼前节炎症如KP、前房浮游物、前房闪辉、虹膜后粘连或眼后节炎症如视网膜水肿、渗出灶等表现。

【治疗】

1.积极治疗原发病。少量出血不需要特殊处理，可等其自行吸收。

2.出血量多，不伴有视网膜脱离者可内科治疗，早期可给予止血药物，出血稳定后用促进积血吸收的药物，如中药、碘剂等。怀疑有视网膜裂孔者，嘱患者卧床休息待血下沉后及时行视网膜光凝术。若大量出血不能吸收，或伴有视网膜脱离，需行玻璃体切除手术。

（二）中医诊治

本病可归属中医学"云雾移睛""暴盲"等的范畴。

【病因病机】中医认为，本病多因热入血分，迫血妄行；或肝郁气滞，血溢络外；或眼部外伤，脉络破损；或肝肾阴虚，虚火灼络而发病。

【辨证论治】

1.血热瘀阻证

临床表现：视力下降，自觉眼前暗影飘动，或似有红玻璃片遮挡，神膏混浊，兼见颜面红赤，口渴咽干，烦躁易怒，便结溲黄，舌红苔黄，脉弦或弦数。

治法：清热凉血，化瘀止血。

方药：凉血散瘀汤（《中医眼科临床实践》）加味：生地黄、赤芍、夏枯草、白茅根、金银花各30g，牡丹皮、木贼、蝉蜕、生甘草、枳壳、大黄、黄芩各10g。

2.肝郁气滞证

临床表现：自觉眼前暗影飘动，或似有红玻璃片遮挡，神膏混浊，视力急剧下降，兼见头晕眼胀，胸胁胀痛，玻璃体积血，舌质有瘀点瘀斑，苔薄白，脉弦涩。

治法：活血化瘀，止血明目。

方药：舒肝破瘀通脉汤（《中医眼科临床实践》）加减：柴胡、当归、白芍、茯苓、白术、蝉蜕、木贼、赤芍、茜草、白及、枳壳、川牛膝各10g，白茅根30g，甘草3g，丹参12g。

3.虚火上炎证

临床表现：自觉眼前暗影飘动，或似有红玻璃片遮挡，神膏混浊，兼见头晕耳鸣，失眠多梦，手足心热，舌红少苔，脉细数。

治法：滋阴降火，凉血止血。

方药：知柏地黄汤（《医宗金鉴》）加减：知母、黄柏、生地黄、茯苓、牡丹皮、泽泻、炒茜草、山茱萸、女贞子、莲草、柴胡各10g，白茅根30g。

4.血络受损证

临床表现：眼部外伤后导致出血性玻璃体混浊，舌淡红，苔薄白，脉弦。

治法：养血活血，止血化瘀。

方药：桃红四物汤（《医宗金鉴》）加减：桃仁、白芍、当归、牛膝、川芎各10g，红花6g，生地黄15g，熟地黄、丹参各12g，三七粉（冲服）3g。

【中成药】

（1）复方血栓通胶囊：适用于各种玻璃体积血早期，证属血热瘀阻，气阴两虚者。

（2）止血明目颗粒（河北省眼科医院制剂室制）：适用于血热瘀阻所致的眼科出血性疾病。

第三节　玻璃体后脱离

玻璃体后脱离是指自觉眼前闪光或眼前暗影，光线较暗时症状大多消失，玻璃体内可见一个或多个分散的浅灰色的环形混浊物，悬浮于视盘前方，眼底检查大多正常，偶尔可见周边视网膜或视盘周围少量线状出血，一般无视力变化。

（一）西医诊治

【病因及发病机制】是指玻璃体后皮质从视网膜表面的分离。其病因主要是在玻璃体液化的基础上发生的，液化玻璃体通过裂口进入玻璃体后间隙，使玻璃体后皮质与视网膜迅速分离。

【临床表现】眼前出现不同形状的飘浮物，随眼球转动而改变位置，常伴有闪光感。

【诊断及鉴别诊断】玻璃体可发现游离状混浊物，眼部B超显示玻璃体后脱离。OCT检查显示有光学空间和后界膜（图33-3-1）出现。

【治疗】目前尚无有效治疗方法。玻璃体后脱离应该重点考虑其并发症的治疗。视网膜脱离者，应考虑玻璃体切割术；若单纯合并视网膜裂孔，可考虑施行激光治疗封闭裂孔。

（二）中医诊治

本病属中医学“神光自现”的范畴。中医认为本病多由肝肾亏损、精不上乘，或心脾两虚、气血不足、神膏失养或撞击伤目所致。治疗以滋补肝肾和健脾养血为主。

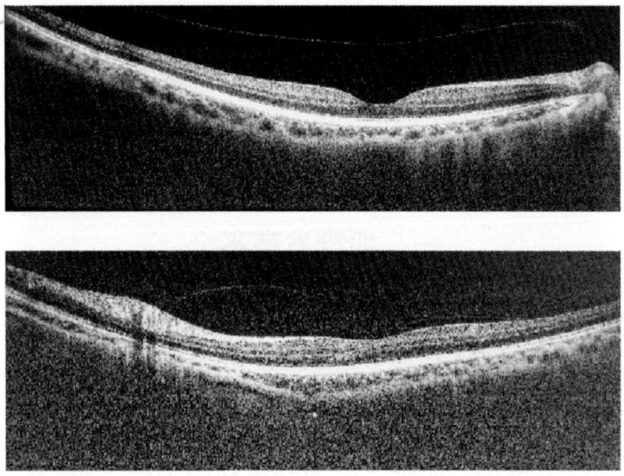

图33-3-1　OCT检查显示有光学空间和后界膜

（王聪颖）

第34章

视神经疾病

第一节　先天性视盘发育异常

一、视盘发育不全

视盘发育不全是由于胚胎时因某种尚不清楚的原因，使视神经节细胞分化发育出现障碍，导致视神经发育不全。其主要原因为胚胎时期视神经节细胞分化发育障碍。临床表现为有不同程度的视力损伤、弱视、斜视及眼球震颤等。眼底特征一是视盘缩小，仅达正常的1/3～1/2，圆形或椭圆形，视盘色正常或变淡，生理凹陷不见或甚小，但也有整个小视盘向后凹陷。眼底另一特征是视盘周双环征：视盘周围有一灰黄色、完全或不完全狭窄的轮晕，轮晕鼻侧或颞侧又见一黄色弧，视网膜血管大多正常，有时管径略细或数量较少，黄斑区中心凹光反射消失。本病无特殊治疗方法。

二、视盘小凹

视盘小凹是由于胚胎时因某种尚不清楚的原因，使视神经节细胞分化发育出现障碍，导致视神经发育不全。发病机制尚不清楚，一般认为是原始视盘发育细胞异常分化导致胚裂闭合不良导致。临床表现为一般视力较差，并与发育不全的程度有关，可伴有斜视和眼球震颤，重者可为全盲。眼底常见视盘部分或全部缺损。视盘内可见一不规则凹陷，与生理杯相似，但不见筛板。视盘周围可见形状不规则的白色裸露的巩膜，可伴有不规则色素沉着。对于视盘小凹未并发视网膜脱离者可尽早行视网膜光凝治疗，可预防视网膜浆液性脱离。对于并发视网膜浆液性脱离者，行视网膜光凝封闭视盘小凹边缘，阻断视盘小凹内液体流向黄斑区视网膜。

三、视盘倾斜综合征

视盘倾斜综合征是一种先天性视盘发育异常的疾病，表现为视盘延长轴倾斜，颞上部位视盘抬高，而鼻下部位视盘继而移位，视盘呈椭圆形态。发生机制不明确，但与眼球发育时胚裂闭合不全有关。临床表现为单眼或双眼皆可发病，可见视力下降，合并屈光不正、视野缺损（颞侧视野缺损）。眼底视盘呈长轴倾斜，颞上视盘抬高，鼻下视盘移位，呈D形或椭圆形状。该病少见，极易误诊为视盘水肿、视神经萎缩等。根据眼底改变、视盘OCT等辅助检查可诊断。若视盘倾斜综合征并发脉络膜新生血管、脉络膜视网膜退行性病变、视网膜神经上皮脱离等时，给予相应治疗。

四、牵牛花综合征

牵牛花综合征是视盘先天发育异常，视盘形态如一朵盛开的牵牛花。其发生机制不明确，可能是视神经入口缺损的一种特殊类型。临床表现为单眼多发，自幼视力不佳，故多发生失用性斜视，往往伴有高度近视及眼球震颤等。眼底视盘面积大至1～5PD，色粉红，中间有凹陷，凹陷呈白色，血管呈车轮辐状自视盘发出，视盘周围由环状隆起的脉络膜视网膜色素紊乱包围。视盘周围可见20～30支狭细血管呈放射状走行，向四周视网膜分布。若无并发症，暂不需要治疗。有报道称牵牛花综合征可见视盘内或视盘边缘视网膜裂孔，可行玻璃体手术联合视网膜光凝治疗。

五、视盘玻璃疣

视盘玻璃疣是单眼或双眼受累的先天性视盘发育异常疾病。其发生机制不明确，目前认为原发性视盘玻璃膜疣发病机制主要为：①神经胶质增生变化；②不完全型结节性硬化；③视神经局部营养失调；④不规则显性遗传病，有家族史；⑤玻璃膜过度生长。其临床表现为多双眼发病，偶见单眼，视力可维持正常，仅有少数患者视力下降，患者有时可见阵发性视力下降，严重可见一过性黑矇。浅在型眼底呈白色或黄白色透明或半透明，大小不等的蚕卵样疣暴露于视盘表面，少者可见1～2粒，多者如桑葚状，向玻璃体方向突出。埋藏型，视盘疣埋藏于视盘深部，隆起呈丘陵状，视盘类似水肿。视网膜血管可被疣体遮蔽，或从疣体上伏过。视野基本正常，但也有生理盲点扩大者。FFA浅层和埋藏型玻璃疣呈自发荧光。浅层视盘玻璃疣随时间推移，荧光逐渐增强。埋藏型玻璃疣随有血管分支和走行异常，无荧光素渗漏。视盘玻璃疣可因疣体压迫视网膜血管、神经，导致一过性黑矇，可用中药如复方丹参滴丸或复方血栓通胶囊行活血化瘀治疗。

六、有髓鞘神经纤维

因视神经发育异常，视神经髓鞘生长超过筛板水平，达到视网膜甚至较远处的眼底，形成白色混浊的有髓鞘纤维。其发生机制不明确，可能与筛板发育异常相关，也有学者认为是生成神经纤维髓鞘的少突细胞子视神经异位于视网膜导致。其临床表现为多发生于男性，单眼，视力可正常。视网膜可见白色如羽毛状神经，多分布于视盘上、下边缘；也可见远离视盘的孤立性羽毛状白斑。有髓鞘神经纤维分布处视野有相应的缺失，无须治疗。

第二节　视神经病变

一、视神经炎

视神经炎（optic neuritis）泛指视神经的炎性脱髓鞘、感染、非特异性炎症等疾病。

（一）西医诊治

【病因及发病机制】病因较为复杂。主要病因为感染，其他因素如脱髓鞘性疾病、中毒性疾病、某些自身免疫性疾病等均可引起视神经炎。除以上病因外，临床上1/3～1/2的病例查不出确切病因。

【临床表现】急性或亚急性视力下降，伴有色觉障碍，瞳孔对光反应异常，直接对光反射迟钝或消失，眼眶深部钝痛、眼球转动时牵引性疼痛及前额疼痛等。

【诊断及鉴别诊断】①视盘炎：视盘充血，边缘模糊，但水肿不超过3D，生理凹陷消失，且可见渗出和出血（图34-2-1）。②球后视神经炎：早期基本正常，仅炎症接近视盘者，可出现视盘轻度充血，晚期视盘颞侧颜色淡白或苍白。视野：视野出现中心暗点、向心性视野缩小或全盲。视觉诱发电位（VEP）P_{100}波振幅下降，潜伏期延长。MRI检查可见视神经增粗，脑白质或视神经的脱髓鞘斑块（常位于脑室旁）提示多发性硬化。

本病可与以下疾病相鉴别。

1.视盘水肿　多由颅内压增高引起，多为双眼发病，视力损害轻，视盘水肿大于3D，出血与渗出较多，视野表现为生理盲点扩大或向心性缩小，脑脊液压力大于250mmH_2O，常伴有头痛、恶心、呕吐等症状。

2.前部缺血性视神经病变　多为老年人，常有高血压、糖尿病等全身病病史，视力减退较轻，视盘色淡，水肿较轻，视野呈与生理盲点相连的

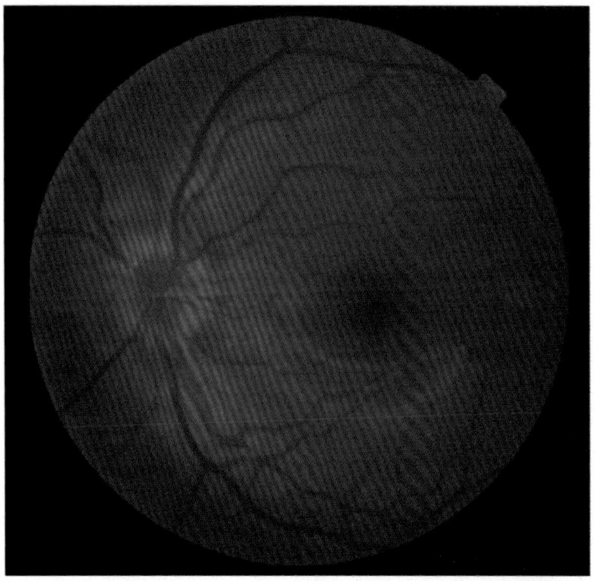

图34-2-1　左眼视盘充血水肿，见线状出血

象限性视野缺损（图34-2-2）。

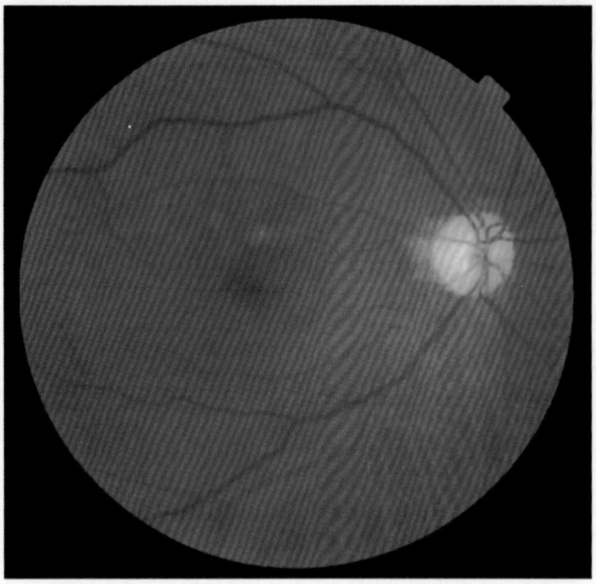

图34-2-2 视盘颜色淡，视神经萎缩

【治疗】近年来，虽然国外多中心研究证明本病有自愈倾向，但目前国内对急性视神经炎仍主张早期应用大剂量糖皮质激素冲击疗法，配合应用B族维生素及其他营养神经药物。应用糖皮质激素冲击治疗疗效不佳时，可配合地塞米松注射液球后注射。激素冲击治疗：糖皮质激素冲击疗法，首选甲泼尼龙琥珀酸钠。免疫抑制剂：反复发作的视神经炎、视神经脊髓炎复发患者、对激素治疗效果欠佳患者，可应用环磷酰胺、硫唑嘌呤等。血浆置换：可用于重症视神经炎且恢复不佳患者的急性期。免疫球蛋白：可考虑作为特发性脱髓鞘性视神经炎或视神经脊髓炎相关的视神经炎患者急性期的治疗选择之一。抗生素：对明确病原体的感染性视神经炎应尽早给予抗生素治疗。支持疗法：神经营养和扩张血管性药物治疗。

（二）中医诊治

急性视神经炎属中医学“暴盲”的范畴；慢性视神经炎，视功能损害较轻者属中医学“视瞻昏渺”的范畴。

【病因病机】《审视瑶函·暴盲症》中谓本病若“病于阳伤者，缘忿怒暴悖，恣酒嗜辣，好燥腻，及久患热病痰火，人得之则烦躁秘渴；病于阴伤者，多色欲悲伤，思竭哭泣太频之故……伤于者，因思虑太过，用心罔极，忧伤至甚……元虚水少之人，眩晕发而盲瞀不见。能保养者，治神之自愈，病后不能养者，成痼疾”。后世多沿用此说。结合临床归纳为：①六淫外感或五志过极，肝火内盛，循肝经上扰，灼伤目系而发病。②悲伤过度，情志内伤，或忿怒暴悖，肝失条达，气机郁滞，上壅目系，神光受遏；或情志过激化火，气火上攻，目系血瘀脉阻。③热病伤阴或素体阴亏，阴精亏耗，水不济火，虚火内生，上炎目系。④久病体虚，或素体虚弱，或产后血亏，气血亏虚，目系失养。

【辨证论治】

1.肝经郁热证

临床表现：视力急剧下降，前额疼痛，眼球及眼眶深部疼痛，眼球运动时有牵引痛，眼底可见视盘充血水肿，视网膜静脉扩张，迂曲，或眼底无异常，兼见头胀头痛，胸胁胀痛或胸闷太息，口苦口干等全身症状；舌红，苔薄黄，脉弦数。

治法：清热泻火，疏肝解郁。

方药：银公逍遥散（《中西医结合眼科疾病诊疗手册》）。金银花、蒲公英各30g，牡丹皮、栀子、当归、白芍、茯苓、白术、银柴胡、荆芥、防风各10g，甘草3g。

2.阴虚火旺证

临床表现：眼部表现同前，兼见头晕目眩，五心烦热、颧赤唇红、口干等全身症状，舌红，苔少，脉细数。

治法：滋阴降火，生津明目。

方药：知柏地黄汤（《医宗金鉴》）。熟地黄15g，山茱萸、山药、泽泻、牡丹皮、茯苓、知母、黄柏各12g。

3.气血两虚证

临床表现：视物昏花，视盘颜色淡，患者久病体弱，或失血过多，或产后哺乳期发病，兼见面白无华或萎黄，爪甲唇色淡白，少气懒言，倦怠神疲等症状，舌淡嫩，苔薄白，脉细弱。

治法：补益气血，养肝明目。

方药；八珍汤（《正体类要》）。熟地黄15g，人参、白术、茯苓、当归、川芎、白芍各10g，炙甘草6g。

【穴位注射】复方樟柳碱注射液2ml，每天1次，于患侧太阳穴注射，14次为1个疗程。

【中成药】逍遥散、知柏地黄丸。

【针刺治疗】主穴取睛明、球后、承泣、瞳子髎、攒竹、丝竹空、风池。配穴原则：针对主症配穴，一般将眼周穴位和肢体穴位配合应用，每次眼周穴位2个，肢体穴位2～4个，分组交替运用，每天或隔天1次，每次30分钟，10次为1个疗程。

【经验方】

（1）银公逍遥散（张铭连经验方）：金银花、蒲公英、牡丹皮、栀子、当归、白芍、银柴胡、荆芥、防风等，功效为清热泻火、疏肝解郁，用于肝经郁热所致的急性视神经炎。

（2）凉血清肝汤（姚和清经验方）：石决明、生地黄、赤芍、牡丹皮、栀子、黄芩、金银花等，功效为清肝凉血，用于肝郁化火所致的急性视神经炎。

【名医经验】姚和清认为本病原因是七情所伤，以喜则气散，心阳动，阳尤阴弱，治当清补为主；恐则多以疏肝解郁为先，然后填补精气而归明于目；忧则心、肝、脾、肺四脏皆可能受病，复有忧极而恐，伤及牙水，治疗以安神为主；思虑则气结于心而伤于脾，初时宜嫩宜开，稍久宜补，而以扶脾补血，兼清心阳为主；悲宜补肝脾，恐宜养肝肾，惊则必须安神定志，收敛耗散之气。如本病由于虚劳，其人多为劳心好色，内损肾精，真阴亏损，治宜补阴而火自降；如为梅毒，则多数肝肾有亏，阴虚血少，治疗需要补血活血，稍佐解毒之品；如为物所伤，初病最宜除风和血，日久又须养血；胎前产后，也须以养为宜。

视神经炎的病因复杂，目前一般分为特发性视神经炎、感染性和感染相关性视神经炎。自身免疫性视神经炎及其他无法归类的视神经炎。本病的特点是发病急，变化快，若失治误治，短时期即可致盲。因此，必须明确诊断，早期救治，防止视神经发生不可逆的损害。激素、免疫调节剂等因长期使用会造成较大的不良反应和副作用，只能在短期内使用，且西药很难恢复中晚期患者的视功能。中医治疗有改善微循环，增加视神经血供，加速视神经周围炎性渗出物的吸收与消散，减轻视神经炎性水肿的作用。中医辨证论治可通过随症加减调节患者的全身情况提高疗效，针对性较广。针灸及穴位注射的广泛应用也为视神经炎的治疗拓宽了思路。中西医结合疗法治疗本病可加快视功能的恢复、缩短疗程、控制病情复发。然而，中医临床报道也显示了研究手段不足、随机对照及大样本多中心研究较少等缺陷，因此要对视神经炎的中医药治疗进行深入探索。

（解世朋　张铭连）

二、视盘水肿

视盘水肿又称视乳头水肿，特定指由于颅内压升高引起的视盘被动性水肿，多为全身性疾病特别是颅内疾病在眼底的一种表现。其常由颅内压增高引起，对于颅内肿瘤、颅内静脉窦血栓形成的诊断和预后判断有重要参考价值。

（一）西医诊治

【病因及发病机制】视神经周围的蛛网膜下腔与相应的脑脊髓蛛网膜下腔直接相沟通，当颅内压增高时，脑脊液被压入视神经鞘间隙，使眼内的血液循环和淋巴通路受阻，而发生视盘水肿。另外，脑组织水肿经视神经干传播至视盘部而引起水肿。

【临床表现】阵发性视力障碍，头痛、恶心、呕吐、颈项强直等脑膜刺激征。

【诊断及鉴别诊断】瞳孔对光反应异常。早期，视盘边界模糊，颜色红，周围毛细血管扩张，生理凹陷消失。中期，视盘水肿，直径扩大，隆起多在3个屈光度以上，呈蘑菇状，可见到点状或放射状出血，以及大小不等、形状不一的白色病灶（为视神经纤维变性的结果），视盘周围有弧形线（图34-2-3）。晚期，视盘颜色灰白，边缘不清，动脉变细，静脉恢复正常，血管旁可有白鞘。视野：生理盲点扩大。周边视野缩小或偏盲，弓形暗点或鼻侧阶梯，均可出现。荧光素眼底血管造影（FFA）：后期视盘呈强荧光。颅内压测量，侧卧位腰椎穿刺测得，压力在250mmH_2O以上。MRI及MRV检查可发现颅内肿瘤或颅内静脉窦显影异常。

本病可与下列疾病相鉴别。

1.*视盘炎*　视力下降明显，甚至无光感，常单眼发病，患眼瞳孔常散大，有相对性瞳孔传入障碍。视盘水肿，隆起度不超过3D，视野有明显的中心暗点，有时周边视野向心性缩小。

2.*前部缺血性视神经病变*　起病快，多早晨发病，无痛性视力下降，视功能受损较轻，视野常呈水平偏盲、象限偏盲或弧形暗点，视盘水肿较轻，视盘周围可见出血，视网膜动脉细，伴有高血压或低血压，颅内压力不高，双眼可先后发病，一般不同时发病。

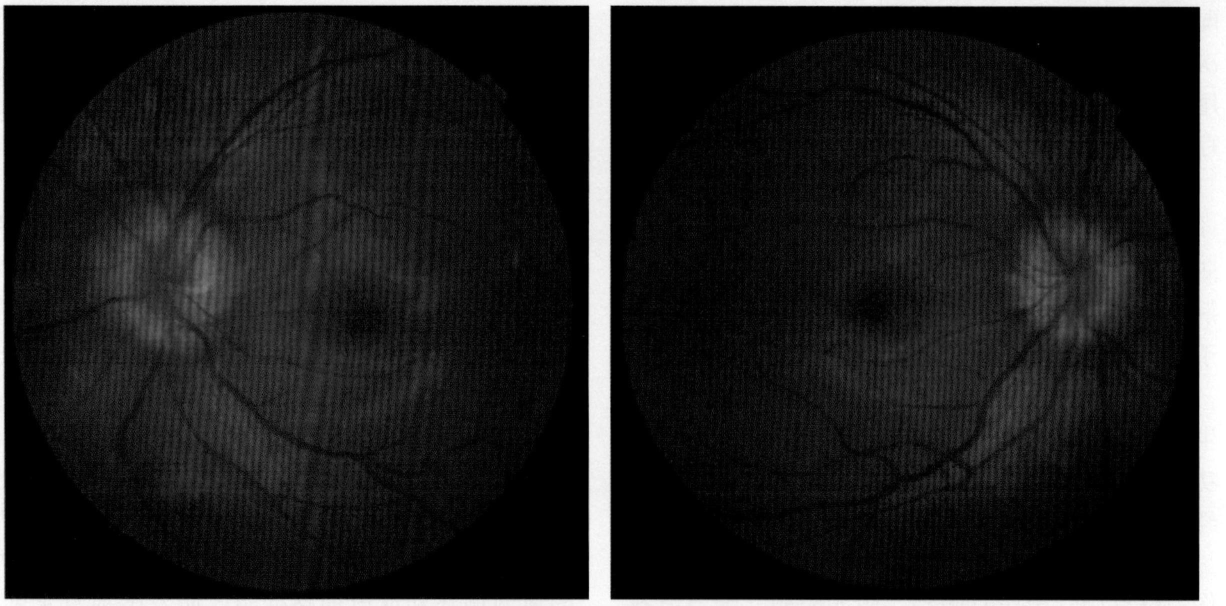

图34-2-3　患者双眼视盘水肿，边界不清，隆起＞＋3D，脑脊液压力为320mmH_2O

【治疗】早期除去病因，对本病的预后至关重要。如为颅内占位应尽早手术摘除。对症治疗，如腰椎穿刺多次小量、放脑脊液、切开视神经鞘、脑室腹腔分流术等。针对颅内高压，可给予甘露醇注射液静脉滴注或给予抑制脑脊液生成的药物醋甲唑胺片等。控制体重，劝肥胖患者减轻体重。

（二）中医诊治

本病属于中医学“视瞻昏渺”的范畴。

【病因病机】本病多由肝胆湿热，或肝阳上亢、脾肾阳虚、水湿内停而致邪壅清窍，目系经气不利，气血津液升降失常，目系瘀滞肿胀，发为此病。

【辨证论治】

1.肝胆湿热证

临床表现：视物模糊，眼底视盘水肿，明显隆起，视盘周围可见少量放射状出血及棉绒斑，视网膜静脉迂曲怒张，兼见头痛头晕，恶心呕吐，胸胁胀满，口苦溲黄，舌质红，苔黄腻，脉弦数。

治法：清肝利湿，活血化瘀。

方药：龙胆泻肝汤（《医方集解》）加减。龙胆草6g，栀子9g，泽泻12g，车前子9g（包），当归10g，生地黄9g，柴胡6g，川木通6g，生甘草6g。

2.肝阳上亢证

临床表现：眼症同前，兼见头痛眩晕，急躁易怒，失眠多梦，面赤烘热，口苦咽干，舌质红，苔黄，脉弦数。

治法：平肝益肾，清热活血，宁心安神。

方药：天麻钩藤饮（《杂病证治新义》）加味。天麻9g，钩藤12g（后下），石决明18g（先煎），山栀9g，黄芩9g，川牛膝12g，杜仲9g，益母草20g，桑寄生9g，夜交藤15g，茯苓9g。

3.脾肾阳虚证

临床表现：眼症同前，兼见头晕，头胀，头痛，恶心，呕吐痰涎，四肢沉重，舌淡，苔白，脉沉。

治法：温阳利水。

方药：真武汤（《伤寒论》）加减。茯苓9g，白芍9g，白术6g，干姜9g，炮附子9g。

【穴位注射】复方樟柳碱注射液2ml，每天1次，于患侧太阳穴注射，14次为1个疗程。

【中成药】五苓散，利湿颗粒（张铭连经验方）。

【针刺治疗】主穴取睛明、球后、承泣、瞳子髎、攒竹、丝竹空、风池。配穴原则：针对主症配穴，一般将眼周穴位和肢体穴位配合应用，每次眼周穴位2个，肢体穴位2～4个，分组交替运用，每天或隔天1次，每次30分钟，10次为1个疗程。

【名医经验】高健生根据患者发病年龄，致病原因及常伴有高血压、糖尿病等，认为缺血性视神经病变所致的视盘水肿病机以气虚为主。①劳累过度，使元气耗损；②饮食失调，使元气生成匮乏；③年老体弱，脏腑功能衰退而元气自衰。气虚生化不足，导致营亏、血虚或长期患慢性病，伤精耗气，使化血之源枯竭而致本病。“气行血行”，“气为血帅，血为气母”，治疗强调益气为主，补虚助气血运行，同时养血通络。盖目主气血，气血盛则玄府得利，出入升降而明，虚则玄府无以出入升降而昏。常用方剂补阳还五汤、血府逐瘀汤、参芪四物等，在此基础上加用虫类药物息风通络。

三、缺血性视神经病变

缺血性视神经病变是指视神经前端的小血管循环障碍，使局部缺血缺氧，而导致视力下降、视盘水肿和视野缺损的眼病。本病常累及双眼，可先后发病，时间相隔数周或数年，全身常伴有高血压、动脉硬化、糖尿病、颞动脉炎等血管系统疾病。

（一）西医诊治

【病因及发病机制】血管壁病变、血液黏稠度增高或静脉阻塞引起的局部血流不畅所致，可发生于高血压、动脉硬化、糖尿病或颞动脉炎等；血压过低，视盘局部供血不足所致。眼压过高，使视盘部小血管血压与眼压失去平衡，以致血流不畅而引起；血液的带氧量降低，如严重的贫血等，可导致视盘缺氧而引起。

【临床表现】突然发生无痛性视力下降，多在清晨。瞳孔对光反应异常：患眼瞳孔直接对光反应迟钝，RAPD（＋）。

【诊断及鉴别诊断】视盘水肿程度一般较轻，颜色稍浅或正常，有时轻度充血，边界模糊呈灰白色。经过数周或数月，视盘水肿消退，边界清楚，颜色可局限性变淡，也可上、下各半或全部苍白，表面一般干净。视野检查：典型的视野损害，表现为与生理盲点相连的象限性视野缺损。荧光素眼底血管造影（FFA）：在造影早期，视盘缺血部位可出现弱荧光，后期可出现视盘附近毛细血管荧光渗漏，但部分患者造影时视盘弱荧光区，与视野损害不相符。CT及MRI 排除颅内占位。

本病应与下列疾病相鉴别。

1.佛斯特-肯尼迪综合征　视力逐渐减退，一眼视盘水肿，另一眼视神经萎缩，颅内高压，查头CT或MRI可发现颅前凹肿瘤。

2.视盘炎　急剧明显视力下降，视野为中心暗点或向心性视野缩小，视盘水肿较轻，充血明显，其上渗出及出血较多，转动眼球时疼痛。

【治疗】①首先应检查有无全身疾病并予以治疗，改善眼部血流灌注。②早期给予激素治疗，对动脉炎性尤为重要。③给予降低眼压的药物，以改善视盘及其附近的血液循环。④血管扩张药及支持疗法。

（二）中医诊治

本病属中医学“暴盲”“视瞻昏渺”的范畴。

【病因病机】本病多由情志失调，气滞血瘀，偏食肥甘厚腻，年老阴亏，肝肾不足，气虚不能行血，血行滞缓，目系不荣发病。

【辨证论治】

1.气滞血瘀证

临床表现：眼外观端好，突然上方或下方视物模糊、眼前黑影甚或失明，一般无眼球疼痛症状，眼底视盘呈灰白色水肿，边界模糊，视盘周围见出血或渗出，视网膜动脉细，兼见胸胁胀满，头晕头痛，舌质紫暗或有瘀点，苔薄白，脉弦或涩。

治法：活血祛瘀，理气通络。

方药：活血通络汤（《中西医结合眼科疾病诊疗手册》）加减。当归12g，桃仁15g，赤芍15g，川芎10g，香附10g，地龙10g，丝瓜络15g，黄芪30g，郁金10g，水蛭10g，红花10g。

2.肝阳上亢证

临床表现：眼部症状同前，兼见双目干涩，头痛眼胀或眩晕时作，急躁易怒，面赤烘热，心悸健忘，失眠多梦，口苦咽干，舌质红，苔薄白，脉弦细或数。

治法：滋阴潜阳，活血通络。

方药：育阴潜阳通脉汤（《中医眼科临床实践》）加减。生地黄15g，珍珠母15g，枸杞子12g，白芍12g，沙参12g，麦冬10g，山药10g，盐知母10g，盐黄柏10g，生龙骨10g，生牡蛎10g，怀牛膝10g，丹参10g，赤芍10g，蝉蜕10g，木贼10g。

3.痰热上壅证

临床表现：眼部症状及检查同前，形体多较肥胖，伴头晕目眩，胸闷烦躁，食少恶心，口苦痰稠，舌质红，苔黄腻，脉弦滑。

治法：涤痰通络，活血开窍。

方药：涤痰汤（《证治准绳》）加味。半夏、胆南星、陈皮、枳实、茯苓、人参、石菖蒲、竹茄、地龙、川芎各10g，甘草6g。

【穴位注射】复方樟柳碱注射液2ml，每天1次，于患侧太阳穴注射，14次为1个疗程。

【中成药】复方血栓通胶囊，石斛明目丸。

【针刺治疗】针刺患眼球后，双侧头维，攒竹补针手法；针刺双侧合谷、太阳、风池及百会穴位，行捻转平补平泻法，留针30～50分钟。

【名医经验】庞赞襄中医眼科认为，这与年老体衰、肾气不足有关，因此提出了“水肿、出血为标，肾气衰微为本”论点。就其病机而言，或见于气虚血瘀，盖气衰不能推动血液，血停脉中，阻于眼部，使神光不得外越；或见于阴虚阳亢，盖年老阴亏，阴不制阳，亢阳上犯，携气血上壅，蒙蔽目窍：或见于血虚络阻。盖素体血虚，年长虚甚，血不荣络，络阻目昏：或见于肾虚络滞，盖肾精不足，精不化气，气虚迟滞，郁于肝经，使目络不通；也见于实证之气滞血瘀者，盖情志不舒，肝气郁结，气滞血瘀，壅阻于目络，使目不能视。在选方用药时应以活血化瘀、理气通络为主，并贯穿治疗的始末。

缺血性视神经病变的病因复杂，大多为视神经前端的小血管循环障碍，使局部缺血缺氧，而导致视力下降、视盘水肿和视野缺损。本病常累及双眼，可先后发病，时间相隔数周或数年，全身常伴有高血压、动脉硬化、糖尿病、颞动脉炎等血管系统疾病。前部视神经的血液供应主要来自睫状后短动脉，后部视神经的血液供应主要来自软脑膜动脉的分支。根据血管阻塞部位不同，可分为前部缺血性视神经病变和后部缺血性神经病变。后者由于缺乏病理证实，多为推测。目前西医治疗主要为糖皮质激素治疗、控制全身疾病及其他危险因素（强调要防控夜间低血压的发生）、改善微循环药物、降低毛细血管通透性或促进水肿吸收的药物及营养神经药物。中医治疗有改善微循环，增加视神经血供，减轻视神经水肿的作用。中医辨证论治可通过随症加减调节患者的全身情况提高疗效，针对性较广。神经功能的康复是需要一个较长的过程，激素、免疫调节剂等因长期使用会造成较大的不良反应和副作用，只能在短期内使用，且西药很难恢复中晚期患者的视功能。针灸及穴位注射的广泛应用也可以提高患者的视功能。中西医结合疗法治疗本病可加快视功能的恢复、缩短疗程、控制病情复发。

四、外伤性视神经病变

视神经损伤多由头颅或眼眶外伤引起，是一种严重影响视功能的眼外伤。

（一）西医诊治

【病因及发病机制】直接视神经损伤多是由锐利的物体穿通眼眶而引起，视神经的钝挫伤常见于眼球、眼眶或头部的外伤，尤其是眉弓外侧的挫伤。较强的外力作用于眼眶或头部，可引起视神经的挫伤性水肿、鞘膜下出血，视神经管骨折压迫或刺伤视神经时，可引起视神经损伤。

【临床表现】头面部、眼部受到外伤后视力突然下降或丧失。

【诊断及鉴别诊断】早期眼球转动时疼痛。瞳孔散大，直接对光反应减弱或消失，间接对光反应存在。眼底表现：早期眼底检查可正常或视盘周围有出血，晚期视盘苍白。视野检查：损害呈多样化改变。视觉诱发电位（VEP）常表现为P_{100}波潜伏期延长，振幅下降。头颅或眼部CT可显示颅底骨折，视神经管壁骨折，眶壁骨折等。视盘水肿多为双眼同时发生视盘水肿，隆起常超过＋3D，视盘充血，边界模糊，视盘周围视网膜有出血、渗出，静脉扩张、迂曲。视野检查仅有生理盲点扩大，同时伴有颅内压增高的临床表现和其他神经系统损害的阳性体征，头部MRI及MRV有助于诊断。急性视盘炎：发病急骤，视力障碍严重，甚至突然下降至无光感，伴眼球后疼痛，眼球转动时加重。视盘充血、水肿，但水肿程度一般不超过＋3D，视盘上可见渗出物及出血，视网膜静脉增粗。视野检查有中心暗点或视野缩小。

【治疗】①早期可试用激素冲击疗法、高渗剂以减轻视神经周围组织的水肿。②神经营养药物。③高压氧治疗。④手术治疗：若有视神经管骨折，应及时行视神经管开放减压术以清除骨碎片。

（二）中医诊治

本病属中医学“撞击伤目”“暴盲”的范畴。

【病因病机】中医认为，外物撞击眼部致组织受损，气血受伤，以致气滞血瘀，神光不能发越，病变后期伤阴耗血，虚实夹杂是本病的主要病理机制。

【辨证论治】

1.气滞血瘀证

临床表现：视力急降或光感，额部或胞睑青

紫，白睛溢血或眶内瘀血，焦虑，口苦胁痛，眼底视盘红润或充血，舌质偏红有瘀斑，苔薄白或薄黄，脉弦或涩。

治法：活血化瘀，行气止痛。

方药：血府逐瘀汤（《医林改错》）。桃仁10g，红花3g，生地黄15g，当归尾10g，川芎 6g，桔梗10g，牛膝15g，赤芍12g，柴胡12g。

2.阴虚血瘀证

临床表现：视力较差或全无，眼球隐痛，视物不能持久，干涩不适，眼底视盘色苍白，血管变细，腰膝酸痛，舌质偏红少津，苔薄黄，脉细数。

治法：活血化瘀，滋阴明目。

方药：滋阴降火汤加减（《眼底病特色专科实用手册》）。黄柏10g，知母10g，生地黄12g，川芎 6g，赤芍10g，黄芩10g，柴胡10g，丹参15g，红花5g。

3.气虚血瘀证

临床表现：视力下降，眼底视盘色泽淡白，头痛或伤眼刺痛不移，睛珠转动不灵，神疲乏力，舌质偏淡或见瘀斑，脉细涩或细数无力。

治法：益气活血，通络明目。

方药：活血通络汤（《中西医结合眼科疾病诊疗手册》）。葛根30g，黄芪30g，丹参12g，桃仁10g，红花10g，川芎 10g，赤芍10g，当归尾10g，石菖蒲10g，郁金10g，丝瓜络10g。

【穴位注射】复方樟柳碱注射液2ml，每天1次，于患侧太阳穴注射，14次为1个疗程。

【中成药】和血明目片，止血祛瘀明目片。

【针刺治疗】主穴取睛明、球后、承泣、瞳子髎、攒竹、丝竹空、风池。配穴原则：针对主症配穴，一般将眼周穴位和肢体穴位配合应用，每次眼周穴位2个，肢体穴位2～4个，分组交替运用，每天或隔天1次，每次30分钟，10次为1个疗程。

【名医经验】韦企平教授认为此病急性期多以手术或西药救治为主，但发展至视神经萎缩期，采用中西医结合治疗更有优势。随着时代的变迁，疾病的流行病学特征已发生变化，中医证候特点也应随之变化。针对此病，他提出了“瘀、虚、郁”的证候特点，将其按发生发展过程大致分为气滞血瘀、气虚血瘀、气血双亏3个证型，分别以血府逐瘀汤、补阳还五汤、八珍汤为主随症加减治疗。对气虚血瘀型患者，韦教授自拟重明益损汤（黄芪、当归、川芎、赤芍、生地黄、党参、柴胡等），以益气活血、养阴明目，疗效甚佳。他指出此证病机为瘀血未消、正气渐亏，正虚无力推动血行，血瘀加重，故组方以补气为本，大剂量补气药配以少量活血通络之品，使元气大振，鼓舞血行，奏补气活血通络之效。此类病患，韦教授开方时，黄芪用量达60～80g，太子参用到120g。

五、Leber遗传性视神经病变

Leber遗传性视神经病变（Leber hereditary optic neuropathy，LHON）是一种母系遗传性疾病，主要为男性发病，女性为遗传基因携带和传递者，发病年龄在15～35岁多见，临床表现为急性或亚急性发病，严重损害双眼视功能。

（一）西医诊治

【病因及发病机制】LHON通过母系遗传，现已证实该病是由于线粒体组DNA（mtDNA）发生了突变。目前国际上公认mtDNA 11778、14484、3460是致病性最强的3种原发性突变，几乎占90%。

【临床表现】双眼同时或先后视力下降，视力多在0.1左右，甚至降至光感。

【诊断及鉴别诊断】可有色觉障碍，主要是红绿色盲。虽然患者视力较差，但是瞳孔对光反应灵敏。眼底表现：临床前期，视盘周围微血管病变，包括后极部视网膜血管扭曲和视盘周围毛细血管扩张；急性期，视盘充血，视盘周围动静脉呈不同程度迂曲扩张，神经纤维层肿胀（图34-2-4）；萎缩期，视盘颜色淡或苍白，边界清晰，视盘血管明显减少，小动脉变细。

视野检查：中心或哑铃状暗点。视觉诱发电位（VEP）P_{100}波振幅下降，潜伏期延长。视神经OCT 早期视网膜神经纤维层变厚，萎缩期变薄。荧光素眼底血管造影：视盘周围毛细血管扩张，但无渗漏。线粒体DNA检测：11778（G-A），14484（T-C），3460（G-A）3个原发位点突变最为常见，其中一个阳性即可确诊，为LHON诊断的金标准。视盘炎：FFA检查表现为视盘早期强荧光，晚期荧光素渗漏。急性期P-VEP检查表现为潜伏期显著延长，振幅略下降。视神经炎患者对糖皮质激素治疗敏感，应用后可提高视力，而LHON患者应用激素治疗无效。

本病可与视盘水肿相鉴别，后者患者视盘水

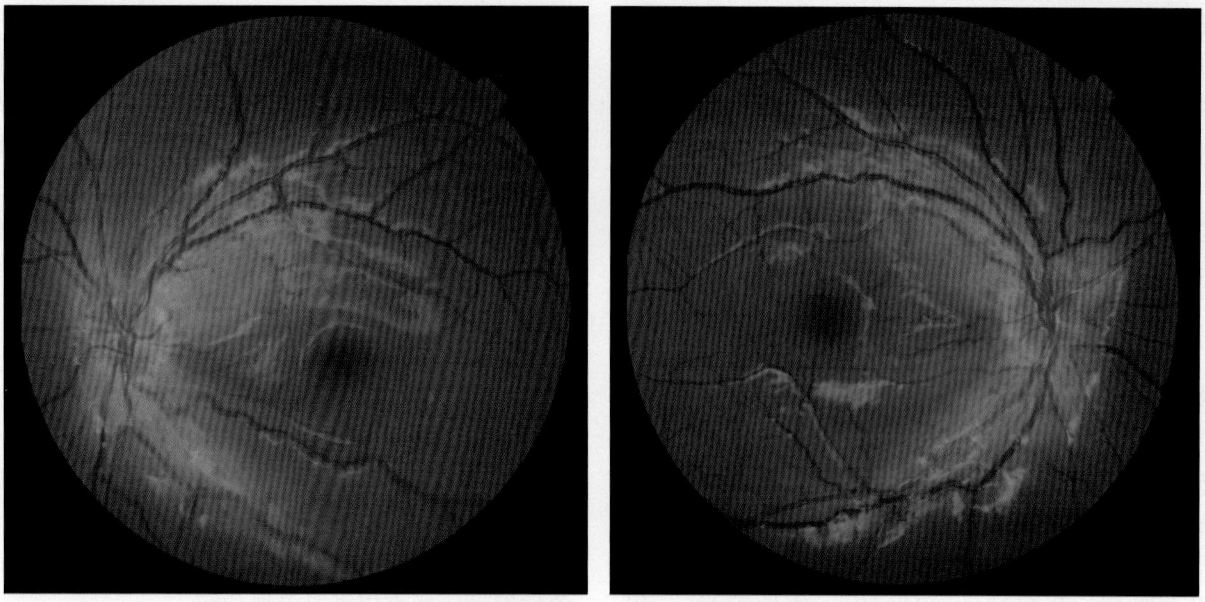

图34-2-4 双眼视盘颜色红，为G11778A突变患者

肿幅度较高，并伴有头晕头痛、恶心呕吐、颈项强直等颅压高症状，测脑脊液压力高，视力受损较轻，视野表现为生理盲点扩大。线粒体DNA突变阴性。

【治疗】本病至今尚无有效的治疗方法。目前国内外基因治疗尚处于临床研究阶段。可适当使用营养神经药物、抗氧化剂等。

（二）中医诊治

本病早期属于中医学“视瞻昏渺”的范畴，晚期属于中医学“青盲”的范畴。

【辨证论治】

1.肝经郁热证

临床表现：患者发病早期，眼底视盘颜色红，视盘周围毛细血管扩张，边界欠清，视网膜静脉充盈迂曲，后极部视网膜反光强，中心凹光反射不清，兼见情志抑郁、胸闷易怒，舌尖红，苔薄黄，脉弦或弦数。

治法：疏肝解郁，清热明目。

方药：银公逍遥散（《中西医结合眼科疾病诊疗手册》）。金银花、蒲公英各30g，牡丹皮、栀子、当归、白芍、茯苓、白术、银柴胡、荆芥、防风各10g，甘草3g。

2.肝郁肾虚证

临床表现：病至中晚期，视盘颞侧色淡或苍白，鼻侧视盘颜色稍红，边界清楚，视网膜血管走行正常，黄斑区视网膜组织不清，中心凹光反射不见，兼见腰膝酸软，精神抑郁，脉弦细。

治法：疏肝解郁，滋阴明目。

方药：疏肝解郁益阴汤（《中医眼科临床实践》）。当归、白芍、茯苓、白术、牡丹皮、银柴胡、熟地黄、山药、生地黄、枸杞子、焦神曲、栀子、五味子各10g，磁石20g，甘草6g。

3.肝肾阴虚证

临床表现：病至晚期，眼底视盘色淡或苍白，边界清楚，视盘毛细血管变少，视网膜动脉变细，视盘黄斑间神经纤维层变薄，黄斑区组织不清，中心凹反光不见，兼见五心烦热，潮热盗汗，男子遗精，舌质红，苔少，脉细数。

治法：滋补肝肾，益阴明目。

方药：明目地黄汤（《审视瑶函》）加味。生地黄、熟地黄、山药、山萸肉、茯苓、泽泻、牡丹皮、当归、五味子、银柴胡、枸杞子、菊花各10g，谷精草20g。

【中成药】丹栀逍遥丸，知柏地黄丸。

【针刺治疗】主穴取睛明、球后、承泣、瞳子髎、攒竹、丝竹空、风池。配穴原则：针对主症配穴，一般将眼周穴位和肢体穴位配合应用，每次眼周穴位2个，肢体穴位2～4个，分组交替运用，每天或隔天1次，每次30分钟，10次为1个疗程。

4.名医经验　张铭连教授认为Leber病早期多以实证为主，表现为肝经郁热，眼底表现为视盘色红，鼻侧较重，盘周视网膜血管扩张，中心凹光反射不见。全身伴情志抑郁、胸闷易怒等；中期发展为虚实夹杂，表现为肝郁阴虚，眼底表现为视盘鼻侧色红，颞侧色淡，乳斑间神经纤维变薄，色泽发暗，中心凹光反射不见，全身伴腰膝酸软、精神抑郁等；晚期多以虚证为主，表现为肝肾阴虚，眼底表现为视盘色淡或苍白，乳斑间神经纤维变薄，色泽发暗，视网膜动脉变细，中心凹光反射不见，舌质红，苔少，脉细数，全身伴五心烦热、潮热盗汗、遗精等。LHON发病与肝、肾关系最为密切，在治疗上应注重解肝郁、养肝血、滋肾阴，尤其在本病的中期，表现为肝郁阴虚，视功能受损严重，治疗上应倾向于疏肝解郁、滋阴明目为主。

5.中西医治疗思路及展望　由于现代社会观念及其他因素导致社会整体生育率降低，故此病的遗传特点越来越不明显，临床中很多LHON患者询问病史时并无家族遗传史，仅有视神经损害，往往很难确诊，诊治时较易与特发性脱髓鞘性视神经炎相混淆，甚至有些患者在不同的医疗机构多次应用大剂量糖皮质激素冲击治疗，给患者身心及经济造成不良影响。线粒体DNA的位点突变目前认为是LHON的特异性病征。目前基因治疗可能为一种有效的治疗手段，但是目前仍然处于临床试验阶段，尚未得到有效推广，而辅酶Q10及艾地苯醌等药物治疗LHON并不理想，因此，LHON目前尚无有效治疗方法。LHON本身具有一定的自愈倾向，有很多患者在患病1～2年后，视功能均有不同程度的恢复。中医治疗LHON采用辨证论治、针刺等方法，可以促进视功能的恢复，缩短病程，诱导患者的自愈趋势，避免病情进一步加重。

六、视神经萎缩

视神经萎缩（optic atrophy）不是一种单独的疾病，而是由各种原因引起视神经纤维发生退行性病变。单眼或双眼发病，任何年龄均可发生。根据眼底的改变，将其分为原发性、继发性和上行性视神经萎缩三种。

（一）西医诊治

【病因及发病机制】视神经萎缩不是一个独立的疾病，而是多种原因和疾病所引起的后果。临床常见的病因有感染、缺血、压迫、外伤、中毒、营养不良、遗传性疾病等。

【临床表现】视力常逐渐减退，并伴随色觉障碍和夜盲症状，严重者可致失明。瞳孔对光反应异常，双眼失明者，双眼瞳孔散大，直接及间接对光反射均迟钝或消失。视力障碍者，瞳孔直接对光反射迟钝，间接对光反射存在（当对侧眼正常时），RAPD（＋）。

【诊断及鉴别诊断】病变位于眼球后方（如脊髓痨、外伤等），视盘可显苍白，边界清晰，晚期可见筛板的灰色斑，血管一般变细，即所谓原发性（或单纯性）视神经萎缩，若仅视盘黄斑束受侵，则表现为视盘颞侧苍白（图34-2-4）。病变位于视盘部（如视盘炎、视盘水肿等），视盘灰白而混浊，边界模糊，筛板不能见，血管旁伴有白鞘，即所谓继发性视神经萎缩。如由于眼压增高视盘被压所致的萎缩，则呈典型的杯状凹陷，且筛板清晰可见。病变位于视网膜脉络膜部（如视网膜脉络膜的炎症和变性），视盘呈蜡黄色萎缩，边缘稍微模糊，并以血管高度变细为特征。

①视野检查：可见巨大中心暗点、鼻侧缺损、向心性缩小、双眼同侧或颞侧偏盲等。②视觉诱发电位（VEP）P_{100}波振幅下降，潜伏期延长。色觉检查示色觉下降，辨色力弱，表现为红绿、黄绿色觉障碍。③视神经OCT：视盘周围神经纤维层厚度变薄（ONH），视盘周围毛细血管血流密度降低，视神经节细胞复合体厚度变薄。④头颅CT或MRI及眼眶CT是确诊颅内、眼眶内、视神经占位性病变的主要诊断依据。根据患者视力下降，严重者甚至失明。瞳孔对光反应迟钝，RAPD（＋），眼底表现为视盘颜色淡或苍白即可诊断。⑤开角型青光眼：眼压升高，视盘凹陷扩大和加深，盘沿变窄或消失，杯盘比增大，视杯凹陷深，视盘血管屈膝，甚至向鼻侧移位，视野表现为弓形暗点、鼻侧阶梯或向心性缩小。⑥Foster-Kennedy综合征：视力严重减退，为额叶底部肿瘤或蝶骨嵴、嗅沟脑膜瘤压迫一侧视神经，使视神经周围的蛛网膜下腔闭塞，引起视神经原发性萎缩，不出现视盘水肿，但由于肿瘤的存在引起颅内压增高，因而在对侧出现视盘水肿。临床表现为病变侧视神经萎缩和嗅觉缺失，对侧视盘水肿。查头颅CT和MRI可以确诊。

【治疗】①如果为颅内、视神经、眼眶内占位性病变或外伤导致的视神经管骨折，需手术治疗。②营养神经药物及改善微循环药物。

（二）中医诊治

本病属于中医学“青盲”的范畴。

【病因病机】中医认为，本病多因情志抑郁，肝气郁结；或患病日久，耗伤阴液，肝肾阴虚；或产后失血，气血不足；或久病虚羸，脾肾阳虚；或外伤撞目，组织受损，血瘀络阻等，导致目系失养、神光不荣，而至青盲。

【治疗】

1.辨证论治

（1）肝郁气滞证

临床表现：双眼先后或同时发病，视物模糊，中央有大片暗影遮挡，日渐加重甚至盲无所见。眼底表现为视盘颜色淡白，边界清或欠清楚，视网膜动脉细，中心凹反光不见，兼见心烦，胸闷，口苦胁痛，舌红，苔薄白，脉弦。

治法：疏肝解郁，活血明目。

方药：明目逍遥汤（《韦文贵眼科临床经验选》）。薄荷（后下）9g，柴胡9g，当归9g，白芍9g，焦白术9g，茯苓6g，炙甘草6g，牡丹皮9g，焦栀子12g，甘菊花9g。

（2）肝肾阴虚证

临床表现：双眼昏矇，眼前有黑影遮挡，渐致失明，双眼干涩，眼底表现为视盘颜色苍白，边界清楚，视网膜动脉细，黄斑区视网膜色素紊乱，兼见头晕耳鸣，遗精腰酸，舌质红，苔薄，脉细。

治法：补益肝肾，滋阴养血。

方药：舒肝解郁益阴汤（《中医眼科临床实践》）。当归10g，白芍10g，茯苓10g，白术10g，丹参10g，赤芍10g，熟地黄10g，山药10g，生地黄10g，枸杞子10g，神曲10g，银柴胡10g，磁石10g，栀子10g，升麻3g，五味子3g，甘草3g。

（3）气血两虚证

临床表现：多因失血较多，或产后哺乳，视力渐降，日久失明，眼底表现为视盘颜色淡白，边界清楚，视网膜动脉静脉均变细，兼见面乏华泽，神疲乏力，懒言少语，心悸气短，舌质淡，苔薄白，脉细。

治法：补益气血。

方药：八珍汤（《正体类要》）。当归10g，熟地黄15g，炒白术10g，白芍10g，炙甘草6g，茯苓10g，人参6g，川芎5g。

2.穴位注射　复方樟柳碱注射液2ml，每天1次于患侧太阳穴注射，14次为1个疗程。

3.中成药　疏肝解郁胶囊，丹红化瘀口服液，明目地黄丸。

4.针刺治疗　针刺患眼球后、双侧头维、攒竹，补行手法；针刺双侧合谷、太阳、风池及百会穴位，行捻转平补平泻法，留针30～50分钟。

5.名医经验　韦教授认为，本病病程迁延，眼底多见视盘色淡或苍白，视网膜血管等退行性变化。加之久病，全身虚象多见，虚则补之，故临床中多以补为主，尤以补肾为重。方药中需加调理气机、畅通玄府之药，补而不滞。韦教授治疗视神经萎缩的药方，他使用频次较多的方剂为四物五子汤、驻景丸、益气聪明汤。四物五子汤出自《银海精微》，具体方药为四物汤加枸杞子、菟丝子、覆盆子、车前子、地肤子，主要用于治疗肝血不足、肾精亏损型视神经萎缩。其中五子可不拘泥原方，具体用药与用量随症而定，常可选用清热类药如决明子、牛蒡子、蔓荆子，滋补肝肾类药如菟丝子、枸杞子、女贞子，收敛固脱类药如五味子、覆盆子、莲子等。韦教授尤爱选用女贞子治疗此类患者。驻景丸出自《银海精微》，具体方药为花椒、楮实子、五味子、枸杞子、乳香、人参、菟丝子、肉苁蓉。此方主要用于治疗心肾不足、下元虚惫型视神经萎缩。益气聪明汤出自《证治准绳》，具体方药为蔓荆子、党参、黄芪、升麻、葛根、黄柏、白芍、甘草。此方用于治疗脾虚气陷、清窍失养型视神经萎缩。此外，韦教授治疗视神经萎缩还常使用明目逍遥汤、柴胡参术汤等疏肝解郁类方药，明目地黄汤、知柏地黄汤等补益肝肾类方药，加味四物汤、当归养荣汤等益气活血类方药，都取得了较好的临床疗效。

视神经萎缩的病因复杂，它不是一个独立的疾病，而是指各种原因导致的从视网膜神经纤维层至外侧膝状体的前视路损害后，视神经纤维轴索发生退行性变，从而导致的视神经纤维数量减少及体积缩小的一种临床病理状态。很多人认为视神经萎缩不能治愈，甚至与“失明”画上等号，引起患者不必要的恐慌。目前西医主要为应用改善微循环及营养神经药物进行治疗。中医对视神经萎缩治疗主要根据整体观念，采用辨证论治，脏腑重视肝肾，以滋补肝肾、疏肝解郁为法，同时配合针刺、穴位注射、静脉输液，既可以改善患者全身症状，又能条畅目络经气，恢复患者视功能。中西医结合治疗本病，可以优势互补，加快视功能的恢复、增强患者信心、控制病情加重，从而提高患者的生活质量。

第三节 瞳孔异常

（一）相对性传入性瞳孔反应缺陷

使用交替性光照法，光线照射健眼，双眼瞳孔缩小，光线照射患眼时，双眼瞳孔不缩小，或对侧瞳孔反应消失，称RAPD阳性。因位于视网膜、视神经、视交叉、视束或中脑顶盖前区的病变，使光刺激信号传入受阻，不能正常传至瞳孔运动中枢，导致瞳孔对光反应下降。

（二）黑矇性瞳孔强直

黑矇性瞳孔强直是无光感合并瞳孔反应异常的一种状态，当一侧视网膜或视神经病变而出现黑矇时，患者瞳孔散大，无直接对光反射，健眼也无间接对光反射，但患眼可有间接对光反射。

（三）霍纳综合征

霍纳综合征表现为瞳孔缩小，轻度上睑下垂和眼球凹陷三大症状，其中以瞳孔缩小为最主要的体征。但瞳孔直接、间接对光反射存在。在早期交感神经受累时，颜面部可见潮红，瞳孔可见散大，随后由于交感神经麻痹而出现典型的瞳孔缩小、面色苍白。由支配头面部的交感神经传出通路中任一部分损伤中断所造成的一系列临床表现。

（四）阿·罗瞳孔

阿·罗瞳孔病因梅毒最多见，临床表现典型者双瞳孔缩小，小于3mm，不规则，直接、间接对光反射消失或非常迟钝，而近反射时瞳孔反应并不减弱，甚至增强，即调节反射和集合反射在，有光近点反应分离现象，调节反射中瞳孔缩小。

（五）埃迪瞳孔

埃迪瞳孔或称强直性瞳孔，是一组以瞳孔散大为特征的良性疾病，多见于中年女性，单眼发病约占80%，原因不明。

第四节 视路病变

一、视交叉病变

视路指视网膜直至视觉中枢大脑枕叶。通常以外侧膝状体为界，将视路分为前部神经元及后部神经元。

【病因及发病机制】原因可分为六类：①内疾病，多为垂体腺瘤；②鞍上病变，如嗅沟脑膜病、颅咽管瘤；③鞍旁肿瘤、视交叉蛛网膜炎，自前下方压迫视交叉；④血管瘤、韦氏环病变，多来自颈内动脉硬化；⑤外伤少见；⑥视交叉本身的病变，少见，如神经胶质瘤。

【临床表现】视交叉病变可以以视力下降为首发症状，可也伴有其他症状，如头痛、复视等。最重要的检查是视野检查，常表现为双颞侧偏盲。

在视交叉病变诊断中一定要重视眼科常规检查（包括视力、视野、眼底、VEP等），另外，也应结合内分泌改变，既要考虑占位性病变，也要考虑非占位性病变，甚至蝶窦黏性囊肿也可与鞍区占位性病变的表现相类似。对不典型病例应充分应用现代检测手段，如半视野EP、头颅CT及MRI可初步了解蝶鞍有无扩大，鞍底、鞍背骨质有无破坏，有些病例必须长期随访。

二、视交叉以上的视路病变

任何累及视交叉以上视路的病变均可出现同侧偏盲。

第五节 视神经肿瘤

一、视神经脑膜瘤

原发于眶内最常见的视神经肿瘤是视神经鞘脑膜瘤，是常见成人眼眶肿瘤之一，在眼眶神经源性肿瘤中占第二位。

【病因及发病机制】脑膜瘤为中枢神经系统的原发性间叶组织良性瘤，该瘤好发于颅内，也可原发于眶内，眶内视神经脑膜瘤起源于视神经外周的鞘膜，由硬脑膜或蛛网膜的内层细胞组成。眼眶脑膜瘤分为眼眶原发视神经鞘脑膜瘤，颅眶沟通性脑膜瘤，眼眶原发性异位脑膜瘤。临床以视神经鞘脑膜瘤最为多见。

【临床表现】本病多发生于中年女性，儿童以男性多见。渐进性眼球突出，病情发展缓慢，视力逐渐减退。晚期出现眼球突出、神经萎缩、视力丧失和视盘上视睫状静脉为视神经鞘脑膜瘤的四联征。眼外肌受累时出现眼球运动障碍。

【诊断及鉴别诊断】影像学检查显示特征性的“双轨征”和“袖管征。CT显示视神经增粗，形状呈梭形、圆锥形或管状形，边界清楚，内密度可不均匀，薄层扫描可见病变有“车轨征”（图34-5-1），眶尖部病变可引起视神经孔扩大、蝶骨增生。在砂粒型脑膜瘤易出现钙化斑。蝶骨大翼脑膜瘤可见骨质增生肥厚。MRI对于眼眶脑膜瘤的显示更为清楚，T_1WI多呈低或中等信号，T_2WI多呈中或高信号，增强可明显强化。如果肿瘤仅局限于视神经鞘内，则T_1WI和T_2WI均呈中信号，增强后病变强化而视神经不强化，呈“双轨征”和“袖管征”（图34-5-1）。

1.*视神经胶质瘤*　多见于儿童，先出现视力减退后出现眼球突出。影像学检查无钙斑及双轨征。

2.*海绵状血管瘤*　肌锥内海绵状血管瘤使视神经受压移位而不是源于视神经，且海绵状血管瘤为圆形或椭圆形，呈长T_1、长T_2信号，信号均匀，增强后呈渐进性强化。

【治疗】视力良好、发生部位靠近视神经前端的视神经鞘脑膜瘤可保守观察或放射治疗，定期复查MRI。发生于眶骨膜或视神经的脑膜瘤若具有向颅内蔓延的趋势，应尽早行开眶手术切除肿瘤。蔓延至颅内的脑膜瘤，体积巨大的肿瘤可压迫颅内重要结构，严重时危及生命，应开颅切除肿瘤。虽属良性但复发率较高，术后应补充放射治疗。

二、视神经胶质瘤

视神经胶质瘤是一种分化良好的纤维细胞性星形胶质细胞瘤，该病一般属于良性肿瘤，部分肿瘤表现为低度恶性，少数发生恶变。本病可发生于同一家族和刚出生的新生儿，进展缓慢，常

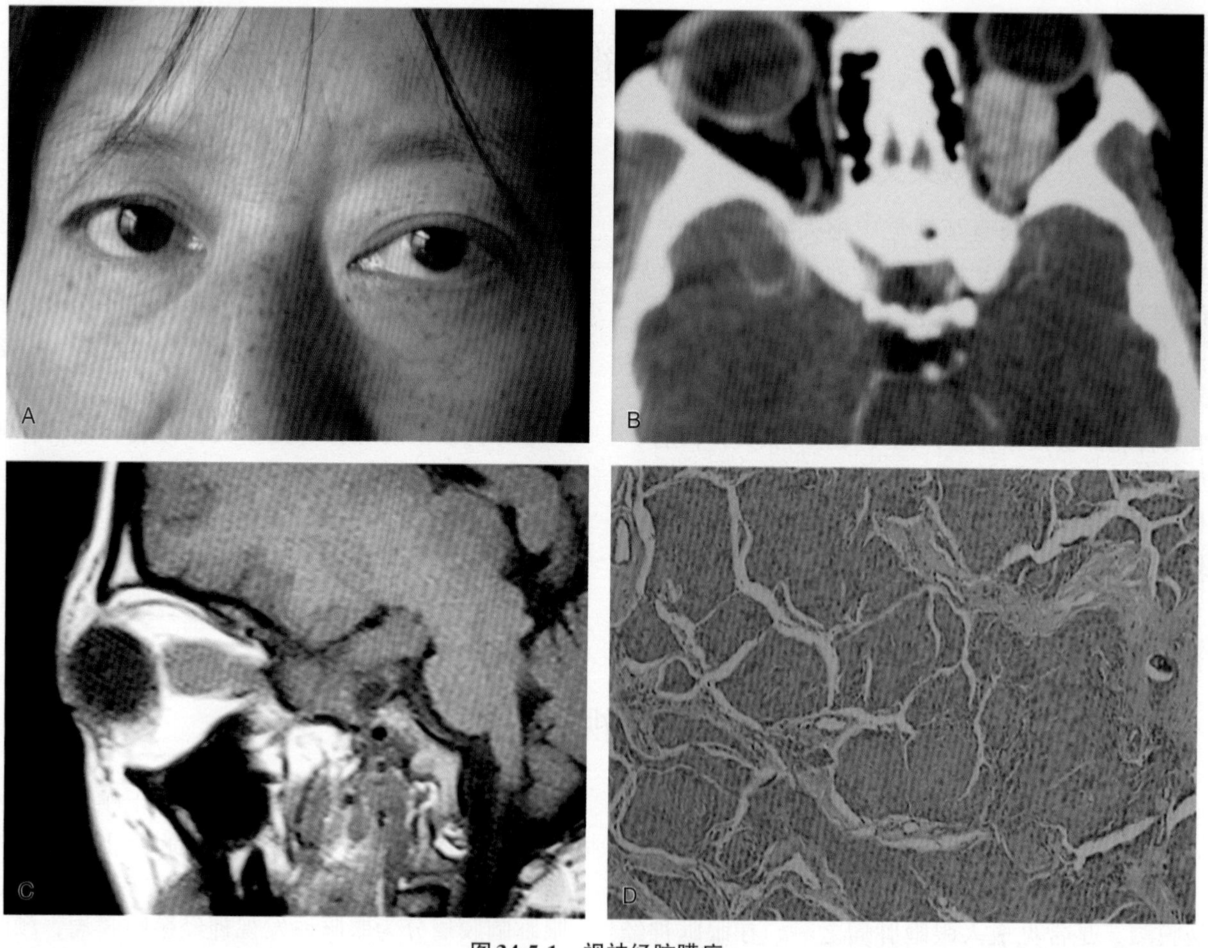

图34-5-1　视神经脑膜瘤

A.左眼球轴性突出；B.横轴位CT显示左眼视神经梭形增粗，可见车轨征；C. T_1WI矢状位显示视神经肿瘤呈中等信号，向眶尖部生长；D.病理HE×40

伴有先天性小眼球和神经纤维瘤病。

【病因】神经纤维瘤病是一种显性遗传病，视神经胶质瘤伴发此症者高达15%～50%。

【临床表现】肿瘤可发生于颅内或眶内，由于两者相通，有时很难区分，但大多数起于视神经孔附近，向眶内和颅内发展。视神经孔早期即可扩大，易向颅内蔓延，而向眼球后发展可致眼球前突，常致视力减退，且眼底可见肿瘤压迫现象，如视盘水肿或神经萎缩，或眼底后部被压迫产生放射状条纹。晚期肿瘤明显增大，将眼球推向外下方，眼眶内上方可触及肿块。如肿瘤向颅内发展，有颅内肿瘤症状。

【诊断及鉴别诊断】

1.本病多发于10岁以内的儿童。临床以视力减退或丧失、眼球突出及视盘水肿或神经萎缩为视神经胶质瘤的典型临床表现。

2.其病变主要累及视神经、视交叉和视束，可发生于视神经的眼内、眶内、管内及颅内任何一段，以眶内段发病多见，病程通常发展缓慢。

3.眶内段视神经胶质瘤首先压迫视神经纤维，早期引起视力减退和视野缺损，随着肿瘤生长，可表现眼球突出、斜视及运动受限，距眼球较近者因压迫眼球后极部，眼底常见有视网膜脉络膜压迫性改变，常引起视盘水肿及神经萎缩，相对传入性瞳孔障碍，导致视功能严重损害。有的伴有神经纤维瘤病，造成全身多处机体组织的损害。

4.其病变可局限于视神经，但多数病变沿视神经轴向生长，经视神经孔向颅内蔓延，累及视交叉及周围组织。

5. B型超声显示视神经病变边界清楚，内回声少，加压变形不明显，部分患者可见突入玻璃体的水肿的视盘。

6. CT可显示视神经不同形态增粗，肿物常呈梭形、管状或椭圆形，常累及视神经全段（图34-5-2），瘤内可发生低密度囊性变，冠状位CT可显示视神经呈圆形明显增粗，密度均匀，部分可见视神经管、眶上裂扩大。MRI可更好地观察到肿瘤自眼眶向视神经管内及颅内蔓延情况，肿物外

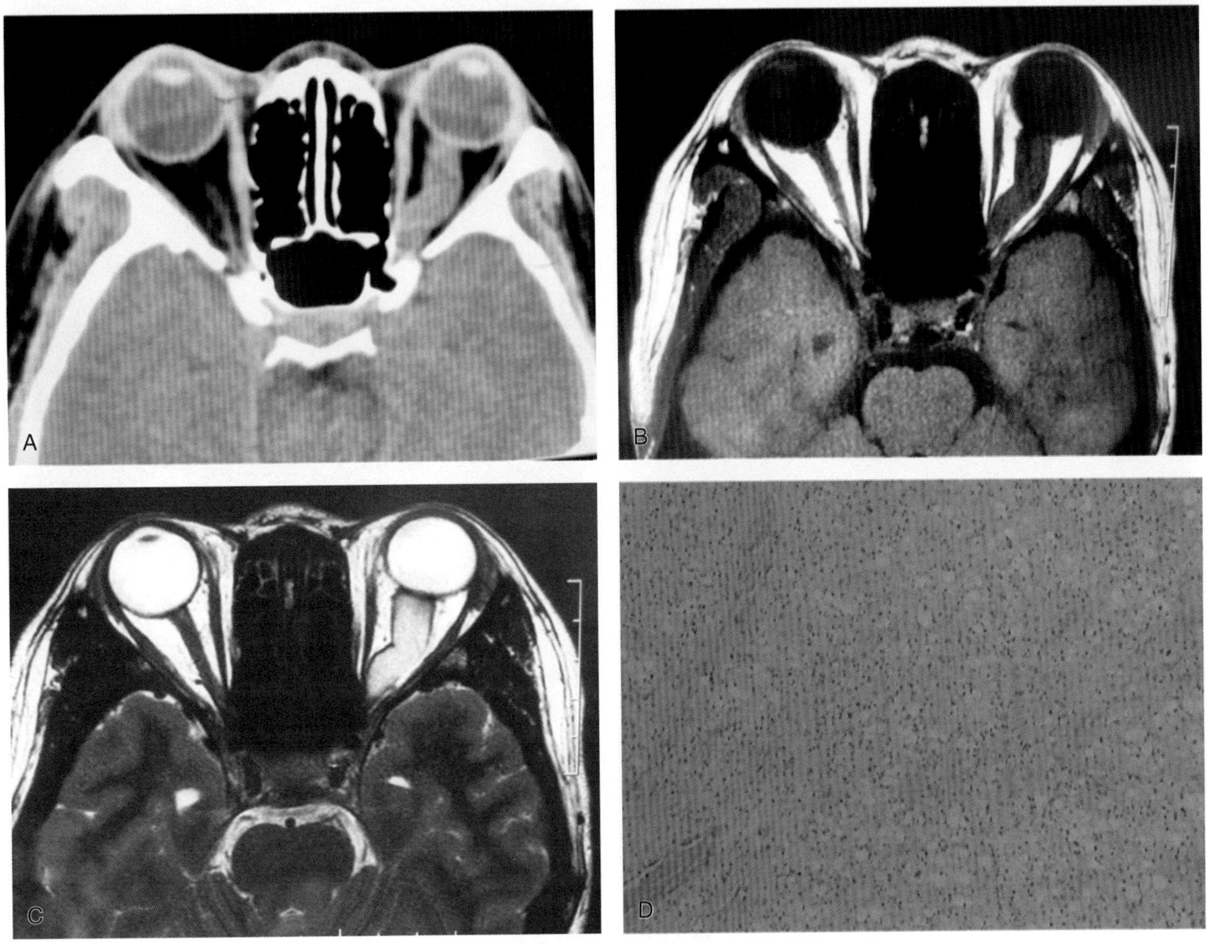

图34-5-2　视神经胶质瘤

A.横轴位CT显示左眼视神经管状增粗；B、C. MRI横轴位肿瘤T_1WI呈低信号，T_2WI为高信号；D.病理：HE×40

观与CT一致，T_1WI为低或中低信号，T_2WI为高信号（图34-5-2）。

本病可与视神经脑膜瘤相鉴别：后者多发生于20岁以上女性，较少伴神经纤维瘤病，视力下降与眼球突出程度不一致，视力障碍多在眼球突出之后，部分患者出现视睫状静脉，肿瘤突破脑膜向眶内发展则表面不光滑，有车轨样改变，T_1WI和T_2WI肿瘤组织呈低或中等信号，增强明显强化。

【治疗】

1.手术是低级别胶质瘤的最主要治疗手段。若病变局限、发展慢、视力好，可密切观察。

2.局限于一侧视神经胶质瘤进行性眼球突出和视力下降；患眼已失明；CT显示肿瘤进行性增粗；有颅内蔓延的证据或趋势应该行手术治疗，也可采用γ刀放疗。

三、眼眶神经鞘瘤

神经鞘瘤是发生于周围神经的一种良性肿瘤，在眼眶病中较为常见，发病年龄多在20岁以前，极少数恶变。该瘤起源于神经外胚层的施万细胞（Schwann cell），发生于脑神经、周围神经及自主神经。

【临床表现】早期小肿瘤可无任何症状及体征，多呈渐进性眼球突出和视力下降。

1. B超　病变边界清楚，内回声少，部分有液性暗区，轻度可压缩性。

2. CT　可发现眶扩大，如有颅内蔓延可发现眶上裂扩大。一般肿瘤呈圆形或椭圆形，边界清楚，内密度多数均匀，少数不均匀，可发现有“小尾巴”征，强化后出现均匀或不均匀强化（图34-5-3）。

3. MRI　T_1WI为低或中等信号，T_2WI为高信号，肿瘤内部的细胞区、黏液成分、囊变区，在T_2WI上分呈高、中、低信号，T_1WI增强扫描后，肿瘤的实体细胞区明显强化，囊变部分囊壁增强，囊腔不强化。囊性变对于诊断神经鞘瘤有特异性（图34-5-3）。

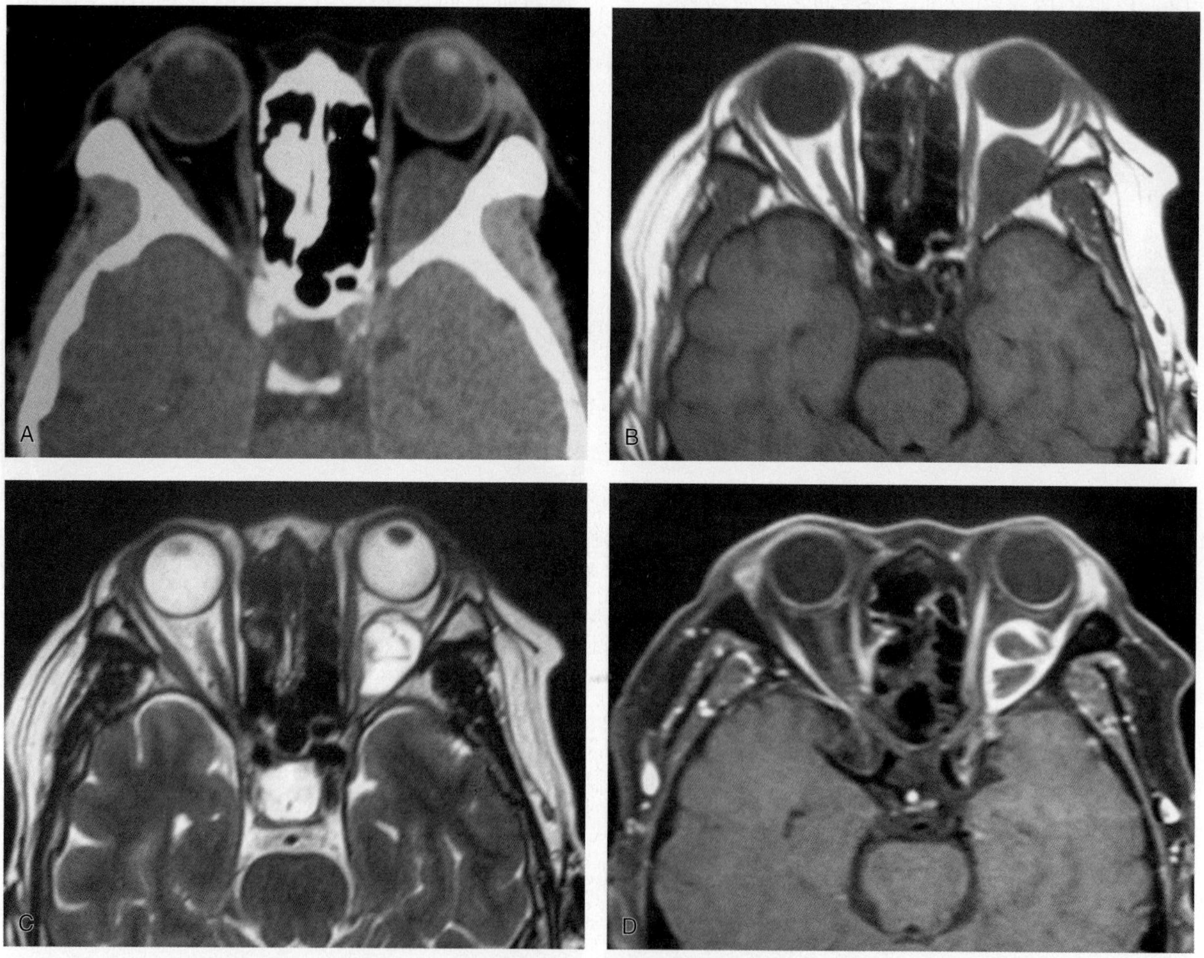

图34-5-3　神经鞘瘤

A.横轴位CT显示左眶内类圆形肿物，边界清楚；B、C. MRI显示T_1WI肿物呈低信号、T_2WI呈高信号，内有低信号区；D.压脂强化T_1WI显示肿物囊壁强化，囊腔无强化

【诊断及鉴别诊断】

1.20～50岁中青年发病多见，无性别差异。部分合并有Ⅰ型神经纤维瘤。该瘤多为单眶单发，生长缓慢，起病隐匿。

2.本病可发生于眶内的任何部位，以肌锥内及眶上方多见。早期小肿瘤可无任何症状及体征，多呈渐进性眼球突出和视力下降。

3.前部肿瘤触及表面光滑，活动，眶周肿瘤挤压眼球可向一侧偏斜，出现眼球运动障碍、复视。肌锥内肿瘤常导致眼球轴性突出及眼底压迫性改变，起源于感觉神经的可有自发性疼痛或触痛。少数肿瘤可经眶上裂向颅内蔓延。

本病应与下列疾病相鉴别。

1.*海绵状血管瘤* 两者在影像学上非常相似，均表现为类圆形，但海绵状血管瘤B超为中等回声，CDFI瘤体内没有血流信号，MRI多数肿瘤信号均匀，T_2明显高信号，增强显示为渐进性强化。

2.*脑膜瘤* 往往先有眼突后有视力下降，眶内脑膜瘤可起源于视神经鞘、眶骨骨膜及异位脑膜，原发于眶骨膜的脑膜瘤，CT骨窗上常表现为患侧蝶骨大翼增生肥厚，局部骨质吸收变薄或呈虫蚀样破坏，肿块密度较均匀，沿眶壁生长。视神经鞘脑膜瘤典型CT表现为视神经梭形增粗，边界清楚，有钙化斑，由于患侧视神经萎缩，增强后呈“车轨样”改变。

【治疗】手术切除是较有效的治疗方法，手术时要注意保护眶内血管、神经等组织，术中应完整切除肿物，如果肿瘤较大时，可采取囊内切除。对于复发性肿瘤，如果与视神经关系较密切时，可以行部分切除，剩余部分行γ刀治疗。术中避免肿瘤囊膜破裂和细胞种植，完全切除可避免复发。

（高占国　张铭连　庞　午　解世朋）

第35章

眼屈光疾病

第一节　单纯性近视

在调节放松状态下，平行光线经眼球屈光系统后聚焦在视网膜之前，称为近视。单纯性近视（不伴有散光和其他眼病的近视）一般为低度或中度，与用眼负荷相关，而遗传特征不明显。根据是否有调节因素参与，可以分为假性近视、中间性近视、真性近视。

一、假性近视

假性近视（spurious myopia），又称调节性近视或者功能性近视，是因为长时间的用眼负荷过重（如近距离用眼等）使眼睛调节紧张或调节痉挛所致。

（一）西医诊治

【病因及发病机制】由眼球调节痉挛所致。

【临床表现】睫状肌麻痹状态下验为正视甚至远视。眼底检查无明显异常。

【诊断及鉴别诊断】主诉视远不清。常态验光为近视，配以相应度数的镜片后远视力可以完全校正。

本病应与混合性近视、真性近视相鉴别，尤其是强调对于年龄小于10岁及初次配镜的患者进行睫状肌麻痹下验光的重要性，以排除眼球调节对验光结果的影响。

1. *中间性近视*　兼有调节性因素和眼轴增长为主的器质性因素；使用睫状肌麻痹剂后，患者近视度数部分低，但不能完全消除。

2. *真性近视*　真性近视主要原因为眼轴增长的器质性病变；使用睫状肌麻痹剂前后验光，患者屈光度数改变不大（度数变化＜0.5D）；眼轴明显增长外，还可伴有眼底近视性病理变化。

【治疗】采用睫状肌麻痹剂或雾视疗法以松弛睫状肌。近年来循证医学研究证实，0.01%的低浓度阿托品可以长期使用且不良反应小，能够有效改善眼球调节状态，控制近视的发生和进展。增加户外活动时间，减少长时间近距离用眼。建议每天户外活动1～2小时；近距离用眼40分钟左右后远眺5～10分钟；适当多晒太阳，以促进维生素D合成，减少多巴胺分泌。或通过机械压迫、泪液按摩等作用对角膜形态进行重塑，使得角膜中央曲率半径变大，提高远视力；通过离焦作用，角膜塑形术可能预防青少年的近视进展。

（二）中医诊治

假性近视相似于《审视瑶函》“能近怯远”和《目经大成》“近视”，诸多医学认为，假性近视以看近清晰，看远模糊为特征，多见于青少年。

【病因病机】《诸病源候：目病诸候》认为目不能视远是因“劳伤腑脏肝气不足”所致。《审视瑶函》认为“久视伤睛成近觑”。心阳衰弱，阳虚阴盛、目中神光不能发越于远处，故视近尚清，视远模糊。肝肾两亏，目失濡养，以致神光衰微，不能及远而仅能视近。故假性近视的病因为气血不足、脾胃虚弱、阳气不足。

【治疗】

1. *辨证论治*

（1）心阳不足证

临床表现：视近清楚，视远模糊，全身无明显不适，或伴面色无华，心悸神倦。

治法：补心益气，安神定志。

方药：定志汤《审视瑶函》加减。远志、石菖蒲各15g，人参5g，茯神10g，黄芪15g，楮实子、五味子、酸枣仁各10g。

（2）肝肾不足证

临床表现：视近清楚，视远模糊，伴头晕耳鸣，失眠多梦，腰膝酸软。

治法：补益肝肾，安神明目。

方药：益肾丸（《眼科纂要》）加减。草决明、麦冬、当归各10g，鹿角胶、人参各5g，菟丝子、熟地黄、枸杞子、甘菊、怀山药、茯神、龙眼肉各10g。

2.食疗方

（1）鸡蛋牛奶汁

组成：鸡蛋1枚，牛奶250ml，蜂蜜30ml。

攻效：补充蛋白质、钙、磷及多种维生素。

适应证：假性近视、中间性近视。

方解：鸡蛋、牛奶、蜂蜜含有人体所需的蛋白质、钙、磷及多种维生素。

制法：将鸡蛋充分搅匀，然后放入沸点牛奶中，煮2～3分钟，加入蜂蜜即可。

用法：当早餐食用，每天1次，15天为1个疗程。

（2）枸杞桂圆汁

组成：枸杞子30g，陈皮3g，桂圆肉10个，蜂蜜30ml。

攻效：补肝肾，益精血，明目。

适应证：假性近视、中间性近视。

方解：枸杞子、陈皮、桂圆肉，蜂蜜搭配一起具有益精血、补肝肾、明目的功效。

制法：将枸杞子与陈皮放在沙布袋内与桂圆一起，放在锅中，加水适量，用水渚沸30分钟后，取桂圆肉及汤，加入蜂蜜即可。

用法：当早餐食用，每天1次，15天为1个疗程。

（3）胡萝卜炒羊肝

组成：羊肝100g，枸杞子30g，胡萝卜100g，生姜末、食盐、鸡精等作料适量。

功效：补益肝肾，健脾明目。

适应证：假性近视、中间性近视。

方解：羊肝、枸杞子、胡萝卜搭配一起具有补益肝肾、健脾明目的功效。

制法：将羊肝、胡萝卜洗净切碎，油七成熟时，下羊肝、胡萝卜略煸炒，添加水适量，下枸杞子，小火煮至肝熟软，放调料即可。

用法：每日早、晚食用，15天为1个疗程。

3.针刺疗法　源自《中医眼科全书》。

主穴：睛明、承泣、球后；配穴：合谷、足三里、风池。每次取主穴1个，配穴1个，依次使用，每天1次，10天为1个疗程。

或取主穴：上睛明、承泣、睛明；配穴：瞳子髎、鱼腰、足三里、合谷。每次取主穴2个，配穴1个，深刺激，依序轮换，待视力增加后，改用主配穴各1个，依序轮换，弱刺激，10天为1个疗程。

4.耳针疗法　源自《中医眼科学》。取耳穴：目1、肝、肾、眼、埋入耳针，10天为1个疗程。

【耳穴药物压疗法】取王不行留子安放于耳穴上，外用方形小胶布固定，每天自行按摩3～4次，每次自行按摩50～100次，7天换药1次，14天为1个疗程。

【外治法】用夏天无滴眼液、珍珠明目滴眼液、近视乐滴眼液交替滴双眼。

【其他治疗】

（1）中成药：增视片、定志丸。

（2）可酌情试用雾视疗法或近视仪。

二、中间性近视

中间性近视，也被称为混合性近视，是介于假性和真性近视之间的过渡性阶段。

（一）西医诊治

【病因及发病机制】中间性近视的发病机制兼有功能性因素（即调节性因素，为假性成分）和器质性因素（主要是眼轴延长，为真性成分）。

【临床表现】视远不清。

【诊断及鉴别诊断】常态验光为近视，配以凹镜片后远视力可以完全校正；睫状肌麻痹状态验光近视屈光度数减轻，大于等于0.50D，但仍有近视残余。眼底正常或仅有轻度近视性病理改变。应该与假性近视及真性近视相鉴别，参见假性近视的鉴别诊断。

【治疗】应充分散瞳验光，了解中间性近视的真性近视成分。配镜度数不应超过真性成分的屈光度，避免充分矫正。其余防治方法参见“假性近视”。

（二）中医诊治

中间性近视属中医学“能近怯远症”的范畴，主要是介于假性近视与真性近视之间的一类特殊近视，以视近清晰、视远模糊、眼球胀痛、不耐久视力为临床特征，是介于“近觑与觑觑眼”之间的一类眼病。

【病因病机】中医眼科没有“中间性近视”这一病名，根据西医的病理机制，该病类似于《审视瑶函》“能近怯远症”，指出近视可因“肝气不足肾经病”，并有“久视伤睛成近觑”的记载。

【治疗】

1.辨证论治

（1）肝肾亏虚证

临床表现：视近清楚，视远模糊，视物疲劳，不耐久视，全身兼有头晕耳鸣，失眠多梦，腰膝酸软，舌红无苔，脉细。

治法：滋补肝肾，益精养血。

方药：杞菊地黄丸（《医级》）加减。熟地黄、山茱萸、山药、泽泻、茯苓、牡丹皮、枸杞子各10g，菊花6g。

加减：视物易疲劳者，为脾气不足，加党参、黄芪以健脾益气；口唇淡白者，可酌加阿胶、白芍补益精血。

（2）心阳不足证

临床表现：视近清楚，视远模糊，视物疲劳，眼胀痛，喜眯眼视物，全身可兼有面色皖白，心悸神疲；舌淡，脉弱。

治法：益气健脾，安神定志。

方药：益气健脾汤（《中国中医眼科杂志》2011年第3期）加减。

组成：太子参、黄芪、茯神、远志、白术、山楂、茺蔚子各15g、菟丝子、枸杞子、石菖蒲各10g。

加减：若脾胃运化功能不足者，酌加麦芽、陈皮。若先天不足，或精血亏虚，加阿胶、白芍补益精血。

2.食疗方　参照本章第一节。

3.针刺法　源自《中医眼科学》。主穴：正光穴；配穴：风池、大椎、内关。于穴位0.8～1.2cm直径范围内叩打20～50下，一般只用主穴，如效果不佳，再酌情加用配穴，隔天1次，15次为1个疗程，以中等度刺激为宜。

耳针疗法、耳穴药物压疗法、外治法及其他治疗参照本章第一节。

三、真性近视

真性近视是指调节麻痹后近视度数没有减轻或减轻度数小于0.50D者。

（一）西医诊治

【病因及发病机制】这类近视主要是由于器质性改变所致（眼轴延长）所致，很少受调节因素影响。

【临床表现】远视力明显下降，可出现外隐斜或外斜视、喜眯眼等表现。

【诊断及鉴别诊断】使用调节麻痹药物之后，近视屈光度不变或仅有不明显的降低（降低不到0.5D）。临床上通常按照近视程度把近视分为轻度、中度、高度三种：轻度近视，小于−3.00D；中度近视，−6.00D～−3.00D；高度近视，大于−6.00D。有或无眼底近视性病理改变可详见本章第三节。本病应与假性近视及中间性近视相鉴别。

【治疗】①配镜：佩戴凹透镜是矫正真性近视的最常用方式，可以选用框架眼镜或角膜接触镜。②手术：真性近视可以采取角膜屈光手术（Lasik、PRK、Smile等）或有晶状体眼的人工晶状体植入术（ICL）进行矫正。屈光手术是目前能够永久性改变人眼屈光度的有效方法。

（二）中医诊治

真性近视是以视近清晰，视远模糊为特征的眼病，故名近视。《审视瑶函》称其为“能近怯远症”。其中由先天生成，且近视程度较高者，又称“近觑”，俗称“觑觑眼”。古代医籍对本病多有论述，如王海藏谓：“不能远视，责其无火，法当补心。”《审视瑶函》除继承前人之说以外，关于病因还有“肝经不足肾经病”“禀受生成”“久视伤睛”等记载，认识比较全面。

【病因病机】 青少年学习工作环境光线昏暗，书写阅读体位不正，目标距眼不适中，持续近距离使用眼，竭视劳瞻，引起近视；或先天遗传，禀赋不足，形成近视或心阳衰弱，阳虚阴盛、目中神光不能发越于远处，故视近尚清，视远模糊；或肝肾两亏，目失濡养，以致神光衰微，不能及远而仅能视近。故本病病因为气血不足、脾胃虚弱、阳气不足。

【辨证论治】

1.心阳不足证

临床表现：视近清楚，视远模糊，面色皖白，心悸神疲，舌淡脉弱，或全身无明显症状。

治法：补心益气，安神定志。

方药：定志丸（《审视瑶函》）加减。党参、蜜远志、石菖蒲、当归、党参、茺蔚子各10g，甘草6g。

加减：视久眼睑无力、喜垂闭，为阳气虚甚，加黄芪、肉桂益气温阳。

2.气血不足证

临床表现：进行性近视，眼底有退行性改变，视久头昏眼花，面色欠华，舌淡苔薄白，脉弱。

治法：补益气血。

方药：人参养荣汤（《和剂局方》）加减。熟地黄、白芍、当归、川芎、党参、白术、茯苓、五味子、蜜远志各10g，陈皮、甘草各6g。

加减：食欲不振，为脾虚不运者，加怀山药、山楂、麦芽，以健脾消食。

3.肝肾亏虚证

临床表现：远视力不断下降，玻璃体混浊，眼底有退行性改变。全身可用头晕耳鸣，失眠多梦，腰膝酸软，舌红无苔，脉细。

治法：补益肝肾。

方药：驻景丸（《银海精微》）加减。枸杞子、熟地黄、茯苓、当归、丹参各12g，车前子10g。

加减：视物易疲劳，为脾气不足者，加党参、黄芪以健脾益气；口唇淡白，为气血不足者，加阿胶、白芍以补益精血。

【食疗法】

（1）枸杞龙眼汁

组成：枸杞子30g，龙眼肉10g，陈皮5g，蜂蜜30ml。

功效：补益肝肾，养血安神。

适应证：适用于低、中度近视。

方解：枸杞子、龙眼肉、陈皮、蜂蜜搭配一起具有补益肝肾、养血安神明目的功效。

制法：将枸杞子、龙眼肉、陈皮放入砂锅内文火煮沸，45分钟后至250ml取其汁，冲入蜂蜜即可食用。

用法：早餐服用，10天为1个疗程。

（2）牛肉胡萝卜黑木耳汤

组成：牛肉100g，胡萝卜50g，黑木耳50g，夜明砂10g，姜末、葱白、精盐等佐料适量。

功效：补脾益气，除湿明目。

适应证：适用于低、中度近视。

方解：牛肉、胡萝卜、黑木耳、夜明砂三种食材搭配一起具有补脾益气、除湿明目的功效。

制法：先将牛肉胡萝卜、黑木耳、夜明砂洗净，把牛肉切成薄片，再把夜明砂装入纱布袋内，在砂锅内加入适量水、姜末、葱白煲汤，后加精盐等佐料适量。

用法：早晚餐服用，10天为1个疗程。

（3）枸杞小米粥

组成：枸杞子30g，菟丝子30g，小米100g。

攻效：滋补肝肾，益气明目。

适应证：适用于低、中度近视。

方解：枸杞子、菟丝子、小米三种食材搭配一起具有和胃、滋补肝肾，益气明目的功效。

制法：枸杞子（菟丝子放入纱布袋内）、小米、生姜末少许加水煮成稀粥，即可服用。

用法：早、晚餐服用，10天为1个疗程。

【针刺疗法】

（1）源目《中医眼科全书》。

主穴：睛明、承泣、球后；配穴：合谷、足三里、风池。每次取主穴1个，配穴1个，依次使用，每天1次，10天为1个疗程。或取主穴：上睛明、承泣、睛明；配穴：瞳子髎、鱼腰、足三里、合谷。每次取主穴2个，配穴1个，深刺激，依序轮换，待视力增加后，改用主配穴各1个，依序轮换，弱刺激，10天为1个疗程。

（2）源自《中医眼科学》。

1）用梅花针叩打眼区（眼眶周围）及后颈部俞穴，于颈椎两侧各叩打3行，于眼眶上缘及下缘密叩3～4圈，同时在睛明、攒竹、鱼腰、四白、太阳、风池等穴各叩数次，也可叩打背部俞穴。对于放松调节预防真性近视屈光度的增加有较好疗效。

2）主穴：正光穴（攒竹穴与鱼腰穴连线中点，眶上缘下方）。配穴：风池、大椎、内关。于穴位0.8～1.2cm直径范围内叩打20～50下。一般只用主穴，如效果不佳，再酌情加用配穴，隔天1次，15次为1个疗程，以中等度刺激为宜。

耳针疗法、耳穴药物压疗法及中成药参照本章第一节。

四、中西医防治青少年近视

青少年是祖国的花朵，是国家的未来。防治青少年近视需要引起社会各界关注和重视。

（一）病因分类

1.假性近视（青少年裸眼远视力下降排除其他眼病） 假性近视不及时规范治疗可发展为混合性近视及真性近视。

2.混合性近视 部分可发展为真性近视。

3.真性近视 多与遗传、环境等因素有关，部分发展为病理性近视。

（二）假性近视的中西医防治

1.黑板不应反光，桌面照明不低于20W或3～5W三基色节能灯，光线应从左前方射入。

2.阅读写字体位姿势要端正，胸前距桌10cm，书或作业本眼离桌距离30cm。

3.不要在坐车、走路时，或躺着和强光下、暗光下看书、玩手机、多户外锻炼、常日光浴、勤做眼保健操。看书报距离少于30cm。

4.学习45分钟后休息15分钟并眺望远方绿色植物。

5.电脑与眼的距离不少于60cm。

6.看电视的距离不少于300cm，并要求保持一定距离（以对角线5倍为宜）。

7.看电视每次30分钟，休息15分钟并做些柔软活动，一般每周1～2次即可。

8.保持充足睡眠（每天不少于12小时）。

9.少吃糖，多吃蔬菜（绿叶青菜）、水果（核桃）、高蛋白、鱼、蛋、肝、牛奶。

10.物理疗方法：雾视法、针灸、按摩、耳针。

11.药物治疗：点用哌仑西平、阿托品、双星明、近视乐、夏天无、冰珍清目等眼水，并口服复合维生素B、维生素A、维生素D、维生素E、ATP、倍他胡萝卜素、丹参、地巴唑、烟酸、定志丸、增视片、复明胶囊、杞明胶囊等。

12.定期验光。

（三）混合性近视的中西医防治

1.定期验光，并运用框架式眼镜、角膜塑形镜等综合治疗。

2.行后巩膜加固术或18岁后可酌情行角膜、晶体等屈光手术。

3.定期眼底检查。

4.应特别注意10～14岁是人体发育的快速阶段，应及时采取治疗措施，否则发展为真性近视。

5.注意用眼卫生，食疗物理疗法，药物治疗参照“假性近视”的中医诊治。

（四）真性近视眼的中医诊治

1.注意用眼卫生，食疗物理疗法，药物治疗参照“假性近视”的中医诊治。

2.稳定视力，延缓眼轴增长，减慢度数加深。

3.定期验光，做眼底检查，眼轴检查，OCT，眼底荧光造影等检查。

4.防止病理性近视并发症如玻璃体混浊、视网膜变性、脱离和黄斑部变性、出血等发生发展。

5.必要时行后巩膜加固术或18岁后可酌情行角膜、晶体等屈光手术，并同时配合辨证论治中药治疗。

第二节　近视伴散光

眼球在不同子午线上屈光力不同，形成的两条焦线和最小弥散斑的屈光状态称为散光（astigmatism）。散光主要起源于角膜散光与晶状体散光两部分，其中绝大多数是角膜散光（corneal astigmatism）。近视散光属于规则性散光的一种类型。

【病因及发病机制】平行光线通过规则散光的屈光系统折射后，不能形成焦点，而是在两个互相垂直的子午线上形成前后两条焦线。以两焦线为界线，平行光线经过角膜屈光后形成的一个圆锥体形的散光光锥，称为施图姆光锥。当视网膜位于一条焦线上，另一焦线在视网膜外称单纯散光。视网膜位于两焦线的同侧，称为复合性散光。当视网膜位于两焦线后，称为复合性近视散光。当视网膜位于两焦线之间，其中一子午线呈远视，另一子午线呈近视，称为混合性散光。规则散光的两个主径线相互垂直，因而能够接受镜片矫正。根据最大屈光力主子午线的位置可将规则散光分为顺规散光（astigmatism with the rule）、逆规散光（astigmatism against the rule）、斜向散光（oblique astigmatism）。最大屈光力主子午线在90°±30°位置的散光称为顺规散光，最大屈光力主子午线在180°±30°称为逆规散光，其余为斜向散光（图35-2-1）。

【临床表现】可伴有视疲劳、倾斜的头位、眯眼等表现。

【诊断及鉴别诊断】低度散光患者可无症状。稍高的散光可远视力和近视力都降低，佩戴合适柱镜后视力改善可明确诊断。散光刻度盘、角膜曲率计、角膜地形图等检查有助于判断散光轴位和散光来源。

本病应与单纯近视屈光不正鉴别。单纯近视患者视远模糊，视近不模糊，验光屈光度检查只有近视而没有散光，角膜曲率计及角地形图检查患者没有散光表现。

【治疗】轻度近视散光如没有视力障碍和视疲

劳，则可以不用治疗。如果患者影响视力，伴有视疲劳，应当给予治疗。可验光配镜，单纯性散光只需用柱镜即可，其他散光则需球柱镜联合来矫正。散光眼镜应当经常戴用。如果散光度数过高，患者往往难以忍受，可以先低度矫正，适应之后再逐渐全部矫正。手术可以从角膜（角膜切开术、角膜激光手术等）和晶状体（Toric IOL植入术等）2个手术部位进行矫正，详见屈光手术章节。

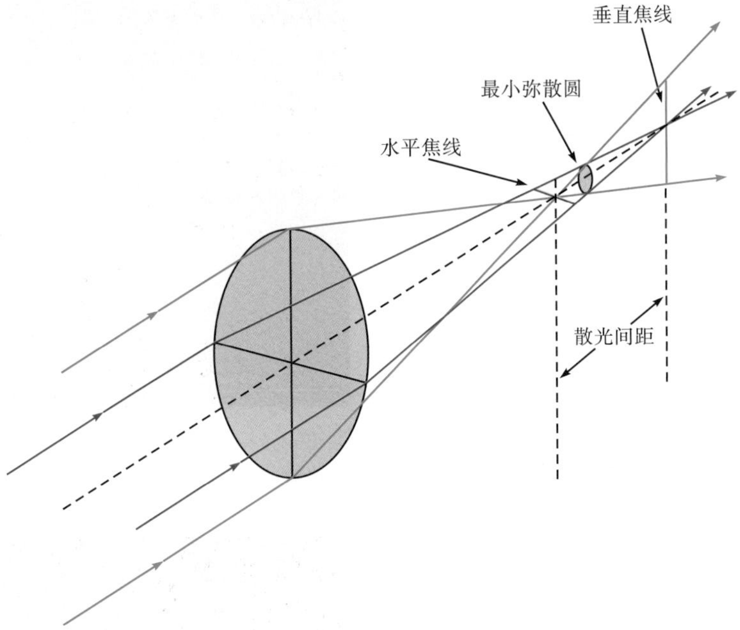

图35-2-1　散光和施图姆光锥

第三节　病理性近视眼及其并发症

病理性近视（pathological myopia），也称变性近视（degenerative myopia）、先天性近视（congenital myopia）、恶性近视（pernicious myopia）、高度近视（high myopia）及变性近视（degenerative myopia）等。近视度数较高（成年人一般超过10.00D），矫正视力较差。

【病因及发病机制】有遗传倾向。大部分病理性近视是单基因遗传，包括常染色体显性遗传、常染色体隐性遗传、X-性连锁隐性遗传等。少部分与单纯性近视相似，为多基因遗传。除了遗传因素，环境因素也起到了重要作用。

【临床表现】远视力差，常伴有夜间视力差、飞蚊症、漂浮物、闪光感等症状，近视力也可低常，视野、光觉及对比觉等功能多现异常。

【诊断】发病较早，进行性加深，发展快；近视屈光度多＞6.00D，眼轴明显延长（多＞26mm），长度多与屈光度相关；程度不等的眼底改变和并发症。有显著的遗传特性是遗传性近视区别一般单纯性近视的重要特征；高度轴性近视大部分也是病理性近视。

【治疗】病情进展迅速或发生并发症的风险较大时，可以行后巩膜加固术治疗。

近视眼的危害性主要在于并发症，其并发症的表现多种多样，通常随屈光度的加深和并发症的逐渐增多加重，患者的视觉功能不断受到损害，严重时可致盲。

一、视网膜变性

由于视网膜血液循环较差、营养不良和玻璃体牵拉等多种因素引起，主要累及视网膜内层，病变部位的视网膜变薄，血管壁硬化并闭塞、纤维化。

【诊断】

1.囊样变性　病变多起自锯齿缘，逐渐向后扩展。眼底表现为一串串的红色斑点状病灶。囊腔可融合为视网膜劈裂；病变重者可以破裂形成视网膜裂孔和脱离。

2.铺路石状变性　见于赤道部和锯齿缘之间，检眼镜下变现为黄白或苍白色、边界清楚，略微扁平的单个或多个圆形病灶，外缘有色素沉着，一些病灶融合成片状，似铺路石状，间有正常的视网膜相隔。

3.格子状变性　好发于赤道部前方，表现为纵横交错的白色条纹，其长轴与赤道平行，间有灰白色病灶及色素沉着，病损区的白色两端与阻塞的血管相连，血管变细，病损区表面有局限性玻璃体液化和纤维素样条索物的玻璃体，与视网膜粘连牵扯可造成马蹄形裂孔。

【治疗】轻症定期观察。对严重格子样变性，或萎缩孔，或囊样变性等常规要做预防性的视网膜激光光凝治疗；对视网膜劈裂引起的视网膜脱离且发展迅速的，要尽快手术治疗；视网膜脱离范围局限且无明显进展的，可暂予定期观察。

二、视网膜脱离

高度近视引起的视网膜脱离多属于裂孔性，常见的裂孔多为位于周边变性带的萎缩孔，还有一部分是黄斑裂孔。

【病因及发病机制】玻璃体液化、纤维素条索牵拉变性的视网膜、眼轴增长等因素共同造成视网膜劈裂、视网膜裂孔，进而发生视网膜脱离。

【诊断】有眼前小黑影及闪光感、后视力明显下降且固定黑影遮挡等症状。眼底检查发现有视网膜灰白色隆起、视网膜裂孔或眼科超声波检查发现典型图像可确诊（图35-3-1）。

【治疗】对于仅局限于裂孔旁的小范围浅脱离，可考虑视网膜激光光凝治疗，并密切观察网膜下液吸收的情况。如果病情进展，脱离范围加大，就需手术治疗，详见第32章。

三、黄斑病变

高度近视眼由于眼轴变长，后极部视网膜、脉络膜受到牵拉，黄斑区从而发生结构形态直至功能的改变，导致视力不同程度受损（图35-3-2）。

【鉴别诊断】

1.脉络膜视网膜萎缩　视盘周围或黄斑区可见类圆形或地图形白色或黄白色脉络膜视网膜萎缩，孤立或相互融合成片，与毗邻的橘红色网膜分界清晰，其间可见裸露的脉络膜大中血管走行，

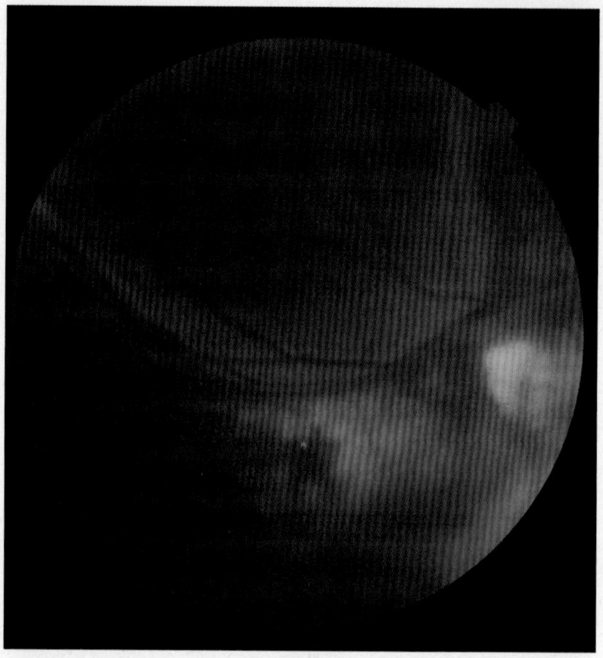

图35-3-1　病理性近视视网膜脱离，上方脱离的视网膜呈球形隆起

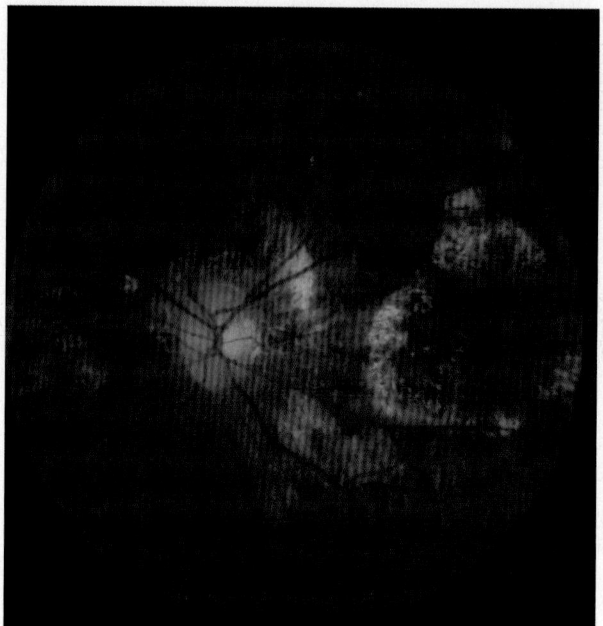

图35-3-2　病理性近视脉络膜视网膜萎缩

可伴色素沉着。

2.黄斑裂孔　女性及老年人较多，检眼镜下后极部视网膜呈灰白色朦胧状，黄斑中央可见一个约1/4PD大小的圆形裂孔，透过裂孔可看到红色或黄白色的背景。OCT可明确诊断。

3.视网膜劈裂　常有后巩膜葡萄肿，发生部位最高点往往与玻璃体后界膜的附着点相应。OCT检查是视网膜劈裂诊断的金标准。

4.黄斑出血　与其他黄斑出血表现类似，并伴有高度近视表现。

【治疗】对于无明显症状及进展的黄斑区视网膜萎缩，可以密切观察。对于有明显牵引因素、进展性变化的，可考虑手术切除玻璃体、内界膜剥除并气体填充，但手术预后欠佳。尽早行抗VEFGF治疗是目前治疗高度近视黄斑区CNV的首选。

四、白　内　障

由于近视眼的眼内血循环障碍及组织变性等异常，晶状体也可受累。临床表现多为晶状体核性或后囊下性混浊。治疗可考虑白内障摘除联合人工晶状体植入术以提高视力。对于高度近视，SRK-T公式的计算结果精确性高，尤其对于眼轴≥28.4mm。晶状体手术时及手术后的合并症，近视眼较无近视眼者为多，详见第29章。

五、青　光　眼

高度近视患者巩膜变薄，纤维直径变细，交织变少，可能会影响到小梁网、Schlemm管、筛板结构，导致房水流出受阻、眼压升高、视杯扩大下陷。高度近视眼压测量偏低，视盘凹陷多不典型，血管屈膝及移位现象不明显，皮质类固醇诱发试验的阳性率较高，容易漏诊和误诊。治疗可以采用药物、激光和手术治疗，详见青光眼章节。高度近视的巩膜相对较薄，在小梁切除术制作巩膜瓣时注意深度以防穿透；高度近视的角巩膜缘较宽，切除小梁时注意不要太靠后。

六、视网膜新生血管

视网膜下新生血管也称为脉络膜新生血管，（CNV），是病理性近视第二大常见的原因，其具体的发病机制尚未明确（图35-3-3）。

【诊断及鉴别诊断】伴有病理性近视其他眼底表现。眼底血管造影和OCT有助于诊断。

本病应与息肉状脉络膜血管病变相鉴别，后者眼底检查后极部也有片状出血，但行ICGA检查可见息肉状脉络膜血管扩张，OCT检查可见RPE指状突起及双线征，以及神经上皮层脱离、水肿等。

七、后巩膜葡萄肿

严重的病理性近视，后端巩膜明显薄弱可发生局限性的巩膜向后膨隆，称为后巩膜葡萄肿（图35-3-4）。B型超声检查有助于诊断。

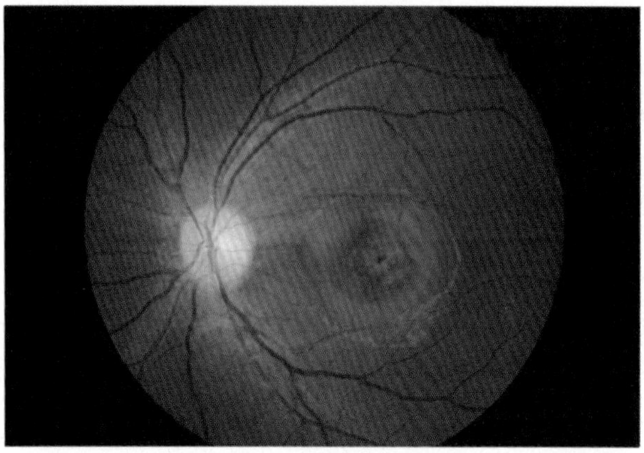

图35-3-3　黄斑区新生血管

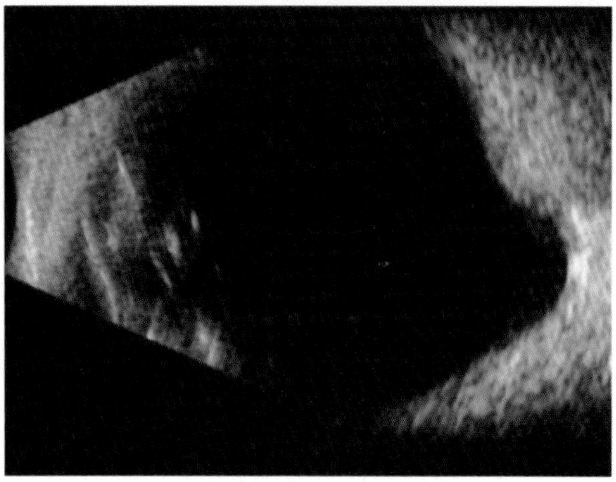

图35-3-4　病理性近视后巩膜葡萄肿

第四节　远　　视

远视是指平行光束经过调节放松的眼球折射后成像于视网膜之后的一种屈光状态。

（一）西医诊治

【病因及发病机制】远视的形成机制包括眼球的眼轴相对较短、眼球屈光力下降2个因素。远视按照屈光度数可以分为：低度远视，−3.00～0.00DS；中度远视，＋3.25～＋5.00DS；高度远视，＞＋5.00DS。

【临床表现】视力与远视轻重程度相关，程度越重，远近视力越差；视力疲劳是远视眼最主要的症状等。

【诊断及鉴别诊断】主诉视远不清，容易视觉疲劳。配以相应度数凸镜片后远视力改善或达到正常。有或无眼轴缩短、先天性扁平角膜或由外伤或角膜疾病所致的角膜形变等眼球形态异常。可伴有屈光性/斜视性弱视、内斜、青光眼（伴有小眼球、浅前房）等疾病。

本病应与近视、散光和老视相鉴别，请参见相关章节。

【治疗】7岁以下的儿童，有轻度远视是生理现象，不需要配镜；但如果度数过高、视力减低或伴有斜视时，就应当配镜矫正。7～16岁的学生，低度也可考虑配镜，如有视力疲劳，视力减退或斜视时则必须矫正，原则上应在睫状肌麻痹的条件下验光配以合适的凸镜片矫正。初次配镜时以所佩戴的眼镜感觉最舒适为准，并逐步予以全部矫正。18岁以上患者，可以考虑手术治疗，详见第47章。

（二）中医诊治

本病属于中医学“能远祛近”的范畴。

【病因病机】多为先天禀赋不足，或肾阴不足，肝肾亏损，或气血两虚，目失所养所致。

【辨证论治】

（1）肝肾亏虚证

临床表现：视远清楚，看近模糊，或远近皆不清楚，视久常感眼胀、头痛，伴舌质淡，脉细。

治法：补肾养肝，益阴明目。

方药：地芝丸加味（《东垣试效方》）。生地黄20g，天冬、菊花、枸杞子各15g，玄参12g，当归、酒白芍、车前子各10g，枳壳6g。每天1剂，水煎服。

（2）气血两虚证

临床表现：不耐久视，两目隐痛、甚则连及前额，面色少华，心悸头晕，气短神疲，食欲不振，舌淡苔白，脉细无力。

治法：补益气血。

方药：加味八珍汤（《寿世保元》）。党参、茯苓、熟地黄、当归、黄芪、黄精各12g，白术、白芍各10g，甘草3g。每天1剂，水煎服。

第五节　老　　视

老视俗称老花眼，是一种生理现象，不是病理状态也不属于屈光不正，是人们步入中老年后必然出现的视觉问题。

【病因及发病机制】老视的实质是眼的调节能力的减退，而年龄则是影响调节力的一个最主要的因素。随着年龄的增长晶状体不断地增厚变硬，睫状肌肌力逐渐下降，从而导致眼的调节能力下降。

【临床表现】早期看近不清楚，必须把物体向远处移动才能看清。往后即使放在稍远处也看不清，须戴凸透镜才能看清。

【诊断及鉴别诊断】逐渐出现的视近困难，需要更强的照明度或辅助放大镜，而视远相对清楚。可以出现眼酸、眼胀、流泪头痛、眼部发痒、眼皮抽搐、眼干涩、畏光流泪等视疲劳症状，甚至出现头痛、头晕、恶心、烦躁。老视度数会随着年龄增长而增加，一般是按照每5年加深0.50D的速度递增。对于无近视、远视的人，一般45岁时眼睛老花度数通常为＋1.00D，55岁提高到＋2.00D，到了60岁左右，度数会增至＋2.50～＋3.00D，此后眼睛老花度数一般不再加深。

由于老视加光度数为凸镜片，所以老视与远视常容易混淆。老视眼对远视力没有影响，而近视力会受到影响而下降；远视眼出生后往往就存在，由于眼球的屈光力过小或眼轴过短所致，看远看近均不清楚，近视力症状尤重。老视主要需要矫正近距离视力；远视主要需要矫正远视力。

【治疗】通过佩戴凸透镜补偿晶状体调节力的不足从而达到矫正老视的目的，包括单光（单焦）镜、双光（双焦）、渐变多焦镜。目前矫正老视的手术技术不断进步，逐渐被患者所接受。包括角膜屈光术（Lasik、PRK、Inlay等）、人工晶状体植入术（多焦点IOL、可调节IOL等）和巩膜屈光术等。

（王萌萌　张仁俊）

第36章

斜视及弱视

第一节 隐　　斜

在无融像需求时，双眼视线没有保持平行或对准视标，这种双眼视问题称为隐斜。

一、外 隐 斜

外隐斜是一种潜在的眼球向外偏斜，但眼位能被融合功能控制，患者必须通过集合将其隐斜眼球位置移动到双眼单视的位置。

【病因及发病机制】在下列情况下，外隐斜的患者会出现斜视：①双眼融合被破坏；②维持双眼视轴一致的眼外肌疲劳或因药物、乙醇、疾病而使肌力减弱。

本病可分为：①会聚不足型，近距离外隐斜比远距离外隐斜明显；②发散过度型，远距离外隐斜比近距离外隐斜明显；③基本型，外隐斜程度随距离改变没有明显变化。

【治疗】

1.视觉训练　外隐斜的视觉训练成功率高，是首选方法，其目的是增加正融像性聚散。

2.棱镜　如果隐斜量在远距和近距基本相等，将隐斜的量作为BI棱镜处方是第二选择。

3.手术　若患者有明显症状或双眼视功能受影响，可通过手术方式矫正斜视，但不过矫。

二、内 隐 斜

内隐斜是一种潜在的眼球向内偏斜，但眼位能被融合功能控制，患者必须通过分开融合将其隐斜眼球位置移动到双眼单视的位置。

【病因及发病机制】在下列情况下，内隐斜的患者会出现斜视：①双眼融合被破坏；②维持双眼视轴一致的眼外肌疲劳或者因药物、乙醇、疾病而使肌力减弱。

本病可分为：①会聚过度型，近距内隐斜比远距内隐斜明显；②发散不足型，远距内隐斜比近距内隐斜明显；③基本型，内隐斜随距离改变没有明显变化。

【治疗】

1.棱镜　内隐斜首选的治疗方法是使用BO棱镜，能有效地消除症状。

2.视觉训练　另一种方法是视觉训练，改进负融像性聚散。

3.手术　如果患者症状明显，可通过手术矫正眼位。

第二节 内 斜 视

内斜视是指当一只眼注视目标时，另一只眼的视轴偏离目标，呈隐性或显性的向内偏斜。在儿童斜视的发病率中，内斜视是最为常见的一种斜视，约占50%。

一、先天性内斜视

先天性内斜视又称婴儿型内斜视，是内斜视中较为常见的一种类型。是指在出生后6个月之内发病的内斜视。

【病因及发病机制】先天性内斜视患者往往有家族史，但具体遗传规律尚不清楚。

【诊断及鉴别诊断】典型的先天性内斜视多在出生后6个月以内发病；斜视角较大，多大于40PD，斜视度稳定，多伴有轻、中度远视。由于先天性内斜视常交叉注视，患者的外展功能往往不足，表现为假性外展神经麻痹，但是发生弱视的概率较少。

先天性内斜视常合并多种类型的斜视。据报道60%以上的患者伴有单眼或双眼下斜肌功能亢进；40%～92%患者合并分离性垂直偏斜（DVD）；10%～50%的患者合并显性和（或）隐性眼球震颤（图36-2-1）。

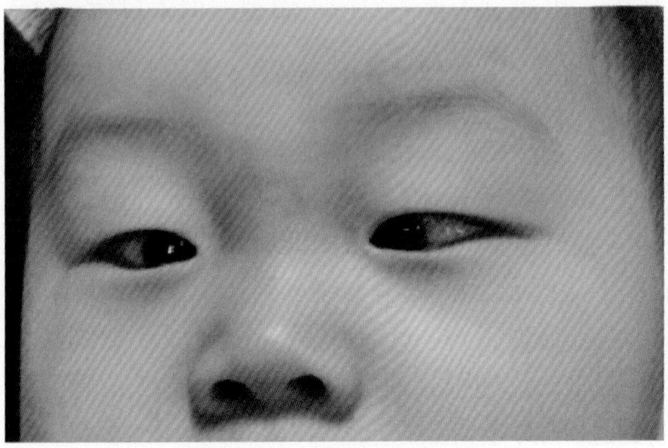

图36-2-1　左眼内斜视

本病应与以下疾病相鉴别。

1.*先天性展神经麻痹*　是非共同性斜视，患眼表现为外展不足。

2. *Duane眼球后退综合征*　在双眼水平运动时患眼外展不足，并伴有患眼内转时眼球后退及睑裂变小。

【治疗】本病治疗的关键是早期发现、早期诊断、早期治疗。首先应防止弱视，其次是矫正眼位。

1.*非手术治疗*　弱视治疗，早期防止弱视的发生，采用完全或部分遮盖主导眼。屈光矫正用阿托品散瞳验光，如果远视度数小于2D，无须矫正；大于2D，首次戴镜可全部矫正。

2.*手术治疗*　手术时机为多数医师认为2岁之前矫正眼位，有利于双眼视觉的发育。最常用的手术方式是双眼内直肌后徙术或单眼内直肌后徙联合外直肌缩短术。

二、共同性内斜视

调节性内斜视

调节性内斜视是共同性内斜视的主要类型，是由于远视性屈光不正引起过度的调节，导致过度集合，而分开性融合功能不足以对抗这种过度的集合导致的内斜视。根据屈光性调节因素在内斜视发病因素中所起的作用大小，可分为完全调节性内斜视和部分调节性内斜视。

（一）完全调节性内斜视

完全调节性内斜视是指内斜视的发生完全由远视性屈光不正所致，占共同性内斜视的13%。

【病因及发病机制】正常人调节和集合之间存在相对稳定的比率关系，AC/A正常，一般为3～5。正视眼看远时不使用调节，看近时需3D的调节，产生相应的集合。远视眼若想看清注视目标，需要动用更多的调节，必然产生过度的集合，如果分开性融合功能不足以对抗这种过度的集合，就会引起内斜视。

【诊断】完全调节性内斜视发病年龄多在2.5～3岁，因为此阶段对视力的需求越来越高，调节和集合发育也比较快。极少数人发病年龄可早至1岁以内或延长至青春期，甚至成年。

其斜视度多属于中度，看远和看近的斜视度相等，AC/A正常，很少伴有其他类型的斜视。在检查斜视度时，要选用调节视标，否则可能会漏诊。

睫状肌充分麻痹以后检影验光，多为中度远视，佩戴全矫眼镜以后内斜视消失或呈内隐斜，摘掉眼镜以后内斜视仍然存在。

【治疗】此类患者发病较晚，如果在内斜视发生之前双眼视功能已发育完善，发病以后能及时就诊，合理治疗，多数患者双眼视功能预后良好。

1.*屈光矫正*　完全矫正远视性屈光不正，从而使屈光及调节正常化。

2.*弱视治疗*　如果发现患者存在弱视，应及时治疗。

3.*手术治疗*　戴全矫眼镜以后，经过一段时间的观察，如果出现眼位回退，形成部分调节性内斜视，可考虑手术矫正残留的内斜视，但是术后仍需佩戴眼镜。

（二）部分调节性内斜视

部分调节性内斜视是内斜视中最常见的类型，约占46%。

【病因及发病机制】部分调节性内斜视，一部分内斜视由过度使用调节，引发过度集合所致，另一部分内斜视为非调节因素，如解剖、融合异常等引起。

【诊断】该病发病年龄多数在1～3岁，比完全调节性内斜视发病要早。屈光度多为中度远视。远视性屈光不正完全矫正以后斜视度明显减小，但仍残留部分内斜视。

【治疗】

1.矫正屈光不正　完全矫正远视性屈光不正，伴有弱视的患者，应先进行弱视训练。

2.手术　佩戴全矫眼镜观察眼位4～6个月，如果戴镜后仍残余斜视度数，而且双眼视力正常或平衡以后，可选择手术治疗。

非调节性内斜视

非调节性内斜视属于后天性内斜视，在幼儿期发病，占内斜视的1/3。在内斜视的形成因素中无调节因素参与，无明显远视性屈光不正，即使存在屈光不正，其屈光矫正对内斜视也没有明显的影响。

（一）西医诊治

【病因及发病机制】本病发病原因不明。由于基本型内斜视在全身麻醉下消失，甚至出现外斜视，被动牵拉试验阴性，故有学者认为此类斜视发病原因为神经支配异常，而非机械性因素。

【诊断】此类斜视，发病年龄在6个月以后，斜视度数往往比较大且恒定，与屈光调节因素无关，戴镜不能矫正。发病初期斜视度数较小，有些呈间歇性内斜视，以后斜视度逐渐增加。

【治疗】

1.弱视治疗　如果存在弱视，应及时治疗。如有屈光不正，给予适当矫正，积极治疗弱视。

2.手术治疗　弱视治愈或双眼能够交替注视以后，应尽早手术矫正斜视。

（二）中医诊治

内斜视属于中医眼科“小儿通睛”的范畴。

【病因病机】内斜视指眼珠自幼向内偏斜的眼病，多幼年发病。小儿筋络脆嫩，元气未充，易感受风热邪毒，以致热极生风，随致筋络拘急，牵转眼珠偏斜；或先天禀赋不足，眼珠发育异常，约束失权，目偏视与生俱来。

【辨证论治】

1.经络凝涩证

临床表现：小儿长期仰卧或长期逼近视物，眼珠逐渐向内偏斜，全身无异常，舌脉正常。

治法：通筋活络。

方药：杞菊地黄丸（《医级》）加减。枸杞子、菊花、熟地黄、茯苓、怀山药、菟丝子、神曲各10g。

2.禀赋不足证

临床表现：目珠偏斜与生俱来，或目珠发育不良，目力较差，全身可兼见面色萎黄，食少，体瘦，精神不振，舌质淡、苔薄白，脉细弱。

治法：健脾益气。

方药：补中益气汤（《脾胃论》）加减。黄芪、党参、当归、陈皮、升麻、柴胡、白术各10g，甘草3g。

【针刺治疗】主穴取睛明、瞳子髎、承泣、四白、阴白、丝竹空。配穴原则：针对主症配穴，一般将眼周穴位和肢体穴位配合使用，每次选2～4个穴，根据证候虚实确定补泻手法，每天1次，10次为1个疗程，可进行2～3个疗程。

第三节　外　斜　视

外斜视是一种分开性偏斜，是指两只眼睛不能同时注视目标，当一只眼注视目标时，另一只眼向外侧偏斜。根据外斜视能否被融合功能所控制分为外隐斜、间歇性外斜视和恒定性外斜视。

一、间歇性外斜视

西医诊治

【病因及发病机制】

间歇性外斜视是从外隐斜发展到恒定性外斜视的一种过渡阶段的斜视。外斜视可以被融合功能控制为正位，患者在精神不集中、视物疲劳或遮盖单眼打破融合的时候出现显性外斜。

【病因及发病机制】本病具体病因不详，目前认为与神经支配因素、解剖和机械因素有关。

【诊断及鉴别诊断】多数患者发病较早，多在4岁之前。斜视角变异较大，与患者融合功能和调节性集合有关，健康状况和精神状态对斜视度也有一定影响。患者可以自己控制眼位的偏斜与正位。

本病应与下列疾病相鉴别。

1.外隐斜　两者均为内融合功能低所致的斜视，用遮盖-去遮盖法检查，去遮盖后被遮盖眼从外斜位自行回到原在位为外隐斜，反之为间歇性外斜视。

2.麻痹性外斜视　眼球运动有障碍，即眼外肌有麻痹或部分麻痹，第二斜视角大于第一斜视角，向受累肌作用方向注视时，斜视度加大。

【治疗】

1.非手术治疗

（1）屈光矫正及负镜片治疗：如果患者存在屈光不正，应该给予矫正。

（2）三棱镜治疗：小度数或年龄较小的外斜视患者，可以利用底向内的三棱镜矫正。

（3）正位视训练：目前对术前是否进行正位视训练，存在争议。

2.手术治疗

（1）手术目的：是矫正眼位，改善患者的外观和心理状态，恢复双眼视觉。

（2）是否手术取决于患者年龄、融合功能控制眼球正位的能力、斜视度大小等因素。

（3）手术：主要根据间歇性外斜视的分型和斜视度的大小选择手术方式。

二、恒定性外斜视

恒定性外斜视是指外斜视不能被融合功能所控制，总有一只眼向外偏斜。

【诊断】一只眼注视目标，另一只眼向外偏斜，斜视角恒定，两眼注视时斜视角相等，眼球运动无受限。多无不适症状，部分患者畏光，强光下喜闭一眼。发生在幼儿期的共同性外斜视，由于发病较早，双眼视觉发育不良，预后较差（图36-3-1）。

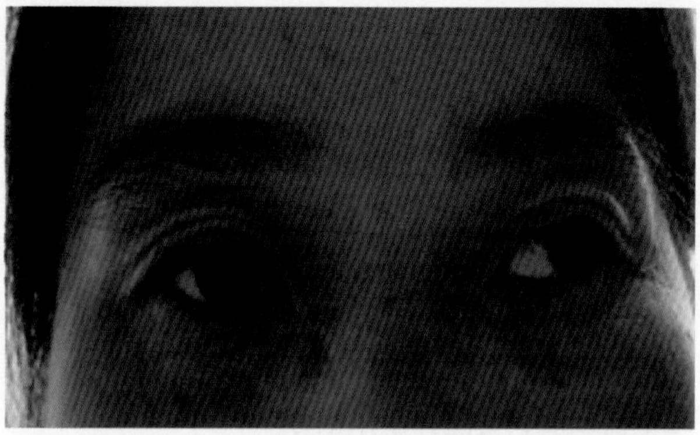

图36-3-1　右眼注视前方目标，左眼外斜视

【鉴别诊断】

1.知觉性外斜视　检查有知觉性斜视的原因，如一只眼的视力极低所致的失用性斜视。

2.麻痹性外斜视　眼球运动有障碍，即眼外肌有麻痹或部分麻痹，第二斜视角大于第一斜视角，向受累肌作用方向注视时，斜视度加大。

【治疗】本病主要是手术治疗。根据外斜视的分型及斜视度选择手术方式。

第四节　A-V型斜视

A-V型斜视是一种特殊类型的水平斜视，或者说是水平斜视的一个亚型，占水平斜视的15%～25%。其主要特征是向上方和向下方注视的时候，水平斜视度发生明显的变化。

【病因及发病机制】A-V征的病因包括多种因素，主要存在多种学说。

【诊断及鉴别诊断】

1.水平斜视度在垂直方向上存在非共同性　A型斜视的诊断标准是双眼从原在位向上方和向下方转动25°时，水平斜视度相差≥10°，V型斜视的诊断标准是≥15°。

2.斜肌功能亢进或不足　A-V型斜视患者常伴有斜肌功能异常。A型斜视常伴上斜肌功能亢进和（或）下斜肌功能不足（图36-4-1）；V型斜视常伴下斜肌功能亢进和（或）上斜肌功能不足（图36-4-2）。

3.代偿头位　A-V型斜视患者常通过代偿头位获得双眼融合功能，即下颏上举或内收。

4.视力疲劳　A-V征伴大度数水平斜视的患者，由于在任何注视眼位都无法获得双眼单视，一般不会出现视疲劳症状。

本病可与以下疾病相鉴别。

1.知觉性斜视　检查有知觉性斜视的原因，如一只眼的视力极低所致的失用性斜视。

2.共同性斜视　两者均可表现斜视，共同性斜视各方向注视斜视角大致相等，V征向上注视与向下注视斜视度之差≥15°，A征向上注视与向下注视斜视度之差≥10°。

【治疗】A-V型斜视的治疗方法主要是手术矫正。主要依据引起A-V型斜视的病因选择手术方式。如果斜肌功能异常（功能过强或不足）是引起A-V型斜视的病因，首选的术式是斜肌手术。如果斜肌功能正常，则选择水平直肌或垂直直肌附着点移位术。

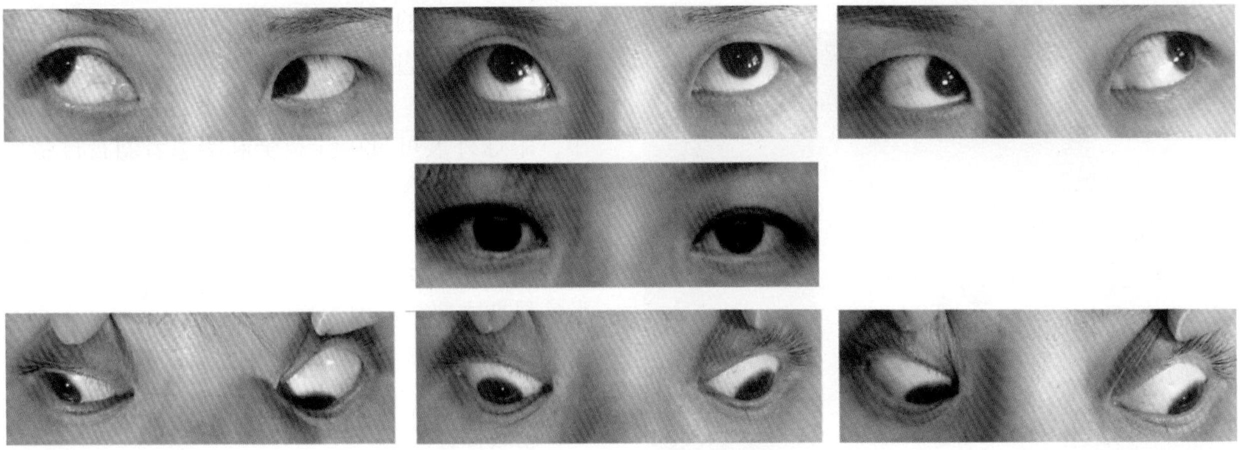

图36-4-1　患者为A型斜视，向上方注视时大致正位，向下方注视时左眼外斜视，上方与下方注视斜视度相差≥10°

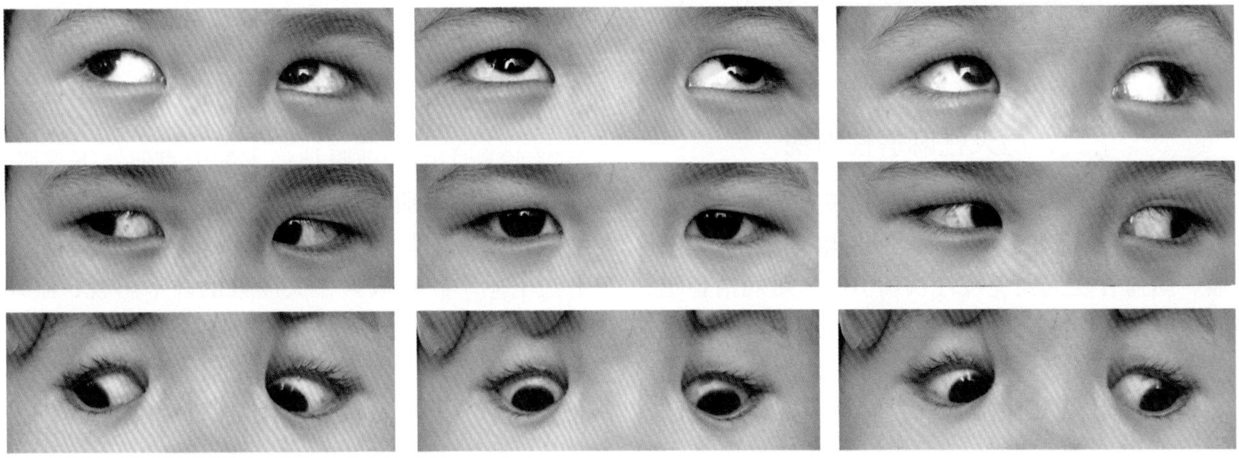

图36-4-2　患者为V型斜视，向上方注视时左眼明显外斜视，向下方注视时大致正位，上方与下方注视斜视度相差≥15°

第五节　非共同性斜视

非共同性斜视包括两种类型：麻痹性斜视和限制性斜视。其中麻痹性斜视为常见类型，它是由于支配眼球运动的神经核、神经或肌肉本身发生病变所引起的单条或多条眼外肌完全或部分性麻痹所致的眼位偏斜。

一、先天性麻痹性斜视

先天性麻痹性斜视的最常见的类型为上斜肌麻痹，其次为动眼神经麻痹。

（一）先天性上斜肌麻痹

【病因及发病机制】Von Noorden认为先天性上斜肌麻痹最为常见，约占麻痹性斜视的39.5%，其发病原因与先天发育异常、出生时的创伤或婴幼儿早期疾病如脑炎、神经炎及全身感染有关。

【诊断】本病最主要的体征为代偿头位，典型的代偿头位表现为头向健侧倾斜，面转向健侧，下颌内收，伴有颜面部的不对称。轻度的上斜肌麻痹患者正前方无明显垂直斜视，然而当患眼内转时，直接拮抗肌（下斜肌）常功能过强，表现为内转时眼球向上偏斜。Bielschowsky歪头试验阳性，即头向患侧倾斜时患眼上斜视更为明显（图36-5-1）。

【治疗】先天性上斜肌麻痹以手术治疗为主，度数较小或有残余斜时可用三棱镜矫正。

（二）先天性动眼神经麻痹

【病因及发病机制】具体病因不明，一般认为是动眼神经核发育不全所致。

【诊断】患者受累眼上睑下垂，大度数的外斜视，多伴有上睑下垂，受累眼内转时明显受限，内上、外上、外下均有不同程度的受限。眼内肌受累时瞳孔散大。

【治疗】先天性动眼神经麻痹主要治疗手段是手术矫正斜视，但效果往往欠佳。

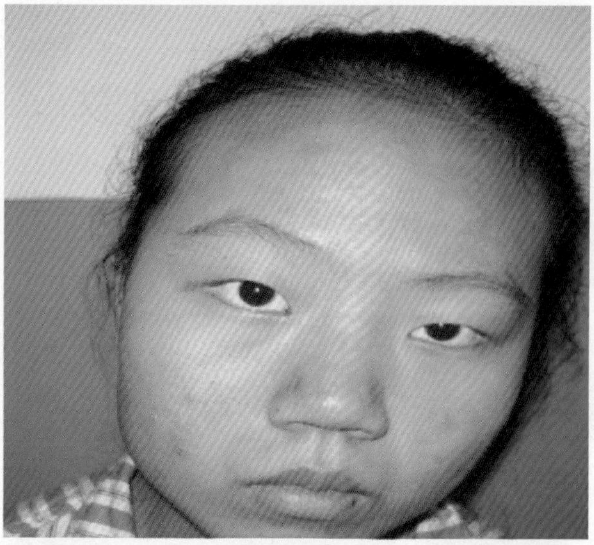

图36-5-1　左眼先天性上斜肌麻痹伴面部发育不对称

二、后天性麻痹性斜视

后天性麻痹性斜视主要为展神经、上斜肌和动眼神经麻痹。其病因主要由头颅外伤、肿瘤、脑血管疾病及免疫性疾病引起，对病情稳定、3～6个月以上不能恢复的患者可行手术治疗。

上斜肌麻痹

【诊断】受累眼上斜视，向鼻下方运动受限，复视或混淆视常为首发症状，看近时复视加重，遮一只眼后复视消失，多伴有代偿头位，比尔绍斯基征多为阳性，不伴有颜面部的不对称。

【治疗】

1.*非手术治疗*　后天性上斜肌麻痹早期应积极寻找病因，针对病因进行治疗。

2.*手术治疗*　非手术治疗半年以上病情稳定，垂直斜视度大于10°或存在旋转复视，可行手术治疗。手术目的是消除或减轻斜视和复视，改善代偿头位。

展神经麻痹

【诊断】后天性展神经麻痹患者，起病急，突然双眼视物成双，同侧复视，患眼外转时复视像的距离加大。第一眼位内斜视，患眼外转时斜视度加大，视远的斜视角常大于视近的斜视角，常出现面部转向患侧的代偿头位。患眼向外转动时眼球运动受限，外直肌不全麻痹一般斜视度数较小，眼球外展可过中线；全麻痹患者斜视度数较大，患眼外展不过中线（图36-5-2）。

【治疗】

1.*非手术治疗*　对于后天性展神经麻痹患者，发病早期主要是病因治疗。

2.*手术治疗*　后天性展神经麻痹患者病情稳定3～6个月，可行手术治疗。

动眼神经麻痹

在支配眼球运动的六条眼外肌中，除了外直肌和上斜肌之外，其他4条眼外肌都受动眼神经支配。上直肌比内直肌容易受累，下直肌最少受累。

（一）西医治疗

【诊断】由于动眼神经支配上直肌、下直肌、内直肌和下斜肌4条眼外肌、上睑提肌及瞳孔括约肌，如果动眼神经完全麻痹，患眼就会表现为上睑下垂，瞳孔散大，大度数的外下斜视，眼球不能内转、上转及下转（图36-5-3）。如果上睑完全遮盖瞳孔，患者无复视，一般无代偿头位；不完全性上睑下垂患者可有代偿头位，即面部向受累眼对侧转。

【治疗】

1.对病因明确者针对病因治疗，未查出病因者可给予神经营养药物治疗。

2.手术治疗　后天性动眼神经麻痹患者病情稳定3～6个月，可行手术治疗。但因为动眼神经支配多条眼外肌，大部分需要分次手术，手术效果较差。

（二）中西医结合治疗

本病属于中医学“神珠将反”的范畴。

【病因病机】仅漏白睛者称为神珠反背；眼珠向下偏斜，不能上转的称为坠睛；目珠向上偏斜，不能下转的称为目仰视。本病多由风邪外袭，直中经络；或脾失健运，聚湿成痰，风痰阻络；或

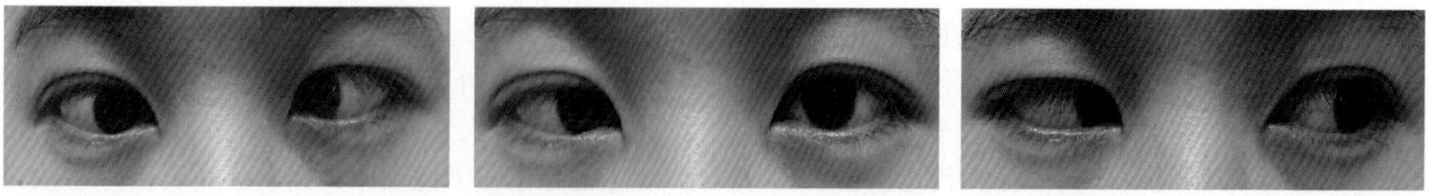

图36-5-2　患者为右眼展神经麻痹，右眼外展受限，不过中线

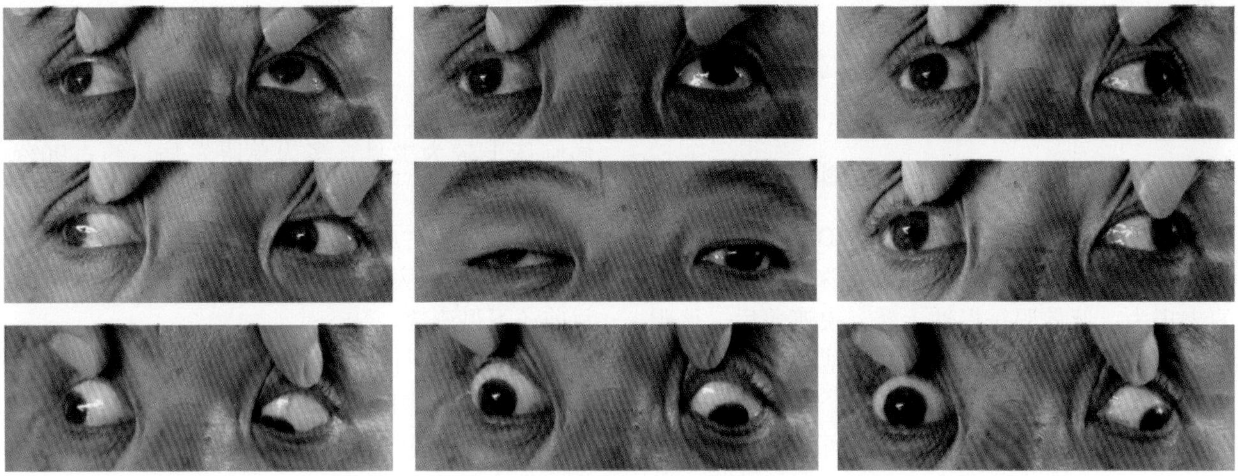

图36-5-3　患者右眼上睑下垂，遮盖瞳孔，右眼内转、上转及下转均受限，右眼处于外斜位

头面外伤，脉络受损，经络瘀阻所致。

【辨证论治】

1. 风邪中络证

临床表现：骤然发病，视一为二，视物昏花，可见一眼偏斜，转动失灵或受限。全身可见头晕目眩，恶心呕吐，步履不稳，或有恶风、发热之症。舌质淡，苔薄白，脉浮。

治法：扶正祛邪，疏风通络。

方药：小续命汤（《备急千金要方》）。麻黄、肉桂心各6g，防己、人参、黄芪、白芍、川芎、杏仁、防风各10g，附子3g，生姜3片。

2. 风痰阻络证

临床表现：骤然眼珠偏斜，眼珠转动失灵，视一为二，视物昏花，兼见恶心呕吐，食欲不振，舌苔白腻，脉滑。

治法：祛风散邪，化痰通络。

方药：正容汤（《审视瑶函》）。木瓜、白僵蚕、防风、法半夏、秦艽、制白附子、松节各10g，羌活、胆南星各6g，甘草3g，生姜3片。

3. 脉络瘀阻证

临床表现：头目外伤后或中风后，出现黑睛偏斜，全身可兼见半身不遂或肢体麻木不仁，或面色萎黄，舌质淡或有瘀斑，苔白，脉细。

治法：益气养血，祛瘀通络。

方药：活血通络汤（《中西医结合眼科疾病诊疗手册》）加减。葛根、黄芪各30g，钩藤15g，丹参12g，桃仁、川芎、红花、当归尾、赤芍、石菖蒲、郁金、丝瓜络、制白附子各10g，水蛭、全蝎（研末兑服）各3g。

【经验方】①桃红四物汤合牵正散（铁小红经验方），药用红花、当归、赤芍、桃仁、僵蚕、全蝎、白附子、生地黄、地龙、川芎、防风。②活血牵正汤结合针刺治疗（王高经验方），药用黄芪、地黄、当归、川芎、赤芍、桃仁、僵蚕、柴胡、红花、白附子、全蝎。

【针刺治疗】主穴取睛明、瞳子髎、承泣、四白、阴白、丝竹空、太阳、攒竹。配穴原则：每次选2～4个穴，根据证候虚实确定补泻手法，每天1次，10次为1个疗程，可进行2～3个疗程。

【名医经验】庞赞襄认为眼肌麻痹多因脾胃虚弱、阳气下陷、内有郁热、外受风邪、脉络失畅、风邪客于眼肌，致眼睑不能上举，眼球活动受限，或因感受风邪，侵犯目络，脉络受阻，眼肌麻痹；或因肾阴不足，肝阳上亢，扰动内风，上扰于目；或肾阳虚损，阳气下陷，火衰气弱，脉络不通引起。陈明举认为，其突发性当属风邪为病，在望诊中所见为黑睛偏斜，黑睛属肝，肝经连目系，故该病是由于风邪直中肝经，上冲目系，使双眼目系不相协调，缓急有别，而视歧睛斜。

第六节　特殊类型斜视

一、垂直性分离性斜视

垂直性分离性斜视（简称DVD）是眼球运动不遵守Herring法则的一种比较特殊的斜视。典型的表现为：遮盖眼缓慢性上转，去遮盖后，该眼下转，恢复到原在位，常合并其他类型的斜视和眼球震颤。

【病因及发病机制】DVD的病因不明，近年来的研究认为在皮质下存在一个控制眼球垂直方向聚散运动的中枢，它交替性和间歇性兴奋是形成DVD的基础，但垂直分离的异常兴奋原因仍不明。

【诊断】

1.多数在儿童期发病，经常出现一只眼上飘及在阳光下喜欢闭一只眼。

2. DVD患者无论遮盖哪一只眼，被遮盖眼总是出现上转伴外旋，去遮盖后下转内旋回到第一眼位，甚至会更低位，但最终回到原在位。非注视眼总是处于高位。

3.常合并其他类型斜视和眼球震颤。

4. 23%～35%伴有异常头位，多数患者头向低位眼一侧倾斜。

5.存在比尔绍斯基征现象：注视眼前放置滤光片，随着密度增加进入注视眼内的光线逐渐减少，对侧眼会由上转位逐渐向下运动甚至变成下斜视。如注视眼前的滤光片密度逐渐降低，则对侧眼再次上飘。

6.红玻璃试验：把红色的玻璃放在一只眼前，由于这只眼视网膜上的照度降低会出现上转运动，患者出现垂直复视，红色物像位于下方。把红色的玻璃放在另一只眼前，也会出现同样的现象，红色物像总是位于下方。

【治疗】DVD不能彻底治愈，只能改善。如果DVD患者上斜视的程度轻，外观不明显，无疲劳症状，不伴有其他类型的斜视，具有一定的双眼单视功能，不选择手术治疗，定期观察。如果DVD患者上斜视的程度明显，影响外观或有疲劳症状，需手术治疗。

二、上斜肌肌鞘综合征

上斜肌肌鞘综合征又称为Brown综合征。本病临床上较为少见，多为单眼发病，约占90%，儿童患者多见，可为先天性或后天性，可有家族遗传性。

【病因及发病机制】上斜肌肌鞘综合征的病因目前还不很清楚。

【诊断】上斜肌肌鞘综合征原在位常有轻度的垂直斜视；当患眼内转时，伴有下斜视，眼球内转位时上转受限，在原在位或外转位时，上转功能正常或接近正常。部分患者企图内上转时出现睑裂增宽；被动牵拉试验阳性，即牵拉眼球向内上方运动时有抵抗感；常有代偿头位：头向患侧倾，面向健侧，下颌上抬；偶有复视，少数患者向上方注视时出现V型斜视。

【治疗】如果原在位时正位，无明显代偿头位，有双眼视觉，不建议手术治疗；如果患者在原在位存在垂直斜视或明显代偿头位，则需手术治。

三、继发性固定性斜视

继发性固定性斜视是一种特殊类型的斜视，最常见的类型是伴有高度近视的限制性内下斜视。1969年，Hugonnier和Magnard首次报道了高度近视眼所致的眼球运动受限，其特征为随着眼轴增长，单眼或双眼出现内下斜视及外转和上转功能障碍，并进行性加重，晚期眼球固定于极度内下斜位。临床上比较少见。

【病因及发病机制】本病的病因有多种不同的观点。近年的研究证实，由于外直肌的走行路径下移和上直肌向鼻侧移位，加强了眼球内下转的力量，而且使外直肌与上直肌之间的Pully变薄，增长的眼球后部脱出肌锥包绕，从肌锥的颞上方疝出。眼球后部的颞上方脱位导致眼球位置失衡，眼球前部向内下方偏斜，而且脱位的眼球后部与眼眶外侧壁的空间很窄，从而限制了眼球运动，形成限制性内下斜视。

【诊断】患者多为40岁以后发病，双眼高度近视，视力低下。双眼可以先后发病，一般病情缓慢进展，初期斜视度数比较小，眼球外转及上转受限，随着病情的发展，斜视度逐渐加重，晚期眼球固定于极度内下转位，角膜部分甚至被全部遮盖，视力严重受损，眼球各方向运动均受限，被动牵拉试验阳性。

【治疗】本病主要为手术治疗，除了改变肌肉的作用及方向，还要恢复眼球在肌锥内的正常位置，重建外直肌与上直肌之间的Pully连接带，改善眼位和眼球运动功能。

第七节　眼球震颤

眼球震颤是一种非自主的、节律性的眼球异常运动。患者常伴有双眼视力损害和异常头位。根据眼球震颤的发病时间可以分为先天性眼球震颤和后天性眼球震颤。

一、先天性特发眼球震颤

先天性特发性眼球震颤是指在出生或出生后6个月内发病的眼球震颤。最常见的先天性眼球震颤有三类：运动缺陷型眼球震颤、知觉缺陷型眼球震颤和隐性眼球震颤。

（一）西医诊治

【病因及发病机制】先天性特发性眼球震颤的确切病因不详，有多种因素。

【诊断】

1.先天性运动缺陷型眼球震颤　呈冲动型，也称为冲动型眼球震颤，是双眼共轭性眼球震颤，震颤的方向多数呈水平型，也有垂直型、旋转型及斜向型等。双眼向不同的方向注视时，眼球震颤的振幅和频率不同，有快相和慢相之分。

2.先天性知觉缺陷性眼球震颤　呈摆钟形，也称为摆钟形眼球震颤，无论向哪个方向注视，眼球震颤的速度都相同，患者一般不会出现代偿头位。有些患者侧向注视的时候，钟摆型眼球震颤可能变为冲动型眼球震颤。

3.隐性眼球震颤　也是一种先天性眼球震颤，也属于共轭性、冲动性眼球震颤。其最为突出的特征是患者用双眼注视不会出现眼球震颤，只有遮盖一只眼，用单眼注视时才出现眼球震颤。

【治疗】先天性眼球震颤的治疗目的是改善代偿头位，减轻原在位的眼球震颤，提高正前方双眼视力，改善视觉功能。治疗方法有非手术治疗和手术治疗两类。

（1）非手术治疗：①屈光矫正。先天性眼球震颤的患者应该给予散瞳验光，并合理的佩戴眼镜。②三棱镜治疗。通过平行移动中间带，改善异常头位，提高原在位的视力。

（2）手术治疗：冲动性眼球震颤的手术方式主要是通过中间带移位术，改善代偿头位，提高正前方双眼视力。中间带移位术有多种，目前应用最多的术式是Parks法。

（二）中医诊治

本病属于中医学“辘轳转关”的范畴。

【病因病机】本病见于《世医得效方》，因“六气不和或有风邪所击”而起。风主动，目属肝，外风入侵致眼球颤动；或肝血不足，阴不制阳，肝风内动，致目睛瞤动；或先天不足，眼珠发育不全，视力高度障碍。

【辨证论治】

先天不足眼珠发育不全所致者，服药不能奏效。余者可参照下述证型施治。

1.外风入侵证

临床表现：眼珠不自主颤动，突然发生，恶风头痛，舌红苔薄黄，脉浮数。

治法：祛风散邪。

方药：通肝散（《张氏医通》）加减。羌活6g，荆芥6g，蒺藜10g，防风10g，栀子10g，僵蚕10g，当归10g，牛蒡子10g，甘草3g。

2.肝风内动证

临床表现：眼珠颤动，眩晕耳鸣，口苦咽干，舌红苔黄，脉弦。

治法：平肝息风。

方药：天麻钩藤饮（《杂病证治新义》）加减。钩藤15g，石决明15g，天麻、栀子、黄芩、牛膝、夜交藤、茯神各10g，甘草3g。

【针刺治疗】主穴取太阳穴（即眼眶周围穴）、合谷、内关、足三里穴。配穴原则：每次选2～4个穴，根据证候虚实确定补泻手法，每天1次，10次为1个疗程，可进行2～3个疗程。

据具体情况分别进行矫正屈光不正和三棱镜矫正法，以及手术治疗。

二、眼球震颤阻滞综合征

【病因及发病机制】

眼球震颤阻滞综合征是内斜视与眼球震颤并存的一种较为特殊的斜视，属于共同性内斜视，占内斜视的10.2%。该病是利用内转还是辐辏来抑制眼球震颤尚无明确定论。

【诊断】该病眼球震颤同时合并内斜视。眼球震颤：一般为水平冲动型显性眼球震颤。当主导眼处于内转位时，眼球震颤明显减轻或消失，视力提高，但是随着眼球向外运动眼球震颤强度及幅度将明显加重，视力下降。内斜视：多发生在婴儿期，为非调节性共同性内斜视。眼震强度和幅度与内斜视程度成反比关系，内斜视度数大，眼震减轻或消失，视力提高，反之视力下降，眼震加剧。AC/A比率正常。

【治疗】有学者认为可采用交替遮盖及眼球运动训练消除眼震，改善代偿头位。但是当内直肌挛缩时，应采用手术治疗。早期有学者认为可选择单眼内直肌后徙联合外直肌截除。后来证实双眼内直肌后徙的手术效果更好一些。也有学者认为双眼内直肌后徙结合后固定缝线术效果更好。但无论哪一种手术方式，手术效果都不确定，术后往往欠矫，再次手术的概率较高。

第八节 屈光参差

双眼的屈光状态不相等称为屈光参差，可以是一眼为正视眼，另一眼为近视眼、远视眼或散光眼；也可以两眼均有屈光不正，但两眼屈光不正的度数或性质不一样。

【诊断】

1. *双眼视功能异常* 低度屈光参差可保持双眼单视，一般认为两眼屈光参差最大耐受度为2.5D，如超过，将产生融合困难而破坏双眼单视。

2. *视疲劳* 低度屈光参差为保持融合，将引起双眼调解矛盾，故经常出现视疲劳和双眼视力降低。

3. *交替注视* 即双眼看物时，交替地只使用一只眼，易发生于双眼视力均好的病例。如一眼近视，一眼为轻度远视，看远时用远视眼，看近时用近视眼，因为都不需要调节和集合，故无症状。通常屈光参差在5.0D以下时，交替注视是可能的。

4. *弱视* 屈光参差大者，屈光度高的一眼视网膜被抑制而形成屈光参差性弱视。

【治疗】戴镜矫正屈光参差，已达到最佳视力和保持双眼单视。一般认为两眼屈光度差异以不超过2.50D为原则，但个体差异较大，因此不少学者主张积极进行矫正。角膜接触镜所引起的物像大小改变比一般眼镜小得多，成为矫正高度屈光参差的理想方法。

第九节 弱 视

弱视是较常见的一种儿童眼病，仅发生在视觉尚未发育成熟的幼儿期，8岁以上儿童视觉发育已近成熟，不会发生弱视。

【病因及发病机制】弱视是视觉发育期由于单眼斜视、屈光参差、高度屈光不正及形觉剥夺引起的单眼或双眼最佳矫正视力低于相应年龄的视力；或双眼视力相差2行及以上，视力较低眼为弱视。按照发病原因，可分为屈光不正性弱视、斜视性弱视、屈光参差性弱视、剥夺性弱视4类。

【诊断】

1. *视力* 弱视诊断的视力标准为排除眼部器质性改变，最佳矫正视力≤0.8，或两只眼的视力相差2行以上。诊断儿童弱视时，不能仅凭视力1个指标，还应注意年龄因素。

各年龄组正常视力下限参考值：3岁为0.5，4～5岁为0.6，6～7岁为0.7，7岁以上为0.8岁。

2. *挤现象* 弱视眼分辨排列成行的视标的能力弱于分辨单个视标的能力，这种现象称为拥挤现象。

3. *屈光不正* 是弱视发病的重要因素，它对弱视的程度有一定影响。中华眼科学会在弱视诊断标准中指出，患者两只眼屈光不正必须达到一定度数，远视超过＋3.00D，近视超过-6.00D，散光超过2.00D，才能诊断为屈光不正性弱视。

4. *斜视* 交替注视的斜视患者，两只眼的视力多相同或相近。如果总是单眼注视，另一只眼处于斜视状态，则斜视眼可能存在弱视。

5. *注视行为和注视性质* 弱视眼不仅视力降低，注视性质也随之改变。注视性质有中心凹注视和非中心凹注视，重度弱视患者多为旁中心注视，由于视力显著降低，黄斑中心凹失去注视能力，形成非中心凹注视。非中心凹注视又分为旁中心注视、黄斑注视、周边注视。

6.立体视觉　弱视另一个重要的临床特征是立体视觉降低或丧失。

7.其他检查或视觉特征　弱视患者的对比敏感度、色觉、双眼视觉、调节功能及各项电生理检查指标都可能存在异常。

【治疗】弱视的治疗效果与年龄密切相关，年龄越大，治疗难度也越大。在治疗弱视时，主要是根据病因进行相应治疗。

1.矫正屈光不正　弱视儿童往往伴有不同程度的屈光不正，因此，矫正弱视眼的屈光不正，通过光学手段使视网膜获得一个清晰的影像和正常的视觉刺激是治疗弱视的前提。

2.遮盖疗法　是通过遮盖健眼或降低健眼视力，迫使弱视眼黄斑中心窝接受外来物像的刺激，激发其功能提高，恢复正常固视，提高弱视眼的视力，并达到双眼视力平衡。

3.压抑疗法　通过睫状肌麻痹和增加一定屈光度的眼镜或在镜片上贴压抑膜，产生离焦视网膜影像，从而降低健眼视力。

4.辅助治疗方法

（1）红色滤光片法适用于旁中心注视性弱视，应用范围较窄，只适用于比较重的弱视和少数中轻度弱视患者。

（2）海丁格刷疗法适用于旁中心注视性弱视患者。

（3）后像疗法适用于偏心注视性弱视患者。

（4）光栅刺激疗法适用于中心注视性弱视患者。

（5）精细目力训练适用于中心注视性弱视患者，训练时有意识地强迫弱视眼专注某一细小目标，使弱视眼中被抑制的感光细胞受到刺激，解除抑制，从而提高视力。

（6）药物治疗自20世纪90年代开始，研究者发现，左旋多巴和胞磷胆碱能够提高弱视眼的视力，并且发现左旋多巴能减少弱视者的拥挤现象和减小两眼间抑制暗点的大小。

（孙卫锋　张仁俊）

第37章

眼外伤及职业性眼病

第一节　化学性眼外伤

一、碱 烧 伤

碱性物质对眼的损伤称为碱烧伤（alkaline burns）。在眼部化学伤中，碱烧伤发展快，并发症多，预后不良。主要发生在接触化学物品如实验室、化工厂或施工产所等的从业人员，是一种常见的眼科急症，占眼科化学烧伤的70%～80%。

（一）西医诊治

【病因及发病机制】致伤物为石灰、氢氧化钠、氨水等，碱与组织蛋白结合后产生液化性坏死，形成可溶于水的碱性蛋白，使渗入的碱性物质继续向周围扩散，侵入角膜深层及眼内组织，使损伤扩大加深，预后较差。

【临床表现】

1.一般症状　患眼出现灼热刺痛，畏光流泪；重者眼部剧烈疼痛，视力急剧下降。

2.眼部体征　创面颜色改变不明显，边界不清，1～2天可继续扩大，组织水肿及严重刺激症状加重。其主要表现为眼睑皮肤严重烧伤，结膜水肿、缺血、坏死，巩膜、角膜缘缺血。严重的前房反应，角膜上皮缺损、水肿、溶解。前房模糊或完全不见。

3.组织愈合后　可出现瘢痕性睑外翻、睑闭合不全、角膜瘢痕、睑球粘连甚至眼球萎缩。

【诊断及鉴别诊断】

1.有明确的碱化学物质与眼部接触史。

2.眼部疼痛，畏光流泪，视力骤降。

3.可出现结膜充血或混合充血，角膜混浊或坏死等眼部体征。

要详细询问病史。酸烧伤的创面边界清楚且浅，可不扩大加深，坏死组织容易分离脱落，眼内组织反应较小而轻。

【治疗】

1.急救　眼部受伤后，必须争分夺秒，现场立即用清水或生理盐水反复冲洗，时间不少于30分钟。送至医院急诊处理再用生理盐水后结膜囊，并检查结膜囊内是否有异物。

2.早期药物治疗　局部和全身使用抗生素；滴用睫状肌麻痹剂减轻炎症，预防虹膜后粘连，如复方托吡卡胺或阿托品滴眼液；局部滴用糖皮质激素减轻炎症反应，维生素C促进角膜吸收；局部滴用乙酰半胱氨酸溶液等胶原酶抑制剂、球结膜下注射自身血清0.5ml增强角膜营养。对疼痛较重者，可暂服镇痛药。

3.早期手术治疗　前房穿刺恢复房水pH，眼睑缝合术减少感染发生，根据具体情况选择眼睑成形和重建术、结膜瓣遮盖术等。

4.针对并发症治疗　手术矫正睑外翻、睑球粘连，进行角膜移植、白内障等二期手术治疗。

（二）中医诊治

本病属于中医学“酸碱入目”“碱物入目”的范畴。

【病因病机】致伤物主要有氢氧化钾、氢氧化钠、石灰、氨水等。此类物质可溶于水，又可溶于脂肪，与眼组织接触后，除与组织蛋白结合外，还可与组织中的类脂质发生皂化反应而向深部组织渗透，因此伤势常较严重。

【辨证论治】

1.热邪灼目证

临床表现：碱烧伤早期，伴头痛发热，舌红

苔黄，脉数。

治法：清热解毒，明目退翳。

方药：黄连解毒汤（《新编中医眼科学》）加减。黄连10g，黄芩10g，黄柏10g，栀子10g，牡丹皮10g，赤芍10g，金银花15g，甘草3g。加减：畏光流泪明显者，加荆芥、防风祛风散邪；混合充血明显者加桑皮、龙胆草清肺泻肝；角膜混浊加蝉蜕、木贼祛风退翳。

2.阴亏翳留证

临床表现：碱烧伤中晚期，伴口渴，大便干，舌红苔白少津，脉细数。

治法：养阴退翳明目。

方药：消翳汤（《眼科纂要》）加减。木贼10g，当归尾10g，生地黄20g，蔓荆子10g，密蒙花6g，荆芥6g，防风10g，蝉蜕10g，甘草3g。加减：眼内干涩明显者，加玄参、麦冬、石斛滋液养阴；角膜新生血管较多者，加丹参、川芎、赤芍行气活血化瘀。

【物理疗法或手术疗法】

（1）若角膜溃疡，结膜下注射自体血清增强营养。

（2）后期角膜斑翳，可滴用八宝眼膏明目退翳。

（3）磁疗法贴敷在百会、风池等穴。

【中成药】复方熊胆滴眼液（《实用眼科药物学》）。本品具有减轻充血、瘀血及减轻炎症反应的作用，并有镇痛、排除脓液、消除肿胀的功效，适用于角结膜烧伤。

【针刺疗法】头皮针取视区，体针取风池、太冲、肝俞、肾俞、复溜等穴，眼局部穴为睛明、攒竹、四白、丝竹空、光明、球后等。

【食疗方】鱼腥草炖雪梨（《常见眼病食疗》）。

组成：雪梨250g，鱼腥草60g，蜂蜜适量。

功效：清热解毒明目。

主治：各类角膜病，角结膜化学伤。

方解：雪梨味甘性寒，有润肺清燥、止咳化痰之功；鱼腥草清热解毒明目。上述2种食材搭配在一起具有清热解毒明目的功效。

制法：将新鲜雪梨洗净，连皮切成小碎块，挖去梨核。把鱼腥草拣去杂质，洗净，晾干后切成小碎段。然后放入砂锅，加水适量，煮沸后用小火煎煮30分钟，用纱布过滤，去渣，收集过滤液汁再放入砂锅，加入雪梨小碎块，视需要可加适量清水，用小火煨煮至梨块完全酥烂，加入适量蜂蜜即可食用。

用法：早晚各1次（糖尿病慎用）。

【经验方】泻肝解郁汤。桔梗10g，茺蔚子10g，车前子10g，葶苈子10g，防风10g，黄芩10g，香附10g，黄连10g，龙胆草10g，枳壳10g，芦根15～30g，夏枯草15～30g，大黄6g，木通5g，水煎服。

【名医经验】庞赞襄认为患者外伤以后，心情急躁，复明心切，多是情志不舒、肝经郁热、脉络不通、内有郁热、外受风邪、血行受阻、水道不利。故以泻肝解郁汤为主治疗眼外伤，方中黄芩、香附、黄连、龙胆草、枳壳、夏枯草以泻肝解郁、疏通脉络，桔梗、茺蔚子、车前子、葶苈子、芦根、大黄、木通开通玄府、散结行血、利水清热，配合点眼药，取内外合治之效。

中西结合治疗角膜碱烧伤，急性期用生理盐水反复冲洗结膜囊，维生素C球后注射，同时用解毒活血汤（连翘、柴胡、生地黄、葛根、当归、赤芍各10g，桃仁、红花、枳壳、甘草各6g）疗效颇佳。其中碱烧伤早期球后注射维生素C能迅速纠正房水中维生素C的锐减，促进胶原合成，加速组织修复，防止角膜溃疡和穿孔的发生。而解毒活血汤能化解“热”与“瘀”，达到急性期清热解毒、活血化瘀的立法基础。

二、酸 烧 伤

酸性物质对眼的损伤称为酸烧伤（acid burns）。酸性物质分为有机酸与无机酸两大类，溶于水，不溶于脂肪。它的损伤程度和预后取决于化学浓度、渗透压及眼部接触时间。

（一）西医诊治

【病因及发病机制】导致酸烧伤最常见的酸包括硫酸、亚硫酸、盐酸、氢氟酸、亚硝酸和醋酸。一般认为酸性物质与眼组织接触后，可使组织蛋白变性凝固，可有效地阻止酸性物质与组织接触渗透，造成的伤害相对较轻，但若浓度高，接触时间长，同样会造成组织的严重损害。

【临床表现】

1.患眼出现剧烈刺激症状，灼热刺痛，畏光流泪；重者眼部剧烈疼痛，视力急剧下降。

2.眼部体征：弱酸可引起眼睑、结膜轻度充血与水肿，角膜上皮点状脱落或水肿，恢复后视力多不受影响；强酸可引起睑皮肤出现水疱或溃烂，结膜水肿，角膜明显混浊，治愈后可遗留角膜斑翳，影响视力。

3.可出现角膜新生血管、角膜瘢痕、眼压升高、白内障等并发症。

【诊断及鉴别诊断】

1.有明确的酸性物质与眼部接触史。

2.眼部疼痛，畏光流泪，视力骤降。

3.可出现结膜充血或混合充血，角膜混浊或坏死等眼部体征。

本病诊断要详细询问病史，可与碱烧伤相鉴别。碱烧伤的创面边界不清且较深，易扩大加深，坏死组织不易分离脱落，眼内组织反应重，易引起并发性葡萄膜炎、晶状体混浊、继发性青光眼等。

【治疗】

1.*急救处理*　紧急冲洗。可用自来水或生理盐水，时间不少于15分钟。有条件者可滴表明麻醉药，再用生理盐水冲洗，并用碳酸氢钠溶液进一步冲洗。

2.*早期药物治疗*　局部及全身抗生素控制感染；睫状肌麻痹药如阿托品滴眼液；自身血清或细胞生长因子滴眼液促进组织修复；糖皮质激素滴眼剂减轻炎症；半胱氨酸滴眼液减轻组织损伤；疼痛较重者，暂服镇痛药。

3.*手术治疗*　早期可切除坏死组织，防治睑球粘连，角膜溶解变薄性角膜移植或羊膜移植术；晚期针对睑球粘连、角膜白斑、角膜新生血管、白内障等可行二期手术。

（二）中医诊治

本病相似中医学“酸碱入目”的范畴。

【病因病机】酸性物质直接溅入眼内，强烈性酸性气体、粉尘、颗粒接触眼部。

【辨证论治】参照“碱烧伤”。

【物理疗法或手术疗法】高压氧治疗（化学性眼烧伤的高压氧康复治疗）。

【中成药】拨云锭滴眼液（《实用眼科药物学》）。本药具明目退翳、解毒散结、消肿止痛的功效。适用于眼酸烧伤等，对角膜溃疡的愈合有积极促进作用。

【针刺疗法】参照“碱烧伤”。

【食疗方】绿豆菊花饮。

组成：绿豆衣30g，菊花30g，谷精草30g，蜂蜜适量。

功效：清热解毒、明目退翳。

适应证：烧伤后急性眼部炎症并发翳膜。

方解：绿豆衣味甘，性寒，可清热解毒、退目翳；菊花清热解毒明目；谷精草疏肝明目退翳。上述3中食材搭配在一起具有清热解毒、明目退翳之功。

制法：将上述食材置于锅内，加水300ml，煮20分钟加入蜂蜜适量即可。

【经验方】

（1）四妙勇安汤加味：药选金银花15g，玄参10g，当归10～15g，生地黄12g，赤芍12g，白花蛇舌草10g，牡丹皮12g，桑白皮12g，黄芩10g，防风10g，白芷10g，生甘草6g等。

（2）决明子四物汤加味：药选生地黄12g，白芍12g，当归10～15g，赤芍10g，红花15g，白花蛇舌草10g，决明子12g，麦冬10g，沙参10g，生葛根10g，丹参12～15g，炙甘草6g等。

【名医经验】范小荣认为化学性眼外伤早期结膜、角膜表面损伤较重，混合性充血，角膜溃疡或上皮脱落，房水混浊，瞳孔区不清或前房积脓，眼压升高，应给予凉血解毒、祛风止痛，用四妙勇安汤加味，药选金银花、玄参、当归、生地黄、赤芍、白花蛇舌草、牡丹皮、桑白皮、黄芩、防风、白芷、生甘草等。中期结膜充血减轻，角膜溃疡修复，角膜混浊，应给予清热养血、化瘀明目，用决明子四物汤加味，药选生地黄、白芍、当归、赤芍、红花、白花蛇舌草、决明子、麦冬、沙参、生葛根、丹参、炙甘草等。后期角膜薄翳，前房正常，给予益气养阴、退翳明目，用石决明散加减，药选石决明、决明子、羌活、赤芍、木贼、蝉蜕、生黄芪、沙参、谷精草、麦冬、枸杞子、炙甘草等药。

【中西医结合治疗经验】熊志君（《中西结合治疗热、化学性眼烧伤》）治疗眼部酸烧伤，应常规处理：予以地塞米松、维生素静脉注射，全身或局部应用抗生素预防感染，1%甲基纤维素滴眼液点眼。夜间涂素高捷疗、妥布霉素眼膏包眼。有角膜上皮缺损者涂以上2种眼膏24小时绷带包扎。从中医角度出发，此病为瘀之所结，故应活血化瘀，祛瘀生新。方药：桃红四物汤加减。桃仁、赤芍、川芎、生地黄、当归、毛冬青、虎杖、芦荟、太子参、大黄、山楂、茯苓各10g，红花5g。大黄同煎，大便秘结者后下，眼部灼热疼痛或口干舌质红、虚弱者加党参15g，眼部灼热疼痛或口干舌质红、苔黄便秘者去太子参加生石膏

15g，金银花10g。连服1周后，基本方中去大黄、芦荟，加蝉蜕5g，木贼、密蒙花各10g，连服2周或更长。体虚者仍加党参15g，烧伤痊愈后按角膜斑翳论治。

酸性物质被广泛地应用于工农业生产中，由于我国目前经济条件的限制，操作人员在应用或工作中防范措施极不规范，导致了酸烧伤事故发生率居高不下。首先应广泛做好安全生产的宣传教育及制定严密操作规程，做到防患于未然，并对相关人员进行急救培训。凡有化学物质的场所应有干净水源，以备急用。操作人员最好能佩戴防护眼罩或眼镜。急救处理后可予以中和冲洗、消炎抗感染、营养角膜等对症支持治疗，根据病情可行手术治疗。中医在化学性烧伤中可起到清热解毒、凉血散瘀的功效。

三、毒剂化学伤

因人服用、吸入或皮肤、眼睛接触过量化学毒剂、药物等物质，造成的眼部损伤称为毒剂化学伤。毒剂化学损伤特点为作用迅速，杀伤范围广，杀伤力强，中毒途径多，持续时间长，具有可防性。化学毒剂按毒害作用可分为六类：神经性毒剂、窒息性毒剂、全身中毒性毒剂、糜烂性毒剂、失能性毒剂、刺激性毒剂。

（一）西医诊治

【病因及发病机制】神经性毒剂主要通过呼吸道、眼睛、皮肤等进入人体，并迅速与胆碱酶结合使其丧失活性，引起神经系统功能紊乱，出现瞳孔缩小、恶心呕吐、呼吸困难、肌肉震颤等症状，重者可迅速致死亡。窒息性毒剂又称肺刺激剂，主要损伤呼吸系统，引起急性中毒性肺水肿，导致缺氧和窒息。全身中毒性毒剂主要代表物有氢氰酸、氯化氰。氢氰酸（HCN）是氰化氢的水溶液，主要通过呼吸道吸入中毒，毒剂经呼吸道吸入后与细胞色素氧化酶结合，破坏细胞呼吸功能，引起呼吸中枢麻痹，导致组织缺氧，死亡极快。糜烂性毒剂主要通过呼吸道、皮肤、眼睛等侵入人体，破坏肌体组织细胞，造成呼吸道黏膜坏死、皮肤糜烂、眼睛刺痛、畏光甚至失明等。失能性毒剂主要通过呼吸道吸入中毒。它可以引起思维、情感和运动功能障碍。刺激性毒剂对眼和上呼吸道有强烈的刺激作用，引起眼痛、流泪、喷嚏和胸痛等。

【临床表现】化学毒剂导致的眼部损伤临床表现多种多样，可因毒剂不同而表现各异。其可出现眼痛、眼红、畏光流泪、视力减退、眼球震颤、眼肌麻痹、瞳孔对光反射及调节迟钝、视野损伤、视网膜出血和变性、视神经萎缩等症状。

【诊断及鉴别诊断】

1.有明确的毒剂化学物质接触史。

2.典型眼部特征即可诊断。

本病应与重金属毒性眼损伤相鉴别。详细询问病史，职业工种，明确接触史以明确诊断与鉴别。

【治疗】

1.*抢救* 脱离有毒气的环境，避免化学毒剂继续进入人体内。

2.*一般治疗* 适当休息，给予营养支持、补充维生素、保护心脑肾等重要脏器的基础治疗。

3.*对症治疗* 以大量2%碳酸氢钠溶液、3%硼酸溶液、生理盐水或清水冲洗眼睛、擦拭鼻咽部、漱口。嘱患者切勿用手去揉眼，因为揉眼后会更加重对眼睛的刺激或使更多的毒剂进入眼内。另外可针对相应的化学毒剂予以相应特效解毒剂处理。

（二）中医诊治

毒剂化学伤具有突发性、群体性、隐匿性、快速性和高度致命性，治疗需相应的解毒剂，中医在辨证论治的基础上，以清热解毒、凉血散瘀、祛风止痛为主，中西医结合可参照本书第一、二部分。

第二节 热烧伤性眼外伤

各种高温液体、固体、气体所引起的眼部损伤称为热烧伤性眼外伤（ocular burns）。一般分为接触性烧伤（cantact burns）和火烧伤（flame burns）两大类。直接接触高热液体称为烫伤。

（一）西医诊治

【病因及发病机制】在日常生活中，被各种火焰烧伤或不慎将沸水、沸油、蒸气、灼热煤渣、煤炭末或烟灰溅入眼内，工业上熔化的铁水、铅、玻璃等飞溅入眼即可引起眼部热烧伤。致伤物的体积大，温度高，接触时间长，组织损伤就重。其中热烧伤中以烫伤和火烧伤多见。

【临床表现】

1.患眼轻者仅觉畏光流泪 重者眼部剧痛、流泪，视力下降或视物模糊。

2.若接触物温度不太高、时间短、面积小者，受伤部位眼睑发生红斑、水疱，结膜充血、水肿，角膜浅层损伤；严重者可引起眼睑皮肤全层坏死、结膜呈焦样坏死、角膜瓷白色混浊，甚至角巩膜穿孔，眼内容物脱出或继发感染。

3.组织愈合后可出现瘢痕性睑外翻、睑闭合不全、角膜瘢痕、睑球粘连甚至眼球萎缩。

【诊断及鉴别诊断】

1.有明确的热烧伤史。

2.眼部出现热烧伤的相应的症状。

本病与其他疾病的鉴别主要根据病史。

【治疗】

1.清洁创面，防止感染 轻度热烧伤患者，可局部滴用散瞳剂及抗生素滴眼液；严重的热烧伤应除去坏死组织，保持创面清洁，局部应用抗生素及其他促进创面愈合的药物治疗。

2.预防休克，抗感染 注射破伤风血清及广谱抗生素。

3.手术 有角膜坏死时可行羊膜移植、角膜缘干细胞移植或带角膜缘上皮的全角膜板层移植。晚期根据病情治疗并发症。

（二）中医诊治

本病属于中医学“热烫伤目”的范畴。

【病因病机】日常生活和工业生产中不慎被火焰烧伤，或被开水、沸油、钢水烫伤，造成眼睑、眼表或角膜损害。

【辨证论治】火毒攻目证。

临床表现：本病有热烫伤症状，伴心情烦躁，口干便秘，小便短赤，舌红苔黄，脉数或弦数。

治法：清热解毒，养阴散邪。

方药：银花解毒汤（《中医眼科临床实践》）合石决明散（《普济方》）加减。金银花15g，蒲公英15g，制大黄10g（后下），龙胆草10g，黄芩10g，蔓荆子10g，蜜桑皮10g，天花粉10g，枳壳5g，生甘草5g，石决明25g，草决明25g，羌活12g，栀子12g，荆芥12g，木贼15g，青葙子15g，赤芍15g，麦冬12g。加减：可去龙胆，加玄参以增养阴增液之力。

【中成药】血栓通注射剂（《血栓通并自血和维生素C在眼热烧伤中的应用》）。本药具有活血化瘀，扩张血管，并能减低局部水肿的作用。球结膜下注射或理疗导入血栓通能改善角膜缘缺血状态，降低角膜缘血栓形成，减轻球结膜水肿。

【针刺疗法】眼烧灼剧痛，形损血瘀，胞睑肿胀者，针刺睛明、四白、手三里、风池、中渚、太阳、耳尖、太阳、太冲、肝俞、少冲、合谷等。

【食疗方】

（1）生地葡萄汁

组成：生地黄汁30ml，葡萄汁50ml，鲜藕汁100ml，蜂蜜20ml。

功效：清热解毒、养阴明目。

主治：各类眼部烧伤。

方解：生地黄凉血养阴；葡萄养阴明目；鲜藕、蜂蜜清热解毒。上述4种食材搭配在一起共奏清热解毒、养阴明目之功。

制法：将上述食材榨汁后搭配一起服用。

用法：早晚各服1次（糖尿病慎用）。

（2）藕片伴荸荠（《常见眼病食疗》）

组成：鲜藕150g，荸荠150g，白糖30g。

功效：清热解毒、凉血消肿。

主治：各类角膜、结膜烧伤。

方解：鲜藕清热解毒、凉血；荸荠性寒，具有清热解毒、凉血生津之功。上述3种食材搭配在一起具有清热解毒、凉血消肿的功效。

制法：将上述食材洗净后，切片，与少许白糖凉拌食用。

用法：早晚各服1次（糖尿病慎用）。

【经验方】①内治，祛风散热饮子加减，连翘10g，牛蒡子10g，羌活12g，薄荷10g，大黄10g，赤芍12g，防风10g，当归10g，川芎10g，菊花15g，石决明15g，蝉蜕6g，水煎服，每天1剂。②外治，井水冲洗眼睛、额头、浸泡手足1小时。每2小时1次。

【名医经验】陆南山治疗电光伤目，出现畏光、流泪、疼痛、涩痒，是肝经风热的表现，内治疏风清热之祛风散热饮子加减。外用井水冲洗，浸泡患部，是因井水出自地下，属阴，性偏寒凉，故能清除眼部之热。

中西医结合治疗经验参照本章第一节。

现代医学认为热烧伤性眼外伤是较常见的眼外伤，相似于中医学“热烫伤目”的范畴。轻者外治，重者内外兼治。对轻度热烧伤，局部点用散瞳剂及抗生素眼液。严重的热烧伤应除去坏死组织，处理大致同严重"碱烧伤"。有角膜坏死时，可进行羊膜移植，或带角膜上缘上皮的全角膜板层移植。晚期根据病情治疗并发症。全程都可配合泻火解毒、凉血活血、养阴清热、退翳明目等中药治疗。

第三节 辐射性眼外伤

一、微 波 伤

微波是电磁波中的一个波段，其波长在300MHz～300GHz。它的生物学作用主要是致热作用，其特点为穿透性较强，在较深层组织内转变为热能。微波致热作用与机体组织之间有一定的关系，其中，微波对血管分布少、散热较慢的组织危害大，如眼部晶状体。

（一）西医诊治

【病因及发病机制】眼球前部暴露在空气之中，即使眨眼，有眼睑覆盖，起一定保护作用，但眼睑皮肤肌肉较薄，缺乏脂肪组织，睑板含水量也较低，所以微波易穿过眼睑。角膜、房水虽含水，但也很薄，故微波辐射能量大部到达眼球内部，转变为热能。尤其眼球内晶状体受热，使其酶系统代谢障碍，促使晶状体变性混浊而变成白内障。

【临床表现】

1.视物模糊，视疲劳，可伴心慌、疲劳、嗜睡等症状。

2.眼部体征：微波白内障始于晶状体后极部后囊下皮质，最早为细小点状混浊，进一步发展为圈形或线状混浊，相互套叠，继续发展，于后囊下皮质形成蜂窝状，或称"锅巴底状"混浊，间有彩色反光点，同时前囊下皮质出现薄片状混浊，最后整个晶状体完全混浊。除白内障外，尚有报道因微波所引起结膜炎、视盘炎、视网膜出血等。

【诊断及鉴别诊断】

1.有明确的微波接触史。

2.典型眼部特征即可诊断。

微波伤应与其他类型的白内障相鉴别。红外线引起的白内障混浊从前极部或后极部皮质外层开始，呈金黄色结晶样光泽，逐渐向皮质伸展或发展为板层混浊。

【治疗】

1.应佩戴防护镜。

2.晶状体全部混浊者，可行手术治疗。

（二）中医诊治

本病相似中医学"辐射伤目"的范畴。

【病因病机】本病多由微波引起的热效应损伤所致。

【辨证论治】

1.风火攻目证

临床表现：紫外线照射史，伤眼灼热刺痛，畏光流泪，疼痛梗涩，胞睑红赤肿胀，白睛红赤或混赤，黑睛浅层星翳，舌红苔薄黄，脉浮数。

治法：祛风散热，退翳止痛。

方药：新制柴连汤（《眼科纂要》）加减。柴胡10g，黄连5g，黄芩10g，赤芍10g，蔓荆子10g，栀子10g，龙胆草10g，木通10g，甘草5g，荆芥10g，防风10g。加减：可加蝉蜕、木贼以散翳明目。

2.阴虚邪留证

临床表现：伤眼微痛干涩，视物昏矇，白睛红赤不显，黑睛星翳稀疏，伴口渴喜饮，舌红少苔，脉细数。

治法：养阴退翳明目。

方药：消翳汤（《眼科纂要》）加减。木贼10g，当归尾10g，生地黄20g，蔓荆子10g，密蒙花6g，荆芥6g，防风10g，蝉蜕10g，甘草3g。加减：若白睛红赤未尽者，可加菊花、黄芩以清解余邪。

【外治法】个人可使用防护衣或防护镜。

【针刺疗法】针刺合谷、太阳、睛明、风池、手三里等可缓解症状。

【经验方】参见本章第二节。

【名医经验】

（1）参见本章第二节。

（2）彭清华（《中西医结合眼科学》）治疗微波伤，以镇痛、减轻眼睑痉挛、促进角膜上皮恢复、防止感染为原则。镇痛用0.5%～1%丁卡因滴眼，涂抗生素眼膏防止感染。冷敷，避免光刺激。配合针灸治疗，可缓解症状。

现代医学研究辐射性眼外伤，常出现疼痛、畏光、流泪、眼睑痉挛等症。其类似于中医学“电光伤目”，检查可出现结膜充血水肿、角膜上皮点状脱落。治疗上以表面麻醉药镇痛，因其影响上皮再生而不宜多用；涂抗生素眼膏，预防感染；另滴新鲜人乳也可减轻症状。1～2天后，其上皮修复自愈。

二、红外线伤

红外线来源于融化的玻璃和钢、铁等高热物体，其辐射对眼的损伤主要是热损伤效应。红外线通过振动传播，被组织吸收而使分子运动增加，引起升温效应，主要表现在角膜、晶状体和视网膜黄斑部。

（一）西医诊治

【病因及发病机制】目前认为近红外线可使角膜产生灼伤。波长为800～1200μm的红外线可穿透角膜，被晶状体吸收，产生热效应，造成晶状体蛋白质变性，也可能是由虹膜吸收热量使房水温度增高，热传导至晶状体，并影响晶状体酶系统，造成代谢紊乱。100μm以下的短波红外线可透过屈光介质聚焦于视网膜黄斑部，使黄斑部的组织温度急骤上升，引起闪光性灼伤。

【临床表现】

1.多见于炉前工、铸造工、电、气焊工等。

2.角膜损伤：患眼自觉疼痛，角膜损伤多限于表面，一般不发生永久性损伤。

3.晶状体损伤：患眼视力逐渐下降，且发病率随辐射强度、年龄增大而上升。典型病变为晶体后囊皮质下有混浊斑点，初期为空泡变性，有的呈蜘蛛网样不规则格子混浊，逐渐发展为边界不整齐的碟状混浊由视轴区向赤道部扩散。后皮质可呈板层状排列，尖部深入核部，伴有金属光泽的结晶。前囊下皮质可呈点状、线状混浊和空泡，有的呈放射状扩散。在瞳孔区前囊有的可出现呈透明膜状卷起漂浮在前房中。

4.视网膜损伤：患眼视力急剧或逐渐下降。轻者黄斑颜色发暗，数周内暗区消退，视力恢复，重者黄斑呈灰白色，出现小的出血点及渗出。待水肿消退后，黄斑部呈黄白色萎缩斑，色素沉着。黄斑部可出现囊样变性，甚至黄斑裂孔。

【诊断及鉴别诊断】有明确的红外线接触史，有典型眼部特征即可诊断。

1.红外线白内障应与始于后极部后囊下皮质的白内障鉴别，包括微波性、电击性白内障。

2.红外线白内障与老年性晶状体囊膜剥脱鉴别，后者发生在虹膜后，薄而细。

3.红外线引起的视网膜损伤应与其他原因引起的中浆、黄斑囊样变性、黄斑部出血等鉴别。

【治疗】

1.戴防护眼镜。

2.对症治疗：可口服维生素C、维生素B_1、维生素B_2、维生素E等，红外线致急性视网膜损伤者以抗炎、消水肿等。

3.手术治疗：当晶状体全混浊后，可行白内障摘除术，视网膜已损伤至黄斑裂孔，可行激光封闭。

（二）中医诊治

本病相似中医学“辐射伤目”的范畴。

【病因病机】眼被红外线照射之后，可引起黑睛、晶体、瞳神病变。

【治疗】可参照“紫外线伤”。

三、紫外线伤

紫外线伤又称为电光性眼炎（photophthalmia），此病引起的眼部损伤多发生于电焊操作及产生紫外线辐射的场所，也见于高山、雪地等炫目环境中。因长期接受日光中大量反射的紫外线照射，也称为雪盲。

（一）西医诊治

【病因及发病机制】紫外线来源于自然光源（如太阳紫外线）和人工光源（如电弧焊）。紫外线对组织有光化学作用，使蛋白质凝固变性，角膜上皮脱落、坏死。

【临床表现】

1.紫外线照射后3～8小时，轻者出现疼痛、畏光、流泪；严重者眼内剧烈疼痛、眼睑痉挛、视力下降，或有虹视、闪光感。

2.眼部体征：眼睑红肿，结膜充血或混合充血、水肿，角膜上皮点状脱落，角膜荧光素染色呈点状着色。瞳孔呈痉挛性缩小。

【诊断及鉴别诊断】

1.有明确的紫外线接触史。

2.潜伏期一般为3～8小时，不超过24小时。

3.眼部异物感、畏光、流泪、疼痛。

4.眼睑痉挛，结膜充血水肿，角膜上皮点状脱落。

根据紫外线接触史即可与其他疾病鉴别。

【治疗】

1.镇痛　局部用0.5%～1%丁卡因溶液滴眼，但不宜多滴。

2.防止感染　可滴用抗生素滴眼液或眼膏。

3.促进角膜上皮恢复　可滴用促进角膜上皮修复的滴眼液或眼膏等。

（二）中医诊治

本病相似中医学“辐射伤目”的范畴。

【病因病机】眼被紫外线照射之后，可引起胞睑、白睛、黑睛浅层病变。其病症之风似风火之邪外袭，猝然伤目之患。

【辨证论治】可参照“微波伤”。

【针刺疗法】针刺合谷、太阳、风池、四白穴，有针感后留针15分钟；或针刺耳穴肝、眼区等。

【经验方】甘银汤《马骏德验案四则》。金银花100g，甘草60g。本方适用于紫外线伤初期。

【名医经验】可参照“微波伤”。

四、电离辐射伤

由于电离的生物作用如X线、γ射线及中子线等照射引起的眼部损伤，称为电离辐射伤。

（一）西医诊治

【病因及发病机制】X线、γ射线及中子线等照射可所致，以中子线危害最大，它们造成的损伤均为离子性损害。晶状体是对电离辐射最敏感的组织之一。此外，电离辐射还可致眼睑、结膜、虹膜、睫状体及视网膜等损伤。

【临床表现】

1.有不同程度的眼部刺激症状及视力减退。

2.眼部体征：晶状体后极部后囊细点状、颗粒状混浊，可发展为后囊膜下皮质呈蜂窝状混浊，伴有空泡，最后可发展为全白内障；进行性的视网膜微血管病变；眼睑皮肤红斑、泪液减少、结膜干燥、不同程度的角膜炎、急性虹膜睫状体炎等。

3.全身体征：个别可有全身表现，如造血系统的损害。

【诊断及鉴别诊断】

1.眼部有明显的一次或短时间受到大剂量的外照射，或长期超过剂量当量限值的外照射历史。

2.有晶状体、眼睑、结膜、虹膜、睫状体及视网膜的异常。

电离辐射伤引起的白内障应与微波性白内障相鉴别，后者晶状体皮质出现点状混浊。

【治疗】

1.使用不同厚度的铅屏蔽和防护眼镜。

2.晶状体混浊明显者，可行白内障摘除术。

（二）中医诊治

本病相似中医学“辐射伤目”的范畴。

【病因病机】眼被电离辐射照射之后，可引起黑睛、晶体、瞳神病变。

【治疗】可参照“微波伤”。

第四节　机械性眼外伤

一、眼前部外伤

前部外伤主要包括眼睑、结膜、角膜、巩膜、虹膜及睫状体、晶状体等的外伤。

（一）西医诊治

【病因及发病机制】

1.由致伤物直接或间接损伤眼组织引起，常见的致伤物有指甲、枝叶、硬纸片、角膜接触镜、眼表进异物后揉眼等；角膜异物常见的有金属碎屑、沙尘、煤屑、石屑、玻璃屑、细刺等。

2.眼球挫伤和穿孔伤均可引起虹膜和（或）睫状体组织的间接或直接损伤。

3.晶状体外伤多由眼球穿孔伤、挫伤、异物伤、化学烧伤、电击伤和辐射伤等引起。

【临床表现】

1.眼睑挫伤　眼睑皮肤薄而松弛，血液循环丰富，易造成眼睑水肿、出血、血肿，重者合并眶骨骨折、皮下气肿（副旁窦气体进入皮下，扪之有捻发音）、眼睑裂伤、泪小管断裂等。

2.结膜挫伤　表现为结膜出血和水肿，重者撕裂。

3.角膜损伤

（1）角膜擦伤：明显的眼痛、畏光、流泪、异物感、眼睑痉挛，角膜上皮可见片状或条状上皮缺损，严重者角膜变薄、水肿。

（2）角膜异物：明显的异物感、畏光、流泪、眼睑痉挛等刺激症状，症状的轻重与异物的深浅及异物的理化性质有关。有些异物可导致理化损伤，如铁异物可致铁质沉着物，铜异物产生铜质沉着物等。

（3）角膜裂伤：角膜层间裂伤较少见，明显的疼痛、畏光、流泪、眼睑痉挛等刺激症状，睫状充血或混合充血，角膜撕裂水肿、创缘裂开、翘起，前房深度正常；角膜或角巩膜穿孔伤多有一过性伤眼疼痛，刺激症状明显，视力有不同程度的下降，检查可见角膜或角巩膜或前部巩膜存在穿通伤口，伤口大者并伴有前房变浅或消失，虹膜、晶状体、玻璃体脱出或嵌顿于伤口，瞳孔变形。较深的角膜或巩膜穿孔伤可见虹膜穿孔，伴前房积血或房水混浊。

4.巩膜　眼球挫伤常导致巩膜破裂，角巩膜缘或眼球赤道部，可发生眼内容物脱出、嵌顿。

5.虹膜及睫状体外伤

（1）虹膜外伤：眼球挫伤后眼痛、畏光、流泪、视力下降，瞳孔暂时性缩小，若挫伤较重可使瞳孔散大或不规则形状，角膜后KP、房水闪辉、虹膜粘连等挫伤性虹膜睫状体炎。有的还可出现虹膜根部离断，同时造成晶状体脱位、房角后退、睫状体脱离、房角损伤等，严重挫伤、穿孔伤可伴有外伤性无虹膜、虹膜穿孔及脱出等。

（2）睫状体外伤：出现前房积血、房角后退、睫状体脱离等表现，可引起青光眼。睫状体脱离临床表现多样：前房变浅甚至消失、前房积血、虹膜根部离断、眼压降低、脉络膜浅层脱离，眼底视盘充血水肿、视网膜静脉扩张、后极部视网膜水肿、黄斑部呈放射状皱褶等。

（3）前房积血：见于虹膜大血管破裂、原发积血或继发积血，患眼疼痛、视力减退，少量出血者房水中仅见红细胞，出血较多时，在前房形成液平面。

6.晶状体外伤

（1）外伤性白内障：由于致病原因不同临床表现也有所不同。眼球穿孔伤所致的白内障常同时伴有晶状体囊膜破裂，可发生继发性青光眼、虹膜睫状体炎；异物引起的白内障仅局限混浊，甚至有较好视力，也有异物发生理化反应而致晶状体全混；眼球钝挫伤随挫伤程度不同表现不同；电击性的白内障可为静止性，也有部分持续发展；晶状体对电离辐射较敏感，保护不善即发生混浊。

（2）外伤性晶体脱位：分为晶状体半脱位和全脱位。在瞳孔区可见部分晶状体的赤道部，前房深浅不一，有虹膜震颤、散光，可伴继发性青光眼和虹膜睫状体炎等并发症。

【诊断及鉴别诊断】

1.有明确的眼外伤史。

2.眼部相应体征即可诊断。

本病有明确的外伤史，有相应的组织损伤的临床表现，一般诊断与鉴别诊断不难。

【治疗】若有眼球破裂则必须先行手术清创缝合，再考虑其他治疗。若无眼球破裂则以药物治疗为主，后期考虑手术治疗。中医辨证论治应首先辨受伤部位、轻重、新旧、有无眼球破裂，以及有无并发症等，然后采取相应的治疗措施。

（二）中医诊治

本病属于中医学“撞击伤目”的范畴。

【病因病机】气血受伤，组织受损，以致气血瘀滞，是本病的主要病机。

【辨证论治】

1.气滞血瘀证

临床表现：外伤后自觉视物模糊不清，甚或视物不见，或眼胀欲脱，头痛如劈，前房积血，日久不散，角膜泛黄，眼硬如石，或晶体混浊，或视网膜水肿等。全身可兼见恶心呕吐等变证，舌质紫暗或有瘀斑，脉涩。

治法：行气活血，化瘀止痛。

方药：血府逐瘀汤加减（《医林改错》）。桃仁12g，红花、当归、生地黄、牛膝各9g，川芎、桔梗各4.5g，赤芍、枳壳、甘草各6g，柴胡3g。

2.络伤出血证

临床表现：眼睑青紫肿胀，重坠难睁；或眶内瘀血，眼球突出；或结膜下出血，色似胭脂；或前房积血，视力障碍，或眼底出血，视力剧降，甚则暴盲；舌质紫暗，脉涩。

治法：止血为先，活血为后。

方药：先用生蒲黄汤加减（《眼科六经法要》），无继续出血时，改用祛瘀汤加减（《临证医案医方》）。生蒲黄25g，墨旱莲30g，藕节30g，丹参20g，牡丹皮15g，生地黄15g，郁金15g，荆芥炭10g，栀子10g，川芎6g，甘草6g；可加三七、三棱、莪术行气破血消瘀。

【外治法】

（1）眼睑出血时，可用鲜生地黄，或生大黄粉，或白萝卜捣烂外敷，或冷敷以止血。1～2天后改用热敷以促使消散。

（2）可选用三七、丹参、红花、川芎液局部电离子导入。

【中成药】云南白药胶囊。本药具有化瘀止血、活血止痛、解毒消肿功效，适用于眼外伤导致的眼内外出血、玻璃体积血等。

【针刺疗法】对伴有外伤性玻璃体积血、眼底出血、前房积血的患者可取上睛明、四白、合谷、曲池、风池等穴施以针灸，可帮助视力提高。

【食疗方】夏枯香附粥。

组成：夏枯草15g，炒香附9g，三七3g，没药6g，粳米200g。

功效：清肝解郁，活血化瘀。

适应证：眼外伤。

方解：夏枯草清肝明目；香附疏肝解郁；三七、没药活血化瘀。上述5种食材搭配在一起具有清肝解郁、活血化瘀之功效。

制法：上述5种食材同时放入砂锅内，加入适量水熬粥。

用法：每天2次。

【经验方】

（1）宁血汤加减：仙鹤草、白芍、侧柏叶、白茅根、墨旱莲各15g，生地黄20g，栀子炭、白及、白蔹、阿胶各10g，适用于眼前部外伤有新鲜出血者。

（2）除风益损汤加减：当归、藁本各12g，白芍或赤芍、川芎、前胡各15g，熟地黄或生地黄25g，防风、三七各10g，茺蔚子20g，甘草5g，适用于眼前部外伤无出血或出血已止者。

【名医经验】湖南宋氏积血消散方。当归15g，赤芍10g，川芎10g，三七粉5g（冲），丹参30g，郁金10g，苏木10g，白茅根30g，牡丹皮10g，决明子20g，柴胡10g，车前子15g，生大黄3g，配合甘露醇静脉滴注。治疗外伤致前房积血42例（45只眼），治愈39只眼，有效4只眼，无效2只眼，有效43只眼，总有效率为95.6%。

随着手术显微镜、显微器械的普遍应用，治疗眼球损伤手术的成功率大大提高，目前治疗眼前部外伤多是仅用西药治疗，虽能控制病情发展，但病程较长。我们用中西医结合治疗，一方面在于直接消除致病因素及其所引起的病变，另一方面在于调节人体的生理功能和增强全身的抵抗能力。如采用活血祛瘀、利水明目法治疗眼球钝挫伤，用桃红四物汤活血祛瘀治其本，五苓散利水消肿治其标，取得良好的疗效。

二、眼眶外伤

（一）西医诊治

【病因及发病机制】头面部受到暴力打击导致，常见于交通事故、钝器打击、坠落、拳击、体育运动、劳动事故等。致伤因素直接作用于眶缘，可致眶缘发生开放性、粉碎性骨折，常累及多个邻近的骨骼。

【临床表现】

1.眼睑及眶周皮肤肿胀、出血、瘀血，累及球结膜可见大量瘀血，有时按摩眼睑出现捻发音。

2.眶缘有压痛点，眶缘不连续，有阶梯状畸形。

3.鼻出血。

4.相关神经分布区感觉减退或消失。

5.开口动作障碍。

6.眼球运动障碍及复视。

7.双眶或面部不对称。

8.视力障碍。

【诊断】

1.眼部明确的外伤史。

2.相应的眼部体征。

【治疗】病情轻、眼球位置正常、运动不受限、无视力下降或复视时可观察。手术的目的是复位组织和恢复功能。

1.止血、脱水和抗炎：对于眼睑及眼眶水肿明显者应立即给予止血药和脱水治疗，同时静脉滴注抗生素和少量激素以抗炎和减轻水肿。

2.外眦切开或开眶减压：对于眶内组织高度水肿，视力急剧下降者应急诊行外眦切开或开眶清除血肿和止血，必要时放置引流条。

3.骨折复位及修补。

4.肌肉及软组织复位。

5.脑脊液漏处理：轻度者加压包扎、降颅压、抬高头位，不能愈合者手术缝合硬脑膜。

（二）中医诊治

本病属于中医学“撞击伤目”的范畴。

【病因病机】外伤目络，气滞水停，瘀血阻滞，脉络受损，致胞睑及眼带肿胀，功能失调则见视物成双。

【辨证论治】气滞血瘀证。

临床表现：眼眶骨折外伤后，伴胸闷胁胀、

情志不舒，舌红，苔白，脉弦涩。

治法：行气消肿，活血化瘀。

方药：血府逐瘀汤加减（《医林改错》）。桃仁12g，红花、当归、生地黄、牛膝各9g，川芎、桔梗各4.5g，赤芍、枳壳、甘草各6g，柴胡3g。

【中成药】云南白药胶囊。本药具有化瘀止血、活血止痛、解毒消肿的功效，适用于眼外伤导致的眼部骨折伴出血等。

【针刺疗法】眶壁骨折所致复视及眼球运动障碍属眼肌麻痹范畴，目前针刺及电针治疗眼肌麻痹应用广泛。主穴选用风池、完骨、天柱、太阳、百会、肝俞、肾俞、足三里、阳陵泉；配穴选眼局部与麻痹肌相对应的穴位。轮流选穴，平补平泻，每天针1～2次，留针30分钟。

【食疗方】

（1）黄芪当归饮

组成：黄芪20g，丹参12g，当归10g，蜂蜜适量。

功效：益气活血，通络化瘀。

适应证：眼外伤。

方解：黄芪益气，丹参活血化瘀，当归补血活血。上述3种食材搭配在一起具有益气活血，通络化瘀之功。

制法：上述3种食材洗净后，同时放入砂锅内，加入适量水煎熬30分钟后，加入适量蜂蜜即可食用。

用法：分早晚口服，7天为1个疗程。

（2）山楂鸡内金粥

组成：山楂（炒黄）15g，丹参15g，粳米50g，鸡内金1只。

功效：活血化瘀、健脾胃。

适应证：眼外伤。

方解：山楂消食、丹参活血化瘀；鸡内金消积滞，健脾胃。上述3种食材搭配在一起具有活血化瘀、健脾胃之功。

制法：先将山楂丹参洗净切片后炒黄，与粳米一起加水煮粥，鸡内金洗净后烘干研末，在粥煮熟后拌入同煮片刻，熄火盖住盖子焖10分钟左右即可食用。

用法：当早餐食用，7天为1个疗程。

【经验方】红元胶囊。红花、土鳖虫、三七、煅自然铜、延胡索、当归、冰片、大黄等。本方适用于外伤瘀热所致局部肿痛。

【名医经验】祁宝玉在除风益损汤的基础上进行加味，取名“眼科挫伤通用方”，药物组成为当归、赤芍、白芍、牡丹皮、前胡、防风、连翘各10g，生地黄12g，川芎、藁本各8g，生甘草6g，川黄连4g。除风益损汤乃由四物汤加防风、前胡、藁本而成。因原方四物汤偏于补，故加赤芍以增川芎活血之功，生地黄易熟地黄取其凉血止血；牡丹皮凉血活血止血；因眼部钝挫伤从宏观上看无非伤其血脉与经络，故以四物汤为主加味以调血为主，兼以活血凉血，对伤势之恢复，脉道之调顺大有裨益。外伤之时易招风邪入侵，且目窍至高，故选防风、前胡、藁本以祛风逐邪，通络止痛；同时可引药上达而轻灵不燥。加黄连、连翘取其清热解毒、消痈散结之效，防止伤后继发脓肿。

眼眶骨折为钝力打击致眼部受伤。中医治疗早期以止血消肿为主，后期以活血化瘀、通络明目为主。现代医学采取手术治疗的目的是复位嵌顿在骨折处的眶内容物，修复眶壁缺损，消除或改善眼球运动障碍和复视，矫正眼球内陷和移位。但是临床经常发现，由于外伤导致的肌肉神经直接损伤及手术牵拉甚至损伤肌肉等，即使通过骨折整复手术将其松解也无法立即完全消除复视等症状，部分患者的复视甚至长期存在，影响患者双眼视觉及生活质量。眼眶骨折后肿痛是否尽早消退，眼球内陷或眼球运动障碍、复视能否改善、消除是患者关心的问题和临床预后评价的重要指标。全身应用糖皮质激素、高渗剂等虽然疗效肯定，但有其局限性，合并高血压、糖尿病等全身性疾病的患者谨慎选择。中医采用活血祛瘀、消肿止痛的作用，有助于恢复正常眼球运动、减轻复视，提高早期治愈率和视觉质量，从而缩短住院时间，减轻患者经济负担及心理压力。

眼眶骨折多发于年轻人群，是临床常见的眼外伤。由于眼眶解剖复杂，与副旁窦、颅底紧密相连，同时不同类型的骨折及骨折程度的临床表现、治疗方案及预后评估均有所不同。常用中药有红花、三七、自然铜、延胡索、当归等，既能活血消肿止痛，又能补血生肌，为外科所常用。对眼眶骨折患者可气血兼调、活血不滞、补血不瘀，能改善微血管的血液循环，增加血流量，具有促进组织修复的作用。采用中西医结合方法应用于眼眶骨折围术期治疗，经济安全、疗效可靠，值得临床推广应用。

三、眼外肌外伤

眼外肌外伤又称外伤性眼外肌麻痹或外伤性麻痹性斜视。此类斜视是由于外力所致眼部或头部损伤，引起眼外肌及其支配神经损伤而发生的眼球运动障碍和眼位偏斜。

（一）西医诊治

【病因及发病机制】以外伤多见，一般为车祸、斗殴及眼眶穿通伤等外力击伤眼部造成眼外肌的损伤。

【临床表现】

1.患者出现复视、眩晕、恶心、呕吐、投射失误等症状。

2.眼外肌的直接损伤

（1）眼外肌断裂：多见于眶部的穿通伤。眼球运动障碍，但由于结膜下瘀血、水肿和眼睑肿胀的掩盖，常不易发现。

（2）肌肉内出血：发生于眼眶挫伤和眼外肌的直接损伤，出血来源于眶内血管破裂或肌肉内血管的破裂。眼外肌浸满血液变得肿胀，失去收缩功能，呈现不同程度的弛缓。

（3）眼外肌陷入与嵌顿：多见于爆裂性眶骨骨折。眶底部的骨折使下直肌、下斜肌和眶下部软组织嵌顿疝入骨折裂口，甚至进入上额窦，导致眼球上转不能；眶内壁骨折使内直肌嵌入，导致眼球内转不能和外转受限，且准备外转时眼球退缩并睑裂缩小，称为假性Duane综合征；眶顶壁的骨折使上直肌或上斜肌嵌入，眼球下转障碍。

（4）还可引起眼球移位、滑车部损伤、眼外肌瘢痕性收缩与粘连形成等。

3.眼外肌的支配神经损伤

（1）周围性损伤：又称末梢运动神经损伤或神经干损伤。损伤中以展神经最多，约占50%，其次是动眼神经，再次为滑车神经。在眶部损伤，如颧骨被外力推向眶内，常损伤支配外直肌的展神经；眶顶骨折，可损伤支配上直肌和上睑提肌的动眼神经；眶内侧壁或眶底骨折，有可能损伤支配内直肌、下直肌、下斜肌的动眼神经和支配上斜肌的滑车神经。特别是眶骨骨折侵及眶上裂时，可损伤通过眶上裂的动眼神经、滑车神经、展神经等运动神经及三叉神经眼支和上眼静脉，引起眶上裂综合征，如果再累及视神经管，可损伤视神经，引起眶尖综合征。此外，婴儿出生时也可伤及脑神经引起婴儿眼外肌麻痹。

（2）核性损伤：支配眼球运动的神经核，最容易受累的是第Ⅲ对脑神经核，损害时常表现为双侧性和不完全性眼外肌麻痹，眼内肌一般不受累。

（3）核上性损伤：多为大脑皮质及进入动眼、滑车、展神经核的传导路损伤。主要表现为两眼双侧同向运动障碍，而不是某一条眼外肌的运动障碍。其与核性或核下性损害的不同在于无复视症状。

【诊断及鉴别诊断】

1.外伤史。

2.复视、头晕。

3.眼球运动障碍，部分或全部不运动。

4.麻痹性斜视。

眼外肌麻痹多为颅脑外伤或眼部钝伤，眼外肌断离则多见于穿孔性外伤或眶骨骨折；此外，在眶骨骨折眼外肌及周围软组织嵌顿时，牵拉试验为阳性，需行眼眶X线片或CT扫描等辅助检查才能区别。

【治疗】

1.*药物治疗*　早期应用抗生素、皮质类固醇和止血药物以促进炎症消退和出血水肿吸收；神经营养剂如B族维生素、肌苷、辅酶A、腺苷三磷酸等促进神经肌肉的功能恢复。

2.*正位视训练*　可采用正位训练、同视机训练法和双眼合像训练法。

3.*三棱镜矫正*　三棱镜仅可矫正水平和垂直斜位，不能解决旋转斜位。

4.*手术治疗*　早期新鲜的锐器伤或眶骨爆裂性骨折引起的眼球运动障碍可行探查手术；眼位偏斜较明显且症状较重者应手术；伤后经用药物治疗并追踪观察半年以上眼外肌麻痹无好转者应手术；完全性神经或肌肉麻痹为防止对抗肌的挛缩应早期手术。

（二）中医诊治

眼外肌外伤相似中医学“目偏视”的范畴。根据眼部症状不同又有不同称谓，以复视症状为主者称“视歧”；眼珠偏斜为主者称“神珠将反”；偏斜严重角膜不可见者称“瞳神反背”；眼珠向下偏斜不能上转者称“坠睛”；眼珠向上偏斜不能下转者称“目仰视”或“目上视”。

【病因病机】多因跌扑外伤，致使脉络受损瘀阻。

【辨证论治】

脉络瘀阻证

临床表现：头部外伤或眼部直接受伤后，目

珠偏视，视一为二；舌质暗或有瘀斑，脉细或如常。

治法：活血行气，化瘀通络。

方药：桃红四物汤（《医宗金鉴》）合牵正散（《杨氏家藏方》）加减。病变早期可加防风、荆芥、蒺藜以增祛风散邪之力；疼痛甚者，加乳香、没药、五灵脂、郁金；后期可加黄芪、党参以益气扶正，或改用补阳还五汤加减以益气活血通络。

【物理疗法】

（1）推拿眼周及全身腧穴，促进血液循环，经络疏通，促进眼周收缩功能的恢复。

（2）脉冲理疗，刺激麻痹眼外肌，促进血液循环，防止或减少肌肉萎缩。

【中成药】丹红化瘀口服液（《实用眼科药物学》）。本药具有活血化瘀、行气通络的功效，适用于眼外肌外伤、气滞血瘀证。

【针刺疗法】可参照“眼眶外伤”。

【经验方】归芎芍药汤（《张闰盘等用归芎芍药汤治疗外伤性动眼神经麻痹2例》）。当归、生地黄、赤芍、羌活、菊花、蝉蜕、僵蚕、乌梢蛇各12g，川芎、红花各15g，全蝎3g，丝瓜络3g。瘀血较重者加丹参15g，桃仁10g；气血亏虚者去生地黄，加熟地黄15g，黄芪20g。每天1剂，水煎分2次早晚饭后温服。

【名医经验】庞赞襄认为目偏视多因脾胃虚弱，阳气下陷，内有郁热，外受风邪，肌腠疏开，脉络失畅，风邪客于眼肌，致眼睑不能上举，眼球活动受限，或因感受风邪，侵犯目络，脉络受阻，眼肌麻痹；或因肾阴不足，肝阳上亢，扰动内风，上扰于目；或肾阳虚损，阳气下陷，火衰气弱，脉络不通引起本病。临床上常用培土健肌汤、羌活胜风汤、育阴潜阳熄风汤、桂附地黄汤等治疗。

【中西医结合治疗经验】外伤性眼肌麻痹多为眼部外伤或颅脑外伤致眼肌或支配眼肌运动的神经挫伤，致使一条或数条眼外肌完全或不完全麻痹，受伤早期多由于眼肌或神经周围组织出血、水肿而影响眼肌的运动，此时给予大剂量的皮质类固醇、高渗脱水药、血管扩张药，能够减轻组织水肿，预防或减少血肿的发生，减轻对神经的压迫，同时给予能量合剂、B族维生素营养神经，预防神经萎缩，促进神经加快功能恢复。由于眼外伤多伴有颅脑损伤，首诊于脑外科，往往因着重于抢救生命而忽视了眼部的病症，再又因眼部外伤后眼睑高度肿胀，活动障碍，不易观察眼球的运动，致使发现本病较晚。此时治疗以中西医治疗并重效果更好。本病疗效与伤情有关，伤情重，完全性麻痹恢复差，不完全性麻痹疗效好。再则治疗及时则疗程短，恢复快；若治疗不及时，就诊晚，则疗程长、恢复缓慢、效果差。

眼外肌外伤的治疗，早期应用大剂量皮质类固醇以促进炎症吸收，解除组织水肿，同时加用营养神经药物及维生素类药物，如能量合剂、维生素B_1、维生素B_{12}等以促进神经肌肉的功能恢复，同时早期采取针灸、中药、理疗及推拿，部分可有理想效果。早期锐器伤或眶骨爆裂性骨折、眼位偏斜较明显且症状较重者、伤后经用药物治疗并追踪观察半年以上眼外肌麻痹无好转者及完全性神经或肌肉麻痹者，为防止对抗肌的挛缩应手术治疗，疗效更佳。眼外肌外伤应重在预防，加强安全教育，防患于未然，出现外伤后及时就诊，以免贻误治疗时机。

四、眼球挫伤和震荡伤

眼球挫伤是指眼球受到机械性钝力引起的损伤。根据致伤物及其作用力大小的不同，其临床表现多样，轻者可不影响视力，严重者可导致眼球破裂。震荡伤多指视网膜震荡伤，是眼球挫伤后以眼底发生水肿混浊，或伴有视网膜出血，视力明显下降为特征的眼病。

（一）西医诊治

【病因及发病机制】钝性物体如球类、拳头、棍棒、土块、砖头、石头等击伤眼部，或跌扑伤眼，或高压液体、气体冲击眼部所致。一般除接触处直接受伤之外，还可因作用力的传导，伤及眼内深部组织。此外，眼球邻近组织损伤或头部受强烈震荡，也可伤及眼球。

【临床表现】

1.角膜挫伤　可引起角膜基质水肿、角膜擦伤及角膜破裂。

2.巩膜挫伤　常导致巩膜破裂，角巩膜缘或眼球赤道部可发生眼内容物脱出、嵌顿。

3.虹膜睫状体挫伤　外伤性虹膜睫状体炎时可出现组织水肿、房水混浊、前房内细胞、房水闪辉阳性；外伤性瞳孔括约肌麻痹时，瞳孔散大，对光反射迟钝或消失，调节障碍；瞳孔括约肌撕裂及虹膜根部断离，瞳孔缘可见不规则的楔形裂口；血管破裂可见前房积血，引起继发性青光眼及角膜血染。

4.前房角后退 部分睫状体撕裂造成房角后退，形成假房角，可见房角明显加宽、睫状体带加宽、严重者巩膜突加宽及小梁网纤维化、变性。

5.晶状体损伤 晶状体不全脱位或全脱位，虹膜震颤，晶状体混浊等。

6.玻璃体积血 周围血管损伤，视力下降，视物模糊。

7.脉络膜裂伤 后极部视盘与黄斑之间，呈弧形，凹面面向视盘，周围绕以黑色素，晚期白色瘢痕，可有新生血管，视力受影响。

8.视网膜震荡伤 发生于外伤数小时后，视力下降，后极部视网膜一过性水肿，视网膜变白，呈乳白色混浊，黄斑更为突出。经数天至数周内逐渐消退，可不留痕迹，视力也随之恢复。

9.视神经挫伤 视力下降，瞳孔散大，直接对光反射迟钝或消失，间接对光反射存在。

【诊断及鉴别诊断】

1.有明确的钝物外伤史。

2.相应组织损伤的临床表现。

本病应与自发性球内出血相鉴别：自发性球内出血为葡萄膜中常见的恶性肿瘤，有时可以出现自发性球内出血，多见于40～60岁，可发生于脉络膜的任何部位，但常见于眼的后极部。

【治疗】

1.角膜挫伤滴用抗生素滴眼液，涂抗生素眼膏包扎，角膜破裂按穿通伤治疗原则处理。

2.外伤性葡萄膜炎参照“急性葡萄膜炎”处理，瞳孔括约肌及虹膜根部断离，后期行手术治疗。

3.前房积血，患者半卧位，双眼包扎，运用止血药。

4.前房角后退继发青光眼治疗同开角型青光眼。

5.晶体不全脱位和脱位继发青光眼，治疗同青光眼；晶状体全部混浊考虑手术摘除。

6.玻璃体积血应用止血药。

7.视网膜震荡伤应用血管扩张药、糖皮质激素和营养视网膜的药物。

8.视神经挫伤同“视网膜震荡伤”处理原则。

（二）中医诊治

眼球挫伤和震荡伤相似中医学“撞击伤目”的范畴。

【病因病机】钝力撞击眼珠可致气血受伤，组织受损，导致血溢络外、血瘀气滞而视力障碍。

【辨证论治】

1.撞击伤络证

临床表现：眼球挫伤后，眼睑青紫肿胀难睁；或结膜下出血，色似胭脂；或前房积血，视力障碍，或眼底出血水肿，视力下降，甚则暴盲；舌质紫暗，脉涩。

治法：先凉血止血活血，后活血化瘀。

方药：止血用生蒲黄汤（《中医眼科六经法要》）加减，血止后用祛瘀汤（《中医眼科学讲义》）加减。生蒲黄25g，墨旱莲30g，藕节30g，丹参20g，牡丹皮15g，生地黄15g，郁金15g，荆芥炭10g，栀子10g，川芎6g，甘草6g。可加三七、三棱、莪术行气破血消瘀。

2.气滞血瘀证

临床表现：撞击伤目后自觉视物模糊不清，甚或视物不见，或眼胀欲脱，头痛如劈，前房积血，日久不散，角膜泛黄，眼硬如石，或晶体混浊，或视网膜水肿等。全身可兼见恶心、呕吐等变证，舌质紫暗或有瘀斑，脉涩。

治法：行气活血化瘀。

方药：血府逐瘀汤（《医林改错》）加减。桃仁12g，红花、当归、生地黄、牛膝各9g，川芎、桔梗各4.5g，赤芍、枳壳、甘草各6g，柴胡3g。眼痛甚，可加石决明、白芷、蔓荆子、乳香平肝清利；眼底水肿加泽泻、车前子、茯苓利水消肿。

【物理疗法或手术疗法】

（1）血灌瞳神后部、瘀血久不吸收者，可用丹参、三七电离子导入。

（2）前房积血无吸收且眼压升高者，可行前房穿刺术；晶体脱位或半脱位引起继发青光眼、晶状体严重混浊者，可行白内障摘除术。

（3）高压氧治疗。

【中成药】

（1）丹红化瘀口服液（《中医眼科学》）：本药具有活血化瘀、行气通络的功效，适用于撞击伤目之气滞血瘀证型。

（2）复方血栓通胶囊《中医眼科学》：本药具有活血化瘀、益气养阴的功效，适用于撞击伤目之气滞血瘀证型。

【针刺疗法】若角膜撞击生翳，眼球刺痛剧烈，可配合针刺止痛。取穴：四白、太阳、合谷、承泣、睛明等。

【食疗方】

（1）桃仁粥

组成：淫羊藿30g，威灵仙3g，桃仁9g，粳米200g。

功效：补肾通络，活血祛瘀，明目。

主治：眼球挫伤。

方解：淫羊藿、威灵仙补肾通络；桃仁活血祛瘀、明目。上述4种食材搭配在一起具有补肾通络、活血祛瘀、明目的功效。

制法：将上述食材放入砂锅之中，加适量水煎熬食用即可。

用法：早晚各服1次。

（2）夏草香附粥

组成：夏枯草15g，炒香附9g，三七3g，没药6g，粳米200g。

功效：清肝解郁，活血化瘀。

主治：眼外伤疼痛。

方解：夏枯草清肝热明目；香附疏肝解郁；三七粉、没药活血化瘀、行气。上述5种食材搭配在一起具有清肝解郁、活血化瘀之功。

制法：将上述食材放入砂锅之中，加适量水煎熬食用即可。

用法：早晚各服1次。

【经验方】谢康明经验方（《眼科验方新编》）。川牛膝15g，香附25g，红花、薄荷各9g。水煎服，每天服2次。本方可理气化瘀、导热下行，主治眼目外伤青肿。

【名医经验】夏贤闽用中西医结合治疗外伤性眼内出血（《中医眼科学》）。止血1号（出血早期）：生地黄12g，墨旱莲15g，白茅根30g，仙鹤草15g，生蒲黄9g，当归9g，白芍9g，女贞子9g；止血2号（出血稳定期），川芎5g，生地黄12g，赤芍6g，红花9g，桃仁9g，黄芪15g，柴胡5g，枳壳6g，甘草3g，牛膝9g。

陆南山认为眼部受伤仅伤及眼部表面者，应及时局部用抗生素滴眼液，必要时服用清热类中药。角膜受伤继发感染溃疡者，可用龙胆泻肝汤：龙胆草3g，柴胡3g，山栀子9g，黄芩3g，生地黄15g，当归9g，车前子9g，泽泻9g，木通6g，甘草3g；撞击伤目未穿破眼球，视网膜震荡及眼底出血，可用利湿止血方：苏木6g，黄连3g，白术6g，茯苓12g，苍术6g，小胡麻9g；眼肌受伤，可用活血祛风续伤汤：当归9g，川芎3g，荆芥3g，防风3g，羌活3g，骨碎补9g。

中医学认为“气生于水，气与水本属一家”，气机不畅，津液不化，则见水湿停聚；又因血水同源，“病血则病水”，瘀血化水，也发水肿，故气滞、血瘀两者均可致水液代谢失常。眼球受钝力撞击后，目络受损，气血失和而瘀滞，形成眼底视网膜水肿等病变，所以气滞血瘀为本病形成的主要病机。现代医学认为本病因眼球钝挫伤后，网膜血管收缩致一过性缺血，继之血管扩张，渗透性增强，浆液渗出引起网膜水肿，视力下降。西药治疗主要起扩血管、改善微循环、促进代谢吸收作用。本病中医治以活血化瘀、行气利水，恰合此机制，又可避免全身应用激素而致的不良反应。

五、眼球穿孔伤

眼球穿孔伤（perforating injury of eyeball）是由锐器造成的眼球壁的全层裂开，使眼内容物与外界沟通，可伴或不伴有眼内损伤或组织损伤，以刀、针、剪或高速飞进的细小金属碎片等刺伤较常见，有发生感染、眼内异物存留及交感性眼炎的危险。

（一）西医诊治

【病因及发病机制】男性发生穿孔伤的概率是女性的3倍，主要发生在年轻人群。其最常见的原因为暴力事件、家庭意外和职业事故及运动。损伤的严重程度取决于致物伤的大小、撞击眼球时的速度和致物伤的材料。

【临床表现】因致伤物的大小、性质、穿进的深度和部位不同，临床表现也不同。

1.角膜穿孔伤　较常见，有明显的眼痛、流泪和视力下降。无眼内容物脱出的单纯性角膜伤口较小且规则，无眼内组织脱出，仍保持眼球形态，视力不受影响；复杂的角膜伤口常伴有虹膜和晶状体的损伤，伤口大而不规则，常有虹膜嵌顿、虹膜根部断离及虹膜脱出致瞳孔变形等，晶状体发生局限性混浊，可发展为晶状体全混浊，甚至导致晶体囊袋破裂，或破碎膨胀的晶状体皮质脱入前房。

2.角巩膜穿孔伤　有明显的眼痛和刺激感，视力严重下降。伤口波及角巩膜缘，常合并虹膜睫状体、晶状体和玻璃体的损伤，可有组织脱出或眼内出血。

3.巩膜穿孔伤　按其损伤的部位分为前部巩

膜裂伤和后部巩膜裂伤，前部巩膜裂伤可合并葡萄膜脱出、玻璃体嵌顿等严重并发症，后部巩膜裂伤常伴有视网膜损伤。

4.眼球破裂伤　常见于角巩膜缘或直肌附着部位的后部。后部巩膜破裂多呈隐匿性，常有低眼压，球结膜出血、水肿，前房积血及玻璃体积血（图37-4-1）。

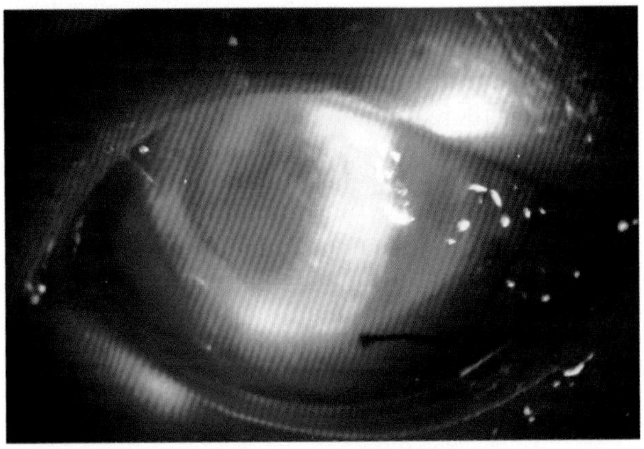

图37-4-1　眼球破裂伤

【诊断及鉴别诊断】

1.有明确的外伤史。

2.视力常急剧下降。

3.眼组织穿孔伤口。

明确的外伤史，鉴别诊断不难。但应强调仔细检查，防治漏诊。

【治疗】本病属眼部外伤重症，在初期应及时清创缝合伤口，防治感染和并发症，后期针对并发症选择合适的手术。

1.单纯性角膜伤口，前房存在可不给予缝合，滴抗生素眼液，涂抗生素眼膏涂眼后加压包扎。

2. 3mm以上角膜伤口均需缝合。若在24小时内，虹膜表面干净，可用抗生素溶液冲洗后送还眼内，若有污染予以剪除。脱出的睫状体应复位，脱出的晶状体和玻璃体予以切除。

3.角巩膜伤口应先固定缝合角膜缘1针，再缝合角膜和巩膜；巩膜伤口应自前向后边边暴露，边缝合。

4.复杂病例多采用二步手术，在初期缝合伤口的基础上，1～2周再行内眼或玻璃体手术。

5.贯通伤口，对前部入口立即缝合，后部出口不易发现或缝合较困难时可于伤后1周做玻璃体手术，术中冷冻或激光封闭视网膜破口。

6.每天滴抗生素滴眼液、涂抗生素眼膏和1%阿托品眼膏，必要时全身使用抗生素预防感染。

7.常规注射抗破伤风血清。

（二）中医诊治

本病相似中医学“真睛破损”的范畴。

【病因病机】《审视瑶函·为物所伤之病》认为：“今为物之所伤，则皮毛肉腠之间，为隙必甚，所伤之际，岂无七情内移，而为卫气衰惫之原，两者俱召，风安不从。”

1.睛珠被刀、针、竹签等锐利之物直接戳破。

2.飞溅的金石碎屑射入眼内。

3.被物体暴力撞击、挤压，造成睛珠破裂。

【辨证论治】

1.气滞血瘀证

临床表现：睛珠受损后，伴头痛不适，舌质红，苔薄黄，脉弦。

治法：行气活血，化瘀止痛。

方药：桃红四物汤加减（《医宗金鉴》）加减。桃仁10g，红花10g，当归12g，川芎6g，生地黄12g，赤芍9g。加减：眼底出血或血灌瞳神后部者，初期选加墨旱莲、生蒲黄、白茅根、血余炭以凉血止血；出血停止后可加丹参、郁金、牡丹皮、三七、枳壳以行气消瘀。

2.脓毒侵袭证

临床表现：睛珠受损后，创口污秽，或黄液上冲，伴形寒作冷，发热，头痛身痛，口干苦，溺赤便结，舌质红，苔黄，脉弦数。

治法：清热解毒、排脓。

方药：五味消毒饮（《医宗金鉴》）加减。金银花15g，野菊花30g，蒲公英30g，紫花地丁15g，木通9g，夏枯草15g，没药9g。加减：大便秘结、小便黄者可加大黄泻火逐瘀；加车前草可清利小便，使热从小便而除；口干苦者可加夏枯草，龙胆清肝泄热。

3.感伤健眼证

临床表现：睛珠受损后累及健眼，伴头痛头晕，口苦咽干，舌质红，苔薄黄，脉弦数。

治法：清泻肝热。

方药：龙胆泻肝汤（《医方集解》）加减。龙胆草15g，生地黄12g，金银花15g，蒲公英15g，丹参24g，车前子15g，栀子10g，黄芩10g。加减：视网膜上渗出，加夏枯草、浙贝母、龙骨、牡蛎以软坚散结。

【中成药】云南白药胶囊（《实用眼科药物学》）。本药具有化瘀止血、活血止痛、解毒消肿的功效，适用于眼球穿孔伤之气滞血瘀证。

【针刺疗法】对伴有外伤性玻璃体积血、眼底出血、前房积血的患者可取上睛明、四白、合谷、曲池、风池等穴位施以针灸，可部分提高视力。

【食疗方】

（1）当归粳米粥

组成：当归15g，赤芍12g，牡丹皮12g，蝉蜕9g，粳米60g。

功效：活血祛瘀，祛风清热明目。

主治：眼外伤。

方解：当归补血活血；赤芍清热凉血、散瘀止痛；牡丹皮清热凉血、活血化瘀；蝉蜕清热退翳明目；粳米益胃除烦。上述5种食材搭配在一起具有活血祛瘀、祛风清热明目的功效。

制法：将当归、赤芍、牡丹皮、蝉蜕4味药水煎后取汁，加入粳米煮粥。

用法：当早餐。

（2）川芎当归粥

组成：川芎10g，当归10g，白芍10g，牡丹皮12g，熟地黄12g，藁本9g，前胡9g，防风9g。

功效：活血化瘀，祛风明目。

主治：眼球穿孔伤，证属风邪乘隙入侵者。

方解：川芎、当归、白芍、熟地黄养血活血；牡丹皮活血化瘀；藁本、前胡、防风祛风散邪。上述7种食材搭配在一起具有活血化瘀、祛风明目之功。

制法：上述7种食材同放入砂锅中，加适量水煎熬取汁，加入粳米煮粥。

用法：分早、晚口服。

【名医经验】陆南山（《中医眼科学》）认为锐利器物刺伤而穿孔者，应手术为先，药物治疗为第二步，大部分视力尚能保存者，可用茺蔚栀翘散：茺蔚子9g，山栀子9g，连翘9g，牡丹皮6g，防风3g，川芎3g，当归9g；前方积血者，可服大黄当归散：大黄6～9g，当归9g，黄芩3g，木贼9g，山栀子9g，菊花9g，苏木6g，红花3g；玻璃体积血者，可用止血祛瘀汤：蒲黄6g，茜草6g，小蓟6g，大黄6g，苏木6g，决明子9g；外伤后新出血未止，可用泻心汤加味：黄连3g，黄芩3g，大黄6g，三七粉0.9g。

开展眼防护教育，提高人们日常生活、工作中的防护意识非常有必要，一旦发生眼球穿孔伤，应该及时、积极、稳妥的治疗，避免并发症的发生。强调及时封闭伤口，防止感染，如有异物，尽早取出，必要时行二期手术。合理运用中药，根据病情变化随症加减用药，可取得较好效果。

六、眼球破裂伤

眼球破裂伤是指钝性力量作用于眼球，使眼内压力过高，眼内压力由内向外突破，造成眼球壁纤维层撕裂性损伤，可伴有不同程度的眼内容物脱出。

（一）西医诊治

【病因及发病机制】主要病因是眼外伤。青壮年所占比例最高，其次是少年儿童，男性显著多于女性。本病与从事的体力生产劳动和生活环境密切相关。

【临床表现】

1.视力严重下降，甚至无光感。

2.眼压低。

3.眼部体征：可见角膜，巩膜裂口，严重者可见眼球塌陷，前房及玻璃体积血，伤口处可有眼内组织嵌顿或脱出。

【诊断及鉴别诊断】

1.严重的挫伤史。

2.视力障碍，甚至无光感。

3.相应眼组织受损。

4.眼眶CT或眼眶MRI显示眼球壁不完整。

本病应与眼球钝挫伤相鉴别。眼球钝挫伤是由机械性的钝力直接伤及眼部，造成的眼组织的器质性病变及功能障碍，但不引起眼球壁破口。

【治疗】处理同眼球穿透伤。对疑似隐匿性巩膜破裂者，可行手术探查，以防漏诊。除非眼球结构完全破坏，无法将眼球缝合，一般不应做初期眼球摘除术。

（二）中医诊治

本病与眼球挫伤同属于中医学“撞击伤目”的范畴（“眼球挫伤和震荡伤”）。

七、眼内异物

眼内异物是指致伤物穿破眼球壁存留于眼内组织的损伤，异物可存留于前房、房角、虹膜、晶状体、玻璃体及视网膜脉络膜等组织内，严重危害视功能。

（一）西医诊治

【病因及发病机制】最常见的原因为暴力事

件、家庭意外和职业事故及运动。损伤的严重程度取决于致物伤的大小、撞击眼球时的速度和致物伤的材料。

【临床表现】

1.患眼出现眼痛，视力下降。

2.眼球穿孔伤痕：根据部位不同，可查到不同异物入口处。结膜伤口可伴有出血或结膜下眼内容物脱出；巩膜伤口可见结膜下出血，球结膜水肿，或结膜下色素组织；角膜伤口可见角膜全层穿孔或仅有板层裂孔。

3.眼压降低。

4.前房改变：角膜伤口可致前房变浅，巩膜伤口可致前房加深。

5.瞳孔改变：近瞳孔区的伤口，瞳孔缘常嵌顿于伤口，而使瞳孔变形。

6.晶状体混浊：可形成全白内障或只发生局限性混浊，但如果异物未穿过晶状体，则可不发生。

7.异物较大时可伴有葡萄膜或玻璃体等眼内容物脱出。

8.在眼内发现异物。

【诊断及鉴别诊断】

1.外伤史。

2.眼部检查可发现眼球穿孔伤或瘢痕。

3.眼内异物。

本病应与结膜异物相鉴别，多见于灰尘、煤屑等，多隐藏在睑板下沟，穹窿部及半月皱襞处，眼内有刺激感。

【治疗】

1.伤口处理同角巩膜穿孔伤。

2.预防感染。

3.注射破伤风抗毒素。

4.异物处置：若角膜伤口较大，酌情考虑从原伤口取出异物；若前房内异物或嵌入晶状体的金属异物，必要时用磁石从原伤口吸出。但要注意眼内容物脱出。

5.择期手术。

（二）中医诊治

本病相似中医学“异物入目”的范畴。

【病因病机】本病多因日常生活、工作中防护不当或回避不及，尘埃沙土、金属碎屑、煤灰粉渣、碎叶毛刺、昆虫等进入眼内所致。

【辨证论治】睛伤邪侵证。

临床表现：角膜骤生星翳，畏光流泪，睫状体充血，目痛难睁，舌脉可无异常。

治法：疏风清热解毒。

方药：石决明散加减（《普济方》）。石决明20g，决明子15g，赤芍10g，青葙子10g，麦冬10g，栀子10g，木贼草5g，大黄10g（后下），羌活10g，荆芥10g。大便稀溏者，去大黄；毒邪较甚者，加蒲公英、野菊花加强清热解毒之功。

【中成药】云南白药胶囊（《实用眼科药物学》）。本药具有化瘀止血、活血止痛、解毒消肿的功效，适用于外伤后眼内异物。

【针刺疗法】对伴有外伤性玻璃体积血、眼底出血、前房积血的患者可取上睛明、四白、合谷、曲池、风池等穴位施以针灸。

【食疗方】参照“眼球穿孔伤”。

【名医经验】参照“眼球穿孔伤”。

本着中医“急则治其标，缓则治其本”的治疗原则，以现代医学的手术方法对外伤眼球裂伤口行清创缝合，将异物取出，这对眼部伤口的早期封闭愈合防止继发感染无疑是十分重要的。中医学认为眼部受物理外力打击后，眼部血脉受损，造成瘀血凝聚，会导致气机郁滞，异物留存眼内，出现一系列邪毒内侵的局部和全身症状。另外，“风邪”也可乘外伤之隙而入，出现“风”证。对眼内异物的诊治，中医从整体观念出发，采用活血、行气、祛风，配合清热解毒的治疗原则，在早期以活血化瘀为主酌加祛风清热解毒药，用后对缓解症状、消散瘀血体征起到良好作用。后再给予石决明散，以祛风明目退翳为主，可收到进一步消退外伤潜在病变，提高视功能的效果。

八、眼眶异物

高速飞溅的异物贯穿眼睑或眼球进入眶内，称为眼眶异物。合并感染，可引起眶蜂窝织炎或瘘管。

（一）西医诊治

【病因及发病机制】意外造成的较多，大多数为金属异物或植物性异物，如铁屑、铜片、铅弹、树枝、玻璃、塑料等。

【临床表现】

1.视力下降，疼痛，复视。

2. X线异物定位或CT扫描证实异物在眶内。

3.可有眼球运动受限，眼球突出，眼睑或结膜撕裂、充血、水肿、眼睑瘀斑，出现传入性瞳孔障碍者提示可能有视神经病变。

【诊断及鉴别诊断】有明确外伤史，相应眼部体征，X线、CT等影像学检查扫描。

1.与眼睑异物鉴别　后者多见于爆炸伤，可使上、下眼睑布满细小的火药渣、尘土及沙石，对较大的异物可用镊子夹出。

2.与结膜异物相鉴别　后者多见于灰尘、煤屑等，多隐藏在睑板下沟，穹窿部及半月皱襞处，眼内有刺激感。

【治疗】

1.眶内异物无疼痛、不影响视力的，无须取出。

2.球后的眶内异物，视力正常者，手术需慎重；在CT或MRI正确定位后，确定手术入路，可在内镜下摘取深部眶内异物。

3.注射破伤风抗毒素。

4.全身应用抗生素。

（二）中医诊治

本病与眼内异物同属于中医学“异物入目”的范畴（参照“眼内异物”）。

九、眶尖综合征

眶尖综合征（orbit apex syndrome），是由于病变影响到视神经孔及眶上裂，累及第Ⅱ～Ⅵ对脑神经，从而引起眶尖组织功能损伤的一系列临床表现的总称，常见于炎性反应、肿瘤和出血，眼眶外伤也可引起。

（一）西医诊治

【病因及发病机制】本病主要病因临床上大致可分为以下几种。①非特异性炎症：托洛萨-亨特综合征、韦氏肉芽肿、变应性肉芽肿性脉管炎、系统性红斑狼疮、巨细胞动脉炎和肉样瘤病等；②感染：副旁窦、眶周、中枢神经系统炎症波及眶尖；③肿瘤：原发于眶尖、眶内的肿瘤、副旁窦肿物和中枢神经系统占位都可以波及眶尖；④外伤/医源性疾病：眼球穿孔伤和顿挫伤通过眶壁四周传导的外力易致眶尖区骨折及神经血管损伤，鼻窦和眼眶周围的手术在手术过程中直接或间接损伤眶尖结构和视神经的血供；⑤血管性疾病：海绵窦段颈动脉瘤、颈动脉-海绵窦漏等。

【临床表现】

1.眼眶疼痛，视力减退或丧失。

2.轻度突眼，上睑下垂、眼球活动障碍或固定、眼部感觉障碍、角膜反射消失，瞳孔对光反射消失或迟钝（图37-4-2，图37-4-3）。

【诊断及鉴别诊断】有典型临床表现，影像学上的骨折及压迫证据具有辅助意义。

1.与眶上裂综合征相鉴别　眶上裂综合征不伴有视力下降等视神经损伤的症状。

2.与海绵窦综合征相鉴别　后者除了眶上裂综合征的表现外，还存在球结膜水肿、眼球突出、眶内血管杂音等表现。

【治疗】

1.非特异性炎症　选用激素，如疗效欠佳或病情反复，可考虑加用免疫抑制剂治疗。

2.感染　均应经验性的选用相应抗生素治疗，并可联用激素促进炎症吸收消除水肿，鼻窦部位炎症如疗效差，可行引流处理。

3.肿瘤　如确定肿瘤，均应尽早转相关科室行手术或放化疗。

4.外伤等　行相应处理减轻局部损伤损害。

5.血管性病变　如可能行手术治疗。

（二）中医诊治

中医文献对本证虽无详尽记载，但散见于“上胞下垂”“暴盲”诸篇。

【病因病机】究其病机实为风热之邪突从外

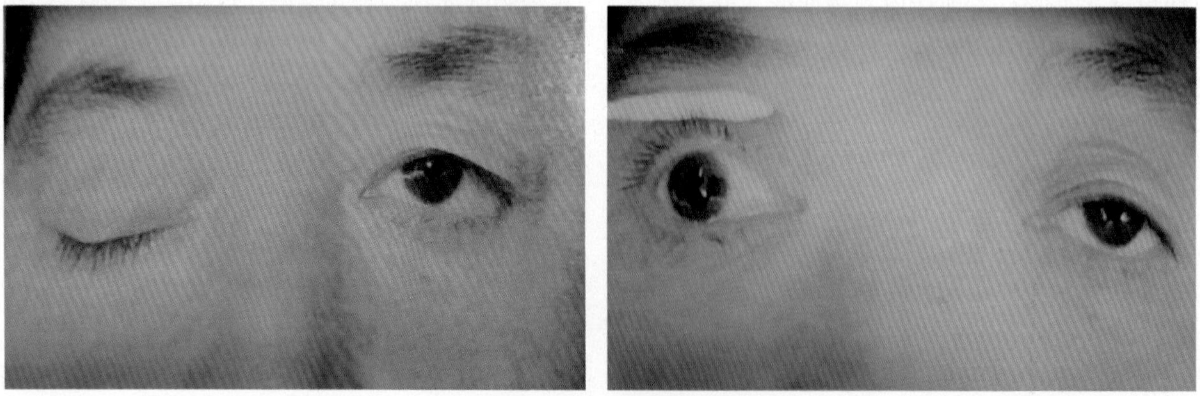

图37-4-2　眶尖综合征

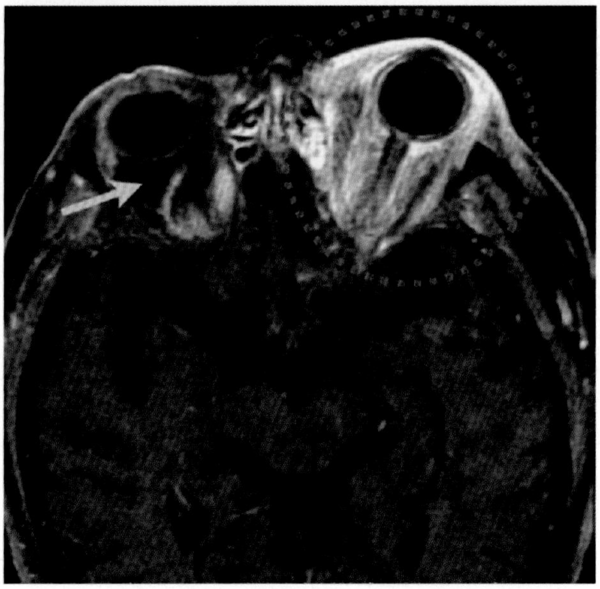

图37-4-3　眶尖综合征MRI图像

袭，风热相搏，交攻于目，脉络受阻而致。

【辨证论治】气滞血瘀证

临床表现：眶尖综合征诸证，伴头痛，舌质暗红，脉弦细。

治法：行气活血，益气明目。

方药：桃红四物汤（《医宗金鉴》）加补中益气汤（《脾胃论》）加减。桃仁15g，红花15g，当归15g，川芎10g，赤芍15g，黄芪20g，白术10g，党参20g，地龙20g，木贼15g，菊花15g，蝉蜕15g。加减：若瘀血水肿等实证多于虚证，加车前子、茺蔚子、猪苓以祛瘀利水。

【中成药】

（1）清热消炎宁片（《实用眼科药物学》）。本药具有清热解毒、消炎止痛、舒筋活络的功效，可用于本病兼证治疗。

（2）补中益气丸（《实用眼科药物学》）。本药具有补中益气、升阳举陷的功效，可用于本病兼证治疗。

【针刺疗法】选穴取曲池、合谷、外关、攒竹透鱼腰、丝竹空透鱼腰、阳白透鱼腰、四白、睛明、瞳子髎每天1次，每次选4～6穴，留针20分钟。

【经验方】培土健肌汤加减（《中医眼科临床实践》）。处方：党参、白术、茯苓、当归、黄芪、银柴胡、陈皮、附子、肉桂各10g，升麻5g，甘草3g。眶尖综合征上睑下垂者可参照使用。

【名医经验】尚尔寿教授的经验方复肌宁汤。药物组成：天麻10g，杜仲10g，全蝎3g，地龙6g，防风l0g，水煎服，每天1剂，分2次口服。气虚者加黄芪、党参等；血虚者加当归、阿胶等；痰湿者加石菖蒲、陈皮、竹茹等；气滞者加柴胡、枳壳等。

第五节　职业性眼病

一、铅　中　毒

铅是灰白色质软的重金属。工业用途广泛。主要以粉尘、烟雾或蒸气的形式经呼吸道进入人体，也可经消化道和皮肤吸收。视觉系统也是铅毒作用的靶器官，急性或慢性铅中毒能引起不同程度的视功能损害。

【病因及发病机制】本病常由于吸入大量铅尘、铅烟或吞食大量铅化合物所致。

【临床表现】眼部体征为视盘水肿，球后视神经炎及眼肌麻痹。急性铅中毒脑病时还可出现皮质性黑矇，发病迅速，突然双目失明，而瞳孔反应良好，可持续数小时或数天，最终视力可完全恢复，但可反复发作。

慢性中毒可出现铅性视网膜病变，其特征为视网膜动脉痉挛、动脉周围炎、闭塞性动脉内膜炎，偶见完全性视网膜中央动脉阻塞、脉络膜动脉硬化和闭塞等，以及继发于铅性肾病的眼底改变。侵犯神经系统后，双眼可发生球后视神经炎，进行缓慢。眼底可正常，但常见视盘充血及边界不清，视网膜出血和渗出。晚期视神经萎缩，视野可出现各种暗点。

【诊断及鉴别诊断】

1. 诊断原则　应根据确切的职业史和以神经、消化、血液系统损害为主的临床表现及有关实验室检查，参考作业环境调查，进行综合分析后，方可诊断。

2. 诊断及分级标准

（1）铅吸收：有密切铅接触史，尚无铅中毒的临床表现，尿铅≥0.39μmol/L（0.07mg/L）或0.48μmol/24h（0.1mg/24h）；或血铅≥1.9μmol/L（0.4mg/L）；或诊断性驱铅试验后尿铅≥1.45μmol/L（0.3mg/L）且＜3.86μmol/L者。

（2）轻度中毒

1）常有轻度神经衰弱综合征，可伴有腹胀、便秘等症状，尿铅或血铅量增高。具有下列一项表现者，可诊断为轻度中毒：①尿O-氨基-γ-酮戊酸≥60μmol（8mg/L）；②血红细胞游离原卟啉（EP）≥3.56μmol/L（2mg/L）；③红细胞锌原卟啉（ZPP）＞2.91μmol/L（13.0μg/gHb）。

2）经诊断性驱铅试验，尿铅≥3.86μmol/L（0.8mg/L）或4.82μmol/24h（1mg/24h）。

（3）中度中毒：在轻度中毒的基础上，具有下列一项表现者，可诊断为中度中毒：①腹绞痛；②贫血；③中毒性周围神经病。

（4）重度中毒：具有下列一项表现者，可诊断为重度中毒：①铅麻痹；②铅脑病。

本病需与重金属中毒性肾病、中毒性休克综合征、铍中毒相鉴别。

【治疗】急性中毒时，按急性中毒有关急救原则处理。慢性中毒时，宜适当注意休息，给予合理的营养，以富于钙质及维生素之食谱为宜。驱铅疗法适用于急、慢性中毒，以依地酸钙静脉滴注、肌内注射或静脉注射，也可用二巯丁三钠肌内注射或静脉注射，视治疗中铅排泄情况以决定疗程数。

二、砷　中　毒

砷中毒常称砒霜中毒，多因误服或药用过量中毒。生产加工过程吸入其粉末、烟雾或污染皮肤中毒也常见，三氧化二砷经口服5～50mg，即可中毒，60～100mg即可致死。

【病因及发病机制】采矿、熔炼、毛皮业加工、制造及使用含砷农药等行业均可接触。职业中毒多经呼吸道和皮肤吸收，非职业中毒（如食用砷污染的水源、酒、食物等）则多为经口中毒。此外，使用化妆品及药物不当，有时也可引起中毒。

【临床表现】砷及其化合物如硫化砷、氧化砷、氯化砷、砷化氢等都可直接刺激外眼，眼睑皮肤出现丘疹、脓疱疹，眉毛和睫毛脱落及皮肤溃疡。球结膜高度水肿充血，睑裂斑增厚，球结膜下出血，睫状充血，重者可致急性化脓性结膜炎及剥脱性结膜角膜炎。最初角膜表层呈点状或弥漫性浸润，在上下睑掩盖的部分呈2个半月形的溃疡，以后整个角膜，类似涂蜡样乳白色改变，甚至角膜坏死、穿孔，导致化脓性全眼球炎。有时可见球结膜上有成堆的棕黑色色素沉着。眼底可发生视网膜出血，视神经炎，最终导致视心性缩窄，重时可呈管状视野，以红色视野缩小最为显著。

【诊断及鉴别诊断】有砷或其化合物的接触史，眼中毒临床表现应结合砷急、慢性中毒的全身临床表现及尿砷测定等进行综合判断。

急性砷中毒可有多种表现：①大量口服可溶性砷化合物，可于数小时内突然死于急性中毒性心肌损害；②较多见的是所谓急性胃肠炎型，主要表现为腹痛、恶心、呕吐、腹泻，大便呈米汤样，重者常发生休克，多数病例有中毒性肝脏损害；③砷中毒性神经炎，表现为不同程度的感觉型或感觉运动型多发性神经炎的临床症状。

慢性砷中毒临床突出的全身表现是皮肤色素沉着、角化过度或疣状增生等。

尿砷测定对诊断有一定帮助，正常24小时尿砷为0～0.126mg/L，如果尿砷超过0.2mg/L，一般应考虑为异常。

本病须与胃肠型食物中毒、重金属中毒性肾病、中毒性紫癜、中毒性眩晕、中毒性休克综合征、中毒性弱视、中毒性高铁血红蛋白血症相鉴别。

【治疗】首先应停止与砷接触。给予二巯基丙磺酸钠、三巯丁二钠解毒剂，眼科治疗可根据其表现进行对症处理。经治疗后可停止神经病变的继续发展，但不能挽救已丧失的视力。因此，应尽早在周边视野改变之前进行治疗，一般可使视力恢复。

三、汞　中　毒

汞为银白色的液态金属，常温下即可蒸发。汞中毒（mercury poisoning）以慢性为多见，主要发生在生产活动中，是长期吸入汞蒸气和汞化合物粉尘所致。本病以精神-神经异常、齿龈炎，震颤为主要症状。大剂量汞蒸气吸入或汞化合物摄入即发生急性汞中毒。对汞过敏者，即使局部涂抹汞油基质制剂，也可发生中毒。接触汞机会较多的有汞矿开采、汞合金冶炼、金和银提取、汞整流器，以及真空泵、照明灯、仪表、温度计、补牙汞合金、雷汞、颜料、制药、核反应堆冷却剂和防原子辐射材料等的生产工人，有机汞化合物以往主要用作农业杀菌剂，但毒性大，我国已不再生产和使用。

【病因及发病机制】汞化合物可分为无机汞与

有机汞两大类。无机汞又分为金属汞和无机汞化合物。金属汞是一种银白色液态的金属。在常温下即可蒸发，温度愈高，蒸发量愈大。汞具有较高的脂溶性，在生产条件下，金属汞主要以汞蒸气的形式经呼吸道吸入人体，有机汞化合物品种甚多，分烷基汞化合物、芳基汞化合物和烷氧基汞化合物三大类，主要用作农药杀菌剂。有机汞农药毒性甚大，过量使用或污染食物，往往造成严重的群体中毒。

【临床表现】大部分患者有中心视力减退，少数出现皮质盲。眼底可见视盘边缘模糊，视网膜静脉扩张及视网膜出血。视野如缩小，以蓝色视野缩小最为明显。可出现视神经萎缩。其他表现有眼球震颤、眼外肌不全麻痹、瞳孔对光反射和调节迟钝。

汞性晶状体：有时可见汞作业工人的晶状体前囊下出现灰色到深红色或黄色光反射，以瞳孔中心最明显，也偶见于晶状体成人核内。角膜后层和视网膜上也可见金属反光。一般不影响视力，脱离接触也不消退。过去有人认为此征是汞中毒的早期表现，现已证实这是汞吸收沉着于眼内，并非汞中毒的体征。

【诊断及鉴别诊断】汞中毒的诊断需有长期接触汞的职业史。如疑为急性汞中毒，其诊断要点在于详细询问毒物接触史。尿汞测定结果高于当地正常值时，对汞中毒的诊断有重要参考价值，但尿汞不高也不能排除汞中毒的可能性，仅具备尿汞单项指标增高也不能诊断为汞中毒。

用二巯基丙磺酸钠0.25g肌内注射或二巯丁二钠0.5g静脉注射进行驱汞试验，观察24小时尿汞排泄量显著增加，有助于汞中毒的诊断。

本病需与维生素C缺乏病、镉中毒、重金属中毒性肾病、砷中毒、工业中毒所致的精神障碍工业毒物中毒性周围神经病等相鉴别。

【治疗】可用二巯基丙磺酸钠解毒剂。

四、苯　中　毒

苯（benzene）是从煤焦油分馏及石油裂解所得的一种芳香烃化合物，是无色有芳香气味的油状液体。苯挥发甚速，易燃易爆，工业上用作溶剂、稀释剂和化工原料。苯属中等毒类，可引起急性或慢性中毒。

【病因及发病机制】苯是一种芳香族烃类化合物，广泛应用于染料、制药、塑料凳工业，主要经呼吸道吸入苯蒸气引起中毒。

【临床表现】急性苯中毒症状与吸入苯浓度密切相关，可出现眼痛、眼红、畏光、流泪、视物模糊，眼部可见结膜炎、浅层角膜炎，后者以睑裂部为重。全身苯中毒由于全身造血器官受到损害，眼部常可见眼睑、结膜、虹膜出血，甚至视网膜出血、视网膜动脉变细。慢性苯中毒可引发多发性神经炎、球后视神经炎、视盘水肿甚至视神经萎缩，视野检查可见相应的改变。

【诊断及鉴别诊断】眼部表现是苯中毒临床表现之一，临床诊断必须结合以下几点考虑。

1.有明确苯作业职业接触史。

2.有全身苯中毒表现：①急性苯中毒以神经症状为主，大量吸入时有类似氯仿麻醉的作用。患者有头痛、头晕、嗜睡、肌肉抽搐，重者昏迷死亡；②慢性苯中毒以造血器官损害为主，有贫血、白细胞减少、出血性紫癜、月经过多、大便带血等；③皮肤直接接触，则局部红、肿、起疱。

本病需与再生障碍性贫血、溶血性贫血、皮肌炎、骨髓增生异常综合征、白血病、急性淋巴细胞白血病等相鉴别。

【治疗】苯中毒无特效解毒剂。急性中毒者应进行急救处理，慢性中毒者给予对症治疗，临床上以中西医结合治疗为主。眼科可给予对症治疗。

五、氯奎中毒

氯喹作为一种抗疟疾药由来已久，近些年来由于免疫治疗学的发展，采用该药治疗风湿病、慢性肾炎等疾病已取得较好的效果，但长期大量合用氯喹可引起眼部疾病。

【病因及发病机制】长期大量合用氯喹导致眼部病变。

【临床表现】本病最常见的中毒反应是视物模糊，其次是调节能力下降，角膜色素沉着，最严重的是引起色素性视网膜炎，早期黄斑水肿，色素紊乱，晚期黄斑部脱色变性，可导致视神经萎缩，多为双侧不可逆改变。有学者认为该药与视网膜黑色素有高度亲和力，可抑制黑素细胞中许多含巯基酶，引起蛋白质损害，阻碍视紫红质的合成。角膜色素沉着也是氯喹中毒的表现之一，多位于角膜浅层，灰白色或黄棕色细点，是氯喹的代谢产物，停药后可以消退。

【诊断及鉴别诊断】氯喹中毒时表现恶心、呕吐、腹痛、腹泻、头痛、眩晕、失眠、四肢麻木、视力障碍、肌肉纤维颤动及精神错乱、低血压，心电图可有T波平坦、Q-T间期延长或ST段升高尚可发生中性粒细胞，白细胞及血小板减少，严重者可发生昏迷、休克、呼吸抑制及心搏骤停。临床表现服药后一般0.5～6小时出现中毒症状，如恶心、呕吐、胃部烧灼感、腹痛、口渴、头晕、头痛、烦躁不安、视物模糊、心悸，严重中毒病例可有高热、呼吸急促、惊厥、瞳孔散大、迅速昏迷，并可发生呼吸、循环衰竭。

本病与其他抗疟疾药物中毒相鉴别，包括奎宁、乙胺嘧啶中毒。

【治疗】氯喹中毒性视网膜病变的治疗可以使用皮质类固醇、维生素、血管扩张药、能量合剂等。

六、三硝基甲苯中毒

三硝基甲苯中毒是接触过量三硝基甲苯（TNT）引起的主要损害晶状体、肝和血液系统的疾病。急性中毒出现高铁血红蛋白血症、发绀及中枢神经系统抑制。慢性中毒除神经衰弱综合征外，主要表现为中毒性白内障、中毒性肝炎及低色素性贫血及再生障碍性贫血，有“三硝基甲苯面容”，即面色苍白、口唇及耳壳发绀。除脱离接触外，急性中毒可使用高铁血红蛋白还原剂（亚甲蓝等），慢性中毒可对症治疗。

【病因及发病机制】三硝基甲苯为国防工业和矿山建设中常用的炸药，为脂溶性物质，易燃易爆。在生产和使用过程中，主要通过呼吸道和污染皮肤吸收，也可通过消化道吸收。眼球组织有三硝基甲苯的缓慢蓄积。

【临床表现】眼睑皮肤可有红斑和丘疹，疹后脱屑，呈苔藓样改变。结膜、角膜、巩膜均可发生炎症，睑裂暴露部位结膜和巩膜黄染。少数患者可发生视网膜出血、视神经炎、球后视神经炎，甚至视神经萎缩。

视野检查周边视野缩窄，偶有中心暗点。接触高浓度者，由于血内高铁血红蛋白增高，不仅出现发绀面容，而且整个眼底也呈暗紫红色，离开工作岗位后皮肤和眼底颜色均恢复正常。

晶状体为三硝基甲苯中毒最易发病的部位。此种类型的白内障混浊一旦出现，停止接触不会自行消退，晶状体全部混浊时可导致失明。特点为淡棕色的细点状混浊沉着于晶状体成人核带，发展缓慢。初期时点状混浊在赤道部呈环形，此环形向心发展成刷状以致楔形混浊，以后在瞳孔区发生与瞳孔大小相似的环，小环也可发展成盘状混浊，最终晶状体发生大部分或全部混浊。

【诊断及鉴别诊断】眼部表现是三硝基甲苯中毒临床表现之一，临床诊断必须结合以下几点考虑。

1.有明确三硝基甲苯作业职业接触史。

2.有全身苯中毒表现：①血液改变，白细胞、血小板、红细胞减少；②中毒性肝损伤；③高铁血红蛋白血症。

本病需与高铁血红蛋白血症、年龄相关性白内障、中毒性肝炎、低色素性贫血及再生障碍性贫血相鉴别。

【治疗】可给予晶状体营养代谢药物，口服适量维生素C、维生素B_1、维生素B_2、谷胱甘肽等。严重的白内障可行白内障摘除术。

七、二硫化碳中毒

二硫化碳（carbon disulfide，CS_2）是一种易挥发、无色、有坏萝卜样气味的液体，主要用于制造黏胶纤维、橡胶、树脂、玻璃纸、农药杀虫剂等。CS_2主要是经呼吸道吸入中毒，吸入量的80%可滞留在体内。在吸入1.5小时后，血液中即达饱和并进入平衡状态，主要分布在周围神经、脑、肝等组织，以结合或游离的形式存在。皮肤和胃肠道也可吸收。Payer（1851）首先提出CS_2可对人体产生危害。

【病因及发病机制】CS_2为脂溶性物质，易损伤神经和血管组织。由于眼部结构既有精细的神经系统，又有丰富的血液循环，而且可以直接从眼底观察病变，有助于CS_2中毒的诊断。

【临床表现】急性中毒，轻者主要表现为眼、鼻黏膜有刺激感；重者角膜知觉减退或消失、睫状肌麻痹，瞳孔散大，对光反射消失，眼底可见视盘水肿，边缘模糊，视网膜动脉痉挛变细，视网膜出血等。慢性中毒者，见于低浓度长期接触CS_2的工人。眼部症状除上述各项外，自觉症状有不同程度的畏光、流泪、眼痛、视力减退、视物变形、变色等。晚期视盘颞侧苍白。

【诊断及鉴别诊断】根据CS_2长期职业接触史，眼科检查中角膜知觉减退；睫状肌调节异常；视野缩小；特别是眼底微动脉瘤的出现，对慢性CS_2中毒的诊断有一定的意义。我国国家标准“职业性慢性二硫化碳中毒眼科诊断标准及处理原则”（GB3233-82）规定：“有下列眼科情况之一者，也可诊断为轻度中毒：①眼底有视网膜微动脉瘤、出血点或片状出血、渗出；②有肯定的视功能（视力、视野）障碍，伴有角膜知觉消失；③有肯定的视功能（视力、视野）障碍，伴有视网膜动脉硬化（有动、静脉压迫征）。而有视神经萎缩，视功能（视力、视野）高度障碍者则可诊断为重度中毒。具有以下情况，且符合2条者，列为观察对象：视功能轻度障碍；角膜知觉减退；视网膜动脉稍细，反光略见增强。”

本病需与苯中毒、对苯二胺皮炎、乙酰苯胺类中毒、苯丙胺中毒、中毒性紫癜、中毒性休克综合征相鉴别。

【治疗】除全身治疗外，加强神经血管营养剂，多摄取富含维生素和蛋白质食物。

八、奎宁中毒

奎宁是一种抗疟药，用量过大或特异质可引起眼部中毒症状。

【病因及发病机制】奎宁可直接损害神经组织并收缩视网膜血管，致使视网膜缺血、水肿甚至发生视神经萎缩，出现视野缩小、复视、弱视等症状。

【临床表现】急性中毒首先出现瞳孔散大，对光反应存在，个别病例的瞳孔出现蠕动样运动，随后视力完全丧失，多数患者是一过性的，少数为永久性失明。黑矇是最严重的不良反应，最明显的症状是视野缩小及视力丧失，停药后可恢复。

【诊断及鉴别诊断】诊断参照“氯喹中毒”。

本病应与其他抗疟疾药物中毒相鉴别，包括氯喹，乙胺嘧啶中毒。

【治疗】急性黑矇时期需应用血管扩张药治疗，如吸入亚硝酸异戊酯，或舌下含化硝酸甘油片，口服或注射烟酸等。静脉注射亚硝酸钠可收到良好效果。对残留视力障碍，可用肾上腺皮质激素，星状神经节阻滞对治疗弱视有效，也可应用维生素B_1、罂粟碱或用醋甲胆碱。

九、萘中毒

萘为闪亮的鳞片状粉末，有特殊气味，且挥发性强，主要用作防蛀剂，也是制造某些染料、树脂和溶剂等的主要原料。在生产过程中可产生萘粉尘和萘蒸气，经呼吸道吸入。高浓度暴露可致眼的损害。

【病因及发病机制】职业性接触萘粉尘和萘蒸气，经呼吸道吸入而中毒。

【临床表现】

1.萘蒸气对角结膜有很强的刺激性，轻者角膜上皮点状脱落，呈带状，重者可致角膜灼伤，呈致密白色粉尘小点及水疱状混浊。

2.萘的慢性损害可引起视盘炎及眼底病变，有渗出及出血，最初为小点，位于周边，以后可聚结成大片，位于后极中央，视网膜各层之间有水肿，随后视网膜脉络膜萎缩。

【诊断及鉴别诊断】眼部表现是苯中毒临床表现之一，临床诊断必须结合以下几点考虑：①高浓度吸入可致溶血性贫血；②肾和肝的损害。

本病鉴别诊断可参照“苯中毒”。

【治疗】口服大剂量维生素C对萘所致机体损害有一定预防作用；如果萘白内障已明显影响视力，可行白内障摘出术；对症治疗。

十、其他中毒

如锰、磷、四氯化碳等均可引起中毒反应。

（一）西医诊治

【病因及发病机制】长期吸入含锰浓度高的烟尘，可引起职业性锰中毒；有机磷农药中毒；接触较高浓度四氯化碳蒸气可至中毒。

【临床表现】锰中毒眼部改变有瞳孔不规则、瞬目动作减少、眼肌运动障碍、集合困难、调节减弱、眼球震颤等，少数患者有角膜知觉减退、辨色力障碍、视野向心性缩窄。

急性有机磷中毒的典型表现之一是瞳孔缩小，呈针尖状，常有视物模糊、巩膜黄染、睫状肌痉挛等。眼底检查可见视盘充血，边界模糊，视网膜动脉细窄，视网膜出血和渗出，重者有似肾炎性视网膜病变时的黄斑水肿、星芒状斑等。慢性有机磷中毒也可出现上述体征，眼睑和舌的震颤、瞳孔缩小等常是全身中毒最早出现的典型体征。

慢性四氯化碳中毒可发生中毒性弱视，视力减退，视野呈向心性缩窄，红色视野尤为明显。严重者视神经可以出现萎缩。

【诊断及鉴别诊断】眼部中毒表现结合全身中毒的典型症状和状和体征，做出准确的临床判断并不困难。①有确切的职业或生活接触史；②磷及其元机化合物急性中毒时以肝脏受损为突出表现，重度中毒可引起急性重型肝炎及昏迷。慢性中毒主要表现为骨质疏松及坏死，如果有眶骨坏死时也可累及眼球。接触黄磷可引起急性皮肤灼伤，慢性黄磷中毒可引起下颌骨坏死。③有机磷中毒时临床上可见典型的毒蕈碱样症状，如恶心、呕吐、腹痛、流涎、多汗、视物模糊和瞳孔缩小等，烟碱样症状主要表现为肌束震颤、肌力减退、肌肉痉挛、麻痹等。血胆碱酯酶活性减低为诊断的主要依据。

眼锰中毒临床表现无特异性，其诊断必须与全身中毒表现结合起来考虑。慢性锰中毒的早期诊断目前尚有困难，必须先详细调查锰接触史和现场劳动卫生条件，对主要以类神经症表现为异常的患者，应定期追踪观察，着重检查有无肌张力增强，并结合实验室检查结果进行综合分析，然后做出诊断。对中、重度锰中毒患者，应与帕金森病（震颤麻痹）及帕金森综合征如一氧化碳中毒后遗症、脑炎后遗症和脑动脉硬化及肝豆状核变性等进行鉴别。

根据明确的职业接触史和急性肝、肾损害表现，急性四氯化碳中毒诊断不难。而慢性中毒的诊断则不容易，必须有肯定的接触史，并结合现场调查，车间发病情况，临床动态观察，并排除了其他病因后，始可确定诊断。眼科临床上遇有不明原因的视神经炎及弱视患者，应考虑有否中毒性弱视的可能，并结合全身情况进行分析判断以明确诊断。

本病鉴别诊断可参照“苯中毒”“砷中毒”“汞中毒”。

【治疗】锰中毒可选依地酸二钠钙或二巯丁二钠等进行驱锰治疗及对症治疗。急性有机磷中毒的眼部表现恢复的好坏取决于全身中毒治疗的及时与否。四氯化碳中毒治疗以全身治疗为主，采取保护肝、肾，有眼部中毒表现者可给予对症治疗。

（二）中医诊治

【病因病机】眼接触化学药物之后，可引起白睛、黑睛、晶状体、瞳神、眼底等病变。

【治疗】

1. *辨证论治* 参照“酸伤目”“碱伤目”。

2. *中成药* 百令胶囊联合依地酸二钠钙治疗成人慢性铅中毒肾损伤、川芎嗪注射液治疗铅中毒、归脾汤治疗苯中毒、松针叶绿素-胡萝卜素软膏对汞中毒有防治作用。

3. *食疗方* 原则上要进食一些容易消化，含B族维生素和C族维生素丰富及含有较高蛋白质的饮食；宜吃清淡有营养、流质的食物，如米汤、菜汤、藕粉、蛋花汤、面片等；容易消化促进排便的食物。如蔬菜：海带、猪血、胡萝卜等；水果：山楂、菠萝、木瓜等；多吃富含纤维的食物，如各种蔬菜、水果、糙米、全谷类及豆类，可帮助排便，将体内残余的毒素排出。

劳动者在职业活动中由于接触职业病危害因素引起的各种眼部病变，本病预防为主，加强安全防护教育，佩戴防护用品，严格执行操作规程。应加强协作，从公共卫生、临床、基础研究不同角度深入研究职业眼病的防治，尤其是中医在防控解毒方面有自身优势，应提高早期诊断及合理治疗的技术，探索发病机制及更好的防治方法。

（喻京生 颜家朝 周 炜 贺 莉 龙 辉）

第六篇 眼科常用手术

第38章

麻 醉

第一节 局部麻醉

眼科手术涉及的范围较小，时间相对较短。因此，只要患者合作，大部分眼科手术均可在局部麻醉下顺利完成。

眼科的局部麻醉包括表面麻醉、浸润麻醉及神经阻滞麻醉。

一、表面麻醉

结膜和角膜可通过表面麻醉进行眼科的特殊检查、角结膜拆线、角膜和结膜的某些手术。另外，表面麻醉也常作为其他局部麻醉方法的补充。近年来，表面麻醉逐渐为某些内眼手术所采用，如白内障超声乳化吸除术。

【常用药物】

1.丁卡因　表面麻醉应用的浓度为1%～2%。丁卡因点眼后1分钟开始起效，维持10～15分钟。与其他药物相比，丁卡因对角膜上皮的毒性较大；在一些酯酶缺乏的患者可引发毒性反应。

2.丙美卡因　又称爱尔卡因，表面麻醉应用的浓度为0.5%，可在点眼后数秒起效，但效应时间一般小于10分钟。丙美卡因较其他表面麻醉药物安全，刺激性较小。

3.奥布卡因　0.4%奥布卡因是眼科实验室常用的麻醉药物。可在点眼后数秒内起效，维持约10分钟。滴入结膜囊后产生痛觉，具有较高的角膜上皮毒性，有抑菌特性。

4.利多卡因　白内障手术中常用的表面麻醉药物，使用浓度为1%～4%，无防腐剂的制剂产生较高的局部耐受性，麻醉效应的产生较其他表面麻醉药物慢。利多卡因在眼内不被降解，因此在前房组织中可产生麻醉效应，维持约20分钟。

【注意事项】

1.此类药物均有毒性，在局部点眼后，应常规压迫泪囊区，以防止泪液流入咽喉吸收中毒；用于鼻腔泪囊吻合术麻醉鼻腔黏膜时尤其应小心，棉片浸润药液做鼻黏膜麻醉时不宜过湿。

2.表面麻醉药物均有角膜上皮毒性，可延迟角膜上皮愈合，因此忌用过高浓度表面麻醉药物，滴入次数也不宜过多。通常每2～3分钟1次，共3次。

3.角膜缘因有较多血管，特别在结膜充血时，麻醉药物较快被吸收，麻醉持续时间较短，所以可合并用肾上腺素滴眼，加强麻醉效果。必要时可改用接触麻醉法，即用小棉签蘸上麻醉药，直接按在需麻醉部位（如泪点），半分钟后可达到麻醉效果。

二、浸润麻醉

常用浸润麻醉药物包括普鲁卡因、利多卡因、布比卡因、罗哌卡因等，根据它们的化学结构间链的不同，可分为酯类和酰胺类。酯类麻醉药品包括普鲁卡因、丁卡因等，此类药物毒性低，起效快，但作用时间不长。酰胺类麻醉药品包括利多卡因、布比卡因、罗哌卡因和左旋丁哌卡因等，此类药物毒性较大，但局部作用时间较长。

【常用药物】

1.普鲁卡因　毒性较小，水溶液很不稳定，曝光、加热或久贮后，可逐渐变黄，局部麻醉效能下降。局部浸润麻醉常用0.25%～0.5%溶液，神经组织麻醉常用浓度为1%～2%。普鲁卡因起效快（1～5分钟），作用时间为45～60分钟，加入肾上腺素可延长至90分钟。临床一次成人最大用量不超过1g。此药不良反应少，少数患者可出现变态反应，故用药前宜做皮肤过敏试验。

2.利多卡因　眼科常用浓度为2%，一次最大剂量不超过0.5g。利多卡因局部麻醉作用强，是普鲁卡因的2倍，适用于各种局部麻醉。

3.布比卡因　又称丁哌卡因，是目前已知麻醉药物中时效最长者（5～10小时），麻醉作用强度是利多卡因的4～5倍。浸润麻醉用0.25%溶液，神经阻滞麻醉浓度为0.25%～0.5%，起效时间为10～15分钟。利多卡因和布比卡因配合使用可延长手术时间或者缓解术后疼痛。通常为2%利多卡因溶液与0.75%布比卡因溶液1∶1混合。

4.罗哌卡因　常用浓度为0.5%～1.0%，起效时间5～15分钟，麻醉效应可维持至术后12小时。与布比卡因相比，罗哌卡因的心脏和中枢神经系统毒性较低。

【眼科常用浸润麻醉】浸润麻醉是将局部麻醉药物直接注入手术切口部位的组织内，以阻滞该部位组织中的神经末梢，达到麻醉效应。

1.结膜下浸润麻醉　选用24G或25G一次性注射针头。注射时针尖要避开血管，挑起结膜，针尖斜面平行朝向巩膜，刺入结膜；或用小镊子提起结膜后入针。

2.筋膜囊下浸润麻醉　需要广泛分离筋膜囊的手术，应将麻醉药物注射在筋膜囊与巩膜之间，以麻醉睫状神经的分支。用镊子夹起距角膜缘10mm处的结膜和筋膜囊，针头朝向眼球赤道部巩膜表面进针，麻醉药物应渗透到整个手术区域。

3.皮下浸润麻醉　眼睑皮肤切开前，可将麻醉药物沿切开线注入皮下。注射时可先在入针点注入少量麻醉药，再边注射边推针向前。眼睑组织较薄，皮下注射可同时麻醉皮肤组织。

【注意事项】

1.麻醉药物均有毒性，与它们的浓度和用量成正比。

2.局部麻醉药物可导致局部血管扩张，而且麻醉作用越强，血管扩张越明显。此作用导致麻醉效果差且易产生毒副作用。为此，可在每10ml局部麻醉药物中加入1～2滴0.1%肾上腺素，对抗血管扩张作用，增强局部麻醉作用，减少术中出血。但高血压、糖尿病、心血管疾病、甲状腺毒症及青光眼患者慎用肾上腺素。

3.如向深部组织或有大血管经过的部位注射麻醉药物时，注射前或改变针尖部位之后应查看无回血才能注射药物。如误将药物注入血管内，会导致生命危险。

4.不宜将麻醉药物注入感染区内，以免导致感染扩散。

三、神经阻滞麻醉

【常用药物】同“浸润麻醉”常用药物。

【眼科常用神经阻滞麻醉】

1.球后阻滞麻醉　在眼球后的肌锥内注入麻醉药物，阻滞第Ⅲ、Ⅳ、Ⅵ对脑神经，以及第Ⅴ对脑神经的眼神经分支，使眼球固定不动，并使结膜、角膜及葡萄膜的知觉消失，同时降低眼肌张力和眼压。具体操作是嘱患者向鼻上方注视，以7号针头，自下睑眶缘中、外1/3交界处皮肤进针，与眼球相切、沿矢状面紧贴眶底进针，一直到赤道部（进针深度约20mm），然后进针方向改为向鼻上倾斜30°，进入球后肌锥内（入针深度为25～30mm），但切不要越过中心矢状面范围，先反抽注射器，如无回血，即可向肌锥内注射药物，一般内眼手术注药量为1.5～2ml，白内障手术可注药3～3.5ml。球后注射完毕，应间歇压迫眼球至少5分钟，以防止出血并促进药液扩散。

2.眶上神经阻滞　此方法可麻醉前额内侧皮肤、上睑内侧的皮肤及结膜。操作方法为于眶上切迹沿眶上壁进入眶内2.5～3cm，如反抽无回血，注入麻醉药1.5ml。

3.眶下神经阻滞　此方法可麻醉除内、外眦以外的下睑皮肤、上唇、泪囊窝下部及鼻侧。沿眶下缘正中央下方约lcm处触及眶下孔，将针头进入此孔，斜向上外方向深入约10mm，注入麻醉药约1ml。

4.滑车下及筛前神经阻滞　此法可麻醉内眦部皮肤、结膜、泪囊、鼻腔外侧前部、筛窦及鼻中甲前部。麻醉时用35mm长的8号针头从滑车下的眶内缘沿眶壁进入约20mm，即达到滑车下神经处。再刺入10mm，即达筛前神经，共注入麻醉药

1.5ml。

5.滑车上神经阻滞 此法可麻醉上睑鼻侧的皮肤及结膜。于滑车与眶内上壁交角处靠近骨壁进针约12mm，注入麻醉药1.5ml。

6.泪腺神经阻滞 于眶上外侧壁交界处向内上方进针25mm，注入麻醉药液 1 ～ 1.5ml。此种麻醉适用于泪腺手术。

7.鼻睫状神经阻滞 于内眦韧带上方眶内侧壁进针，深至25mm，注入麻醉药液2.5 ～ 3ml。此种麻醉适于内眦部、泪小管和泪囊手术。

8.面神经阻滞 适用于白内障摘出术、人工晶状体植入术、角膜移植术、角巩膜裂伤缝合术等。常用的方法包括VanLint法、Atkinson法、O'Brien法。

【注意事项】同"局部浸润麻醉"。

第二节 全身麻醉

一、麻醉前评估和准备

1.注意并发症 麻醉前需评估患者的眼部及全身情况，尤其注意是否合并其他疾病。患者中老年患者比例较大，常合并有呼吸、循环或内分泌系统疾病。小儿眼科患者常伴有先天性疾病。眼外肌疾病有关的综合征有类重症肌无力综合征。如无特殊情况，一般不应中断患者的常规药物治疗。哮喘、高血压、心绞痛、充血性心力衰竭或糖尿病患者手术当天一般不要停止用药。

2.注意维持术中眼压平稳 眼科手术的麻醉管理要求在术前、术中、术后都要控制好眼压。影响眼压改变的因素有以下几点。

（1）全身因素：全身静脉压对眼压影响较大，动脉压影响极小。当术中发生球后出血、咳嗽及呕吐等，均可因静脉压升高而引起眼压明显升高。当动脉血二氧化碳分压升高时，眼压也会升高。此外，头低位、导致颅内压增加的因素、呼吸困难也会令眼压升高。

（2）术前、术中用药的影响：导致眼压升高的药物有：胆碱能药物、β受体兴奋药、散瞳药、氯化琥珀胆碱等。去极化肌肉松弛药只引起短暂的眼压升高。另外，氯胺酮可使眼压升高10% ～ 15%。缩瞳剂、抗胆碱酯酶药物、α受体兴奋药、β受体阻滞药，大多数全身麻醉药、镇静药、安定药及催眠药，非去极化肌肉松弛药，球后阻滞麻醉，以及利尿药等均可使眼压降低。

3.麻醉前胃肠道准备 成人一般应在麻醉前至少6小时，最好8小时开始禁饮、禁食，以保证胃彻底排空；2岁以上小儿术前禁饮、禁食时间应为6 ～ 8小时；婴儿在术前4小时禁食。

二、眼科手术全身麻醉的常用方法

1.丙泊酚复合氯胺酮全凭静脉麻醉 丙泊酚与氯胺酮合用是临床上应用较为广泛的一种全身麻醉方法，在眼科手术中适用于小儿短小手术如白内障、睑板腺囊肿切除、眼部小肿物切除术等。合作小儿开放静脉后给予氯胺酮1 ～ 1.5mg/kg静脉注射，不合作的小儿给予氯胺酮2 ～ 4mg/kg肌内注射后入室，于手术开始前2分钟静脉注射丙泊酚1mg/kg，术中予丙泊酚6 ～ 10mg/（kg·h）和氯胺酮1.5 ～ 2.5mg/（kg·h）持续静脉微泵输注（每200mg丙泊酚＋50mg氯胺酮，以丙泊酚输注速率为主）至术毕，术中以低流量鼻氧。

2.气管内麻醉 适用于需全身麻醉并需要绝对制动的复杂内眼手术及创伤性较大的外眼手术，或需要肌肉松弛的手术如斜视矫正、上睑下垂矫正术等。

常用的麻醉诱导用药为起效迅速的静脉麻醉药、强效镇痛药和肌肉松弛药。麻醉维持可单纯七氟烷吸入维持、七氟烷＋丙泊酚静吸复合维持或丙泊酚＋瑞芬太尼/阿芬太尼全凭静脉维持。麻醉诱导和维持要力求平稳，无呛咳及躁动，使用面罩位置得当，不压迫眼球。麻醉管理中应注意全麻深度不宜太浅。

3.喉罩通气在眼科麻醉中的应用 大部分眼科不需要术中使用肌松药控制呼吸，但要求麻醉清醒快而安全，尤其眼底手术恢复期应尽量平顺，术后需要尽快改为特殊体位以提高手速成功率。由于不需要肌松药，自主呼吸存在，在较浅麻醉下可通过喉罩维持通气。使用喉罩时要注意饱胃、严重肥胖、肺顺应性低和有潜在气道梗阻患者不能使用。

三、眼科手术全身麻醉常见并发症

1.眼心反射（oculocardiac reflex，OCR）　是在压迫、刺激眼球或眼眶，牵拉眼外肌时引起的由迷走神经介导的心动过速或心律失常。一般认为心率下降10%～20%是典型的眼心反射。术中OCR持续时间一般不超过1分钟，多数持续20～40秒，主要表现为心动过缓伴血压下降，患者主要症状为心前区憋闷不适，以及面色苍白、口唇发绀、全身湿冷等末梢循环障碍表现，严重者出现意识障碍。无论进行全身麻醉还是局部麻醉，眼心反射均时有发生。凡刺激眼球或眼部组织的各种因素均可直接诱发OCR，牵拉眼外肌、压迫眼球和眶内加压三种操作OCR发生率最高。

2.恶性高热　多因吸入强效的全身麻醉药并同时应用琥珀酰胆碱而诱发，以肌肉强直、挛缩为特征的骨骼肌高代谢状态，呼出CO_2和体温骤然升高、心动过速，并出现肌红蛋白尿等综合征。

（李　芳　张仁俊）

第39章

眼睑、结膜手术

第一节　睑内翻手术

一、部分睑板切除术（Hototz改良法）

【适应证】适应于上、下睑结膜瘢痕和睑板肥厚所致的睑内翻。

【禁忌证】

1.眼睑或球结膜有急性炎症者。

2.眼前节有炎症者。

【手术步骤】以上睑为例。

1.结膜囊内滴表面麻醉药；用2%利多卡因做眼睑皮肤及穹窿结膜局部浸润麻醉。

2.放置眼睑保护板：将涂有抗生素眼膏的眼睑保护板置入穹窿部，支撑眼睑，保护眼球，并压迫止血。

3.皮肤及皮下组织切口：距睑缘3～5mm做平行于睑缘全长的皮肤切口，分离皮下组织暴露眼轮匝肌，剪除睑板前的眼轮匝肌，分离残留的眼轮匝肌，暴露睑板。

4.睑板楔形切除：距睑板水平中线上方1～1.5mm处，做一条平行于睑缘的稍向下倾斜45°的睑板切口，深度为睑板厚度的2/3，长度与皮肤切口等长。在睑板水平中线下方1～1.5mm处做一相同的但稍向上倾斜45°的睑板切口，切口两端在睑板两侧相连，形成尖端向结膜、底宽2～3mm，平面呈梭形，侧面呈楔形的睑板条带。

5.缝合切口：用6-0丝线自皮肤切口下缘进针，经睑板楔形切口上缘，由皮肤切口上缘出针，于眼睑中外1/3、中点、中内1/3均匀缝合3针。先结扎中央缝线做成活扣，观察睑内翻矫正情况是否满意，如果矫正不良，可重新调整缝线或切削睑板。间断缝合皮肤切口。

6.结膜囊内涂抗菌药物眼膏，敷眼垫。

【术后处理】

1.术后1天常规换药，注意是否出血，伤口对合是否良好。以后隔天换药。

2.术后5～7天拆除皮肤缝线。老年人可延至术后9天拆线。

【注意事项】

1.对于年老患者，因眼睑皮肤松弛，术中可在皮肤切口上缘切除一梭形皮肤条带。在未做麻醉前，先用镊子轻轻夹起松弛的皮肤，测量其宽度，术中减半为其切除量。年轻人通常不切除或尽量少切皮肤。

2.如睑内翻严重，皮肤切口应距睑缘近一些。如果睑内翻较轻，尽量使皮肤切口与上睑皱襞一致，以便术后形成双重睑。

3.下睑内翻矫正方法与上睑手术操作相似，但下睑板较窄，不适宜做楔形切除，可将肥厚变形的下睑板切削使其变薄、变平坦。为防止下睑出现重睑皮肤皱褶，皮肤切口不要距睑缘过远，一般在睑缘下1.5～2mm。

【并发症预防及处理】

1.矫正不足及睑缘外翻　矫正不足的原因有以下几点。①睑板切除过窄或深度不够，应重新加宽或加深睑板切除。②做楔形睑板切除时，睑板上和下两侧切口的倾斜面一定要保持45°。切除睑板时应先从睑板楔形条带一端沿两侧倾斜面将尖端向结膜面处汇合，使切除的睑板组织呈三角形睑板条带。如果再沿45°切开睑板的尖端，用剪刀剪除楔状条带，其尖端常呈“U”形，由于尖端呈钝圆，结扎缝线后，易留下无效腔，使睑板创面相贴不严密，导致矫正不足。③睑板缝线位置在睑板切口下缘，由于过低，牵引睑缘外转力量较小，导致矫正不足。

由于睑板切除是中央宽、两端窄，常造成内外眦部矫正不足。在缝合内、外睑板切口时，进针可斜向上内和上外方，以加强缝线的牵引力。

睑缘外翻多因睑板切除过宽，睑板切口上缘过高，可调整缝线位置。如术后才发现过矫，可提前拆线。

2.睑缘角畸形　一般由睑板切口参差不齐、缝线高低不一致或结扎缝线力量不均匀所致。术中发现应拆除缝线查找原因，修正睑板切口或重新调整缝线结扎的松紧度。如术后发生睑缘角状畸形，应切开原切口，查找向上牵拉的瘢痕组织，将其剪除再重新缝合。

3.睑裂闭合不全　多因眼睑皮肤切除过多，或缝线位置超过睑板上缘，缝合在上睑提肌腱膜上，或缝在眶隔组织，术中发现应立即调整缝线位置。多次睑内翻手术会导致眼睑缩短，也可造成睑裂闭合不全。切除皮肤时宁少勿多。严重眼睑闭合不全者需行眼睑整形手术。

二、眼轮匝肌重叠缩短术

【适应证】适用于老年性痉挛性下睑内翻。

【手术步骤】

1.结膜囊内滴表面麻醉药；用2%利多卡因做眼睑皮肤及穹窿部结膜局部浸润麻醉。

2.将涂有抗生素眼膏的眼睑保护板置入穹窿部，支撑眼睑，保护眼球。距下睑缘3～4mm处做平行于睑缘的切口，切口与睑缘等长。

3.分离皮下组织，充分暴露眼轮匝肌，上至睑缘，下至睑板下缘。从睑板下缘向睑缘分离出一条宽6～7mm的眼轮匝肌肌束，并向两侧分离，使其与睑缘等长。

4.于眼轮匝肌条外1/3处剪断，将内眦2/3部分牵引至外1/3部分并重叠在其上，以6-0可吸收线做2对褥式缝合。缝线顺序为：从第1层肌肉进针，经第2层肌肉、睑板，然后再穿入第2层肌肉、第1层肌肉，结扎缝线。缝线尽量靠近睑板下缘。进针处距肌肉断端的距离按肌肉缩短量而定。

5.间断缝合皮肤切口。

6.结膜囊内涂抗菌药物眼膏，敷眼垫。

【术后处理】

1.术后1天常规换药，以后隔天换药。

2.术后5天拆除皮肤缝线。

【注意事项】

1.老年性睑内翻多存在皮肤松弛，常需手术切除部分皮肤。在未做麻醉前，先用镊子轻轻夹起松弛的皮肤，判断切除皮肤的范围并标记，以免切除过多皮肤造成术后睑外翻。

2.眼轮匝肌缩短时，肌肉条带宽度不宜小于5mm，如果太窄，肌肉重叠缝合不易牢固，术后效果不确实。

3.应充分分离皮下组织和睑板前组织，以便眼轮匝肌条带游离充分，使肌肉重叠缩短分缝合更确实，保证手术效果。

三、缝线术＋灰线切开术

【适应证】适用于老年性痉挛性睑内翻。

【手术步骤】

1.结膜囊内滴表面麻醉药；用2%利多卡因做眼睑皮肤及穹窿结膜局部浸润麻醉。

2.自眼睑内、中、外缝3对褥式缝线，缝合步骤为距睑缘3mm从皮肤垂直睑缘方向进针，经皮下组织睑板前面，由睑板上缘穹窿部结膜出针，再从结膜针孔水平刺入穹窿结膜，经睑板前面，距睑缘3mm出针。

3.如果倒睫明显，可加灰线切开。用左手拇指和示指固定眼睑或用金属垫板置于结膜囊内固定睑缘部，并使睑缘稍向外翻转。右手持15°穿刺刀，使刀片与睑缘垂直，在倒睫部位灰线处将睑缘剖开，深2～3mm，外层包括皮肤和肌肉，内层包括睑板和结膜。长度以倒睫范围而定，原则上略超过倒睫部位的两端。

4.皮肤面结扎缝线时线圈内放置小棉垫或胶皮粒，结扎缝线后睑缘略呈轻度外翻为宜。

5.结膜囊内涂抗菌药物眼膏，敷眼垫。

【术后处理】

1.术后1天常规换药，以后隔天换药。

2.术后7天拆除缝线；如术后出现明显过矫，可提前拆除缝线。

第二节 睑外翻手术

睑外翻在临床上可分为痉挛性睑外翻、退行性睑外翻、瘢痕性睑外翻及麻痹性睑外翻。瘢痕性睑外翻一般采用V-Y法矫正术或全厚皮瓣游离移植睑外翻矫正术。退行性睑外翻一般采用库-希术、布拉斯科维奇改良术矫正睑外翻。麻痹性睑外翻则使用睑内侧皮瓣移位、阔筋膜或异体硬脑膜、巩膜提吊法矫正睑外翻。

一、V-Y法矫正术

【适应证】适用于只是由于轻微局部瘢痕条索牵引所致，无广泛瘢痕，眼睑皮肤本身没有缺损的睑外翻。

【禁忌证】①眼睑或球结膜有炎症者。②眼前节有炎症者。③慢性泪囊炎。

【手术步骤】

1.结膜囊内滴表面麻醉药；用2%利多卡因做眼睑皮肤局部浸润麻醉。

2.尽量切除下睑中央部的全部瘢痕。

3.在下睑皮肤做V形切口，潜行分离皮下组织。

4.缝合皮肤切口，将V形切口缝合成Y形，使下睑组织上提，以便矫正下睑外翻。

5.结膜囊内涂抗生素眼膏，敷眼垫后用绷带包扎。

【术后处理】

1.术后1天常规换药，以后隔天换药。

2.术后7～10天拆除皮肤缝线。

二、库-希术

【适应证】退行性睑外翻。

【禁忌证】①眼睑或球结膜有急性炎症者。②眼前节有炎症者。③瘢痕性睑外翻。

【操作方法及程序】

1.结膜囊内滴表面麻醉药，用2%利多卡因做眼睑皮肤局部浸润麻醉。

2.下睑外2/3灰线切开，切口深达8～10mm，将眼睑分劈为前后两叶。

3.在下睑后叶中央切除三角形睑板，基底位于睑缘，其长度以使睑缘紧贴眼球为度。

4.行外眦皮肤三角形切除，以外眦角为A点，B点位于外眦角的颞上方，C点位于外眦角颞下方，使AB长度比下睑后叶三角形切口基底长2mm，AC长度为AB的2倍。

5.在下睑外2/3的前叶做肌层下分离，使之不紧张地覆盖ABC三角形切口创面区。

6.以6-0或8-0丝线将下睑板三角形切口两侧相对间断缝合，缝线留长固定于眼睑皮肤面。

7.剪去下睑前叶外眦部睫毛，将A点拉至B点缝合。间断缝合颞侧皮肤三角形创面的皮肤伤口。

8.前、后叶加缝褥式缝线一针以消灭两叶间的无效腔。

9.结膜囊内涂抗生素眼膏，敷眼垫后用绷带包扎。

【术后处理】

1.必要时全身应用抗菌药物3天。

2.术后第2天换药，以后每天1次，涂抗菌药物眼膏。

3.术后7天拆皮肤切口缝线，10～12天拆睑缘及睑板结膜切口处的缝线。

【注意事项】

1.上述方法可矫正下睑重度肌无力型睑外翻。

2.缝合颞侧皮肤三角形创面时，应先将A点与B点相对缝合。

第三节 上睑提肌缩短术

【适应证】上睑提肌肌力≥4mm的先天性、老年性、外伤性或其他类型的上睑下垂患者。

【禁忌证】

1.上睑提肌肌力在3mm以下的上睑下垂患者。

2.眼部急、慢性炎症患者。

【手术步骤】

1.用亚甲蓝溶液或甲紫溶液距术眼上睑缘5～6mm处画出上睑皱襞线。如对侧眼有上睑皱襞，则设计的术眼上睑皱襞线的弧度、距睑缘距离应与其一致。

2.切开眼睑皮肤，分离皮下及眼轮匝肌暴露睑板前面的上睑提肌腱膜附着处。

3.用拉钩将伤口牵开，可见腱膜前间隙与腱膜之间出现沟状凹陷，用剪刀沿此沟向上分离，将腱膜与眶隔分开或打开眶隔直到暴露节制韧带。

4.于睑板上方剪开外侧腱膜，用肌肉镊夹住上睑提肌向下牵拉分离，并剪断其内角外角，松解肌肉。

5.分离出上睑提肌，测量切除部分长度，在应切除处中、内、外做三针褥式缝线，缝线穿过肌腱睑板（位于睑板中上1/3交界处，深度为1/2睑板厚度，针距1～3mm），再穿至肌腱表面，调节位置，直至满意后结扎缝线，剪除缩短部分肌肉。

6.用6-0丝线缝合皮肤伤口5～7针，每针过浅层睑板。术眼涂抗菌药物眼膏后遮盖。

【术后处理】

1.第2天换药。

2.滴抗菌药物滴眼液及人工泪液，每天3～4次，睡前涂抗生素眼膏，持续至眼睑可自行闭合。

3.术后5～7天拆除皮肤缝线。

【注意事项】

1.术前应了解患者的要求，仔细检查眼部，并对患者充分解释预后。

2.术前根据患者年龄、上睑下垂类型、上睑提肌肌力、下垂量等估计切除肌肉量，术中应根据上睑提肌的薄厚及弹性做出调整。

3.术后注意睑裂闭合和角膜暴露情况。较明显的眼睑闭合不全时，应在眼部涂抗菌药物眼膏保护角膜，必要时采用湿房保护。

4.对术后矫正不足或过矫者，经非手术治疗无效时可考虑再次手术治疗。

第四节　翼状胬肉切除术

翼状胬肉是在外界刺激作用下，球结膜及结膜下组织发生纤维血管增生所导致的慢性炎症及变性病变。近年来，临床上已经基本淘汰了单纯翼状胬肉切除的手术方式，翼状胬肉切除联合羊膜移植或结膜瓣移植大大降低了翼状胬肉的复发率。

一、翼状胬肉切除联合羊膜移植术

羊膜是胎盘的内层，由滋养细胞层分化而来，薄而半透明状。羊膜由上皮细胞层、基底膜、致密层、成纤维细胞层和海绵层构成，但真正应用于临床的羊膜组织通常只含有基底膜和致密层。羊膜具有抗炎和抗纤维增殖活性，同时为上皮细胞的移行、增强基底上皮细胞的粘连、促进上皮的分化提供了一个底物，是最佳的治疗翼状胬肉的材料。羊膜移植不需要给予免疫抑制治疗以避免排斥反应的发生。

【适应证】

1.进行性翼状胬肉，其头部侵入角膜缘内2mm以上。

2.静止性翼状胬肉部分或者全部遮盖瞳孔，影响视功能。

3.翼状胬肉妨碍眼球运动。

4.翼状胬肉妨碍角膜移植或白内障等内眼手术。

【禁忌证】

1.眼睑、结膜或角膜有急性炎症。

2.明显眼睑内翻。

3.急性、慢性泪囊炎。

4.眼前节活动性炎症。

【手术步骤】

1.常规消毒眼睑及眼周皮肤，清洁结膜囊。

2.用0.5%丁卡因做眼球表面麻醉后，于胬肉颈部及体部结膜下适量注射2%利多卡因。

3.于胬肉颈部剪开结膜，分离胬肉体部结膜与结膜下胬肉组织，并把胬肉与巩膜上组织钝性分离，保留大部分结膜，剪除颈部及体部胬肉组织。

4.用刀片沿胬肉头部边缘划开一浅界，深达角膜前弹力层，由此界开始剥离胬肉头部至角膜缘。

5.将肌止前缘巩膜面残留的结膜下组织清理干净，巩膜表面烧灼止血，铺平鼻侧剩余结膜。将复水的羊膜覆盖在眼表，基质面向下，基底面朝上。按需要修剪出合适大小的羊膜覆盖巩膜暴露区表面，用10-0尼龙线缝合羊膜并固定于巩膜、角膜缘浅基质层，与创缘结膜相接部位应将羊膜置于结膜下并固定。

6.结膜囊内涂抗生素眼膏，眼部加压包扎。

【术后处理】

1.术后第2天起每天换药。

2.眼部滴用抗生素及皮质类固醇滴眼液，每天4～6次，持续3周。眼局部可滴用非甾体抗炎类滴眼液，可减少复发率。

3.术后5～7天拆除结膜缝线。

【注意事项】

1.要于结膜与结膜下胬肉组织之间注射2%利多卡因，使结膜隆起，有利于分离较薄的结膜，减少胬肉组织残留。

2.术中分离体部胬肉组织时留下来的结膜要尽量薄，减少残留的结膜下胬肉组织，从而可以减少翼状胬肉的复发率。

3.剥离角膜表面胬肉头部时要尽量钝性剥离，有助于减少胬肉组织残留；有些术者选择用虹膜分离器钝性剥离胬肉头部，也可以达到不错的效果。

4.分离和剪除鼻侧体部胬肉组织时要注意不要损伤内直肌。

5.巩膜勿要大面积烧灼止血，易导致术后巩膜溃疡。

6.羊膜覆盖于巩膜暴露区时基质面要向下，用棉签接触时基质面有“黏稠”反应。

二、翼状胬肉切除联合游离结膜瓣移植术

【适应证】同“翼状胬肉切除联合羊膜移植术”。

【手术步骤】

1.操作同“翼状胬肉切除联合羊膜移植术”。

2.一般采用上方的球结膜做结膜瓣。先于结膜下注射适量2%利多卡因，使结膜隆起便于分离。

3.分离结膜及结膜下组织，做以角膜缘为基底的合适大小的梯形或长方形结膜瓣，然后沿角膜缘剪开形成游离结膜瓣。在完全剪断结膜瓣之前可做标记风险，便于区分结膜瓣的正面及背面。

4.将结膜瓣基底面朝下置于巩膜裸露区表面，用10-0线先于角膜缘上方、下方及鼻上、鼻下方创缘固定于巩膜浅基质层4针，再间断缝合结膜瓣及创缘结膜。

5.结膜囊内涂抗生素眼膏，眼部加压包扎。

【术后处理】同“翼状胬肉切除联合羊膜移植术”。

【注意事项】

1.取结膜瓣留下的创面，无须缝合，结膜上皮可自行愈合。

2.结膜瓣基底面必须朝向巩膜，否则会导致结膜瓣坏死。

三、手术并发症及处理

1.*角膜穿破*　复发性胬肉，特别是经多次手术复发者，胬肉下的角膜和角膜缘部可能已经很薄，加上复发性胬肉的血管纤维组织与角膜粘连牢固，分离时较困难，易切穿角膜。一旦角膜穿破，可用10-0尼龙线间断缝合1针，继续完成手术。如在变薄的角膜上发生穿破，直接缝合有困难，可把胬肉缝回原位覆盖破口，涂抗生素药膏，加压包扎1～2天，以后再考虑择期手术。

2.*切断直肌*　若是鼻侧的翼状胬肉切除，术中发现术眼不能内转，应检查内直肌肌止部，如发现直肌被切断，应顺着眼肌走向的眼球筋膜往后找回后缩的断肌。如组织不易辨认，可用固定镊子夹持疑似组织后，嘱患者眼球内转，便可知道夹持的是否为眼肌。找出眼肌后将其缝合于肌止缘部。

第五节　结膜遮盖术

【适应证】

1.角膜溃疡用药物治疗无效，濒临角膜穿孔或已发生角膜穿孔者，当患者年老体弱，或因供体角膜缺乏，当地技术条件受限时，可采用此手术。

2.角膜穿孔后角膜瘘管形成。

3.角膜穿孔伤的伤口极不规则，缝合时无法满意对合，因条件受限无法行角膜移植术时，可采用此手术，促进伤口愈合。

4.大泡性角膜病变年老体弱，视力恢复可能性很小，可行全角膜浅板层切除联合结膜瓣遮盖术，以减轻刺激症状。

5.眼球萎缩不愿行眼内容物剜除术，直接放置义眼因对角膜摩擦不能耐受者。

一、桥型结膜瓣遮盖术

桥型结膜瓣在结膜瓣遮盖术中较常用，适用于中央角膜溃疡穿孔或难治性角膜溃疡。

【手术步骤】

1.常规消毒眼睑及眼周皮肤，清洁结膜囊。

2.用0.5%丁卡因做眼球表面麻醉，2%利多卡因做局部浸润麻醉，配合不良者可加用球后麻醉。麻醉药内可加数滴1∶1000肾上腺素，有助于止血。

3.用刀片刮除角膜病灶区坏死组织和邻近病灶的角膜上皮。如是角膜瘘，瘘口处上皮不易刮除，可用局部热烙法，同时有助于瘘口收缩。

4.在上方球结膜做一比病灶宽2～3mm的结膜瓣，于距上方角膜缘比病灶宽2～3mm处剪开球结膜，切口平行于角膜缘，弧长相当于10：00～2：00方位。沿上方角膜缘8：00～4：00方位剪开球结膜，分离结膜，形成桥型结膜瓣。

5.将结膜瓣移置于角膜病灶表面，桥型结膜瓣两端用10-0尼龙线各缝合2～3针固定于浅层巩膜面上，其中1针缝合于角膜缘处，结膜瓣上下缘分别与相应的角膜浅层间断缝合。

6.结膜囊内涂抗生素眼膏，眼部加压包扎。

【术后处理】

1.术后第2天起每天换药。

2.换药后术眼涂抗生素眼膏，绷带包扎3天。术后7天拆除结膜缝线。

3.术后每天严密观察结膜瓣，如有苍白、坏死等，应增加抗生素局部点眼频率，或者调整用药，必要时手术处理。

【注意事项】

1.根据角膜病灶的深浅决定分离的结膜瓣的厚度，如角膜病灶较深，则应需分离较厚的结膜瓣。

2.如角膜穿孔处有少许虹膜突出，不应剪除，可对突起的虹膜用轻微热烙法使其收缩变平。

3.结膜瓣遮盖区的角膜上皮须全部去除，有助于结膜瓣与角膜的贴附；结膜瓣应覆盖整个病灶区。

二、单带结膜瓣转位遮盖术

单蒂结膜瓣转位遮盖术适用于角膜周边或角膜中周部角膜溃疡。

【手术步骤】

1.常规消毒眼睑及眼周皮肤，清洁结膜囊。做表面麻醉和球结膜局部浸润麻醉。

2.清除角膜病灶区坏死组织和邻近病灶的角膜上皮。

3.选择邻近角膜病灶的角膜缘作为结膜瓣的蒂部位置。做比角膜创面宽2mm，以角膜缘为基底的球结膜弧形剪开，该弧形切口长约为结膜瓣宽和角膜缘至病灶远侧缘距离之和。分离结膜直至角膜缘，然后沿角膜缘剪开球结膜，形成一带状结膜瓣。

4.将结膜瓣转位之角膜病灶表面，用10-0尼龙线将结膜瓣边缘分别与相应的角膜浅层间断缝合，结膜瓣蒂部固定于浅层巩膜面上。

5.结膜囊内涂抗生素眼膏，眼部加压包扎。

【术后处理】同“桥型结膜瓣遮盖术”。

【注意事项】

1.结膜瓣的蒂部需做得较宽，从而使结膜瓣血供丰富，有利于结膜瓣存活。

2.如瞳孔区角膜正常，结膜瓣遮盖及缝合时尽量避开瞳孔区。

三、部分结膜瓣移位遮盖术

部分结膜瓣移位遮盖术适用于顽固性边缘性角膜溃疡、边缘部溃疡穿孔或角膜瘘。

【手术步骤】

1.常规消毒眼睑及眼周皮肤，清洁结膜囊。做表面麻醉和球结膜局部浸润麻醉。

2.清除角膜病灶区坏死组织和邻近病灶的角膜上皮。

3.用剪刀沿角膜缘剪开球结膜，切口长度比角膜病灶略宽。然后在结膜下向穹窿部做潜行分离，为了减少结膜牵引张力，分离范围一般应达到角膜缘后8mm左右。

4.把结膜瓣牵拉到角膜病灶处，使其遮盖整个角膜创面，把结膜瓣的两端缝合于角膜缘的浅层巩膜上，将结膜瓣边缘缝合固定与相应的角膜浅层。

5.结膜囊内涂抗生素眼膏，眼部加压包扎。

【术后处理】同“桥型结膜瓣遮盖术”。

四、全角膜遮盖术

全角膜遮盖术适用于大泡性角膜病变及眼球萎缩，直接安置义眼对角膜刺激不能耐受者。

【手术步骤】

1.常规消毒眼睑及眼周皮肤，清洁结膜囊。做表面麻醉和球结膜局部浸润麻醉。

2.清除全角膜上皮。

3.在上方球结膜做一比角膜直径宽2mm的结膜瓣。于上方角膜缘后约12mm处剪开球结膜，切口平行于角膜缘，弧长相当于10：00～2：00方位。沿上方角膜缘8：00～4：00方位剪开球结膜，分离结膜，形成结膜瓣。

4.结膜瓣两端用10-0尼龙线各缝合2～3针固定于浅层巩膜面上，其中1针缝合于角膜缘处，结膜瓣上下缘分别与相应的角膜浅层间断缝合。

5.结膜囊内涂抗生素眼膏，眼部加压包扎。

【术后处理】同“桥型结膜瓣遮盖术”。

【注意事项】如全结膜瓣遮盖用于治疗大泡性角膜病变，分离结膜一定要薄，尽量不带眼球筋膜组织，以免增加结膜的收缩；如用于降低眼球萎缩者角膜知觉敏感性，结膜瓣下可带部分结膜下组织。

第六节　结膜肿瘤切除术

【适应证】①结膜良性肿物；②结膜恶性肿瘤；③结膜囊肿；④炎症增殖性病变，如炎性肉芽肿、息肉等。

【手术步骤】

1.常规消毒：眼睑及眼周皮肤，清洁结膜囊。做表面麻醉和肿物周围球结膜局部浸润麻醉。注射麻药时针尖不宜进入肿瘤区或肿物的实体内。

2.肿物切除

（1）良性肿物切除：沿肿物边缘剪开球结膜，完整分离肿物并剪除；切除囊肿或皮样脂肪瘤时，用剪刀剪开分离肿物表面的结膜，完整暴露出肿物并将其剪除。然后将结膜切口缝合。结膜缺损较大时，可用带蒂结膜瓣转位或游离结膜瓣修复。

（2）恶性肿物切除：切除范围应包括病变区外4～5mm的结膜及结膜下组织，如肿物已侵犯巩膜和角膜浅层，应同时切除浅层的巩膜及角膜。切除后的角膜缺损区应用板层角膜移植修复。

3.结膜囊内涂抗生素眼膏，用眼垫包扎。

【注意事项】

1.良性肿物切除的界线可紧靠肿物边缘，特别是侵入角膜缘者，不应随意扩大切除范围。

2.分离囊肿时应小心剥离，避免穿破囊壁。如早期穿破囊壁后很难到达囊肿边界，应扩大结膜切口，将囊壁切除，以免引起囊肿复发。

3.切除角膜及巩膜组织较深时，应联合板层角巩膜移植手术，否则角膜创面极难愈合。

4.做外上方球结膜肿物切除时，注意避免损伤穹窿部的泪腺泪液排出导管。

（李　芳　张仁俊　杨　军）

第40章

泪囊手术

第一节　泪囊鼻腔吻合术

泪囊鼻腔吻合术是在泪囊内侧与相邻鼻腔间建立一个新的通道，代替已闭塞的鼻泪管，是目前泪道再造手术中效果较佳的一种手术。

一、外路鼻腔泪囊吻合术

【适应证】

1.泪小点及泪小管均正常，冲洗时针头可触及泪囊窝骨壁。

2.术前泪囊造影证实泪囊无明显缩小，或挤压泪囊区有大量黏脓性分泌物由泪小点反流，间接表明泪囊体积无缩小。

3.鼻部无息肉、无严重鼻中隔偏曲、无严重化脓性鼻窦炎、无严重萎缩性鼻炎。

【禁忌证】

1.泪囊急性炎症。

2.泪囊造影显示泪囊甚小。

3.泪囊占位性病变、泪囊结核、梅毒者。

4.年老体弱、全身状况不允许施行泪囊鼻腔手术者。

【术前准备】

1.先做泪道冲洗，了解泪小点、泪小管、泪总管是否通畅，冲洗针头能否触及泪囊窝骨壁。冲出的分泌物是黏性或脓性，如为脓性可用抗生素溶液做多次冲洗后手术，手术当天需用抗生素溶液再冲洗一次。

2.术前需做泪囊造影。

3.请鼻科医师检查鼻部情况。

4.术前滴用抗菌药物滴眼液。

【麻醉】

1.中鼻道和鼻甲放置以1%～2%丁卡因、1∶1000肾上腺素浸湿的棉片，并计棉片数目。

2.沿皮肤切开线做皮下浸润麻醉，然后在内眦韧带附近处注射麻醉药，深达骨膜；做滑车下神经、筛前神经与眶下神经阻滞麻醉。

【手术步骤】

1.皮肤切口：距内眦鼻侧3～5mm，从内眦韧带上方2～3mm向下方顺皮肤纹理切开皮肤，切口上半部呈垂直，其下半部稍向颞侧，皮肤切口的走向与泪前嵴平行，长15～20mm。

2.暴露泪囊：向切口两侧分离皮下组织直达骨膜，泪囊牵开器撑开切口，暴露泪前嵴骨膜。沿泪前嵴鼻侧0.5mm处切开骨膜，然后用小骨膜分离器紧贴骨膜剥离骨膜，范围上达内眦韧带，下达鼻泪管口，后达泪后嵴。不用切开内眦韧带，整个骨膜连同泪囊被游离，推向颞侧暴露泪囊窝。

3.造骨孔：用蚊式钳把泪囊窝下端内侧壁薄的骨壁捅破，造成一个小骨孔。用小咬骨钳将小骨孔的边缘咬掉，逐渐扩大骨孔。骨孔以泪前嵴中央为中心，上界至内眦韧带下缘，下界平骨性鼻泪管上口，前界至泪前嵴前3mm，后界至泪颌缝，骨孔一般上下径为15mm，前后径为10mm。

4.泪囊鼻腔吻合：吻合方法如下所述。

（1）前后页吻合法：是较经典的方法，效果确实。

1）用刀片在鼻黏膜做“工”字形切开。

2）在泪囊内侧壁做同样的“工”字形剪开。方法是从泪囊内侧壁纵行剪开泪囊壁，下方至鼻泪管口，上方至泪囊顶部，然后在上、下方加一横切口，使泪囊壁分为前、后两页。分别切开泪囊及鼻黏膜制成对应的前瓣和后瓣，凡士林纱条经鼻黏膜切口填塞入鼻腔，缝前瓣和后瓣3针使之吻合，形成泪道。将泪道探针从泪点插入泪囊，证实泪囊已全层剪开。

3）用6-0丝线先将鼻黏膜与泪囊两者的后页对缝，再将两者的前页对缝，一般每页缝合2～3针。

（2）单纯前页吻合法：把鼻黏膜与泪囊的切口造成“丁”形，这样鼻黏膜与泪囊的前页就较大且较长，将两者前页对缝，使其贴附于后面骨壁上。

（3）完全不缝合法

1）此手术方法将骨孔做成20mm，把骨孔部鼻黏膜完全去除，如遇到中鼻甲阻挡，则除去一部分。

2）沿泪囊前壁与内侧壁交界处剪开泪囊做成“丁”形大泪囊瓣，把此瓣推向骨孔后缘内，使其进入鼻腔内，不做缝合。泪囊的前壁则重新缝回鼻侧原来切开的骨膜上，使其紧张远离后瓣。

5. 5-0丝线分层缝合肌肉、皮下组织，皮内连续缝合皮肤。

【术后处理】

1.术后通常只敷眼垫。

2.隔天换药1次，并做泪道冲洗，以后每隔1～2天冲洗1次，共冲洗3～4次。

3.如有引流管，术后3～4天拆除，并做泪道冲洗。

4.术后5天拆除皮肤缝线。

【注意事项】

1.制作骨孔不能太大，以免造成鼻梁凹陷；骨孔应包括鼻泪管的上端在内，过分靠下，会穿入上颌窦。

2.制造骨孔咬除鼻骨时，切不可向内超过无名缝，否则伤及骨内的无名静脉，导致出血不易止住。

3.制作骨孔时过分靠后或筛泡位置靠前，均容易伤及筛泡。若穿破筛泡，可用小锐刮匙把穿破的黏膜刮除。

4.防止撕破鼻黏膜。咬骨前，应先把压碎的骨片取出，并向下推黏膜使其离开骨面，同时用骨膜剥离器把泪囊压向颞侧。

5.有术者会在鼻腔泪囊吻合前放置凡士林纱条于泪囊鼻腔内，以引流术后出血，并防止吻合口早期阻塞。纱条一般术后3～4天拔除。

6.有学者主张在缝合皮肤前做泪道冲洗，以便了解吻合口是否通畅，同时可以冲走骨孔小血块。

【术中及术后可能发生的问题的处理】

1.造骨孔时出血 较大量出血多是因为中鼻道填塞不佳、骨孔位置过高、损伤中鼻甲、撕裂鼻黏膜而引起。如为骨面出血，可用骨蜡止血；如为软组织或鼻黏膜出血，可用棉球浸肾上腺素压迫片刻，也可把鼻内填塞物压紧。

2.泪囊穿破 若不慎穿破，小的破口可不必处理。较大的穿破口，应用细针线修补，或者根据穿破位置，在做鼻黏膜瓣时，特意使之与泪囊瓣做相应的吻合。

3.泪囊过小 术中如发现泪囊过小，可将泪囊做成一前页，鼻黏膜也做成一较大的前页与之吻合。骨孔内放置引流管，术后留置2周。若泪囊已缩成一条条索，几乎无囊腔，则应该行泪囊摘除术摘除该泪囊。

4.鼻黏膜撕裂 小的穿破，若不影响和泪囊吻合，可不做处理。大的撕裂，应根据具体情况处理。

（1）中央部前后裂开，可做常规切口形成前后两页进行吻合。

（2）前缘断裂，可做一个长后页与泪囊后页吻合，而把泪囊前页用缝线吊在鼻梁骨膜上。

（3）后缘断裂，将断裂的残端铺平，而把泪囊前页留宽留长，保证两前页足够的宽度及长度，做3针牢固缝合。

（4）如破碎严重，可完全除去鼻黏膜，按完全不缝合法处理。

5.泪囊与鼻黏膜距离过远 如骨孔造口太前，应扩大骨孔后缘。如在切开鼻黏膜后才发现此情况，可分离泪囊外侧或凿去骨性鼻泪管一小段，使吻合口不受到牵制。缝合时一定要避免过度紧张而撕裂泪囊或者鼻黏膜。

6.术后出血 术后出血多于48小时内。少量一过性出血，一般不做特殊处理，嘱患者勿要焦虑，安静休息。较大量的出血可用纱布条以肾上腺素、丁卡因浸润后做鼻内填塞止血，全身加用止血药物。

7.吻合口阻塞

（1）术后1周出现的流泪症状往往只是鼻黏膜水肿所致，也可由于吻合口术后继发出血形成血凝块阻塞。前者鼻部滴用麻黄碱，后者用透明质酸酶或糜蛋白酶溶液冲洗，可促进血凝块吸收。

（2）术后2～3周后冲洗不通，常由于肉芽增生阻塞所致。处理方法如下所述。

①探通及置入线束（Veirs法）：用3号探针从下泪点经下泪小管插入泪囊，探针头移向下沿泪囊内壁找到骨孔，用力刺破闭塞的骨孔，再左右摇摆探针使破孔扩大，然后拔针。另用1号探针再插入穿破口，用钳拉探针出鼻外，扎上一细丝线，此丝线另系上无刺激的尼龙线束后，抽回探针，将丝线拉至下泪点外，慢慢将丝线拉紧，使尼龙线束拉入泪囊窝内。泪点外丝线可缝在眼睑外皮肤上结扎，将鼻外的尼龙线束修短。3～6周后拆线。

②再次手术：如在早期采取上述方法后仍有阻塞，或术后初期通畅，但过相当一段时间后发生阻塞，只有再次手术。通常术后2～3个月可以再次手术。再手术时局部解剖关系发生改变，而且瘢痕导致组织标志不清楚，为手术增加难度，可考虑行激光鼻泪管再通术。

二、鼻腔内镜下鼻腔泪囊吻合术

鼻腔内镜下泪道手术是一种微创手术，需要借助鼻腔内镜及相关的其他手术设备、器械在鼻腔内进行。鼻腔内镜系统一般由电荷耦合元件、冷光源、光导纤维、内镜、显示器和图像采集系统组成。鼻内镜能对鼻腔进行详细的检查，有0°～90°不等的角度，直径只有2.7～4.0mm，可以很方便地通过狭窄的鼻腔和鼻道内黑暗的区域，达到手术预选区域，并可将病变组织放大500倍，使手术视野清晰，一目了然。它将传统的鼻腔泪囊手术转变为不影响鼻腔生理功能、完全鼻腔内进行的手术。术后患者面部没有任何手术瘢痕，手术创伤小，恢复快，治愈率大大提高，减少了患者的痛苦。

【适应证】①慢性及复发性泪囊炎；急性泪囊炎。②泪囊黏液囊肿。③泪囊结石。④鼻泪管阻塞。⑤外伤性泪囊炎，包括鼻科手术损伤后泪囊炎。

【禁忌证】①泪小管狭窄或阻塞。②泪点狭窄或阻塞。③全身疾病不能耐受手术者。

【术前准备】

1.泪道冲洗。

2.泪囊造影，鼻窦CT扫描。

3.鼻腔内镜检查：用直径4mm的0°硬性鼻腔内镜系统地检查鼻腔和鼻腔侧壁。检查应按照由前到后、由下到上的原则，首先观察鼻底、下鼻道、下鼻甲，然后是中鼻道、中鼻甲，最后是上鼻道、上鼻甲、嗅裂。

手术的成功率往往与鼻腔情况有关系。如果术前不进行常规鼻腔检查，一旦患者有鼻息肉、鼻中隔偏曲、钩突肥大、鼻甲肥大、鼻甲息肉样变等情况，就容易出现造孔与鼻中隔、鼻甲的粘连。

4.术前用药：眼局部滴用抗生素滴眼液，如妥布霉素滴眼液等；手术前晚睡前口服苯巴比妥钠片60mg；手术前30分钟注射用巴曲酶1kU，肌内注射（超过70岁及患有脑梗死、心肌梗死、高血压的患者禁用）。

【手术步骤】

1.行筛前神经、眶下神经阻滞麻醉，鼻丘部及手术预切开部位鼻黏膜麻醉；置以1%～2%丁卡因、1∶1000肾上腺素浸湿的棉片，并计棉片数目。

调整鼻腔内镜对焦与窗口微调钮，观察图像是否清晰、图像窗口大小是否合适，再调整白平衡与色彩。将鼻腔内镜置入鼻腔内。

2.射频电刀进入鼻腔，于鼻丘部做鼻黏膜切开，做直径约为1.5cm的"冂"形切口，至骨表面，分离局部黏膜并将其去除，暴露上颌骨额突及泪骨前部，此时可见两者之间的接合骨缝。

3.用电钻磨除（或以骨凿凿除）上颌骨额突，分离泪骨前部并将其钳除，形成直径约为1.5cm的骨窗，即可暴露泪囊内壁，微呈淡蓝色。为了准确定位，经泪小点、泪小管导入探针进入泪囊，经内镜观察可验证是否已将泪囊准确暴露。

4.用镰状刀或微型剪自泪囊前缘"冂"形切开，形成一翻转向后的黏膜瓣，与钩突前缘黏膜相贴。清除骨窗周围的骨屑和黏膜组织，冲洗泪囊后，将泪囊瓣与鼻黏膜瓣用钛夹吻合，如泪囊小时可将硅胶管经泪小点导入，自鼻内泪囊造孔处引出，上端置于泪小点，下端缝合固定于下鼻道。

5.行泪道冲洗通畅入咽，吻合口用0.1%丝裂霉素棉球放置5分钟。

6.吻合口注入妥布霉素地塞米松眼膏。

【术后处理】

1.密切观察病情变化，术后一般采取平卧位或健侧卧位，病情稳定后取半卧位2～3天，以便于引流及减轻头部充血，黏膜水肿，减少出血量。出血量较大时予以止血药物治疗。

2.原则上可以不取出钛夹，如患者要求取出，可以在术后3个月取出。

【手术并发症处理】

1.术后出血　术后24小时内，鼻孔有淡红色血水渗出，一般不需要处理；鼻孔有新鲜血液渗出，可以滴1%麻黄碱、1‰肾上腺素。手术48小时内有呈滴状鼻腔出血，可以在鼻腔内镜下应用棉片浸以1%麻黄碱、1‰肾上腺素、3%过氧化氢溶液或凝血酶，紧塞出血侧鼻腔数分钟至数小时，可达到止血的目的；手术48小时内，持续滴状出血，以上方法无效时，可以在鼻腔内镜下观察到出血点，使用烧灼法止血；手术后48小时内，鼻腔持续出血，1小时达200～500ml时，可以用前鼻孔填塞术，即用凡士林油纱条从鼻腔顶部由上向下折叠逐层填紧，也可由鼻底向鼻腔顶部填塞，填塞时要有一定的深度和力度，切忌将纱条全部堆在前鼻孔处；如果患者在术前1天服用了抗凝剂，则会出现手术鼻腔弥漫性出血，找不到出血点，前鼻孔填塞效果不佳时，可以肌内注射止血药。

2.术后造孔闭塞　用泪点扩张器扩张泪点，插入泪道探针，探针进入泪囊后向造孔区探查，进入骨孔后，在鼻腔内镜下观察到探针再鼻腔黏膜的位置，然后用镰状刀或鼻腔黏膜剥离器在探针顶起处切开鼻腔黏膜，再置入泪囊造孔支架，支架在1～3个月后取出。

第二节　泪道置管术

【适应证】鼻泪管阻塞，而泪小点、泪小管、泪总管通畅，但冲洗泪道无明显泪道脓性分泌物外溢者。泪道狭窄，冲洗泪道无明显泪道脓性分泌物外溢者。

【禁忌证】

1.泪囊急性、慢性炎症。

2.泪囊造影显示泪囊甚小。

3.泪囊占位性病变、泪囊结核、梅毒者。

4.伴有鼻息肉、严重鼻中隔偏曲、严重化脓性鼻窦炎、严重萎缩性鼻炎、鼻腔肿瘤等鼻腔疾病者。

【术前准备】

1.先做泪道冲洗，了解泪小点、泪小管、泪总管是否通畅，冲洗针头能否触及泪囊窝骨壁，是否有分泌物从泪小点反流。

2.术前需做泪道探通，为确定泪道阻塞或者狭窄部位、程度，是否能够探通。

3.术前需做泪囊造影。

4.请鼻科医师检查鼻部情况。

5.术前滴用抗菌药物滴眼液。

【麻醉】

1.中鼻道和鼻甲放置以1%～2%丁卡因、1∶1000肾上腺素浸湿的棉片，并计棉片数目。

2.做滑车下神经、筛前神经与眶下神经阻滞麻醉。

【手术步骤】

1.用泪小点扩张器将上泪点扩大，根据患者泪小管、泪小点直径选择合适型号的泪道探针，一般选用7号或8号探针。用手指固定颞下方眼睑皮肤，嘱患者向下注视，将前端涂有抗生素眼膏的泪道探针垂直插入泪小点内1～2mm，然后向颞侧拉动眼睑皮肤，使泪小管呈直线状，将探针转向水平位置与泪小管走向一致，用柔和的力量向前旋转进针。当探针触及泪囊窝骨壁时，探针尖端顶住骨壁，使探针转向垂直向下，并稍倾向后外侧，向下推动探针直插入鼻泪管，如遇阻力稍加大力，如能通过，探针可达鼻泪管下口。

2.拔出探针，冲洗泪道，若通畅无反流，则进行下一步。

3.按探通泪道的方法将带丝线的探通针由上泪点插入泪小管，通过鼻泪管达鼻泪管下口。在鼻内镜辅助下，用拉线钩钩住探针顶端的丝线并拉出鼻外。退出探针，丝线的另一端位于上泪小点外。

4.用丝线系牢泪道硅胶管有球形一端的结套，拉紧上泪小点处的丝线，将硅胶管逆向拉入鼻泪管，牵拉丝线至不能再拉出为止，泪道硅胶管球形端进入泪囊时会有落空感，将丝线剪断拔出。分别从上、下泪点行泪道冲洗，将泪道及硅胶管中的小血块冲洗掉。

5.结膜囊内涂抗生素眼膏，用眼垫包扎。

【术后处理】

1.每天冲洗泪道，共3～4天；以后每隔3～4天冲洗1次，共3～4次；逐渐减少冲洗频率。

2.术后3个月拔除泪道内硅胶管，并做泪道冲洗。

【注意事项】

1.探针通过泪囊进入鼻泪管时，应注意保持探针前段稍向前下。若进入鼻泪管上口困难，不可操之过急，应注意探针方向，旋转探入，切不可暴力推进探针，以免损伤泪道黏膜，形成假道。

2.探通鼻泪管后冲洗泪道，泪道不通，应注意眼睑或面颊部是否有隆起，如有则可能有假道形成，应立即停止冲洗泪道，必要时可停止手术。

3.手术操作要轻柔，避免造成泪小点撕裂、泪道黏膜较大损伤，否则日后瘢痕形成严重，使泪道阻塞更加严重。

第三节　激光泪道成形联合泪道置管术

一、泪道手术常用激光及其特点

1. Nd：YAG激光　波长为1064nm，近红外线，常用功率为5～30W，脉冲功率为10～50Hz，光纤直径为0.3mm。其特点为光纤传输性能好，穿透深度大，爆破能力强。

2. KTP/YAG激光　利用磷酸氧钛钾非线性倍频晶状体将1064nm激光倍频为532nm，可见绿光。常用功率为8～10W，脉冲频率为3000～5000 Hz，光纤直径为0.3mm。其特点为具有很强的气化组织能力，热扩散效应小，对周围组织损伤小。

3.半导体激光　发射的激光波长有810nm、980nm、1064nm，常用功率为4～8W，脉冲宽度0.1毫秒～30秒（连续），脉冲间隔0.1毫秒～30秒（单次发射），光纤直径为0.2nm、0.3nm、0.4nm或0.6nm。其特点为具有很强的气化组织能力，对周围组织损伤小。

二、激光泪道成形联合泪道置管术

【适应证】①泪点狭窄；②泪小管、泪总管、鼻泪管阻塞；③慢性泪囊炎。

【禁忌证】①无泪小点；②泪小管离断；③外伤后鼻骨错位；④急性泪囊炎；⑤泪囊摘除术后；⑥泪囊肿物。

【术前准备】

1.做泪道冲洗和泪囊造影。

2.对单纯性泪道阻塞明确阻塞部位后，即可激光治疗；对泪囊有黏液或脓液者术前用生理盐水加妥布霉素冲洗泪道，每天1次，待冲洗液干净后再做激光治疗。

【手术步骤】

1.用0.5%爱尔卡因做结膜囊及泪小点表面麻醉，2%利多卡因0.5～1.0ml注入泪道。敏感的患者可以加做滑车神经和眶下神经阻滞麻醉。

2.充分扩张泪点，将泪道探针缓缓进入泪道阻塞处，抽出探针插入导光纤维，在发射激光的同时，将空心探针和导光纤维作为整体在泪道内做上下运动直到阻塞物消失有落空感为止。

3.将空心探针退到阻塞点上方，注入生理盐水冲洗，彻底清除泪道内分泌物及血凝块。

按探通泪道的方法将带丝线的探通针由上泪点插入泪小管，通过鼻泪管达鼻泪管下口。在鼻内镜辅助下，用拉线钩钩住探针顶端的丝线并拉出鼻外。退出探针，丝线的另一端位于上泪小点外。

4.用丝线系牢泪道硅胶管有球形一端的结套，拉紧上泪小点处的丝线，将硅胶管逆向拉入鼻泪管，牵拉丝线至不能再拉出为止，泪道硅胶管球形端进入泪囊时会有落空感，将丝线剪断拔出。分别从上、下泪点行泪道冲洗，将泪道及硅胶管中的小血块冲洗掉。

5.结膜囊内涂抗生素眼膏，用眼垫包扎术眼。

【术后处理】

1.局部给予抗生素、糖皮质激素点眼。

2.泪道冲洗：术后第1天开始泪道冲洗，每天1次，共3天；以后每隔3～4天冲洗1次，共3～4次；逐渐减少冲洗频率。

3.术后3个月拔除泪道内硅胶管，并做泪道冲洗。

【术中及术后并发症处理】

1.假道形成　最常见，如果术中发现形成假道，应立即停止操作，2周后再进行第2次手术。

2.泪小点受损　可以因泪道探针造成泪小点的直接撕裂，也可因激光散发的能量沿泪道探针传播致灼伤。术中进出泪小点应轻柔，避免损伤泪点。选择合适的激光功率。

三、鼻内镜下激光泪囊鼻腔造孔术

【适应证】①慢性泪囊炎；②鼻泪管阻塞。

【禁忌证】①急性泪囊炎；②泪小管、泪总管阻塞。

【术前准备】

1.做泪道冲洗和泪囊造影。

2.对泪囊有黏液或脓液者术前用生理盐水加妥布霉素冲洗泪道，每天1次，待冲洗液干净后再做激光治疗。

【手术步骤】

1.中鼻道和鼻甲放置以1%～2%丁卡因、1：1000肾上腺素浸湿的棉片，并计棉片数目。做滑车下神经、筛前神经与眶下神经阻滞麻醉。

2.内镜进入鼻腔。充分扩张泪点，激光导管经上泪点进入泪囊，触及泪囊窝骨壁。此时激光紧贴骨壁，在内镜辅助下可见中鼻道的激光瞄准光点。半导体激光可选波长为980nm、能量为6～8W。激光烧灼打通泪囊、骨壁及鼻腔，然后扩大造孔。

3.冲洗泪道，彻底清除泪道内分泌物及血凝块。

4.将两端套有探针的硅胶管分别从上、下泪点经泪囊进入中鼻道，在鼻腔内镜辅助下用镊子夹出硅胶管，2条硅胶管打结，剪除多于硅胶管，将硅胶管塞入中鼻道内。

【术后处理】

1.局部给予抗生素、糖皮质激素点眼。

2.术后3个月拔除泪道内硅胶管，并做泪道冲洗。

第四节 泪器肿瘤手术

泪器肿瘤按肿瘤发生部位分为泪腺肿瘤、泪囊肿瘤和泪小管肿瘤。泪腺肿瘤良性肿瘤一般可行开眶手术将肿瘤完整摘除；泪腺恶性肿瘤则需行眶内容物摘除术，术后辅以放疗或化疗。泪囊良性肿瘤一般可行泪囊摘除术。

泪囊摘除术

【适应证】

1.泪囊黏液囊肿或肿瘤。

2.确诊为慢性泪囊炎，但因高龄、全身疾病和鼻腔疾病，不适宜做泪囊鼻腔吻合术者。

3.急性泪囊炎发作后，遗留泪囊瘘管者。

4.慢性泪囊炎引起化脓性角膜溃疡者。

5.慢性泪囊炎患者的泪囊过小，估计术中无法进鼻腔泪囊吻合者。

6.泪囊外伤破裂严重者。

【术前准备】泪囊炎患者术前应用抗菌药物溶液冲洗泪道1～2天。

【手术步骤】

1.滑车下神经和眶下神经阻滞麻醉，注入麻醉药1～1.5ml。预定皮肤切口部位注射麻醉药0.5ml行局部浸润麻醉。从内眦韧带下方进针，沿前泪嵴向鼻泪管周围注射麻醉药0.5ml。

2.皮肤切口。距内眦鼻侧3mm，从内眦韧带上方2～3mm起，向下方顺皮纹切开皮肤，切口上半部垂直走向，其下半部呈弧形弯向颞侧，全长12～15mm，皮肤切口的走向大致与泪前嵴平行。

3.分离皮下组织及肌层。将切口皮肤与皮下组织分离，顺次分离眼轮匝肌及浅泪筋膜，找出泪前嵴位置。是否需要剪断内眦韧带，按术者个人手术经验而定。

4.分离泪囊。

（1）沿泪前嵴在内眦韧带下剪开覆盖在泪囊表面的浅泪筋膜至鼻泪管上端（浅泪筋膜与泪囊之间有蜂窝状组织）。

（2）用骨膜分离器，在泪筋膜与泪囊外侧壁间轻轻地从鼻泪管上端至内眦韧带下缘，将泪筋膜与泪囊分开。

（3）进行内眦韧带与泪囊外侧壁分离，到达泪后嵴后，将泪囊外侧壁与周围组织完全分离开。

（4）从内眦韧带向下分离达鼻泪管入口处，将泪囊内侧壁与泪囊窝分开，深达泪后嵴。

（5）将泪囊顶部完全与泪囊窝分离，并剪断泪小管。

5.泪囊顶部完全游离后，用骨膜分离器伸入泪囊后方，贴近泪囊窝骨膜向鼻泪管方向分离，使泪囊充分游离，尤其鼻泪管上端。紧贴泪囊窝伸进鼻泪管骨管口处，将鼻泪管剪断。

6.用棉球压在鼻泪管入口处充分止血，然后用刮匙搔刮鼻泪管口处残留的黏膜。检查摘出的泪囊是否完整，泪囊如有破损应将残留在泪囊窝的黏膜组织彻底切除干净。然后将少量2.5%聚维酮碘涂布于泪囊窝及鼻泪管口。

7.泪点扩张器扩大泪点后，泪小管刀伸进泪小管内，将泪小管全长切开，然后用刮匙将泪小管壁的上皮刮净。

8.内眦韧带剪断者应缝合于原位。分层缝合肌肉、皮下组织和皮肤切口。在皮肤切口面放一个与皮肤切口等长的小棉纱布枕加压，消除摘出泪囊后遗留的无效腔。

9.结膜囊内涂抗菌药物眼膏，加压绷带包扎。

【术后处理】

1.术后24～48小时常规换药，以后隔天1次。保留纱布枕至术后第5天。

2.术后7天可拆除皮肤缝线。

3.可适当服用抗菌药物。

【注意事项】

1.*保护内眦血管*　注射麻醉药、做切口，特别是寻找泪前嵴时，容易损伤内眦血管。因此，寻找泪前嵴时应钝性分离，以免造成出血，影响操作。

2.*术中勿穿破眶隔*　在分离泪囊颞侧壁时，切勿过分向外分离和剪切，否则可致眶部脂肪疝入泪囊窝。如已发生应该回纳脂肪组织并缝合眶隔。

3.*泪囊穿破与残留*　切开时入刀过深或切开泪筋膜及分离泪囊时不顺着泪囊窝骨面，以及分离泪囊顶及外侧壁时，不注意分清组织界线，都易发生泪囊穿破以致摘除时残留部分泪囊。如残留泪囊组织和泪小管黏膜，会出现黏液脓性分泌物，需再次手术清除。

4.*创口对合不整齐*　将会造成眦角畸形，在发现此情况时，应即拆除缝线，重新缝合。

5.*术后溢脓*　术时不清除鼻泪管黏膜及破坏泪小管上皮，术后局部压迫不好，遗留的泪囊窝无效腔发生感染等均可能导致术后出现黏液脓性分泌物。需再次手术清除创面内残留泪囊组织、鼻泪管黏膜或泪小管上皮。

（李　芳　张仁俊　杨　军）

第41章

角膜手术

第一节 眼库及角膜保存

眼库是为角膜移植手术提供供眼组织的机构，主要工作是组织和动员潜在的供眼捐献者进行供眼捐献申请、登记，以及供眼角膜采集、接收、处理、保存、分配、科研、教学等，建立眼库是开展角膜移植手术的必要条件。改革开放以来，我国各地极其重视眼库的建立和业务开展，并且根据我国的国情，组织并制定了《中华人民共和国眼库标准》。

一、影响角膜移植成功的主要因素

（一）眼库主任

眼库主任应由掌握外眼疾病、角膜手术和（或）外眼疾病研究专门知识、并具有眼科高级专业技术资格的眼科医师担任，眼库主任全面负责眼库各项管理工作，定期检查眼库运行状况，起草眼库文书文件，制定眼库操作规程，领导眼库教学和科研工作，并负责眼库供体材料质量监管。另外，眼库可同时设立主任助理一职，协助主任负责眼库的日常管理工作。

（二）眼库工作人员

每个眼库应至少设1名专职工作人员。

1.眼库医师　应具有眼科中级专业技术资格的医师担任，熟悉角膜病和角膜移植手术，主要参与供体获取、保存、供体检查、质量评估、质量保证，术前患者检查及术后随访等。

2.眼库技术员　应具有医学相关专业背景，大专以上学历人员担任，眼库技术员应为专职人员，主要负责处理眼组织材料相关的工作。

（三）眼库的场所及设备要求

1.眼库的场所要求　眼库场所应包括眼库办公室、眼库实验室和眼组织保存室等，各房间应独立或相对独立，每个房间的面积不小于15m^2。

2.眼库的基本设备

（1）眼库办公设备：眼库办公应配备电脑、网络、专用电话、传真号码等。

（2）眼库实验配备：眼库实验室及眼组织保存室应具备超净工作台、4℃恒温冰箱、20℃恒温冰箱、角膜内皮反射显微镜（眼库专用）、裂隙灯显微镜等。设备的保养和清洁应严格遵守眼库工作的操作规范。

3.眼库感染控制与医疗废物处理

（1）感染控制与安全性：各眼库应根据国家《消毒管理办法》和《医院感染管理办法》等相关政策法规的统一规定，制定感染管理相关制度及感染控制档案，各眼库应建立安全操作制度，如发生事故，应紧急处理，并向上级汇报。

（2）医疗废物处理：眼库的医疗用品垃圾应按照《中华人民共和国传染病防治法》《医疗废物管理条例》规定执行，并按照国家卫生健康委员会和国家环境保护总局《医疗废物分类目录》进行分类管理。

（四）眼库供体筛选

为了保证眼库获得眼组织材料的质量达到医学要求、应对供体按照以下标准进行筛选。

1.供体的基本情况　采集供体前，应明确供体的现病史、既往史、家族史，捐献者的疾病诊断及死亡原因、各种化验报告及病理学报告、过世前的治疗经过、特殊用药情况，以及眼部疾病史及体征。

2.供体年龄与摘取时间

（1）供体年龄：供体组织的质量和年龄之间的关系尚未完全明确，因此适宜的供体年龄由眼库医学专家决定，一般宜控制在2～80岁。

（2）供眼摘取时间：从死亡、摘取尸眼、切取角膜到保存的理想时限，依据死亡时所处的环境和临时保存尸体的方法不同而异。通常角膜的保存应在死后尽快实施，对每一供体的死亡—摘取尸眼时间、保存时间和（或）死亡—摘取角膜时间应予以记录，如供体在被摘取尸眼或原位切取角膜之前已经冷藏，也应加以注明。

（3）活体供体：从活体摘取和处理手术用眼组织应采取与所有尸体组织相同的标准。例如，采集同样的供体病历、记录和血清学检查等。

（五）供体采集的禁忌证

1.绝对禁忌证　患有下列疾病的供体对接受者的健康存在危害或危及手术的成功，不能用于角膜移植手术。

（1）死因不明。

（2）急性病毒性肝炎。

（3）狂犬病。

（4）克雅病（Creutzfeldt-Jakob disease，CJD），新变异型克雅病（variant Creutzfeldt-Jakob disease，vCJD）或家族成员患克雅病。

（5）死因不明的中枢神经系统疾病。

（6）痴呆，除外由脑血管病、脑肿瘤或脑外伤引起者，中毒或代谢引发的痴呆须经眼库主任和眼科医学专家会诊决定是否可接受，并应经其批准。

（7）亚急性硬化性全脑炎。

（8）进行性多灶性脑白质病。

（9）先天性风疹。

（10）Reye综合征（急性脑病合并内脏脂肪变性综合征）。

（11）急性病毒性脑炎或不明原因的脑炎或进行性脑病。

（12）急性败血病（菌血症、真菌血症、病毒血症）。

（13）急性细菌性或真菌性心内膜炎。

（14）急性白血病。

（15）急性播散性淋巴瘤。

（16）乙肝表面抗原阳性的供体。

（17）人类嗜T淋巴细胞白血病病毒（HTLV）Ⅰ型或Ⅱ型感染。

（18）丙型肝炎血清学检测阳性者。

（19）HIV血清检测阳性者。

（20）眼固有疾病：如视网膜母细胞瘤、眼前段恶性肿瘤、眼部转移的恶性肿瘤、眼球或眼内急性感染（包括结膜炎、巩膜炎、虹膜炎、葡萄膜炎、玻璃体炎、脉络膜炎、视网膜炎等）。

2.相对禁忌证　患有下列眼部疾病的供体组织对受体的健康或角膜移植手术的成功存在潜在的危险，是否采用及用于何种手术方式由眼库主任决定。

（1）使用后可能妨碍手术成功的眼病，如角膜中央斑痕、圆锥角膜和球形角膜等。

（2）翼状胬肉或其他累及角膜植片中央光学区的结膜或角膜表面疾病。

（3）既往有内眼或眼前节手术史：包括屈光性角膜手术（放射状角膜切开术、角膜镜片层间镶入术、激光角膜切除术）、眼前节手术（如白内障摘除术、人工晶状体植入术和青光眼滤过手术史）后经显微镜检查不能达到眼库内皮细胞密度标准、其他眼部激光手术史（激光手术如氦激光小梁成形术、视网膜光凝术后等）。

排除上述禁忌证者，符合年龄和采集时间要求的捐献者均可成为供体。

（六）供体记录

筛选供体宜提供以下记录表格及文书：医学病史咨询单、体格检查记录、实验室检查记录、用药史纪录、眼部检查记录等。

（七）供眼摘取和运输

1.供眼采集　眼库工作人员在现场进行供眼摘取前，应了解捐献者的生前愿望，并获得捐献者执行人（直系家属或其他法律规定人员）的同意并签署知情同意书。

供眼的摘取包括角巩膜片原位切取和在实验室切取两种。角巩膜片的切取应由在原位和（或）实验室切取角巩膜组织方面受过专门训练的眼库技术人员在无菌状态下实施。原位切取角膜前，应对组织进行大体检查；实验室切取应在超净工作台或手术室进行。具体操作方法应在眼库操作手册中明确记载。

供体眼球摘除前，应用生理盐水冲洗结膜囊2～3次，应用2%聚维酮碘消毒眼睑皮肤及眼周皮肤。铺无菌巾后，按照标准的眼球摘除操作完成手术。眼球摘除后，生理盐水冲洗3次，角膜向上放置铺于眼球保存杯子底部含有饱和生理盐水纱布上，盖上盖子，置于保温容器内的碎冰上，带回眼库做进一步处理。

在眼库无菌条件下，应用生理盐水冲洗眼球3次，然后将眼球浸泡于1mg/ml妥布霉素和50μg/ml两性霉素B生理盐水溶液中15分钟。眼球从抗生素溶液中取出后，纱布围绕眼球赤道部包裹眼球（不要超过睫状体平坦部）；进一步剪除角膜缘表面附近的结膜和筋膜，暴露巩膜，用15°穿刺刀平行角膜缘于角膜缘后5mm板层切开巩膜一周，然后刺穿深部板层巩膜，应用角膜剪剪开巩膜，暴露葡萄膜。应用睫状体分离器小心将角巩膜与葡萄膜分开，轻轻提起角巩膜组织片，生理盐水轻轻漂洗后，即可进行角膜植片制作，用于进行角膜移植手术（图41-1-1，图41-1-2）。如果不需要即时用于角膜移植，可将角巩膜瓣进行保存处理。

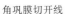

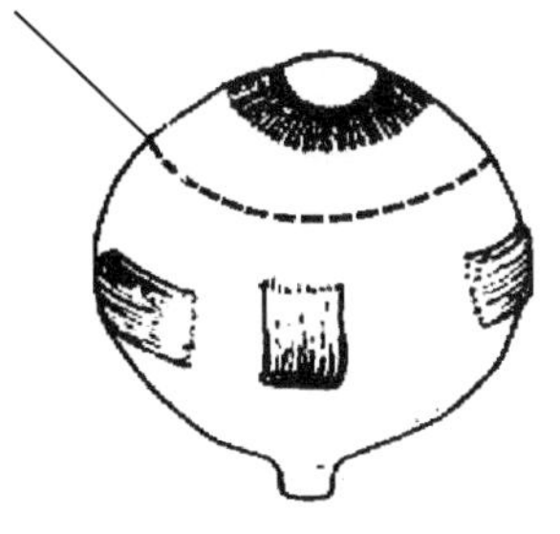

图41-1-1　巩膜表面的切开线

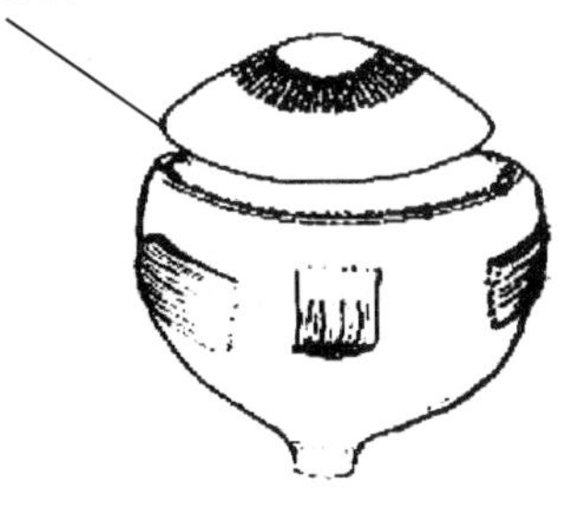

图41-1-2　即将剪下的角巩膜瓣

如果供眼采集时，只能现场采集角巩膜瓣，无菌操作要求将更加严格。应用生理盐水冲洗结膜囊2～3次，应用2%聚维酮碘消毒眼睑皮肤及其眼周皮肤。铺无菌巾后，0.25%聚维酮碘处理结膜囊1分钟，生理盐水充分冲洗结膜囊。然后，沿角膜缘剪开球结膜，向后分离，暴露睫状体平坦部巩膜，于角膜缘后2～3mm平行于角膜缘用15°穿刺刀板层切开巩膜1周，然后刺穿深部板层巩膜，应用角膜剪剪开巩膜全周，睫状体分离器小心分开角巩膜与色素膜，轻轻提起角巩膜组织片，生理盐水轻轻漂洗角膜后，将角巩膜瓣角膜内皮面向上置于角膜保存液内，置于保温容器内的碎冰上，带回眼库进一步处理（图41-1-3）。

上述所有操作均需在无菌条件下实施。

2.供眼运输　摘取的供眼应分别包装并密封于湿房环境中，在冷藏条件下尽快运输到眼库处理。各眼库应在操作手册中具体说明运输方法。

二、供眼角膜保存

所有用于临床手术的眼组织应在无菌条件下保存，眼库应在操作手册中明确记录角膜组织的保存方法，严格执行无菌技术，保存组织应注明保存时间。

角膜的保存方法可分为活性保存和非活性保存两大类，按照保存时间又可分为短期、中期和长期保存。常见的几种保存方法简要叙述如下。

1.甘油脱水保存角膜技术　这是一种非活性长期保存技术，保存后的角膜仍有良好透明性，角膜细胞没有活性。因此，原则上这类角膜组织只能用于板层角膜移植术使用。

将采集的角巩膜瓣浸泡于10倍体积以上的无菌纯甘油中，24小时后将角巩膜瓣转移入新的无

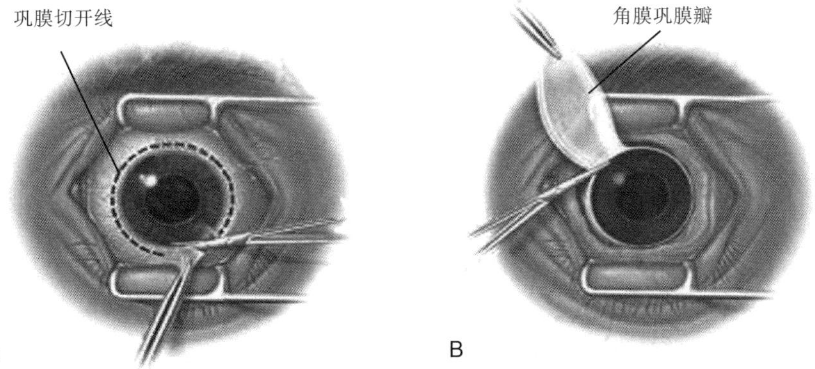

图41-1-3　尸体原位采集角巩膜瓣

A.角膜缘外的巩膜表面切开线；B.即将剪下的角巩膜瓣

水甘油内，蜡封瓶口后置于4℃冰箱进行长期保存，这种方法可以保存角膜数年。

2.硅胶脱水保存角膜技术　保存方法类似于甘油脱水保存技术，也是一种非活性长期保存技术，保存的角膜组织只能用于板层角膜移植术使用。

将无菌处理的角巩膜瓣上皮面向上放于玻璃皿中，放置干燥器内脱水，干燥器底部装有蓝色硅胶。24～48小时后，角膜组织被干燥剂脱水，继而将角巩膜瓣转移至盛有变色硅胶的小瓶内，加盖蜡封，长期保存备用。

3. 4℃湿房保存角膜技术　是一种传统的短期活性保存角膜技术，可保存角膜内皮细胞活性达48小时。

无菌处理后的全眼球，角膜向上放在广口玻璃瓶内，瓶子底部铺有生理盐水纱布，放置于0～4℃冰箱储存，48小时内角膜内皮细胞活性可保持在70%以上。

4. M-K液保存角膜技术　是McCarey和Kaufman于1974年发展的一种中期活性角膜保存技术。保存液主要成分是在TC-199组织液中加入了5%右旋糖酐（分子量为40 000kPa），同时保存液中添加了青链霉素以预防污染，渗透压为290mmol，pH为7.4。角膜在此保存液中可保持角膜内皮细胞活性达72小时左右。

无菌处理的角膜内皮面向上浸泡在20 ml的M-K液中，储存于0～4℃冰箱中即可。

5. K液角膜保存技术　是Kaufman研制并报道的一种中期活性角膜保存技术。配制保存液前，首先配制4种母液，即甲液（100ml中含有NaCl 7.015g、$NaHCO_3$ 1.9325g、KH_2PO_4 0.068g、KCl 0.231g），乙液（100ml中含有$CaCl_2 \cdot 2H_2O$ 0.1695g、$MgSO_4 \cdot 7H_2O$ 0.296g），丙液（100ml中含有L-谷氨酸 0.0368g、$NaHCO_3$ 0.021g），丁液（100ml中含有1.8g葡萄糖）。配制时，取甲液100ml加蒸馏水至500ml，通CO_2至酸性，然后加乙液和丙液各100ml，轻轻混合后，通纯氧至pH为7.7；再加丁液100ml。然后，称硫酸软骨素10～15g，加入蒸馏水20ml，调成糊状，加温溶解，倒入上述溶液中，放置于4℃冰箱保存。保存角膜前，加维生素C 1g，庆大霉素40万U，新霉素0.1g，多黏菌素100万U。最后，加蒸馏水至1000ml，无菌漏斗过滤后分装，于4℃保存备用。

无菌处理的角膜内皮面向上浸泡在50ml的K液中，储存于0～4℃冰箱中即可。这种保存方法可保持角膜内皮细胞活性至3～6天。

6. Optisol角膜保存技术　是由硫酸软骨素角膜保存液改良而来的一种应用较为广泛的角膜保存技术，保存液的主要成分是在MEM细胞培养液中加入了1.35%硫酸软骨素，1%右旋糖酐，100μg/ml庆大霉素，0.025mol/L HEPE，以及非必需氨基酸和抗氧化剂等。

无菌处理的角膜内皮面向上浸泡在20ml的Optisol液中，储存于0～4℃冰箱中即可。这种保存方法可保持角膜内皮细胞活性超过10天。

7.组织器官培养角膜保存技术　是于1973年开始的一种长期角膜保存技术，组织培养液的主要成分含有Eagle盐、L-谷氨酸钠、小牛血清，以及细菌、真菌抑制剂等。这种保存技术要求较高，在世界范围内应用并不普遍。

8.深低温角膜保存技术　是由Kaufman和Capella于1972年创立的。其关键技术在于，无菌处理的角膜需要在人体白蛋白和二甲基亚砜蔗糖溶液中进行冷平衡，以置换出细胞内的水分，然后进行程序降温，当温度降至低于－70℃后，将浸于冷平衡液内的角膜直接放入液氮中进行长期保存。保存过程中，需要定期补充液氮罐中液氮。

当应用深低温保存的角膜进行角膜移植手术时，需要将保存瓶从液氮中取出，置于60℃恒温的水中摇动，60秒左右角膜周围只有少量残冰时从水中取出，然后将角膜从保存液中取出，移除角膜内皮面的保存液，立即在角膜内皮面涂黏弹剂以防角膜内皮干燥，按照手术需要的应用环钻制作植片即可。

以笔者的经验，深低温可保持角膜内皮活性达数年之久，角膜移植后，仍然可以保持很好的角膜内皮状态。

三、角膜质量评估

1.大体检查　检查角膜组织的透明度、上皮缺损、异物、污染和巩膜的颜色等。

2.裂隙灯显微镜检查　检查角膜上皮，基质和内皮，记录角膜上皮和基质及内皮的损伤和病变等。

3.角膜内皮细胞密度检查　对提供给临床使用的角膜应做角膜内皮细胞密度计数，记录角膜内皮细胞密度的检查方法和结果。

第二节 板层角膜移植术

【适应证】

1.中浅层角膜白斑 因微生物感染及角膜外伤所致的角膜瘢痕，如果只限于中浅层，多数患者可以取得良好疗效。有些瘢痕（特别是角膜烧伤所致）的血管较多，只要能够把瘢痕和血管刨切干净，板层角膜移植可以取得光学效果。

2.各种角膜基质浅层的角膜变性和营养不良 包括Reis-Bucklers营养不良、Salzmann结节性角膜营养不良或变性、角膜带状变性、角膜环状变性、颗粒状角膜营养不良、斑块状角膜营养不良及格子状角膜营养不良等。

3.角膜瘢痕 虽达角膜深层，但有希望刨切至角膜植床透明，如全身或眼部情况不适宜行穿透性角膜移植术的患者，精神病及眼球震颤患者。

【禁忌证】粘连性角膜白斑及侵犯角膜深层的活动性角膜感染病灶，原则上应禁忌行板层角膜移植术。患有严重干眼的患者，也不宜行板层角膜移植术。

【手术步骤】板层角膜移植术的植片和植床的形状可以是圆形的、矩形的、梯状的、梭形的、弧形的等，主要根据受眼的病灶而定。大小也要根据病灶而定，切除原则以切除病灶彻底而定。

1.制作植床 如果制作圆环形植孔，可选择合适口径的角膜环钻在受眼角膜上适当深度的角膜钻切；如果制作其他形状的植孔，可先用角膜移植手术标记笔在角膜表面标记植孔的切开线，再应用15°穿刺刀在切开线上进行适当深度的角膜切开。

由角膜切开处，应用白内障手术的隧道刀平行于角膜表面潜行插入角膜层间，沿着角膜切开边界轻轻划开角膜前层和后层。术中的隧道刀尽量由一侧向另一侧分离，自始至终与角膜表面平行，这样可以保持制作的角膜面在同一层及光滑。这样切除第一层后，如果角膜病变组织已经切除干净，可开始制作角膜植片。否则，应用类似的技术再行更深一层的板层角膜切除，直至植床制作满意为止。

植床制作过程中，需保持角膜适当的湿度，尽量避免使用棉签吸水或擦拭血迹，以免棉花纤维遗留在角膜层间。如果角膜过于干燥，容易导致角膜组织收缩，导致植床制作困难，甚至植床穿孔。同时，需要注意制作的植床边缘和角膜表面垂直、整齐。

2.制作植片 形状要与植床形状相符，通常植片的大小需要比植床大0.25～0.50mm，以免植孔密闭不严。植片厚度应与植床相当，这样才能保证术后的角膜表面光滑平整。如遇植片较植床稍厚，应将植片基质面边缘稍微削薄，以避免植片高于植床的现象发生。

如果供眼是完整的眼球，可像制作植床类似的方式制作植片。板层切开后，应用白内障隧道刀刨切植片。如果供眼只是带巩膜环的保存角膜，则需要用缝线将供体角膜固定于纱布制作的纱球上，然后制作植片。

3.植床-植片的缝合 如果植孔为圆形则用10-0尼龙缝线分别于4个象限对称间断缝合4针（通常4针缝合位置为12：00、3：00、6：00、9：00方向），以初步固定角膜植床与植片，然后分别将植片-植床均匀间断或连续缝合8～16针。如果植孔为其他形状，通常先将转角处进行缝合固定，然后在两个转角处2针之间均匀分布缝合，以保持植片-植床对合整齐，表面光滑。缝合的进出针跨度以1mm宽为宜，缝合深度可以达到角膜植片全层。缝合后，需要将线结埋藏于角膜植床组织；连续缝合埋藏线结于植床后，需要常规调整角膜缝线的松紧度，否则容易导致严重缝线源性角膜散光；必要时，可以在角膜屈光镜的帮助下检测缝线的松紧，然后调整至全周缝线松紧度一致（图41-2-1）。

【术后处理】板层角膜移植术后常规绷带加压包扎2天，全身给予皮质类固醇类激素以减轻术眼手术后反应。2天后，随着开放局部抗炎类药物点眼，全身使用药物可逐渐减量。开放点眼后，眼部最常见的问题是角膜上皮缺损，此时需要补充足量的人工泪液和细胞增殖促进剂。必要时，可以给患者佩戴绷带镜以避免新生角膜上皮的进一步剥脱。角膜缝线通常在术后2～3个月拆除。对于新生血管侵入角膜植片边缘者，需要及时拆除相应角膜缝线。对于侵入的角膜新生血管，通过抗炎治疗可使血管退化。

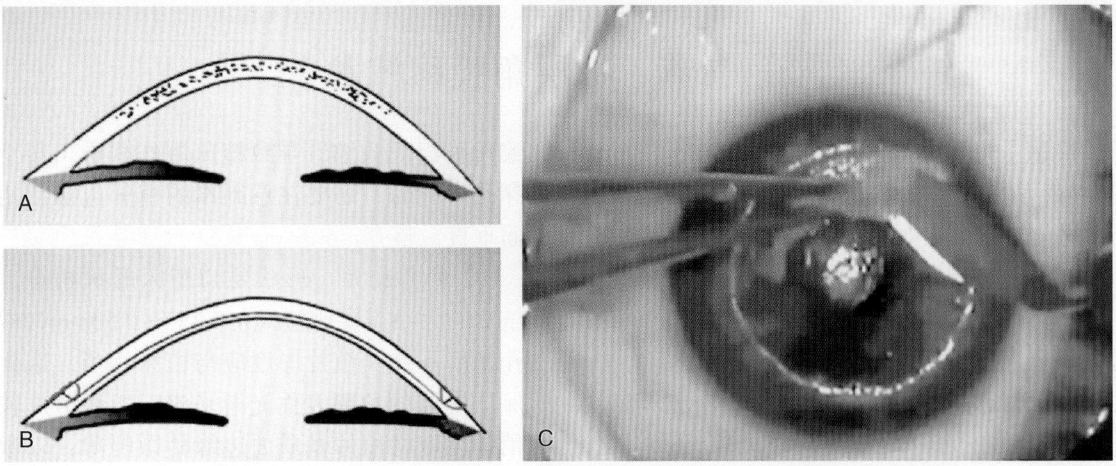

图41-2-1　角膜板层移植术

A.板层移植前角膜病变示意图；B.角膜板层移植术后示意图；C.板层角膜组织切除术

【合并症及其处理】

1.术中合并症

（1）植床穿破：这种合并症常发生在下列两种状况：刨切植床时底层穿破，常是由于植床严重瘢痕或锋利的角膜刨切刀不小心斜插至植床底层。如果穿孔微小，可改从其他位置小心刨切，完成植床制作。一旦植床穿破，需要特别小心完成余下的植床制作，因为此时眼压很低，再进一步制作植床非常困难。完成植床后，可在植床穿孔处缝合固定一小块带角膜内皮的薄层角膜植片；如果植床位于周边部，也可让虹膜嵌墩填塞于穿孔处，避免房水进入层间形成前房积液。如果植床穿破过大，有条件的可改为穿透式角膜移植术。

（2）植片过小：如果制作的角膜植片比植床小，不要勉强进行缝合，这样术后将会更加被动。稳妥的办法应当是重新制作一个合适的角膜植片，以完成手术。如果没有更多的供眼角膜材料，则需从余下的角巩膜环上钻取需要的板层角膜环和过小的角膜植片一起缝合。

（3）植片过厚：如果差别不是太大，可将植片边缘做一周的楔形切（剪）除，以便植片和植床处于同样高度。如果差别较大，可将植片进一步削薄或将植床进一步切深。

（4）植床出血：往往由植床残留血管所致，此时可用止血器轻轻烧灼止血。切忌严重烧灼，以免植床变形。

2.术后合并症

（1）层间积液：常见于下列几种情况：角膜植片直径过大；植床穿孔；角膜内皮功能严重不良。一旦术后出现层间积液，可在表麻下通过植口引流出积液，同时应用7-0或8-0丝线插至积液处引流积液3～5天。如果系植片过大所致，可适当修剪植片，重新缝合。

（2）持续性角膜上皮缺损：常发生于睑裂闭合不全、内翻倒睫、干眼、角膜上皮干细胞功能障碍患者角膜移植术后。治疗原发病后，给予适当的角膜上皮保护剂，通常角膜上皮缺失会自动愈合。一些严重的病例，可给患者试用角膜绷带镜；如果应用上述措施，角膜上皮仍不愈合者，可施行睑缘缝合术。

（3）植片感染：多发生于术后1周内，可按照感染性角膜溃疡处理。

第三节 深板层角膜移植术

传统板层角膜移植术后，常因为层间瘢痕界面而严重影响视力恢复。深板层角膜移植术是将患者除角膜内皮层和后弹力层之外的所有外层角膜组织切除（图41-3-1），这样就避免了传统板层角膜移植术后层间混浊影响视力的弊端。

【适应证】

1.未累及角膜后弹力层和内皮层的角膜营养不良，如格子样角膜营养不良。

2.未累及角膜后弹力层和内皮层的角膜基质瘢痕。

3.陈旧性角膜化学烧伤。

4.未累及角膜后弹力层和内皮层的真菌性角膜溃疡。

5.角膜后弹力层和内皮层仍然健康的圆锥角膜。

【禁忌证】

1.大泡性角膜病变。

2.角膜内皮细胞功能不良、变性或营养不良导致的角膜混浊。

3.涉及角膜内皮层及后弹力层的严重角膜基质瘢痕。

4.有角膜穿孔史的角膜白斑。

5.后弹力层破裂的圆锥角膜。

【手术步骤】在角膜植床制作完成之前，尽量不要制作角膜植片，尤其是不要把供眼角膜植片内皮层除去，以免植床制作时植床大穿破，需要改做穿透性角膜移植术时没有材料可用。

1.*制作植床* 应用标记笔在植床上定位移植中心，然后应用适当口径的角膜环钻钻切至角膜厚度的1/2～2/3的厚度，按照板层角膜移植术的方法切除前板层角膜组织。应用15°穿刺刀有角膜缘处做前房穿刺，放出适量房水，然后注射过滤空气使之充填1/3前房。将一OT针头由钻孔附近平行于后板层角膜面插至中央角膜；然后，连接OT针头注射器内的过滤空气注射至后板层角膜基质，使角膜基质变白范围超过植床边缘。应用15°穿刺刀挑开海绵状的后基质至暴露后弹力层，由此注射黏弹剂迫使后弹力层角膜内皮层与基质层分开，待分离范围超过植床边界，由刺穿孔处应用角膜剪向植孔方向剪开植床成4瓣。最后沿着植孔边缘完全剪除后基质层，完成植床制作（图41-3-2）。

2.*制作植片* 按照穿透性角膜移植术的方法制作角膜植片，植片完成后，应用吸血海绵轻轻由边缘向中央推擦角膜内皮后弹力层使之翘起，然后用2把显微镊子轻轻提起角膜内皮后弹力层并揭下。

3.*移植植片* 将角膜植片转移至植床，按照板层角膜移植术的方法缝合固定角膜植片。前房注水，形成前房。

【术后处理】深板层角膜移植术的术后处理同传统板层角膜移植术。

【合并症及其处理】

1.*后弹力层穿孔* 小穿孔可按照传统板层角膜移植术的植床穿孔处理；大的植床穿孔，可按照后弹力层脱离处理，在角膜植片缝合后进行前房注气使后弹力层贴附至植片。如果制作植床时，角膜内皮后弹力层部分缺损，则需要该做穿透式角膜移植术。

2.*角膜层间积液* 参见本章第二节。

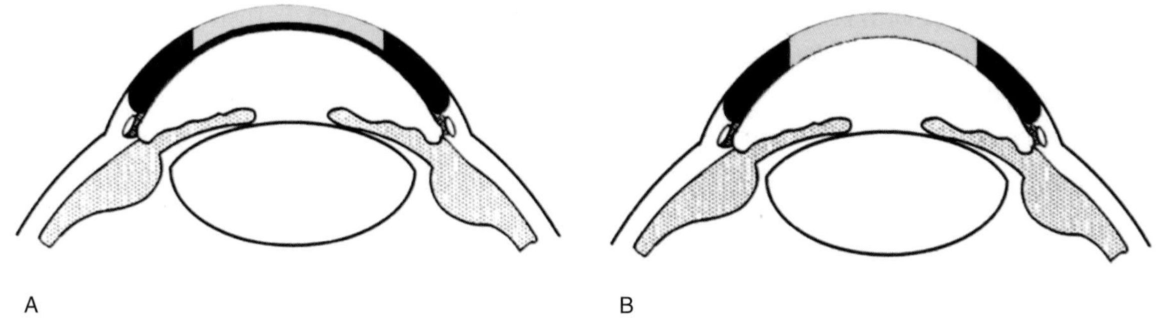

图41-3-1 传统板层角膜移植术与深板层角膜移植术

A.传统板层角膜移植术保留了部分后部分角膜基质组织；B.深板层角膜移植术切除全厚角膜基质组织，暴露角膜后弹力层

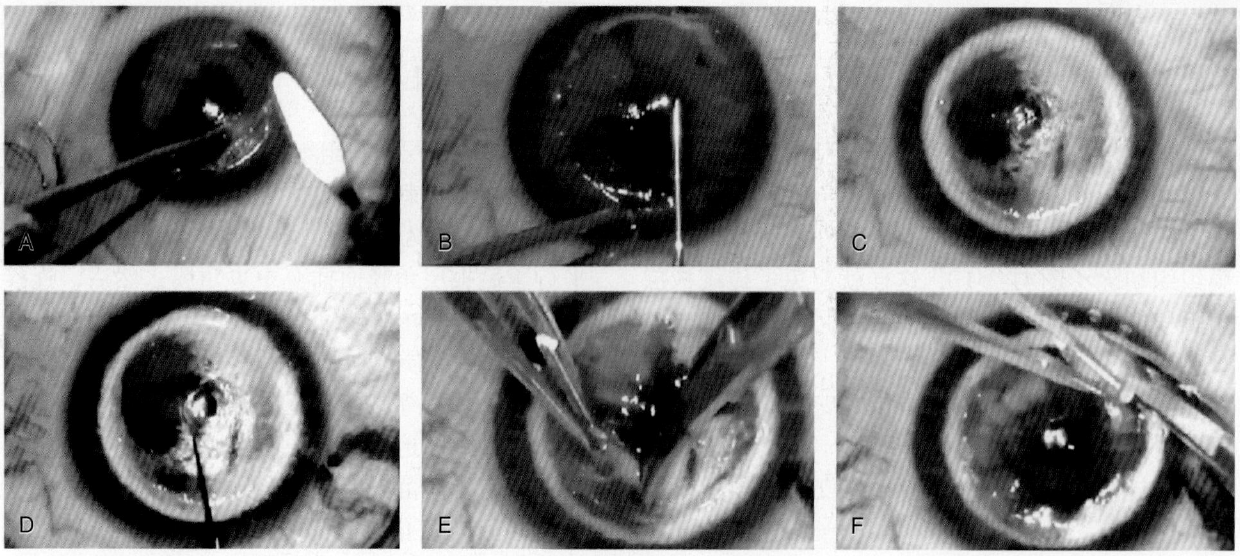

图41-3-2　深板层角膜移植术植床制作

A.前板层角膜切除术；B.后角膜基质层间穿刺，进行角膜基质注气；C.注气后，气泡充斥后板层角膜基质；D.于角膜中心应用15°穿刺刀切开角膜后基质层，注射黏弹剂至后弹力层和角膜基质间，将此两层分开；E.“十字交叉”剪开后角膜基质层至植孔边缘；F.沿植口剪除后角膜基质层

第四节　穿透性角膜移植术

依据手术目的穿透性角膜移植术分为以下四类。

1.光学性角膜移植　以提高视力为目的的穿透性角膜移植术。

2.结构性角膜移植　以修复角膜组织结构为目的穿透性角膜移植术，如角膜变薄和穿孔等。

3.治疗性角膜移植　以治疗因药物不能控制的角膜疾病为目的的穿透性角膜移植术，如感染或非感染性角膜溃疡等。

4.美容性角膜移植　以改善角膜外观为目的的穿透性角膜移植术，如术后不能提高视力的明显角膜白斑。

【适应证】穿透性角膜移植术是指置换整个全5层角膜组织，手术的主要目的是提高视力、恢复角膜的组织完整性及控制角膜病变的发展。近年来，随着手术技能的提高，手术适应证已经较传统的穿透性角膜移植手术逐渐扩大。

1.圆锥角膜。

2.角膜瘢痕：各种角膜感染及外伤经过治疗后遗留的角膜瘢痕性浑浊。

3.角膜营养不良及角膜变性：如各种角膜内皮营养不良或变性，以及不能完成深板层角膜移植的角膜基质营养不良或变性（格子状营养不良、富克斯角膜内皮变性等）。

4.大泡性角膜病变或角膜后弹力层广泛剥脱：如内眼手术损伤导致的角膜内皮严重下降，长期高眼压或者局部炎症控制后，角膜内皮功能不能恢复者等均需实施穿透性角膜移植术。

【禁忌证】

1.干眼　泪液分泌不足及泪膜不稳定的患者，需待造成干眼的原发病得到治疗，泪液及泪膜恢复后方可接收穿透性角膜移植术。

2.活动性眼内炎症　如葡萄膜炎需要得到治疗后方可接受穿透性角膜移植术；化脓性眼内炎的患者可考虑联合临时性人工角膜、玻璃体切割、玻璃体内敏感抗生素注射进行穿透性角膜移植术。

3.眼压不能控制的青光眼　眼压不能控制的青光眼患者，需要解决了高眼压问题后才可考虑实施穿透性角膜移植术；否则，术后高眼压容易导致植片角膜内皮细胞功能衰竭（失代偿）。

4.外眼感染性炎症　如泪囊炎、感染性眼睑炎症等，需要感染得到控制后接受穿透性角膜移植术。

5.神经麻痹性角膜炎　患者常伴随角膜泪膜不稳定等问题，在感觉恢复前不宜实施穿透性角膜移植术。

6.难以耐受手术的全身性疾病　如高血压、

糖尿病、心脏功能不良等，除存在对手术的耐受问题外，常伴有严重视网膜及视神经问题。

【术前准备】术前应对患者进行严格的眼科专科检查及全身系统检查，并对患者进行适应证的判定，以及排除所有禁忌证的可能性，并对患者进行如下术前准备。

1.术前谈话及手术同意书的签订　同患者及其家属谈话时，应详细介绍病情，说明手术目的、注意事项，术中及术后可能发生的状况，术后需要进行多次随访，并不是做完手术就万事大吉了。由于角膜混浊等原因，术前对眼内的状况并不能全面了解，术中可能改变术式及联合其他的眼内组织处理技术，对术中及术后有充分的风险评估，以取得患者及其家属的理解，并签订手术同意书。

2.术前用药

（1）缩瞳：穿透性角膜移植术前1小时常规应用0.5%～1%硝酸毛果芸香碱（匹罗卡品）滴眼液点术眼2～3次，以达到缩小瞳孔的目的，避免术中损伤晶状体，同时以便制作角膜植床时进行中心定位。但是如果术中联合白内障人工晶状体手术时，应避免缩瞳，可以不散瞳也可散瞳，甚至可以散瞳，以利于术中操作。

（2）降低眼压：常规做法是术前30分钟快速静脉滴注20%甘露醇250ml，以浓缩玻璃体、降低眼压，特别是联合白内障手术时，术前降低眼压十分重要。

（3）抗炎治疗：对于角膜新生血管活跃期患者，术前应局部甚至配合全身抗炎治疗，以减轻术后反应、降低角膜移植排斥反应发生率。

（4）抗感染治疗：对于感染性角膜炎或角膜溃疡患者，术前根据感染病原体给予抗生素治疗。

3.术前处理　术前应按照内眼术前常规准备，包括冲洗泪道、结膜囊冲洗，并对供体角膜的质量进行生物和光学性评估，以确保角膜移植手术成功。

【手术步骤】

1.麻醉　以往穿透性角膜移植术多采用局部麻醉，包括眼轮匝肌制动麻醉、球后或球周麻醉。随着麻醉技术和麻醉药品的更新，现在通常应用气管插管全身麻醉，术中患者充分放松、眼压得到良好控制，保障了每个角膜移植手术的顺利进行。

2.制备角膜移植片　按照我国眼库标准，选择适合用于穿透性角膜移植术的供眼角膜。植片的直径依据受眼病变情况而定，常用尺寸为7.00～8.00mm。如果角膜植片直径过小，角膜缝线接近角膜光学中心，术后容易产生不规则散光；植片太大，植片太接近抗原递呈细胞和淋巴细胞密度较高的角膜周边部，术后发生角膜移植免疫排斥反应的概率会大大增加。

制作角膜植片时，需要充分保护角膜内皮细胞，尽量避免造成细胞的损伤。以往制作角膜植片时，由于多数是从摘除的供体眼球上钻取角膜植片，因此多由上皮面切开，制作角膜植片。近几年，多数学者为了更好保护角膜内皮细胞，已经改由角膜内皮面钻取角膜植片。操作时，剪除近角膜缘巩膜表面的结膜与筋膜，平行于角膜缘应用15°一次性穿刺刀由睫状体扁平部进行巩膜板层切开，再用角膜剪做全层巩膜切开，紧贴巩膜内面分离巩膜和睫状体直至前房，角膜内皮面向上置角膜植片于Teflon枕凹槽内，用平衡盐溶液轻轻漂洗角膜内皮面，由角膜缘轻轻吸除角膜内皮面的液体，将前房用的黏弹剂均匀涂于角膜内皮面以加强对角膜内皮细胞的保护。然后，选择合适直径的角膜环钻由角膜中心从角膜内皮面钻取角膜植片备用。

事实上，现在临床上许多医院已经使用负压（真空）角膜环钻制作角膜植片。带巩膜环的供体角膜制作完成后，上皮面向上置于带有联至抽气注射器的Teflon枕上，通过负压固定供眼角膜，然后应用与Teflon相匹配的角膜环钻钻切角膜植片。这种方法制作角膜植片时供眼角膜不会移位，边缘整齐，在制作植片过程中内皮细胞损失率最低。

3.制作植床

（1）确定光学中心：术前缩瞳有利于确定光学中心。对于通过角膜隐约可以看到瞳孔的患者，应用标记笔正对瞳孔中心在角膜表面做光学中心标记；对于因为角膜混浊不能看到瞳孔的患者，只能通过定位角膜几何中心来作为光学中心，并用标记笔标记。除了通过定位光学中心以确定角膜植片的位置外，还要参考角膜病变部位、手术目的等对角膜植孔进行综合考虑。

（2）制作植孔：按照角膜表面标记的中心定位，将环钻在角膜表面压痕，以判定角膜植孔位置是否合理，若有偏差，需重新压痕。钻切角膜时，术者的另外一手和助手各用有齿镊子固定角膜缘，以阻止钻切时术眼随环钻转动；同时可以对抗因为环钻下压导致的眼球被压。但是，固定镊子不可过大力拉扯，以免导致组织变形及角膜缘组织撕裂。然后，转动环钻，直至接近钻穿植床或钻穿植床。操作过程中，全周需要受力均匀，避免向一侧倾斜。如果术中应用负压环钻，只要将环钻中心“十”字交叉点在显微镜下对准角膜中心标记吸附在角膜表面即可，然后用手指轻轻拨动环钻操作手柄，直至角膜植床部分穿透，房水刚刚溢出。穿透性角膜移植的植孔制作（图41-4-1）应用真空环钻制作植（图41-4-2）钻穿角膜植孔后，用冲洗针头沿植孔探查，找到切穿位置，由此处注射少许黏弹剂入前房，分开角膜和虹膜。然后，用角膜剪沿植孔垂直角膜面剪除病变角膜组织。遇到粘连性角膜白斑，用角膜剪紧贴角膜背将虹膜从角膜后表面剪下；对于虹膜缺损致瞳孔不圆者，可用10-0尼龙缝线将虹膜缝合，形成圆形瞳孔。

4.缝合　植孔制备完备，将角膜植片内皮面向下放于植孔，用10-0尼龙缝线分别于4个象限对称间断缝合4针（通常4针缝合位置及顺序为12：00、6：00、3：00、9：00方向），以初步固定角膜植床与植片，然后分别将植片植床均匀间断或者连续缝合12～20针。

应用间断还是连续缝合，并未硬性规定。间断缝合通常用在术后可能选择性拆线的患者，如植床新生血管丰富者，但这种缝合方式术后早期前房密闭性稍差。连续缝合，术中容易操作，前房密闭性好；但是，术后早期不能选择性拆线。无论哪种缝合方式，进出针跨度以1mm宽为宜，缝合深度需要达到角膜全层的80%以上。否则，植孔密闭性差，容易发生虹膜周边前粘连。间断缝合后，需要将线结埋藏于角膜植床组织；连续缝合埋藏线结于植床后，需要常规调整角膜缝线的松紧度，否则容易导致严重缝线源性角膜散光；必要时，可以在角膜屈光镜的帮助下检测缝线的松紧，然后调整至全周缝线松紧度一致，真菌性角膜溃疡患者术前（图41-4-3），接受穿透性角膜移植术后（图41-4-4）。

5.重建前房　植片缝合完毕，成功重建前房是保证移植成功的重要环节。如果缝合技术做得好，应用冲洗针头由植孔结合处轻轻注射平衡盐溶液进入前房，即见前房形成，并且瞳孔居于正中央，此时应用吸水海绵轻拭角膜表面，如果没有溶液由前房渗出，即为前房重建成功；如果仅仅轻微渗水，手术结束时绷带包扎，随着角膜上皮的覆盖，即可保持前房稳定。如果植孔渗水明显，可改为前房内注射过滤空气，也可重建前房。如果前房气泡也会从个别缝隙移出，就不得不在漏气的地方增加间断缝线，以确保前房成功重建。

对于前房重建后，仍有虹膜前粘连者，需要

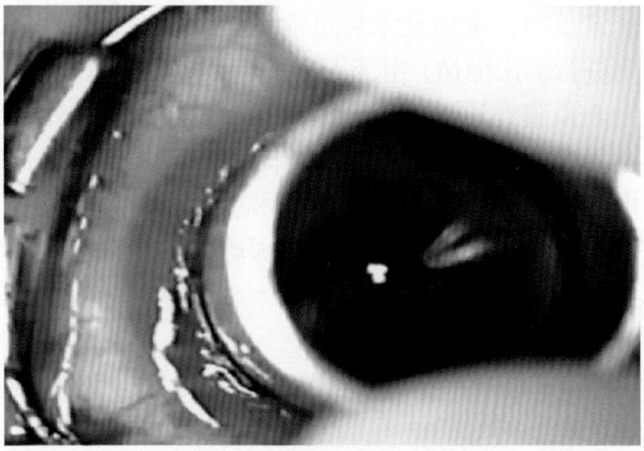

图41-4-1　用普通环钻制作植孔

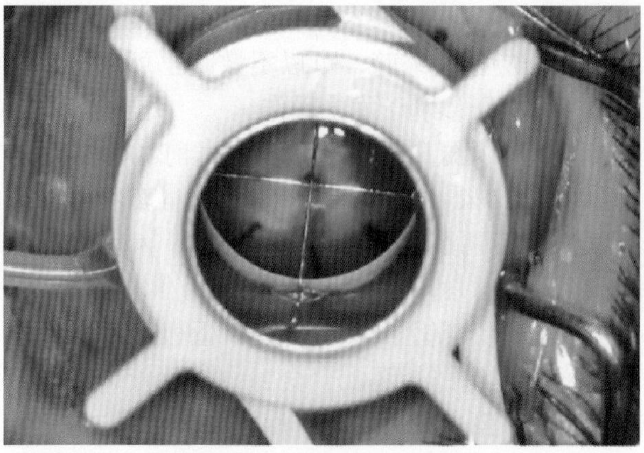

图41-4-2　用真空环钻制作植孔

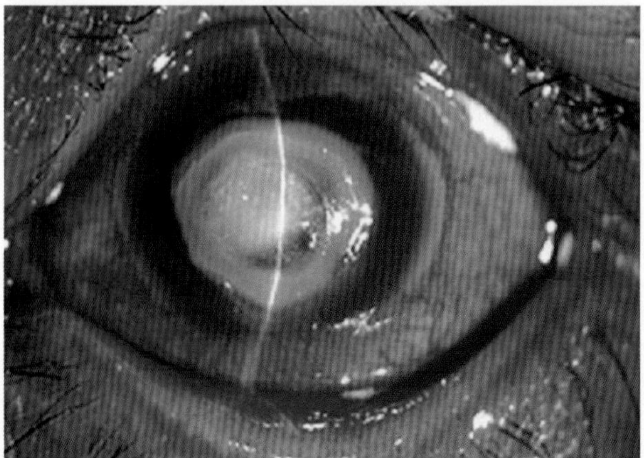

图41-4-3　真菌性角膜溃疡患者术前

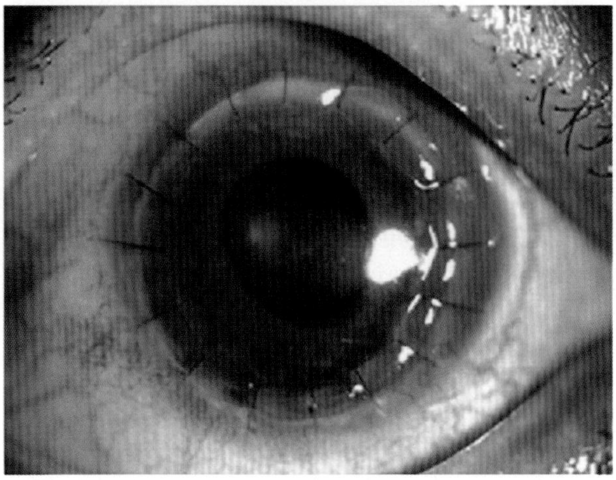

图41-4-4　接受穿透性角膜移植术后

用注水针头进入前房，边注水边分离虹膜与角膜的粘连处。必要时，需要使用黏弹剂帮助分离虹膜与角膜的粘连区域。

【术后处理】手术结束前结膜下注射抗生素和皮质类固醇激素合剂以预防感染和控制术后炎症反应，结膜囊内涂妥布霉素地塞米松眼药膏，再行绷带加压包扎。对于一些需要保护角膜上皮的疾病，例如，格子样角膜营养不良，手术结束时需要佩戴软性角膜接触镜（绷带镜），直至术后3～6周，手术结束时结膜囊内不能涂眼药膏，点滴妥布霉素地塞米松眼药水后，再进行绷带加压包扎。

1.术后观察　术后每天需要注意观察角膜植孔是否对合整齐、角膜上皮是否愈合、缝线是否在位，角膜透明性，前房形成情况，是否有前房闪辉，虹膜是否前后粘连，以及眼压情况。

2.抗生素使用与否　非感染性角膜移植术后，常规局部使用抗生素滴眼液，每天4次，同时夜间应用抗生素眼药膏，使用1周以预防感染，通常不需要全身抗生素。如果是感染性角膜病，除了局部频用敏感抗生素滴眼液外，还需要同时配合全身静脉或口服抗生素，通常全身用药持续1～2周。

3.皮质类固醇激素使用　术后常规全身和局部应用皮质类固醇激素，直至术后反应被控制。必要时，配合结膜下注射皮质类固醇激素，以增强疗效。

4.保护角膜上皮、维持眼表上皮的完整性　角膜移植术后，植片上皮逐渐脱落，角膜缘上皮干细胞产生的新生上皮细胞向心性移行替代植片上皮。但是，由于植床和植片结合处早期并不平整，以至于植片上皮常不能保持很好的完整性；同时，术后早期眼表面的不平整，瞬目时泪膜不能被均匀置换，以至于眼表面上皮组织分布常不完整。因此，术后早期保护角膜上皮、补充泪液、维持泪膜的稳定性显得很重要。必要时，可为患者应用绷带镜，甚至临时性睑缘缝合术。

5.监测眼压　术后每天需要检测眼压，术中由于前房粘弹剂的残留，术后早期1～3天通常会有高眼压出现，轻者可无表现，重者可出现弥漫性角膜基质水肿。此时，每天需要给予20%甘露醇静脉滴注，以免因高眼压导致视神经的损害。对于因为周边虹膜前粘连导致的房角关闭，需要进行房角粘连分离及前房重建。如果高眼压是由瞳孔阻滞所致，则需散瞳或虹膜切除术，以允许前后房沟通。

6.拆除角膜缝线　通常情况下，穿透性角膜移植术后不建议拆除角膜缝线，拆线后容易诱发移植免疫排斥反应及角膜表面变化所产生的意想不到的并发症。但是，在以下几种情况下，建议及时拆除角膜缝线：①角膜缝线已经松弛隆起；②缝线处血管化；③缝线太紧导致明显的角膜散光；④缝线刺激导致局部炎症。缝线拆除时间通常选在术后6～12个月，可局部拆线，也可拆除全部缝线。如果术后时间没到半年，可只拆除局部缝线；反之则可拆除全周缝线。拆线可在表面麻醉下进行，不配合者可采用基础麻醉。在显微镜下，可从植片一侧用穿刺刀或OT针头挑断缝线，然后从植床侧用显微无齿镊子提起线结，左右摆动，抽出缝线。术后给予免疫抑制剂以免诱发移植免疫排斥反应。

7.检测角膜屈光的变化　术后需要定期检测角膜屈光的变化，可通过调整缝线减少角膜散光。检查手段主要包括小瞳验光、角膜地形图测量等。

【合并症及其处理】

1.预防处理

（1）制作植片时失误：制作植片时，发生植片变形、边缘倾斜、椭圆，甚至植片内皮层撕裂等，术后容易出现严重角膜散光或者原发性角膜植片衰竭，若波及植片范围超过20%，应更换植片。

（2）制作植孔时失误：常见问题包括植孔倾斜、移位、钻切深度不均、植孔椭圆等，这些问题常见于眼压过低、环钻太钝、环钻和角膜缘平面不垂直等。

（3）损伤虹膜：制作植床时，角膜剪伤及虹膜。当切穿前房后，注射适量黏弹剂，可预防此类并发症的发生。若虹膜裂伤太大，可用10-0尼龙线缝合。

（4）损伤晶体：通常源于制作植孔时，瞳孔过大晶状体失去了虹膜的保护，或虹膜前后粘连在分离时不甚所致，手术时可用于黏弹剂增加对晶体的保护，具有预防损伤晶状体的作用。如果一旦发生晶状体损伤，应即时联合晶状体摘除术。

（5）角膜出血：常见于角膜新生血管者，钻切植床时导致植孔出血，此时可用海绵拭子轻压即可止血，不要轻易烧灼植床止血，以免导致植床变形。另外，一旦缝合植片后也可止血。

（6）眼压升高：常是由于麻醉不充分、患者精神紧张所致。全身麻醉下手术结合术前静脉快速滴注20%甘露醇可避免此种并发症。对于术前前后房沟通不良，导致房水玻璃体腔滞留者，制作植床前可由睫状体扁平部抽出0.5～1.0ml水样玻璃体，可缓解高眼压。

（7）虹膜睫状体出血：常见于伴有前粘连的虹膜或虹膜炎性水肿进行虹膜切除时。通常经过冲洗虹膜出血很快停止。

（8）驱逐性脉络膜上腔出血：此并发症为脉络膜血管破裂不能制止所致，此为角膜移植手术最严重的并发症，患者常伴有高血压，是由于术中患者紧张所致。通过术前给予镇静药、控制血压、降低眼压等措施，在一定程度上可以减少此并发症的发生；另外，术中采用全身麻醉可以最大限度地避免此并发症的发生。

一旦发现脉络膜驱逐性出血的先兆，最直接的有效措施是立即关闭植孔，然后进行巩膜穿刺进行开放脉络膜上腔引流出血。如果关闭植孔有困难，可使用张力更大的缝线进行缝合。

2.并发症及预防处理

（1）角膜上皮缺损：常见于供眼角膜采集较迟或供体角膜缘不良者。通常术后植片上皮修复需要1周左右的时间，在此期间保护角膜表面非常重要，特别注意患者的泪膜稳定性。必要时，频繁给予人工泪液以补充泪液的不足。另外，术后早期植床与植片结合处的不平整也是导致新生角膜上皮向心性移行迟缓的主要原因。如果术后上皮不能及时愈合，患者可佩戴绷带镜；更严重者，可考虑实施临时性睑缘缝合术。

（2）角膜植片感染：常发生在术后晚期，一旦发生需按照感染性角膜炎处理。

（3）植孔漏水：常见于缝线断裂、松弛、缝合深度不够。轻度漏水，通过绷带加压包扎或者绷带镜应用，随角膜上皮的修复，漏水停止。严重时，需要进行增加缝合才能缓解。

（4）虹膜前粘连：常见于虹膜水肿、缝合深度不足、植孔漏水。手术结束时，可通过植孔进行虹膜粘连分离，以免导致眼压升高或诱发移植免疫排斥反应。

（5）高眼压：术后早期常见于眼内黏弹剂残留，手术数天后出现的高眼压常见于房角功能不良、前后房沟通不畅，可给予碳酸酐酶抑制剂、高渗剂等处理，通常控制眼压不难。如果是由瞳孔阻滞所致，必要时考虑给予散瞳剂。通过上述处理不能控制的高眼压，待眼部炎症反应控制后，可考虑实施抗青光眼手术。

（6）低眼压：常见于植孔漏水、严重虹膜睫状体炎症反应，以及脉络膜脱离或视网膜脱离的患者。

（7）角膜移植免疫排斥反应：常见于植床新生血管化、虹膜前粘连、植片直径过大等情况。发生时间通常为术后1～6个月。临床上分为上皮型、基质型、内皮型移植免疫排斥反应。上皮型通常反应比较轻，随着植床上皮的修复反应消失，多不需要处理。基质型和内皮型通常比较重，反应常由血管处开始，表现为局部的角膜水肿，内皮型的排斥反应通常可见排斥线。一旦出现基质型或者内皮型排斥反应，立即全身及局部给予皮质类固醇类激素和（或）免疫抑制剂，多数于1周左右可以抑制。

（8）并发性白内障：常见于术中晶体损伤、术后炎症反应、术后皮质类固醇激素的使用。一旦白内障明显影响视力时，可施行白内障手术。但是，白内障手术需要尽最大努力保护角膜内皮；一旦一次性角膜内皮细胞丢失超过15%，可能导致角膜内皮细胞功能失代偿。

（9）角膜散光：是角膜移植手术后最常见的问题。部分患者可通过拆除过紧缝线进行调整；晚期，严重影响视力的高度数散光，可进行屈光性角膜手术矫正。

第五节 角膜后弹力层-内皮移植术

角膜内皮层在维持角膜透明性方面扮演极其重要角色。对于一部分穿透性角膜移植手术的患者而言，手术的目的主要是更换其角膜内皮层，使术后的角膜内皮重新恢复应有的“泵功能”，如大泡性角膜病变、富克斯角膜内皮营养不良等。而穿透性角膜移植手术自身所难以克服的障碍影响了患者术后视力的康复，如角膜缝线所致的角膜不规则散光、植片上皮不稳固等。为此，在一系列板层角膜移植手术发展之后，角膜后弹力层-内皮移植术（descent's membrane-endothelial keratoplasty，DMEK）无论是手术的稳定性，还是术后并发症发生率、角膜屈光状态等同传统的穿透性角膜移植术均有显著改善（图41-5-1，图41-5-2）。

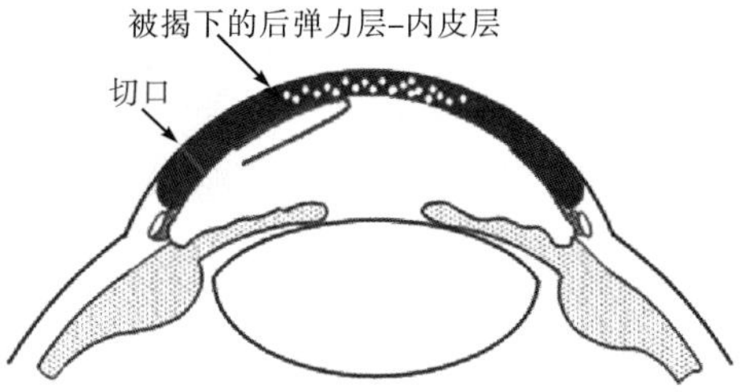

图41-5-1 后弹力层-内皮移植术示意图

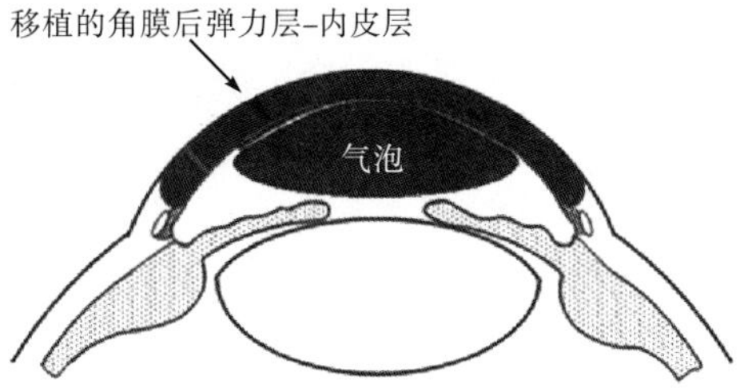

图41-5-2 右基质层良好贴附

【适应证】

（1）各种原因引起的大泡性角膜病变。

（2）富克斯角膜内皮营养不良。

（3）Chandler综合征（虹膜角膜内皮综合征之一）。

【禁忌证】

（1）角膜基质层瘢痕患者炎症。

（2）眼压不能控制的青光眼。

（3）活动性眼内炎症：如葡萄膜炎、化脓性眼内炎。

（4）泪液分泌不足及泪膜不稳定的患者，需待造成干眼的原发病得到治疗，泪液及泪膜恢复后方可接受手术。

（5）外眼的感染性炎症：如泪囊炎、感染性眼睑炎症等。

（6）神经麻痹性角膜炎。

（7）难以耐受手术的全身性疾病：如高血压、肾功能不全、糖尿病、心脏功能不良等。

【手术步骤】

1.制备植片 供眼角膜内皮细胞密度需要达到3000细胞/mm^{2}左右。角膜内皮面向上，用直径8mm角膜环钻由内皮面做板层钻切（不必钻切全厚角膜），在内皮面滴适量晶体囊膜染色剂，然后用平衡盐溶液轻轻漂洗掉染色剂，以帮助识别钻切处。应用吸血海绵轻轻由边缘向中央推角膜内皮后弹力层使之翘起，然后用2把无齿显微镊子轻轻提起角膜内皮后弹力层并揭下，再将后弹力层角膜内皮植片放回供眼角膜杯内，后弹力层-角膜内皮植片将自然向内皮面卷成筒状，滴适量晶体囊膜染色剂使后弹力-角膜内皮层染色呈深蓝色，放置备用（图41-5-3）。

2.制作植床 刮除水肿的角膜上皮层，标记笔标记受眼角膜光学中心，然后在角膜表面应用直径8mm的环钻压痕，作为剥离后弹力层的边界。由角膜缘处应用3.0～3.2mm前房穿刺刀刺穿前房（主切口）准备作为植入后弹力层-角膜内皮层使用，前房内注射过滤空气充满前房；再于第一个前房穿刺口相距一个象限的角膜缘，应用15°前房穿刺刀做1～2个前房穿刺口，此穿刺口大小尽量做到口气不泄露为好。应用后弹力层剥离勾（如果没有，可以将白内障手术短勾扭转180°后代替使用）沿角膜表面的压痕边界在前房充满空气的情况下，有穿刺口远端将后弹力层-内皮层刮下并拖出前房。

3.植入角膜后弹力层-内皮层植片 应用角膜后弹力层-内皮层植入器将植片吸入植入器内（注意保证植入器内充满液体），将植入器头插入主切口并进入充满空气的前房，推注植入器栓将植片推入前房，退出植入器后，前房内注水并置换空气。调整植片方向、位置，并使卷起植片的最长面正对角膜被，将充满过滤空气注射器的针头深入卷起植片的正中央，突然打气，随着空气充填前房，植片则被推到角膜被的植床，然后通过按摩角膜表面适当调整植片位置。如果植片贴附欠完全，可进一步补充前房注气（图41-5-4）。

【术后处理】患者术后保持平卧体位24小时，注意高眼压情况，其余处理同穿透性角膜移植术后。

【合并症及其处理】

1.高眼压　这是该手术后最为常见的合并症，通常与前房注气过多、瞳孔阻滞有关，可给予散瞳、高渗剂等降眼压处理。

2.植片未完全贴附　常是由于前房注气不够所致。如果是植片周边部贴附不够可补充注气；如果植片中央和植床之间少量积液，随着角膜内皮功能的改进，通常会自行消除积液；如果积液较多，则需要前房补充注气，同时选择适当位置做角膜穿刺放出积液。

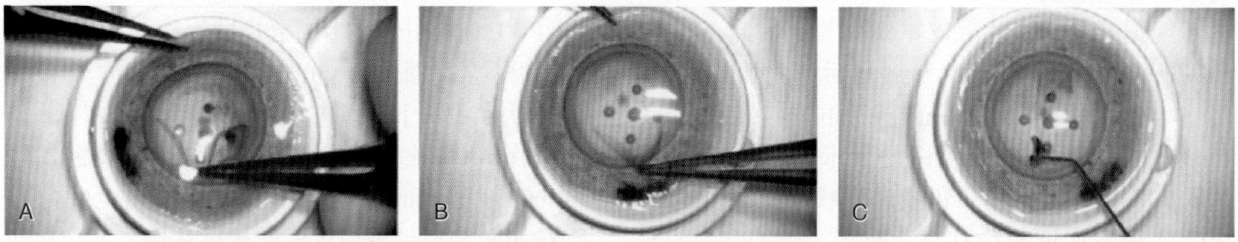

图41-5-3　角膜后弹力层-内皮移植术的植片制作

A.由角膜内皮面钻切及台盼蓝染色后撕去非移植区角膜内皮及后弹力层；B.轻轻揭下角膜后弹力层-内皮移植片；C.置于平衡盐溶液中的角膜后弹力层-内皮层移植片

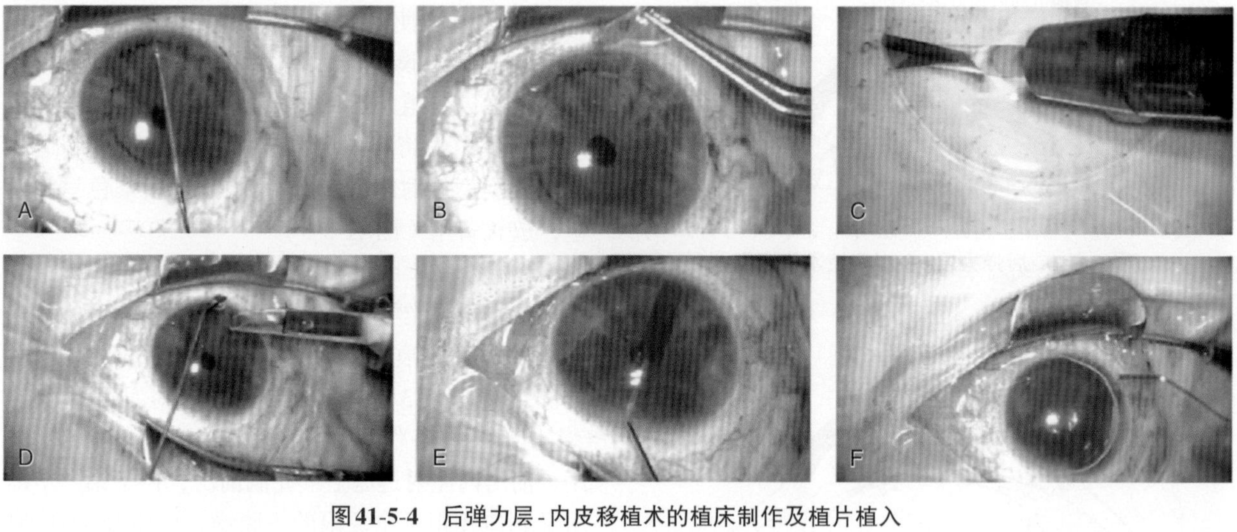

图41-5-4　后弹力层-内皮移植术的植床制作及植片植入

A.刮除水肿的角膜上皮及在表面标记植床范围后，应用短勾由内皮面眼标记线刮除角膜后弹力层及内皮层；B.刮除并取出的角膜后弹力层及内皮层，完成植床制作；C.应用植入器吸取角膜后弹力层-内皮层植片；D.吸入植入器的角膜后弹力层-内皮层植片，准备送进前房；E.已经送入前房的角膜后弹力层-内皮层植片，正在调整位置；F.前房注气后，角膜后弹力层-内皮层植片紧紧贴附角膜基质背面

第六节　飞秒激光辅助的角膜移植术

飞秒激光是以脉冲形式运转的红外激光，具有脉冲持续时间极短、瞬间功率极高、热效应区域极小等特点，可穿透透明组织，使组织产生微小气泡并膨胀融合，依靠等离子体的光裂解作用形成切削层面。飞秒激光因其扫描的高精确度及安全性，已将应用范围由屈光手术延伸至角膜移植等全方位治疗领域。

【适应证】参见本章第二至五节。

【禁忌证】参见本章第二至五节。

【手术步骤】

1. VisuMax飞秒激光辅助角膜移植系统参数设置　角膜边缘切割角度为垂直切割90°，角膜基质床切割能量为220～240nJ，飞秒激光角膜板层扫描线距为1.5μm、角膜边缘为1.5μm，飞秒激光光斑点距角膜板层为1.5μm、角膜边缘为1.5μm。供体角膜板层直径较受体板层角膜直径大0.2mm，切割厚度为300～500μm。

2.将供体角膜固定于人工前房，按预设程序对供体角膜进行切削，形成植片。

3.供体角膜切割：常规手术准备后，在表面麻醉下，负压环固定眼球，按预设参数进行切割。分离受者角膜瓣，将供体植片匹配于受者植床上，行连续或间断16针缝合。

【术后处理】

1.*术后用药*　术后常规用药为局部使用预防免疫排斥反应药物，如糖皮质激素、免疫抑制剂等。若是真菌性角膜炎和棘阿米巴角膜炎患者，术后2周内禁用糖皮质激素眼用制剂，2周后若无原发病复发征象，可试探性使用糖皮质激素眼用制剂。角膜移植术后即可使用环孢素A或FK506等免疫抑制眼用制剂，以预防免疫排斥反应发生。同时，角膜移植术后应根据病情，合理使用药物以预防原发病复发。

2.*术后随访要点*　术后随访时间为术后1天、1周，前3个月为每个月1～2次，1年内逐步过渡到1～2个月1次。无论随访频率如何控制，角膜移植术后都要告知并建议患者一旦发生眼红、眼痛、视力下降等症状，应立即就诊，考虑为免疫排斥反应发生。成人术后1年以上可结合术眼的屈光情况，逐步拆除缝线；儿童患者可以根据年龄和愈合情况适当提前。一旦发现缝线松动，应及时拆除，避免引起植片感染。过早拆除缝线会影响植片的愈合。在缝线拆除后，可根据植片与植床的愈合情况、验光结果，考虑是否需要重新缝合：术后随访重点包括评估角膜植片的存活情况、角膜内皮细胞密度、原发病情的控制情况及并发症的发生与否。应常规检查患者的术后视力、眼压、屈光状态及眼前节情况（裂隙灯显微镜检查）等，记录植片的位置、透明度及角膜新生血管、角膜免疫排斥反应、缝线松紧等情况。

【并发症预防及处理】术后并发症是影响角膜移植术预后的重要因素。根据发生时间可分为早期和晚期两类。

1.*术后早期并发症*

（1）术后角膜愈合不良：以角膜上皮愈合不良和切口愈合不良最为常见，处理方法包括重新缝合、佩戴角膜绷带镜或羊膜覆盖。

（2）板层角膜移植术可出现层间积液和层间积血，层间积液术后当天或第1天可进行放液处理，层间积血一般于术后5～7天血液凝同且新鲜出血风险降低后可进行冲洗。

（3）角膜内皮移植术后植片脱离面积超过1/3植片者，可行前房无菌空气注入使其复位。

（4）感染：手术本身及术后抗免疫排斥反应药物的使用，可降低眼表对感染的免疫力。怀疑继发感染的患者可进行常规病原学检查和共焦显微镜检查。病原未明确之前可经验性使用广谱抗生素，明确病原后尽量使用敏感性药物。

（5）继发性青光眼：首选降眼压药物治疗，疗效不佳时可考虑行抗青光眼手术治疗。

2.*术后晚期并发症*

（1）术后免疫排斥反应：早期发现可加大局部抗免疫排斥反应药物（糖皮质激素、免疫抑制剂）的使用频率，必要时联合使用全身抗免疫排斥反应药物。

（2）角膜植片混浊：由于供体原因、术后免疫排斥反应、角膜植片慢性失功能、原发病复发等原因，造成角膜内皮细胞功能无法代偿或角膜基质混浊，一般无有效治疗方法，可结合患者实际情况选择对症处理或再次行角膜移植术。

（3）青光眼：除原有青光眼外，角膜移植术后发生高眼压的原因还包括术后炎症反应、虹膜粘连、房角关闭、瞳孔阻滞和长期使用糖皮质激素等。术后密切观察，一旦发现应首选合适的降眼压药物，在使用降眼压药物治疗无效时，可考虑行抗青光眼手术

第七节　促进角膜上皮愈合的角膜手术

一、自体结膜移植术

自体结膜移植术是促进眼表面上皮修复的手术，术后由移植的结膜覆盖眼表面组织或者由移植结膜增殖、移行来的上皮修复眼表面组织，是由Thoft于1977年首先报道和描述的。其后，随着临床应用，人们逐渐对原始手术方式进行了修改和完善，成为现今的手术方式。

【适应证】

1.陈旧性角结膜烧伤所致假性胬肉（病史不低于2年）。

2.睑球粘连。

3.复发性翼状胬肉。

4.蚕食性角膜溃疡。

5.角膜上皮干细胞衰竭。

【手术步骤】手术采用局部浸润及球后麻醉或全身麻醉，开睑器开睑。制作植床时，尽量保留受眼的健康结膜组织，以免取自对侧眼的结膜组织不足于修复之用。受眼结膜组织被分离之后，尽量向穹窿部后退。尽量切除角巩膜表面的瘢痕组织及假性胬肉，在眼外肌附近小心分离，以免损伤眼外肌。烧灼止血，修理角结膜面平整、光滑。由对侧眼眼球表面分离，并切除需要大小的球结膜（通常取自上方球结膜），切除的创面通常不需缝合，术后4～7天愈合。需要注意的是，采集球结膜时，尽量不要损伤下面的筋膜组织，以免影响球结膜的愈合。将游离结膜瓣围绕角膜缘用10-0尼龙缝线固定于裸露的巩膜表面，清除表面血迹后，应用绷带镜覆盖角膜。

术后用眼包包眼即可，按照角膜移植术后处理；术后3天开放点眼，定期取下绷带镜，行荧光素染色检查角膜表面上皮是否已经修复，表面上皮修复1周以上才可去除绷带镜。否则，由于新生上皮缺乏基底膜而不稳固；一旦新生上皮脱落，极易发展为持续性角膜上皮缺损，而影响愈合。术后持续抗炎治疗，直至眼部炎症反应消失。同时，注意眼压的变化，尤其是年轻患者，极易因为使用皮质类固醇激素，而发展成为皮质类固醇性青光眼。

二、角膜缘移植术

角膜缘移植术是促进眼表面上皮修复的手术，术后移植角膜缘上皮移行和增殖修复角膜表面，同时移植的角膜缘组织形成堤坝作用组织纤维结缔组织侵入角膜表面。

【适应证】

1.角膜烧伤所致持续性角膜上皮缺损。

2.复发性翼状胬肉。

3.蚕食性角膜溃疡。

4.角膜上皮干细胞功能不良所致角膜上皮崩溃。

【手术步骤】

1.常规球后麻醉联合球结膜下浸润麻醉，开睑器开睑。

2.做角膜表层组织切除或清除角膜表面的坏死组织及新生血管膜至角膜表面光滑。

3.向后分离出球结膜，并切除结膜下纤维结缔组织，游离后的球结膜后退以加深穹窿部，并用10-0尼龙线将后退的球结膜固定于巩膜表面。

4.应用15°穿刺刀平行于角膜表面刺入新鲜供眼角膜周边部，由4～5mm宽的远端角膜缘处穿出，像削苹果皮一样切除含有薄层基质的角膜上皮移植片。

5.用10-0尼龙缝线将角膜上皮移植片固定于受眼角膜缘，2个移植片之间尽量不要留缝隙以免术后增殖的纤维结缔组织再次进入角膜表面。

6.术毕，给予绷带镜以保护新生的角膜上皮细胞。然后，用眼包包眼24～48小时后，开放点眼。术后用药同板层角膜移植术后。

三、羊膜移植术

【适应证】

1.翼状胬肉及复发性翼状胬肉。

2.大面积结膜缺损。

3.持续性角膜上皮缺损。

4.角结膜烧伤。

5.非感染性角膜小穿孔。

【手术步骤】

1.麻醉　通常采用黏膜表面麻醉联合局部浸润麻醉，或者全身麻醉。

2.羊膜复水　将脱水保存的羊膜浸泡在3mg/ml妥布霉素溶液10～15分钟。

3.制作植床　如果用于修复角膜或结膜表面，清除角膜或结膜表面的坏死组织，将结膜从巩膜表面纤维结缔组织分离出来，结膜下尽量不要残留瘢痕组织，然后将结膜后退固定于巩膜表面，结膜后退的程度以不影响眼球转动及建立足够深的结膜囊穹窿为准。然后，将复水的羊膜在生理盐水中漂洗一次，在平铺角膜或者结膜表面的表层组织裸露处，用10-0尼龙缝线固定于角膜或巩膜表面，结膜囊内涂妥布霉素地塞米松眼药膏，用眼包包眼，绷带加压包扎。

如果羊膜移植用于修补角膜非感染性小穿孔，首先需要刮除角膜穿孔附近的角膜上皮层，然后用铲形隧道刀由角膜穿孔处插入角膜基质，刀面平行于角膜表面，以穿孔为中心向周围分离角膜基质，分离深度大1mm。将复水的羊膜在生理盐水中漂洗一次，然后对折2次形成一个4层的多层羊膜，将多层羊膜整齐铺进分离好的角膜基质层间，并用10-0尼龙缝线固定4～6针。最后，再将对折2次的4层羊膜覆盖角膜穿孔处的表面，用10-0尼龙缝线固定4～6针，小心剪除缝线外围过多羊膜，绷带镜覆盖角膜表面。

【术后处理】参见本章第三至五节。

第八节 穿透性角膜移植联合白内障囊外摘除与人工晶状体植入术

角膜混浊并伴有或合并有白内障时，比较合适的治疗选择是为患者实施角膜移植联合白内障手术，这样术后即可帮助患者恢复视力，又可避免角膜移植术后再实施白内障手术对角膜植片内皮造成创伤。

【适应证】

1.角膜白斑合并或伴白内障。

2.大泡性角膜病变合并或伴白内障。

3.角膜内皮变性或营养不良合并或伴白内障。

4.非感染性角膜穿孔或角膜瘘合并或伴白内障。

【术前准备】参见本章第四节。

【手术步骤】

1麻醉 有条件者尽量采用全身麻醉，否则只能使用球后麻醉。

2.制作植床及晶体核取出 根据角膜病变的情况选择合适口径的角膜环钻，首先在正对瞳孔中心的角膜表面标记光学中心，再以此为中心应用环钻钻切植孔。在接近钻穿角膜前，停止钻切，然后选择方便自己操作的方位，应用15°穿刺刀刺穿尚未穿透的植口。此时，如果隐约可能看到晶状体，则可注射黏弹剂进前房，行前囊切开，再沿植孔扩大切开超过180°；如果通过混浊的角膜完全不能看到晶状体，则可直接再沿植孔扩大切开超过180°。再行水分离，通过挤压法或者直接冲洗法娩出晶状体核。临时间断缝合切口2～3针。

3.晶状体皮质清除 应用注吸式双腔管吸除残留的晶体皮质。如果角膜混浊致不能分辨眼内结构，可不必做临时性角膜切口缝合，一手提起切开的角膜瓣（切口前唇），另一手冲洗前房及囊袋内的皮质。

4.人工晶状体植入 前房及晶状体囊袋内注射黏弹剂，通过植口植入人工晶状体至晶体囊袋内，应用10-0尼龙缝线关闭切口，双腔管清除眼内黏弹剂，前房内注射缩瞳剂至瞳孔缩小。

5.完成植孔及植片制作 一旦瞳孔缩小，即沿着环钻切开的板层切开完成植孔。植片制作方式参见本章第四节。

6.缝合及前房重建 参见本章第四节。

【术后处理】参见本章第四节，但是需要注意的是，术后反应往往较穿透式角膜移植术重，因此术后需要加强抗炎处理。

【手术并发症及处理】参见本章第四节。

第九节 穿透性角膜移植联合小梁切除术

【适应证】穿透性角膜移植前合并青光眼，长期存在角膜瘘。

【禁忌证】参照本章第四节。

【术前准备】参照本章第四节。

【手术步骤】

1.在手术显微镜下运用显微器械。

2.消毒、麻醉、开睑、上直肌牵引固定线、作以角膜缘为基底或（穹窿部）为基底结膜瓣、同常规的小梁切除术。

3.制作以角膜缘为基底的3.5mm×3.5mm，方形，2/3厚度巩膜瓣，分离至白色巩膜带和灰色小梁带交界处前约2.0mm。

4.制作角膜植片、制作受眼角膜植床均参照本章第四节。

5.用1ml注射针头做侧切口前房穿刺，缓慢放出少量房水。

6.在透明角膜带淡蓝色区域切除约3.0mm×1.0mm巩膜瓣下角膜缘组织（小梁组织）。

7.在上方做基底2～3mm虹膜周边切除。

8.整复巩膜瓣，在巩膜瓣和巩膜床2个后角及中间各用10-0尼龙缝线间断缝合1针（共3～5针）。

9.完成小梁切除术后用尖刀片沿角膜环钻刀口处切穿角膜，再用角膜剪剪除受眼角膜组织片，制成植床。

10.供眼植片放入植床，植片缝合等参照本章第四节。

【并发症预防及处理】

1.联合小梁切除除术中，板层巩膜瓣的分离或角膜移植床的环钻操作，在低眼压下较困难，应在未切除小梁之前做好植床的环钻划界及钻切到适当深度即止。然后再做小梁切除及巩膜瓣缝合。用尖刀沿角膜环钻划界切除少许，用角膜显微剪完成植床制作及缝合植片。

2.前房重建：因为小梁切除术后房水较易渗漏，前房形成较困难或不能维持，可增加巩膜瓣的缝合以减少渗漏。再从角膜创口注入平衡盐溶液形成前房，若前房形成不满意，可用Healon形面前房或注入过滤空气形成前房，防止虹膜前粘连。

3.术后注意加强抗炎及眼压改变。如果用Healon形面前房，术后应加用降眼压药。

（刘红山　钟兴武　张仁俊　丁　辉）

第42章

晶状体手术

第一节 白内障针吸术

白内障针吸术是白内障针拨吸出术的简称。白内障针拨术又名内障针拨术、金针拨障术，始于唐代，已有1000多年历史，是中医眼科最有影响的传统手术，目前已很少使用。白内障针吸术是在针拨术的切口部位用拨障针将晶状体悬韧带离断到一定程度后，再用比较大的注射器针头将混浊的晶状体吸出。此法是利用针管吸出较软的晶状体皮质，其特点是切口小、不必缝合、术后并发症较少，并能保持圆形瞳孔。

【适应证】先天性晶状体不全脱位、外伤性晶状体不全脱位（晶状体透明、脱位范围大于180°）。

【手术步骤】

1.常规消毒，球周或球后麻醉，开睑器开睑，左手固定眼球，右手持三角刀在外下方角膜缘内垂直刺入前房。

2.将装有生理盐水的5ml注射器，安上吸出针头（16号针头磨钝而弯），将空气排净，自切口伸入前房边前进边注水，使前房保持一定深度。

3.当针头自切口进入瞳孔区后，先以针背由晶状体周边部向中央拨动晶状体，而将大部悬韧带拨断（只留进针处悬韧带），然后再将针头转至晶状体颞下方，将囊膜刺破吸取皮质。此时可见囊膜皱缩成团，略转动针头，将囊团托于针头之上进行抽吸，即可将整个晶状体囊吸入针管之内。

【并发症预防及处理】

1.浅前房，眼压低

（1）切口渗漏：轻度切口渗漏可进行加压绷带包扎，密切观察。严重的切口渗漏或经加压包扎无效者，应尽早行切口缝合修补。

（2）脉络膜脱离：多因切口渗漏和炎症引起。当有切口渗漏时，应修补切口，恢复前房，如果脉络膜脱离范围较大，手术引流脉络膜下液可加速眼压的恢复；若脱离范围较小，无明显的切口渗漏，可加强抗炎治疗并加压包扎。

2.虹膜炎　由于手术器械过多刺激或残余晶状体皮质反应引起，多见于同时伴有糖尿病或葡萄膜炎的患者。表现为前房渗出性炎症反应。局部或全身应用皮质激素，每天散瞳和缩瞳活动瞳孔，以防止虹膜后粘连。

3.感染性眼内炎　是白内障术后最严重的并发症，一般于术后1～4天急性发作，伴有眼部疼痛和视力显著下降。早期体征可能仅有房水闪辉增加，很快便出现前房和玻璃体积脓。一旦怀疑眼内炎，应尽快抽取房水和玻璃体进行细菌和真菌培养和药敏试验。治疗可先局部或全身应用大量抗生素，当获得细菌培养和药敏结果后，立即调整敏感抗生素。早期可先于玻璃体腔注射万古霉素和头孢他啶，严密观察病情变化，必要时可及时行玻璃体切割术。

4.高眼压　短暂的眼压升高可能24小时内消失，如果眼压显著升高或持续不减退，需用降眼压药物治疗，同时针对病因采取药物或手术治疗。

5.玻璃体脱出　是最常见的并发症，用干棉片沾吸脱出的玻璃体，囊膜剪剪除，有条件的话，可以用前部玻璃体切除系统切除脱出的玻璃体。

6.黄斑囊样水肿　主要发生在术中玻璃体脱出的患者，治疗主要应用糖皮质激素和前列腺素抑制剂，加强视网膜营养和代谢，黄斑区严重渗漏者，可行氩激光光凝封闭黄斑周围渗漏的毛细血管。

7.视网膜脱离　多数发生在术后1年内，术中精细操作和保持玻璃体前界膜完整性是降低视网膜脱离发生率的重要因素。一旦发生此并发症，应按照视网膜脱离手术处理。

【术后处理】术后嘱患者注意休息、防止术眼受到碰撞及注意保持大便通畅等。术后第1天滴眼（0.5%左氧氟沙星和醋酸泼尼松龙、普拉洛芬眼水每天4～6次）。检查术眼的远视力及矫正视力，裂隙灯检查切口情况，观察角膜、前房深度、瞳孔大小及眼底等情况。

第二节　白内障囊内摘除术

白内障囊内摘除术是将晶状体悬韧带弄断，不破开囊膜，完全地摘除晶状体，也称为全白内障摘除术。其优点是不发生后发性白内障，但手术难度较大，术中和术后并发症较多。

【适应证】

1.老年性白内障过熟期，晶状体缩小，晶状体囊较厚且韧带脆弱。

2.外伤性白内障合并晶状体内异物，前囊伤口已愈合，晶状体无破碎者。

3.一眼白内障囊外摘出术后，曾发生晶状体皮质过敏性葡萄膜炎者。

4.晶状体脱位及恶性青光眼需摘出晶状体者。

【手术步骤】

1.常规消毒，球周或球后麻醉，开睑器开睑或缝眼睑牵引线，上直肌牵引线。

2.做结膜瓣，角膜缘板层切开，切开范围由9点至3点钟处。

3.做角巩膜预置缝线，一般于12点、10点和2点钟处各做一条预置缝线。

4.角膜缘全层切开，按上述角膜缘板层切开的范围，做全层切开。

5.周边虹膜切除，在12点钟处做周边虹膜切除。

6.娩出晶状体，以无齿囊镊行翻跟头法摘出晶状体。其步骤为：①左手持斜视钩，置于角膜下缘部，右手持闭合的无齿囊镊伸入前房；②当囊镊前进至瞳孔下缘部虹膜后面时（距晶状体赤道部约2mm），将囊镊张开3～4mm，轻轻下压，夹住晶状体囊；③将囊镊向前牵引，以竖起的斜视钩在6点钟角膜缘部加压（压力指向眼球中心），使该部悬韧带断裂；④囊镊向7点钟方向摆动，而斜视钩尖端在4～5点钟处加压按摩，当确知该部悬韧带断裂时，再将囊镊向5点钟处摆动，而斜视钩则在7～8点钟处加压按摩，使晶状体下方悬韧带断裂，此时术者持囊镊的右手有轻松感；⑤将斜视钩平放在角膜下缘处，托住离位的晶状体下缘，随着囊镊的摆动而向上推进，促晶状体翻转，使其下端先露出于切口，此时囊镊轻轻向前上方提起而将晶状体娩出，斜视钩随之压住角膜上缘处关闭切口。由助手将预置的角巩膜缝线拉紧。

7.关闭切口，结扎角巩膜缝线，缝合结膜瓣，涂妥布霉素地塞米松眼膏，包扎双眼。

娩出晶状体的其他方法，如冷冻法。此法是用一冷冻器接头传导低温（−40～−20℃），使晶状体冻结在接头上，然后把晶状体摘出。致冷源可以用干冰、氟利昂、压缩二氧化碳、氧气或半导体等。使用时助手充分掀起角膜瓣，术者用虹膜复位器把虹膜推向切口，充分暴露晶状体上方，把冷冻器接头安在晶状体上方前囊上，2～3秒后，当接头周围出现白圈时，随即提起晶状体并向左、右轻轻摆动而拉出。

【并发症预防及处理】

1.感染性眼内炎　详见“白内障针吸术”。

2.角膜线状混浊　是由于手术中过度压迫或扭扯角膜；角巩膜缝线对合不齐或过紧；或损伤角膜内皮所致。多数为暂时性，常在1周内自行消失。

3.前房积血　多发生在术后2～5天。其常因眼部受轻微撞击，咳嗽震动，换药时不适当的压迫眼球或拆线不当所致。少量出血1周左右多能吸收；出血较多，可于术后7～10天做前房穿刺以放出积血；也可服中药祛淤活血剂，促进血液吸收。

4.虹膜脱出　通常由眼球受撞碰、挤压或眼压增高所致，也可因手术中角巩膜缝线间距离不当，创口前后唇进针深浅不一等原因所引起。除非脱出的虹膜极少，一般应进行修补。

5.前房形成迟缓　正常情况下，术后1小时前房基本恢复。如24小时仍未恢复者，为前房形成迟缓。其常见原因是角膜缘切口对合不良，可由缝线过深、错位、缝线松脱或眼内容物嵌于创口造成房水渗漏所致。此时可充分散瞳，双眼加压包扎，安静卧床，必要时应行手术恢复创口。术后数天如发生脉络膜脱离，也可使前房突然变浅，处理可参考“脉络膜脱离”（本章第一节）。

6. 葡萄膜炎　由于手术中虹膜受机械性刺激，术后1周内可出现轻度虹膜反应，如果炎症较强，则可能由于手术操作刺激较重，切口有眼内容嵌置，晶状体皮质残留过多，或毒力较弱的细菌感染所致。一般可用激素、抗生素及散瞳药控制。

7. 继发性青光眼　白内障手术后由于种种原因可继发青光眼。常见的原因有以下几种。①瞳孔阻滞：玻璃体疝或玻璃体与瞳孔间及虹膜周边缺损区发生粘连时，可发生瞳孔阻滞，应及时做虹膜根切或全切，以恢复前后房交通，无效时也可行玻璃体前界膜切开；②房角粘连：多由前房形成迟缓所造成，应做睫状体分离术；③前房角堵塞：常由前房积血或残留的晶状体皮质所引起，可行前房穿刺冲洗术。

8. 瞳孔上移　是手术中玻璃体脱出与切口相连，如发生纤维性瘢痕可试行YAG激光切除。

9. 虹膜囊肿或上皮内生　虹膜囊肿为手术时上皮组织或睫毛落入前房所致，应早期行手术切除。如果创缘上皮细胞沿裂口或缝线长入前房，可沿角膜背面、虹膜睫状体及玻璃体表面生长，即为上皮内生，可行手术将上皮组织清除或结合冷冻法予以破坏。

10. 玻璃体脱出　是最常见的并发症，用干棉片蘸吸脱出的玻璃体，囊膜剪剪除，有条件的话，可以用前部玻璃体切除系统切除脱出的玻璃体。

11. 黄斑囊样水肿　详见本章第一节。

12. 视网膜脱离　详见本章第一节。

【术后处理】详见本章第一节。

第三节　小切口白内障囊外摘除术人工晶状体植入术

小切口白内障囊外摘除术人工晶状体植入术，是现代白内障囊外摘除术的一种改良方法，通过5～6mm的手术切口，将白内障摘除，植入人工晶状体。自1745年Daviel实施世界上首例囊外白内障摘除术后，白内障手术实现了白内障囊内摘除术到囊外摘除术的转变，他的技术方法一直沿用到20世纪中期，随着显微手术技术的不断提高和劈核技术的发展，使手术切口进一步缩小，演化成目前常用的小切口白内障手术。该手术有成本低，术后并发症少，不需要缝合，术后散光小，小切口人工晶状体植入等优点。由于它不依赖昂贵的手术设备，手术效果甚至可以和超声乳化手术相媲美，在基层医院广泛开展。

【适应证】除了晶状体脱位以外，几乎所有类型的白内障均可行小切口白内障囊外摘除术人工晶状体植入术。目前临床多用于成熟期、过熟期的硬核白内障，但作为不能行超声乳化手术治疗的替代手术方法。

【手术步骤】

1. 常规消毒：表面麻醉、球周或球后麻醉，开睑器开睑或缝眼睑牵引线，上直肌牵引线。

2. 结膜囊消毒：5%聚维酮碘消毒结膜囊1分钟，嘱患者上、下、左、右转动眼球，使消毒药液充满结膜囊，然后用清水冲洗。

3. 制作切口：根据外切口在角巩膜表面的位置可分为巩膜隧道切口、角巩膜隧道切口、角膜隧道切口。一般选择巩膜隧道切口。巩膜隧道切口分为水平状巩膜隧道切口和反眉状巩膜隧道切口。切口宽度一般取决于核的大小、出核的方式、植入人工晶状体的类型。水平状巩膜隧道切口做法：于11：00～1：00点处角膜缘处剪开球结膜约4mm，剪开的结膜切口水平约4mm，垂直约4mm，结膜的弹性既可以使巩膜切口充分暴露，又减少了结膜切口造成的角膜缘干细胞的损伤。分离筋膜组织，充分暴露巩膜，烧灼止血，用15°刀于角巩膜缘后1mm处划开巩膜，深达1/2巩膜厚度，隧道刀向前分离至透明角膜0.5～1mm，3.0刀垂直刺入前房。为了减少切口造成的术源性散光，还可将巩膜隧道外切口做成反眉状。由于隧道切口的自闭性主要取决于内切口的位置，选择距离角膜缘0.5～1.0mm的透明角膜内切口进入前房，3.0刀向两侧水平扩大到6.7～7.0mm，使隧道切口平面呈等腰梯形形状。宽松的内切口即扩大了手术操作的范围和空间，也可以避免手术器械反复进出前房而造成切口周围的后弹力层及内皮损伤。在与隧道切口相隔70°～90°的角膜缘做1个1.5～2.0mm的侧切口，用以辅助晶状体核从囊袋内旋出至前房及上方晶状体皮质的吸除。

4.晶状体前囊膜的截除：居中、大小适合的前囊膜连续环形撕囊是小切口白内障囊外摘除手术成功的基本保证。用撕囊镊于前囊膜正中刺破前囊，撕囊镊尖端夹住囊膜边缘，或截囊针挑起三角瓣，自3点钟方向逆时针方向或顺时针方向连续环形撕开前囊膜，中途应调整撕囊镊方向或截囊针位置，以便完成连续环形撕囊。撕囊过程中需注意向心力、晶状体囊膜张力、离心力的平衡，克服晶状体悬韧带、玻璃体压力、外力等潜在离心力的变化，完成满意的连续环形撕囊。前囊口直径一般在5.0～6.0mm，过小的前囊口不利于晶状体核从囊袋内旋转至前房，可能会导致悬韧带断裂。对于一些完成困难的白内障如膨胀期白内障、外伤性白内障，也可以采用开罐式截囊。

5.水分离：是通过水压对晶状体内部产生的均衡扩散，使晶状体皮质和囊膜分离、晶状体核层分离，目的是使晶状体核、皮质与囊膜分离，从而利于晶状体核旋转进入前房及皮质的彻底清除。水分离通常分2步完成。①前囊下水分离：用黏弹剂针头伸至前囊膜下，缓慢注入眼用平衡盐液，可见水沿囊膜下、赤道部、后囊下波浪状流动。囊膜与皮质的充分分离，有利于皮质的彻底清除。②水分层：用黏弹剂针头伸至核和皮质之间，注入眼用平衡盐液，可以观察到不同层次的晶状体核周围出现“金色”反光环。边注水边轻轻旋转晶状体核，使晶状体核浮起。

6.晶状体核的处理：①旋核入前房，手法碎核中技巧性较强的步骤就是如何简单快速将晶状体核从囊袋内转入前房。对于较小的核可采用水浮核的方法使较小的核心直接浮出囊口进入前房。而大而硬的核则需要使用技巧从囊袋内完整地通过前囊口旋转进入前房。首先使用黏弹剂加深前房，避免损伤眼内组织。右手拿自制截囊针或双手各拿1把晶状体调位钩，将核中心部向右轻拨，露出左侧晶状体赤道部边缘，左手用调位钩从侧切口顶住翘起的晶状体核赤道部边缘，随后用接力的形式顺时针将晶状体核向上旋、拨出囊口。切忌在囊膜表面拨核，以免晶状体囊口破裂，甚至悬韧带断裂、后囊膜破裂等严重并发症发生。②手法碎核，多采用二切核法和三切核法。将核垫板伸入核和虹膜、后囊之间的间隙，上方的劈核刀放于核的上方，上下挤压，将核碎成2块或3块，再分别取出。注意前房维持稳定，如果有黏弹剂脱出，及时补充，防止黏弹剂不足造成的角膜内皮损伤、后囊膜破裂、虹膜离断等根部眼部损伤；也可以使用尖峰预劈核技术将在囊袋内核劈成两块后再分别转入前房。右手拿自制截囊针，将晶状体核中上1/3处向上轻拨，露出下方晶状体赤道部边缘，左手用劈核钩从侧切口钩住翘起的晶状体核赤道部边缘，随后右手截囊针向下斜刺入晶状体核，同时左手劈核钩向针尖对应的方向用力，将核劈成2块。然后双手使用器械将其中的一块核脱出囊袋。③出核，注入黏弹剂，将碎核块分开，利用人工晶状体植入镊将核块分次取出。

7.皮质吸出：用注水增加眼内压的方法将晶状体软壳及较大的晶状体皮质从切口冲出。采用注吸管吸出残余皮质，先吸出瞳孔区较大的皮质，使视野清晰，再对周边和虹膜后的皮质逐一吸出。先将周边部皮质拉至瞳孔区，确信没有吸住囊膜再增加负压吸出或拉至眼外。上方晶状体皮质可从侧切口插入注吸管吸除。后囊膜残留的皮质碎片可用钝性针头轻轻摩擦去除，前囊膜残留的晶状体上皮细胞、皮质碎片用抛光器机械性抛光，防止术后囊袋收缩综合征发生。后囊混浊不能抛光干净或较年轻的患者可考虑术中实施后囊膜连续环形撕囊术。

8.植入人工晶状体：前房及囊袋内注入足够的黏弹剂，硬性人工晶状体植入时，应先将下袢送入囊袋内，再用调位钩将人工晶状体上袢顺时针旋转推送入囊袋内。

9.吸除残余黏弹剂：用注吸针头充分吸除人工晶状体前后残留的黏弹剂。

10.水密封闭切口，形成前房。

【并发症预防及处理】

1.*手术切口不理想*　角巩膜手术切口对于手术成败至关重要。切口靠近角膜缘，隧道短，出现伤口渗漏、散光较大。手术切口靠后，隧道过长，影响手术操作，增加手术难度。如果手术刀钝，使手术切口参差不齐，影响伤口的愈合。隧道切口撕裂，术后需缝合伤口，必要时关闭切口，重新做新的手术切口。

2.*后囊破裂*　引起后囊破裂的原因有前囊撕囊不连续向后囊撕裂；过度牵拉悬韧带引起断裂；出核过程中辅助工具损伤；后囊抛光过程中损伤后囊膜；锐利的核碎块刺破后囊。手术过程中发生后囊破裂，容易导致核块下沉，如果核碎块位于前部玻璃体，可采用前部玻璃体切除方法取出；

如果核碎块较大，脱入玻璃体位置较深，应请玻璃体视网膜专业医师采用后路玻璃体切割术的方法取出。

3.悬韧带断裂　核大，撕囊口过小，仍用力旋核或旋拨核时用力过重，可造成悬韧带断裂，悬韧带脆弱、假性剥脱综合征、外伤患者更易发生。如果悬韧带部分断裂，未超过180º，可考虑植入囊袋张力环；若超过180º，可考虑行睫状沟缝线固定人工晶状体。

4.角膜水肿　术后发生角膜水肿较为常见，可表现为手术区近角巩膜缘小范围水肿，角膜弥漫性水肿、角膜斑片状水肿及大泡性角膜病变。

（1）切口周围轻度水肿：对手术后视力影响小，不必处理可自愈。

（2）角膜弥漫性水肿：但眼压正常，多是因为出核方法不正确，或碎核时器械操作不当，损伤角膜内皮所致，多数可自然恢复，严重者引起角膜内皮失代偿需行角膜移植术或角膜内皮移植术。角膜弥漫性水肿且眼压高，多因术后黏弹剂吸出不彻底所致，可通过侧切口放液降低眼压。

（3）角膜斑片状水肿：多为术后切口区向前房注水或置换黏弹剂过程中水流冲击后弹力层，发生部分角膜后弹力层脱离所致。前节OCT可确诊。小的后弹力层脱离可自然恢复，较大的脱离引起严重角膜水肿影响视力，应尽快处理，可选择前房注气术处理。

（4）大泡性角膜病变：是角膜内皮细胞严重受损，角膜内皮功能严重失代偿的表现。角膜上皮细胞层间和角膜上皮细胞与前弹力层之间形成水疱，角膜基质层水肿，需要行穿透性角膜移植术或角膜内皮移植术。

5.人工晶状体移位　术后早期人工晶状体移位多数由于术中人工晶状体袢未能都植入囊袋内，一侧袢囊袋内，另一侧袢囊袋外，或撕囊过大、撕囊偏中心、术后前房浅一侧脱出所致。晚期多由于前囊口小、囊袋收缩、悬韧带病变所致。发现人工晶状体移位应及时手术复位。连续环形撕囊，大小适中、居中、前囊抛光充分可减少人工晶状体移位的发生。

6.黄斑囊样水肿　详见本章第一节。

7.视网膜脱离详　详见本章第一节。

8.感染性眼内炎　详见本章第一节。

【术后处理】术后常规嘱患者注意休息、防止术眼受到碰撞及注意保持大便通畅等。术后第1天滴眼（0.5%左氧氟沙星和醋酸泼尼松龙、普拉洛芬眼水每天4～6次）。检查术眼的远视力及矫正视力，裂隙灯检查切口情况、角膜、前房深度、人工晶状体位置、瞳孔大小及眼底等情况。密切观察眼压变化，出现眼压升高及时处理。

第四节　白内障超声乳化摘除术人工晶状体植入术

白内障超声乳化摘除术人工晶状体植入术，即通过3mm的透明角膜或角巩膜切口，超乳针头将混浊的晶状体击碎为乳糜状后，借助抽吸灌注系统将乳糜状物完全吸出，将人工晶状体植入囊袋内。该术式自1967年美国的Kelman医师发明以来，经过50多年的不断完善，已成为世界公认的、先进而成熟的手术方式。该手术方式具有切口小，手术时间短，术源性散光小，术后恢复快等优点。随着技术的进步，非球面、Toric、多焦点、三焦点等多功能人工晶状体的问世，白内障手术已经由开始的复明手术进入到屈光手术时代。

【适应证】主要适用于角膜内皮没有病变、前房深浅正常、瞳孔能够散大、核硬度中等以下的白内障患者。随着白内障超声乳化技术不断进步，适应证也逐渐扩大。

【禁忌证】

1.绝对禁忌证　晶状体全脱位，角膜内皮失代偿。

2.相对禁忌证　主要取决于术者的经验和技术，除了经验丰富的术者外，下列情况应视为白内障超声乳化术的相对禁忌证。

（1）角膜内皮变性：角膜内皮计数较少（$1000/mm^2$）的白内障患者。

（2）浅前房：部分浅前房患者也可进行此术式，但术中应注意充分扩容形成前房，以便有尽可能大的操作空间。

（3）小瞳孔：瞳孔小于3mm进行晶状体超声乳化摘除术对术者要求较高，瞳孔小不易撕囊，影响核的粉碎，术中容易造成虹膜损伤，往往需要采用虹膜拉钩辅助拉开瞳孔或瞳孔括约肌放射性切开。

（4）晶状体核硬化：晶状体核硬度越高，乳化晶状体核需要的能量越高、时间越长，可导致术后持续角膜水肿、慢性虹膜炎和继发性青光眼。在高硬度核硬化和过熟期白内障时，最好选择白内障囊外摘除术。

【手术步骤】

1.麻醉：多数表面麻醉，也可采用球周或球后麻醉。伴有全身严重疾病的老年患者或不能自主配合手术的患者可给予术中镇静或全身麻醉。

2.开睑：开睑器开睑，根据患者睑裂大小选择合适的开睑器。对不适宜放置开睑器的患者，可采用缝线开睑。于眼睑中央部距睑缘3mm处，上下睑各做一条牵引线，用蚊式钳固定在消毒巾上。

3.结膜囊消毒：5%聚维酮碘消毒结膜囊1分钟，嘱患者上、下、左、右转动眼球，使消毒药液充满结膜囊，然后用清水冲洗。

4.制作切口：主切口制作。根据外切口在角巩膜表面的位置可分为巩膜隧道切口、角巩膜隧道切口、角膜隧道切口。一般选择角巩膜隧道切口、角膜隧道切口。角巩膜隧道切口做法：于10：00～11：00方向角膜缘后1.5～2.0mm处，3.0刀垂直刺入约角巩膜厚度1/2，转折平行角膜前进2～2.5mm，再转折向下垂直进入前房。角膜隧道切口做法：于10：00～11：00方向透明角膜缘处，3.0刀垂直刺入约角膜厚度1/2，转折平行角膜前进2～2.5mm，再转折向下垂直进入前房。侧切口制作：以150°钢刀在主切口的左侧90°角膜血管弓之前，平行虹膜面，穿刺进入前房，外口宽约为1.5mm，内口宽约为1mm。

5.晶状体前囊膜的截除：居中、大小适合前囊膜连续环形撕囊是超乳手术成功的最基本保证。用撕囊镊于前囊膜正中刺破前囊，撕囊镊尖端夹住囊膜边缘或截囊针挑起三角瓣，自3：00方向逆时针或顺时针连续环形撕开前囊膜，中途应调整撕囊镊方向或截囊针位置，以便完成连续环形撕囊。撕囊需注意向心力、晶状体囊膜张力、离心力的平衡，克服晶状体悬韧带、玻璃体压力、外力等潜在离心力的变化，完成满意的连续环形撕囊。前囊口直径一般在5.0～6.0mm，过小的前囊口不利于劈核钩进行劈核操作，容易损伤囊膜或悬韧带。

对于一些完成困难的白内障如膨胀期白内障、外伤性白内障，也可以开罐式截囊。但在超声乳化过程中要注意避免前房的过多涌动，以及控制劈核的力量以减少对囊膜的过度牵拉，以免囊膜撕裂，核坠入玻璃体。

6.水分离：是通过水压对晶状体内部产生的均衡扩散，使晶状体皮质和囊膜分离、晶状体核层分离，目的是使晶状体核、皮质与囊膜分离，从而利于晶状体核旋转进入前房及皮质的彻底清除。水分离通常分2步完成：①前囊下水分离，用黏弹剂针头伸至前囊膜下，缓慢注入眼用平衡盐液，可见水沿囊膜下、赤道部、后囊下波浪状流动。囊膜与皮质的充分分离，有利于皮质的彻底清除。②水分层，用黏弹剂针头伸至核和皮质之间，注入眼用平衡盐液，可以观察到不同层次的晶状体核周围出现“金色”反光环。边注水边轻轻旋转晶状体核，使晶状体核浮起。

7.超声乳化：白内障超声乳化术中，处理晶状体核有多种方法。其中常用的技术为：①原位碎核技术，是将核分为4块乳化吸出。②刻槽式分块清除法，是在核的中央区雕刻出一深的沟槽后，用辅助器械和超乳针头在近沟槽底部的两侧壁向相反方向用力，将核分为2块，然后根据核硬度对每个半核再次或多次刻槽，然后再分核，最后将小核块逐一乳化吸出。③乳化劈裂法：是将超乳针头埋入核内的中心固定核，用劈核钩向中心用力，通过机械力量将一个完整的晶状体核劈成数个容易被乳化的小块，逐块乳化吸出。④拦截劈核技术：先雕刻一个沟槽或火山口一样的坑，将核分为两半，将1/2核块转至下方，再用劈核钩将1/2核块分割成更小的碎块，逐块乳化。

8.吸出皮质：在注吸模式下，注吸针头逐一将残留的晶状体皮质抽吸清除。

9.植入人工状晶体：前房及囊袋内注入足够的黏弹剂，人工晶状体植入时，应将下袢先送入囊袋内，再用调位钩将上袢顺时针旋转推送入囊袋内。

10.吸除残余黏弹剂：用注吸手柄充分吸除人工晶状体前后残留的黏弹剂。

11.水密封闭切口，形成前房。

【并发症预防及处理】

1.*撕囊口边缘撕裂*　刻蚀过程中超乳针头接触撕囊口边缘，易引起前囊破裂，一旦撕囊口破裂，核易进入前房，此时应小心将核在虹膜面乳化吸除，尽量避免囊膜撕裂口进一步扩大。

2.*后囊膜破裂*　引起后囊膜破裂的原因有前

囊撕囊不连续向赤道部撕裂；过度牵拉悬韧带引起断裂；刻槽或碎核过程中，刻槽过深或靠近赤道部，超乳针头接触后囊；劈核时囊膜破裂；前房变浅，锐利的核碎块刺破后囊膜。超声乳化过程中发生后囊膜破裂，可导致核块坠入玻璃体，如果核碎块位于前部玻璃体，可扩大切口，夹出核块，脱出的玻璃体用前部玻璃体系统切除；如果核碎块较大，脱入玻璃体位置较深，应请玻璃体视网膜医师采用后路玻璃体切割术的方法取出。

3.悬韧带断裂　旋拨核时用力过重可造成悬韧带断裂或核大，撕囊口过小，劈核钩误拉损伤悬韧带，悬韧带脆弱、假性剥脱综合征患者更易发生。如果悬韧带部分断裂，未超过180º，可考虑植入囊袋张力环；超过180º，可考虑行睫状沟缝线固定人工晶状体。

4.脉络膜上腔出血或驱逐性出血　手术过程中由于眼压过度降低或术前长期高眼压，术中眼压突降，导致1条或2条脉络膜静脉破裂，发生脉络膜上腔出血，出血可位于脉络膜局部或广泛扩散，当脉络膜破裂时可发生驱逐性脉络膜出血。如术中出现眼压突然升高，虹膜脱出，前房变浅，瞳孔区出现棕色发光，应立即终止手术，紧密缝合切口。全身紧急静脉滴注20%甘露醇，保持头高足低位以利于静脉回流。驱逐性出血后果严重，大多数情况下医师难以有时间采取抢救措施，眼内容物往往几秒脱出殆尽。因此对于高危患者，术前适当应用镇静药，避免眼压波动过大和屏气动作，尽量缩短手术时间，减少手术创伤，尽量避免脉络膜上腔出血的发生。

5.角膜水肿　详见本章第三节。

6.切口渗漏　多见于切口隧道过短，可同时伴有浅前房和低眼压。一般加压包扎1周可以缓解，如经过非手术治疗不能修复，应当考虑行手术修补渗漏。

7.浅前房　①切口渗漏，伴有眼压低，轻度切口渗漏可进行加压绷带包扎，密切观察。严重的切口渗漏或经加压包扎无效者，应尽早行切口缝合修补。②瞳孔阻滞或玻璃体-睫状环阻滞，伴有眼压高，早期可散瞳、糖皮质激素局部点眼和全身给予脱水药，瞳孔阻滞者可行激光周边虹膜打孔，建立前后房沟通。对玻璃体-睫状环阻滞用散瞳剂不好转者，应尽早行睫状体平坦部玻璃体切割术，建立玻璃体及周边前房通道。③脉络膜脱离，伴有眼压低，多因切口渗漏和炎症引起。当有切口渗漏时，应修补切口，恢复前房，如果脉络膜脱离范围较大，手术引流脉络膜下液可加速眼压的恢复；若脱离范围较小，无明显的切口渗漏，可加强抗炎治疗并加压包扎。

8.虹膜炎　由于手术器械过多刺激或残余晶状体皮质反应引起，多见于同时伴有糖尿病或葡萄膜炎的患者。其表现为前房渗出性炎症反应。局部或全身应用皮质激素，每天散瞳和缩瞳活动瞳孔，以防止虹膜后粘连。

9.感染性眼内炎　详见本章第一节。

10.高眼压　短暂的眼压升高可能24小时内消失，如果眼压显著升或持续不减退，需用降眼压药物治疗，同时针对病因采取药物或手术治疗。

11.后囊混浊　发生率和年龄密切相关，年轻人较老年人的发生率显著增加。若明显影响视力，可行YAG激光后囊切开；若后囊膜较厚，可采取手术治疗切开瞳孔区混浊的后囊膜。

12.黄斑囊样水肿　详见本章第一节。

13.视网膜脱离　详见本章第一节。

14.人工晶状体移位　术后早期人工晶状体移位多数由于术中人工晶状体袢未能都植入囊袋内，一侧袢囊袋内，另一侧袢囊袋外，或撕囊过大、撕囊偏中心、术后前房浅一侧脱出所致。晚期多由于前囊口小、囊袋收缩、悬韧带病变所致。发现人工晶状体移位应及时手术复位。连续环形撕囊，大小适中、居中、前囊抛光充分可减少人工晶状体移位的发生。

【术后处理】详见本章第三节。

第五节　飞秒激光辅助白内障手术

飞秒激光是一种近红外激光，具有以下几个特点：①脉冲式能量释放，每一脉冲持续时间为飞秒级（10^{-15}秒）；②瞬时功率大，瞬间能量释放可达百万亿瓦；③精密度高，切割可精确到微米级；④穿透性强，穿过透明材料时几乎不损耗能量，能穿过透明阻挡物直接作用于内部目标。飞秒激光的瞬时功率密度达到或超过特定的阈值时，可使被照射组织产生等离子体微爆破效应，并形成一定程度的冲击波。这种脉冲式的微爆破效应使各个微爆破由点到线、由线到面进行连接，达到极其精密的组织切割效应。2009年，Nagy等首次报道利用飞秒激光辅助进行白内障手术的案例，初步临床结果显示其在保证截囊的准确性及减少超声能量方面具有优势。2010年LenSx获得美国食品药品监督管理局的批准，成为首个应用于白内障手术的飞秒激光系统（图42-5-1）。飞秒激光，可用于晶状体前囊膜切开、碎核，以及角膜切口制作，其余晶体核的进一步乳化、晶状体皮质吸除、囊袋抛光，和IOL的植入则仍需通过人工操作，故称为飞秒激光辅助的白内障手术。全部激光系统均包括眼前节成像装置、患者接口（patientinterface，PI）及飞秒激光发生器。飞秒激光辅助白内障手术在临床的应用时间已超过9年，大量的临床研究已显示其具有安全性、有效性、可预测性和稳定性，但其仍为相对较新的手术方式，手术适应证、禁忌证和并发症等仍在不断探索和发现中。

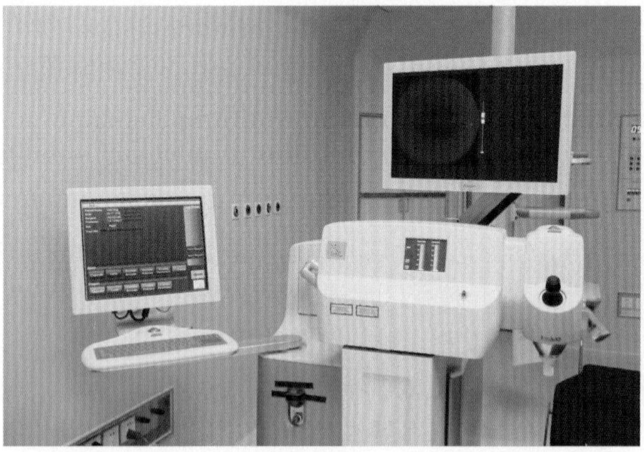

图42-5-1　飞秒激光辅助白内障系统LenSx

【适应证】主要适用于角膜内皮没有病变、前房深浅正常、瞳孔能够散大、核硬度中等以下的白内障患者。随着飞秒激光技术不断进步，适应证也逐渐扩大。

【绝对禁忌证】致密角膜白斑、营养不良、创伤、接触镜引发的角膜瘢痕；眼球震颤；晶状体全脱位；角膜内皮失代偿。

【术前准备】左氧氟沙星、双氯芬酸钠眼水（或普拉洛芬眼水）点眼1～3天，每天4次。术前充分散瞳是非常重要的，可使用0.5%～1%托吡卡胺和2.5%～10%去氧肾上腺素滴眼液等术前30分钟开始点眼，10分钟1次。

【手术步骤】

1.术前设计　根据术前检查情况如散瞳情况、晶状体厚度、角膜厚度等参数，完成最初的设计。对于环形撕囊，术前设计参数包括大小、形状、圆心位置；对于辅助碎核，需要设定切削深度、直径及切削方式；透明角膜切口的设计参数则包括切口的位置、深度及构型。

2.表面麻醉　开睑器开眼睑。

3.术眼固定　患者接口（PI）就是一次性角膜接触软镜和负压环的接触式界面。用PI固定患者的术眼。

4.可视化的基础上实现个体化设计确认　在可视化的基础上依次确认各项参数设计：角巩膜缘定位、主切口及侧切口位置、前囊位置、直径及切开厚度、劈核厚度、切口长度与深度及形状。如环形撕囊参数包括大小、形状、圆心位置；辅助碎核参数切削深度、直径及切削方式；透明角膜切口参数则包括切口的位置、深度及构型。可视化对于激光白内障手术非常重要，傅里叶域光学相干断层扫描为可视化提供有力的帮助。了解内眼结构的空间方位，为手术医师选择个体化的切口位置及晶状体碎核区域提供指导，探测到晶状体的后囊膜，以获得手术安全区，不至于切削到后囊；得到角膜的厚度，设计角膜手术切口的构型和位置，以达到个体化。

5.激光手术　激光治疗的时间是3～5分钟，依次要进行激光环形撕囊、激光碎核及角膜切口的制备，然后患者换手术间，开始超声乳化步骤。

【并发症预防及处理】

1.负压吸引环脱落　此种情况的发生率在1.4%～2.5%，原因包括固定未到位、患者头部或眼部突然移动、吸引时间长、固定界面倾斜及负压环周围结膜松弛等。术前充分的沟通指导及合理精确地放置PI是避免负压吸引中断的重要因素，术中及时判断也至关重要，一旦出现多余结膜组织移向患者接口压平区域、气泡进入PI下或结膜皱褶，均可能是负压脱失的预兆。遇到上述情况时，应立即松开脚踏，停止激光操作，可尝试重新固定眼球、调整激光参数以再次进行手术。随着术者的熟练程度和操作例数的增加，负压脱失的发生率可逐渐降低。

2.结膜下出血　多为负压固定等机械因素导致球结膜下小血管破裂出血，发生率在34.0%～43.8%。这与固定界面类型、负压吸引次数、术者熟练程度及患者配合度相关。术前筛选患者时，应排除患有严重干眼症、结膜松弛及角膜上皮剥脱等患者，术中应尽可能降低吸引负压，轻巧固定并缩短操作时间。

3.瞳孔缩小　飞秒激光治疗后瞳孔缩小的可能原因有飞秒激光固定装置的机械作用、激光脉冲能量形成气泡造成的前房内组织扰动、虹膜刺激及经环氧合酶通路合成的前列腺素等因素。其发生率为2%～25%。术前使用非甾体抗炎药、激光操作时尽可能降低能量和负压吸引及行激光后立即点用散瞳药均为有效的预防措施。若白内障术中发生不可避免的瞳孔缩小，可采用药物（前房注射1∶10 000～1∶50 000肾上腺素）、眼用黏弹剂及机械扩瞳装置单用或联合使用等方法帮助散大瞳孔。

4.角膜切口不完全及分离困难　与角膜缘定位失败、老年环、角膜血管翳等导致的激光穿透不全、负压吸引平面倾斜、眼位偏移及激光输出能量不稳定等相关。因此，术前仔细筛选符合适应证的患者并综合术眼的解剖特点进行准确定位和优化参数设置至关重要。术中应使用分离器时，要尽量平行于角巩缘分离角膜切口。由于我国人群的老年环较为明显，在进行角膜缘定位时，不宜太过靠后或靠前，以避免切口失败或导致随后超声乳化术中切口的过度水化。

5.前囊膜不完整和撕裂　两者的发生率可分别高达1.05%～20%和0.31%～4.%，前囊膜不完整与角膜皱褶、气泡或眼动所致的激光焦点改变和移位、眼球倾斜及激光能量低等相关；液体界面接口较曲面隐形眼镜接口更易出现角膜皱褶，进而导致前囊切开不完全。前囊膜撕裂多由不平滑的囊膜边缘受力不均或前囊放射状裂缝扩大而来。术中应及时发现囊膜边缘赘片，如发现截囊不全，则使用撕囊镊沿切线方向进一步撕开囊膜。在取出前囊膜之前，通过角膜侧切口注入适量黏弹剂稳定前房，水分离及乳化操作时密切注意囊膜撕裂处，避免前囊边缘放射状裂开。对于无法判断囊膜是否完全切开时，可进行前囊膜染色后再取出，应注意避免使用撕囊镊，可用超声乳化手柄突然快速取出前囊膜。若前囊膜已经发生撕裂，则在水分离和乳化时都应减小负压并轻巧操作，同时避开撕裂区。人工晶状体也应避开撕裂线位置，以保证手术的安全性和稳定性。

6.劈核不完整　飞秒激光预劈核不适用于Ⅳ度以上硬核的白内障，因激光能量损耗易出现劈核不彻底，仍需借助超声乳化。有研究发现，对于Ⅰ级硬度核，飞秒激光术后的角膜水肿的发生率反而高于传统超声乳化组，提示对晶状体核较软的白内障患者进行手术时，飞秒激光在减少超声能量方面并无明显优势。

7.囊袋阻滞综合征　飞秒激光的光致分解作用引发的等离子体微爆破效应会产生大量气泡，积于囊袋内使得囊袋内压力过大而引起囊袋阻滞综合征。飞秒激光治疗后皮质和囊膜的黏附力更强、环形撕囊均一完整及水分离操作进一步增加了液体在囊袋内滞留的风险，也是导致后囊膜破裂及晶状体核坠入玻璃体腔的重要因素。在激光治疗中，应最大程度地减少晶状体内的气泡形成，移除囊膜前应避免过度注入黏弹剂。在水分离前先对前房进行减压处理，可预防囊内压升高。

【术后处理】飞秒激光的术后处理同“白内障术后常规处理”。术后第1天滴眼，检查术眼的远视力及矫正视力，裂隙灯检查切口情况，观察角膜、前房深度、人工晶状体位置、瞳孔大小及眼底等情况。密切观察眼压变化，出现眼压升高及时处理。

第六节　白内障超声乳化摘除术人工晶状体植入术联合小梁切除术

对于合并青光眼的白内障患者，如果需要行白内障手术，也需要行青光眼滤过手术，医师会有2个选择：一个是先单做青光眼滤过手术，然后再做白内障摘除术；另一个选择是白内障和青光眼联合手术。联合手术的优点为：减少手术次数，减轻患者经济和精神负担；减少早期眼压升高。其缺点为：术中后囊破裂的风险加大；术后炎症可能增加，脉络膜脱离风险加大。随着超声乳化技术的成熟，白内障超声乳化摘出术人工晶状体植入术联合小梁切除术也成为越来越多医师的首选。不管选择哪种手术方式，术前使用降眼压药物尽量控制眼压至21mmHg以下，以减少术中爆发性脉络膜上腔出血的可能。青白联合手术切口可以在同一部位（一切口法）进行，也可以在不同部位（两切口法），以下重点讲述两切口法。青光眼手术部分的结膜瓣制作，可以以角膜缘为基底，也可以以穹窿部为基底。

【适应证】合并白内障并有白内障手术指征的

下列各种类型青光眼：①＞3种抗青光眼药物方能控制眼压或不能控制眼压的进展期或晚期青光眼；②病情迁延、前房角粘连、小梁网功能遭到严重破坏的晶状体源性青光眼。

【绝对禁忌证】晶状体全脱位，角膜内皮失代偿。

【手术步骤】

1.麻醉：多数采用表面麻醉即可完成手术，也可采用球周或球后麻醉。伴有全身严重疾病的老年患者或不能自主配合手术患者可给予术中镇静或全身麻醉。

2.开睑：多数用开睑器开睑，注意根据患者睑裂大小选择合适的开睑器，同时应将贴膜夹于开睑器内。对不适宜放置开睑器的患者，可采用缝线开睑：于眼睑中央部距睑缘3mm处，上下睑各做一条牵引线，用蚊式钳固定在消毒巾上。

3.结膜囊消毒：5%聚维酮碘消毒结膜囊1分钟，嘱患者上下左右转动眼球，使消毒药液充满结膜囊，然后清水冲洗。

4.制作切口（两切口法）：做上直肌悬吊固定眼球，在上方以穹窿部为基底或以角膜缘为基底做结膜瓣，并制作成3mm×4mm大小、1/2～2/3厚巩膜瓣，巩膜瓣前端越过角巩膜缘到达透明角膜边缘。侧切口制作：以15°钢刀在巩膜瓣的左侧60°角膜血管弓之前，平行虹膜面，穿刺进入前房，外口宽约为1.5mm，内口宽约为1mm。巩膜瓣的右侧约30°位置的角膜缘做白内障主切口。角膜隧道切口做法：于10：00～11：00方向透明角膜缘处，3.0刀垂直刺入约1/2角膜厚度，转折平行角膜前进2～2.5mm，再转折向下垂直进入前房。

5.超声乳化白内障摘出：居中、大小适合前囊膜连续环形撕囊，充分的水分离，超声乳化吸出白内障核块，吸出残留的晶状体皮质，注入足够的黏弹剂于前房及囊袋内，植入人工晶状体于囊袋内，吸出残余黏弹剂。

6.小梁切除：前房内注入卡巴胆碱或毛果芸香碱缩瞳，在巩膜瓣下切除1mm×4mm大小的小梁组织，做相应部位的周边虹膜切除，10-0线缝合巩膜瓣2针。

7.结膜切口缝合。

8.水密封闭角膜切口，形成前房。

【并发症预防及处理】

1.后囊膜破裂：引起后囊膜破裂的原因有前囊撕囊不连续向赤道部撕裂；过度牵拉悬韧带引起断裂；刻槽或碎核过程中，刻槽过深或靠近赤道部，超乳针头接触后囊；劈核时囊膜破裂；前房变浅，锐利的核碎块刺破后囊膜。超声乳化过程中发生后囊膜破裂，可导致核块坠入玻璃体，如果核碎块位于前部玻璃体，可扩大切口，夹出核块，脱出的玻璃体用前部玻璃体系统切除；如果核碎块较大，脱入玻璃体位置较深，应请玻璃体视网膜医师采用后路玻璃体切割术的方法取出。

2.悬韧带断裂：旋拨核时用力过重可造成悬韧带断裂或核大，撕囊口过小，劈核钩误拉损伤悬韧带，悬韧带脆弱、假性剥脱综合征患者更易发生。如果悬韧带部分断裂，未超过180°，可考虑植入囊袋张力环；若超过180°，可考虑二期人工晶状体植入。

3.脉络膜上腔出血或驱逐性出血。

4.角膜水肿：详见本章第三节。

5.切口渗漏：多见于切口隧道过短，可同时伴有浅前房和低眼压。一般加压包扎1周可以缓解，如经过非手术治疗不能修复，应当考虑行手术修补渗漏。

6.前房延缓形成或浅前房：按Spaeth 分类法，将浅前房分为三度。①浅Ⅰ度，中央前房形成，周边虹膜与角膜内皮相接触；②浅Ⅱ度，除瞳孔区外，全部虹膜面均与角膜内皮相贴；③浅Ⅲ度，前房消失，晶状体前囊（人工晶状体光学面）和全部虹膜面均与角膜内皮相贴。根据眼压情况及滤过泡情况分析原因，根据原因及时处理。切口渗漏，脉络膜脱离是浅前房的最常见原因，其共同表现为低眼压。瞳孔阻滞或玻璃体-睫状环阻滞导致的浅前房，其眼压很高。

（1）切口渗漏：轻度切口渗漏可进行加压绷带包扎，密切观察。严重的切口渗漏或经加压包扎无效者，应尽早行切口缝合修补。

（2）脉络膜脱离：多因切口渗漏和炎症引起。当有切口渗漏时，应修补切口，恢复前房，如果脉络膜脱离范围较大，手术引流脉络膜下液可加速眼压的恢复；若脱离范围较小，无明显的切口渗漏，可加强抗炎治疗并加压包扎。

（3）瞳孔阻滞或玻璃体-睫状环阻滞：早期可散瞳、糖皮质激素局部点眼和全身给予脱水药，瞳孔阻滞者可行激光周边虹膜打孔，建立前后房沟通。对玻璃体-睫状环阻滞用散瞳剂不好转者，应尽早行睫状体平坦部玻璃体切割术，建立玻璃体及周边前房通道。

7.虹膜炎：由于手术器械过多刺激或残余晶状体皮质反应引起，多见于同时伴有糖尿病或葡萄膜炎的患者。表现为前房渗出性炎症反应。局部或全身应用皮质激素，每天散瞳和缩瞳活动瞳孔，以防止虹膜后粘连。

8.感染性眼内炎：详见本章第一节。

9.后囊混浊：发生率和年龄密切相关，年轻人较老年人的发生率显著增加。若明显影响视力，可行YAG激光后囊切开；若后囊膜较厚，可采取手术治疗切开瞳孔区混浊的后囊膜。

10.黄斑囊样水肿：详见本章第一节。

11.视网膜脱离：详见本章第一节。

12.人工晶状体移位：详见本章第四节。

【术后处理】术后常规嘱患者注意休息、防止术眼受到碰撞及注意保持大便通畅等。术后第一天滴眼（0.5%左氧氟沙星和醋酸泼尼松龙、普拉洛芬眼水每天4～6次）。检查术眼的远视力及矫正视力，裂隙灯检查切口情况，观察结膜滤过泡、角膜、前房深度、人工晶状体位置、瞳孔大小及眼底等情况。密切观察眼压变化，出现并发症及时处理。

第七节　白内障超声乳化摘除术人工晶状体植入术联合玻璃体切割术

对于合并白内障的眼底病患者，可以选择白内障和玻璃体联合手术。其优点为：术中可以更清晰观察视网膜，方便内界膜剥除等精细操作；可以充分处理周边玻璃体，减少PVR及视网膜脱离复发率；减少手术次数，减轻患者经济和精神负担；早期获得较好的视力。随着超声乳化、玻璃体切割技术的成熟，白内障超声乳化摘出术人工晶状体植入术联合玻璃体切割术也成为越来越多医师的首选。

【适应证】

1.瞳孔不能散大、瞳孔后粘连或瞳孔膜闭患者。

2.无法看清眼底的白内障患者，B超检查显示牵拉性视网膜脱离。

3.无法看清眼底的白内障患者，严重玻璃体积血。随着超乳及玻璃体切割技术的不断进步，适应证也逐渐扩大。

其绝对禁忌证为角膜内皮失代偿。

【手术步骤】

1.麻醉：可先采用表面麻醉完成白内障超声乳化手术，再采用球周或球后麻醉。也可直接做球后麻醉后手术。伴有全身严重疾病的患者或不能自主配合手术患者可予术中镇静或全身麻醉。

2.开睑：开睑器开睑或缝线开睑。

3.结膜囊消毒：5%聚维酮碘消毒结膜囊1分钟，然后清水冲洗。

4.常规安放灌注穿刺套管，避免超声乳化后眼压低，穿刺困难。

5.超声乳化白内障摘出：角膜缘做白内障主切口，角膜隧道切口做法：于10：00～11：00方向透明角膜缘处，3.0刀垂直刺入约角膜1/2厚度，转折平行角膜前进2～2.5mm，再转折向下垂直进入前房。居中、大小适合前囊膜连续环形撕囊，充分的水分离，超声乳化吸出白内障核块，吸出残留的晶状体皮质，注入足够的黏弹剂于前房及囊袋内。

6.玻璃体切除：常规闭合式三通道玻璃体切除，切除中央部及后极部玻璃体，借助翻转是直立正像透镜系统和周边巩膜顶压，切除基底部及睫状体平坦部玻璃体，剥膜，视网膜复位，眼内激光封闭裂孔和变性区。

7.人工晶状体植入：医师根据个人经验选择手术的不同时期植入人工晶状体。一种是超乳完成后植入人工晶状体，然后再进行后节操作。其优点是：人工晶状体植入相对简单，而且由于有人工晶状体袢的支撑，后囊相对安全，可减少玻璃体切除时对后囊的误伤。但缺点是：人工晶状体光学面的边缘可能会影响观察中周部眼底；人工晶状体前后的黏弹剂可能产生影像畸变，干扰术者的精细操作，增加疲劳感；处理周边视网膜时，顶压巩膜可能增加人工晶状体脱位的风险。另一种方法是完成后节操作后再植入人工晶状体。其优点是：方便处理周边视网膜。但缺点是：在处理周边时观察不清楚可能会误伤后囊；眼球偏软，人工晶状体植入相对困难。

8.缝合角膜切口及结膜切口，形成前房。

【并发症预防及处理】

1.后囊膜破裂：引起后囊膜破裂的原因有前

囊撕囊不连续向赤道部撕裂；过度牵拉悬韧带引起断裂；刻槽或碎核过程中，刻槽过深或靠近赤道部，超乳针头接触后囊；劈核时囊膜破裂；前房变浅，锐利的核碎块刺破后囊膜。超声乳化过程中发生后囊膜破裂，导致核块坠入玻璃体，后路玻璃体切割术的方法取出。

2.悬韧带断裂：旋拨核时用力过重可造成悬韧带断裂或核大，撕囊口过小，劈核钩误拉损伤悬韧带，悬韧带脆弱、假性剥脱综合征患者更易发生。如果悬韧带部分断裂，未超过180º，可考虑植入囊袋张力环。超过180º，可考虑行二期睫状沟缝线固定人工晶状体。

3.脉络膜上腔出血或驱逐性出血。

4.角膜水肿：详见本章第三节。

5.脉络膜脱离：术前就存在脉络膜脱离和低眼压，术中灌注头进入脉络膜上腔灌注；术中广泛地视网膜光；术后低眼压和严重的眼内炎症。应针对以上因素进行预防。如果脱离范围较小，无明显的切口渗漏，可加强抗炎治疗并加压包扎。若脉络膜脱离范围较大，且是视网膜裂孔未封闭引起的，应早日再次玻璃体手术，排除脉络膜上腔液体，封闭视网膜裂孔，眼内硅油填充。

6.感染性眼内炎：详见本章第三节。

7.青光眼：是一种比较常见的并发症，发生机制复杂，临床表现隐匿并与术后其他症状纠缠在一起，有时鉴别和处理非常困难。根据病因其类型有新生血管性青光眼、气体阻滞性青光眼、皮质类固醇性青光眼、开角型青光眼、硅油相关性青光眼、闭角型青光眼等。根据眼压情况，使用降眼压药物治疗，同时针对病因采取药物或手术治疗。

8.人工晶状体移位。

9.黄斑囊样水肿：是一种常见的晚期并发症，多是视网膜前膜牵拉造成。部分可能自行消退。其治疗主要是应用糖皮质激素和非甾体类抗炎药。

【术后处理】详见本章第三节。

（张武林　张　越）

第43章

青光眼手术

第一节　周边虹膜切除术

【适应证】目前周边虹膜切除术基本上被激光虹膜切除术代替。但在下列情况下仍然适用：①不能看清虹膜时，如角膜混浊。②患者因全身原因不能坐于裂隙灯之前或不合作时。③持续或反复发作的炎症引起的激光虹膜切除孔多次堵塞者。④缺少激光设备时。

【手术步骤】可做上直肌牵引缝线。

1.手术部位　最好选择鼻上象限的角巩膜缘，以便保留结膜囊较宽的颞上象限于日后需要时施行滤过性手术。

2.球结膜切口　可选择做角巩膜缘的球结膜切口，或角巩膜缘为基底的球结膜切口。无论采用哪种切口，剥离球结膜范围均不需很大。

采用角巩膜缘切口时，剪开球结膜约3.5mm，然后向穹窿部分离至角巩膜缘后3～4mm。如做角巩膜缘为基底的球结膜瓣，球结膜瓣宽约4mm，向前分离至角巩膜缘。球结膜切口最好不要超过12点。暴露角巩膜缘后应充分止血。

3.角巩膜缘切口　于角巩膜缘灰蓝带区中间做一平行于角巩膜缘切口，刀尖接近垂直于角膜方向切入前房。切口外口长3mm，内口长2.5～3mm。如果术者突然感到进刀的阻力消失，或有房水溢出，表明已切穿前房。内切口两侧可用刀刃反挑扩大以达到要求。

4.虹膜切除　当刀尖从角巩膜切口撤出时，周边部虹膜会自然脱出；或用镊子尖快速地轻压角巩膜切口后唇数下，使周边部虹膜脱出于角巩膜切口外。用虹膜镊夹住脱出的周边部虹膜，轻轻提起，持虹膜剪紧贴角巩膜缘将脱出的虹膜剪除，检查剪除的虹膜有无色素上皮层，确定虹膜是否全层切除。

5.恢复虹膜　可用平衡盐水轻轻冲洗角巩膜缘切口，常可使虹膜复位。但冲洗时不能将冲洗针头伸入切口，或用斜视钩或虹膜恢复器轻轻地按摩角巩膜缘切口周围数次，使切口的内口张开，嵌于切口内虹膜复位，瞳孔复圆居中。恢复过程中可边恢复边以平衡盐水冲去切口处脱落的色素以免色素进入前房增加炎症反应机会。

如果按摩切口后仍不能恢复虹膜，用虹膜复位器轻轻地伸入切口两端向切口中央整复虹膜1～2次，虹膜复位器应垂直于切口，且与切口平行，虹膜即可恢复。其过程器械不可与晶状体接触以免损伤晶状体。

6.缝合切口　角巩膜缘切口一般不需缝合。如果切口较大，可用10-0尼龙线缝合1针。球结膜瓣切口可间断缝合1～2针。

7.术毕　结膜囊内涂妥布霉素地塞米松眼膏。

【并发症预防及处理】虹膜脱出困难可能有以下原因。

1.经药物治疗后，术前眼压过低。用镊子尖突然、快速地轻压角巩膜切口后唇，可使切口张开，周边部虹膜脱出。

2.准备进行虹膜切除处有周边部虹膜前粘连，阻碍虹膜脱出。可将一钝头的睫状体剥离器伸入角巩膜切口一侧，一方面使剥离器对巩膜侧有一向下压力，另一方面使最周边角膜有一向上压力，直至少量房水溢出。然后快速地将剥离器滑向角巩膜切口另一侧，并快速地撤出切口。此时周边部虹膜即可脱出。如果上述处理中，房水溢出过多，虹膜就很难脱出。

3.角巩膜切口太靠后，位于睫状体上方。应当关闭切口，在其他象限再行手术。

4.做角巩膜切口时，应避免刀尖不小心造成虹膜撕裂。

尽管经过上述处理，周边部虹膜仍无法脱出时，可用无齿镊伸入角膜切口将周边部虹膜夹出。注意不要夹住太靠周边部虹膜否则夹出时过分地牵拉周边部虹膜，导致出血，或睫状体剥离。

【术后处理】

1.手术结束时，结膜囊内涂妥布霉素地塞米松眼膏。

2.术后第2天起滴用抗生素眼药水和糖皮质激素眼药水，如妥布霉素地塞米松滴眼液等，每天3～4次，持续约2周。此外可滴用短效散瞳剂，如复方托吡卡胺滴眼液，以便活动瞳孔，防止粘连。

3.5～7天拆除结膜缝线。

第二节　小梁切除术

【适应证】

1.应用最大耐受量药物和激光治疗后，仍不能阻止视神经和视野的损害的各类青光眼患者。

2.对药物治疗效果不佳、不能耐受、依从性差或有严重不良反应者。

3.由于患者的视神经损伤和视野缺损，应用药物和激光治疗所维持的眼压水平仍不能控制时。

【手术步骤】

1.消毒、麻醉、开睑、做上直肌牵引线。

2.做上方以角膜缘或穹窿部为基底的结膜瓣。

3.结膜瓣内做以角膜缘为基底的3.5mm×3.5mm约1/2～2/3厚的巩膜瓣，分离至白色巩膜带和灰色小梁带交界处前约2.0mm。

4.做前房穿刺的近角膜缘侧切口，缓慢放出少量房水。

5.靠巩膜瓣基底部巩膜床下切除一约2.5mm×1.0mm大小全层组织块（即小梁组织）。

6.经小梁切口做2～3mm虹膜周边切除，后恢复之。

7.巩膜瓣复位，于两游离角各用10-0尼龙缝线间断缝合1针。经侧切口前房内注水观察切口的渗漏程度并调节其松紧度，适合后扎紧缝线；也可做调整缝线。

8.缝合球结膜切口至水密。

【并发症预防及处理】

1.制作巩膜瓣厚度宽窄要适中，术中如果发现巩膜瓣破烂要及时修补；巩膜瓣对位要整齐，缝合松紧要适度。

2.术中若有前房积血，经前房冲洗液缓慢冲洗暴露出血点后以黏弹剂填充出血点止血。

3.球结膜切口可间断或连续缝合，缝合结束后应经侧切口前房内注水检查结膜切口是否水密，如有渗漏应给予加固。

4.如发现有脉络膜上腔出血，前房突然变浅，眼压升高，此时应立即关闭切口，之后在角膜缘后3～4mm处做巩膜切开，放出积血。

【术后处理】

1.术眼滴用抗生素眼液预防感染。

2.控制前段葡萄膜炎，滴用妥布霉素地塞米松等含激素类滴眼液。

3.维持适度瞳孔散大，滴用复方托吡卡胺等滴眼液以活动瞳孔。

4.浅前房应查找原因，对因进行处理。如滤过过强可行滤过泡加压；滤过泡渗漏应行修补；脉络膜脱离应给予消炎、散瞳、高渗剂治疗，疗效不佳者可手术治疗。

5.眼压偏高则行眼球按摩，促进功能性滤过泡形成。

第三节　前房引流装置植入术

【适应证】

1.眼外滤手术不太可能成功者。

2.已经失败的各种难治性青光眼。

3.容易发生严重并发症的青光眼。

【手术步骤】为操作方便一般选择颞上象限做植入部位，特殊情况为避免过多的结膜瘢痕，也可选择鼻上和颞下象限。

1.在所选象限的两条肌肉之间做以穹窿为基

底的结膜瓣，分离结膜下组织，充分暴露巩膜直到允许植入盘放置后盘的前缘距角巩缘10mm。

2.巩膜赤道部放置0.4mg/ml的丝裂霉素（MMC）药液的棉片，5分钟后将其取出并用生理盐水充分冲洗。

3.用5-0不吸收尼龙线将植入盘固定孔缝合固定在浅层巩膜上。

4.在同一区域角巩膜缘制作用于覆盖硅胶管的6mm×6mm 1/2厚的巩膜瓣，以保护进液管。

5.用7号注射针头在巩膜瓣下的角巩缘处穿刺进入前房，退出后向前房注入少许黏弹剂，调整进液管长度将进液管顺切口伸入前房。一般进液管进入前房约2mm，导管斜面朝向角膜内皮面，以减少虹膜、玻璃体或纤维渗出堵塞的机会。注意导管不要与角膜内皮相接触。

6.缝合浅层巩膜瓣以防植入管暴露。

7.缝合结膜切口至水密，结膜内涂妥布霉素地塞米松眼膏。

【并发症预防及处理】

1.前房积血，多发生于新生血管性青光眼。手术操作时应谨慎、细心，预防出血。

2.术后浅前房发生于滤过过强或脉络膜脱离者。植入进液管的穿刺口应尽量与进液管的前端直径一致，不可过大，以免房水过多渗漏。

3.进液管位置不合适可造成进液管堵塞、角膜水肿混浊甚至失代偿、晶状体混浊等。预防主要要进液管穿刺口位置应准确，不可偏前或偏后。如已堵塞，可行手术分离松解堵塞。

4.进液管移位一般见于OptiMed植入物，在植入时应必须将进液管部位牢固的固定在巩膜浅层。若有进液管移位于前房内，应尽快行进液管复位。

【术后处理】

1.术后需密切观察眼压、植入物位置、前房深度等情况，必要时进行干预。

2.其余术后处理大致同“小梁切除术”。

（谢　青　张仁俊）

第44章

斜视手术

第一节 共同性斜视手术

一、直肌减弱术

（一）直肌后徙术

【适应证】减弱引起水平或垂直性斜视肌力过强的直肌，常用于矫正水平或垂直斜视。

【手术步骤】

1.常做直肌处角膜缘梯形球结膜切口，分离球结膜、球筋膜；也有做肌止点线或穹窿结膜切口者。

2.在直肌肌止端剪开筋膜囊一小孔，以斜视钩伸入小孔，轻顶巩膜滑动进入直肌下方钩取肌肉。从肌肉另一旁出斜视钩，剪开斜视钩前端眼球筋膜。确认钩全肌肉后沿直肌两侧向后剪开肌间膜、节制韧带长约10mm，充分暴露直肌。

3.在直肌附着点后1.5mm，在肌腱上、下两端，各预置肌腱1/3宽的双套环缝线一根，以备缝合固定肌腱于新附着点。

4.从附着点处剪断直肌，剪刀分2～3次剪断为宜，因肌腱附着点并非一直线，一次剪下不但损失肌腱较多且不能与原附着线形状一致。

5.以二脚规测定欲徙后的新肌止点并当即以二脚规之一脚轻压巩膜做一压痕标记。将预置的两针缝线在新肌止点处平行穿过浅层巩膜，将肌肉断端活结结扎于巩膜新附着点。

6.打开双眼检查矫正是否满意，否则调整后结扎缝线。

7.缝合球结膜切口。

【并发症预防及处理】

1.手术野出血　术前应了解患者有无血液系统疾病，术时操作要轻巧，术者应熟悉眼外肌及其周围解剖结构，分离肌肉、肌间膜时应注意避开血管。如发生出血可采取压迫或结扎的方法进行止血。

2.角膜上皮剥脱或损伤　术后以广谱抗生素眼膏包眼。

3.眼心反射　术中必须予以心电监护，手术操作应轻巧，发生后应立刻停止手术操作，严重者应进行抢救处理。

4.穿破巩膜　常发生于剪肌肉和缝巩膜时。肌肉不能提拉太紧，剪肌肉应分次剪断，缝针时应以缝在浅层巩膜为好。如发生穿破应做穿孔周围的电凝或冷凝，术后定期观察。

5.肌肉滑脱　做肌肉预置缝线时不可太靠近肌止点，剪肌肉时应离缝线1～2mm，剪缝线时应留一定长度的线头。如发生后术者应沉着冷静，嘱患者不可转动眼球，仔细找准肌肉后重新缝合。如为术后发生肌肉滑脱，也应立即手术复位。

6.感染　做好围术期的无菌操作，术后眼部应用抗生素。

7.眼前段缺血　一次不在一眼上做2条以上肌肉的手术或2条邻近的肌肉手术。如发生眼前段缺血应用激素、血管扩张药等积极治疗。

8.过矫或欠矫　术前精确检查斜视度数，术中麻药不要注射太多，术中细心操作。如术后发生10°以上的过矫或欠矫，可于术后6周以上行再次手术。

【术后处理】

1.安静卧床休息。

2.术后第1天换药，打开双眼观察记录眼位，局部滴抗生素眼液或加用激素类滴眼液。

3.术后5～6天拆除球结膜缝线。

（二）直肌肌腱切断术

【适应证】

1.固定性斜视。

2.肌纤维变性性斜视。

3.斜视眼视力极差而不能耐受正常手术者。

【手术步骤】

1.结膜切口、分离暴露直肌步骤同直肌后徙术。

2.以斜视钩钩住直肌，在肌止端后1～2mm处肌肉电烧灼止血。

3.用剪刀在斜视钩与肌止端间，剪断直肌，此时直肌即自动向后退缩，日后会愈合在该区的巩膜表面。

4.缝合球结膜切口。

【并发症预防及处理】

1.出血　由于本手术肌肉切断但未结扎，可引起持续性出血。因此术中切断肌肉之前应用钳夹住肌肉，切断后再对肌肉断端进行烧灼止血。

2.欠矫　单纯的肌肉切断容易造成欠矫，术中应充分向后分离节制韧带和剪开肌间膜。

3.巩膜穿孔　因肌纤维变性等原因，肌张力常很高，剪断肌肉时容易造成巩膜穿破。术中可以手术刀将斜视钩表面的肌肉一点一点切开。

【术后处理】同“直肌后徙术”。

（三）肌腱延长术（肌肉边缘切开术）

【适应证】斜视手术后尚残余小的斜视度，而肌肉的后退量已达到极量者。

【手术步骤】

1.分离暴露直肌，向后剪开节制韧带和肌间膜。

2.斜视钩钩住直肌，在计划做切开的部位烧灼，一般切开位为两侧交叉分布，垂直于直肌轴线剪开肌肉，为肌肉宽度的1/2～2/3。

3.缝合球结膜切口。

【并发症预防及处理】

1.出血　剪开肌肉之前在计划做切开的部位先行烧灼，如有出血应行止血。

2.复视　切口过于靠近肌腱附着点可产生旋转作用引起复视，因此做肌肉切口时不可太靠近肌肉附着点。

【术后处理】同“直肌后徙术”。

二、直肌加强术

（一）直肌缩短术

【适应证】加强力量薄弱的直肌，用于水平和垂直斜视或上、下直肌麻痹。

【手术步骤】

1.球结膜切口同“直肌后徙术”。

2.在直肌附着点后侧旁剪开球结膜及筋膜一小口直达巩膜。以斜视钩自小口伸入紧贴巩膜钩取直肌，从肌肉另一旁侧出斜视钩，剪开斜视钩前端眼球筋膜。确认钩全肌肉后沿直肌两侧向后分离肌间膜、节制韧带，充分暴露直肌。

3.斜视钩牵拉下，用二脚规测量切除的距离，在其后1.5mm处，在肌缘两侧各预置6-0可吸收的双套环肌肉缝线一根。

4.用止血钳在欲剪断内直肌处夹一下。用剪刀从预置缝线前1～1.5mm处剪断直肌。

5.将预置缝线双针分别穿过原肌肉附着点根部后打活结。

6.打开双眼观察眼肌功能及眼位情况，必要时进行调整。

7.缝合球结膜切口。

【并发症预防及处理】同“直肌后徙术”。

【术后处理】同“直肌后徙术”。

（二）直肌折叠术

【适应证】共同性内或外斜视。

【手术步骤】

1.球结膜切开，暴露直肌（同“直肌后徙术”）。

2.以斜视钩钩起直肌（用折叠器），在钩起的直肌处测量所计划手术量位置，在两侧肌肉各安置一根缝线并扎牢。

3.将折叠后的头部向后铺平缝于后部肌肉上。

4.缝合球结膜切口。

【并发症预防及处理】折叠处相对不平坦有碍美观，故本手术已较少使用。其他并发症如术野出血、眼心反射、欠矫、过矫、感染等同“直肌后徙术”。

【术后处理】同“直肌后徙术”。

第二节　麻痹性斜视手术

一、水平肌肌腱垂直移位术

【适应证】A-V综合征无明显的斜肌功能异常者。

【手术步骤】

1.直肌移位规律　①矫正内斜视A征，做双眼内直肌后徙及肌止端上移；矫正内斜视V征，做双眼内直肌后徙及肌止端下移。②矫正外斜视A征，做双眼外直肌后徙及肌止端下移；矫正外斜视V征，做双眼外直肌后徙及肌止端上移。在一只眼上同时减弱一条水平肌并加强它的直接对抗肌时，出现A征则将内直肌向上移位，将外直肌向下移位，而出现V征则上移外直肌，下移内直肌。

2.步骤

（1）结膜切口、分离暴露直肌、肌肉缝线的安置及在肌止端后剪断直肌等步骤与“直肌后徙术”相同。

（2）两脚规测量新的肌止点。首先从原肌止点的上或下端测量后徙量的位置，然后从此点垂直向上或向下测量上移位或下移位的距离，将肌肉预置缝线缝合于新肌止点的浅层巩膜上。

（3）缝合球结膜切口。

【并发症预防及处理】同“直肌后徙术”。

【术后处理】同“直肌后徙术”。

二、直肌移位及联结术

【适应证】当一条眼外肌的收缩力完全丧失时，一般的加强术都不能使其肌肉功能恢复时，可采用垂直肌或水平肌移位、联结术来治疗严重的直肌麻痹。

【手术步骤】

1. Hummelsheim术　以外直肌麻痹为例。

（1）做颞侧角膜缘球结膜梯形切口，范围从5点至1点。

（2）充分分离并暴露上、下直肌及外直肌。

（3）在上及下直肌附着点颞侧缘开始，剪断1/2宽的肌腱，在断端两侧各预置一缝线，并顺肌肉向后劈开，长12～14mm，然后将上及下直肌断端两侧的预置缝线，缝于外直肌附着点之上及下侧缘的巩膜上。

（4）缝合球结膜切口。

2. Schlinger手术　以右眼外直肌麻痹为例。

（1）角膜缘球结膜切口，同“Hummelsheim术”。

（2）分离暴露上、下直肌及外直肌，同“Hummelsheim术”。

（3）在上、下直肌附着点两侧之后1.5mm处各预置一双套环缝线。

（4）从附着点处剪断上、下直肌，将上直肌断端缝合于外直肌附着点之上缘巩膜上，将下直肌断端缝合于外直肌附着点之下缘巩膜上。

（5）缝合球结膜切口。

【并发症预防及处理】同“直肌后徙术”。

【术后处理】同“直肌后徙术”。

三、后巩膜固定缝线术（Faden术）

【适应证】①分离垂直性偏斜（DVD）。②展神经麻痹。③Duane综合征。④Brown综合征。⑤双上转肌麻痹。

【手术步骤】

1.球结膜切口及暴露直肌同直肌减弱术，但切口长度应根据需缝合固定位置而定。

2.将直肌与周围组织分离达11～16mm，用斜视钩钩起直肌，根据需要在其止端后11～16mm处用5-0不吸收缝线（丝线或尼龙线）将直肌的肌腹两侧缝合固定于巩膜上，或中间用一针将直肌中央肌腹固定于巩膜上。

3.也可行直肌后徙联合后固定缝线术，以增强手术效果。

4.缝合球结膜。

【并发症预防及处理】

1.睑裂异常　术中因分离肌肉较长，容易造成术后睑裂异常，特别是上和下直肌的手术，故术中应仔细并充分分离肌肉与周围组织。如发生须做成形矫正术。

2.上或下斜肌损伤　手术肌肉的分离较靠后，易导致损伤。其预防主要是要熟悉解剖，细心操作。损伤严重者术后可根据眼位情况行斜肌手术处理。

3.其他　视神经损伤、黄斑水肿、玻璃体积血、脉络膜脱离等均由于手术位置靠后及分离范围较大引起。其处理同相关疾病治疗。

其余并发症的预防及处理大致同“直肌后徙术”。

【术后处理】同“直肌后徙术”。

四、下斜肌减弱术

【适应证】

1.原发性或继发性的下斜肌功能亢进。

2.伴有下斜肌功能亢进的外斜视V征。

（一）下斜肌部分切除术

【手术步骤】

1.在眼球的颞下象限，距角膜缘约8mm，做与角膜缘平行的穹窿结膜切口，长为8mm，贯穿结膜、球筋膜和肌间膜，直达巩膜，切口必须位于眶下脂肪垫之前。

2.用2个大斜视钩分别钩住外直肌和下直肌，并同时将眼球牵向鼻上方，钩开切口后唇结膜可见下斜肌。

3.用小斜视钩钩尖朝下向颞下方紧贴巩膜伸入到斜行的下斜肌后面，钩尖翻转90°，使钩尖顶住眼眶壁，然后慢慢向前提起所钩到的下斜肌，沿此小斜视钩再进入一小斜视钩，两钩轻轻向两侧拉，在两者与下斜肌之间，用剪刀小心剪开一小口，顶露出斜视钩，换上大斜视钩，钝性分离下斜肌及其周围组织，暴露下斜肌5～8mm长。注意不要损伤后筋膜囊（Tenon囊）引起眶脂肪脱出，产生出血和术后牵引粘连。

4.检查并钩全下斜肌后撤出外直肌和下直肌的斜视钩。

5.按切除量做下斜肌的2个8字缝合，结扎。

6.以2把止血钳挨着缝线钳住下斜肌肌腹，切除该段肌肉，或再以止血器烧灼肌肉断端。撤走止血钳，使下斜肌退缩。

7.钩开筋膜仔细检查下斜肌断端是否回退或是否残留，可将眼球向鼻上方转动以促使下斜肌断端充分缩进肌鞘内，如果发现有窄条肌肉遗留则给予切除。

8.间断或连续缝合结膜切口。

【并发症预防及处理】

1.*欠矫*　术中未钩全下斜肌是其常见原因。因此术中应在切除肌肉之前和后，再次检查有否肌束残留，并将其全部切断。

2.*术后粘连综合征*　因术中损伤后Tenon囊所致。术中应谨慎操作，避免损伤后Tenon囊。

3.*其他*　其余并发症的预防及处理大致同“直肌后徙术”。

【术后处理】

1.上斜肌麻痹者术后如仍残留垂直偏斜或斜颈者，可于约4周做另眼的下直肌后徙手术。

2.其余处理基本同“直肌后徙术”。

（二）下斜肌后徙术

【手术步骤】

1.结膜切口同下斜肌部分切除术。

2.暴露外直肌肌止端，斜视钩钩住外直肌并牵向鼻上方，在外直肌止端下缘后9～10mm和上2mm即可见下斜肌前止端。

3.用斜视钩钩住下斜肌并充分分离暴露之。反复钩全下斜肌。

4.于下斜肌止端后2mm做双套环缝线，自肌止端分次剪断肌肉。检查有否遗漏肌束，若有应一并缝合。

5.确定下斜肌后徙量：可根据下斜肌功能亢进的程度决定后徙量，如“＋”的亢进，则后徙下斜肌6mm，“＋＋”的亢进则后徙10mm，“＋＋＋”的亢进则需后徙14mm，这是最大的后徙量，再将双套环缝线缝合于需要后徙的巩膜上。

6.缝合球结膜切口。

【并发症预防及处理】同“下斜肌部分切除术”。

【术后处理】同“下斜肌部分切除术”。

（三）下斜肌切断术

【手术步骤】

1.结膜切口暴露及钩取下斜肌方法同下斜肌部分切除术。

2.沿下斜肌肌轴切开肌鞘膜，分离并从肌鞘内钩出下斜肌肌束，烧灼止血和用血管钳钳压片刻，做两缝线结扎肌肉，两缝线间切断肌肉。

3.将眼球被动向内上方转动，使切断的下斜肌肌束尽量退缩到肌鞘内且两断端相隔较远。

4.缝合球结膜切口。

【并发症预防及处理】同“下斜肌部分切除术”。

【术后处理】同“下斜肌部分切除术”。

五、上斜肌减弱手术

（一）上斜肌断腱术

【适应证】

1.下斜肌麻痹患者继发性上斜肌功能亢进者。

2.伴有上斜肌功能亢进的外斜视A征或某些内斜视A征。

3.Brown综合征。

【手术步骤】

1.做鼻上方穹窿部与角膜缘平行的结膜切口，长约8mm，贯穿结膜、球筋膜和肌间膜，直达巩膜。

2.用2个斜视钩分别钩住上直肌及内直肌的附着点，以另一斜视钩将切口后缘的结膜、眼球筋膜及肌间膜钩起，可见深处一带状白色条带，即为肌鞘内的上斜肌肌腱。

3.将斜视钩伸入切口深处，在上直肌的鼻侧水平方向紧贴巩膜表面向后伸入，将斜视钩尖端向上向内方直对眶上壁，达上斜肌腱及鞘膜，钩起上斜肌肌腱及极少量附带的眼球筋膜及肌间膜，剪开斜视钩尖端上的组织，顶露出斜视钩，使钩由上斜肌后伸出。分离肌鞘与周围组织。

4.沿肌腱的长轴剪开肌腱鞘膜，再用一小钩仅钩起肌腱并剪断之。断腱完毕后，肌腱自动退缩。此时可用斜视钩牵拉眼球向鼻下方转动，使两断端充分分离。在断腱前先决定拟剪断的位置。肌腱切除术所起的减弱作用不决定肌腱切除的多少而在于肌腱切除的位置离滑车的距离，越靠近滑车断腱减弱作用越大。

5.缝合球结膜切口。

【并发症预防及处理】

1.残留肌腱：上斜肌肌腱常呈扇形分开，术中应仔细检查有无遗漏肌腱。

2.继发Brown综合征：术中应谨慎操作，断腱应在肌鞘内，不可将肌鞘切断。

3.其余并发症的预防及处理大致同“直肌减弱术”。

【术后处理】同“直肌后徙术”。

（二）上斜肌肌腱延长术

【适应证】用于Brown综合征有较明显的效果，能定量的减弱上斜肌亢进，又可以保存术前具备的正常双眼视功能。

【手术步骤】

1.结膜切口、暴露及钩取上斜肌同上斜肌断腱术。

2.沿上斜肌肌腱的长轴剪开肌腱鞘膜，再用一小钩仅钩起肌腱并剪断。断腱完成后，将2个断端用240硅胶带进行缝合连接。硅胶带的长度取决于上斜肌亢进的程度，最长可用7mm，但一般用5～6mm就可。

3.缝合球结膜切口。

【并发症预防及处理】同“上斜肌断腱术”。

【术后处理】同“上斜肌断腱术”。

六、上斜肌增强手术

（一）上斜肌前部前徙术（Harada-Ito术）

【适应证】上斜肌麻痹所引起的眼球外旋不伴垂直斜视者。

【手术步骤】

1.在角膜缘12：00方向处安置一根穿过结膜及浅层巩膜的固定眼球缝线，将眼球向下牵引。

2.在眼球颞上象限，由上直肌附着点颞侧开始向外延伸，做一个与角膜缘平行的、长5～8mm的结膜切口，分离达巩膜。

3.将上直肌向鼻侧牵拉，暴露上斜肌附着点前角。

4.用斜视钩将上斜肌肌腱劈分为前、后两部。在前部肌腱上，离附着点2～3mm处，预置6-0可吸收双套环缝线，由附着点剪断前部肌腱，并将该束上斜肌沿肌轴向前缝在外直肌止点上缘向后8mm处的巩膜上。

5.缝合球结膜切口。

【并发症预防及处理】继发Brown综合征。

【术后处理】同“上斜肌断腱术”。

（二）上斜肌折叠术

【适应证】

1.上斜肌麻痹所致的上斜视或旋转斜视。

2.伴有上斜肌功能不足的内斜视V征。

【手术步骤】

1.在颞上象限，由上直肌颞侧缘开始向外，做一与角膜缘平行的结膜切口，5～8mm长，分离达巩膜。

2.用一斜视钩钩住上直肌止端向下牵拉，用另一斜视钩牵引球结膜切口之后缘向颞上侧牵拉，分离周围的眼球筋膜及肌间膜，暴露上斜肌附着点。

3.用另一斜视钩，沿上直肌外缘向后，紧贴巩膜将肌肉连同肌鞘用折叠器或斜视钩钩起。测量欲折叠的量（一般折叠12mm），在其两侧各用一缝线对穿、扎牢。

4.将折叠肌肉的头部，按上斜肌附着点走向平铺于巩膜上，其头部缝合固定于浅层巩膜上。

5.缝合球结膜。

【并发症预防及处理】医源性Brown综合征。

【术后处理】同上“斜肌断腱术”。

（陈　惠　谢　青　张仁俊）

第45章

视网膜玻璃体手术

第一节　巩膜冷凝、硅胶填压联合巩膜环扎及视网膜下放液术配合中药治疗

【适应证】①较新鲜的视网膜脱离。②裂孔分布较集中的一个或多个裂孔，一般不超过2个象限。③一个或多个象限的视网膜脱离，视网膜隆起不太高。④无明显的玻璃体浓缩，牵引等病理性改变。⑤无视网膜固定皱褶。

【禁忌证】①屈光媒质混浊、瞳孔不能散大的视网膜脱离。②伴增殖性玻璃体视网膜病变的视网膜脱离。③后缘翻转巨大裂孔性视网膜脱离。④黄斑裂孔性视网膜脱离。⑤后极部裂孔性视网膜脱离。

【特殊检查】

1.*超声波*　包括A型及B型超声波检查法有屈光间质混浊，如角膜混浊、严重白内障、玻璃体明显混浊或出血的患者，超声波检查可以帮助了解有无视网膜脱离，视网膜脱离的范围、形状，以及脉络膜脱离和玻璃体的改变等。

2.*超声生物显微镜超声生物显微镜*（UBM）观察睫状体、玻璃体基底部和周边部视网膜，并且不受屈光间质的影响，通过UBM可以了解有无视网膜锯齿缘截离、周边部视网膜裂孔、睫状体脉络膜脱离、前段增殖性玻璃体视网膜病变情况等。

3.*视觉电生理*　主要包括眼电图（EOC）及视网膜电流图（ERC），前者反映视网膜色素上皮的功能状态，后者则可反映视网膜感光细胞的功能。

4.*眼底彩色照相*　每位患者都做眼底彩色照相，并尽可能照到周边部，以便准确、客观、全面地记录眼底改变，并有助于以后随访观察。

【查找视网膜裂孔】查找视网膜裂孔并找到所有裂孔是手术治疗视网膜脱离的关键。患者最初的视力障碍及视野缺损部位常提示其对侧的视网膜首先脱离，而裂孔多位于该部位。视网膜裂孔以颞上象限最多见，依次为颞下象限、鼻上象限及鼻下象限。注意不要忘记检查黄斑部。检查眼底后绘制详细准确的眼底图十分重要，这对于视网膜脱离手术具有重要意义。

【术前处理】保持瞳孔散大，以便于检查，如有闭角型青光眼等禁忌证患者除外。

【手术步骤】

1.*麻醉*　一般采用局部麻醉，取2%利多卡因5ml及罗哌卡因5ml混合做球后、上下睑、眼轮匝肌及球结膜下浸润麻醉。个别特殊情况可行全身麻醉。

2.*开睑器开睑，直肌牵引*　沿角膜缘360°剪开球结膜及筋膜囊，用小弯剪分离出巩膜及各直肌，置4条直肌的牵引线。

3.*裂孔定位*　重新核对裂孔的位置并做标记。

4.*巩膜冷凝*　暴露巩膜后，用棉签轻轻拭干表面，在已确定的视网膜裂孔的位置，将冷凝头轻轻压陷巩膜，使冷冻头与巩膜凝固、粘连，形成冰球，范围约为1mm，时间为4～5秒；此时间接检眼镜下眼底可以看到冷冻点变白，即可松开脚踏开关解冻，接着做下一个点的冷冻，点与点之间冷冻的范围要相互连接，冷冻的范围一般是围绕裂孔一圈。如果有明显的视网膜网格样变

性，最好同时冷冻。

5.预置巩膜缝线　在裂孔的位置，视裂孔的大小及范围，先置2～3针硅胶填压的缝线。然后在其他象限，每个象限置一针环扎带固定缝线。

6.环扎带及外加压物　常用的环扎带为120mm×2mm×1mm的硅胶带，通常在手术中剪成75mm×2mm×1mm使用。常用的外加压物为车轮状的硅胶圈，其中央有2mm×1mm的凹槽，正好让环扎带通过。

7.硅胶填压的位置　硅胶的大小要前后均超出裂孔 2mm，硅胶放置方向临床上多采取平行于角膜缘的位置，硅胶片的位置可略后于裂孔的位置，这样手术后裂孔正好位于手术嵴的前坡上，裂孔的后唇被牢靠顶压住。环扎带的放置位置：则要根据不同的目的而不同，若是为了松解玻璃体牵引的，则环扎位置选在眼球的最大径线处即赤道部或略靠前，接近玻璃体基底部；如为封闭裂孔（只适合于较小的裂孔或萎缩性网洞），则环扎带位于裂孔的后缘，这样结扎缝线形成巩膜嵴后，裂孔正好位于前坡上。如果某一处硅胶填压需要偏后，环扎带跟着后移，则相对应另一侧的环扎带的位置要相对前移，以保持环扎带位于眼的最大径线处，一般置于赤道部为宜。

8.放出视网膜下液　放液点选择视网膜隆起最高处，用刀片在与角膜缘垂直的方向做一长约3mm的巩膜切开，深约4/5巩膜厚度，5-0丝线在切开两侧做预置缝线，电凝切口两侧的边缘，使切口收缩并呈梭形张开，切口剩余巩膜，暴露脉络膜，电凝封闭脉络膜血管，轻轻压迫切口旁的巩膜，轻压切口旁巩膜，使脉络膜稍微向外凸出，用锐利的针头或电极斜行穿刺脉络膜，使视网膜下液缓慢自行流出，可用棉签轻压眼球，尽量排净视网膜下液，预置缝线关闭切口。

9.结扎巩膜缝线　放出视网膜下液后，结扎巩膜缝线。先结扎硅胶填压处的缝线，然后再结扎其他缝线，结扎环扎带的固定缝线不宜太紧，以便在缩短环扎带时仍可活动。

10.结扎、固定环扎带的两端　将环扎带穿过套管，抓住环扎带的两端用力牵拉重叠至所需长度，多余的环扎带剪除。环扎带缩短后以62～65mm为宜。

11.检查眼底　结扎完缝线后检查眼底，如裂孔位于手术嵴的前坡上，视网膜平伏，尤其是裂孔周边的视网膜贴覆在手术嵴上，便可达到手术目的。如硅胶位置不正确或视网膜隆起仍高，则要做相应处理。

12.眼内填充　结扎完若眼压偏低，则可于玻璃体腔内注入惰性气体或过滤的空气。

13.缝合球结膜　球结膜下注射激素抗生素，涂阿托品眼膏及抗生素眼膏包单眼。

【术后处理】

1.卧床及头位　患者术后数小时后多有眼痛，少数人还会有轻度呕吐。故术后1～2天需多休息.但不用绝对卧床。患者的头位如果未做玻璃体内注气的患者不受限制；对做玻璃体腔注气的，则应将裂孔位置处于高位。

2.全身用药　①抗生素：视网膜脱离术后一般不必常规给予抗生素，手术时间过长的患者可按规定预防使用抗生素。②镇静镇痛药：术后多有不同程度的眼痛或头痛，可给予镇静镇痛药，让患者得以更好休息，有利于恢复。③降眼压药：术中眼压升高或注气较多，尤其是惰性气体，术后要给全身及局部降眼压药物。④皮质类固醇：局部或全身给予皮质类固醇，以减轻炎症。⑤止血药：如术中或术后有出血者，术后应给予止血药3～4天，观察无继续出血或出血开始吸收后停用。

3.术后　每天换药，第1次检查在术后第1天换药时，玻璃体注入惰性气体者，术后根据情况，可随时检查眼压及有无光感。术后第1次检查应粗略了解视功能情况，角膜、前房及眼底情况。以后每天检查，注意有无出血、感染，以及视网膜复位和裂孔封闭情况。

4.随访与复查　出院后仍需休息2～3个月，此期间应注意避免剧烈活动或运动，不要跑步，避免重体力劳动，3个月后可恢复非重体力工作。出院后1周复查，以后2周至1个月复查1次,4～6次以后每6个月至1年复查1次，术后3～6个月后可验光配镜。

5.再次手术　若手术后裂孔未能封闭，手术嵴不正确，裂孔周围的视网膜未平伏，或隆起越来越高，范围越来越广，则需再次手术。

第二节　裂孔性视网膜脱离外路显微手术

视网膜脱离外路显微手术是在显微镜下完成全部巩膜加压手术步骤的技术。外路显微手术在手术原理上和传统巩膜加压手术相同，没有区别。然而，因全部手术过程是在显微镜下完成，其手术技术与双目间接检眼镜下视网膜脱离外路手术有着很大的不同。

【适应证】同“传统外路手术”。

【禁忌证】同“传统外路手术”。

【术前准备】同”传统外路手术”。

【手术步骤】视网膜脱离外路显微手术与传统的外路手术在手术方式上有部分变化。

传统外路手术方式如下：麻醉→开睑→结膜剪开→4条直肌牵引线→暴露巩膜→裂孔定位→视网膜冷凝→预置硅胶缝线或加环扎带→放视网膜下液→结扎预置硅胶缝线和缩短环扎带→核实裂孔位置→眼内注气→关闭结膜切口。术中裂孔定位、视网膜冷凝和核实裂孔位置是在间接检眼镜下完成，其余同本章第一节。

【中西医结合治疗】张仁俊认为《实用眼科药物学》根据视网膜脱离的临床特征相似中医学“视衣脱落”“暴盲”。按其本手术后并发症辨证论治可分下列三证。

（1）脾肾阳虚证：患眼术前经B超、OCT、眼底照相确诊为视网膜脱离。方药用视网膜脱离基本方（《中国中医眼科杂志》第2期）加减：党参、白术、茯苓、泽泻、枸杞子、生地黄、丹参、车前子、薏苡仁、猪苓、木通。双眼包扎绝对卧床休息3～5天，可使用丹参川芎嗪、地塞米松注射液。

（2）湿热蕴脾证：患眼经视网膜脱离复位术后第1～15天。方药用视网膜脱离基本方（《中国中医眼科杂志》第2期）加减：党参、白术、茯苓、泽泻、枸杞子、生地黄、丹参、黄精、苍术、猪苓、狗脊、草决明、赤小豆、陈皮；西药可用妥布霉素、泼尼松滴眼液、维生素A、维生素E丸、维生素C、维生素B片、疏血通、葛根素注射液。

（3）肝肾阴虚证：患眼经视网膜脱离复位术后中晚期（16天后）。方药用视网膜脱离基本方（《中国中医眼科杂志》第2期）加减：党参、白术、茯苓、泽泻、枸杞子、生地黄、丹参、怀山药、牡丹皮、菊花、柴胡、当归、菟丝子、赤小豆、五味子；西药可用地巴唑、复方芦丁、维生素A、维生素E丸、维生素C、维生素B片。

第三节　精准微创视网膜玻璃体联合术配合中药治疗

【适应证】

1.玻璃体混浊　可由出血、炎症、变性或先天性眼病引起。恢复其屈光间质的透明性，改善视功能以及预防某些并发症，是玻璃体手术的最佳适应证。

2.视网膜脱离　①屈光媒质混浊、瞳孔不能散大的视网膜脱离。②伴增殖性玻璃体视网膜病变的视网膜脱离。③后缘翻转巨大裂孔性视网膜脱离。④黄斑裂孔性视网膜脱离。⑤后极部裂孔性视网膜脱离。

3.增殖性糖尿病视网膜病变　①糖尿病视网膜病变所致的玻璃体积血。②明显的增殖膜形成。③Ⅵ期增殖性糖尿病视网膜病变。

4.黄斑部病变　在黄斑区视网膜脱离的手术对比中，玻璃体切除手术伴眼内注气术与巩膜扣带术＋冷凝＋视网膜下液相比，黄斑区视网膜贴附的时间更短，速度更快。

5.严重眼外伤　玻璃体手术处理严重眼外伤的目的在于去除混浊的屈光间质及脱位到玻璃体腔的晶状体，直视下取出眼内异物，松解及切除增殖性玻璃体膜，处理牵引性视网膜脱离，切除眼内炎症病灶，控制眼内炎。

6.眼内炎　不论是感染性还是非感染性、内源性还是外源性或是眼科手术后的眼内炎症，不论是儿童还是成年的葡萄膜炎等，所有这些均是玻璃体手术的最佳适应证。

7.其他　①某些先天性眼病，如未成熟儿视网膜病变等；②眼内寄生虫；③玻璃体活体组织检查。

【禁忌证】①角膜不透明。②眼部处于新鲜出血期。③眼部急性炎症期（眼部感染性炎症除外）。④眼球萎缩。

【术前准备】同“传统外路手术”。

【手术步骤】

1.麻醉　在局部麻醉下进行，按常规做球后麻醉和面神经阻滞麻醉，所用药物及方法同一般内眼手术。小儿可采用基础麻醉加局部麻醉。

2.球结膜切口　对于20G的玻璃体切除系统，需做球结膜切口，23G及25G玻璃体切除手术系统则不需行球结膜切口。常用的结膜切口有L形。在鼻上、颞上及颞下方准备做巩膜切口的部位，做个L形球结膜切口。

3.巩膜切口　经睫状体平坦部做玻璃体切割术的3个巩膜切口分别在颞上、颞下和鼻上象限。成人的巩膜切口一般距角膜缘3.5～4mm，小儿的巩膜切口位于角膜缘后2.5～3mm。切口过前或过后可能导致损伤晶状体、视网膜或眼内出血。若为无晶状体眼或做晶状体切除术，则巩膜切口可适当靠前。

4.灌注　导管一般安置颞下象限的巩膜切口，鼻上及颞上巩膜切口分别为导光纤维及切割刀的入口，两切口相距约为150°。①灌注导管头的放置与选择：一般在颞下象限巩膜切口处放置灌注导管，根据患眼的需要可选择长度为2.5mm、4mm、6mm不同型号灌注导管头，巩膜切口靠前的有晶状体眼者，可选用短针头；对巩膜切口靠后的无晶状体眼或玻璃体混浊浓密、估计睫状体较厚者可选较长灌注导管头，一般常用4mm的灌注管。在巩膜切口的两侧预置巩膜切口固定缝线后，置入灌注导管头必须通畅，一定见到灌注导管的尖端真正进入玻璃体腔内，用预置缝线固定灌注导管后，才开始向眼内灌注。②眼内灌注液的选择与应用：闭合式玻璃体手术是一个集眼内灌注、抽吸、切割、照明为一体的手术。灌注与抽吸保持动态平衡能维持一定的眼压，有利手术的进行。被切除的玻璃体必须有灌注液填充，但灌注液绝非人工玻璃体，是一种玻璃体的代替品。常用的灌注液有以下几种：生理盐水、林格液、葡萄糖、碳酸氢钠-林格液（平衡盐溶液，BSS）和谷胱甘肽-碳酸氢钠-林格液（GBR），临床常用平衡盐溶液。如无禁忌证，灌注液可以加入适量的肾上腺素、抗生素、激素；若为眼内炎症，灌注液可加入规定浓度的抗生素。

5.眼内照明与观察　闭合式玻璃体手术是一种眼内显微手术，必须在手术显微镜下和眼内导光纤维照明下观察进行。如进行后部玻璃体手术，必须加用角膜接触镜或是广角镜观察眼底。

6.玻璃体切除的操作　切割头插入方向应朝向玻璃体腔中央，必须在导光纤维照明下进行。切除玻璃体的顺序通常是先切除前部玻璃体，然后是中部与后部玻璃体，并吸除玻璃体后间隙的积血，接着切除脱离的玻璃体后皮质、周边部玻璃体及玻璃体基底部。切除混浊的玻璃体时，先做中心部局部切除，即先切除视轴区，然后在中央偏下方切除混浊玻璃体的后界膜＋待观察到视网膜后再扩大切除范围。周边部和玻璃体基底部切除周边部玻璃体切除的干净与否，是玻璃体手术成败的关键。切割时，切割频率一般为400～800次/分，最大抽吸负压为26.6～33.2kPa（200～250mmHg）；如靠近视网膜，则切割率提高到800次/分以上，负压减为13.3～20kPa（100～150mmHg）。

（1）前部玻璃体切除：要避免损伤透明晶状体的后囊。操作时，先将手术显微镜对焦在晶状体后囊上，看清后囊与切割头位置的关系，然后再开始切割，或在玻璃体切割头前端进入眼内前，应从灌注导管注入一个小气泡，该气泡停留在晶状体后表面，以帮助术者确定晶状体后囊膜的位置。切除前部的玻璃体，可采用同轴照明的手术显微镜，使眼内照明效果更好，一般不必使用角膜接触镜。为了切除紧靠晶状体后表面的混浊玻璃体，又不损伤晶状体后囊膜，需采用以下方法：①采用后部反光照明法对前部玻璃体进行照明。②先在前部玻璃体中央进行切除，形成一个透明腔，以便容易看清晶状体后的一层混浊玻璃体。③增加手术显微镜的放大倍数，切割头顶端靠近玻璃体前表面，但切割刀口转向侧方，与晶状体后表面成90°切除玻璃体。④切除的频率和吸引力应随部位进行调整，一旦晶状体后玻璃体被切除，切割头端同后移动，要减慢切除的频率并适当增加吸引力。

（2）中央部玻璃体切除：①要放置角膜接触镜（若使用广角镜则不必），此时观察的视野范围扩大，但物像缩小，故需增加显微镜的放大倍数。②眼内导光纤维照明玻璃体切割头在玻璃体腔内要协调移动，从一侧到另一侧，从一个平面到另一个平面，且手术显微镜的焦点及X-Y轴的位移装置要同步进行调整。

（3）后部玻璃体切除应根据术前超声波检查有无视网膜脱离和玻璃体后脱离：①无视网膜脱

离和玻璃体后脱离：切割头在接近视网膜时，需把切割刀口背向视网膜，避免伤及视网膜。通过逐步增加负压吸引，使玻璃体后皮质在视盘区先产生后脱离，再逐步扩大玻璃体后脱离的范围。后部玻璃体切除需直至视网膜结构清晰可见为止。在视网膜附近切除胶性玻璃体皮质时，切割头前端的运动方向应逐渐缓慢靠近视网膜，而不是离开视网膜，否则可产生对视网膜的牵拉。如出现对视网膜牵拉，绝对不能把玻璃体切割头前端后退，而应立即停止吸引，保持该器械不动，单独做切除动作，使牵引消失。②有完全性玻璃体后脱离伴视网膜前积血：在切除后部玻璃体时，暂不要切除玻璃体后皮质，以免视网膜前的积血弥散到整个玻璃体腔内，影响手术野的观察。此时，可先降低灌注瓶的高度，退出玻璃体切割头，改插入笛形针。插入时用示指按住针杆中段处硅胶管上的小孔，在导光纤维照明配合下，将笛形针前端经后皮质孔插入玻璃体后间隙，此时，应提高灌注瓶的高度增加眼压，同时移开放在硅胶管小孔上的示指，让视网膜前的积血经笛形针管道自行排出眼外。如视网膜前的积血出现沉积，难以被吸出，应再降低灌注瓶高度，用示指按住硅胶管上的小孔，同时挤压硅胶管，利用针端射出的液流，将沉积的血液驱散后，再按前法吸出。当视网膜前的积血被吸除后，再切除脱离的玻璃体后皮质。③有视网膜脱离：切除后部玻璃体要格外小心，应先切除无视网膜脱离区的后部玻璃体，当眼底可见时，改用导光纤维前端去探明玻璃体与视网膜的粘连、牵引膜、视网膜前膜、纤维血管膜及视网膜裂孔等，以便做进一步手术处理。切除胶性的玻璃体皮质后，使视网膜前膜的剥离及分割变得容易进行。此时，切割头的刀口应背向视网膜或视网膜前膜，灌注压力要低，并用低负压吸引及快速的切除频率进行玻璃体切除操作，必要时，用重水辅助。

（4）周边部和玻璃体基底部切除：周边部玻璃体切除的干净与否，是玻璃体手术成败的关键。锯齿缘前后各2mm范围的玻璃体基底含有更丰富的胶原纤维，较容易发生粘连和增殖。当其增殖、收缩及前移时，会引起周边部视网膜的放射状固定皱褶，增殖的组织可从周边视网膜延伸到睫状体平坦部、睫状突、虹膜背面或瞳孔缘，形成与锯齿缘平行的环形皱襞，这是临床上常见的前部增殖性玻璃体视网膜病变，是复杂性视网膜脱离手术后失败的常见原因。因此玻璃体切割术中，切除基底部的玻璃体十分重要。①充分散大瞳孔，术中要使用20°或30°的斜面角膜接触镜观察玻璃体基底部。②应用导光纤维与玻璃体切割头2个器械配合移动技术，上下及左右转动眼球，充分暴露整个玻璃体基底部。③对有晶状体眼，可让助手用棉签或斜视钩在巩膜外加压，使玻璃体基底部清晰暴露，然后应用蚕蚀技术将其切除。④当一侧的玻璃体基底被切除干净后，应将切割头与导光纤维交换位置，进一步切除干净另一侧的玻璃体基底部。⑤对严重的玻璃体基底部增殖，如暴露及切除有困难时，可同时做晶状体咬切术或切开瞳孔缘，以便于尽可能完全地清除病变组织。⑥存在玻璃体基底部前移及环形增殖者，先行晶状体切除，应用膜钩或玻璃体剪，在玻璃体前界膜前将睫状突或虹膜粘连处分开，剪断增殖条索，应用蚕蚀技术将增殖组织切除，彻底松解视网膜粘连。⑦如玻璃体基底部彻底切除干净后脱离的视网膜仍不能复位，或视网膜缩短、僵硬无法复位者，应考虑行放射状或环形松解性视网膜切开术，同时辅以巩膜环扎术、眼内激光、气液交换及硅油填充术。

（5）切除玻璃体增殖条索：①对玻璃体内相对固定粗大的增殖条索，需应用蚕蚀切割技术，先切断条索周围的膜，以便松解条索周围的张力，减轻对视网膜的牵引，然后再剪断或切除条索。②对较细及软的条索，以及蜘蛛网状的玻璃体内增殖，可从其边缘切割。首先找到一粗糙面，将其吸入切割刀口内，然后视实际需要做间断或连续切除。③对粗及绷紧的条索或厚膜，如条索内有新生血管者应先应用水下电凝器进行电凝，然后用玻璃体剪在靠近视网膜处剪断或用膜钩钩出一个个缺口，再应用蚕蚀技术将其切除。④条索与视盘相连或靠近视网膜进行操作时，要降低吸引力并加快切除的频率，同时宜采用间歇性切除，以免过度牵引视盘引起大出血。⑤对既有向心牵引（前后方向的牵引）又存在切线方向牵引的玻璃体条索牵引，应先切断或切除向心性牵引，消除向心牵引力造成的漏斗状视网膜脱离，然后再分离和松解切线方向的牵引。

（6）玻璃体后脱离：在导光纤维的辅助下，先切除视轴中混浊的玻璃体，然后把玻切头伸到视盘前方，使用抽吸功能，逐步增加吸力吸住玻璃体往上拉，在侧照下可见一玻璃体分离的界面。

如玻璃体切割机具有双线性功能，则在提拉的同时开始切割玻璃体，玻切头开口背向视网膜。多次重复抽吸—提拉—切割的动作，并沿着玻璃体后脱离的界面，从后极向周边逐步切除玻璃体。如周边视网膜漂浮，可在清除干净后极部视网膜前玻璃体皮质及增殖膜的情况下使用重水辅助切除周边玻璃体。

（7）膜剥离与切除技术：膜剥离的方法通常在完成玻璃体切除后，必须在导光纤维照明下，用特制的膜剥离铲、钩或眼内显微手术剪刀和镊子进行膜剥离。膜剥离的方向应由后向前，由后极向周边进行，剥离时的用力方向要与视网膜表面呈切线关系。①膜分离：应采用22号膜钩（以90°～130°的膜钩较好）或直角的玻璃体剪，如无专用膜钩，可用20或22号注射针头弯成各种角度作为代替品。钩膜的方法：选择膜边缘疏松处或增厚处，如膜与视网膜之间有间隙存在，可先从此处进钩。先钩起膜外缘的线状粘连，待周围松解后，再钩起膜的中央，使膜完整分离。如呈索状走行的膜，因视网膜固定皱褶较多，故钩膜时宜先从固定皱褶的凹陷处开始，当该膜粘连较紧，应改用玻璃体剪分段剪开，然后再分离切除。②撕膜：对较厚及增殖广泛的膜，分离一定范围后可应用视网膜镊夹住并与视网膜面呈切线方向逐片小心将视网膜前膜撕下及取出。当撕膜时有视网膜跟着移动，可用导光纤维头协助做前膜分离。③撬膜：对较厚、基底较宽的虹管性增殖膜或眼球穿孔伤、眼内异物造成的瘢痕性膜往往需用撬膜技术才能将膜剥离，方法是应用130°～150°的铲形膜剥离器伸入膜与视网膜之间沿着膜延伸的方向做左右摆动或上下移动，使膜与视网膜分离。操作的同时要应用导光纤维前端协助顶压视网膜才能将这种膜撬起。④切膜：对薄纱样的视网膜前膜可先用膜钩做反复多点的搔爬动作，特别是在固定皱褶的凹陷处，使丝状粘连处断开或促其松解成絮状的漂浮在玻璃体内，待视网膜牵引和粘连完全解除后，应用蚕蚀切割技术将分离的前膜组织切除。对较厚的增殖膜可先用玻璃体剪分段剪断后再切除，或将切割头放于视网膜前膜下或其边缘部，让刀头的前部盲端靠近视网膜面，切割刀口朝向玻璃体腔，使切割刀口与膜样组织直接接触并做连续或间断的切除，这样可以避免损伤视网膜。⑤碎膜：应用玻璃体剪将视网膜前膜先剪成碎片，然后逐片将碎膜撕下及切除，适用于无法完整分离的较厚及难分离的盘状膜。采用这种技术时，要应用不同角度的玻璃体剪，同时注意掌握剪刀操作的正确深度，避免损伤视网膜。

（8）视网膜内界膜的剥离：①黄斑区前注射少量黏弹剂覆盖黄斑直径约1PD，0.125%的吲哚菁绿或台盼蓝进行内界膜染色。②用视网膜钩，或用7号针头的针尖轻微弯曲约至145°，在血管弓附近靠黄斑侧轻轻挑起内界膜一角，然后用内界膜镊夹住内界膜瓣，以黄斑为中心环形撕除内界膜，范围到血管弓处，半径为1.5～2PD，也可直接用视网膜镊直接捏起内界膜，逐步撕除。无辅助下剥离内界膜相比上述方法较困难，操作时主要靠内界膜的反光做参照物，如能熟练掌握则是最佳方案。内界膜剥离术的难点在内界膜瓣的制造，手要轻、稳，钩子进入视网膜稍深即有出血，此时出血影响视野，应更换位置操作。

（9）视网膜下增殖组织的切除：视网膜下增殖组织可分为干树枝状增殖、晒衣杆状增殖、环状增殖及盘状增殖四型。由于视网膜下纤维增殖形成，使常规的玻璃体视网膜手术难以成功，往往需做视网膜切开，去除视网膜下的增殖组织才能令脱离的视网膜复位。但这种操作的技术精确度要求高，需要完善的玻璃体手术设备，以免造成不可挽救的并发症。

（10）视网膜切开：临床仅用于一些极其复杂的视网膜脱离。视网膜切开的目的为了到达视网膜下间隙，排除视网膜下积液或积血；去除视网膜下增殖条索及增殖膜；取出视网膜下异物及寄生虫；松解视网膜牵引，如视网膜嵌顿、视网膜纤维化或皱缩或僵硬等，以帮助脱离的视网膜复位，常用于前部增殖性玻璃体视网膜病变及严重眼外伤者。而视网膜切除是切除局部僵硬的视网膜裂孔边缘或清除周边纤维化的视网膜。

（11）玻璃体腔灌洗技术：①积聚于视网膜前的积血，可以在升高灌注瓶提高眼压的同时，用笛形针放在血液表面将其吸出。②用22号钝头针放在眼内血液面上方，加以一定压力做直接灌注，将血冲击到玻璃体中央，再用切割头吸出，注意灌注及吸出速度要保持平衡。③用22号钝头针直接放在积血内（不要触及视网膜），靠眼内灌注加压，让血液从针管内自行流出眼外，术者可用手间接封闭针孔来控制血液的吸出量，或将针头连接一个注射器将血吸出。④切割头的刀口直接放在血液表面，做单纯抽吸。注意此时切割刀应倾斜45°，以便能在直视下看见血液如同烟雾样进入切割刀口内。⑤有较浓厚的积血或膜样组织存在时，可应用切割刀口同时进行切除及抽吸，但操作务必十分小心，要采用低负压抽吸，快速及间断切除的方法。⑥积血大部分清除后，对沉积在黄斑区的血液应用笛形针十分精确地放在中心近旁轻轻吸引，耐心地逐点将血液吸干净。⑦血液完全清除后，应及时选择性应用氩离子激光进行光凝，光凝的强度及范围根据病变的程度及性质而定。

（12）内排液：①在角膜上安置双凹角膜接触镜，然后进行气液交换。②将笛形针尖插入至视网膜裂孔口平面处，以免针尖损伤脉络膜血管。③操作时术者以右手示指盖住笛形针的排液外孔，以便控制眼内液的排出速度，更好地显露视网膜和视网膜裂孔。④注气和排液的速度宜慢不宜快，尽量保持两者间的动态平衡。⑤如用20号钝头针代替笛形针或用玻璃体切割头刀口直接放在裂孔处吸引时，宜用低负压吸液，以免视网膜被吸切入割头刀口内。⑥对局限的牵引性视网膜脱离及无裂孔的后极部视网膜脱离做内排液时，一般选择在视盘的鼻上方后极部脱离的视网膜用眼内电凝器切开一小孔，然后行内排液及气-液交换术。

（13）眼内视网膜凝固：眼内电凝。①选择合适的眼内电极：单极电凝头因为能量向周围扩散，损伤范围大，而双极电凝头电流局限在电凝头附近，损伤范围小，故目前广泛采用双极电凝头，特别在视盘及黄斑附近做电凝时。②使用合适的电凝量：是做眼内电凝操作的要点，电凝量过小，起不到电凝固的作用，电凝量过大，则导致视网膜坏死穿孔。因此使用眼内电凝器时，要了解每种仪器的输出功率及手术目的所需要的电凝能量。一般使用前先调好电凝强度，以血管出现凝缩及周围组织呈灰白色为宜。一般电凝的最大输出功率为7.5W，作为止血及视网膜电凝所需的能量为0.5 ～ 0.6W；作为视网膜切开时为0.75 ～ 1.0W。如切开伴有增殖组织的视网膜时，其所需的电凝能量要适当增加。此外，电凝器尖端与组织间的距离也会影响电凝的效果，距离越近其释放的能量越大，反之释放能量减少。③掌握正确的电凝时间：眼内电凝时电极与视网膜或新生血管轻微变白即可，接触时间过长可导致视网膜坏死或电极与视网膜黏着，加剧视网膜损伤。④电凝血管：要从分支到主干，以避免突然的血流动力学改变引起周围血管自发破裂。

（14）眼内冷凝：①通常选用直的显微冷凝头，前端的直径为0.6 ～ 1.0mm，致冷源常用CO_2或NO_2。②内冷凝的温度控制在-80 ～ -65℃较适宜。冷凝时间以前端形成冰球后不超过5秒。③具体冷冻操作有2种方式：一种在导光纤维引导下，先将视网膜裂孔的边缘推到与视网膜色素上皮接触处，然后开始冷凝，适用于扁平或局限的视网膜脱离；另一种是先让冷凝器前端放在视网膜裂孔前的玻璃体内形成冰球，然后直接将视网膜裂孔边缘推至视网膜色素上皮处，待色素上皮及脉络膜出现淡白色的冷凝反应为止，适用于视网膜全脱离及视网膜下积液较多的患者。

（15）眼内激光光凝：①应用20号光凝头经巩膜切口进入眼内，在距视网膜裂孔3 ～ 5mm处，以瞄准光对准光凝部位。②光凝的输出功率控制在0.2 ～ 0.5W，时间为0.1 ～ 0.2秒，光凝斑直径为500μm，光凝斑应呈灰白色。如气下进行光凝时，由于激光遇到气化面的光学界面后会产生微爆破效应而消失一部分能量，因此要求激光头更靠近视网膜，并保持恒定的距离进行光凝，否则将出现治疗激光能量不稳定现象，术中发生视网膜穿孔或不出现光斑反应。③光凝斑及行距之间的距离应相隔1 ～ 1.5个光斑直径为宜。④视网膜裂孔应用2 ～ 3排激光斑封闭。⑤进行眼内光凝时，应将显微镜调至最低倍数，以避免光凝时失真使光斑的距离过小。⑥后极部的光凝要注意离开黄斑一定距离，必要时术后改用100μm的微光斑作补充光凝。⑦有新生血管的病变，先在无血管处进行光凝，以免因新生血管出血影响操作。⑧有视网膜脱离或玻璃体增殖者，应先行彻底的玻璃体切除，松解视网膜牵引，进行完全的气-液交换或注入过氟化碳液体，待视网膜复位后再行光凝，否则，在视网膜下有积液进行光凝时无光凝效应。

（16）眼内充填：①气体的种类。常用的有灭菌空气、长效气体（如六氟化硫、过氟丙烷、八氟环丁烷等）。长效气体注入眼内其体积变化不大或轻度增加，对眼压影响较少，又可比空气维持更长时间，故有其优点，值得推广使用。②气体浓度计算。长效气体可以根据其膨胀系数计算其眼压恒定的浓度。例如，C_3F_8气体，它的膨胀系数是4～6，膨胀时间是72小时。也就是说C_3F_8在72小时时，通过吸收组织的N_2膨胀到高峰，即膨胀4～6倍，空气在眼内的半衰期是1.6天。假设一个容积为4.5ml的眼球，填充了14%的C_3F_8，3天后它的眼压是否会因为气体的膨胀而改变。14%的C_3F_8中含空气3.87ml，含C_3F_8 0.63ml，3天后空气经过2个半衰期，剩下0.97ml。0.63ml的C_3F_8通过吸收组织的N_2膨胀到3.15ml，加上剩下0.97ml的空气，3天后眼内还有4.12ml气体，与3天前注入的4.5ml相差无几，也就是说，14%的C_3F_8在眼内经过3天的代谢，仍然维持其体积不变，即眼压无大变化。这种能保持眼压稳定的一定浓度的气体，称为长效气体。③油-气交换技术。它是在应用气-液交换技术后，再用硅油与眼内气体进行交换。患者必须仰卧位，便于气体从另一个切口排出。因硅油黏度大，眼内注射时压力较大，故宜采用短而粗的注射器，注射针头和连接胶管必须牢固地连接。有条件者最好使用自动的油-气交换器注入硅油。对巨大视网膜裂孔应先将其边缘复位及铺平后再应用硅油加压，以免硅油进入视网膜下。油-气交换应尽可能充分，将眼内气体全部排出，同时要避免硅油注入过量而导致眼压升高。

【中医诊治】玻璃体病变类似中医学“云雾移睛”“暴盲”。

1.肝肾亏损证　患者术眼第3天，视力仍无提高，玻璃体积血未吸收，还可见条索或膜状增殖性病变。方药用软坚散结扶正汤（《中医治疑难杂病秘药》）加减：枸杞子、菊花、泽泻、茯苓、牡丹皮、楮实子、菟丝子、赤芍、郁金。还可用维生素C、维生素B、芦丁片、疏血通、葛根素、丹参、血栓通注射液。

2.气滞血瘀证　患者术眼第10天，视力仍无提高，玻璃体内积血呈暗红色，条、片状混浊物仍未吸收，眼底结构不清。用血府逐瘀汤（《医林改错》）加减：桃仁、红花、生地黄、当归、牛膝、赤芍、川芎、枳壳、桔梗、柴胡、枸杞子、五味子、菟丝子、黄芪、三棱、莪术、牡蛎、鳖甲、甘草。还可用维生素C、维生素B、芦丁片、疏血通、葛根素、丹参、血栓通注射液。

（陈彦婷　张仁俊）

第46章

眼球、眼眶、肿瘤及眼外伤手术

第一节　单纯眼内容物剜除术

【适应证】

1. 无交感性眼炎或眼内恶性肿瘤可疑而需牺牲的眼球。

2. 全眼球炎，视力无光感。

3. 除非严重眼外伤，伤口已无法缝合的眼球，目前不主张外伤一期行眼内如剜除。

4. 符合眼球摘除条件的非眼内恶性肿瘤眼球，但角膜已溃疡坏死穿孔，无法修补者。

【禁忌证】

1. 病史不明，不能排除由眼内肿瘤引起的继发青光眼。

2. 受伤已多天的眼球穿破伤。

3. 明显萎缩的眼球。

4. 已无保留价值的新鲜的眼球后段穿破伤。

【手术步骤】

1. 分离结膜沿角膜缘全周剪开结膜，巩膜面向后分离6～7mm处。

2. 剪除角膜：角膜缘后1mm处切开巩膜，沿角膜缘将角膜完全剪除。

3. 分离睫状体以固定镊夹持切口的角巩膜边缘，用睫状体分离器从脉络膜上腔虹膜根部伸入将睫状体及脉络膜做全周分离。

4. 除去眼球内容伸入刮匙，将眼内容物完全挖出。葡萄膜组织特别是视盘部位要充分刮干净。刮除后，需用纱布把巩膜腔内表面擦抹干净，如眼内有脓性分泌物，接着可用抗生素液冲洗巩膜腔，如有出血，可用肾上腺素棉棒止血或电凝止血。

5. 单纯眼内容无剜除：关闭切口用6-0可吸收缝线或细尼龙线或丝线做间断或褥式缝合巩膜。

6. 仔细缝合Tenon囊，10-0尼龙线或8-0丝线连续缝合。

7. 结膜囊涂抗生素眼膏并放置临时透明义眼片。

8. 加压包扎。

【术后处理】

1. 卧床休息。

2. 给予镇痛药与止血药。

3. 如有恶心呕吐，给予甲氧氯普胺或氯丙嗪。

4. 对有感染的眼球，术后应全身用抗生素3～4天，以预防感染扩散。

5. 术后加压迫绷带包扎持续2天，以防继发出血。

第二节　眼内容物剜除联合义眼座植入术

【适应证】

1. 无交感性眼炎或眼内恶性肿瘤可疑而需牺牲的眼球。

2. 排除由眼内肿瘤引起的难治性青光眼，视力已无光感，患者接受其他抗青光眼治疗，只想解除痛苦。

3. 白内障或内眼手术时发生的严重脉络膜暴发性出血，创口无法缝合关闭者。

4. 符合眼球摘除条件的非眼内恶性肿瘤眼球，但角膜已溃疡坏死穿孔，无法修补者。

5.患者眼球轻度萎缩，有美容需要的患者。

【禁忌证】

1.病史不明，不能排除由眼内肿瘤引起的继发青光眼。

2.受伤已多天的眼球穿破伤。

3.明显萎缩的眼球。

4.感染眼球，安全起见，不主张一期植入义眼座。

【手术步骤】

1.分离结膜沿角膜缘全周剪开结膜，巩膜面向后分离6～7mm处。

2.剪除角膜：角膜缘后1mm处切开巩膜，沿角膜缘将角膜完全剪除。

3.分离睫状体以固定镊夹持切口的角巩膜边缘，用睫状体分离器从脉络膜上腔虹膜根部伸入将睫状体及脉络膜做全周分离。

4.除去眼球内容伸入刮匙，将眼内容物完全挖出。葡萄膜组织特别是视盘部位要充分刮干净。刮除后，需用纱布把巩膜腔内表面擦抹干净，如眼内有脓性分泌物，接着可用抗生素液冲洗巩膜腔，如有出血，可用肾上腺素棉棒止血或电凝止血。

5.义眼座植入：剪断视神经，将巩膜分成2瓣或4瓣，将合适大小义眼座植入肌锥内，表面覆盖带巩膜，6-0可吸收缝线缝合紧密，防止义眼座暴露脱出。

6.仔细缝合Tenon囊，10-0尼龙线或8-0丝线连续缝合。

7.结膜囊涂抗生素眼膏并放置临时透明义眼片。

8.加压包扎。

【术后处理】①卧床休息。②给予镇痛药与止血药。③如有恶心呕吐，给予甲氧氯普胺或氯丙嗪。④对有感染的眼球，术后应全身用抗生素3～4天，以预防感染扩散。

第三节　眼眶肿瘤摘除术

眼眶肿瘤摘除术手术方式多样，是眼眶专科最常见的手术，良性肿瘤及部分恶性肿瘤均可采取眼眶肿瘤摘出术。

【适应证】①临床及影像检查位于眶前部境界明显的肿瘤可完整摘出。②临床及影像检查显示位置较深，但有包膜，边界清楚的肿瘤，可完整摘出。③影像检查显示弥漫性生长、范围较大较深的肿瘤需部分切除活检。④复发的良性肿瘤再手术有可能清除或能改善眼部情况者，可再手术。⑤复发的恶性肿瘤可做眶肿瘤局部切除或眶内容摘除术，术后辅助放疗或化疗。⑥眼眶与鼻窦沟通的肿瘤，可同时进行手术摘除。⑦眶颅沟通的肿瘤如视神经胶质瘤、脑膜瘤等，可与脑外科联合手术摘除。⑧临床和影像（CT或MRI）检查提示眶深部（含眶尖肿瘤已损害视神经，性质未明者。⑨身体其他部位已发现有恶性肿瘤，眼眶又发现较大、边界清楚肿物者。

【禁忌证】①眼球明显突出，单纯眼眶CT平扫描可疑眶深部物，未做冠状扫描尚未排除甲状腺相关眼病眼肌病变者。②眼眶血管畸形未排除动静脉畸形或颈动脉海绵窦瘘者。③眼眶鼻上方肿物未排除脑膜脑膨出者。④眼眶蝶骨缺损、眶内肿物与颅内病变相通、境界不清者。

眼眶肿瘤摘除术的手术进路主要有6种，即前路开眶、外侧开眶、外侧联合内侧开眶、经颅额径开眶、经筛窦内侧开眶和眶内容摘出。每种术式的选择要根据肿瘤部位、性质和范围而定，应选择操作方便、最接近肿瘤、暴露较好、损伤最少、效果较好，争取肿物切除后功能和外观恢复较好的入眶途径，一般可遵从如下的原则：①肌锥内的病变，多选择外侧壁开眶术，但位置比较靠前、无粘连的肌锥内海绵状血管瘤，有经验的医师也可选择前路开眶术；②球后视神经内侧的病变，可选择内、外联合开眶术，或经筛窦内侧开眶术，或内上方较大切迹前路开眶术；③眶尖部占位病变，可选择外侧开眶术或经额开眶术（病变位于视神经上方）；④眶前部肿瘤，选择经皮肤或结膜前路开眶术；⑤泪腺上皮性肿瘤，选择外侧开眶术或经外上方皮肤前路开眶术；⑥颅眶沟通性肿瘤，选择经颅开眶术。下面介绍最常用的外上方皮肤入路的前路开眶术及眼眶肿瘤标准手术入路——外侧开眶术。

一、外上方皮肤入路的前路开眶术

本法是最常用的眼眶手术入路，术野暴露较好。若肿瘤较大及较深，摘出有困难时，可扩大原切口或改做外侧开眶术。

【适应证】①位于眶颞上或上方赤道前的眶内良性肿瘤，多数是位于泪腺窝的肿块和眶外上部的病变。②睑部及邻近眶隔后的肿物。

【禁忌证】①CT或MRI显示为眼眶深部肿瘤或肿瘤与视神经关系密切及粘连较多或前路入眶有困难者。②局部或全身有炎症或出血倾向者。

【术前准备】术前滴用抗生素眼药水，并做好眼部皮肤清洁及消毒准备。对于估计手术中出血较多的患者（尤其小儿）手术前要做好配血准备，术前30分钟全身给予镇静药物。

【麻醉】全身麻醉或局部麻醉。对小儿或不合作的患者需要全身麻醉，可同时加行局部麻醉。局部麻醉时，在皮肤切口处的皮下、骨膜及球后眶内肿瘤周围做浸润麻醉，必要时加行眶上裂麻醉。

【手术步骤】

1.在眼眶外上眉弓下缘做一弧形皮肤切口，长约3cm切口，按肿瘤大小范围适当延长，但内端不超过正中线，外端不超越睑外眦，术中要注意止血及保护角膜。

2.分离皮下组织及眼轮匝肌，暴露眶缘骨膜。

3.沿外上眶缘切开骨膜，再沿眶缘用骨膜剥离器分离眶内骨膜，分离范围根据肿瘤大小及深浅而定，注意避免损伤正常结构。

4.探知肿瘤确切位置，如肿瘤在骨膜与眶壁之间，即可直接把肿瘤分离后摘除，并检查眶骨有无破损：若肿瘤位于骨膜前，应垂直切开骨膜，用蚊式血管钳行钝性剥离，直到肿瘤与周围组织完全游离，将肿瘤完整摘出。

如为泪腺肿瘤，不宜用组织钳夹肿物，以免肿瘤组织破碎致肿瘤组织残留。最好用冷冻头置于肿瘤上方冷冻粘紧后，再牵引帮助娩出肿瘤。

5.肿物摘除后，应用妥布霉素生理盐水冲洗眶内血块并抽吸干净，接着依次间断缝合骨膜（5-0线）皮下组织及皮肤切口（3-0丝线），结膜囊涂抗生素眼药膏。

二、外侧开眶术

外侧开眶术是眼眶肿瘤的一种标准手术入路。由于外侧眶缘特别靠后，由此途径进入眼眶，有利于暴露眶内容，扩大术野。由于外侧开眶还可以结合其他术式（如结合内侧开眶术等），它已成为眶深部肿瘤、泪腺肿瘤和外侧壁减压术等最常用的开眶术式。

【适应证】①球后肌锥内的肿瘤，如视神经胶质瘤、视神经脑膜瘤、神经鞘瘤、静脉曲张、粘连明显的海绵状血管瘤等。②泪腺上皮性肿瘤。③眶外上方位置较深或与颞窝有沟通的皮样或表皮样囊肿。④眶尖部肿瘤。

【术前准备】将患侧额颞发际部分头发剪去或局部剃头，并清洁消毒。对于估计手术中出血较多患者做配血试验备血以供必要时应用。

【麻醉】一般采用全身麻醉加局部切口周围的浸润麻醉，若仅用局部麻醉，注药范围要包括球后组织，此时应避免刺向瘤体，以防引起出血。上、下睑及眶外侧的局部麻醉向上要越过眉弓，向下越过眶下缘，此外，全身附加注射地西泮及哌替啶等镇静镇痛药物。

【手术步骤】

1.外眦及皮肤切开　先用甲紫或消毒色笔做外侧皮肤切口标记。睑缘做临时缝合，以保护角膜。自外眦角外侧水平切开皮肤约3cm，切开皮下组织达筋膜。

2.分离暴露骨膜　其范围上至眶上缘、下至眶下缘水平及颞窝边缘，可在外眦角处剪断外眦韧带上、下支，松弛上、下睑。可用剪刀剪开外眦，也可不剪开外眦。

3.切开骨膜　沿眶外缘3～5mm弧形切开骨膜，然后分别在齐眶上缘水平和眶下缘水平切开骨膜直至颞窝，使切口呈“工”形；或在眶中部水平切开骨膜呈“T”形，再向眶上下缘两侧分离。用骨膜剥离子将骨膜向周围分离，外侧分离到眶外缘外侧与颞肌交界处后，用刀片沿骨缘线切开颞肌腱膜，再向颞窝下分离颞肌。接着再用骨膜分离器向眶内分离骨膜暴露眶外壁的内面，直至眶深部，在眶外侧壁内面与分开的眶骨膜间伸入脑压板拉钩，把骨膜连同眶内容推向鼻侧并加以保护。

4.切开眶外侧骨壁　可根据术者的条件分别使用气动锯、电锯、线锯或骨凿切开外侧壁的眶骨，使用的骨凿，须窄、薄而锋利、该切可分段完成。切开眶骨的范围如用电锯或弋动锯，上方切口在眶上缘水平处取65°向眶底方向倾斜锯开眶骨，切口全长约15mm，下方的眶骨切口可齐眶下缘水平垂直锯开，切口长约18mm，眶外缘锯开的范围要根据病变的范围而定，一般宽度在2cm左右，如发现深度不够，可用咬骨钳咬除眶外侧壁后段骨壁，止于骨壁变厚处即颅中窝前壁。锯开骨壁时要注射生理盐水降温，如用线锯则需从眶外侧壁外后方分别于平行眶下缘及接近眶上缘水平处钻穿外侧壁，上方钻孔位置要与上方骨切口平面倾斜，用钻钻孔时注意保护眶内软组织，然后扩大钻孔，把线锯分别穿入2孔，由眶外侧壁内侧引出，分别通过向上拉动线锯两端，把眶外侧壁切开。接着应用直咬骨钳夹持锯开的眶外侧骨壁向外侧扭折，并使折断的骨片弯向颞窝，骨片可让其连同骨膜挂在外侧，继用咬骨钳把折断骨片的后唇修平，使术野暴露扩大。

5.切开眶外壁内侧骨膜　用剪子靠外直肌旁从前向后垂直剪开眶外侧壁内的骨膜，形成T形的骨膜切口，然后向眶内分离，暴露肿瘤。

6.摘出肿瘤　分离暴露肿瘤后，用钝剪或蚊式血管钳顺肿物包膜前面和四周分离一定范围及深度后，即可改用弯骨膜分离器做钝性分离，并把肿物向上推，使肿物逐渐脱出。若肿瘤与视神经或肌肉有粘连，必须用剪刀剪开时，可用钝器或手指置于视神经之前隔开神经才用剪刀剪开。对可能是恶性的肿瘤，分离时注意防止肿瘤碎片落在眶内。对无包膜、弥漫性生长的肿瘤，可只做活检或部分性切除活检。如属于既不能手术全部清除，又不宜放射治疗的恶性肿瘤，则要做眶内容摘除术。

7.眶骨复位　肿物取出后，眼眶应立即压迫止血，然后用含有庆大霉素的生理盐水冲洗眶内，吸出血块，随后待确认无再出血后，缝合眶内侧骨膜切口，将外侧眶骨复位。可在眶骨切开处两端钻孔，用缝线固定复位，或用1-0丝线将眶壁内、外骨膜重新对位缝合。若骨折端错开妨碍复位，可用咬骨钳修平。

8.关闭切口　分别重新缝合外眦韧带的上、下支，并使其附于眶外结节处的骨膜上，用细丝线或细线做皮下软组织切口的间断缝合，最后做外眦及皮肤切口间断缝合。为防术后组织肿胀，可做暂时性睑缘缝合，术眼用厚眼垫覆盖，外加压迫绷带包扎。如关闭切口时渗出物较多则在切口内放置橡皮引流条，若能完全止血，则放置引流条。

【术后处理】术后需用抗生素及类固醇类药物治疗，压迫绷带包扎4～5天，术后6～7天可拆除皮肤切口缝线。如术后反应消退缓慢，有时术后眼外肌运动不全或复视，而非神经肌肉严重受损，则可考虑活血祛瘀药物，可望逐渐恢复。

第四节　恶性肿瘤摘除术

对于其他疗法不能再提供有效治疗的恶性肿瘤患者，方可采取眶内容剜除手术，包括部分眶内容剜除术、全眶内容手术、扩大眶内容剜除术及超眶内容剜除术。

【适应证】

1.眼睑恶性肿瘤已侵犯全部眼睑或有明显广泛的结膜受累，切除后无法做眼睑成形者。

2.眼内恶性肿瘤，例如葡萄膜黑素瘤和视网膜母细胞瘤明显向眼眶扩散，单纯摘除眼球已无法切除干净者。

3.各种原发性眼眶恶性肿瘤包括恶性泪腺上皮性肿瘤、恶性纤维组织细胞肿瘤等不能通过其他开眶途径切除干净者。

4.迅速增大，广泛侵犯眼眶，破坏眼球或严重损害视功能的眼眶脑膜瘤。

5.暴露的、扩展性眶周恶性肿瘤或转移癌的姑息治疗、放疗或化疗无效及难以解除疼痛的原发性或转移性眼眶恶性肿瘤或进行性炎症病变。

6.严重的眼眶收缩病例，重建技术不能提供可接受的美容而外眶义眼可以提供较好的美容时。

【禁忌证】

1.角膜缘或眼睑可治的上皮癌。

2.尚未严重损害眼球和视力的炎性假瘤。

3.诊断未明的眼眶病变和已有全身转移的恶性肿瘤。

【麻醉】一般采用全身麻醉。

根据病变范围和组织切除区域的需要，眶内容摘除术可分为全眶内容摘除术；部分眶内容摘除术（眶内容前段摘除）；根治性眶内容摘除术。

（一）眶内容摘除术

眶内容摘除术又称全眶内容摘除术。

【手术步骤】

1.切口选择

（1）睑缘皮肤切口：若眼睑皮肤无肿瘤侵犯，可用0号丝线在睑缘做2～3个褥式缝合线，打结后作为牵引线，用刀距睑缘2～3mm做一环形皮肤切口至睑板，再由外眦部水平切开直至眶缘。拉紧牵引线，用剪刀分离皮下组织，放入拉钩，再继续分离，直至达眶缘四周。出血点用电凝、结扎缝合或暂时用血管钳止血。

（2）眶缘切口：若眼睑已被肿瘤侵犯，则切口要远离被侵犯区，可在沿眶缘一周切开皮肤，深达骨膜。

（3）若眼睑健好，保留全部眼睑，切口可做在穹窿部结膜、皮下肌层直达眶缘骨膜，手术时先剪开外眦，直达眶缘，拉开上下眼睑并沿上下穹窿结膜剪开，然后向上下眶缘剥离及剪断内、外眦韧带。

2.骨膜切开及剥离　用刀沿眶缘切开骨膜，再用骨膜分离器沿眶内侧壁分离骨膜；滑车及内、外眦韧带需用刀切开，再行分离，分离至较薄的眶内壁或眶上壁时，应注意防止穿破眶壁。眶上、下裂骨膜较厚且粘连紧密，此时可用剪刀剪开。

3.眶内容摘除　分离至眶尖后，可先用弯血管钳夹紧眶尖部骨膜，再伸入外科弯剪在钳前剪断，取出肿物。若瘤体特别大，不便同时放入血管钳及剪子，可直接用剪刀剪断，取出眶内容物后，即迅速用湿热纱布块压迫止血。残留眶尖的肿物，用剪刀剪除。泪囊窝内的泪囊也可予以清除。

4.眶内创面处理　详细检查眶壁有无骨质侵犯或破坏。粗糙骨面往往显示骨质已受累，可用骨凿凿除。眶内创面可任其自行生长肉芽，或用薄断层皮片移植披覆。但对曾做骨切除术、肿瘤有可能再发或有感染者，则不宜做皮肤移植，可任其自行生长肉芽，眼睑残留的皮肤应推入眶内，或将上、下睑皮肤做间断缝合，外眦部留一缺口，眶内用碘仿纱条填塞，其末端留置眦部外做引流，然后外加压绷带包扎。

5.皮肤移植　估计肿瘤不复发的病例，术后存眼眶创面可做薄断层皮片移植，使创面愈合时间缩短及减少感染。取皮位设在腿内侧如眼睑皮肤已完全切除，可取5.5cm×11cm面积的皮片，首尾卷接成一漏斗形后，剪除多余皮片，并用6-0细丝线做间断缝合，在上皮面进行打结并用漏斗尖戳一小孔，四周用尖刀刺多个小孔，便于引流创面渗出液。当眶壁创面完全止血后，便把此漏斗形皮片铺在眶壁上，最后在皮片上皮表面涂一层抗生素眼药膏，再向凹陷的眶腔内填入纱布丝，眶缘部皮片与原皮肤切口相接，在剪除多余皮片后用6-0细丝线做间断缝合，缝线间间隔为4～5mm。眶内腔应填满纱布丝，使皮片与眶壁完全贴合，最后用绷带包扎，但注意压力不宜过大。

【术后处理】对不做皮肤移植者，术后全身使用抗生素3～6天。若在绷带无发现出血或渗液，可在术后7～10天换药，并拆除睑缘缝线，以后隔数天抽出并剪去若干填塞的碘仿纱条。如渗液多，可更换碘仿纱条。眶内长满肉芽约需数月（如用保留眼睑皮肤覆盖部分眶壁，则术后3个月可逐渐长满肉芽并上皮化），此法很难避免肉芽面感染，但以后眶内的凹陷较术后立即做皮肤移植者轻，且有助于日后做眼眶重建和义眼置入。

对做皮肤移植者，若无分泌物及臭味，可待术后10天换药，并拆除眶缘皮片缝线。对眶内填塞物，不可强行拉出，以免损害皮片，可先抽松中央部分纱布丝，2～3天后再用消毒的液状石蜡或生理盐水浸湿纱布丝，然后轻轻将其扯出。皮面抗生素软膏涂抹，再用凡士林纱布覆盖，约1个月后眶内则完全干净。

（二）扩大眶内容摘除术

除眶内软组织及骨膜切除之外，还可把受累的眶壁骨质切除，如在恶性眼眶、皮肤等肿瘤侵犯眶骨，或泪腺恶性上皮性肿瘤常于外侧眶顶侵犯骨膜和眶骨，故此部分眶骨应给予切除。

【手术步骤】①同“全眶内容剜除术”；②将侵犯的骨壁用电锯切除，眶底浅层侵犯的骨壁可用磨钻去除。

（三）部分眶内容摘除术

若眼睑及结膜癌肿侵犯面积较大，而深部眼眶组织未受累，可保留眶内骨膜及眶后段部分软组织，即施行不完全的眶内容摘除，这样既可缩短病程，术后眼眶凹陷程度也较轻。

【手术步骤】眼睑皮肤切口位于离开肿瘤5～10mm处，用皮钳夹住上、下睑的皮肤切口边缘，向眶缘分离皮下组织，若眶缘四周软组织未发现被肿瘤侵犯的表现，则保留骨膜，向深部软组织分离，最后把眼睑、结膜和眼球一起剪除，留下眶后段部分软组织，压迫止血后，取断层皮瓣移植于眶内表面，眶缘部皮瓣与残留的眼睑皮肤间断缝合。此种植皮方法成功概率较高，可以缩短治疗时间。

（四）超眶内容剜除术

超眶内容剜除术是指全眶内容剜除同时将眼眶周围的副旁窦及眶骨切除的手术。其适用于：

①眶周的鼻窦或颅内的恶性肿瘤眶内侵犯；②眼眶内恶性肿瘤侵犯周围结构。

【术前准备】按神经外科或耳鼻咽喉科或口腔颌面外科等术前准备，需要同神经外科或耳鼻咽喉科或口腔颌面外科医师等联合手术。

【手术步骤】①全眶内容剜除。②眶周的鼻窦或颅内肿瘤及眶骨和眶周侵犯的组织一并切除。

【手术并发症及处理】

1.肿瘤侵犯眶外组织　术中有时会发现眶内肿瘤已侵犯眶骨，或肿瘤与颅内或鼻窦相关联，这种情况术前的X线片不一定能发现，手术前应尽可能做CT检查，并要认真阅片，如有怀疑，宜先与有关科室联系，以便对受累的相邻组织做出适当处理。

2.出血　血管丰富及特大的肿瘤，术时出血可能较多。对身体衰弱的患者及小儿，应先做好补液和输血准备。手术时如遇弥漫性出血，宜迅速摘除眶内容，以便尽可能减少出血。如能顺着骨膜分离，使眶内肿瘤连同骨膜一起摘除，将有助于减少出血，骨缝内的出血可用骨蜡止血。

3.继发感染眶内创面　若任其自行生长肉芽或植皮片坏死脱落时，都可出现继发感染，故术后应全身使用抗生素数天。换药时，如发现分泌物多并有臭味，说明感染较重，应取材细菌培养及药物敏感度试验，并给予合适的抗生素治疗。若发生骨髓炎，则有蔓延至脑膜甚至发生脑脓肿可能，应加强全身抗感染处理。

4.移植皮片坏死　术后即行移植的皮片如过厚则极难在裸露的骨面上生长，宜采用薄断层皮片。植皮前止血要彻底，并使皮片平贴眶壁面，皮片的漏斗尖要对准眶尖，换药时勿扰动植皮片，若发现术后有部分皮片不愈合或变褐色，初期也不宜扰动皮片，估计仍有恢复生长的可能。若皮片坏死软化，宜小心加以剪除；以后可望由邻近成活的皮片使其上皮化。如有较广泛的坏死区，可以再次植皮。

5.肿瘤复发　若肿瘤波及眼眶及结膜，为了彻底清除肿瘤，此时应完全切除睑皮肤，然后用植皮补救，但如肿瘤复发如眶后壁肿瘤复发，因很难通过手术根治，故可考虑放射治疗或化疗。

6.面额部麻痹　由于术中切断眶上下神经所致，现尚无有效处理方法。

7.眼部形态缺陷　眶内容摘除后遗留的巨大眼眶空隙所造成的、外观上缺陷常给患者或其家人带来精神负担，故有条件时可做眼眶重建或用眼窝假体补救。

8.其他　可有严重的三叉神经痛、放射治疗后眶骨部分坏死等。

【手术注意事项】

1.术前必须结合影像检查充分了解病变范围。然后根据病情选择部分或全眶内容摘除术。皮瓣要紧贴于眶壁创面，使眶内创面早日愈合。

2.眶顶、眶内壁及泪囊窝骨壁较薄，在剥离骨膜时，应注意剥离的操作方向，以避免穿破眶骨壁，若发生骨壁穿破，术后注意加强抗感染注意有无脑症状。

3.术中难以避免的肿瘤组织残片，术后应及时给予化疗或放疗。

4.肿瘤较大、血管丰富者，应充分止血，对出血较多或体弱的老年及儿童患者补液或输血。

第五节　眼球破裂手术

一、角膜裂伤修补术

1.非穿通的角膜裂伤　显微镜下先用荧光素做溪流试验，排除全层裂伤。小的孤立的角膜裂伤可应用加压包扎，使用绷带软性角膜接触镜或组织黏合剂，局部应用抗生素、睫状肌麻痹药等药物治疗。如果角膜的组织瓣从角膜撕脱，但根部残端尚附着于基底，此时为了保证良好的复位，应使用缝合方法将撕脱组织固定在正确位置。在某些长的板层裂伤和有明显伤口边缘重叠或裂开的伤口，也需缝合。

（1）绷带软性接触镜：适用长度小于2mm且位于视轴以外的自行闭合性角膜裂伤，同时应用局部抗生素，慎用局部类固醇并随时调整用量以减轻瘢痕和炎症反应。

（2）组织黏合剂：氰基丙烯酸组织黏合剂对长度小于2mm的小裂伤有效。适用组织黏合剂后，用2%荧光素做溪流试验或等待前房自然再形成（通常在30分钟内）可以查明黏合剂的功效：组织黏合剂干结后，应在伤眼表面用绷带软性接触镜。

2.全层角膜伤口

（1）绷带软性角膜接触镜：伤口长度小于

3mm，边缘无移位、倾斜或水肿的裂伤，特别是伤口自行闭合者，绷带软性角膜接触镜可以起到保护及支持伤口愈合的作用，若前房形成并能稳定维持，应持续戴镜3～6周，伤眼要滴抗生素眼药水及睫状肌麻痹药。

（2）角膜伤口缝合：角膜伤口清创刀片刮除伤口两侧缘的角膜上皮及清除嵌顿于伤口内的组织物。脱出的虹膜原则上应尽可能恢复，虹膜脱出超过12小时，已明显污染或已失去活力时通常被剪除；如脱出的虹膜表面已出现角膜上皮化，则虹膜应被剪除以免上皮细胞在前房内种植。

（3）单纯角膜伤口缝合步骤：在角膜缘做穿刺口，前房注入黏弹剂。缝合伤口：10-0单丝尼龙线做角膜伤口缝合。最常用的方法是用间断缝合法。缝线应与伤口垂直，伤口两侧针距离相等，深度为3/4或2/3角膜厚度，结扎松紧度适中，以两侧角膜创缘靠紧没有皱褶为适度，过紧会引起术后散光，过松会引起伤口漏水。术中注意点：①为减少术后散光，应从周边向中央缝合，周边缝合跨度略大，针距略密，中央部跨度略小，针距略稀。避免经过视轴中央区安置角膜缝线。②接近角膜中央的缝线跨度要短且避开视轴中央区，在视轴的两侧但不直接经过视轴本身安置缝线。③所有的线结都应齐平线结处剪短并浅表地埋藏在远离视轴一侧的角膜浅层基质内。埋藏线结的末端应该朝向远离伤口表面，注入滤过空气泡或平衡盐溶液充分形成前房，前房形成后指测眼压必须保持在正常范围。棉签验证伤口的水密性。

术后处理：结膜下注射抗生素和激素，视伤口部位涂抗生素眼膏及阿托品眼膏。

（4）复杂角膜伤口：脱出玻璃体用角膜剪剪除或是玻璃体切割术切除。星形伤口的缝合方法包括多针的间断缝合、桥状缝合及荷包缝合法。星形伤口的中央难以对合且会持续渗漏，故伤口缝合后常需要应用绷带接触镜、组织黏合剂或补丁植片予以封闭。角膜缺损需进行角膜移植进行修补，若急诊无角膜材料可先使用自体结膜瓣进行缺损的修补，关闭创口，二期再行角膜移植手术。

二、巩膜裂伤修补术

手术方法：①沿角膜缘剪开球结膜暴露巩膜探查伤口；②用间断缝线做前部巩膜伤口缝合，缝合时注意伤口对合，术毕检查眼球其余各象限有无伤口（脱出的玻璃体予以剪除或切除。若视网膜脱出伤口外，应尽可能回纳）。

三、角巩膜裂伤修补术

【手术步骤】参与角膜伤口修补及巩膜伤口修补。若伴有晶状体损伤及混浊，晶状体囊损伤范围小，无明显的晶状体皮质释放，可仅缝合角巩膜伤口，对晶状体暂不给予处理，待眼部情况稳定后择期行晶状体手术。伴有视网膜或玻璃体损伤，在伤口修补后可行二期玻璃体手术治疗。十分严重的角巩膜裂伤是无法进行修补的，需要一期的眼球摘除术，但术前务必征得患者及其家属签字同意才能安排手术。

【术后处理】局部使用抗生素，若有必要可于24小时内全身预防性使用抗生素。全身使用皮质类固醇。

第六节　眼球内异物手术

影像学检查由于眼球内异物伤后大多数伤均伴有屈光间质混浊，所以影像学检查是发现眼球内异物的一种最重要的检查手段。最常用的影像学方法有眼眶X线、眼眶CT扫描、磁共振成像、眼部A超和B超、超声生物显微镜（UBM）。金属定位仪（电声定位器）检查是一种微型金属探测器。可以确定金属异物属于磁性还是非磁性。

一、角膜异物手术

角膜异物应根据异物的性质、数目、部位和深浅不同，采用不同的处理方法。角膜面的异物：表面麻醉后，用灭菌生理盐水冲洗，除去异物。位于角膜深层且部分突入前房内的异物：应根据异物的位置、性质、突入前房的程度和伤口的情况要及早取出。手术前先行缩瞳，然后在相应方位切开角膜缘，以虹膜复位器伸入前房，抵达异物底部，先托住异物，接着按角膜深层异物取出。对靠近角膜中央且大部分突入前房的异物，可以考虑做以下处理：首先使伤眼充分缩瞳，让患者的头位转向异物一侧，然后用尖细器械经异物入口进入，小心把异物推入前房。此时应避免异物损伤晶状体，并使它落在虹膜上，最后按虹膜异物取出。爆炸伤等所致为数众多的碎屑或粉尘状异物，应分期分批将外露的异物剔除。如异物太多且严重影响视力，需采用板层角膜移植术，清除浅层异物和改善伤眼的视力。

二、巩膜、前房、虹膜、晶体异物手术

1.*巩膜异物手术*　眼前部的非金属巩膜异物可以根据局部的充血，结膜下异常颜色的隆起小包块，也可借助UBM检查做出诊断。巩膜的金属异物，特别是后巩膜的非金属异物，则依靠超声波检查或CT扫描来确诊。手术步骤可参照“眼内异物摘除”。

2.*前房异物手术*　手术前应常规缩瞳，球后麻醉时，麻醉药内不可加入肾上腺素，以免因瞳孔散大，在眼内操作时易损伤晶状体及容易引起异物跌落后房。手术的切口位置应选在上方或易接近异物的角膜缘处切开。切口的大小应以便于异物摘出及眼内器械进入操作为标准。硅油或眼膏等低比重的异物通常在上方角膜缘做切口，当压迫切口后唇时异物会随房水流出，必要时可用BSS灌注前房协助异物娩出。其他比重轻的非金属异物应先用黏弹性物质形成前房和保护角膜内皮的前提下，用镊子或眼内异物钳经切口进入，取出异物。接着将残留的黏弹性物质冲洗干净并用B.S.S重建前房，缝合切口。术后应用散瞳剂并结膜下注射抗生素和皮质类固醇。

3.*虹膜异物手术*　参照“前房异物手术”。

4.*晶状体内磁性异物*　迟早会导致晶状体全混浊，也可以发生眼球铁质沉着症，因此应尽早取出，如处理妥善，异物取出后晶状体可维持局限性混浊。晶状体内非磁性的异物如晶状体仅局限混浊，暂不给予处理，待晶状体混浊加剧需手术时一并取出。

三、眼球后段异物摘出术

眼球后段异物占眼球内异物的绝大多数。

1.*磁性异物摘出术*　眼球后段磁性异物可根据病情需要用以下3种方法：①经后巩膜切口直接磁铁吸出法；②经睫状体平坦部切口的吸出法；③用玻璃体手术的眼球内异物摘出术。

【经后巩膜切口的直接电磁铁吸出法】

（1）麻醉及术前用药：麻醉方法采用球后麻醉和眼轮匝肌麻醉。术前应充分扩瞳，并用高渗剂软化眼球，以避免或减少术中玻璃体脱出及视网膜嵌顿于切口内。

（2）手术方法

1）球结膜切开：根据定位结果，于异物所在方位，沿角膜缘切开球结膜和眼球筋膜形成以穹窿为基底的结膜瓣。切口范围取决于异物的前后位置。赤道前的异物通常切开1/3圆周；赤道或赤道后的异物，切口要达半周以上或全周。3：00及9：00方位各做一个放射状切口，以便能充分暴露术野。接着潜行分离并暴露相应的巩膜面和眼肌。

2）确定异物的方位：根据术前的定位结果，先在异物所在经线的角膜缘做一标记，然后在其对侧的角膜缘安置一条缝线，接着经过角膜中心将该线拉向异物所在方位的标记点并向后部的巩膜面延伸，此线的走向即为异物在巩膜上的所在方位。

3）切断眼外肌：眼球赤道前的异物一般无须切断眼外肌。如异物位于肌止缘后、赤道或其稍后处，应切断该方位的直肌；如异物接近后极部可能要同时切断相邻的2条直肌。切断眼肌前，用6-0白丝线在接近肌止缘处的肌腱安放预置缝线。然后在预置缝线和肌止缘之间剪断直肌。最后在肌止缘残端处连续3次过针预置牵引缝线，以便手术巾牵引、固定眼球位置及防止眼球出现旋转，并使术野充分暴露。

4）测定异物与角膜缘的前后距离：根据术前的定位结果和从眼球内异物测量换算表所查得的弦长、弧长等数值，在术中沿着定位缝线在巩膜面上的走向，分别用圆规测量异物与角膜缘间的弦长（赤道前的异物）或用定位缝线沿巩膜面测量异物与角膜缘间的弧长（赤道后的异物）。最后，在确定的位置用刀片划出切口标记。必须特别指出，对长条形异物的定位关键是确定异物最靠近或嵌顿在球壁一端的位置，以便在该处做切口才能顺利摘出异物。

5）进一步核实异物位置：采用角膜缘缝环所确定的异物位置，一般难以绝对准确。所以，在巩膜切开前，必须使用上述的任何一种术中辅助定位法（最常用为磁性试验），进一步核实异物的位置，以增加手术切口的准确性。

6）做切口预置缝线：在完成巩膜板层切口后，应在切口的两侧预置5-0或6-0缝线。小的切口预置单针间断缝线；较大的切口预置褥式缝线；

T形切口可预置方形褥式缝线。上述切口的预置缝线必须留头，以便吸出异物时，让助手牵拉切口两侧的缝线使切口张开，便于吸出异物。做切口预置缝线后才将巩膜切口全层切穿。

7）透热和冷凝：在切口周围的巩膜面做一排强度适中的表面透热，透热量以表面呈浅棕色并呈轻度皱缩为宜，或在切穿巩膜后直接在巩膜切口内的脉络膜表面做透热。透热的目的是使切口的脉络膜血管闭塞，预防术中出血。但透热强度不宜过大，否则会破坏巩膜、脉络膜和玻璃体，导致全层眼球壁瘢痕化。为有效的预防术中发生视网膜脱离，可在切口周围改用一排冷凝处理，以避免透热引起的眼球壁坏死。

8）巩膜切口：先利用预置在肌止缘残端的牵引缝线或在切口周围的巩膜浅层预置的附加牵引线，使术野充分暴露，并使眼球制动。如术野暴露仍不满意，必要时可做前房穿刺，以便使眼球进一步软化及减少术中玻璃体脱出切口。在确定异物切口的位置后，先做3/4深度的经线巩膜切口。切口的长度应比异物的短径长1～2mm。切口的形状可按异物的部位和形状作必要改变。睫状体平坦部的异物一般用平行角膜缘的巩膜切口。这种切口的部位要避开3：00和9：00方位处，以免损伤睫状后长动脉，引起眼球前段缺血。锯齿缘后的异物通常做与眼球子午线相一致（垂直角膜缘）的切口，但应避免损伤涡静脉。如异物较大或较厚，应向前延长切口，或使切口成为“]”形、“厂”形或“T”形，以缩短切口的长度，并便于异物顺利吸出。此外，如异物呈中等大，有学者喜欢在异物相应部位预先做一个巩膜瓣并在切口处预置缝线，然后在其下方的巩膜床内做切口取出异物。据称使用这种巩膜瓣关闭比用单纯的全层切口能使切口关闭更牢固。但也有学者认为这种技术在术后易引起眼内组织在巩膜床的切口内脱出并产生并发症，所以做简单的全层巩膜切口比较好。对长条形异物的手术切口必须靠近或嵌顿于球壁的一端，以便异物能顺利吸出，并尽量在异物摘出时少损伤眼内组织。

9）吸异物除：让助手抓住切口两侧的缝线使切口张开，术者用手持电磁铁的尖端垂直对准并靠近切口进行磁吸，赤道及赤道前的异物选用直而钝的电磁铁接头，赤道后的异物用较长的鹰嘴状接头，以便易于接近切口吸出异物。使用电磁铁应先用脉冲磁吸数次，待见脉络膜呈局部隆起时，异物常可自行穿破脉络膜，否则应用尖刀切穿切口处的脉络膜和视网膜，并改用连续磁吸将异物拉出切口，睫状体的磁性小异物术前应用1%阿托品滴眼，以避免因睫状肌痉挛而妨碍异物吸出。关闭巩膜切口：一旦异物被吸出切口，助手应立即将牵引巩膜切口的缝线交叉，关闭切口，以避免玻璃体脱出及视网膜嵌顿在切口内；接着拉紧缝线并结扎。如切口较长，应增加缝线数天，使切口达水密状态。预防视网膜脱离：除在切口周围做冷凝外，应在巩膜切口表面放置一块呈放射走向的硅胶块或硅胶海绵做巩膜外加压。

10）结束手术：将切断的眼肌复位到正常的解剖位置后，缝合时结扎缝线不宜过松或太紧，以免影响眼肌的功能。最后妥善缝合球结膜切口。

术后结膜下注射抗生素和皮质类固醇，结膜囊内涂抗生素及阿托品眼药膏：术眼每天要散瞳，局部用抗生素和皮质类固醇眼药水控制炎症。

切记：在任何情况下，都不允许将电磁铁接头的尖端伸入玻璃体内盲目磁吸，以免造成额外损伤。此时，应该暂停手术，缝合切口，重新定位，再制订新的手术方案。

【经睫状体平坦部切口的电磁铁吸出法】

（1）适应证：本法仅适用于位于睫状体平坦部的异物2mm左右的玻璃体内漂浮异物；位于视盘、黄斑附近视网膜表面的无粘连和无包裹的异物且屈光媒质透明的患者。

（2）手术方法、麻醉及术前用药同“经后巩膜切口的直接电磁铁吸出法”。

睫状体平坦部异物选择与异物相应巩膜面做平行角膜缘的3/4深度的巩膜切口；玻璃体内漂浮异物，位于视盘、黄斑或其附近视网膜表面的无粘连和无包裹的异物，可选择与异物同方位或其对侧的睫状体平坦部做平行角膜缘的3/4深度的巩膜切口，预置缝线后，切穿巩膜，将电磁铁短而钝的接头尖端移到切口处。在检眼镜的监察下，对准异物方位进行连续磁吸，将异物引到睫状体平坦部切口并吸出异物。术毕结扎缝线，其余同“经后巩膜切口的直接电磁铁吸出法”。

【用玻璃体手术的眼球内异物摘除】玻璃体手术能很好地观察异物和有炎症的玻璃体视网膜病变，在取异物同时切除及处理有关的玻璃体视网膜病变，清除引起眼内的增殖病变及感染原，以及受损的晶状体。然而用玻璃体手术摘除眼球内异物需要具有熟练的玻璃体视网膜手术技术及专门的设备，严格掌握手术的适应证。

（1）适应证：眼后段眼内异物适宜用玻璃体手术取出，包括所有磁性异物和非磁性异物，位于视频及视网膜后极部的视网膜下异物，嵌顿或包裹在后极部及附近视网膜面的异物，有严重玻璃体积血或混浊的异物，也有眼内感染的异物。但是，对于嵌顿或被包裹在后极部，特别是黄斑或视神经及其周围的异物，手术时机要慎重考虑。术前先观察一段时间，通过眼部检查、视力测定和视网膜电网监察，了解异物对眼组织和视功能的损害程度，如无进一步损害的指征，可暂不手术，因为许多嵌顿或位于视网膜表面的异物很快被包裹，此时保守处理可能比试图取出异物的损害程度更小。对于这种暂时不取的异物，可以在异物周围应用激光光凝，以便形成数圈无血管的瘢痕，这种处理有助于阻止或减少金属沉着症的产生。

然而，大的、有毒性、生物性或锋利的异物，应尽快取出，以便减少继发的机械创伤、异物毒性及眼内炎的可能性。

（2）术前准备：对于一个有透明屈光媒质的眼球内异物，术前先对异物周围的视网膜和脉络膜应用激光治疗，以便术中无须再做经后巩膜的冷冻治疗或其他术中处理，并在异物周围产生脉络膜视网膜粘连。

（3）手术方法：玻璃体手术摘出眼球内异物的目的是清除混浊的屈光媒质，摘除异物及处理可能遇到的眼球后段损害（如视网膜脱离或裂孔）。

1）没有玻璃体积血的眼球内异物：按常规的睫状体平坦部玻璃体手术准备，于灌注系统安置完毕，即可从上方的巩膜切口插入导光纤维，在眼内照明下详细检查异物与周围组织的关系，当发现异物，应首先切除异物周围的玻璃体，以避免摘出异物时诱发玻璃体积血；如果异物没有嵌顿或被包裹于球壁而仅附于视网膜表面，可以根据异物的性质，分别选用眼内稀土磁棒（磁性异物）或眼内异物钳（非磁性异物）取出异物。当异物被磁棒或异物钳提起并带到中段玻璃体时，要判断异物的大小是否能顺利从巩膜切口摘出。异物最小直径不大于4mm，可以扩大原巩膜切口，用镊子或巩膜切口的预置缝线拉开切口使异物顺利取出。如异物为长条形，在异物被提离视网膜表面并到达中段玻璃体时，应从另一切口伸入另一异物钳抓住异物的一端，使异物沿它的长轴方向从一较小的切口顺利取出。如异物嵌顿、被包裹在眼球壁或与视网膜表面有粘连，应在眼内光源照明下，先在异物周围的视网膜进行眼内光凝或电凝，然后用锋利的器械、眼内剪或尖端被弄弯的一次性针头，经异物表面切开包裹物或与视网膜的粘连组织，接着轻轻松动异物，待异物被完全游离，才改用眼内异物钳或稀土磁棒取出异物。

2）伴有玻璃体积血的眼球内异物：这种异物在没有急性炎症反应和视网膜功能受损时，宜推迟2～4周手术，以便减少术中继发性出血的危险及等待玻璃体后脱离充分出现。手术按常规的睫状体平坦部玻璃体切割术准备，但灌注系统的切口位置要安置在离开穿破口处。灌注系统预置完成后，先暂不启用，待眼球前段混浊的媒质（包括混浊的晶状体）被切除，从眼内看清灌注套管的尖端已在玻璃体腔才启用眼内灌注系统，接着从前到后切除所有混浊的玻璃体，特别要注意切除异物周围的后部混浊玻璃体并松解所有的粘连物，同时切除玻璃体内异物所造成的通道，以防止纤维组织沿该通道生长并引起牵引性视网膜脱离。一旦异物被完全游离，即用眼内稀土磁棒吸住异物，这样可以避免有牵引力传导到邻近的视网膜，引起医源性视网膜裂孔和脱离。

3）视网膜内或视网膜下异物：这种异物可以经过前面的穿破口进入视网膜内或视网膜下间隙。视网膜内异物大多数是化学性质活泼的金属，所以纤维组织反应在损伤时立即开始，几天后异物便被纤维组织包裹。这种反应持续数周，使异物被牢固地黏附于眼球壁的视网膜组织，这种异物如采用睫状体平坦部间接磁铁吸出术常是无效和有害的，所以不主张使用这种方法吸出眼内异物。这种病例应以一般方式切除混浊的玻璃体，暴露异物位置后，首先在其周围的视网膜进行水下电凝，然后用利器切开异物的包膜，使异物完全松脱并游离后，才取出异物。视网膜下的异物有时可以用短弯头的稀土磁棒经其附近的视网膜裂孔伸入视网膜下吸出异物，否则应在异物邻近或其上方做视网膜切开，取出异物。视网膜切开的部位应避开该处的小血管，如无法避开小血管，在切开前应先用电凝器进行电凝，封闭该处的小血管后，再行视网膜切开，以取出异物。这种手术操作的主要并发症是使原有的视网膜裂孔扩大和出现术中不能控制的眼内出血。如果摘出异物后发现视网膜后极部裂孔周围有局限性视网膜脱离，要做液-气交换术，使视网膜复位，并做视网膜光凝，注入膨胀气体，术后让患者处于面向下的体位。术毕结扎缝线，其余同“经后巩膜切口的直接电磁铁吸出法”。

【非磁性眼球内异物摘除术】非磁性眼球内异物的伤眼，一期手术的重点在于妥善处理伤口，待继发性出血危险减少时才行二期手术取出异物。异物的取出的方式有以下两种。

（1）巩膜面标记定位摘出术：适用于赤道附近或赤道前紧靠球壁、位置固定的眼球内异物。手术前的准备和前面的操作步骤基本同“磁性眼球内异物手术”，但术前应该常规用高渗剂，以减少术中玻璃体脱出。当暴露预定异物所在的巩膜时，用H形标记牢固缝合在该处的巩膜面，然后在坐位或仰卧位时，通过改变头位或眼的位置拍定位标记的正位和侧位片，接着根据照片上异物与标记的关系，完成手术切口。由于非磁性异物要用器械经切口伸入夹取异物，所以切口应较磁性异物略大。同时在眼球壁被全层切穿前，应在切口周围安置巩膜支持环，以减少术中玻璃体脱出及液化玻璃流出后出现眼球壁内陷。

（2）经玻璃体摘出法：参照“玻璃体的眼内异物摘出术”。

四、眼球内异物手术并发症及处理

1.取异物失败　失败的原因通常为以下几种。①术前定位及手术切口位置错误；②异物太小和磁性弱；③异物被机化包裹；④对异物性质的判断错误。遇此情况，应该冷静对待，若无充分把握，不要贸然扩大或另做手术切口，不要用电磁铁到处试行磁吸或将镊子伸入切口内盲目夹取异物，以免造成意想不到的人为损伤，应该暂停手术，重做H形巩膜面标记定位或另选手术方案。

2.切口内的组织嵌顿　日后会引起视网膜的牵引性病变，产生视网膜裂孔和脱离所以术前和术中要注意降低眼压，避免有眼内容脱出或嵌顿在切口内，术中或手术结束时，当检查眼底，发现组织嵌顿在切口内，应及时予以妥善处理，使嵌顿的眼组织完全复位。

3.眼内感染　进入眼球内的异物带入致病菌引起眼内感染。新鲜的眼内异物伤后，1周内出现的化脓，此多为细菌所致。它们的临床症状和体征比较剧烈；伤后2周出现的症状及体征较轻的化脓性眼内炎则真菌感染的可能性大。

（陈彦婷　张仁俊）

第47章

屈光手术

第一节　放射状角膜切开术

因本手术预测性差，屈光回退等问题，目前已不被推荐广泛用于临床。放射状角膜切开术（PK）切开方法有美式切法和苏式切法两种，前者是从角膜中央向周边部切开，后者是由角膜周边部向中央部切开。

【适应证】①年龄为18～50岁；②近视屈光度稳定1年以上；③矫正视力1.0以上，经查无任何眼部疾病；④屈光参差；⑤近视屈光度在–6.00～–2.00D；⑥散光度数不超过6.00D；⑦因工作需要不适合戴框架眼镜者。

【禁忌证】

1.相对禁忌证　①年龄小于18岁或大于50岁；②近视度数低于–2.00D或大于–6.00D；③由于斜视或其他原因引起的弱视；④对抗性特强的运动员及近视度数超过–4.00D的驾驶员，手术应特别谨慎。

2.绝对禁忌证　①变性近视；②圆锥角膜；③单眼畸形或另一眼功能不良者；④眼局部或全身有影响切口愈合的疾病；⑤有眼部疾病如青光眼、白内障、眼部活动性炎症、胶原及胶原基因变异性疾病、眼干燥病等。

【术前准备】

1.常规眼部检查：包括裸眼视力、近视力、矫正视力、裂隙灯及眼底检查、角膜直径测量、眼压检查。

2.屈光检查：包括电脑验光与散瞳验光。

3.角膜曲率测定：同时记录角膜90°及180°两条经线的数值。

4.眼球生物测定：用超声仪及超声测厚仪分别测量眼轴长度及角膜厚度。

5.角膜地形图检查：应用角膜地形图检测仪于RK前后对角膜前表面的屈光性状做详细而客观的定量检查。

6.角膜内皮细胞检查。

7.角膜知觉检查。

【手术步骤】

1.按内眼手术要求常规消毒铺巾，手术应在同轴光手术显微镜下进行。

2.麻醉通常选用0.5%丁卡因做表面麻醉及2%的利多卡因做球结膜下浸润麻醉。

3.调刀根据角膜超声测厚仪的数字调整好金刚钻石刀的深度。

4.调好手术显微镜使显微镜的光轴与视轴同轴。

5.开睑：一般宜采用钢丝开睑器，减少钻石刀刃被开睑器碰伤机会。

6.光学中心定位：角膜光学中心的准确定位对RK疗效影响甚大。

7.中央视区、RK切口条数的设计：中央视区以3.00～5.00mm，切口条数以8条RK切口为较合理选择。

8.光学区定位：应用光学区定位环，让该环的十字形交叉中心对准已标记好的视轴。

9.切口标记：采用选择合适的切口标记器在角膜压印。

10.固定眼球常用的方法：①单齿固定镊镊紧角膜缘处结膜做固定；②用巩膜固定环。

11.放射状角膜切开：切开方法有美式切法和苏式切法两种，美式切法是从角膜中央向周边部切开；苏式切法是由角膜周边部向中央部切开。

现在也有学者采用双刃钻石刀，将美式切法与苏式切法综合应用，其方法是先在角膜旁中心区进刀，先采用苏式切法，当刀刃端到达环形标记内缘后，接连做美式切口，其优点是能发挥两种传统切法的长处。

12.冲洗：切口完成角膜切开后，应细致冲洗切口。

13.结膜下注射庆大霉素2.0万U，术眼单纯覆盖眼垫。

【术后处理】

1.后可酌情给予服镇痛药。

2.连续3天滴用抗生素眼药水和促角膜上皮修复药物。

3.全身应用抗生素3天。

4.术后第3天，使用皮质类固醇眼药水滴眼连用4周。

【并发症预防及处理】

1.术中并发症

（1）球后麻醉失误：常见有球后出血、针头穿刺眼球和视神经创伤等。

（2）切穿角膜后果：①内皮损伤；②虹膜前粘连；③晶状体损伤；④上皮内生；⑤术后散光；⑥眼内炎；⑦术后欠矫发生率增高。

处理：对小穿孔应查明原因，可继续手术。对大穿孔应立即停止手术，必要时应缝合穿破口。

（3）光学中心偏离视轴：主要是术中光学中心定位失误所致。光学区越小，偏离的影响越明显。可导致不规则散光、单眼复视和眩目。强调术前缩瞳和使用可调节光亮度的同轴光手术显微镜。

（4）切口条数不准确：在切口压痕不清，术者的角膜显微操作技术不娴熟时易发生漏切、重切和切口长度不够。

（5）切口进入光学区：苏式切法易发生此并发症，多见于术眼突然转动、Bell反射，术者操作滑刀。

（6）切口走轨：在应用非同轴光显微镜时，角膜切口印痕的虹膜投影易与真正角膜印痕混淆而影响切口的正确轨迹。

（7）切口超越角膜缘：切断角膜缘的血管网可引起出血、角膜新生血管形成。

（8）前房积血：少见，轻微且为暂时性，其出血的来源可能为虹膜及角膜缘血管。

2.术后并发症

（1）早期反应：①疼痛；②畏光；③上皮缺损：切口处的上皮缺损通常在术后24～48小时修复；④视力波动。

（2）最佳矫正视力的变化：RK安全性最重要的特征之一是术后最佳矫正视力的变化，其原因多为光学中心明显偏位、不规则散光、角膜大穿孔所致。

（3）屈光方面并发症

1）过矫：由近视变为远视为较常见和重要的并发症，多见于术前轻度近视患者。过矫的处理一般采用戴眼镜，严重者可戴角膜接触镜或考虑二期施准分子激光角膜成形术。

2）矫正不足：比过矫发生率高，其原因包括术后早期屈光回升、手术量不够、扁平角膜和瘢痕过长等。欠矫的处理应包括戴眼镜或角膜接触镜，个别残余度数较多者可考虑施准分子激光角膜成形术。

3）屈光参差：多发生于早期手术或两眼原来有较明显的近视性屈光参差。轻度的屈光参差可用眼镜或角膜接触镜矫正，RK后较严重的屈光参差可考虑准分子激光角膜成形术。

4）散光：如严格按照标准化的程序进行手术，RK后手术引起的散光度较小。术后较严重的不规则散光多由于光学区偏位明显、光学区过小、切口进入视区、切口深浅不一、切口明显走轨、术中切穿角膜和多次RK等。轻中度的不规则散光可考虑用角膜接触镜矫正，严重的不规则散光可考虑施穿透性角膜移植手术。

5）出现老视。

（4）视力变化：①视力和屈光度不稳定；②眩光，术后近期内多见，尤其在晚间瞳孔散大时更明显；③单眼复视，若切口太靠近光学中心、光学区偏位明显或切口瘢痕不对称均可发生该症。

（5）角膜并发症

1）感染性角膜炎，虽然发生率极低，但后果十分严重。

2）角膜内皮丢失，RK后角膜内皮细胞的明显丢失多发生于术中操作失误（如切穿角膜）和术中故意切穿角膜的病例。

3）上皮星芒状铁质线，无须处理。

4）反复上皮糜烂，复发性上皮糜烂罕见，处理包括局部使用促角膜上皮修复药物和人工泪液，包扎患眼，戴治疗性角膜接触镜等。

5）角膜新生血管形成。

6）切口异常和瘢痕。

（6）眼内并发症：发生率低，但可对眼球产生灾难性后果，角膜切口瘢痕破裂、上皮植入前房、白内障、眼内炎等严重并发症。

（7）对日后其他眼科手术会产生影响。

（张仁俊）

第二节　激光角膜屈光手术

激光角膜屈光手术作为矫正屈光不正的重要手段之一，主要分为准分子激光角膜屈光手术和飞秒激光角膜屈光手术。而准分子激光角膜屈光手术又分为准分子激光屈光性角膜切削术（photo refractive keratotomy，PRK）、准分子激光上皮瓣下角膜磨削术和准分子激光原位角膜磨削术（laser in situ keratomileusis，LASIK）。飞秒激光角膜屈光手术则分为飞秒激光辅助制瓣的LASIK术（femtosecond-laserassisted laser in situ keratomileusis，FS-LASIK）和全飞秒激光角膜屈光术。

一、准分子激光屈光性角膜切削术

准分子激光屈光性角膜切削术（PRK）是以角膜上皮刀去除角膜上皮，对角膜前弹力层和浅基质层进行准分子激光屈光性切削的一种矫正屈光不正的手术方式，能最大限度地保证残留基质的厚度，减少术后角膜后表面膨隆的发生。

【适应证】①患者本人有摘镜愿望，对手术效果有合理的期望值。②年龄≥18周岁（除特殊情况，如择业要求、高度屈光参差、角膜疾病需要激光治疗等）；术前在充分理解的基础上患者本人及其家属须共同签署知情同意书。③屈光状态基本稳定（每年近视屈光度数增长不超过0.50D），时间≥2年。④屈光度数建议≤-8.00 D，使用各种激光设备矫正屈光不正度数范围应在中国食品与药品管理局批准的范围内。⑤特殊职业需求，如对抗性较强的运动员、武警等。⑥角膜偏薄、睑裂偏小、眼窝偏深等特殊解剖条件不易行板层手术（LASIK、FS-LASIK、FLEx、SMILE等）。⑦增效手术预期剩余基质过薄，而角膜瓣厚度足够。⑧患者要求或医师建议行表面切削术。⑨角膜浅层疾病同时伴有屈光不正。

【禁忌证】

1.绝对禁忌证　①圆锥角膜、边缘性角膜扩张。②眼部活动性炎症反应和感染。③中央角膜厚度＜450μm、预期切削后剩余角膜中央基质厚度过薄（笔者建议应＞300μm）、预期术后剩余角膜中央基质厚度小于术前角膜厚度50%。④重度干眼。⑤严重的眼附属器病变，如眼睑缺损、变形等。⑥尚未控制的青光眼。⑦影响视力的白内障。⑧未控制的全身结缔组织疾病及自身免疫性疾病，如系统性红斑狼疮、类风湿关节炎、多发性硬化。⑨焦虑、抑郁等精神症状。

2.相对禁忌证　①对侧眼为法定盲眼。②超高度近视眼合并显著后巩膜葡萄肿、矫正视力＜0.3。③轻度睑裂闭合不全。④眼眶、眼睑或眼球解剖结构异常致角膜（上皮）瓣的制作存在困难和风险。⑤角膜过度陡峭（角膜曲率＞47D）或过度平坦（角膜曲率＜38D），此条在表层角膜屈光手术可适当放宽。⑥屈光状态不稳定，每2年屈光度数变化1.00D以内。⑦角膜上皮黏附性差，如上皮基底膜营养不良、复发性角膜上皮糜烂等。⑧角膜基质或内皮营养不良。⑨中度干眼。⑩在暗照明情况下瞳孔直径大于计划的角膜切削直径。⑪有单纯疱疹病毒性角膜炎病史。⑫有视网膜脱离及黄斑出血病史。⑬糖尿病。⑭青光眼（眼压控制良好）。⑮有结缔组织病史、自身免疫性疾病史。⑯怀孕及哺乳期妇女。⑰正在服用某些全身药物，如糖皮质激素、雌激素、孕激素、免疫抑制剂、抗抑郁药物等。⑱年龄＜18周岁。⑲对手术期望值过高。

【术前准备】

1.术前专科检查　裸眼视力及最佳戴镜矫正视力（远/近）、眼部裂隙灯检查、眼底检查、眼压、干眼相关检查、屈光度检查（初次电脑验光、快速散瞳后检影、主觉验光、第2天或手术当天复光等）、角膜形态学检查（通常为角膜地形图）、中央角膜厚度检查（A超、角膜地形图仪或眼前段OCT等）、波阵面像差检查、瞳孔直径测量、主视眼检查等。

2.患者术前准备　①向患者宣教并签署知情同意书。②术前软镜停戴2周，硬镜停戴4周，角膜塑形镜停戴3个月以上。③术前做注视训练。④眼部使用抗生素滴眼液每天4次，连用3天。⑤术前做好眼部个人卫生，手术当天禁用眼部化妆品。

3. 医师术前准备 ①术前应与患者充分沟通，并让患者签署手术同意书。②制订个性化的手术方案。③手术当天再次检查术眼，核对患者的基本信息。

4. 手术环境和设备准备 ①手术室清洁和消毒。②调节手术室内温度在18～25℃，湿度在30%～50%。③开机，输入密码，预热。④校准激光机。

【手术步骤】

1. 手术开始之前认真核对手术参数，包括患者信息、眼别、手术切削参数等。

2. 患者平卧、消毒、铺无菌洞巾。

3. 眼球表面麻醉，术前表面麻醉2～3次。

4. 开睑，轻轻刮除大于切削直径1mm的角膜上皮。其方法有三种：机械法（采用微型角膜上皮刀制作带蒂角膜上皮瓣）、化学法（20%乙醇作用手术区域角膜20～30秒后用角膜上皮铲去除角膜上皮）、激光法（PTK手术切削角膜上皮、前弹力层和浅层基质）。

5. 嘱患者注视指示灯，准确对焦后启动自动眼球跟踪系统，启动准分子激光开始切削。

6. 术后滴抗生素滴眼液，佩戴角膜绷带镜。

【术后处理及用药】

1. 术后24～48小时有疼痛和异物感，可口服镇痛药或中药栀子胜奇散（据《中西医角膜病学》第1版）加减。栀子、蔓荆子、防风、谷精草、刺蒺藜、木贼、白芷各12g，苏木、红花、赤芍、乳香、没药各10g，黄芪20g，3～5剂。

2. 继续滴用抗生素眼液，佩戴角膜绷带镜并在角膜上皮完全愈合后摘除。

3. 当角膜上皮完全愈合后开始加滴类固醇激素眼液。通常每天4次×30天后逐渐减量，具体减量方式和用药时间长短根据术后屈光状态和角膜上皮下雾状混浊来调整，通常需要3～6个月。

【并发症预防及处理】

1. 角膜上皮下雾状混浊（Haze） 为PRK术后最常见并发症，可以引起不同程度的视力下降、屈光回退和不规则散光。症状明显的可适当加大类固醇激素并延长时间。

2. 过矫/欠矫 如果术后屈光度较大，可考虑配戴眼镜或再次手术。

3. 无菌性浸润 可能由滴眼液中防腐剂或者药物过敏所致，可对应处理。

4. 夜间视力下降，眩光 一般能逐渐适应。严重者可以考虑波前像差引导的个体化手术。

5. 偏中心切削 可以引起患者术后视力下降、光晕和眩光等不适。症状严重者可以考虑波前像差引导的个体化手术。本症重在预防，应在术前加强注视训练，手中正确放置患者头位。

6. 干眼 术后滴用无防腐剂的人工泪液，一般3～6个月可缓解，少数可持续1年以上。

7. 糖皮质激素相关并发症 少数患者术后眼压可升高，尽快停药并局部使用抗青光眼药物滴眼后眼压多可恢复正常；糖皮质激素可增加白内障及感染风险，但本手术后较少见。

8. 角膜上皮缺损 术后佩戴绷带式接触镜以缓解眼部不适并促进愈合，期间应主要预防角膜感染和干眼。

9. 中央岛状效应 随着准分子激光机的改良和手术技术的提高，如今该并发症已经少见。

10. 术后角膜膨隆 强调术前排查已有角膜膨隆性疾病（如圆锥角膜和边缘性角膜扩张等）的重要性。一旦术后发生，可根据严重程度，可以选择佩戴RGP角膜接触镜、角膜交联或角膜移植治疗。

11. 感染 一旦发生，应积极对症抗感染治疗。

二、准分子激光上皮瓣下角膜磨削术

（一）化学法准分子激光上皮瓣下角膜磨削术（LASEK）

LASEK是化学法PRK基础上保留了角膜上皮瓣，具有加快角膜上皮缺损愈合、减轻术后疼痛的优点。

适应证、术前准备、禁忌证均同“PRK手术”。

【手术步骤】参见“PRK手术”。但术中用角膜上皮铲沿着环钻范围仔细分离全层上皮瓣，保留位于12:00方位的带蒂角膜上皮瓣。激光切削后需将角膜上皮瓣复位。其余步骤与PRK相同。

【术后处理】同“PRK手术”。

【并发症预防及处理】

1. 乙醇渗漏 术中应注意避免发生。一旦出现乙醇渗漏，应立刻用BSS冲洗眼表。若已经发生乙醇引起的眼部疼痛或异物感，可对症抗炎治疗。

2. 角膜上皮瓣质量差 分离制作角膜上皮瓣比较困难的，可转换成PRK手术。

3. 游离瓣 可将游离瓣再覆盖到切削后的角膜基质上；也可转换成PRK手术。

其余并发症参见“PRK手术”。

（二）机械法、准分子激光上皮瓣下角膜磨削术（EPI-LASIK）

EPI-LASEK是应用自动角膜上皮刀钝性机械分离角膜上皮层，制成角膜上皮瓣。相对于LASEK，该术式能获得活性更高的上皮瓣。

适应证、术前准备、禁忌证同“PRK手术”。

【手术步骤】参见“PRK手术”。但术中用微型角膜上皮刀制作带蒂角膜上皮瓣，掀开保留位于鼻侧的带蒂角膜上皮瓣。激光切削后需将角膜上皮瓣复位。其余步骤与PRK相同。

【术后处理】同“PRK手术”。

【并发症预防及处理】角膜上皮瓣并发症较少发生。若出现瓣的破损和游离，可在激光切削后仔细复位，也可舍弃上皮瓣而转换成PRK手术。其余并发症参见“PRK手术”。

（三）经角膜上皮激光角膜切削术（TransPRK）

TransPRK手术是目前唯一可避免术眼与任何器械、设备直接接触的角膜屈光手术方式。由于对角膜上皮和基质的切削是无间断、连续进行的，TransPRK手术有效缩短了治疗时间，角膜暴露时间短，降低角膜脱水的风险，大大降低了患者的不适。

适应证、术前准备、禁忌证均同“PRK手术”。该手术除了用于初次手术，也可用于二次增效手术，还可联合地形图或波前像差引导用于各种术源性或外伤性屈光不正等的矫正。

【手术步骤】角膜上皮切削与角膜基质的屈光度切削连续完成，其余参见“PRK手术”。

【术后处理及用药】同“PRK手术”。

【并发症预防及处理】同“PRK手术”。

三、准分子激光原位角膜磨削术联合个体化切削术

（一）准分子激光原位角膜磨削术（laser in situ keratomileusis，LASIK）

LASIK先采用角膜板层刀或飞秒激光制作出一个无屈光度的，含有角膜上皮层、前弹力层和前部基质层的带蒂角膜瓣，再行准分子激光切削治疗屈光不正。由于有角膜瓣对角膜基质床的保护，术后患者反应轻，痛苦小，恢复快，也不会引起角膜上皮的雾状混浊，是目前最常用的屈光手术方法。

【适应证】建议近视屈光度数在-0.50～-12.00D；远视＋1.00～＋6.00D；散光度数＜-6.00D。其余基本同“PRK手术”适应证的1～3条。

【禁忌证】基本同“PRK手术”。

【术前准备】基本同“PRK手术”。

【手术步骤】

1.手术前核对、校准基本同“PRK手术”。

2.角膜板层刀或飞秒激光调试。

3.患者平卧、消毒、铺无菌洞巾、表面麻醉、开睑等基本同“PRK手术”。

4.用微型角膜板层刀或飞秒激光制作一带蒂的角膜瓣。

5.准确对焦后启动LASIK角膜切削模式。

6.切削完毕后，复位角膜瓣并用平衡盐溶液充分冲洗。

7.去除开睑器。

8.裂隙灯下复检角膜瓣。

9.皮质类固醇和抗生素滴眼液点眼，用硬质眼罩遮盖术眼。

【术后处理及用药】①术后24小时去除眼罩。②抗生素滴眼液连续点眼7～14天。③糖皮质激素或新型非甾体类抗炎滴眼液点眼1～2周，并酌情递减。④人工泪液点眼。⑤术后需定期复查。

【并发症预防及处理】

1.*游离角膜瓣或碎瓣*　如果游离瓣完整，暂时将其放在湿房内，待激光切削完成后，取出角膜瓣并按着原来标记的方向放好；如果角膜瓣的直径很小或碎裂，则不建议进行激光切削，按上述方法将瓣复位，3～6个月后再次手术治疗。

2.*弥漫性层间角膜炎（DLK）*　为角膜瓣层间无菌性炎症。轻症通常对视力无明显影响。严重的可影响术后目标屈光度和视力，所以应及时激素治疗。

3.*角膜上皮内生*　周边部轻度上皮内生可以密切观察。如果出现在光学区造成视力下降或角膜不规则散光，则需要掀开角膜瓣，彻底清除层间上皮（角膜瓣侧和角膜床面），并仔细复位，必要时行PTK治疗。术中操作轻柔，尽量减少角膜上皮的损伤是预防的关键。

4.*角膜瓣下异物残留*　建议尽快去除。

其余基本同“PRK手术”。

（二）个体化切削的准分子激光原位角膜磨削术

其包括波前像差或角膜地形图引导的准分子

激光角膜切削，能有效较少高阶像差或角膜不规则散光，进而提高患者术后的视觉质量。

【适应证】①先天或后天因素导致的高阶像差较高的患者。②初次角膜屈光手术所致偏中心切削、光学区过小、不规则切削及角膜瓣不良制作，影响患者视觉质量的。③其他眼科手术或眼部外伤所致的不规则散光患者。④也可用于常规屈光不正的初次手术。

【手术优点】与常规LASIK比较，波前像差引导手术的主要优点包括：①视觉质量更好；②夜间视力更好；③术后高阶像差的幅度较常规手术小；④视力更好；⑤在矫正手术偏中心、眩光等并发症方面取得良好疗效。

【存在问题】

1.目前仅能矫正术前已经存在的高阶像差，而对手术及愈合过程中产生的高阶像差无法准确预测及控制。

2.高阶像差的测定尚未标准化，同一只眼睛采用不同的设备测量，可得出不同的结果，而同一系统测量的重复性也不够理想。

3.高阶像差是动态变化的，人眼的总体像差在一生中随年龄变化而改变。

4.高阶像差对人眼视觉的影响我们并没有完全了解，理论和临床研究都发现某些像差成分及其特定组合在某些特殊情况下会给视觉带来益处。

5.无论是传统LASIK手术还是波前像差引导的个体化手术，术后角膜的生物力学改变对手术效果具有重要影响，而这些改变目前尚不能准确预测及控制。

【展望】个体化切削手术为准分子激光屈光手术带来了美好的前景，使手术疗效上了一个新台阶，但在临床应用中仍存在一些问题需要解决。

四、飞秒激光制瓣角膜屈光手术（FS-LASIK）

飞秒是时间的单位，飞秒就是10^{-15}秒，也就是1/1000万亿秒。飞秒激光是一种以脉冲形式运转的近红外线激光，其波长为1053nm。飞秒激光具有脉冲短、瞬时功率高、能量集中、几乎不产生热效应等优点。飞秒激光兼具精确定向传输性和精确定位光爆破性，可以按照医师设定的模式传输激光脉冲，在眼角膜上进行各种靶向切削。飞秒激光刀制作角膜瓣更平整更精确；极少发生游离角膜瓣、纽扣瓣、碎瓣、破裂瓣、过厚或过薄瓣等并发症；嵌入式角膜瓣复位准确，咬合紧密；角膜瓣厚度预测性好，可以较精确地计算出术后预留角膜基质层的厚度。

【适应证】①对“刀片”或“切瓣”恐惧的患者。②角膜曲率偏陡或偏平坦者。③眼裂小、角膜直径小、角膜平的人，而无法用机械金属刀制作角膜瓣者。④需要更多个性化参数设计者。⑤角膜厚度偏薄、近视度数高而不能做普通LASIK手术者。⑥可作为普通LASIK术后欠矫、过矫等情况的二次增效手术。⑦其他同“LASIK手术”。

【禁忌证】①较明显的角膜瘢痕、角膜变性、角膜营养不良、角膜炎等角膜异常者。②角膜移植术后。③RK术后。④其他同“LASIK手术”。

【手术步骤】以Ziemer LDV飞秒激光仪为例，介绍FS-LASIK角膜瓣的制作过程和要点：①开机，预热，自检，输入参数。②安装手柄、垫片、负压环。③患者平卧位，常规消毒、铺巾。④表面麻醉2～3次。⑤将飞秒激光发射头置于患者眼睛上。⑥嘱患者注视激光指示灯，调整眼位使中心定位良好。⑦启动负压吸引，在负压达到最大值后，再次判断负压吸引良好。⑧开始激光扫描制作角膜瓣。⑨角膜瓣制作完成后，负压自动去除。其余手术步骤与LASIK相同。

【术后处理及用药】与普通LASIK相同。

【并发症预防及处理】

1.球结膜下出血　一般无须处理，1～2周自行吸收。

2.负压脱失　多因患者配合欠佳，吸引时头位或眼球转动所致，但应排除结膜囊松弛、误吸睫毛、角膜曲率过大或过小等因素。若在激光扫描前脱负压，可以再次尝试；若激光扫描过程中脱负压，建议精细复位角膜瓣并改期手术。

3.角膜基质气泡（OBL）　对于不影响眼球自动跟踪的，可继续手术；若OBL浓厚，可以推迟几分钟、几小时乃至改期手术。

4.角膜瓣掀开困难　多发生在角膜瓣边缘，与激光扫描过程中眼位移动有关，一般机械分离即可；范围大的除了眼球运动之外还可能与激光参数设置有关，建议排查原因后改期手术。

5.前房气泡　主要与角膜过小、角膜瓣直径、能量和气泡排除隧道设置不当等因素有关。为了获得准确的术中瞳孔追踪，建议推迟手术直至气泡完全消失。

6.角膜瓣部分撕裂和上皮损伤　见于角膜瓣掀开困难，建议精细复位角膜瓣并改期手术。

五、全飞秒激光角膜屈光术

全飞秒激光角膜屈光术，即飞秒激光角膜基质透镜取出术（refractive lenticule extraction，ReLEx）的出现无疑是在角膜切割与塑形技术上的一次质的突破，把激光角膜屈光手术带入了一个新的境界和高度。全飞秒激光角膜屈光术和飞秒激光辅助的LASIK手术不同，整个角膜屈光矫正手术均由飞秒激光完成。ReLEx是利用飞秒激光在角膜基质层制作一个基质内透镜并取出，以达到改变角膜原有屈光状态的目的。根据是否制作角膜基质瓣，ReLEx可分为飞秒激光透镜取出术（femtosecond lenticule extraction，FLEX）和飞秒激光小切口角膜基质透镜取出术（small-incision lenticule extraction，SMILE）。FLEX需要掀开角膜瓣后才能将制作的透镜取出，而SMILE仅需要在角膜周边做一个2～4mm的基质切口，通过这个切口将所制作的透镜取出，实现了真正的"微创"和"无瓣"。FLEX是在SMILE手术前的一个学习过渡性术式，一旦掌握SMILE手术后，一般就不会再选择FLEX手术。目前已陆续有研究报道SMILE在角膜生物力学稳定性、屈光度稳定性、术后干眼程度、炎症反应和手术并发症等方面较LASIK手术有着明显的优势。

【适应证】

（1）年龄不小于18周岁，有摆脱框架眼镜或隐形眼镜愿望者。

（2）屈光度数稳定2年以上（每年度数变化＜0.50D）。

（3）屈光矫正范围：近视在-10.00～-1.00D，散光＜6.00D。

（4）角膜曲率在39.00D～48.00D，角膜厚度一般＞460μm。

（5）残余基质床厚度要求＞250μm。

【禁忌证】

（1）眼睑异常，如眼睑闭合不全、内翻倒睫等。

（2）眼部有活动性感染或炎性病变。

（3）严重的干眼、青光眼、视网膜病变等。

（4）严重的自身免疫性疾病患者。

（5）精神疾病者。

（6）临床期或亚临床期的圆锥角膜。

（7）角膜组织拟切割的区域内存在较明显的不透明的瘢痕组织。

（8）对手术有过高期望值的患者。

【术前准备】

1.术前专科检查

（1）眼部检查：主要排除眼睑畸形，闭合不全，内翻倒睫；活动性结膜炎、角膜炎，角膜混浊、云翳、瘢翳、新生血管等；排除白内障、眼底病变。若发现异常，则需进行进一步检查、明确诊断，暂停手术。

（2）视力：包括近视力和远视力检查。

（3）验光：初次电脑验光后，快速散瞳后行检影，综合验光仪验光。第2天或手术当天复查，这次复光的数据作为手术基本数据参考，实际输入的数据根据患者的年龄、职业、用眼需求等方面进行综合考虑调整。例如对于需要长期近距离工作的患者，且年龄较大，制订手术方案是就要考虑保留部分近视度数。

（4）角膜地形图：是保证手术安全性非常重要的一项术前检测，主要目的是了解角膜前后曲率情况和表面形态，排除圆锥角膜或临床前期圆锥角膜。圆锥角膜三大特征性改变：屈光力增加的区域伴随周围屈光力减小的同心圆区域；上下方屈光力不对称；水平子午线上下方最陡半径轴的偏斜。临床前期圆锥角膜的角膜地形图有以下特点：角膜中央屈光度＞47D；下方角膜比上方角膜明显变陡，差值不小于1.26D；同一个体双眼角膜中央屈光度差值＞1D。如果角膜地形图检查异常，需暂不考虑手术，定期复查随访。

（5）中央角膜厚度：目前有多种设备可以进行此项检测，如A超、角膜地形图仪、眼前段OCT等，如果测量值＜450mm，不建议手术。

（6）眼压：通常先用非接触式的眼压计测量，如有异常再用Goldman眼压计测量，主要目的是排除青光眼。

（7）干眼相关检查：常用干眼量表、泪液分泌试验、泪河高度测量、泪膜破裂时间、角膜荧光素钠染色等方法综合判断。

（8）瞳孔直径测量（自然光及暗环境下瞳孔直径）。

（9）对比敏感度检查和眩光检查。

（10）对于35岁以上且长时间近距离工作的患者，行正负相对调节及调节敏感度检查。

（11）主视眼检查。

2.患者术前准备

（1）充分向患者解释手术目的、风险及注意事项，并签署知情同意书。

（2）以前佩戴角膜接触镜的患者需停戴。通常软镜停戴2周，硬镜停戴4周，角膜塑形镜停戴3个月以上。

（3）术前教患者做注视训练，以便术中更好配合完成手术。

（4）手术前有条件应局部使用抗生素滴眼液每天4次，连用3天。

（5）手术前1天应洗头、洗澡，手术当天应避免面部化妆，术前眼局部的皮肤、结膜囊清洁和消毒。

3.医师术前准备

（1）术前医师应通过图片、动画等方式向患者详细讲明手术原理和过程，让患者知道手术目的和预期，以及相应的风险和并发症，并让患者签署手术同意书。

（2）根据不同患者的病史及检查结果综合分析，制订个性化的手术方案。

（3）手术当天应再次对术眼进行检查，以确保无异常情况。

（4）术前核对患者的基本信息，将手术数据仔细输入计算机以确保万无一失。

4.设备及环境术前准备

（1）对手术室常规清洁消毒。

（2）保持手术室温度在18～25℃，湿度在30%～50%。

（3）开启飞秒激光仪电源，设备进入开机程序。

（4）输入用户名和密码。

（5）设备自动预热及能量检测。

（6）检测通过后设备会切换到数据输入状态，选择常规模式输入患者基本信息和角膜瓣参数。

【手术步骤】

1.患者平卧位于手术床上，眼球表面麻醉。常规消毒术眼，铺无菌洞巾，开睑器开睑。

2.嘱患者注视目标光源，三角海绵擦干角膜上水分，移动手术床操纵杆使术眼角膜逐渐与负压吸环接触，直至负压吸环中心与瞳孔或角膜中心重合，一旦重叠后，水印达到80%左右即按下移动操纵杆上方的按钮，使负压环吸住眼球。

3.电脑自动进入负压自检程序，自测负压正常，激光准备发射，则控制面板上的LED变亮，并发出声音信号。

4.按下脚踏开关，输出激光束，进行激光扫描切割角膜。开始由周边到中央的角膜基质透镜后表面扫描，再做基质透镜的环形边切，然后由中央到周边的基质透镜前表面的制作，最后进行角膜侧切口的扫描制作；完成全部激光扫描后自动解除负压。

5.放开脚踏，向下移动手术床到安全距离，再平移手术床至VisuMax手术显微镜下，调整焦距直至能够看清角膜。

6.用专门的分离器从切口处进入角膜基质，分离透镜浅层、深层，游离透镜，再用专用组织镊将已分开的透镜取出，并检查透镜边缘是否完整。

7.用BSS液冲洗可能残存在于基质腔隙中的组织碎屑。

8.三角海绵吸尽残留在基质腔隙中水分。

9.取下开睑器，滴抗生素和皮质类固醇滴眼液，用硬质眼罩遮盖术眼，手术结束。

【术后处理】

1.术后第1天复诊，常规检查视力、眼压，裂隙灯观察角膜有无炎症反应，上皮是否损伤。如果有异常对症处理。

2.术后局部滴用抗生素和糖皮质激素眼液，每天4次，持续1周，按需要使用人工泪液，尽量选择不含防腐剂的人工泪液。

3.术后1周、1个月、3个月、6个月、1年和2年复查视力、屈光度、角膜地形图等。

【并发症预防及处理】

1.基质透镜分离困难 激光能量的大小是决定基质透镜分离难易与否的重要因素。当所选择的激光能量偏低时，激光在角膜基质的切割面产生的微小气泡不均匀，部分区域容易形成无微小气泡的透明暗区，使得再分离基质透镜时阻力增大。而当所设置的激光能量偏高时，激光在角膜基质的切割面产生的微小气泡过多，使得不易分清基质透镜的边缘和界线，在分离时也会觉得有一定阻力。为预防这两种情况的发生，手术医师可以根据工程师和自己经验对能量进行调整。如果出现“暗区”范围较小，而且在光学区外围，可以考虑慢慢钝性分离。如果“暗区”范围较大且位于光学区内，则不宜强行分离，因为这样可能会造成基质层不规则撕裂，造成透镜残留于层间，对术后视力影响较大。一旦出现这种情况，建议改用其他术式来完成。

2.角膜基质透镜撕裂或不完整 如果患者度数较低，所制作的透镜就会很薄，再加上能量设置不恰当，在取出薄透镜时就很容易出现撕裂。因此在分离和取出透镜时，特别是对于低度数患者时，更应该小心仔细，以避免该并发症的出现。

3.欠矫、过矫和手术源性散光 可能由验光的准确性、不同患者对激光能量反应的个体差异、愈合反应的个体差异、手术时中心定位误差及调节力差异等因素有关。如果手术后过矫、欠矫和手术源性散光度数较大，影响视力较大，可以定期观察、随诊检查屈光状态。一般观察6个月，连续3次左右验光屈光状态稳定时，则可以考虑做增效手术，可以选择准分子激光表面切削术或飞秒激光辅助的LASIK手术等。

4.屈光回退 部分患者在手术后一定时间内会出现不同程度的屈光回退。可能是由于患者手术前屈光状态并不完全稳定，术后过度用眼，患者本身角膜组织对激光切削后愈合反应过强等因素有关。对于屈光回退明显的患者，目前SMILE还无法实现第二次角膜基质内透镜的制作，只能转向表层切削手术或准分子角膜基质手术处理。

5.术后最佳视力恢复延迟 绝大多数的患者裸眼视力在术后早期都能达到或接近术前最佳矫正视力，但也有少数患者手术后早期裸眼视力达不到预期，需要1周甚至更长时间才能恢复。这可能和激光能量和基质透镜取出技巧有关。

6.角膜上皮脱落 由于负压吸引环，术前预防用药和表面麻醉药物的防腐剂均可能对角膜上皮产生损伤，如果患者自身有角膜基底膜病变，也可能引起术后角膜上皮的脱落，小面积的脱落无须特别处理，术后滴用人工泪液后会很快修复。如果脱落面积较大，可以使用绷带式治疗性角膜接触镜促进角膜上皮修复。此并发症的发生率很低。

7.弥漫性层间角膜炎 是一种角膜板层间的炎症反应，多出现在术后1～7天，病因不确切，有学者认为手术过程中引入瓣下板层间污染刺激，会引起炎症细胞在角膜板层内浸润。一般在角膜小切口附近出现白色颗粒样细胞，一般不累及中央视轴区。局部使用糖皮质激素滴眼有效。

（钟兴武 丁 辉）

第三节 有晶状体眼人工晶状体植入

有晶状体眼人工晶状体植入术（phakic intraocular lens，PIOL）是指在保留自然晶状体的情况下，在前房或后房植入正度数或负度数人工晶状体来矫正高度远视或近视的手术方式。根据植入位置的差异，PIOL可分为前房型和后房型PIOL。

一、有晶状体眼前房型人工晶状体植入

前房型PIOL可分为前房角支撑型（ASP-IOL）和虹膜固定型两种。ASP-IOL对房角有损害，并且有发生角膜内皮失代偿和青光眼等并发症的可能，目前很少使用。目前临床上使用最多的是Artisan虹膜爪形前房型人工晶状体。该人工晶状体包括两种类型，一种为5.0mm光学面人工晶状体，用于矫正近视的矫正范围为−23.5～−1.0D，用于矫正远视的矫正范围为＋1.0D～＋12.0D；另一种为6.0mm光学面人工晶状体，矫正范围为−15.5～−1.0D。此外，Toric人工晶状体可矫正−23.5～−1.0D近视或＋1.0～＋12.0D远视同时合并1.0～7.5D范围的散光，用于矫正带散光的近视或远视患者。

【适应证】①患者本人有摘镜愿望，对手术效果有合理的期望值。②年龄在18～50周岁；术前在充分理解的基础上患者本人及其家属须共同签署知情同意书。③屈光状态基本稳定（每年近视屈光度数增长不超过0.50D），时间≥2年。④屈光度应在中国食品与药品管理局对各型有晶状体眼前房型人工晶状体批准的范围内。⑤存在某些角膜疾病（如角膜营养不良、圆锥角膜等），不适于进行角膜屈光手术的屈光不正患者。⑥初次或增效手术预期剩余基质过薄，无法采用角膜手术使屈光不正得到全部矫正的患者。

【禁忌证】①患者不能理解手术风险及过分焦虑者。②角膜内皮细胞计数＜2000个/mm^{2}或有角膜变性。③中央前房深度＜2.6mm。④白内障或存在晶状体混浊。⑤有青光眼或眼前段异常包括角膜、虹膜或房角结构异常。⑥活动性葡萄膜炎及陈旧性葡萄膜炎。⑦全身性疾病不能耐受手术

者。⑧视网膜脱离或有视网膜脱离家族史。

【术前准备】

1.术前检查 裸眼和最佳矫正视力裂隙灯显微镜、主观和客观验光、角膜地形图、角膜曲率计、角膜内皮细胞计数和视网膜检查。排除青光眼、葡萄膜炎或视网膜疾病，同时进行人工晶状体度数计算。最常用的计算人工晶状体度数的方法是van der Heijde计算表或晶状体公司所提供的个体化设计软件。

2.术前用药 同其他白内障手术。

【手术方法】

1.表面麻醉，开睑。

2.预先在3：00及9：00方向位角膜缘各做一个固定人工晶状体脚袢的相应位置标记。

3.结膜囊消毒。

4.做巩膜隧道切口或透明角膜切口，并做辅助切口。

5.注入黏弹剂，用特制的夹持镊从主切口植入人工晶状体，用调位钩将虹膜爪形人工晶状体的长轴调整到3：00和9：00位置。

6.右手夹持固定人工晶状体光学部，左手用撕囊镊或特制的虹膜固定镊夹起适量的3：00位置的中周部虹膜组织，深度达浅基质层，抵住左袢的夹缝处。固定人工晶状体左袢。左右手调换器械后，同法将右袢固定在9：00位置的中周部虹膜。

7. 11：00处行周边虹膜切除。

8.冲洗前房内残留的黏弹剂，水化形成前房或10-0尼龙线缝合主切口1针。

【并发症预防及处理】由于虹膜固定型PIOL位于前房，因此其有潜在损伤角膜内皮的风险。此外，由于人工晶状体固定于高敏感性的虹膜组织上，因此有可能造成色素播散或人工晶状体脱位，并可能引起人工晶状体偏中心或瞳孔变形。如未行周边虹膜切除术，因瞳孔阻滞可发生继发性闭角型青光眼。术中操作损伤透明晶状体引起白内障。如果不完全虹膜夹持，剧烈运动或外力可能导致人工晶状体袢从虹膜夹持处脱落，出现人工晶状体脱位。

【术后处理】术后的处理及护理是同一般白内障术后。

二、有晶体眼后房型人工晶状体植入术

目前临床使用最多的是可植入眼内接触镜（implantable contact lens，ICL™）。后房型PIOL我们就以ICL为例叙述。ICL是一种用于矫正近视、远视和散光的软性后房型有晶状体眼人工晶状体，其设计目标是人工晶状体位于睫状沟内，呈拱形弯曲以避免接触自然晶状体。

ICL具有的优点：①无或有轻微的夜间视力障碍；②稳定、快速的术后恢复；③可以矫正更大范围的近视（–20.0D ～ –2.5D）；④可以矫正更大范围的远视（＋2.0D ～＋10.0D）；⑤可逆性，如果患者觉得不合适，或发生并发症时，可以随时取出；⑥不会发生角膜膨出。同时，ICL也有以下缺点：①价格较贵；②ICL与睫状沟直径完全匹配较困难；③术前1周需行激光周边虹膜切除术，若术中行周边虹膜切除术可以导致出血，延迟术后恢复，并可导致眼压升高。但ICL V4c是中孔型ICL，术前无须行激光周边虹膜切除术。

【适应证】①患者生活工作需要摘除眼镜；②稳定的屈光状态，20 ～ 50岁，没有白内障；③近视度数＞–12.0D或近视度数＜–12.0D，但由于角膜过薄、瞳孔直径过大等原因不适合行LASIK手术；④角膜内皮细胞密度≥2000个/mm²；⑤前房深度≥2.8mm，最好＞3mm；⑥虹膜功能正常，自然瞳孔（明视）直径为4mm以下；⑦眼压控制标准为20mmHg以下；⑧患者心理健康。

【禁忌证】①白内障患者；②前房深度＜2.8mm；③角膜内皮细胞密度＜2000个/mm²；④年龄＞45岁，除非同意单眼视（monovision）；⑤妊娠；⑥青光眼、葡萄膜炎或其他任何严重眼部疾病。

【术前准备】

1.需测量角膜水平直径测量角膜水平直径（white to white，WTW），可以使用Pentacam、Orbscan、IOL Master、眼前节OCT和UBM等方法。测量前房深度（anterior chamber depth，ACD），保留人工晶状体和角膜内皮间的足够距离可以降低角膜内皮细胞损害的风险，并保证角膜的长期健康。

2. ACD的测量可以使用Pentacam、Orbscan、眼前节OCT、水浸式A超、UBM和IOL Master等，不推荐使用接触式超声如A超。

3. ICL使用中最困难的部分可能是ICL直径的选择。选择正确的ICL直径可以使ICL很好

地定位于睫状沟，而且与正常晶状体保持合适的距离，减少并发症的发生。简单推算方法为：ACD≤3.5mm者，ICL直径=WTW＋0.5mm；ACD＞3.5mm者，ICL直径=WTW＋1.0mm。V4型ICL有11.5mm、12.0mm、12.5mm和13.0mm四种直径，V4c型ICL有12.1mm、12.6mm、13.2mm和13.7mm四种直径，V4型与V4c型的直径变化是因为镜片的浸泡液的变化所致，V4型是氯化钠浸泡，V4c型是BSS浸泡，植入眼内后，两种型号直径大小是一样。

4.激光周边虹膜切除术为防止发生瞳孔阻滞，V4型ICL应行周边虹膜切除术。V4c型ICL因中央有孔，术前无须周边虹膜切除术。

5.其他：检查基本与角膜屈光手术相同，包括裸眼视力、最佳矫正视力、裂隙灯、小瞳验光、散瞳验光、综合验光仪复光、眼压、角膜地形图、眼底检查、泪道冲洗等。

【术前准备】同“白内障手术”。

【手术方法】

1.表面麻醉，开睑，结膜囊消毒。

2.装置ICL。

3.于3：00角膜缘做1.0mm侧切口，穿刺时应小心、缓慢进入前房。

4.注入黏弹剂。

5.主切口推荐采用颞侧透明角膜切口，切口宽3.0～3.2mm，隧道长2.0mm。完成主切口后，前房内补充注入黏弹剂以维持前房深度。

6.将植入头平行于虹膜平面置于透明角膜切口，通过缓慢的推—停—推—停动作将ICL植入前房，避免直接将ICL前袢植入虹膜下。确保ICL植入时正确的前—后植入方向，避免发生旋转。

7.在前房内调整ICL位置，首先调整位于鼻侧的前袢。使用辅助器械向后轻压ICL的袢，同时轻微旋转（＜1个钟点），使ICL的袢位于虹膜后。避免损伤虹膜引起瞳孔缩小，分别将4个袢植入到虹膜后。近视性ICL一旦位于虹膜后，就不能再进行旋转。

8.吸除黏弹剂。

9.水密关闭切口。

【并发症】最为常见的并发症包括白内障、青光眼和角膜内皮细胞丢失。

1.白内障　植入ICL后，UBM和前段OCT可以测量到在ICL与自然晶状体间有中央的拱形间隙。拱高＜100μm，白内障发生率为83.3%，拱高＞300μm，未发现晶状体混浊。

2.急性闭角型青光眼　ICL植入使虹膜前移，房角变窄，可引起急性瞳孔阻滞性青光眼，在远视眼中尤为多见。V4型ICL术中行虹膜切除术或术前用Nd：YAG激光做两处虹膜切开术可以预防。V4c型ICL拱高过高，也可因虹膜前移，房角变窄，引起急性瞳孔阻滞性青光眼。为防止发生急性瞳孔阻滞性青光眼及其他长期并发症，近视患者前房深度在2.8mm以上，而远视眼应≥3.0mm。人工晶状体偏中心可引起复视、眩光及由于机械性创伤引起的色素播散综合征。对于这些患者，需要再次行ICL的居中性调整或者更换合适大小的ICL。

3.角膜内皮细胞丢失　研究显示，ICL植入后虹膜前移，前房变浅。人工晶状体植入手术本身可引起近5%的角膜内皮细胞丢失率。术后3年，角膜内皮细胞累及丢失率为8.4%～8.9%；术后4年为8.4%～9.5%（不同的计算方法）。因此，术前足够的角膜内皮细胞数是避免该并发症的关键。

4.眩光和光晕　ICL光学面直径（4.5～5.5mm）如果小于患者的瞳孔直径（5.3～7.4mm）而产生的边缘效应引起眩光和光晕，在晚上尤为明显，造成患者夜间开车困难。为避免上述并发症的发生，术前应在昏暗亮度下测量瞳孔直径，并与患者详细沟通。

5.玻璃体视网膜和其他并发症　考虑到大多数ICL植入的患者均为高度近视眼，容易并发自发性的裂孔性视网膜脱离。因此，术前和术后定期散瞳进行视网膜检查，以便能尽早发现视网膜裂孔并进行处理。对于高度近视患者，即使不进行任何手术，都有可能发生威胁视力的并发症。因此，术前取得患者充分理解尤为重要。

【术后处理】术后2～4小时检查患者人工晶状体位置、拱高、眼压等情况，如出现眼压升高时可对症处理，严重的前房变浅或拱高过小时需考虑取出人工晶状体。其他术后处理同“白内障手术”。

（张武林　申　华　张　越　王萌萌）

第四节　后巩膜加固术配合中药治疗高度近视眼

后巩膜加固术（posterior sclera reinforcement）在1954年由Malbran首次报道用于临床，是控制高度近视眼病程进展的唯一有效手术，又称后巩膜兜带术、后巩膜加强术或后巩膜支撑术。经过几十年的临床实践证明，本法对于防治高度近视眼屈光度加深及并发症的发生和发展有一定疗效。

近20年来，俄罗斯、东欧、美国的学者对巩膜加固术进行了广泛而深入的研究，认为巩膜加固术对高度近视是一种有效的防与治相结合的手术方法，手术病例已逾万例，他们对手术方法的改进、加固材料的选择等方面进行了深入的研究。

我国自20世纪80年代以来，在上海、北京、广州等地医院先后开展了后巩膜加固术，配合中药治疗术后近视的发展得到了一定的控制，近视并发症的发生有所减少，对部分患者术后视力有所提高，眼轴延长得到一定控制，这对防治近视眼及并发症发生起到了一定作用。

在常规的巩膜加固术的基础上，近年来不少学者又提出了单条后巩膜加固术、加宽型后巩膜加固术、黄斑加压型后巩膜加固术、X型后巩膜加固术、Y型后巩膜加固术、改良后巩膜加固术、四条直肌间巩膜加固术、鼻侧巩膜加固术、不同术式巩膜加固术联合手术，以及俄罗斯学者将室温固化的高分子化合物用特殊的针头注入至眼球后极部的眼球筋膜与巩膜之间，能很快地固化成海绵状块物，据称也可起到巩膜加固的作用等10余种手术方式。现就加固材料的分类及制作、保存、加固材料选择，手术适应证、禁忌证、术前检查、术前准备、术后处理、并发症预防及处理，以及单条后巩膜加固术、加宽型后巩膜加固术、黄斑区加压型后巩膜加固术3种手术适应证、手术方法、术后并发症处理、配合中药治疗及注意事项等分别论述如下。

一、加固材料的分类及制作、保存、加固条带材料选择

巩膜加固术的加固材料可分为生物材料、非生物材料、生物交联材料、注射式后巩膜加固材料4种加固材料，分别叙述如下。

（一）生物材料

1.常用生物材料　异体巩膜、硬脑膜、宽筋膜（自体宽筋膜）、羊膜、自体软骨等。

2.现代的生物材料　脱细胞异体真皮（目前正处于实验室应用）。

（二）非生物材料

1.常用生物材料　涤纶、硅胶。

2.现代的非生物材料　人工心包补片、人工血管补片（目前正处于实验室应用）。

（三）生物交联材料

京尼平交联巩膜、硬脑膜、筋膜生物交联材料。制法是以健康尸体新鲜的巩膜、硬脑膜、宽筋膜等为基础材料，经用京尼平为交联剂处理后，毒性低，机械强度高，组织相容性好。

（四）注射式后巩膜加固材料

俄罗斯学者将室温固化的高分子化合物用特殊的针头注入至眼球后极部的眼球筋膜与巩膜之间，能很快地固化成海绵状块物。

广州一生物技术公司于2016年在国际杂志*Material Science & Engineering C-Materials for Biotogical Applications*上发表了特制的后巩膜加固术注射式硅橡胶半液体状物质，现在已用于兔眼实验室研究。

生物材料主要包括异体巩膜、硬脑膜、宽筋膜（自体宽筋膜）、羊膜、自体软骨、交联生物膜等，植入材料的选择常取决于取材的难易、保存的简便及使用的方便、安全。

（五）生物材料制作

1.异体巩膜条带制作　取健康、新鲜的尸体眼球。前后矢状剖开眼球，清除眼内容物、视网膜及脉络膜，用纱布彻底清除巩膜内表面的色素组织，将巩膜用盐水清洗后用干纱布擦干净，放入95%乙醇溶液中脱水24小时，然后取出放入75%乙醇溶液中（上述处理并不能使组织脱水）或灭菌无水甘油中，加盖密封放入冰箱内低温保存备用。使用前先用2000U/ml的庆大霉素溶液反复冲洗，然后再浸于庆大霉素溶液中10分钟，根据手术需要制成巩膜条带，放入无菌生理盐水中备用。因高度近视的眼轴较长，在制作通过黄斑区的巩膜条带时应留足够长巩膜组织以保证加固条带的长度。所取的异体巩膜加固条带，必须要达到与受体巩膜组织表面紧密平铺贴附为标准。

2.异体硬脑膜条带制作　取健康新鲜的尸体

材料，其处理方法与异体巩膜大致相同。硬脑膜取出后先用清水冲洗干净附着的组织及污物血迹，再用2000U/ml的庆大霉素溶液反复冲洗，放入95%乙醇溶液中脱水24小时，然后放入75%乙醇溶液中保存备用，或灭菌无水甘油中加盖密封放入冰箱中低温保存备用。使用前的处理同“异体巩膜”。

3.自体宽筋膜条制作　材料取自患者自体的大腿外侧，可与后巩膜加固术同时进行。先在局部浸润麻醉下于术眼同侧大腿外侧中上1/3的地方，取术中所需大小制成宽筋膜加固条带，用生理盐水纱布包裹备用（也可用异体宽筋膜加固条条带）。

4.羊膜条带制作及保存　羊膜的取材如下所述。①健康产妇，无传染病；②清洗胎盘（图47-4-1）；③混合抗生素液（青霉素50μg/ml、链霉素50μg/ml、新霉素100μg/ml、两性霉素B 2.5μg/ml），浸泡5～10分钟后。钝剥时仅要上皮细胞层和基底层（图47-4-2）。

贴附于无菌纤维素滤纸或手术粘贴巾上，上皮面朝上剪成4cm×4cm或2cm×2cm及手术所需制成大小方片或条状（图47-4-3）。

羊膜保存：①新鲜羊膜（活性组织），放于密闭容器内，用DMEM液湿润，4℃保存于低温冰箱内，12小时内处理完；②长期保存：要用无水甘油的DMEM、可在低温冰箱-80℃中长期保存（图47-4-4）。

5.自体软骨条带制作　在硬膜外麻醉下，取术眼同侧的6～9软肋任意一条软骨，将软骨制作成75mm×8mm软骨条带，用生理盐水纱布包裹备用。

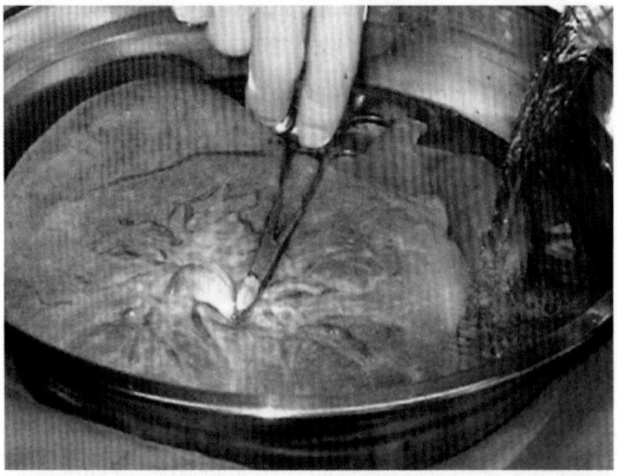

图47-4-1　清洗胎盘图

（六）非生物材料

1.非生物材料　涤纶、硅胶。

2.现代的非生物材料　人工心包补片、人工血管补片（目前正处于实验室应用阶段）。可根据临床所需规格到相关公司选购。

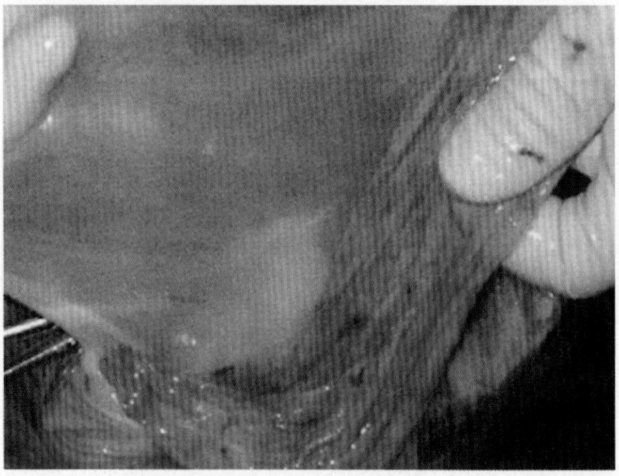

图47-4-2　分离羊膜

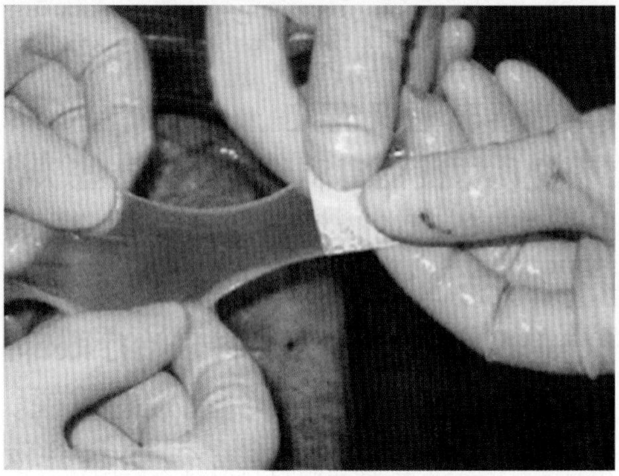

图47-4-3　制作羊膜片

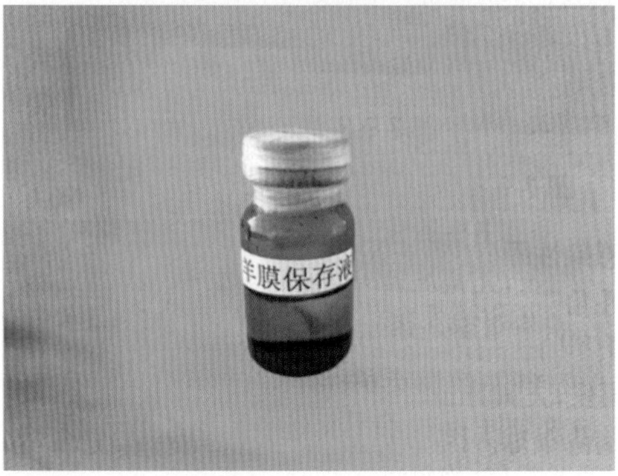

图47-4-4　羊膜保存

（七）交联生物膜巩膜加固条带的制作

以健康尸体新鲜的硬脑膜、巩膜、宽筋膜等为基础材料，经用京尼平为交联剂处理后，呈深蓝色，棕色、绿色可视性好，毒性低，机械强度高，组织相容性好，然后密封包装，经化学或物理灭菌处理，即得到后巩膜加固术生物膜材料条带。

1.经用京尼平为交联剂处理后，以硬脑膜为基材的生物交联材料呈深蓝色（图47-4-5）。

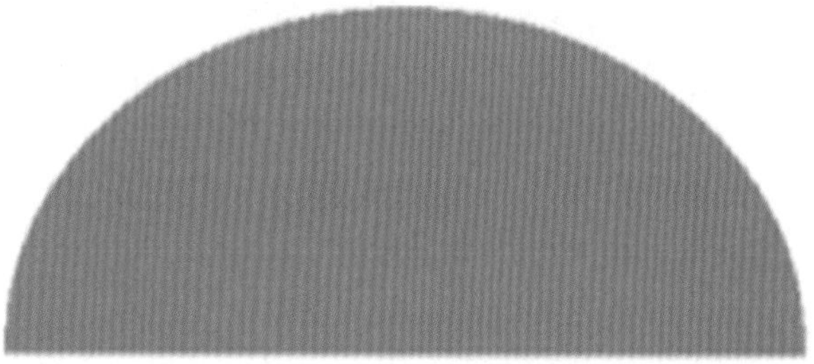

图47-4-5　生物交联材料（以硬脑膜为基材）

2.经用京尼平为交联剂处理后，以巩膜为基材的生物交联材料呈棕色（图47-4-6）。

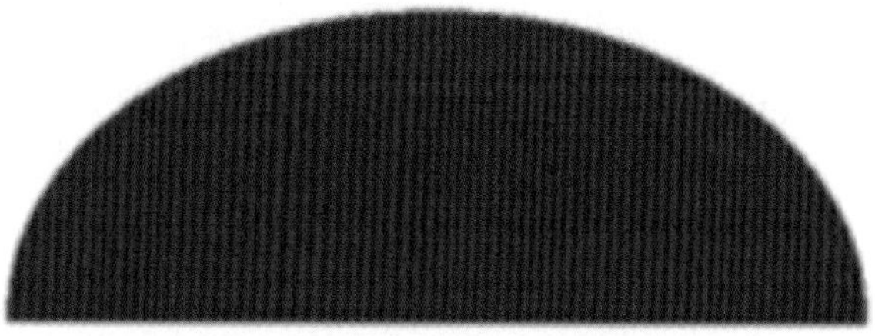

图47-4-6　生物交联材料（以巩膜为基材）

3.经用京尼平为交联剂处理后，以宽筋膜为基材的生物交联材料呈绿色（图47-4-7）。

图47-4-7　生物交联材料（以宽筋膜为基材）

（八）注射式后巩膜加固材料

1.俄罗斯学者将室温固化的高分子化合物用特殊的针头注入至眼球后极部的眼球筋膜与巩膜之间。

2.广州一生物技术公司特制的后巩膜加固术注射式硅橡胶半液体状物质现在已用于兔眼实验室研究。

可根据临床所需规格和要求到相关公司选购：①室温固化的高分子化合物；②特殊的专用针头。

（九）加固条带材料选择

如硅胶海绵片类是属于非生物材料。经动物实验表明，硅胶植入后可引起与异体巩膜植入后相同的增殖反应，形成肉芽肿，结缔组织增生故而使巩膜增厚，从而达到加固后巩膜的作用，常作为儿童高度近视眼后巩膜加固的材料，但是术后反应较重。

在加固条带材料的选择上应该注意以下几点：①后巩膜加固术加固条带应首先选用生物材料。②生物材料中以自体宽筋膜加固条带应作为本手术材料最佳选择。根据相关文献报道，本手术加固材料采用自体宽筋膜加固条带，具有术后反应轻、伤口愈合快。③关于目前临床正处于试验阶段的交联体生物膜，薛安全、王勤美等学者认为，交联生物膜具有良好的厚度和长度、组织相容性好、不易被降解、抗排异等优点，更适合于本手术对加固条带材料的选择。

二、手术适应证、禁忌证、术前检查、术前准备

1.适应证　各种不同术式的适应证详见本章各节。

（1）近视＞–3.00D，每年以＞–1.00D加深进行性的近视。

（2）高度近视眼视力进行性下降。

（3）后巩膜葡萄肿：眼底黄斑劈裂，黄斑出血。

（4）屈光度＞–6.00D以上，眼轴＞26mm以上。

（5）虽然年龄＞55～60岁屈光度不加深，但合并有明显的视网膜、脉络膜退行性病变者。

（6）高度近视眼合并视网膜脱离，可在行视网膜复位术同时行后巩膜加固术。

2.禁忌证

（1）眼部急慢性炎症病变、肿瘤等。

（2）视网膜脱离、（合并）严重视网膜格子样变性。

（3）非轴性近视眼，如圆锥角膜、球形晶状体等。

（4）视神经萎缩。

（5）鼻窦炎、扁桃体炎、突眼症及患有全身其他疾病。

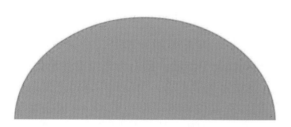

3.术前检查

（1）病史：详细询问其家族史及近视眼发生的时间、戴镜及视力矫正情况，以及眼镜更换的频度。注意有无眼部手术史及眼部其他疾病和全身疾病。

（2）眼位及眼球运动。

（3）视力：包括远视力、近视力及矫正视力。

（4）眼部裂隙灯显微镜常规检查。

（5）房角检查及Coldmann眼压检查。对于怀疑青光眼者，应先做排除青光眼的各项检查。

（6）三面镜检查：观察视盘的大小、形态及位置，以及黄斑及周边部视网膜病变情况。

（7）角膜曲率及角膜地形图检查。

（8）散瞳后检影验光，确定屈光状态及程度。

（9）A型或B型超声检查，测定眼轴长度及确定巩膜葡萄肿的形态、方位大小。视网膜膜组织变性萎缩程度。

（10）中心及周边视野检查。

（11）散瞳后眼底彩色照相及（眼底）荧光血管造影。

（12）眼电图、视网膜电图、视觉诱发电位、视网膜视力、暗适应及色觉等视功能等检查。

（13）散瞳后间接眼底检查、OCT等检查。

4.术前准备　术前2天用抗生素滴眼液点眼，术前1天冲洗泪道，手术前散瞳并给予适量的镇静药，用抗生素冲洗结膜囊。

三、手术方法

由于高度近视眼眼轴延长导致后葡萄肿，出现眼底黄斑新生血管，新生血管破裂而出血。巩膜代谢紊乱是病理性近视主要的致病因素之一，后巩膜加固术是治疗高度近视眼（超高度近视）、病理性近视眼的一种有效的手术方法。常用手术方法的原理为机械加固眼球后极部。据相关文献报道：这种手术抑制高度近视眼（超高度近视）、病理性近视及眼球轴性延长的疗效是肯定的，即用加固材料置于后巩膜表面支撑增强保护眼球壁，阻止眼球轴性增长。被融合加固的后极部巩膜因有新生血管增生及组织增厚使血液供应增强而保护已损坏的视网膜和脉络膜，以达到防止近视度数进一步增加及视功能进一步恶化的目的。

现代较流行的手术方法有单条后巩膜加固术、加宽型后巩膜加固术和黄斑区加压型后巩膜加固术等3种手术方法。虽然这3种手术方式大同小异，但加固条带材料和宽窄厚薄完全不一样，所以严格掌握适应证，选用合适的加固条带材料，巩膜加固效果就会截然不同。

（一）单条后巩膜加固术

【适应证】眼轴前后轴在29mm以上，轻度或中度后极部视网膜、脉络病理改变、后极部葡萄肿明显者。

【手术步骤】表面麻醉后，选用适量2%利多卡因加0.75%布比卡因做右眼球后、深部筋膜囊及球结膜浸润麻醉，为了加强麻醉药的渗透性，提高麻醉效果，可在上述麻醉药中，按每10ml加入75～150TRU玻璃质酸酶，0.1%肾上腺素1～2滴（高血压禁用），可以加速麻醉，并能减少麻醉药的用量，也可选用全身麻醉。

（1）患者取仰卧位，常规消毒铺无菌巾。

（2）安置开睑器于右眼。

（3）在手术显微镜下，于右眼角巩缘后上方12：00方向和下方6：00方向分别做球结膜放射状切开，自12：00方向角巩缘后、路经颞侧3：00方向至下方6：00方向做约180°以穹窿部为基底的弧形球结膜瓣，在球结膜瓣下潜行分离球结膜、筋膜至眼球赤道部，充分暴露上、下、外直肌。

（4）用斜视钩分别将上、外、下直肌提取，用1号黑丝线把上述直肌牵引线固定于巾单上。

（5）沿着外直肌向赤道后钝性分离，充分暴露下斜肌止端。正常黄斑区在巩膜相应的位置是在下斜肌止端后3mm、上1mm，此处巩膜表层上隐约可见有暗红色的睫状后长动脉经过。但若因高度近视眼由于眼轴延长，出现巩膜葡萄肿时，下斜肌止端至黄斑区的距离会相应变长。手术中在巩膜外黄斑区定位时应仔细检查后再确认。

（6）在靠近下斜肌止端处，分离下斜肌后，用斜视钩提起下斜肌，用有齿弯镊夹住形似图47-4-8预制加固条带上端，由前向后通过下斜肌肌腹下，用虹膜复位器展平形似图47-4-8预制加固条带，直至下直肌附着点后。用虹膜复位器平复预制加固条带，使其紧贴巩膜面。

（7）将加固条带上下末端拉紧，使加固条带紧贴于巩膜面，再将加固条带上方平铺安放在上直肌止端后6mm颞侧巩膜面，用6-0圆针尼龙线8字缝合固定。再次拉紧下方加固条带末端安放在下直肌附着后6mm鼻侧巩膜面上，用圆针6-0尼龙线8字缝合固定，形似图47-4-9。

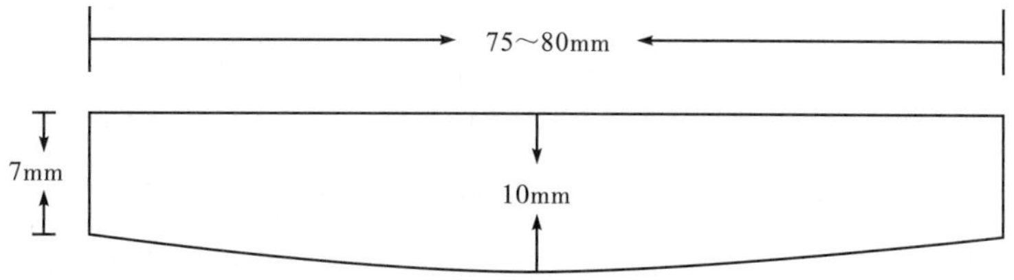

图47-4-8 预制单条加固条带

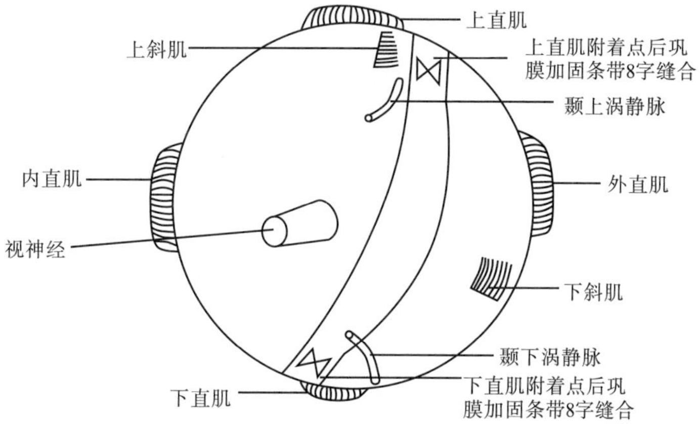

图47-4-9 单条后巩膜加固术后后观面（右眼）

（8）检查加固条带与受体巩膜组织表面紧密平铺贴附确无误、松紧度是否适中，再查术眼球各方运动是否正常（全身麻醉患者除外），经眼底、眼压检查无异常改变后，即可以用抗生素冲洗术眼结膜囊，球结膜对好位后，用8-0的丝线连续缝合球结膜，结膜下注射妥布霉素2万U、地塞米松2.5mg。结膜囊内涂抗生素眼膏，无菌纱布盖后双眼包扎。

（二）加宽型后巩膜加固术

【适应证】眼底病变严重而且范围广，眼轴长度较长，后极部巩膜葡萄肿较大者。

【手术步骤】

（1）术前准备、麻醉、球结膜切口，上、外、下、直肌牵引线固定，同单条后巩膜加固术。

（2）在靠近下斜肌止端处，分离下斜肌后，用斜视钩提起下斜肌，将弯有齿弯镊夹住形似图47-4-10预制加固条带上端，由前向后通过下斜肌肌腹，用虹膜复位器展平形似图47-4-10预制加固条带，直至下直肌附着点后。用虹膜复位器平复预制加固条带，使其紧贴巩膜面，将加固条带上下末端拉紧，使加固条带紧贴于巩膜面。

（3）将加固条带紧密平铺贴附在黄斑区相应的巩膜面，查加固条带平铺紧贴于黄斑区相应巩膜面及上、下、外直肌及下斜肌之间的巩膜面，形似图47-4-11。其余同“单条后巩膜加固术”。

（三）黄斑区加压型后巩膜加固术

【适应证】高度（超高度）近视眼。合并黄斑部干性裂孔、黄斑区囊样变性或黄斑部后巩膜葡萄膜肿者。

【手术步骤】

（1）术前准备、麻醉、球结膜切口，上、外、下、直肌牵引线固定及下斜肌分离、提起，同加宽型后巩膜加固术。

（2）取自体宽筋膜（或异体巩膜、异体硬脑膜）制作成80mm×12mm的黄斑区加压型加固条带，在加固条带中断中间部内侧先安置三层植入材料10mm×10mm，最内层平铺安放宽筋膜或羊膜（图47-4-12），并8字缝合固定。

（3）然后按加宽型后巩膜加固术植入加固条带，首先将加固条带中断内侧面，安放在黄斑区巩膜表面相应的位置，将内侧面羊膜紧贴于巩膜表面。

（4）将加固条带紧密平铺贴附与黄斑区相应的巩膜及上、下直肌和下斜肌之间的巩膜面后，连同外加植入物一起用6-0尼龙线8字缝合在黄斑区相应的巩膜面上，形似图47-4-13。其余同“加

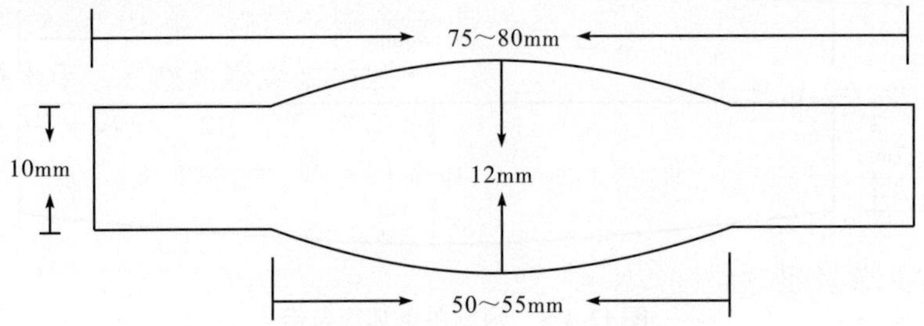

图47-4-10　预制加宽型加固条带

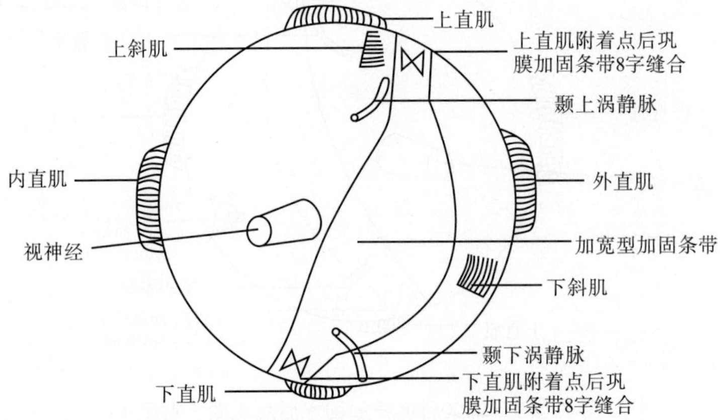

图47-4-11　加宽型加固术后后观面（右眼）

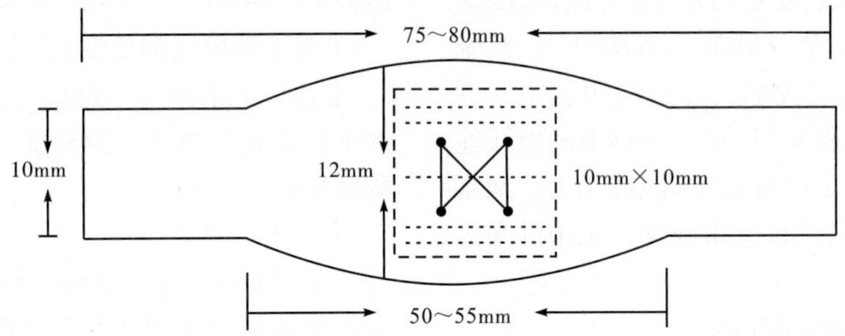

图47-4-12　预制黄斑部加压型中段加厚加固条带（内观面）

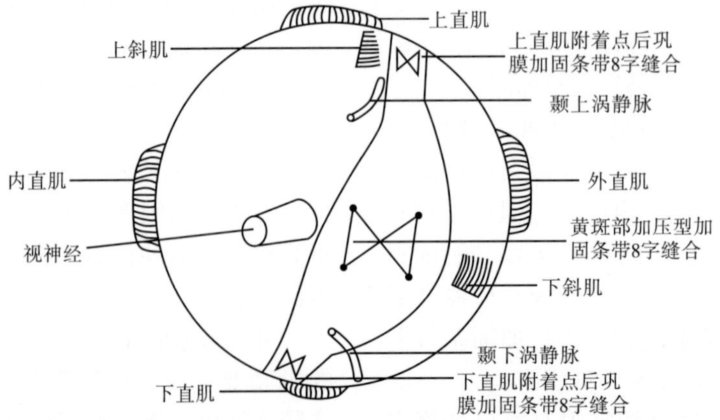

图47-4-13　黄斑区加压型后巩膜加固术后后观面（右眼）

宽型后巩膜加固术”。

四、术后处理

术后早期，部分患者出现头痛、眼胀、眼痛、恶心、呕吐等症状，主要是由于术中眼球牵引，而导致术后眼睑、球结膜及眼球周围组织反应性水肿。术后早期连续使用2～3天皮质类固醇、抗生素有助于减轻术后反应。

术后每天换药，局部点抗生素、皮质类固醇、散瞳药滴眼液、凝胶，术后6～7天拆除球结膜缝线。

每天换药时，要检查眼底。部分患者术后早期，可能有不同程度的视网膜水肿或出血。一般常见于颞下象限水肿较明显，这种症状可能要持续4～5周才能消除，必要时可酌情配合服用活血化瘀、健脾利水的中药，能起到消除视网膜水肿的作用。

五、并发症处理及预防

1.*涡静脉离断和受压* 较常见。与涡静脉解剖位置变异、小睑裂者、老年患者涡静脉脆性大等因素有关，涡静脉根部离断会引起出血性脉络膜脱离和玻璃体积血，涡静脉受压会引起眼底淤血，脉络膜脱离，眼压升高。若采用在手术显微镜下运用显微器械操作，可预防减少涡静脉离断发生。

2.*眼球穿孔伤* 较少见，是较严重并发症，与巩膜膨隆变薄、变脆等因素有关，这会加大加固条带的缝合固定难度。若采用在手术显微镜下运用显微器械操作，选择圆针（6-0尼龙缝线），把握进针深度，采用“8”字缝合打结，有利于预防发生眼球穿孔。一旦发生眼球穿孔时，应立即进行巩膜冷凝和外垫压处理。

3.*眼压升高* 较常见，一般都发生在术后早期，常与涡静脉受压回流不畅、糖皮质激素点眼等因素有关。术中要避免涡静脉受压，术后应慎用糖皮质激素点眼，对于术后高眼压要做降眼压、前房穿刺等对症处理（若需要使用糖皮质激素点眼、最好选用氯替泼诺妥布霉素滴眼液）。

4.*视网膜出血及玻璃体积血* 比较常见。多发生于术后1周内，一般见于患者伴有高血压、动脉硬化、糖尿病的中老年患者，并与术前曾有过眼底出血，或术中涡静脉受压损伤及术后咳嗽、便秘等因素也有关。视网膜出血及玻璃体积血会引起视力严重下降。术前应控制好血压、血糖，治疗全身疾病，手术时一般要求要在手术显微镜下运用显微器械操作，手术操作时动作要轻柔。术后要预防咳嗽，保持大便通畅（术后可以适当服用香蕉、红薯）等措施，能预防或降低视网膜出血的发生。视网膜少量出血数周内可以吸收，视网膜大量出血和玻璃体积血一般在数月后才能吸收，可全身同时应用降压、降糖、通便、止血、促吸收等药物对症处理，也可酌情辨证选用活血化瘀、和血明目的中药。

5.*复视* 比较少见。与术中眼外肌牵引受损、手术操作时间过长引起眼外肌异常粘连等因素有关，术中如有明显的眼外肌受损或断裂，应给予修复。所以在手术台上没有缝合球结膜前一定要检查术眼球各方运动情况。术后出血、复视，安慰患者精神不必过度紧张，可做眼球转动练习，一般在数周后可消失，复视半年以上不消失，或有眼球运动受限者，可试行手术处理。

6.*视物变形* 较多见。这与黄斑病变有关。黄斑劈裂患者术后眼轴缩短、黄斑区外巩膜受压，黄斑区视网膜出现皱褶，所以会出现视物变形，数周后劈裂腔积液吸收，视网膜平复，视物变形会逐渐消失。

7.*恶心呕吐* 与全身麻醉药物反应和术中牵拉眼外肌有关，应积极对症处理。

8.*感染* 较少见。注意加固条带的灭菌处理和围术期用药预防。

9.*发生加固条带排斥反应* 一般采用同种异体生物组织材料，不会发生加固条带排斥反应。但如果术眼反复出现红痛并伴有头痛，还有大量脓性分泌物或带血性脓性分泌物、结膜窦道形成，常见于植入加固条带移位、腐化。若合并严重感染者，应及时取出加固条带，局部可用多种抗生素反复冲洗术腔和结膜囊，全身使用抗生素。

10.*后巩膜葡萄肿破裂* 罕见。其为严重并发症，与后巩膜葡萄肿严重、巩膜变薄等因素有关，一旦发生，应按眼球破裂伤处理。

11.*眼底病变发生和加重* 与手术未能去除病因、病程进展难以得到完全控制有关。一旦发现，应及时对症处理，并进行中西医结合诊治，急则治标、缓则治本，才能达到标本兼治的目的。

六、术后配合中药治疗及注意事项

1.*首先寻找发病原因* 中西医结合眼科学学者认为，高度近视（超高度近视）的发病原因分原发性和继发性两大类。

（1）原发性病因

1）先天禀赋不足则致肝肾亏损，精血无以升腾于目，使之失于濡养，神光无充不能发越视远而成本病。

2）后天饮食不节，脾胃为后天之本，气血升化之源。如偏食或择食，营养不良或营养失衡，损伤脾胃，脾胃虚弱可致真精不足，而视不明；如脾胃虚弱则升降运化失职血无以化，目不得血，神光不能视远，故成本病。

3）劳瞻竭视，由于长期近距离学习，工作，过用目力，劳瞻竭视，致心阳衰微，阳不足则阴有余，故能收敛近视；阳为阴浸，光华不能发越远外，故视远模糊；又劳瞻竭视，耗伤肝血，肝为藏血之脏，目受血而能视，因肝血亏虚，则不能濡养于目，也致视远模糊，均可成本病。

（2）继发性病因：脉络瘀阻，久视气机不利，以致气滞血瘀，血脉瘀滞，且络受阻，精血不能上荣于目，而致本病。气血两虚，劳瞻竭视，雕镂细作，久视伤血，损伤肝血，目中经络干涩，脉络纤细，气血不足，以致神光衰微。光华不能及远，久而久之成为高度近视。

2.中西医结合眼科学者对高度近视（超高度近视）及病理性近视眼辨证分型　中西医结合眼科学学者一致认为高度近视（超高度近视）病因是因在高度近视出现变证中，多分为心阳虚、脾、肝、肾阴虚、气虚血瘀、痰湿内停，或脾虚不摄、阴虚火旺、脾肾阴虚，元气不固等证候。而病性近视眼（高度近视、超高度近视）以心阳虚、脾、肝、肾阴虚，阴虚火旺为主。

3.中西医结合眼科学学者在对高度近视（超高度近视）及病理性近视的诊治　首先一定要辨虚实。

（1）辨虚实：高度近视（超高度近视）及病理性近视多为心、肾、肝、脾虚以致血虚。其中以心阳虚、肾、肝、脾阴虚，并以阴虚火旺为主。中医认为：肝藏血，肾藏精，血与精可以互相滋生，肝若发生病变时，常肝、肾相互影响。就是说肾虚可涉及肝虚，也可牵连到肝、肾，故有肝肾同源之说。若长期用眼过度，不注意用眼卫生，还不能保持充足睡眠，又有饮食不节，偏食或择食，将会导致摄取营养单调，久而久之会出现营养失调、营养失衡，从而出现脾不统血或久病失养，导致肾、肝、脾阴不足，水不涵木。脾胃为先天之本，气血生化之源，脾虚则无以运化，营血化生之源不足。若脾虚则运气血功能失常，故有五脏六腑之精气皆禀受于脾，上贯于目，脾虚则五脏六腑的精气不足，气血不能上输于脾，而导致目失濡养，肾、肝、脾阴虚，后随年龄增加虚证加重，再加之不注意用眼卫生，近视度数日益加深，从而使眼轴不断延长，眼底退行性变进行性加重，本病变过程中产生瘀血，水湿、痰浊等诱发因素质为实邪进一步发展为虚中夹实。虽然局部病变在眼睛，与肝、肾、心、脾密切相关。所以本病以虚为本，都是因心阳虚、脾气虚、肝血虚、肾阴虚所致。但高度近视（超高度近视）在出现并发症时，就属于虚中夹实证，如有痰浊、水湿、瘀血等表现时，仍然是以虚为本。

（2）临床表现：心阳虚、肝、肾、脾阴虚所致高度近视（超高度近视）、病理性近视患者视物模糊不清，眼前有黑影飘动（玻璃体混浊、变性），伴有头晕目眩，耳鸣、夜睡多梦易醒、健忘心悸、面色少华、食少倦怠、舌质淡、苔白。

（3）治疗原则：综上所述，对心阳虚、肾、肝、脾阴虚所致高度近视（超高度近视）、病理性近视患者应以虚则补之、实则泻之并兼以滋补肝血、补益肝肾、补心益气、健脾利湿、和血明目等综合治疗。

4.后巩膜加固术基本方的辨证应用

（1）据我国中西医结合眼科学者关国华、刘汉强、黄仲委、张仁俊等对后巩膜加固术后配合中药治疗高度近视伴黄斑出血的临床应用研究认为，术后应以虚则补之、实则泻之为原则。

（2）后巩膜加固术基础方（《实用眼科药物学》）加减：党参、当归、黄芪、枸杞子、柴胡、黄精、怀山药、茯苓、山茱萸、白芍、葛根等，并按围术期及术后早、中、晚期进行加减。围术期：可在基础方基础上加用丹参、川芎。黄斑出血较甚，基本方减黄精，加赤芍、水牛角片、牡丹皮、生地黄、白及粉、三七粉。术后早期（1～7天）：眼胀痛、球结膜水肿较甚，基本方减党参、黄精、桃仁、红花、加夏枯草、槟榔、车前子。术后中期（8～15天）：因手术对眼球的骚扰及羊膜的刺激，而导致黄斑部视网膜均有不同程度组织反应性水肿，基本方减葛根、桃仁、红花加琥珀末、泽兰、茺蔚子、泽泻、白茅根、墨旱莲。术后晚期（16～31天）：黄斑部出血吸收后视力仍不升者加枸杞子、菟丝子、楮实子、桑寄生、杜仲、升麻。其他伴随症：心悸失眠加炒酸枣仁、夜交藤；纳差减桃仁、红花、加鸡内金、山楂、神曲。

（3）基本方加减的原则：①对高度近视（超高度近视）并发症治疗应急则治标、缓则治本，才可达到标本兼治。②通过补益肝肾、健脾利湿，达到滋阴明目、益气养血、活血化瘀，可加速黄斑部出血的吸收。③基本方中党参、黄芪、黄精、茯苓具有益气健脾之功，柴胡疏肝解郁，当归补血活血，葛根、红花、桃仁活血化瘀，白芍养血敛阴，本方共奏益气养血、疏肝解郁、活血化瘀的功效，使脾气健运、肝郁得舒、瘀血吸收，可提高视力或达到恢复视力。④对于后巩膜葡萄肿及脉络膜、视网膜组织变性萎缩。中西医理论上认为后巩膜葡萄肿及脉络膜、视网膜萎缩变性的形成与肝肾不足有关，所以要在基本方的基础上加用人参、红花、三七、川芎、紫河车、巴戟天、肉苁蓉等补肝肾、益气活血中药才能促使局部后巩膜组织再建新的微循环以改善巩膜、脉络膜、视网膜营养供应，自体宽筋膜加固条带（羊膜）在中药协同下起到良性组织刺激作用，在改善全身状态的同时改善巩膜后极部微循环，并对防止眼内脉络膜、视网膜膜组织变性萎缩发展起到了积极作用。

后巩膜加固术后配合中医中药的治疗效果值得肯定，因为高度近视后巩膜加固手术后，只是治标没有达到治本的目的，所以患者仍属肾、肝、脾虚，气血两虚，并夹有血瘀、湿证，因此，在辨证中应注意手术后患者虚中夹实，故而应在上述基本方基础上注意补肝益肾、健脾益气、养血补气，切记和血化瘀，并加用补肾固摄的药物如杜仲、桑寄生、菟丝子类，慎用破血软坚、削伐之类的药物，以防伤其元气。

七、术后配合食疗辅助治疗

1. 围术期　灵芝天麻鸽子汤。

组成：灵芝10g，天麻30g，柏子仁20g，酸枣仁20g，鸽子1只，生姜末、葱白、精盐等作料各适量。

功效：滋阴安神定志。

适应证：后巩膜加固术围术期。

方解：灵芝、柏子仁、酸枣仁养心安神，天麻息风止痉，上述4味药配合鸽子可养心安神志，是围术期的食疗良方。

制法：先将鸽子肉洗净切成薄片，柏子仁、酸枣仁、天麻、灵芝洗干净后，放入纱布袋内，加生姜末、葱白、精盐等作料适量煲汤。

用法：术前早、晚服用，连服3天。

2. 术后早期，气短乏力，食欲不振。

（1）山楂神曲鲫鱼汤

组成：山楂15g，神曲15g，黄芪30g，鲫鱼250g，生姜末、葱白、精盐等作料适量。

功效：补中益气，消食理气。

适应证：后巩膜加固术术后1～3天，气短乏力、食欲不振。

方解：山楂、神曲消食和胃行气散瘀，黄芪补气生肌，上述3味药配合鲫鱼炖汤可行气散瘀、补气生肌，促进伤口愈合。

制法：先将鲫鱼洗干净切片，山楂、神曲、黄芪洗干净后放入纱布袋内，加生姜末、葱白、精盐等作料适量煲汤。

用法：早、晚服用，连服3天。

（2）人参白术黄鱼汤

组成：人参10g，白术20g，黄芪30g，山药30g，黄鱼250g，生姜末、葱白、精盐等作料适量。

功效：补中益气，健脾消食。

适应证：后巩膜加固术术后1～3天，气短乏力，食欲不振。

方解：人参补脾益肾，白术健脾益气，黄芪补气生肌，山药养阴健。上述4味药配合黄鱼炖汤可补脾益肾、健脾消食、补气生肌、提高免疫力。

制法：先将黄鱼洗干净切片，人参、白术、黄芪、山药洗干净后放入纱布袋内，加生姜末、葱白、精盐等作料适量煲汤。

用法：早、晚服用，连服3～5天。

3. 术后中晚期，气短乏力、视物模糊（可酌情选一方）

（1）楮实子老鸭汤

组成：楮实子20g，人参5g，当归15g，老鸭肉250g，加生姜末、葱白、精盐等作料适量。

功效：补中益气，活血明目。

适应证：后巩膜加固术术后10～20天，气短乏力、视物模糊。

方解：楮实子补肝肾、增视力，人参大补元气，当归活血和血，上述3味药配合老鸭炖汤具有补中益气、活血明目的功效。

制法：先将老鸭肉洗干净切片，人参、当归、楮实子洗干净后放入纱布袋内，加生姜末、葱白、精盐等作料适量煲汤。

用法：早、晚服用，可连服10～20天。

（2）人参甲鱼汤

组成：人参5g，黄芪30g，菟丝子20g，甲鱼250g，生姜末、葱白、精盐等作料适量。

功效：补中益气，滋阴明目。

适应证：后巩膜加固术术后10～20天，气短乏力、视物模糊。

方解：人参大补元气，黄芪补气生肌，菟丝子养肝明目，上述3味药配合甲鱼炖汤具有补中益气、滋阴明目的功效。

制法：先将甲鱼肉洗干净切片，人参、黄芪、菟丝子洗干净后放入纱布袋内，加生姜末、葱白、精盐等作料适量煲汤。

用法：早、晚服用，可连服10～20天。

第五节　准分子激光治疗性角膜切削术配合中药治疗角膜病变

1988年StarK等首先将准分子激光治疗性角膜切削术（excimer laser phototherapeutic keratectomy，PTK）应用于临床，治疗角膜疾病。PTK是利用由准分子激光仪发出的高能紫外光，以微米级的精确度切削角膜组织，对非切削区不会产生明显损伤。用PTK切削角膜组织，切削区与非切削区之间可形成更为清晰光滑的界线，加速术后角膜上皮和伤口愈合，不容易形成角膜瘢痕。因其具有良好的可控性、平滑性和安全性，而对治疗浅表性角膜病变及重塑角膜表面具有广泛的应用前景，可部分替代板层角膜移植术及穿透性角膜移植术。

一、手术特点

1.在使用同一激光仪同样激光参数的前提下，切削相同深度病变区所需的激光脉冲多于切削正常组织。

2. PTK所治疗的病例，其角膜表面多不平整，激光切削后难以形成一光滑面，术中需用阻滞剂（masking agent）对激光切削作用进行修正。

3.对角膜基质的切削形状与PRK不同，行PRK时，激光切削深度中央区超过周边区，术后角膜中央形成一个较大曲率半径的球面，以矫正近视。PTK则在角膜上切削掉一块从中央到周边相同厚度的组织，术后较少引起角膜弧度的改变。

二、适　应　证

PTK术后要求保留至少250μm的角膜厚度，对于深度不超过1/3角膜厚度的病变包括角膜混浊，角膜表面不规则及复发性角膜上皮糜烂等，均可考虑做PTK。

1.角膜混浊　角膜前1/3，由手术或非手术创伤、角膜炎症、营养不良、变性等所致的角膜混浊，可试行PTK。

（1）角膜营养不良，治疗角膜营养不良的常规手术方法为板层或穿透性角膜移植术，术后角膜植片上经常产生相同的原发病变。PTK对于位置表浅的病变有很好的疗效，如角膜上皮及基底膜营养不良（地图状-点状-指纹状营养不良，遗传性青少年性角膜上皮营养不良）、角膜前弹力层营养不良（Reis-Buckler营养不良）、格子状营养不良、颗粒状营养不良等。其病变部位越表浅，疗效越好。此外PTK还可治疗板层或穿透性角膜移植术后，移植片上浅表的复发性病变。

（2）角膜瘢痕PTK对于治疗角膜基质浅层瘢痕如PRK术后角膜雾浊有很好的疗效，术后可显著改善视功能。对于感染或外伤后的深层角膜瘢痕，则疗效较差。由于角膜瘢痕与周围健康组织的密度不同，激光切削率不一致，术后有可能造成不规则散光。

2.角膜表面不规则　可用于治疗因角膜上皮营养不良、Reis-Buckler营养不良、带状角膜变性、圆锥角膜顶部及翼状胬肉切除术后所致，且视力明显受损的角膜表面不规则。

3.复发性角膜上皮糜烂　治疗复发性角膜上皮糜烂的传统手术方法是机械刮除角膜上皮及基质浅层针刺。用PTK治疗，成功率可达84%～100%。实际治疗深度为5～10μm，局限于角膜前弹力层内，因此，术后伤口不会愈合很快。

三、禁　忌　证

1.活动性感染性角膜病变：包括感染性结晶样角膜病变，不宜做PTK，以免感染向角膜深部及周围扩散。对于单纯疱疹性角膜炎后遗留的角膜瘢痕是否适合行PTK治疗，尚有争议。

2. 病变深度超过1/2角膜厚度。

3. 基质厚度明显变薄（<250nm）的圆锥角膜。

4. 干燥性角结膜炎。

5. 角膜内皮功能不良。

6. 未控制的葡萄膜炎。

7. 青光眼。

8. 患有影响角膜伤口愈合的全身疾病 如胶原血管性疾病，自身免疫性疾病及免疫缺陷，严重的糖尿病等。

9. 远视眼：是PTK的相对禁忌证，因为PTK术后角膜进一步变平，从而加深远视屈光度。

四、术前检查及注意事项

1. *术前检查及评估* 术前检查及评估内容包括裸眼视力及矫正视力（不规则角膜可试戴小孔镜及硬性角膜接触镜，以评估视力预后），瞳孔大小、裂隙灯显微镜检查（包括角膜病变厚度测量、病变的性质、范围及瞳孔中心的测量），角膜曲率及角膜地形图检查、屈光状态、眼压测量、泪液分泌试验及泪膜破裂时间，散瞳后眼底检查、角膜厚度的测量、角膜内皮细胞分析。

2. *术前准备* 术前进行准分子激光仪各项性能校验，保证其处于最佳工作状态。术眼按内眼手术，做泪道冲洗及结膜囊冲洗等准备。

五、手术步骤

1. 一般使用表面麻醉，术前10分钟用4%利多卡因或0.5%丁卡因点眼2次。

2. 患者仰卧位常规眼周围皮肤消毒，铺无菌孔巾，开睑器开睑。

3. 确定角膜中心，使角膜面保持水平，与激光束垂直相交。

4. 去除角膜上皮：假如上皮下角膜前表面不规则，可直接用激光切削去除角膜上皮。假如上皮下角膜前表面光滑，则可使用机器方法如使用钝性角膜铲刮除角膜上皮。对于角膜中央区表面严重不规则，有明显凸起者，可先用刀片同角膜上皮一起切除，使表面相对平整，在阻滞剂覆盖下进行激光切削。

5. 阻滞剂的选择应用，目前常使用的阻滞剂为0.5%～2.0%的羟丙甲基纤维素及透明质酸钠。假如用准分子激光直接切削不规则的角膜表面，由于对凹凸不平组织的切削量基本一致，术后仍旧不能形成光滑的表面。因此，在PTK治疗过程中，要选择一种阻滞剂来填补角膜凹面，使激光仅切削角膜凸起部分，使术后形成一个光滑的角膜面。在术中还应根据角膜表面不规则的程度来选择制剂，浓度过高太黏稠的阻滞剂不能均匀覆盖于不规则角膜面，而浓度过低太稀薄剂则很难存留在角膜表面，所以，阻滞剂的选择应用应视情而定。

6. 激光切削：PTK激光参数设定：能量密度为130～180mJ/cm^2；每脉冲切削深度为0.2～0.5μm/pulse；切削直径为6.0～7.0mm。激光切削过程中，术者要密切观察，随时通过转动患者头位来调整切削部位，通过调整阻滞剂来控制切削面。阻滞剂遇激光击射时呈白色，内有细密小泡，声音柔和；角膜组织遇激光击射则无变白现象，声音较清脆。如果术中不能判断角膜切削深度是否已达到要求，则应通过裂隙灯显微镜检查后再决定是否继续切削。治疗结束后，角膜基质的厚度应保留在250μm以上。

7. 在治疗角膜雾状混浊时，为避免复发，可在激光切削后用一浸润0.02%丝裂霉素的圆形海绵片（大小与切削区一致）放置在角膜床面2分钟，然后用BSS液充分冲洗1分钟。

8. 术毕，局部点抗生素眼液，局部营养类眼用凝胶（小牛血去蛋白提取物凝胶、维生素A棕榈酸酯眼用凝胶、表皮生长因子等）。也可戴治疗性角膜接触镜。

六、术后中西医结合治疗

1. 为了减少术后反应及疼痛，促进角膜创面早修复，可酌情服用中药术后配合栀子胜奇散加减，方药：刺蒺藜、谷精草、决明子各15g，羌活、防风、荆芥、川芎、蔓荆子、菊花、山栀子、黄芩、木贼草、密蒙花、黄芪、怀山药各10g，蝉蜕8g，甘草3g。

术后24小时内，患者会有较明显的疼痛，局部点非皮质类固醇抗炎药如安贺拉、双氯芬酸滴眼液，口服镇静药和镇痛药可缓解症状。角膜上皮愈合后，开始点皮质类固醇眼液，如1%醋酸泼尼松龙，0.1%氟甲松龙（FML）：第1个月每天4次，第2个月每天3次，第3个月每天2次，第4个月每天1次，共持续4个月。期间根据角膜上皮下雾状混浊情况及眼压做适当调整，长时间持续使用皮质类固醇眼液会带来眼压升高等副作用。

2.角膜上皮延迟愈合：术后绝大多数患者的角膜上皮在7天之内愈合，如超过7天，则应视为延迟愈合，角膜上皮延迟愈合可导致角膜上皮下雾状混浊、复发性皮糜烂、角膜感染及角膜溃疡。PTK术后角膜上皮愈合所需的时间比PRK术后长，其原因可能与所伴有的原发角膜疾病有关。术后要注意保护角膜上皮，局部使用不含防腐剂的人工泪液，戴治疗性角膜接触镜。并可酌情服用中药栀子胜奇散加减，在上方加大用量，黄芪用量加大至30g，怀山药用量加大至25g。

原有角膜病变复发：应特别注意静止的单纯疱疹性角膜炎，术后可能复发，甚至病情加重。对于单纯疱疹性角膜炎后遗留的角膜瘢痕是否适合行PTK治疗，尚有争议。此外，某些角膜营养不良在PTK术后也可复发。经中西医结合治疗，临床治愈后未见复发，病变较表浅，角膜厚度足够，可再做一次PTK，但术后仍然需中西医结合治疗，严防复发。

七、其他并发症预防处理及临床观察

1.远视　为PTK术后主要并发症，影响术后裸眼视力并产生屈光参差。导致远视的可能原因有切削区周围角膜上皮过度增生及泪膜增厚造成近视镜效应；术前角膜病变中央薄周围厚，切削后角膜中央比周边更平；激光投射角度导致中央切削多于周边切削，切削直径小。预防：术前选择伴有近视的病例。处理：术中合理使用阻滞剂并改良切削方式，使中央切削与周边切削深度一致或加用远视矫正切削，可减轻或消除术后远视。

2.角膜表面不规则　可影响视力恢复，甚至出现眩光、光晕、单眼多视等症状。预防；术前按个体正确制订切削方案，术中合理选用阻滞剂，严格遵循操作规程可减轻或避免这一并发症的发生。

3.不完全切削及过度切削　PTK对于致密的角膜瘢痕及钙质沉积较难完全切除干净，需用更多的激光脉冲数才能获得相同的治疗效果。预防：术中用裂隙灯显微镜监控切削深度并使用阻滞剂可避免不完全切削，并保护周围组织不被过度切削。

4.临床观察　术后上皮愈合前，每天复查1次。上皮愈合后，1周、2周、1个月、2个月、3个月、6个月及1年复查，以后每年复查1次，检查项目与术前检查基本相同。

（张仁俊　赵永旺　刘家琪）

附　一

中医、中西医结合眼科专业著作统计

中华人民共和国成立后1950年由吴燮灿编著出版的《眼与全身病》开始，到2017年12月止，共出版眼科专著187部，以出版时间先后为序列表供参考。

中医、中西医结合眼科著作信息一览表

序号	作者姓名	书名	出版单位	出版时间
1	吴燮灿	眼与全身病	新医书局	1950
2	胡献可	新眼科学	新医书局	1951
3	钱祖阴	眼之外伤	北京：人民卫生出版社	1953
4	路际平	眼科临症笔记	河南人民出版社	1956
5	唐由之	沙眼和沙眼并发症中医疗法	科学技术出版社	1959
6	夏贤闽	眼科针灸疗法	人民卫生出版社	1959
7	广州中医学院眼科教研组	中医眼科学讲义	北京：人民卫生出版社	1960
8	广东中医学院	中医眼科学	上海科学技术出版社	1964
9	庞赞襄	中医眼科临床实践	河北人民出版社	1976
10	陆绵绵	中西医结合治疗眼病	人民卫生出版社	1976
11	成都中医学院	中医眼科学	四川人民出版社	1976
12	广安门医院眼科	中西医结合手术治疗白内障	人民卫生出版社	1977
13	杨维周	眼科临床药物	科学技术文献出版社	1978
14	陈达夫	中医眼科六经法要	四川人民出版社	1978
15	黄淑仁	眼病的辨证论治	安徽科学技术出版社	1979
16	陆南山	眼科临证录	上海科学技术出版社	1979
17	湖南医学院第二附属医院眼科	临床实用眼科学	湖南科学技术出版社	1979
18	姚和清	眼科证治经验	上海科学技术出版社	1979
19	杨维周	中医眼科历代方剂汇编	科学技术文献出版社	1980
20	周奉建	张皆春眼科证治	山东科学技术出版社	1980
21	广州中医学院	中医眼科学	上海科学技术出版社	1980
22	张望之	眼科探骊	河南科学技术出版社	1982
23	李纪源、孟令韬	眼科医案丛刊	河南科学技术出版社	1984
24	黄仲委	中医眼病百问	科学普及出版社广州分社	1984
25	成都中医学院	中医眼科学	人民卫生出版社	1985
26	唐由之	中国医学百科全书·中医眼科学	上海科技出版社	1985
27	罗国芬	陈达夫中医眼科临床经验	四川科学技术出版社	1985
28	廖品正、陆绵绵	中医眼科学	上海科学技术出版社	1986
29	曹建辉	眼科外用中药与临床	人民卫生出版社	1987
30	李传课	中医眼科临床手册	上海科学技术出版社	1987
31	李坤吉	实用中医眼科学	重庆出版社	1987
32	曾庆华、林建华	眼科针灸治疗学	四川科学技术出版社	1989
33	李纪源	屈光不正与中医疗法	人民卫生出版社	1989
34	李传课	中医五官科学	湖南大学出版社	1989

续表

序号	作者姓名	书名	出版单位	出版时间
35	张梅芳	中医眼科	人民卫生出版社	1989
36	李传课	角膜病证治经验	人民卫生出版社	1990
37	曹仁方	常见眼病针刺疗法律	人民卫生出版社	1990
38	赵庭富	中医眼科五色复明新论	河北科学技术出版社	1990
39	潘开明	眼病妙方精选	科学技术文献出版社重庆分社	1990
40	庞万敏	中医治疗眼底病	河北科学技术出版社	1991
41	潘开明、冯佩诗	眼科急症	南京大学出版社	1991
42	鱼俊杰、贺振圻	眼科常用中药手册	陕西科学技术出版社	1991
43	姚芳蔚、郑祖同	眼病食疗	上海科学技术出版社	1991
44	史宇广、单书健	眼底病专辑	中医古籍出版社	1992
45	王封伯	青光眼的辨证论治	山西科学技术出版社	1992
46	李全智	眼底出血	新疆科学技术出版社	1993
47	张民庆、严道南、丁淑华	五官科病实用方	江苏科学技术出版社	1993
48	肖国士	眼科临床治疗手册	中国医药科技出版社	1994
49	张彬、魏素英	庞赞襄中医眼科经验	河北科学技术出版社	1994
50	赵庭富	观眼识人	河北科学技术出版社	1994
51	高树中	中医眼疗大全	济南出版社	1994
52	李德新、王文兰	中医眼科临证备要	北京医科大学出版社	1995
53	祁宝玉	中医眼科学	人民卫生出版社	1995
54	姚芳蔚	眼底病的中医治疗	上海中医药大学出版社	1995
55	肖国士、秦裕辉	中医眼科临床手册	人民卫生出版社	1996
56	唐由之、肖国士	中医眼科全书	人民卫生出版社	1996
57	李传课	中西医结合五官科学	湖南科技出版社	1996
58	陈明举	中医眼科学	科学出版社	1996
59	秦大军	中西医结合眼科证治	人民卫生出版社	1996
60	李传课	新编中医眼科学	人民军医出版社	1997
61	王锡夫、王銮第	眼底病的中西医诊疗对策	中国中医药出版社	1997
62	沈潜	中西医眼科学	内蒙古人民出版社	1998
63	陈宪民	陈明五眼科医案选	中医古籍出版社	1998
64	姚芳蔚等	眼科名家姚和清学术经验集	上海中医药大学出版社	1998
65	余杨桂	中医眼科学习题解	上海中医药大学出版社	1998
66	廖品正	中医眼科学	上海科学技术出版社	1998
67	马梅青、田思胜	眼病康复治疗图解	山东科学技术出版社	1998
68	李清文、李秀荣	眼科疾病诊治与康复	人民卫生出版社	1998
69	李巧凤	中西医临床眼科学	中国中医药出版社	1998
70	姚芳蔚、汤抗美、姚亦伟、包来发	眼科名家姚和清学术经验集	上海中医药大学出版社	1998
71	杨维周	眼科临床实用中药	科学技术文献出版社	1998
72	雷勤、靖慧军	中医眼科学考试题解	中华工商联合出版社	1999
73	张梅芳	眼科血症	广东人民出版社	1999
74	陆绵绵	世界传统医学眼科学	科学出版社	1999
75	李传课	中医眼科学	人民卫生出版社	1999
76	刘建国	眼科疾病效方215首	科学技术文献出版社	1999
77	王育良、高卫萍	眼病调养与护理	中国中医药出版社	1999
78	秦杏磊、李清文	中医眼科学	中国中医药出版社	2000
79	王永炎、庄曾渊	今日中医眼科	人民卫生出版社	2000
80	郭承伟、吕璐	眼科病	中医古籍出版社	2000
81	张梅芳、詹宇坚	眼科专病中医临床诊治	人民卫生出版社	2000
82	赵建浩	中医眼科学	科学出版社	2000
83	杨维周	中华眼科方剂全书	科学技术文献出版社	2000
84	张梅芳、李云英	眼科与耳鼻喉科专病中医临床诊治	人民卫生出版社	2000
85	姚芳蔚	姚和清眼科证治经验与医案	上海科学技术出版社	2001

续表

序号	作者姓名	书名	出版单位	出版时间
86	李凡成、张明亮	实用眼耳鼻咽喉口腔科手册	湖南科学技术出版社	2001
87	李传课	中西医结合眼科学	中国中医药出版社	2001
88	李志英	中西医结合眼科急诊学	广东科技出版社	2001
89	谢学军	中西医临床眼科学	中国医药科技出版社	2001
90	陆道平	眼科名家陆南山学术经验集	上海中医药大学出版社	2001
91	韦企平、沙风桐	中医临床家韦文贵韦玉英	中国中医药出版社	2002
92	聂天祥	中医眼科备读	上海中医药大学出版社	2002
93	李传课	中医眼科临床手册	上海科学技术出版社	2002
94	丁淑华	中医眼科学	上海中医药大学出版社	2002
95	关国华	中医眼科诊疗学	上海中医药大学出版社	2002
96	肖国士、庄铭聪	眼科辨治精华	学苑出版社	2003
97	肖国士、尹健华	屈光不正诊断与治疗	学苑出版社	2003
98	张起会	眼科良方	北京科学技术出版社	2003
99	曾庆华	中医眼科学	中国中医药出版社	2003
100	唐由之、吴星伟	眼科手册	中医古籍出版社	2003
101	黄叔仁、张晓峰	眼底病诊断与治疗	人民卫生出版社	2003
102	王明芳、谢学军	中医眼科学	中国中医药出版社	2004
103	喻京生	白内障-患者最想知道什么	山西科技技术出版社	2004
104	肖国士、赵广健	眼保健知识荟萃	人民军医出版社	2004
105	肖国士、赵广健	眼睛保健与美容	人民卫生出版社	2004
106	韦企平、赵峪	韦玉英眼科经验集	人民卫生出版社	2004
107	张仁俊、徐绵堂	中西医角膜病学	人民军医出版社	2004
108	肖国士、冯国湘	中医养睛明目秘方妙术	人民军医出版社	2005
109	肖国士、肖竖	近视眼	中国医药科技出版社	2005
110	肖国士、谢康明	眼科验方新编	学苑出版社	2005
111	段俊国	中西医结合眼科学	中国中医药出版社	2005
112	周维梧	眼科钩玄	陕西科学技术出版社	2005
113	江晓芬、黎小妮	黎家玉眼科集锦	湖南科学技术出版社	2005
114	张彬	针刺治疗眼病图解	北京科学技术出版社	2005
115	张彬	怎样保养你的眼	河北科学技术出版社	2006
116	肖国士、谢康明	眼科普济方新编	学苑出版社	2006
117	广安门医院	韦文贵眼科临床经验选	人民卫生出版社	2006
118	郭承伟、吕璐	眼科病	中医古籍出版社	2006
119	魏湘铭	愿你有双明亮的眼睛	中国医药科技出版社	2006
120	吴大真、王凤岐	现代名中医眼科治疗绝技	科学技术文献出版社	2006
121	魏丽娟	眼病临床诊治	科学技术文献出版社	2006
122	马涛	中西医结合五官科学	中国中医药出版社	2006
123	赵建浩	中医眼科	科学出版社	2006
124	肖国士、潘开明	眼科临证备要	人民军医出版社	2007
125	韦企平、魏世辉	视神经疾病中西医结合诊治	人民卫生出版社	2007
126	彭清华	眼科病名家医案妙方解析	人民军医出版社	2007
127	张彬	中医治疗视神经萎缩	河北科学技术出版社	2007
128	彭清华	眼底病特色专科实用手册	中国中医药出版社	2007
129	谢立科、童绎	视神经萎缩诊断与治疗	人民军医出版社	2007
130	张彬、李耀峰	中西医结合诊治眼病	中国中医药出版社	2007
131	鲍道平	眼科医案百例	上海中医药大学出版社	2007
132	罗建国	中医教您防治眼底出血	人民军医出版社	2008
133	张健、张清	中西医眼科临证备要	山西科学技术出版社	2008
134	魏丽娟	眼病临证治秘	科学技术文献出版社	2008
135	杨运高、胡竹平	眼科病证妙谛	人民军医出版社	2008
136	张沧霞	糖尿病视网膜病变及中西医结合治疗	天津科技出版社	2008
137	和中浚	带您走进《审视瑶函》	人民军医出版社	2008

续表

序号	作者姓名	书名	出版单位	出版时间
138	和中浚	中医必读百部名著·眼科卷	华夏出版社	2008
139	张健	眼科汤头歌诀	山西出版集团山西科学技术出版社	2009
140	杨光	中老年眼病中西医结合治疗学	华东科技大学出版社	2009
141	张健、张明亮	眼病防治大盘点	人民军医出版社	2010
142	张铭连	中西医结合眼科疾病诊疗手册	中国中医药出版社	2010
143	彭清华、秦裕辉	中西医临床用药手册-眼科分册	湖南科学技术出版社	2010
144	王岩、魏海英	明吸白白治眼病	人民军医出版社	2010
145	李凡成、张明亮	实用眼耳鼻咽喉口腔科手册（第二版）	湖南科学技术出版社	2010
146	彭清华	中西结合眼科学	中国中医药出版社	2010
147	李志英	中医眼科疾病图谱	人民卫生出版社	2010
148	王之虹	中医眼科临床技能	人民卫生出版社	2011
149	庄曾渊	今日中医眼科	人民卫生出版社	2011
150	唐由之	中医眼科全书（第2版）	人民卫生出版社	2011
151	彭清华	中西医结合眼底病学	人民军医出版社	2011
152	李传课	中医眼科学（第2版）	人民卫生出版社	2011
153	彭清华、秦裕辉	中医眼科名家十讲	人民卫生出版社	2011
154	张铭连	眼科临床经验荟萃	中国医药出版社	2011
155	庞朝善、冯玉明、庞荣	庞氏中医眼科学术思想传承研究	中国古籍出版社	2011
156	张健	讲故事学中药第一册	山西出版集团山西科学技术出版社	2012
157	中华中医药学会	中医眼科常见病诊疗指南	中国中医药出版社	2012
158	张仁俊、张铭连	常见眼病食疗	人民军医出版社	2012
159	张殷建	中医眼科—案例引导	科学出版社	2012
160	庞荣	庞赞襄中医眼科验案精选	人民卫生出版社	2012
161	赵永旺	眼病饮食宜忌	湖南科学技术出版社	2012
162	张健	讲故事学中药第二册	山西出版集团山西科学技术出版社	2013
163	张健	讲故事学中药第三册	山西出版集团山西科学技术出版社	2013
164	庞赞襄	中医眼科临床实践	河北科学技术出版社	2014
165	房学贤、赵广健	中医眼科实用手册	安徽科学技术出版社	2014
166	张健	讲故事学中药第四册	山西出版集团山西科学技术出版社	2014
167	张健	张怀安医案精华	人民卫生出版社	2014
168	张健	眼病防治大盘点第2版	人民军医出版社	2014
169	郝小波	眼病中医外治	广西民族出版社	2014
170	彭清华	全国中医眼科名家学术经验集	中国中医药出版社	2014
171	张健	光明“围脖”中医眼科名家博客问答实录	人民卫生出版社	2014
172	毕宏生	中西医结合葡萄膜炎	中国中医药出版社	2014
173	张彬、霍双	针刺治疗常见眼病	河北科学技术出版社	2014
174	李传课、李波	李传课眼科诊疗心得集	中国中医药出版社	2015
175	张仁俊、毕宏生、张铭连、喻京生	实用眼科药物学	人民军医出版社	2015
176	金明	中医临床诊疗指南释义·眼科疾病分册	中国中医药出版社	2015
177	彭清华、忻耀杰	中医五官科学	人民卫生出版社	2015
178	解世朋、张铭连	现代眼科学诊疗精粹	西安交通大学出版社	2015
179	张殷建	中西医结合眼科临床手册	科学出版社	2016
180	金明	中成药临床应用指南-眼科疾病分册	中国中医药出版社	2016
181	张健	中西医结合诊治视网膜血管病	人民卫生出版社	2016
182	张健	张健眼科医案	人民卫生出版社	2016
183	喻京生	五官科护理学	中国中医药出版社	2016
184	陈达夫	陈达夫中医眼科临床经验	中国中医药出版社	2016
185	庄曾渊、张红	庄曾渊实用中医眼科学	中国中医药出版社	2016
186	毕宏生	中西医结合眼科学	中国中医药出版社	2016
187	庞荣、张彬	庞赞襄中医眼科临床经验选编	河北科学技术出版社	2017

注：因眼科专著信息来源有限，遗漏在所难免请谅

（张仁俊　喻京生）

附 二

眼正常参考值

（一）解剖生理部分

1.眼球　眼球前后径（外径）为24mm，水平径为23.5mm，垂直径为23.48mm，眼球内轴长为22.12 mm，赤道部周长为74.91mm。眼球容积约为6.5ml。眼球占眶体积1/5，重量约为7g，比重为1.02～1.09，眼球突出度为12～14mm；男性为13.76mm，女性为13.56mm，两眼相差不超过2mm。

2.角膜　角膜横径为11.5～12mm，垂直径为10.5～11mm。角膜厚度：中央为0.5～0.57mm，周边为1mm。角膜占纤维膜的前1/6。神经分布：角膜神经丛发出60～80支神经进入角膜各层。角膜各层厚度：上皮细胞层厚50～100mm，占角膜厚度1/10；前弹力层：厚8～14mm；基质层厚约500mm，占角膜厚度1/9；后弹力层厚10～12mm；内皮层厚5～10mm。角膜缘宽度：上方为1.9～2.67mm，平均为2.37mm。下方为1.83～2.4mm，平均为2.15mm。颞侧为1～1.67mm，平均为1.35mm。鼻侧为0.83～1.58mm，平均为1.29mm。曲率半径前表面为7.8mm，后表面为6.8mm。屈光力前表面为＋48.83D，后面为–5.88D，总屈光力为＋43D。屈光指数为1.3771。

3.巩膜　占纤维膜的后1/6，巩膜厚度后极部为1mm，赤道部为0.4～0.6mm，直肌附着处为0.3mm。

4.前房　前房中央深度为2.5～3mm。前房中央深度为2.5～3mm，房水总量为0.15～0.3ml，比重为1.002～1.012，pH为7.3～7.5。屈光指数为1.3374。

5.葡萄膜　瞳孔直径为2.5～4mm，幼儿及老年人稍小。间距男性为（60.9±0.18）mm，女性为（58.3±0.13）mm。

6.视网膜　视盘周围约为0.56mm，黄斑部为0.37mm，中心凹为0.13mm，赤道部为0.18mm，锯齿缘为0.14mm。

（1）视盘直径为1.5mm，视杯与视盘直径的比值（C/D）约为0.3～0.6，两眼相差不超过0.2

（2）黄斑直径为1～3mm；黄斑中心凹位于视盘鼻侧缘3mm，视盘中心水平线下方0.8mm。

（3）视网膜中央动脉直径为0.096～0.112mm，视网膜中央静脉直径为0.123～0.142mm，视网膜动、静脉管径比例为动脉：静脉=2：3。

（4）视网膜中央动脉于眼球后9～12mm处穿入视神经。

7.晶体　直径为9～10mm，中心厚度为4～5mm，容积为0.2ml。重量（成人平均）为200～300mg。曲率半径前表面为10mm，后表面为6mm。屈光指数为1.4371。屈光力前表面为＋7D，后表面为＋11.66D，总屈光力为＋18.46D。

8.玻璃体　玻璃体容积约为4.5ml，屈光指数为1.336。重量约为4g。

9.视神经部分　视神经全长为42～50mm，球内段长约为1mm，眶内段长为25～30mm，管内段长为6～10mm，颅内段长约10mm。

10.血管　眼动脉管径为0.7～1.4mm，颅内部分长为0～4.8mm，平均为2.6mm，视神经管内部分长为6mm。视网膜中央动脉多数位于眼球后10～12mm处穿入视神经，最短距离为球后4mm，最远为球后20mm。

视网膜中央静脉眼球后8～15mm处穿入视神经，管径在视神经内200～245mm。

11.滑车　宽4mm，长6mm，上斜肌自起始至滑车段为40mm，自滑车至附着段为20mm。

眼外肌肌腱宽度：内直肌为10.3mm；外直肌为9.2mm；上直肌为10.8mm；下直肌为9.8mm；上斜肌为9.4mm；下斜肌为9.4mm。

眼球表面各部分与角膜缘最短距离（弧长）：内直肌为5.5mm；下直肌为6.5mm；外直肌为6.9mm；上直肌为7.7mm。

眼内重要部位在眼球表面的对应位置（弧长）：锯齿缘约为8.5mm；赤道部约为14.5mm；视神经颞侧约为30mm；视神经鼻侧约为25mm；涡状静脉内上为20.5mm（上直肌内缘）；内下为20.5mm（下直肌内缘旁1mm）；外下为20mm（下直肌外缘深面）；外上为22.5mm（上直肌外缘旁2mm，上斜肌深面）；黄斑部与下斜肌最短距离为2.2mm。

12.眼睑　睑裂大小及内外眦距离：宽度为7～10mm，平均为8mm；长度为26～30mm，平均为28mm；两侧内眦距离为30～35mm，平均为34mm。两侧外眦距离为88～92mm，平均为90mm。睫毛上睑为100～150根，下睑为50～75根。睁眼平视时上睑睫毛倾斜度为110°～120°，下睑为100°～120°睑板上睑板中部宽男性为7～9mm，女性6～8mm；下睑板中部宽为5mm；睑板长约为29mm，厚为1mm。

13.泪器　泪小点直径为0.2～0.3mm，上泪小点在内眦外侧6mm，下泪小点在内眦外侧6.5mm。泪小管管径为0.5～0.8mm，垂直部长度为2mm，横部长度为8mm，总长为10mm。泪小管能扩张3倍，泪囊长12mm，前后宽4～7mm，左右宽2～3mm。其上1/3位于内眦韧带上方，余2/3在内眦韧带下方。鼻泪管骨内部长12.4mm，鼻内部长约5.32mm，全长约为18mm；管径成人平均为4mm，小儿为2mm。鼻泪管下口位于鼻前孔外侧缘后方30～40mm。泪囊窝长为17.86mm，宽为8.01mm。泪腺：眶部大小为20mm×11mm×5mm，重0.75g；睑部大小为15mm×7mm×3mm，重0.2g。

泪液正常清醒状态下，泪腺分泌泪液量每16小时 0.5～0.6ml（0.9～2.2nl/min），泪液比重为1.008，pH为7.35～7.45，屈光指数为2.336。

14.眼眶　骨性眼眶（mm）：眶宽男为39.1，女为38.5mm，眶高：男为35.4，女为34.8；眶深：男为48.3，女为47；内眶距：男性为20.8，女性为20.3；外眶距：男性为96，女性为93.1；眶容积：男性为28ml，女性为25.1ml；眶指数［眶率=（眶高×100）/眶宽］：男性为88.3，女性为90.3；视神经管长为4～9mm。视神经孔直径为4～6mm。

15.结膜　结膜囊深度（睑缘至穹窿部深处）上方为20mm，下方为10mm。穹窿结膜与角膜缘距离上下方均为8～10mm，颞侧为14mm，鼻侧为7mm。

简化眼的光学常数：屈光指数为1.336；角膜曲率半径为5.73mm；结点在角膜后7.08mm（即在晶状体之后，相当于简化眼角膜的球心）；前焦点在角膜前15.7mm；后焦点在角膜后24.13mm（正好在视网膜上）；全眼屈光度为58.6D。

（二）临床检查

（1）各年龄最大调节力与近点距离见附表1-1。

（2）Schirmer泪液分泌试验正常为10～15mm；＜10mm为低分泌；＜5mm为干眼。

（3）泪膜破裂时间正常为10～45秒，短于10秒表明泪液分泌不足。

（4）Kowa干眼计检查G1和G2正常，G3和G4为异常。

（5）角膜内皮镜检查正常值为2400个/mm^2以上。

（6）正常视野平均值用3/330色标及Goldman视野计检查，白色视野颞侧90°、鼻侧60°、上方55°、下方70°；蓝色、红色、绿色视野依次递减10°。

（7）生理盲点呈长椭圆形，垂直径为7.5°±2°，横径为5.5°±2°，其中心在注视点外侧15.5°，水平线下1.5°。

（8）全自动中心视野检查（Octopus）：平均缺损值（MD）为-2～＋2dB；缺损方差（LV）为0～6dB^2；矫正缺损方差（CLV）为0～4dB^2；短期波动（SF）为0～2dB。Humphrey：平均偏差（MD）为P＞5%或S＞P5。

附表1-1　各年龄最大调节力与近点距离

年龄（岁）	10	20	30	40	50	60	70	75
调节力（屈光度D）	14	10	7	4.5	2.5	1.0	0.25	0
近点距离（cm）	7.1	10	14.3	28.5	40	100	400	0.00

（9）眼底荧光血管造影臂-脉络膜循环时间平均为8.4秒，臂-视网膜中央动脉循环时间为10～15秒。

（10）有关眼压和青光眼的各项数据：眼压正常值为1.47～2.79kPa（11～21mmHg）；杯/盘（C/D），正常为0.3，异常为0.6；两眼相差≤0.2；巩膜硬度（E）正常值为0.0215；房水流畅系数（C）正常值为0.19～0.65，病理值≤0.12；房水流量（F）正常值为1.838±0.05，＞4.5为分泌过高；压畅比（Po/C）正常值≤100，病理值＞120；24小时眼压：波动正常值≤0.665kPa（5mmHg）；病理值≤1.064kPa（8mmHg）；双眼眼压差：正常值≤0.532kPa（4mmHg）；病理值≤0.665kPa（5mmHg）；暗室试验：试验前后眼压相差正常值≤0.665kPa（5mmHg）；病理值≤1.064kPa（8mmHg）；暗室加俯卧试验：试验前后眼压相差正常值≤0.665kPa（5mmHg）；病理值≤1.064kPa（8mmHg）。

（11）视网膜中央动脉血压：用弹簧式视网膜血管血压计正常值为（7.999～10.666）/（3.999～5.333）kPa［（60～80）/（30～40）mmHg］。

（12）立体视觉立体视锐度≤60弧秒。

（13）超声生物显微镜检查：睫状体厚度为（815±81）μm；睫状突厚度为（201±32）μm；睫状体晶状体距离为（646±122）μm；前房深度为（2510±239）μm；小梁睫状体距离为（763±239）μm；虹膜睫状体为（168±147）μm；虹膜厚度（根部）为（407±79）μm；虹膜厚度（瞳孔缘）为（605±88）μm；虹膜悬韧带距离为（528±92）μm；虹膜晶状体接触距离为（613±180）μm；小梁虹膜夹角为27.31°±4.870°；虹膜晶状体夹角为14.15°±2.56°；巩膜虹膜夹角为30.93°±5.13°；巩膜睫状体夹角为40.83°±7.09°。

（14）光学相干断层成像（OCT检查视网膜厚度）：颞侧为（90.09±10.81）μm；鼻侧为（85.03±14.01）μm，上方为（140.26±10.60）μm；下方为（140.27±9.70）μm。

（15）视网膜厚度分析（RTA检查）：视盘面积为（1.98±0.35）mm^2；视杯面积为（0.44±0.29）mm^2；杯盘比为0.21±0.12；盘沿面积为（1.55±0.3）mm^2；视杯深度为（0.19±0.072）mm；后极部视网膜厚度为（167.65±15.88）μm；环黄斑中心凹视网膜厚度为（174.65±16.67）μm；黄斑中心凹视网膜厚度为（147.55±15.57）μm；黄斑中心凹厚度个体差异为（9.20±4.36）μm。

（张仁俊）

附 三

病名索引

附　四

中药名索引

附 五

方剂名索引

附　六

西药名索引

附 七

中西医眼科专业名词对照

第一节 解剖名称对照

眼睑：胞睑、约束、眼睑、眼胞、睥。

上眼睑：上睑、上胞、上睥。

下眼睑：下睑、下胞、下睥。

睑结膜：睑内、内睑、睥内。

睑缘：睑弦、眼弦、胞沿、眼稜、睥沿。

睫毛：睫毛。

睑裂：目缝。

内眦：内眦、大眦。

外眦：外眦、锐眦、小眦。

泪点及泪道：泪窍、泪堂、泪膛、泪孔。

泪腺：泪泉。

球结膜及前部巩膜：白睛、白眼、白仁、白珠、白轮。

球结膜：白珠外膜。

角膜：黑睛、黑眼、水膜、黑仁、乌睛、乌轮、黑珠、乌珠、青睛、神珠。

虹膜：黄仁、眼帘、虹彩、睛帘。

房水：神水。

瞳孔及其以后眼内组织：瞳神、瞳子、眸、瞳人、瞳仁、金井。

晶状体：晶珠、黄精、睛珠。

玻璃体：神膏、护睛水。

脉络膜及视网膜：视衣。

眼球：眼珠、睛、目珠子、目珠。

视神经及球后血管组织：目系、目本、眼系。

眼外肌：眼带、睛带。

眼眶：眼眶、目眶。

第二节 疾病名称对照

针眼：睑腺炎。

胞生痰核：睑板腺囊肿。

睑弦赤烂：睑缘炎。

风赤疮痍：眼睑湿疹。

眼丹：眼睑丹毒。

椒疮：沙眼。

粟疮：结膜滤泡症、滤泡性结膜炎。

上胞下垂：上睑下垂。

流泪症：溢泪。

漏睛：慢性泪囊炎。

漏睛疮：急性泪囊炎。

胬肉攀睛：翼状胬肉。

天行赤眼：病毒性结膜炎、流行性出血性结膜炎。

暴风客热：急性卡他性结膜炎。

天行赤眼暴翳：流行性角膜结膜炎。

赤丝虬脉：慢性结膜炎。

白睛溢血：结膜下出血。

金疳：泡性结膜炎。

火疳：前部巩膜炎。

聚星障：单纯疱疹病毒性角膜炎。

花翳白陷：蚕食性角膜溃疡、边缘性角膜溃疡、病毒性角膜溃疡。

凝脂翳：细菌性角膜炎。

黄液上冲：前房积脓。

湿翳：真菌性角膜炎。

蟹睛：角膜穿孔、虹膜脱出。

正漏：角膜瘘。

混睛障：角膜基质炎。

风轮赤豆：束状角膜炎。

暴露赤眼生翳：暴露性角膜炎。

赤膜下垂：角膜血管翳。

血翳包睛：角膜血管翳。

宿翳：角膜瘢痕。

瞳神紧小症：虹膜睫状体炎。

瞳神干缺：陈旧性虹膜睫状体炎。

绿风内障：急性闭角型青光眼。

青风内障：开角型青光眼。

乌风内障：慢性闭角型青光眼。

黑风内障：闭角型青光眼慢性期。

黄风内障：青光眼绝对期并发白内障。

圆翳内障：年龄相关性白内障。

胎患内障：先天性白内障。

惊震内障：外伤性白内障。

云雾移睛：玻璃体混浊。

神光自现：玻璃体脱离。

暴盲：视力骤降的眼底病，包括视网膜中央动脉阻塞、急性视神经炎、视盘血管炎、眼内出血（视网膜中央静脉阻塞、视网膜静脉周围炎、高血压性视网膜病变、糖尿病性视网膜病变、黄斑出血）、视网膜脱离等。

络阻暴盲：视网膜动脉阻塞。

络瘀暴盲：视网膜静脉阻塞。

络损暴盲：视网膜静脉周围炎。

消渴内障：糖尿病性视网膜病变。

视衣脱离：视网膜脱离。

青盲：视神经萎缩。

高风内障、高风雀目：原发性视网膜色素变性。

视瞻有色：中心性浆液性脉络膜视网膜病变。

视瞻昏渺：视力缓慢下降性眼底病，包括年龄相关性黄斑变性、视网膜炎、脉络膜炎等。

通睛：共同性斜视。

风牵偏视：麻痹性斜视。

异物入目：结膜、角膜异物、眼内异物、眶内异物。

撞击伤目：机械性非穿透性眼外伤。

真睛破损：机械性穿透性眼外伤。

酸碱伤目：化学性眼外伤。

爆炸伤目：爆炸性眼外伤。

辐射伤目：辐射性眼外伤。

光电伤目：电光性眼炎。

能近怯远、近视：近视眼。

能远怯近：远视眼。

第三节 病理名词对照

目赤：又称白睛红赤，为双眼或单眼白睛部位发红的表现，即球结膜充血。

抱轮红赤；环绕黑睛周围的白睛红赤，赤环如带，压之红赤不退，推之血丝不移的表现，即睫状充血。

白睛混赤：目赤和抱轮红赤同时存在的表现。

眼睑水肿：又称“目窠微肿”。眼睑部位虚浮肿起的表现，即眼睑水肿。

目下陷：眼珠深陷入眼眶内的表现。

翳：狭义指起于黑睛上的混浊；广义则包括瞳神内晶状体的混浊。

新翳：黑睛混浊，呈灰白色，表面粗糙，边界模糊，具有发展趋势，伴有不同程度的目赤疼痛、畏光流泪等表现。

宿翳：黑睛疾患痊愈后，结成瘢痕，表面光滑，黑睛混浊，边缘清楚，无红赤疼痛的表现。

冰瑕翳：形状菲薄，透明光滑，如冰上之瑕的宿翳。

云翳：色白而薄，状如蝉翅、浮云的宿翳。

斑脂翳：呈斑状，色黄白如脂的宿翳。相当于粘连性角膜白斑。

钉翳：黑睛生翳，根脚如钉深入，瞳神欹侧不圆的宿翳。相当于虹膜前粘连斑翳。

星翳：以黑睛生翳，呈星点状，或大或小，或聚或散；通常以稀疏的一、两点浮现于黑睛，不扩大、不溃陷者为轻；数颗密聚，或互相连缀，或溃陷者为重，甚至可溃破黑睛的表现。

白膜侵睛：白色之膜自白睛侵及黑睛的表现。

白睛青蓝：患火疳后，白睛变为青蓝色的表现。

气壅如痰：眼睑之内常有白沫黏稠之物，其状似痰沫的表现。

腐皮遮睛：目睛上覆盖一层如豆腐皮，却不痛不痒，其皮干硬无津，极厚等的表现。

第四节　病因病机名词对照

六淫：是指风、寒、暑、湿、燥、火六种致病邪气，是眼科临床上常见的一类致病因素，尤其是外障眼病和炎性眼病的主要致病因素。

疠气：又称“戾气”“疫疠”“毒气”，是指来势急骤，能造成广泛流行，具有强烈传染性的外来致病邪气。

七情：即喜、怒、忧、思、悲、恐、惊，是人体对客观事物的不同反应。

眼外伤：是指眼组织因意外而致损伤的一类眼病。

饮食不节：饮食是摄取营养，维持人体生命活动和保持健康所不可缺少的。但如果饮食失节，如饥饱不匀，多食零食，偏食辛辣油腻、肥甘炙煿或烟酒过度，或食物冷热失调，或饮食不洁等。

劳逸失常：正常合理的劳动、锻炼和休息是必要的，不会使人致病。过劳则伤脏腑气血，过逸则不利气血流畅，均不利于人体健康。

先天与遗传：先天禀赋不足，或父母遗传，与生俱来的眼病，中医称先天性眼病。

衰老因素：人至老年，气血渐衰，脏腑功能不足，可致多种眼病的发生。

药物因素：无论是局部用药或是全身用药，均可能对眼睛造成损害，出现过敏或毒副反应。

脏腑病机：眼的正常功能的发挥，有赖于五脏六腑之精气的濡养。而脏腑功能的失调，常会导致眼的病理改变。

经络病机：经络是眼与脏腑之间相互联系的通道，具有沟通内外上下、运行气血的功能。所谓眼通五脏，气贯五轮，经络起着贯通的作用。

气血病机：气和血流行周身，是脏腑、经络和一切组织器官进行生理活动的物质基础，又是脏腑功能活动的产物，气还是脏腑功能的体现，人体病理变化也包括眼病，无不与气血失常有关。

津液病机：津液为人体组织正常输布之水液。眼的结构功能独特，所含津液十分丰富，如神水、神膏、真精等。其具有滋润眼珠，保持其晶莹透明，开合圆活的作用。其功能至关重要，故津液的失常，与眼病关系极大。

玄府病机：玄府又称为元府，眼之玄府是精气血津液升降出入的道路和门户。其病理变化主要表现在玄府郁滞或闭塞。

第五节　专业术语对照

神光：目中自然能视之精华。

视觉：光作用于视觉器官，使其感受器细胞兴奋，其信息经视神经系统加工后产生的感觉。

眦：上下眼睑相连接的部位。

泪：泪腺分泌的液体。

目系：视神经及其球后血管组织。

膜：从白睛或黑睛边缘起薄膜一片，或白或赤，渐渐向黑睛中央方向蔓延的表现。

赤膜：赤丝密集的膜。

睑黡：眼无他病，仅眼睑周围皮肤呈黯黑色的表现。

瞳神欹侧：瞳神失去正圆形状，变形偏斜于某一侧的表现。

瞳神散大：又称“辘轳展开”。瞳孔散开，大于常人而不能敛聚的表现。

珠中气动：视瞳神深处，有气一道，隐隐袅袅而动，状若明镜远照、似一缕清烟的表现。

眇目：单眼丧失视力或一只眼异常小的表现。

（喻京生　张仁俊）

主要参考文献

陈力，2005.《内经》眼科理论探析［J］，辽宁中医杂志，32（12）：1262-1263.

陈娜，2009. 酮替芬的临床应用［J］. 河北医药，31（5）：580-581.

陈新谦，金有豫，汤光，2012. 新编药物学［M］. 17版. 北京：人民卫生出版社.

陈学华，谢民强，王瑾瑜，等，2014. 泪囊造影CT在创伤性泪道损伤中的作用［J］. 临床耳鼻咽喉头颈外科杂志，（11）：810-813.

陈悦，张俊杰，陈祖基，2001. 左氧氟沙星滴眼液的兔眼内药代动力学研究［J］. 眼科研究，19（5）：429-431.

陈祖基，2011. 眼科临床药理学［M］. 2版. 北京：化学工业出版社.

迟戈，马艳彬，李非，等，2010. 直流电疗法的临床应用［J］. 中国医疗器械信息，16（10）：42-44.

迟戈，马艳彬，李非，等，2010. 中低频电疗法的临床应用［J］. 中国医疗器械信息，（11）：26-27.

董明彦，2015. 奇穴在针刺治疗眼病中的运用研究［D］. 北京：北京中医药大学.

董志国，刘新泉，王大虎，等，2017. 补中益气汤在疑难眼病中的应用探讨［J］. 中国中医眼科杂志，27（3）：188-190.

杜红，郭晓蓝，唐志英，等，2013. 鼻内窥镜下泪囊鼻腔造孔术治疗复发性泪囊炎［J］. 国际眼科杂志，13（7）1505-1507.

杜蓉，陈娟，张广播，等，2012. 曲伐沙星滴眼液治疗细菌性角膜炎［J］. 中国医院药学杂志，12（3）：191-194.

杜亚明，2011. 刺五加注射液不良反应228例文献统计分析［J］. 中国临床新医学，4（10）：948.

段俊国，毕宏生，2016. 中西医结合眼科学［M］. 北京：中国中医药出版社.

樊宇，程全，2013. 低频脉冲电流对人体治疗作用分析［J］. 河南科技学院学报（自然科学版），41（5）：45-47.

范金鲁，郑颖洁，2016. 鼻腔内镜下泪道微创手术学［M］. 北京：科学技术文献文版社.

冯冰冰，2013. 双氯芬酸钠滴眼液用于治疗老年人白内障术后疗效探讨［J］. 陕西医学杂志，42（8）：1019-1020.

傅仁宇，2006. 审视瑶函［M］. 北京：人民卫生出版社.

高占国，2014. 眼眶病临床实践与思考［M］. 北京：人民卫生出版社，227-236.

葛坚，刘奕志，2015. 眼科手术学［M］. 3版. 北京：人民卫生出版社.

葛坚，王宁利，2016. 眼科学［M］. 3版. 北京：人民卫生出版社.

葛坚. 刘奕志，2016. 眼科手术学［M］. 3版. 北京：人民卫生出版社.

葛坚. 王宁利，2014. 眼科学［M］. 3版. 北京：人民卫生出版社.

龚小俊，2016. 红光照射联合药物方案治疗急性期带状疱疹疗效观察［J］. 医学临床研究，33（11）：2242-2244.

顾莹莹，2013. 阿昔洛韦的临床应用［J］. 中国现代药物应用，7（20）：120-121.

郭臻，2015. 酚磺乙胺预防子宫切除术后出血120例及最佳下床活动时间观察［J］. 中国药业，24（17）：79-81.

韩惠芳，代书英，孙卫锋，2016. 上斜肌折叠前徙术治疗单眼先天性上斜肌麻痹疗效分析［J］. 中国斜视与小儿眼科杂志，24（4）：9-11.

胡箢，熊蕾，郑玉萍，等，2017. 脉络膜转移癌的荧光素和吲哚菁绿血管造影的影像分析［J］. 国际眼科杂志，17（3）：529-531.

胡元春，接传红，2016. 中医治疗眼病临证思路探讨［J］. 中国中医眼科杂志，26（5）：331-334.

黄进雄，陈尽好，张彩霞，等，2014. 子午流注开穴配合短针刺法治疗疑难眼病［J］. 中国中医眼科杂志，24(1)：54-56.

黄仁良，李雪来，陈献花，2016. 眼内填充物的有效性及安全性评价的Meta分析［J］. 国际眼科杂志，16（7）：1265-1272.

黄庭镜，2006. 目经大成［M］. 北京：人民卫生出版社.

黄洲基，2012. 直流电药物离子导入法在眼科治疗中临床应用价值探讨［J］. 中外医疗，31，（12）：81-82.
贾碧云，张虹，2014. 视神经胶质瘤32例临床分析［J]，中国实用眼科杂志，32（5）：659-662.
接英，潘志强，2013. 穿透性角膜移植术后免疫抑制剂的合理应用［J］. 眼科，22（3）：145-146.
金明，2016. 中成药临床应用指南眼科疾病分册［M］. 北京：中国中医药出版社.
蓝平，2004，眼科疾病鉴别诊断学［M］. 北京：军事医学科学出版社.
李传课，2011. 中医眼科学［M］. 2版. 北京：人民卫生出版社.
李凤鸣，谢立信，2014. 中华眼科学［M］. 3版. 北京：人民卫生出版社.
李健和，易利丹，曾小慧，等，2013. 眼用制剂在家兔眼中的药动学研究进展［J]. 中国新药与临床杂志，32(2)：105-112.
李金颖，刁慧杰，孙萌，2009. 针刺治疗干眼病34例［J］. 上海针灸杂志，28（10）：596.
李军，2012. 窄谱中波紫外线照射治疗儿童白癜风的疗效观察［J］. 四川医学，33（5）：821-822.
李瑞峰，2010. 眼底荧光血管造影剂光学影像诊断［M］. 北京：人民卫生出版社.
李亚东，郑广瑛，2015. ICL植入术矫正高度近视的远期疗效评估［J］. 河南医学研究，24（1）：36-37.
李莹，钟刘学颖，赵家良，2012. 左氧氟沙星滴眼液治疗重症细菌性角膜炎和结膜炎的临床观察［J］. 国际眼科杂志，12（3）：416-420.
李忠仁，2008. 针刺治疗疑难眼病临床经验与思路［J］. 中国针灸，28（2）：137-139.
梁爽，2015. 针刺结合雷火灸治疗糖尿病性眼肌麻痹的临床研究［D］. 长春：长春中医药大学.
廖永清，邓红，李焕清，等，2017. HPLC法同时测定复方氯霉素滴眼液中醋酸泼尼松龙、氯霉素及其降解产物氯霉素二醇物的含量［J］. 中国药房，28（3）：408-412.
刘保松，2016. 尖峰白内障手术技术［M］. 北京：人民卫生出版社.
刘磊，吴京阳，柳力敏，等，2013. 2001/2010年中国眼病流行病学调查及防盲治盲工作文献计量学分析［J］. 国际眼科杂志，13（9）：1869-1871.
刘美欣，高翔，刘彤，等，2012. 伏立康唑滴眼液的处方优化及质量控制［J］. 中国药房，23（5）：430-433.
刘强，刘莉，2013. 中药新产品开发［J］. 北京：中国医学科技出版社.
刘琴，2016. 更昔洛韦眼用凝胶治疗丝状角膜炎65例的疗效观察［J］. 实用医技杂志，23（9）：998-999.
刘旭辉，2011. 川芎嗪注射液的不良反应及其防治［J］. 青海医药杂志，41（7）：69.
娄华东，徐鑫彦，2016. 相对性瞳孔传入障碍及其在眼科的应用［J］. 临床眼科杂志，24（2）：185-188.
罗福成，施红，2002. 彩色多普勒超声诊断学［M］. 北京：人民军医出版社.
马军玲，张彬，庞荣，2014. 不宜针刺治疗的眼病分析［J］. 临床合理用药杂志，7（4）：150-151.
孟凡华，2011. LASEK术后应用双氯芬酸钠滴眼液的疗效观察［J］. 中国中医眼科杂志，21（3）：154-156.
倪天庆，胡思源，司端运，等，2015 热毒宁注射液人体药动学试验研究［J］. 中草药，46（15）：2270-2274.
倪卓，1982. 眼的应用解剖学［M］. 上海：上海科学技术出版社.
牛静宜，金玲，刘晓红，等，2016. 雷珠单抗与康柏西普治疗湿性老年性黄斑变性的疗效对比［J］. 广西医学，38（5）：641-643.
牛兰俊，林肯，韩惠芳，2016. 实用斜视弱视学［M］. 苏州：苏州大学出版社.
潘颖，陈晨，王乐，等，2013. 鱼腥草滴眼液治疗急性卡他性结膜炎的疗效观察［J］. 现代药物与临床，28（3)：371-374.
彭清华，1989. 中医眼科病名规范化的探讨［J］. 云南中医杂志，10（2）：40-43.
彭清华，2010. 中西医结合眼科学［M］. 北京：中国中医药出版社.
彭清华，2016. 中医眼科学［M］. 4版. 北京：中国中医药出版社.
钱道卫，张洪洋，牛勇毅，等，2017. 高度近视患者ICL及Artisan PIOL植入后生存质量研究［J］. 中国实用眼科杂志，35（7）：713-717.
邱礼新，2011. “内五轮” 假说在眼底病治疗中的应用［J］. 中国中医眼科杂志，11（1）：54.
全国科学技术名词审定委员会，2006. 中医药学名词（四）［J］. 中国科技术语，8（3）：28-29.
桑海滨，张宏，2016. 从“形神合一探讨针刺调神治疗眼病［J］. 中华中医药杂志，（7）：2736-2738.
沈志斌，李佳林，2015. 1g/L氟米龙滴眼液联合软性角膜接触镜治疗丝状角膜炎［J］. 国际眼科杂志，15（9）：1633-1635.
石立平，欧阳红专，代敏，等，2012. 内窥镜下鼻腔内引流联合一期泪道重建治疗急性泪囊炎［J］. 国际眼科杂志，12（1）：165-167.

史贻玉，2015. 盐酸丙美卡因联合0. 5%利多卡因在超声乳化白内障摘除联合小梁切除手术中的应用［J］. 临床眼科杂志，23（4）：309-311.

宋国祥，2002. 现代眼科影像学［M］. 天津：天津科学技术出版社.

宋建红，贾玉梅，王元凤，2009. 眼科表面麻醉药盐酸丙美卡因、利多卡因的临床应用［J］. 护理研究，23（S2）：89.

宋新民，施永初，1996. 栀子泡饮治疗急性卡他性结膜炎疗效观察［J］. 中国医院药学杂志，（1）：38.

苏文成，杨炜，2008. 重硅油在眼科应用研究进展［J］. 眼外伤职业眼病杂志（附眼科手术），30（1）：78-79.

孙卫锋，韩惠芳，王娟，等，2014. 下斜肌前转位治疗伴有或不伴有下斜肌功能过强DVD疗效［J］. 中国实用眼科杂志，32（2）：158-160.

谭楠，郑广瑛，陈刚，等，2017. 虹膜夹型与后房型人工晶状体植入矫正高度近视的远期疗效比较［J］. 中华实验眼科杂志，35（3）：243-248.

唐陶富，2006. CT诊断学［M］. 北京：人民卫生出版社.

唐由之，肖国士，2011. 中医眼科全书［M］. 2版. 北京：人民卫生出版社.

田国红，万海林，沙炎，2016. Horner综合征的定位诊断及处理原则［J］. 中国眼耳鼻喉科杂志，16（2）：141-144.

田国红，王敏，孙兴怀，2014. 先天性视盘发育异常的临床特征及鉴别诊断［J］. 中国眼耳鼻喉科杂志，14（6）：6.

童鑫，唐燕燕，帅维维，等，2017. 鱼腥草滴眼液治疗流行性角结膜炎的系统评价［J］. 现代中药研究与实践，31（2）：69-74.

王婵，2016. 醋甲唑胺片联合手术治疗新生血管性青光眼患者的临床疗效［J］. 中国药物经济学，11（3）：57-58.

王海林，卢丽，陶军，等，2002. 眼科解剖学图谱［M］. 沈阳：辽宁科学技术出版社.

王珂，2015. 蚕食性角膜溃疡不同发展阶段手术治疗的探讨［J］. 中华眼外伤职业眼病杂志，37（9）：706-708.

王肯堂，2003. 证治准绳（明）［M］. 北京：人民卫生出版社.

王宁利，刘文，2002. 活体超声显微镜眼科学［M］. 北京：科学出版社.

王宁利，王凤华，梁远波，2010. 河北省永年县成年人主要致盲眼病现状调查：邯郸眼病研究进展报告［J］. 首都医科大学学报，（1）：11-17.

王欣，王冰，何代玉，等，2012. 紫外线疗法治疗副银屑病的临床疗效观察［J］. 中国伤残医学，20（1）：15-16.

王雁，赵堪兴，2014. 飞秒激光屈光手术学［M］. 北京：人民卫生出版社，151-161.

王增寿，2012. 眼科用药指南［M］. 北京：化学工业出版社.

韦严，亢晓丽，2014. Yokoyama手术治疗高度近视眼限制性下斜视的研究进展［J］. 中华眼科杂志，50（7）：547-549.

文峰，易长贤，2015. 临床眼底病（内科卷）［M］. 北京：人民卫生出版社，401-409，438-459，483-506.

吴德正，龙时先，2011. 眼科临床计算机视野学［M］. 北京：北京科学技术出版社.

吴闽枫，2014. 紫外线疗法的研究概况［J］. 数理医药学杂志，（5）：578-579.

吴晓鸾，马建芳，聂亮，等，2016. 夫西地酸滴眼液流变学性质及动力黏度测定方法的研究［J］. 中国药事，30（4）：401-405.

向娟，2012. 光疗法治疗新生儿黄疸疗效观察［J］. 临床合理用药杂志，5（4）：50-51.

肖仁度，1980. 实用眼科解剖学［M］. 太原：山西人民出版社.

谢立信，2014. 临床角膜病学［M］. 北京：人民卫生出版社.

徐翀，秦洁，杨蕾，等，2008. 全葡萄膜炎的荧光素眼底血管造影及吲哚菁绿血管造影特征［J］. 临床眼科杂志，16（6）：511-514.

严旭，马学良，2011. 光疗治疗白癜风的研究进展［J］. 中国麻风皮肤病杂志，27（5）：341-343.

杨红艳，夏敬民，张见欢，等，2012. 盐酸莫西沙星眼用凝胶体外释放行为3种考察方法比较［J］. 中国药房，23（33）：3146-3148.

杨培增，2016. 葡萄膜炎诊治概要. 北京：人民卫生出版社.

杨秀杰，宋华，董媛，2013. 冷藏平衡盐溶液对LASEK术后角膜上皮下雾状浑浊的影响［J］. 山东医药，53（35）：88-89.

杨于力，谢汉平，秦伟，等，2014. 眼眶原发性异位脑膜瘤6例诊治分析［J］，中国实用眼科杂志，32（5）：663-666.

杨振华，吴霞珺，2015. 远红外线疗法对维持性血液透析患者自体动静脉内瘘维护的影响［J］. 护理实践与研究，（11）：41-43.

姚克，2015. 我国白内障研究发展方向及面临的问题［J］. 中华眼科杂志，51（4）：241-244.

姚克，2016. 2015年白内障和人工晶状体学领域进展. 中华医学信息导报，31（2）：13-15.

姚克，2017. 重视飞秒激光辅助白内障手术的新认识［J］. 中华眼科医学杂志（电子版），7（3）：97-102.

于希彦，2013. 更昔洛韦眼用凝胶和阿昔洛韦滴眼液治疗单疱病毒性角膜炎的疗效对比［J］. 中国现代药物应用，7（13）：130-131.

臧萍，薛君，孙勇国，等，2011. 实用临床常用药物学［M］. 天津：天津科学技术出版社.

张娣，张玲，杨静，等，2015. 玻璃体内注射康柏西普联合手术及全视网膜光凝治疗新生血管性青光眼［J］. 眼科新进展，35（12）：1170-1172.

张冠英，董瑞娟，廉莲，2012. 川黄柏、关黄柏的化学成分及药理活性研究进展［J］. 沈阳药科大学学报，29（10）：812-821.

张铭连，2010. 中西医结合眼科疾病诊疗手册［M］. 北京：中国中医药出版社.

张仁俊，毕宏生，2015. 实用眼科药物学［M］. 北京：人民军医出版社.

张仁俊，毕宏生，张铭连，等，2015. 实用眼科药物学［M］. 北京：人民军医出版社.

张仁俊，席兴华，赵永旺，等，2006. 中药配合后巩膜加固术治疗高度近视伴黄斑出血的临床研究［J］. 中国中医眼科杂志，16（3）145-147.

张仁俊，徐锦堂，2004. 中西医角膜病学［M］. 北京：人民军医出版社.

张仁俊，张铭连，2012. 常见眼病食疗［M］. 北京：人民军医出版社.

张书林，黎铧，李娟娟，2014. 脉络膜血管瘤、视盘毛细血管瘤的影像特征分析［J］. 中华眼底病杂志，30（6）：614-615.

张晓岩，杨学颖，齐佳伟，2011. 光疗法治疗带状疱疹的临床观察［J］. 中国疗养医学，20（11）：967-968.

张秀兰，王宁利，2016. 图解青光眼手术操作与技巧［M］. 北京：人民卫生出版社.

张泳，2011. 准分子激光角膜屈光手术［M］. 北京：人民卫生出版社.

张玉龙，2016. 急难重症中医临证思辨录：全国名老中医张玉龙百例典型验案全解析［M］. 北京：中国中医药出版社.

赵静苗，张彬，庞荣，等，2012. 针刺治疗眼病的适应证［J］. 现代中西医结合杂志，21（30）：3388-3389.

赵俊生，2013. 华蟾素注射液在眼科的应用［J］. 国际眼科杂志，13（10）：2017-2018.

赵雁，赵君鹏，2010. 天人合一思想对中医学的影响［J］. 中华中医药杂志，（9）：1407-1410.

赵玉沛，2013. 北京协和医院医疗诊疗常规眼科常规［M］. 2版. 北京：人民卫生出版社.

中国毒理学会中毒与救治专业委员会，2015. 化学毒剂与有毒化学品中毒急救处置中国专家共识2015［J］. 中华危重病急救医学，27（11）：865-874.

中华医学会眼科学分会角膜病学组，2015. 激光角膜屈光手术临床诊疗专家共识（2015年）［J］. 中华眼科杂志，51（4）：249-253.

中华医学会眼科学分会神经眼科学组，2015. 我国非动脉炎性前部缺血性视神经病变诊断和治疗专家共识（2015年）［J］. 中华眼科杂志，51（5）：323-326.

周文霞，刘港，张永祥，2016. 化学威胁的医学对抗：抗毒药物研究现状和进展［J］. 中国药理学与毒理学杂志，30（12）：1411-1418.

周永昌，2010. 浅表器官超声诊断图解［M］. 北京：人民军医出版社.

朱天芬，2017. 浙江省永康市常见致盲眼病流行病学调查报告［J］. 实用防盲技术，1（12）：34-35.

朱晓红，2010. 中药不良反应的原因分析［J］. 中国实用医药，5（15）：244-245.

庄曾渊，2016. 实用中医［M］. 北京：中国中医药出版社.

庄曾渊，张红，2017. 实用中医眼科学［M］. 北京：中国中医药出版社.

Alfonso JF，Lisa C，Abdelhamid A，et al，2010. Three-year follow-up of subjective vault following myopic implantable collamer lens implantation［J］. Craefes Arch Clin Exp Ophthalmol，248（2）：1827-1835.

Athanasios R，Pasan W，Amy KM，2015. Surgical and topographic anatomy of the maxillary line：An important landmark for endoscopic nasal surgery［J］. Annals of Anatomy，197：24-28.

Bouheraoua N，Bonnet C，Labbe A，et al，2015. Iris-fixated phakic intraocular lens implantation to correct myopia and a predictive model of endothelial cell loss. J cataract Refract Surg，41（11）：2450-2457.

Cao ZY，Chang XJ，Zhao ZP，et al，2015. Antiviral effects of Reduning injection against enterovirus 71 and possible mechanism of action［J］. Chinese Journal of Natural Medicines，13（12）：881-888.

Chang JH，Dong KH，Bok JL，et al，2011. Supermaximal Recession and Resection in Large-Angle Sensory Exotropia［J］. Korean J Ophthalmol，25（2）：139–141.

Coppé AM， R ipandelli G，Parisi V，et al，2005. Prevalence of asymptomatic macular holes in highly myopic eyes [J] . Ophthalmology, 112 (12) : 2103-2109.

Dithmars,Holz FG,2011. 眼科荧光血管造影 [M] . 翁景宁，刘光辉，郑永征，译. 北京：人民军医出版社.

Dong GC, Kim HJ, Rhiu S, 2014. Long-term outcomes of unilateral lateral rectus recession versus recess-resect for intermittent exotropia of 20-25 prism diopters [J] . BMC Ophthalmol, 14 (8) : 46.

Edwards ML, 2010. Hyperbaric oxygen therapy. Part 2: application in dis-ease [J] . J Vet Emerg Crit Care (San-Antonio), 20 (3) : 289-297.

Gao S, Li s, Liu L, et al, 2014. Early changes in ocular surface and tear inflammatory mediators after small-incision lenticule extraction and femtosecond laseassisted laser in situ keratomileusis [J] . PloS one, 9 (9) : e107370.

Golan S, Leibovitch I, Landsberg R, 2014. Unexpected pathologies in patients referred for endoscopic DCR [J] . European Archives of Oto-Rhino-Laryngology, 271 (11) 3053-3058.

Huang JC, Sun CC, Chang CK, et al, 2012. Effect of hinge position on corneal sensation and dry eye parameters after femtosecond laser-assisted LASIK [J] . Journal of refractive surgery, 28 (9) : 625-631.

Jethani J, Shah K, Amin S, 2015. Effect of bilateral superior oblique split lengthening on torsion [J] . Indian J Ophthalmol, 63 (3) : 250-253.

Kumaran AM, Sundar G, Chye LT, 2015. Traumatic optic neuropa-thy: a review [J] . Craniomaxillofacial trauma & reconstruction, 8 (1) : 31-41.

Kvarnström G, Jakobsson P, Lennerstrand G, 1998. Screening for visualand ocular disorders in children, evaluation of the system in Sweden [J] . Acta Pediatr, 87 (11) : 1173-1179.

Levin LA, Arnold AC, 2007. 实用神经眼科学 [M] . 张晓君，译，北京：人民卫生出版社.

Li YJ, Zhang CF, Huang WZ, et al, 2016. Simultaneous determination of ginkgolides A, B and K in human plasma by UPLC-MS/MS and its application to the pharmacokinetic study of Ginkgo Diterpene Lactone Meglumine Injection in humans. Analytical Methods, 8 (11) : 2341-2348.

Liu L, Gao SS, Bailey ST, et al, 2015. Automated choroidal neovascularization detection algorithm for optical coherence tomography angiography [J] . Biomed Opt Express, 6 (9) : 3564-3576.

Liu XM, Peyton KJ, Durante W, 2013. Physiological cyclic strain promotes endothelial cell survival via the induction of heme oxygenase-1 [J] . Am J Physiol Heart Circ Physiol, 304 (12) : 1634-1643.

Lum E, Swarbrick HA, 2011. Lens dk/t influences the clinical response in overnight orthokeratology [J] . Optom Vis Sci, 88 (4) : 469-475.

Manchandia AM, Demer JL, 2014. Sensitivity of the three-step test in diagnosis of superior oblique palsy [J] . J AAPOS, 18 (6) : 567-571.

Marcomini LA, Sobral RM, Seixas GO, et al, 2011. Corneal selection for transplant [J] . Rev Bras Oftalmol, 70 (6) : 430-436.

Ming Wang, 2009. 波前时代角膜地形图的临床应用 [M] . 北京：科学出版社.

Nagy ZZ, Takacs AI, Filkorn T, et al, 2014. Complications of femtosecondlaser-assistedcataractsurgery [J] . J CataractRefract Surg, 40 (1) : 20-28.

Nejad M, Thacker N, Velez FG, et al, 2013. Surgical results of subjects with unilateral superior oblique palsy presenting with large hypertropias [J] . J Pediatr Ophthalmol Strabismus, 50 (1) : 44-52.

Pajic B, Vastardis I, Pajic-Eggspuehler B, et al, 2014. Femtosecond laser versus mechanical microkeratome-assised flap creation for LASIK: a prospective, randomized, paired-eye study[J]. Clinical, 2014(default): 1883-1889.

Peng QH, Yao XL, Zeng ZC, et al, 2009. Effects of HuoxueTongmai Lishui method on fundus fluorescein angiog raphy of non-ischemic retinal vein occlusion: a ran domized controlled trial [J] . Zhong Xi Yi Jie He Xue Bao, 7 (11) : 1035-1041.

Peter AR, 2007. 医学磁共振 [M] .5 版. 宋英儒，译. 北京：人民卫生出版社.

QU JL, Gao X, 2012. Clinical observation of Huanglian Wendan De coction in the treatment of inflammatory pseudotumor [J] . Inform TradChin Med, 29 (2) : 69-70.

Raikos A, Waidyasekara P, Morrison AK, 2015. Surgical and topographic anatomy of the maxillary line: An important landmark for endoscopic nasal surgery [J] . Annals of Anatomy-Anatomischer Anzeiger, 197: 24-28.

Roberts TV, Lawless M, Sutton G, et al, 2015. Anterior capsule integrityafter femtosecond laser-assisted cataract surgery [J] . J CataractRefractSurg, 41 (5) : 1109-1110.

RobertsTV, LawlessM, BaliSJ, et al, 2013. Surgical outcomesand safety of femtosecond laser cataract surgery: aprospective study of 1500 consecutive cases [J]. Ophthalmology, 120 (2): 227-233.

Röck T, Bartz-Schmidt KU, Landenberger J, et al, 2018. Amniotic Membrane Transplantation in Reconstructive and Regenerative Ophthalmology [J]. Ann Transplant, 23: 160-165.

Sakamoto A, Hangai M, Nukada M, et al, 2010. Three-dimensional imaging of the macular retinal nerve fiber layer in glaucoma with spectral-domain optical coherence tomography [J]. Invest Ophthalmol Vis Sci, 51 (10): 5062-5070.

Schlossberg D, Samuel R, 2012. 抗生素手册：常用药物应用指南[M]. 北京：人民卫生出版社.

Sefik SA, Umut A, et al, 2013. Superior oblique surgery: when and how [J]. Clin Ophthalmol, 7 (8): 1571–1574.

Shah R, Shah S, Sengupta S, 2011. Results of small incision lenticule extraction: All-in-one femtosecond laser refractive surgery [J]. Journal of cataract and refractive surgery, 37 (1): 127-137.

Shani G, Igal L, Roee L, 2014. Unexpected pathologies in patients referred for endoscopic DCR [J]. European Archives of Oto-Rhino-Laryngology, 271 (11): 3053-3058.

Shastry BS, 2007. Assessment of the contribution of insulin-like growth factor Ireceptor 3174G→A polymorphism to the progression of advanced retinopahy of prematurity [J]. Eur J Ophthalmol, 17 (6): 950-953.

Shastry BS, Qu X, 2007. Lack of association of the VEGF gene promoter (-635G→C and-460 C→T) polymorphism and the risk of advanced retinopathy of prematurity [J]. Graefe' s Arch Clin Exp Ophthalmol, 245 (5): 741-743.

Si JK, Tang K, Bi HS, et al, 2015. Orthokeratology for myopia control: a meta-analysis [J]. Optom Vis Sci, 92 (3): 252-257.

Sousa S, 2018. Eye bank procedures: donor selection criteria [J]. Arq Bras Oftalmol, 81 (1): 73-79.

Tai PA, Chang CK, Niu KC, et al, 2010. Attenuating experimental spinalcord injury by hyperbaric oxygen: stimulating production of vascu-loendothelial and glial cell line-derived neurotrophic growth factorsand interleukin 10 [J]. J Neurotrauma, 27 (6): 1121-1127.

Tang LP, Mao ZF, Li XX, et al, 2014. ReDuNing, a patented Chinese medicine, reduces the susceptibility to H1N1 influenza of mice loaded with restraint stress [J]. European Journal of Integrative Medicine, 6 (6): 637-645.

Topuz K, Colak A, Cemil B, et al, 2010. Combined hyperbaric oxygen andhypothermia treatment on oxidative stress parameters after spinalcord injury: an experimental study [J]. Arch Med Res, 41 (7): 506-512.

Tzelikis PF, Santos JD, Garcez RC, et al, 2011. Deep anterior lamellar keratoplasty by big-bubble technique [J]. Arq Bras Oftalmol, 74 (6): 435-440.

Vatansever F, Hamblin MR, 2012. Far infrared radiation (FIR): its biological effects and medical applications [J]. Photonics Lasers Med, 4 (4): 255-266.

Wang F, 王盈, 2014. P45-44低相对分子量壳聚糖修饰的醋甲唑胺固体脂质纳米粒对治疗青光眼的体内外效果[J]. 中国医药工业杂志, 45 (8): 794.

Wang R, Xu J, Xie J, et al, 2010. Hyperbaric oxygen preconditioning promotes survival of retinal ganglion cells in a rat model of optic nerve crush [J]. J Neurotrauma, 27 (4): 763-770.

Wang X, Jia Y, Spain R, Liu JJ, et al, 2014. Optical coherence tomography angiography of optic nervehead and parafovea in multiple sclerosis [J]. Br J Ophthalmol, 98 (10): 1368-1373.

Zhu MJ, Feng HY, He XG, et al, 2014. The control effect of orthokeratology on axial length elongation in Chinese children with myopia [J]. BMC Ophthalmol, 14 (1): 141.